# INFERTILIDADE

## DA PRÁTICA CLÍNICA À LABORATORIAL

# INFERTILIDADE

## DA PRÁTICA CLÍNICA À LABORATORIAL

Elvio Tognotti

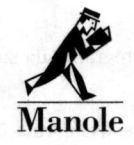

**Manole**

Copyright © 2014 Editora Manole Ltda., por meio de contrato com o editor.

**Editor gestor:** Walter Luiz Coutinho
**Editora:** Karin Gutz Inglez
**Produção editorial:** Lia Fugita, Juliana Morais e Cristiana Gonzaga S. Corrêa
**Projeto gráfico:** Visão Editorial
**Diagramação:** JLG Editoração Gráfica Ltda.
**Capa:** André E. Stefanini
**Ilustrações:** Mary Yamazaki Yorado
**Fotos do miolo:** gentilmente cedidas pelos autores

Dados Internacionais de Catalogação na Publicação (CIP)
(Câmara Brasileira do Livro, SP, Brasil)

---

Infertilidade : da prática clínica à laboratorial / [editor] Elvio Tognotti ; [editores-associados Jonathas Borges Soares...[et al.]]. – Barueri, SP : Manole, 2014.

Outros editores-associados: Nelson Antunes Junior, Newton Eduardo Busso, Sidney Glina
Vários colaboradores.
Bibliografia.
ISBN 978-85-204-3800-8

1. Infertilidade feminina 2. Infertilidade masculina 3. Reprodução humana assistida
I. Tognotti, Elvio. II. Soares, Jonathas Borges. III. Antunes Junior, Nelson. IV. Busso, Newton Eduardo. V. Glina, Sidney.

| | CDD-616.692 |
| --- | --- |
| 14-03381 | NLM-WP 570 |

Índices para catálogo sistemático:
1. Infertilidade : Medicina    616.692

1ª edição – 2014

Direitos adquiridos pela:
Editora Manole Ltda.
Avenida Ceci, 672 – Tamboré
06460-120 – Barueri – SP – Brasil
Tel.: (11) 4196-6000 – Fax: (11) 4196-6021
www.manole.com.br
info@manole.com.br

Impresso no Brasil
*Printed in Brazil*

Este livro contempla as regras do Acordo Ortográfico da Língua Portuguesa de 1990, que entrou em vigor no Brasil em 2009.

São de responsabilidade dos autores e editores as informações contidas nesta obra.

# Editores

## Editor

### Elvio Tognotti

Mestre em Obstetrícia e Ginecologia pela Faculdade de Medicina da Universidade de São Paulo (FMUSP). Professor-assistente da Clínica Ginecológica do Hospital das Clínicas (HC) da FMUSP. Coordenador do Centro de Reprodução Humana (CRH) do HCFMUSP. Fundador e Diretor do Projeto ALFA.

## Editores-associados

### Jonathas Borges Soares

Especialista em Ginecologia e Obstetrícia pela FMUSP. Doutor em Medicina pela FMUSP. Diretor do Projeto ALFA. ART Laboratory Supervisor by AAB (American Association of Bioanalysts). Ex-diretor da Região Brasil da Rede Latinoamericana de Reprodução Assistida. Ex-diretor e Fundador do Serviço de Esterilidade Conjugal do Centro de Referência da Saúde da Mulher (CRSM) do Hospital Pérola Byington.

### Nelson Antunes Junior

Diretor do Projeto ALFA. Presidente da Sociedade Paulista de Medicina Reprodutiva (SPMR).

### Newton Eduardo Busso

Professor-assistente Doutor da Faculdade de Ciências Médicas da Santa Casa de São Paulo (FCMSCSP). Diretor do Projeto ALFA. Presidente da Comissão Nacional

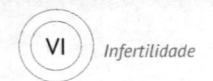 

Especializada em Reprodução Humana da Federação Brasileira das Associações de Ginecologia e Obstetrícia (Febrasgo).

## Sidney Glina

Professor Livre-docente da Faculdade de Medicina do ABC. Chefe da Clínica Urológica do Hospital Ipiranga. Diretor do Projeto ALFA. Coordenador do Serviço de Andrologia do Projeto ALFA.

# Colaboradores

## Artur Dzik
Mestre e Doutor em Ginecologia pela Faculdade de Medicina da Universidade de São Paulo (FMUSP). Diretor do Serviço de Esterilidade Conjugal do Centro de Referência da Saúde da Mulher (CRSM) do Hospital Pérola Byington. Presidente da Sociedade Brasileira de Reprodução Humana (SBRH) 2010-2012.

## Cristiano Eduardo Busso
Doutor pelo Departamento de Obstetrícia e Ginecologia da Universidade de Valencia, Espanha. Assistente da Clínica de Reprodução Assistida da Faculdade de Ciências Médicas da Santa Casa de São Paulo (FCMSCSP).

## Dani Ejzenberg
Especialista em Ginecologia e Obstetrícia e em Endoscopia Ginecológica (Histeroscopia) pela Federação Brasileira das Associações de Ginecologia e Obstetrícia (Febrasgo). Mestre e Doutor na Área de Ginecologia pela FMUSP. Médico do Centro de Reprodução Humana do Hospital das Clínicas (HC) da FMUSP.

## Denise Maria Christofolini
Doutora em Morfologia pela Universidade Federal de São Paulo (Unifesp).

## Eduardo Mazzucato
Residência em Cirurgia Geral pelo Hospital das Clínicas da Faculdade de Medicina de Ribeirão Preto (HCFMRP) da Universidade de São Paulo (USP). Residência

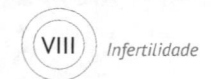 

em Urologia pelo Hospital Ipiranga. Especialista em Andrologia e Infertilidade Conjugal pelo Hospital Pérola Byington. Especialista pela Sociedade Brasileira de Urologia (SBU).

### Elvio Tognotti

Mestre em Obstetrícia e Ginecologia pela FMUSP. Professor-assistente da Clínica Ginecológica do HCFMUSP. Coordenador do Centro de Reprodução Humana (CRH) do HCFMUSP. Fundador e Diretor do Projeto ALFA.

### Françoise Elia Mizrahi

Pós-graduada em Infertilidade Conjugal e Reprodução Assistida pela Sociedade Paulista de Medicina Reprodutiva (SPMR). Especialista em Reprodução pela Cornell University, EUA. Embriologista Responsável do Projeto ALFA. Sócia-fundadora e Diretora Vice-presidente da Sociedade Brasileira de Embriologistas em Medicina Reprodutiva (Prónucleo) – Biênios 2002-2004/2004-2006.

### Gilberto da Costa Freitas

Doutor em Medicina pela FMUSP.

### Iracy Silvia Corrêa Soares

Doutoranda da Disciplina Anestesiologia da FMUSP. Médica Anestesiologista do HCFMUSP.

### Jonathas Borges Soares

Especialista em Ginecologia e Obstetrícia pela FMUSP. Doutor em Medicina pela FMUSP. Diretor do Projeto ALFA. ART Laboratory Supervisor by AAB (American Association of Bioanalysts). Ex-diretor da Região Brasil da Rede Latinoamericana de Reprodução Assistida. Ex-diretor e Fundador do Serviço de Esterilidade Conjugal do CRSM do Hospital Pérola Byington.

### José Antonio Miguel Marcondes

Livre-docente em Endocrinologia pela FMUSP. Coordenador do Ambulatório de Síndromes Hiperandrogênicas do HCFMUSP.

### José Rafaél Macéa

Professor Adjunto da FCMSCSP.

## Leila Montenegro Silveira Farah

Especialista em Citogenética Humana pela Sociedade Brasileira de Genética (SBG). Doutora em Genética pelo Instituto de Biociências da USP. Professora Adjunta da Disciplina Genética do Departamento de Morfologia da Escola Paulista de Medicina (EPM) da Unifesp. Supervisora Científica da Clínica e Laboratório de Genética.

## Leopoldo de Oliveira Tso

Mestre em Ciências pelo Departamento de Ginecologia da Unifesp. Médico-assistente da Clínica de Reprodução Humana da FCMSCSP. Médico--associado ao Projeto ALFA. Editor da Cochrane Library.

## Luciana Leis

Especialista em Psicologia Hospitalar pelo HCFMUSP. Psicóloga da Divisão de Psicologia do Instituto Central do HCFMUSP. Psicóloga e Pesquisadora do Projeto Beta – Medicina Reprodutiva.

## Luciano da Rocha Barros

Especialista pela SBU. Médico-assistente do Departamento de Uro-Oncologia do Hospital Ipiranga. Urologista do Hospital Israelita Albert Einstein (HIAE). Andrologista do Projeto ALFA.

## Marcello D. Bronstein

Professor Livre-docente e Chefe da Unidade de Neuroendocrinologia, Disciplina Endocrinologia e Metabologia do HCFMUSP.

## Marcelo Vieira

Mestre em Cirurgia pela FCMSCSP. Titular da SBU. Andrologista dos Projetos ALFA, Beta e CEERH. Andrologista da Reproferty, São José do Campos.

## Newton Eduardo Busso

Professor-assistente Doutor da FCMSCSP. Diretor do Projeto ALFA. Presidente da Comissão Nacional Especializada em Reprodução Humana da Febrasgo.

## Oscar Barbosa Duarte Filho

Pós-graduado pela FMUSP. Médico-assistente do CRH do HCFMUSP. Médico--associado dos Projetos ALFA e Beta de Medicina Reprodutiva.

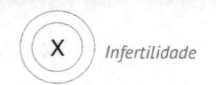 

## Paulo Almeida
Pós-graduado em Administração de Empresas pela Fundação Getulio Vargas (FGV).

## Roberta Wonchockier
Gerente Administrativa do Projeto Beta. Consultora em Reprodução Humana do Conselho Regional de Biomedicina do Estado de São Paulo. Consultora em Reprodução Humana (Embriologia) da SBRH.

## Rodrigo Sabato Romano
Pós-graduado em Reprodução Humana e Endoscopia Ginecológica pela Faculdade de Medicina do ABC (FMABC). Médico do Grupo ALFA.

## Ruimário Machado Coelho
Residência Médica em Urologia pela Universidade Federal do Paraná (UFPR). Estágio em Andrologia e Infertilidade Masculina no Instituto H. Ellis/Projeto ALFA. Urologista Voluntário no Serviço de Urologia do Hospital de Clínicas da UFPR. Diretor do Androcenter – Instituto Paranaense de Andrologia.

## Sidney Glina
Professor Livre-docente da FMABC. Chefe da Clínica Urológica do Hospital Ipiranga. Diretor do Projeto ALFA. Coordenador do Serviço de Andrologia do Projeto ALFA.

## Sylvia A. Yamashita Hayashida
Doutora em Obstetrícia e Ginecologia pela FMUSP. Assistente da Divisão de Ginecologia do HCFMUSP.

## Walter Pinheiro
Doutor em Medicina pela USP. Médico Estrangeiro da Universidade de Florença, Itália. Coordenador do Setor de Histeroscopia do HCFMUSP e do Instituto do Câncer de São Paulo. Coordenador dos Ambulatórios da Disciplina Ginecologia do HCFMUSP. Diretor Administrativo da Disciplina Ginecologia do HCFMUSP.

## Wilson Nogueira Soares Junior
Médico Anestesiologista do HIAE.

*Aprender é a razão da existência.*

Aos meus pais,
Milde Urbaneto Tognotti e
Sergio Tognotti,
que lutaram por mim.


Aos meus filhos,
Elvio Alesunas Tognotti,
Ana Paula Tognotti e
Téo Loyelo Tognotti,
pelos quais continuo lutando.


E aos casais
que buscam por quem lutar.

# Agradecimentos

### Professor Doutor Álvaro da Cunha Bastos
Mestre e amigo. Com ele me interessei pela Ginecologia e pelo prazer de transmitir o conhecimento. O incentivo que sempre tive em minha vida acadêmica e profissional produz reflexos positivos todos os dias. Minha eterna gratidão.

### Professor Sir Robert G. Edwards
Exemplo inspirador de dedicação ao estudo, espírito científico, integridade e pioneirismo. Deixa imensa saudade.

### Projeto ALFA
Em 2003, o sonho começava a se tornar realidade. Em 2013, comemorando 10 anos de fundação, sabemos que grandes passos foram dados, mas o caminho é longo e muito ainda pode ser alcançado. Com o empenho e a dedicação de sócios e funcionários, o Projeto ALFA manteve-se em crescimento acelerado desde a sua criação, consolidando-se não só em números, mas especialmente na qualidade de seus serviços.

# Sumário

# Prefácio

Este livro não pretende ser um tratado completo sobre o tema nem esgotar todo o assunto ou ditar diretrizes inquestionáveis. Tem, sobretudo, a intenção de fornecer uma noção geral e abrangente sobre infertilidade conjugal aos que se iniciam na área e, ao mesmo tempo, constituir um guia de consulta esquematizado e prático para os principais problemas encontrados no dia a dia da especialidade.

A realização deste trabalho é fruto do atendimento diário a pacientes com infertilidade, tanto em ambiente universitário quanto em clínicas particulares. Além disso, foram fundamentais o estudo continuado da literatura e a convivência com os mestres, colegas, residentes e alunos, sempre refletindo sobre o tema da reprodução humana ao longo do tempo.

Participam desta obra profissionais experientes na área de reprodução humana, componentes do Projeto ALFA (Aliança de Laboratórios de Fertilização Assistida) e do Projeto Beta (Medicina Reprodutiva com Responsabilidade Social), além de convidados de excelência em suas áreas de atuação.

A reprodução humana é uma área médica de evolução rápida, que necessita de revisão de conceitos periodicamente. Sabemos que se manter atualizado não é fácil para um livro em papel, pois, com a difusão acelerada das informações, poderá haver defasagem em relação às últimas conquistas na área. Pensando nisso, fizemos o possível para deixá-lo atual no momento de sua publicação e nos esforçaremos em fornecer atualizações periódicas na formatação tradicional ou em novas edições digitais. Isso porque acreditamos na importância da presença física da obra como base de estudo e como auxiliar nas tomadas de decisão do profissional de reprodução humana.

O livro apresenta, dentro do possível, uma linha de raciocínio coerente do princípio ao fim, priorizando as atividades práticas e as tomadas de decisão diante dos problemas apresentados pelos casais inférteis ao médico-assistente.

Mais importante do que saber a opinião de uma série de autores, relatada em referências bibliográficas intermináveis e conflitantes, é conhecer a opinião do autor do capítulo. Portanto, não haverá referências bibliográficas assinaladas no texto, mas uma lista dos trabalhos mais importantes relacionados pelo autor ao final de cada capítulo, identificada como literatura recomendada. Valorizamos muito mais a experiência do profissional da área do que a última metanálise publicada.

Para ilustrar o trabalho diário de um centro de reprodução assistida (Projeto Beta), há um capítulo específico que demonstra, como modelo, tanto os protocolos de atendimento e conduta quanto as fichas de atendimento e de controle, os fluxogramas e os demais aspectos práticos clínicos e laboratoriais.

De particular interesse aos biólogos, biomédicos e embriologistas, as questões que se referem à parte laboratorial dos procedimentos com gametas e embriões também terão papel de destaque. Todas as rotinas e os protocolos para os diversos procedimentos em reprodução humana estarão incluídos, detalhadamente, em capítulo específico.

Diante da importância crescente de alguns temas ligados à reprodução humana na sociedade, separamos também um capítulo para normas éticas e jurídicas.

Os capítulos finais ("Abreviaturas e glossário" e "Bulário") objetivam esclarecer possíveis dúvidas sobre nomenclatura e orientar o leitor de forma clara sobre os medicamentos, nomes comerciais e apresentações dos principais produtos utilizados em reprodução humana.

Esperamos contribuir não só para enriquecer os conhecimentos do leitor, mas, principalmente, para aguçar sua curiosidade na busca constante por novas informações.

**Elvio Tognotti**

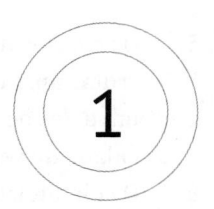

# Fertilidade natural

Elvio Tognotti

A capacidade de reprodução para perpetuar e aperfeiçoar a espécie é uma das mais importantes dos seres vivos. Nos organismos menos evoluídos, o processo reprodutivo pode ser realizado pela simples divisão celular. Já nos animais superiores e na espécie humana, a reprodução é um fenômeno complexo, que envolve várias estruturas, requerendo um perfeito equilíbrio morfológico, funcional e comportamental.

Para haver a concepção e o desenvolvimento embrionário adequado, é necessária uma conjunção harmoniosa de fatores, que podem ser resumidos da seguinte forma:

1.  O hipotálamo deve estar íntegro e ser capaz de liberar GnRH de forma pulsátil e coordenada, interagindo com os esteroides sexuais circulantes e outros compostos.
2.  A hipófise deve ser capaz de sintetizar e liberar quantidades adequadas de gonadotrofinas de maneira sincronizada e respondendo aos mecanismos de retroalimentação.
3.  Nos testículos, devem ser produzidos espermatozoides não só em quantidade suficiente, mas também com capacidades migratória e fecundante adequadas.
4.  O líquido seminal que contém esses espermatozoides deve ser depositado nas proximidades do orifício externo do colo uterino em época apropriada.

5.  Os ovários devem apresentar uma boa reserva de folículos primordiais e recrutar um número adequado de folículos em cada ciclo menstrual, sendo que um deles deve alcançar maturação completa e produzir um oócito com capacidade de ser fecundado.

6.  O colo uterino deve apresentar ótimas condições funcionais para permitir a penetração, o armazenamento, a ativação e a passagem dos espermatozoides no período pré-ovulatório.

7.  As trompas devem ser anatômica e funcionalmente normais, para assegurar o encontro dos gametas e a nutrição e o transporte do embrião até a cavidade uterina.

8.  O peritônio pélvico não pode ser obstáculo para a postura ovular ou para a captação tubária do oócito.

9.  O endométrio deve estar adequadamente preparado por estrógenos e progestógenos para a nidação e para a nutrição do embrião nas primeiras fases de sua evolução.

10. O útero deve estar em condições anatômicas e funcionais suficientes para o desenvolvimento fetal durante a gestação.

11. O embrião necessita de constituição genética perfeita, adequados mecanismos de divisão celular e ambiente propício para culminar com o nascimento de uma criança saudável.

Entendendo-se a complexidade de todos esses mecanismos, é possível compreender por que a reprodução humana possui baixa eficiência quando comparada à de outras espécies. Mesmo depois de formado o embrião, a seleção até a formação de uma criança normal requer que muitos outros obstáculos sejam ultrapassados. Exemplo disso são os tratamentos de fertilização *in vitro* (FIV), em que, mesmo introduzindo na cavidade endometrial um ou mais embriões aparentemente normais, as chances de nascimento de uma criança saudável raramente ultrapassam 50%, inclusive em pacientes jovens.

A Figura 1 ilustra algumas das diversas alterações cromossômicas conhecidas que participam da seleção dos seres humanos até o nascimento de um novo indivíduo saudável. Esses distúrbios conhecidos, e tantos outros desconhecidos de causas cromossômicas e genéticas, podem explicar a maioria das falhas no mecanismo reprodutivo.

Os pacientes, em geral, apresentam noções distorcidas sobre a fertilidade, imaginando que o processo tenha eficiência mensal próxima de 100%. No entanto, analisando-se vários estudos, em diferentes populações, admite-se que uma taxa

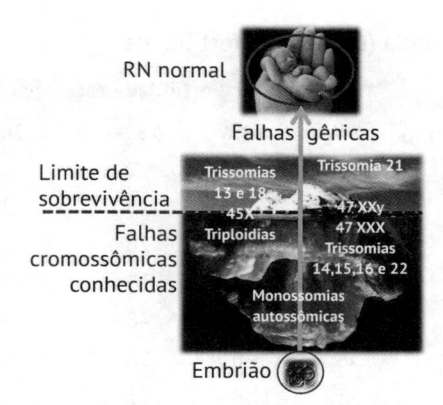

**Figura 1** Mecanismos de seleção do embrião até o recém-nascido normal.
Fonte: adaptada de Gardner e Sutherland, 1996.

de 20 a 25% possa representar uma média geral da fertilidade normal por ciclo menstrual.

A partir desses números teóricos, podem-se construir tabelas de taxa acumulada que serão úteis para entender os períodos necessários para a ocorrência da gestação em uma população normal, além de fazer projeções sobre as chances do tratamento, considerando a taxa de sucesso de cada tipo de procedimento e o número de tentativas realizadas.

Verificando a Tabela 1, e admitindo uma fertilidade normal de 20 a 25% por ciclo menstrual, conclui-se que, em 12 tentativas, matematicamente, 92 a 95% dos casais já deveriam ter conseguido uma gestação.

Transcorridos 12 meses de atividade sexual regular sem método contraceptivo e sem a ocorrência de gestação, é razoável imaginar que o casal não conseguiu atingir os índices de 20 a 25% de chance mensal. Se existisse uma patologia em um ou em ambos os parceiros que impedisse conclusivamente uma gravidez, a taxa mensal seria zero. No entanto, em muitos casos, não se identifica uma impossibilidade absoluta, o que torna difícil determinar a exata chance mensal de gravidez para cada casal, podendo esta variar de menos de 1% até um valor próximo dos 20% nos primeiros 12 meses de exposição à gestação.

Alguns pesquisadores, analisando a fertilidade de determinadas populações, chegaram a números semelhantes aos obtidos na tabela matemática. Um trabalho muito interessante estudou 1.540 casais, dos quais todos conseguiram uma gestação em até 14 meses de tentativas. O estudo avaliou as taxas acumuladas a cada mês, ou em períodos de alguns meses, obtendo os resultados descritos na Tabela 2.

**Tabela 1** Taxa acumulada (teórica) de fertilidade.

| Probabilidade de ocorrer o evento | | Fertilidade teórica por ciclo | | | | |
|---|---|---|---|---|---|---|
| | | 5% | 10% | 15% | 20% | 25% |
| Número de tentativas | 1 | 5 | 10 | 15 | 20 | 25 |
| | 2 | 9 | 19 | 28 | 36 | 43 |
| | 3 | 13 | 27 | 39 | 49 | 57 |
| | 4 | 17 | 34 | 48 | 59 | 67 |
| | 5 | 21 | 40 | 56 | 67 | 75 |
| | 6 | 25 | 46 | 62 | 73 | 81 |
| | 7 | 28 | 51 | 67 | 78 | 85 |
| | 8 | 31 | 56 | 72 | 82 | 88 |
| | 9 | 34 | 60 | 76 | 85 | 91 |
| | 10 | 37 | 64 | 79 | 88 | 93 |
| | 11 | 40 | 67 | 82 | 90 | 94 |
| | 12 | 43 | 70 | 84 | 92 | 95 |

**Tabela 2** Taxas acumuladas de gestação para casais que engravidaram após até 14 meses de tentativas, comparadas às taxas acumuladas teóricas.

| Meses | Taxa acumulada teórica de 20% | Taxa acumulada teórica de 25% | Taxa acumulada de gestação de 1.540 casais que engravidaram (%) |
|---|---|---|---|
| 1 | 20 | 25 | 28 |
| 2 | 36 | 43 | 45 |
| 3 | 49 | 57 | 58 |
| 4 | 59 | 67 | – |
| 5 | 67 | 75 | – |
| 6 | 73 | 81 | 72 |
| 7 | 78 | 85 | – |
| 8 | 82 | 88 | – |
| 9 | 85 | 91 | 77 |
| 10 | 88 | 93 | – |
| 11 | 90 | 94 | – |
| 12 | 92 | 95 | 85 |
| 13 | – | – | – |
| 14 | – | – | 100 |

Fonte: adaptada de Joffe et al., 2005.

Se, para o primeiro ano de tentativas, podem-se supor chances próximas de 90%, o mesmo não acontece para os anos seguintes. Quanto maior o tempo de tentativas sem sucesso, uma vez não detectada qualquer causa de infertilidade, menor será a chance mensal de gestação espontânea. Quando o casal atinge o final do primeiro ano sem sucesso, as cifras estimadas para o ano seguinte são da ordem de 49% – ou seja, cifra mensal pouco maior que 5%. E, quando o casal chega ao fim do terceiro ano sem sucesso, as chances para o próximo caem ainda mais, chegando a 14% – ou seja, taxa mensal pouco maior que 1%.

A tentativa de estimar essas cifras deve ser realizada por meio da entrevista médica, do exame físico e de alguns exames complementares. A análise dos exames e a experiência do médico são fundamentais na arte de fazer o diagnóstico correto e propor um planejamento terapêutico. Para casais com chances muito baixas, é necessária a instituição do tratamento adequado imediatamente, mas, para os casos cujas probabilidades mensais se aproximam dos 20%, talvez uma orientação sobre os mecanismos da fertilidade e mais algum tempo de tentativas sejam suficientes para a obtenção da gestação.

A fertilidade de cada casal pode variar de acordo com diversos fatores, entre eles a idade da mulher, a idade do homem, o tempo de infertilidade, a frequência de relações sexuais, a existência de patologias ou cirurgias prévias que possam comprometer a fertilidade, o estilo de vida, etc. Entre todos esses fatores, certamente a idade da mulher é preponderante, visto que o número de oócitos é finito e que há perda de número e de qualidade com o passar do tempo.

Uma das formas de visualizar claramente esse fato é recorrer às tabelas de taxas de sucesso de FIV de acordo com a idade da mulher. Em geral, esses dados são descritos por faixa etária, mas os dados da Society for Assisted Reproductive Technology (SART), que congrega a maioria dos centros de reprodução assistida dos Estados Unidos, são os mais elucidativos, porque descrevem os resultados, separadamente, para cada idade da mulher. Esses dados estão representados na Tabela 3.

Como a fertilidade natural do casal e as taxas de gestação dos tratamentos são influenciadas diretamente pela idade da mulher, a Tabela 3 permite uma melhor aproximação dessas taxas de acordo com a idade. Inferindo-se que a taxa de gestação com FIV represente aproximadamente o dobro do esperado para a fertilidade natural de um casal, pode-se calcular por volta de quanto seria a chance mensal de gestação de um casal normal, para cada idade da mulher, dividindo-se a taxa esperada pela metade. Por exemplo, uma paciente de 40 anos que apresenta taxa de nascimento de 18,1% com FIV, sem fatores de infertilidade, deve apresentar uma taxa mensal de nascimento ao redor de 9%.

**Tabela 3** Taxas de gestação e de nascidos em FIV a fresco, de acordo com a idade da mulher (148.055 ciclos realizados no ano de 2008).

| Idade da mulher (anos) | Taxa de gestação (%) | Taxa de nascidos (%) |
|---|---|---|
| < 24 | 45,0 | 38,4 |
| 24 | 50,0 | 41,8 |
| 25 | 46,8 | 39,9 |
| 26 | 47,8 | 42,1 |
| 27 | 50,6 | 45,1 |
| 28 | 50,1 | 44,0 |
| 29 | 49,6 | 43,5 |
| 30 | 48,2 | 42,3 |
| 31 | 48,9 | 42,7 |
| 32 | 47,7 | 40,8 |
| 33 | 46,8 | 40,1 |
| 34 | 43,6 | 36,9 |
| 35 | 40,6 | 33,9 |
| 36 | 38,3 | 31,7 |
| 37 | 35,6 | 28,0 |
| 38 | 34,0 | 26,4 |
| 39 | 29,6 | 21,3 |
| 40 | 26,7 | 18,1 |
| 41 | 22,5 | 14,0 |
| 42 | 17,6 | 9,8 |
| 43 | 12,3 | 6,2 |
| 44 | 7,5 | 3,2 |
| > 44 | 3,3 | 1,3 |

Fonte: adaptada de Assisted Reproductive Technology, 2008.

Essas mesmas taxas (metade do encontrado para cada idade em FIV) podem ser úteis para o prognóstico de alguns tipos de tratamento, como coito programado ou inseminação intrauterina, nos casos de subfertilidade ou de infertilidade inexplicada.

É fundamental que a paciente esteja esclarecida sobre o risco de não ter filhos de acordo com a idade em que inicie ou pretenda iniciar as tentativas para engravidar. Essa informação deve ser oferecida pelo médico, que, apesar de não poder estimar precisamente as taxas para cada mulher ou casal, pode ilustrar a explicação com dados confiáveis da literatura, como os apresentados na Tabela 4.

Além de diminuir a taxa de gestação, o aumento da idade da mulher aumenta as probabilidades de abortamento espontâneo, de malformações fetais e de morte fetal, piorando as chances e o prognóstico da gestação (Figuras 2 e 3 e Tabela 5).

Quando o número de folículos primordiais chega a aproximadamente 1.000, a paciente apresenta sua última menstruação, o que ocorre, em média, aos 50 anos de idade. No período que antecede a menopausa, o número reduzido de folículos provoca diminuição acentuada da fertilidade. Para muitos autores, esse período crítico tem início cerca de 13 anos antes da menopausa – aos 37 anos, portanto, para uma menopausa esperada aos 50.

Durante esse período aproximado de 13 anos, não há sinais clínicos que possam orientar as pacientes sobre sua reserva folicular. Alterações menstruais, com diminuição do intervalo intermenstrual, e irregularidades no ciclo só costumam ocorrer de 2 a 3 anos antes da última menstruação. A diminuição do patrimônio folicular e a queda crescente da fertilidade, na maioria dos casos, são fenômenos silenciosos.

**Tabela 4**  Risco de não ter filhos a partir da idade do casamento.

| Idade da mulher no casamento (anos) | Risco de não ter filhos (%) |
|:---:|:---:|
| 20 a 24 | 5,7 |
| 25 a 29 | 9,3 |
| 30 a 34 | 15,5 |
| 35 a 39 | 29,6 |
| 40 a 44 | 63,6 |

Fonte: adaptada de Practice Committee of the American Society for Reproductive Medicine, 2008.

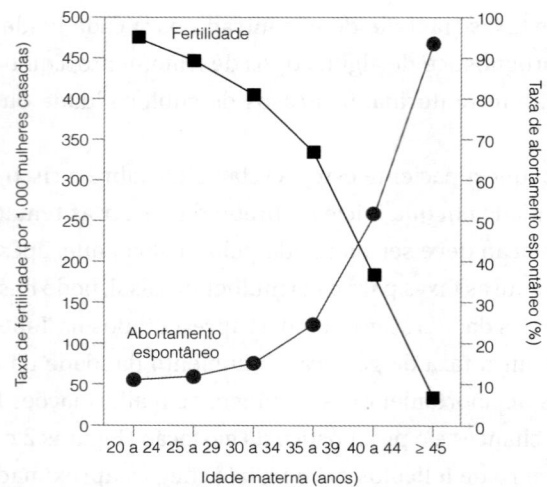

**Figura 2** Idade materna e abortamento espontâneo.
Fonte: adaptada de Heffner, 2004.

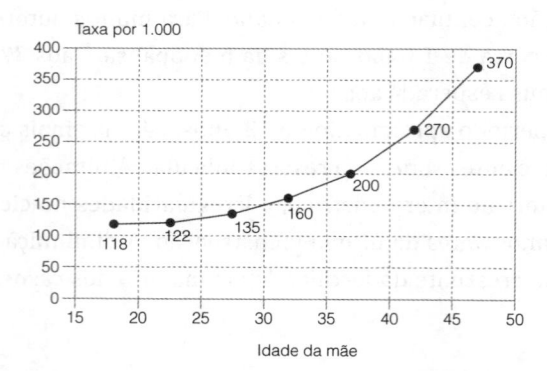

**Figura 3** Idade materna e morte fetal (média de 12 estudos).
Fonte: adaptada de Leridon, 2004.

É importante salientar que cerca de 10% das mulheres entram na menopausa com aproximadamente 45 anos. Para essas mulheres, queda importante na fertilidade pode estar acontecendo desde os 32 anos. Infelizmente, os métodos disponíveis no momento para avaliar a reserva folicular são imprecisos, especialmente em fases mais precoces, o que dificulta a orientação dessas pacientes quanto ao seu futuro reprodutivo.

Além de diminuir progressivamente com a idade, a reserva folicular pode ser ainda menor quando as pacientes são acometidas por patologias que agridem o

**Tabela 5** Idade materna e risco de malformações fetais.

| Idade materna no parto | Risco de síndrome de Down | Risco de alteração cromossômica |
| --- | --- | --- |
| 20 | 1/1.667 | 1/526 |
| 25 | 1/1.200 | 1/476 |
| 30 | 1/952 | 1/385 |
| 35 | 1/378 | 1/192 |
| 40 | 1/106 | 1/66 |
| 45 | 1/30 | 1/21 |

Fonte: adaptada de Heffner, 2004.

parênquima ovariano ou pela destruição dos folículos por cirurgias sobre os ovários (nem sempre necessárias), principalmente nos casos de endometriose e cistos ovarianos.

A idade também não poupa o homem. Como a produção espermática é constante, teoricamente não haveria limite de idade para o homem conseguir a paternidade. Entretanto, alguns trabalhos recentes demonstram, nos casos de recepção de oócitos doados, que a taxa de gestação na parceira diminui à medida que aumenta a idade do parceiro. As variações mais importantes ocorrem a partir dos 45 anos de idade do homem (Figura 4).

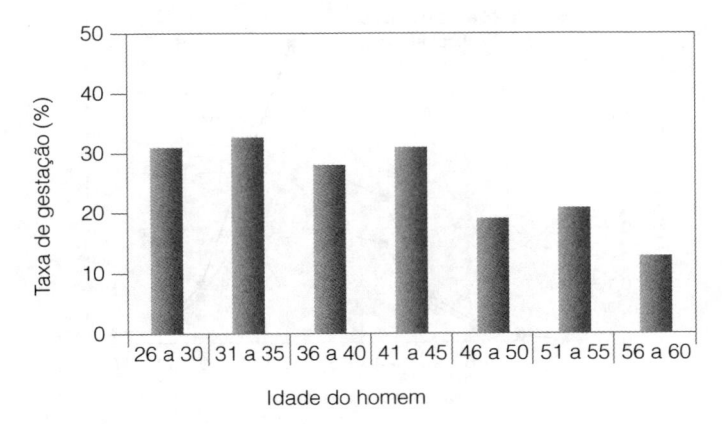

**Figura 4** Idade do homem e fertilidade.

Fonte: adaptada de Girsh et al., 2008.

O fato de o casal já ter filhos desta união ou de uniões anteriores não significa que um ou ambos apresentam fertilidade comprovada e não dispensa avaliações de rotina para infertilidade. Em termos prognósticos, as chances de conseguir uma gestação são discretamente melhores para casais que já possuem um filho.

A frequência de atividade sexual é outro fator importante que interfere nas chances de concepção. O período mais fértil, ou a janela de fertilidade, compreende aproximadamente os 5 dias que antecedem a ovulação e o dia ovulatório. As chances para o período pós-ovulatório são mínimas.

Se for considerada uma única relação, o dia mais fértil é o que antecede em cerca de 48 horas a postura ovular (dia -2). Nesse momento, o nível estrogênico é máximo, propiciando maior quantidade e melhor qualidade do muco cervical. Seguem-se em probabilidade de gestação os dias -1, -3, -4, 0 e -5 (Figura 5).

Considerando-se uma atividade sexual mais frequente, relações em dias alternados na fase pré-ovulatória atingiriam as melhores chances de gestação. Casais que relatam frequência de uma relação sexual por semana, independentemente da ovulação, apresentam menor taxa de gestação se comparados a casais com frequência de 2 ou 3 vezes por semana (Tabela 6).

Em estudo recente, os autores determinaram a data provável da concepção analisando, retrospectivamente, a ultrassonografia transvaginal (USGTV) de rotina do primeiro trimestre em 6.323 casos. Concluíram que a probabilidade de concepção cresce rapidamente após o 7º dia do ciclo, atingindo o máximo ao redor do 15º dia e retornando a zero no 25º dia. Nas pacientes com ciclos regulares, as mais velhas apresentaram tendência à concepção mais precoce que as mais novas.

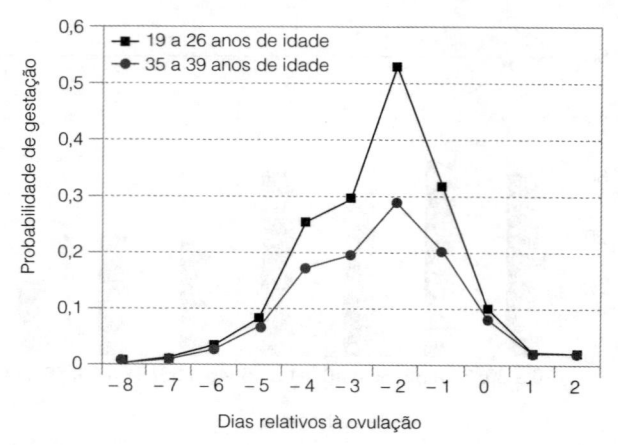

**Figura 5**   Período mais fértil.

Fonte: adaptada de Stanford e Dunson, 2007.

**Tabela 6** Número de relações sexuais e infertilidade.

| Frequência de coito e infertilidade | | |
| --- | --- | --- |
| Frequência | 2 vezes/semana | 1 vez/semana |
| Idade da mulher | Ausência de gravidez após 12 meses | |
| 19 a 26 anos | 8% | 15% |
| 27 a 34 anos | 13 a 14% | 22 a 24% |
| 35 a 39 anos | 18% | 29% |

Obs.: 782 casais de 7 centros da Europa.
Fonte: adaptada de Dunson et al., 2004.

A probabilidade de estar na janela fértil foi de 2% no 4º dia do ciclo, com o máximo de 58% no 12º dia e com 5% no 21º dia (Figura 6).

Para determinar o período mais fértil, o método mais simples e de boa acurácia é a percepção da mulher do muco cervical com maior volume, fluidez, transparência e filância, o que ocorre em geral 2 dias antes da ovulação. Outros testes, como a determinação do pico de hormônio luteinizante (LH) em amostras de urina, tam-

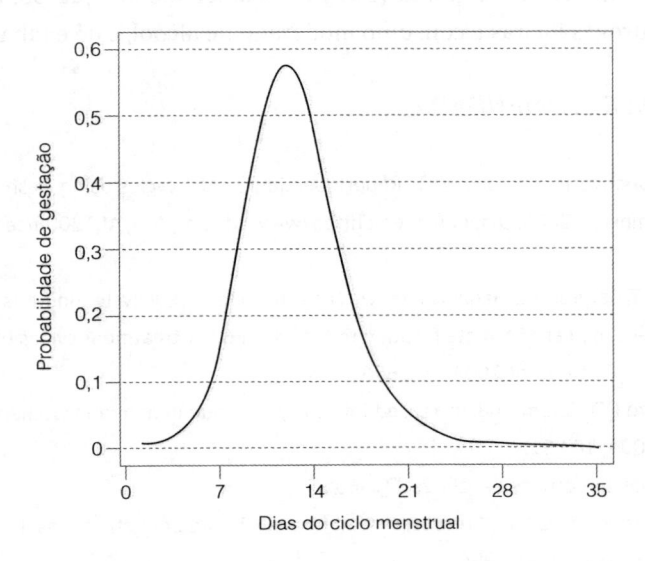

**Figura 6** Probabilidade de gestação e dias do ciclo menstrual. Dados retrospectivos pela USGTV do primeiro trimestre.

Fonte: adaptada de Stirnemann et al., 2013.

bém são úteis e simples. É importante lembrar que o pico de LH antecede em apenas 1 dia a ovulação, e é recomendável a relação sexual nesse mesmo dia, mesmo que o muco cervical tenha apresentado qualidade melhor no dia anterior. Métodos mais sofisticados, como monitorar o crescimento folicular, o endométrio e o muco cervical pela USGTV, são mais precisos, mas não têm caráter prático.

Orientar as relações de acordo com o muco cervical ou com o LH urinário é particularmente importante para casais que apresentam baixa frequência de relações. Quando referem 2 ou mais relações por semana, especialmente do fim da menstruação até a metade do ciclo, as possibilidades estão próximas do limite máximo.

Lubrificantes vaginais costumam apresentar efeitos deletérios sobre os espermatozoides e, portanto, devem ser evitados. O uso de drogas ilícitas ou o consumo exagerado de café, tabaco e álcool, assim como a obesidade, também podem reduzir a fertilidade.

Como orientação geral, podem-se distinguir alguns fatores que sugerem maior fertilidade do casal: idade da mulher menor que 35 anos, idade do homem menor que 50 anos, ciclos menstruais regulares, relações sexuais 2 ou mais vezes por semana ou uma relação de 1 a 2 dias antes da ovulação, menos de 3 anos de tentativas para engravidar, gestação prévia, ausência de cirurgia pélvica prévia na mulher, índice de massa corpórea (IMC) da mulher menor que 30, ausência de consumo de drogas ilícitas e consumo moderado de álcool, café e tabaco.

## LITERATURA RECOMENDADA

Assisted Reproductive Technology (ART) Report: Section 2 - ART cycles using fresh, nondonor eggs or embryos, 2008. Disponível em: http://www.cdc.gov/ART/ART2008/section2a.htm#14.

Brodin T, Bergh T, Berglund L, Hadziosmanovic N, Holte J. Menstrual cycle length is an age-independent marker of female fertility: results from 6271 treatment cycles of in vitro fertilization. Fertil Steril 2008; 90:1656.

Dunson DB, Baird DD, Colombo B. Increased infertility with age in men and women. Obstet Gynecol 2004; 103:51.

Evers JLH. Female subfertility. Lancet 2002; 360:151.

Gardner RJM, Sutherland GR. In: Chromosome abnormalities and genetic counseling. Oxford: Oxford University Press, 1996.

Girsh E. Male age influences oocyte-donor program results. J Assist Reprod Genet 2008; 25:137.

Heffner LJ. Advanced maternal age – How old is too old? NEJM 2004; 351:1927.

Joffe M, Key J, Best N, Keiding N, Scheike T, Jensen TK. Studying time to pregnancy by use of a retrospective design. Am J Epidemiol 2005; 162:115.

Leridon H. Can assisted reproduction technology compensate for the natural decline in fertility with age? A model assessment. Hum Reprod 2004; 19(7):1548.

Menken J, Trussell J, Larsen U. Age and infertility. Science 1986; 233:1389.

Nikolaou D, Templeton A. Early ovarian ageing: a hypothesis detection and clinical relevance. Hum Reprod 2003; 18(6):1137.

Paola GR, Procaccini JC. Enfoque de la pareja estéril. In: Asch R, Acosta A. Avances en reproducción humana. Buenos Aires: Editorial Médica Panamericana, 1988. p.11.

Practice Committee of the American Society for Reproductive Medicine. Optimizing natural fertility. Fertil Steril 2008; 90:S1.

Scarpa B, Dunson DB, Colombo B. Cervical mucus secretions on the day of intercourse: an accurate marker of highly fertile days. Eur J Obstet Gynaecol Reprod Biol 2006; 125:72.

Stanford JB, Dunson DB. Effects of sexual intercourse patterns in time to pregnancy studies. Am J Epidemiol 2007; 165:1088.

Stanford JB, White GL, Hatasaka H. Timing intercourse to achieve pregnancy: current evidence. Obstet Gynecol 2002; 100:1333.

Stirnemann JJ, Samson A, Bernard JP, Thalabard JC. Day-specific probabilities of conception in fertile cycles resulting in spontaneous pregnancies. Hum Reprod 2013; 28(4):1110.

Te Velde ER, Eijkemans R, Habbema HD. Variation in couple fecundity and time to pregnancy, an essential concept in human reproduction. Lancet 2000; 355:1928.

Tognotti E. Conceito. In: Tognotti E, Pinotti JA. A esterilidade conjugal na prática. São Paulo: Livraria Roca, 1997. p.1.

Tognotti E. Esterilidade conjugal: conceitos e processo terapêutico. In: Halbe HW. Tratado de ginecologia. São Paulo: Livraria Roca, 1994. p.1367.

Zugaib M. Desenvolvimento e maturação folicular normal. Ginecol Obstet Bras 1987; 10:199.

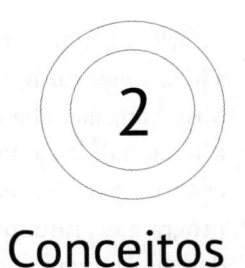

# 2

# Conceitos

Elvio Tognotti

## INFERTILIDADE E DOENÇA

Para a Organização Mundial da Saúde (OMS), saúde é definida como "estado de completo bem-estar físico, mental e social, e não simplesmente como a ausência de doença ou enfermidade". Dessa forma, não há dúvidas quanto a caracterizar a infertilidade como uma patologia (especificada na classificação internacional de doenças, CID 10). Portanto, a infertilidade requer a mesma atenção ao diagnóstico e ao tratamento que se dispensa às demais patologias.

Dependendo das condições socioeconômicas e psicológicas de cada casal, a infertilidade pode ser enfrentada com tranquilidade na busca de soluções ideais (ter um filho de forma natural), intermediárias (inseminação artificial e fertilização *in vitro* – FIV) ou mesmo as menos desejadas (com gametas ou embriões doados, ou adoção); alguns casais preferem constituir uma vida feliz sem filhos. Na maioria dos casos, porém, a infertilidade leva a profundo sofrimento, especialmente para a mulher.

A infertilidade é o tema central das vidas de muitos casais. Nos países menos desenvolvidos ou em condições socioculturais adversas, o sofrimento pode ser ainda maior e, frequentemente, acarretar severas alterações psicopatológicas, sociais e econômicas. O tratamento, quando disponível, tem limitações à complexidade das técnicas oferecidas e ao número de repetições dos procedimentos.

Na cidade de São Paulo, por exemplo, são raríssimas as instituições que oferecem tratamentos de fertilização *in vitro* totalmente gratuitos, sem custos de laboratório, atendimento médico ou medicamentos. Nesses escassos centros, as filas são incomensuráveis, não param de crescer e, com o passar do tempo, as pacientes observam suas chances de sucesso diminuírem sem poder agir. Como a população a ser atendida é numerosa – e seria impossível atender a todos –, passam a existir critérios para inclusão e exclusão. Assim, muitos casais não podem participar dos programas gratuitos governamentais ou ligados a universidades, pois estes tendem a priorizar os casos de melhor prognóstico – que, na maior parte das vezes, são inversamente proporcionais à idade da mulher.

Homens e mulheres sofrem com a infertilidade, mas as dificuldades para a mulher são ainda maiores. No serviço público, não são raros os casos de maridos que abandonam suas companheiras quando estas não podem lhes dar um filho, mesmo quando o distúrbio é de causa masculina. Na América Latina, por exemplo, o número de divórcios e separações em pacientes com infertilidade primária é muito maior do que quando há a presença de filhos e varia de 20 a 40% dos casais, dependendo do país estudado. Em alguns países africanos, a situação pode ser ainda pior, observando-se frequente violência física e até exclusão social.

Mesmo em países com alto desenvolvimento socioeconômico, são raros os exemplos de apoio governamental sem restrições. Nos Estados Unidos, na maioria das vezes, o sistema de saúde não custeia totalmente os procedimentos de FIV. Nos países europeus, há limitações ao número de tentativas de FIV custeadas pelo Estado. E até em alguns países nórdicos, onde não há limite de tentativas, pode haver longas filas de espera. Portanto, infelizmente, a grande maioria dos casais que necessitam de tratamento para a infertilidade, especialmente por técnicas de reprodução assistida, terá de custear total ou parcialmente um tratamento complexo e dispendioso, porque ela não é considerada doença pelas autoridades do setor público e os legisladores pouco têm se interessado pelo tema.

## INFERTILIDADE

A infertilidade deve ser definida como a dificuldade ou a incapacidade de conseguir uma gestação. Na ausência de fatores evidentes de alteração da fertilidade, a caracterização dessa dificuldade leva em conta o tempo de atividade sexual regular sem método contraceptivo. Habitualmente, considera-se esse período como 12 ciclos menstruais, ou 12 meses de exposição à gestação. Como atividade sexual regular, deve ser considerada a presença de 2 ou mais relações sexuais por semana ou relações em dias alternados no período pré-ovulatório.

O Medical Subject Headings (MeSH), vocabulário-base para as pesquisas bibliográficas relacionadas no PubMed, traz as seguintes definições:

1. Infertilidade: incapacidade de se reproduzir após determinado período de relações sexuais sem anticoncepção.
2. Esterilidade reprodutiva: infertilidade permanente.
3. Infertilidade feminina: diminuição da capacidade, ou incapacidade, da mulher para a concepção.

## Classificação da infertilidade

Atualmente, para facilitar a compreensão do quadro de infertilidade e a exposição didática, pode-se classificá-la em primária, secundária e terciária.

Na infertilidade primária, o casal não apresenta gestação anterior nem mesmo prenhez ectópica. Na secundária, a gestação já ocorreu em uma ou mais oportunidades. E, na terciária, classificam-se os casais levando em consideração a fertilidade anterior de cada parceiro. Assim, a infertilidade terciária pode ser primária do homem e secundária da mulher, primária da mulher e secundária do homem, ou secundária de ambos.

Com objetivos didáticos, neste material, o conceito de infertilidade irá incorporar os quadros de subfertilidade. Assim, dentro da infertilidade, constarão os quadros nos quais a gestação só é possível por meio de procedimentos terapêuticos e também os quadros onde há chances naturais, porém reduzidas, de gestação sem tratamento (subfertilidade).

### Subfertilidade

A subfertilidade é identificada quando, após investigação inicial, é afastada a presença de uma causa absoluta de infertilidade nos cônjuges e, transcorridos 12 meses ou mais de vida sexual ativa sem anticoncepção, o casal não conseguiu uma gestação.

A subfertilidade engloba os casos de infertilidade sem causa aparente, mas não se limita a eles. Quadros conhecidos de alteração parcial da fertilidade estão incluídos na subfertilidade, por exemplo: alteração tubária unilateral, oligo-ovulação, alterações espermáticas leves, entre outros. Isso significa que o casal pode apresentar uma dificuldade de concepção dependente dele, dela ou de ambos e que se encontra fora da média de casais férteis que, em geral, já teriam uma gestação nesse período.

Apesar de alguns autores dividirem os quadros de subfertilidade em moderada e severa, é preferível não utilizar essa divisão, porque não há limites precisos entre ambas. É claro que a idade da mulher e a duração da exposição à gestação que o casal apresenta são fortes indícios da gravidade do caso. Na subfertilidade não é possível precisar qual será a chance de a gestação ocorrer no próximo mês ou nos próximos meses de exposição, porém, mesmo sem a interferência de qualquer tratamento, sempre existirá uma probabilidade.

## Esterilidade

É a impossibilidade absoluta de se reproduzir, seja por métodos naturais ou com os tratamentos disponíveis, incluindo as técnicas de reprodução assistida.

### Reprodução assistida

É o método de tratamento que utiliza estimulação ovariana sob controle ultrassonográfico seriado e desencadeamento do processo ovulatório para planejar o coito fecundante ou para a inseminação intrauterina de sêmen do cônjuge ou de doador. Também são considerados reprodução assistida todos os tratamentos e procedimentos que incluem a manipulação *in vitro* de oócitos, espermatozoides ou embriões, com o objetivo de conseguir uma gestação.

### Reprodução assistida de baixa complexidade

É o método de tratamento que utiliza a estimulação ovariana sob controle de ultrassonografia transvaginal (USGTV) seriada e o desencadeamento da ovulação para coito programado ou para inseminação intrauterina com sêmen do cônjuge ou de doador, com o objetivo de conseguir uma gestação.

### Reprodução assistida de alta complexidade

É o método de tratamento que utiliza qualquer um dos procedimentos que incluem a manipulação *in vitro* de oócitos, espermatozoides ou embriões, com o objetivo de conseguir uma gestação. Inclui, mas não se limita a fertilização *in vitro* clássica, injeção intracitoplasmática de espermatozoide, transferência intrauterina de embrião, transferência intratubária de gametas, transferência intratubária de zigoto, transferência intratubária de embrião, criopreservação de gametas ou embriões, doação de oócitos e embriões, cessão temporária do útero, entre outros.

### *Abortamento habitual*

Muito se discute sobre a classificação de abortamento habitual, também chamado de abortamento de repetição ou abortamento recorrente. Há dúvidas quanto à inclusão, nessa definição, dos casos que apresentam 2 ou mais abortamentos prévios, consecutivos e do mesmo casal e quanto a classificá-los dessa maneira somente após a terceira ocorrência.

A preferência dos profissionais da área é definir o abortamento habitual após duas perdas gestacionais, com o objetivo de poder prestar orientação e apoio psicológico mais precocemente, além de acelerar a propedêutica e intervir mais cedo quando for necessário. Além disso, os próprios pacientes acabam exercendo pressão para que o médico inicie a investigação mais cedo. No MeSH, no entanto, o abortamento habitual é definido como a ocorrência de 3 ou mais abortamentos espontâneos consecutivos.

Ele pode ser classificado como primário, se não ocorreu gestação de termo anterior neste casal, ou secundário, caso esta já tenha acontecido. Como se deve considerar sempre o casal, e não cada um dos parceiros separadamente, pode--se classificar o abortamento habitual como terciário, quando um dos parceiros já teve uma gestação de termo em relacionamento anterior (primário do homem e secundário da mulher, secundário do homem e primário da mulher ou secundário em ambos).

## NOMENCLATURA INTERNACIONAL

### Assisted Reproductive Technology (ART)

Corresponde a todos os tratamentos e procedimentos que incluem a manipulação *in vitro* de oócitos, espermatozoides ou embriões com o objetivo de conseguir uma gestação. Incluem, mas não se limitam a fertilização *in vitro* e transferência intrauterina de embrião, transferência intratubária de gametas, transferência intratubária de zigoto, transferência intratubária de embrião, criopreservação de gametas ou embriões, doação de oócitos e embriões e cessão temporária do útero. Não incluem inseminação com sêmen do cônjuge ou de doador.

## Medically Assisted Reproduction (MAR)

Reprodução conseguida por meio de indução da ovulação, estimulação ovariana controlada, desencadeamento da ovulação, inseminação intrauterina, intracervical ou intravaginal com sêmen do cônjuge ou de doador e todas as ART.

Demais conceitos utilizados no texto estão disponíveis no Capítulo 25, onde há um glossário e uma lista de abreviaturas, para facilitar o entendimento do leitor.

### LITERATURA RECOMENDADA

Gurunath S, Pandian Z, Anderson RA, Bhattacharya S. Defining infertility – A systematic review of prevalence studies. Hum Reprod Update 2011; 17(5):575.

Inhorn MC. Right to assisted reproductive technology: overcoming infertility in low-resource countries. Int J Gynecol Obstet 2009; 106:172.

Ombelet W. Reproductive healthcare systems should include accessible infertility diagnosis and treatment: an important challenge for resource-poor countries. Int J Gynecol Obstet 2009; 106:168.

Taylor A. ABC of subfertility – Extent of the problem. BMJ 2003; 327:434.

Tognotti E. Conceito. In: Tognotti E, Pinotti JA. A esterilidade conjugal na prática. São Paulo: Livraria Roca, 1997. p.1.

Tognotti E. Esterilidade conjugal: conceitos e processo terapêutico. In: Halbe HW. Tratado de ginecologia. São Paulo: Livraria Roca, 1994. p.1367.

Zegers-Hochschild F, Adamson GD, de Mouzon J, Ishihara O, Mansour R, Nygren K. The International Committee for Monitoring Assisted Reproductive Technology (ICMART) and the World Health Organization (WHO) Revised Glossary of ART Terminology. Hum Reprod 2009; 24(11):2683.

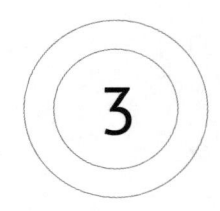

# Prevalência e demanda

Elvio Tognotti

## DESEJO DE TER FILHOS

A maternidade e a paternidade estão, sem dúvida, entre os maiores objetivos de vida dos seres humanos na idade adulta. Contudo, nem todos os casais que desejam uma gestação a conseguem de forma espontânea, e, portanto, uma parte deles necessita de auxílio médico para tentar resolver seus problemas de infertilidade.

É importante lembrar que alguns casais, mesmo podendo, optam por não ter filhos biológicos ou adotivos durante toda a vida. Essa informação é útil porque alguns profissionais da área de infertilidade têm o costume de intuir que todos os seres humanos querem ter filhos, ou que enfrentarão qualquer sacrifício para consegui-los, e que provavelmente serão infelizes se não for possível. É preciso entender e respeitar todas as posturas dos pacientes e obter essas informações durante a anamnese.

Não é fácil encontrar informações, na literatura estatística, sobre mulheres capazes de engravidar, mas que não desejam a maternidade. Uma pesquisa americana do Centers for Disease Control (CDC) de 2002 revelou que 6% das mulheres podiam ter filhos, mas optavam por não os ter (Figura 1).

## PREVALÊNCIA

É difícil estimar uma prevalência de infertilidade para toda a população mundial, pois as taxas podem variar em larga escala, dependendo de diferentes fatores

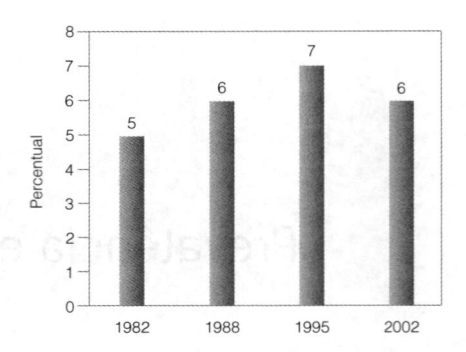

**Figura 1**   Mulheres que não desejam ter filhos, e são fisicamente capazes de tê-los.
Fonte: adaptada de Centers for Disease Control, 2002.

encontrados em determinados países e regiões e das diferentes metodologias empregadas. Não se dispõe de dados estatísticos precisos para avaliar essa prevalência na população brasileira, de modo que os estudos se baseiam em dados de outras populações de países industrializados e de maior desenvolvimento social.

O mais importante trabalho nessa área, publicado em 2007, faz uma revisão sobre o tema, obtendo dados dos 28 melhores artigos publicados de 1990 até 2006 em vários grupos populacionais. A intenção foi identificar uma taxa média de prevalência de infertilidade para diferentes populações e o percentual dessas pacientes que procuram atendimento médico em todo o mundo. Comparando-se os dados desse estudo, tenta-se identificar o que ocorre com a população brasileira.

Os dados obtidos para uma população de mulheres entre 20 e 44 anos, casadas ou em união estável, foram derivados de dados populacionais de mulheres entre 15 e 49 anos, relatados para a central americana de censo global. Eles referem-se à infertilidade identificada após 12 meses de tentativas sem sucesso em uma população total de 172.413 mulheres. A média encontrada foi de 9%, com taxas variando entre 5 e 15% (Figura 2).

A procura por serviços médicos varia para mais nos países mais desenvolvidos e para menos nos países com menor desenvolvimento. A média geral de procura médica para todos os países foi de 56%, com taxas variando de 30 a 75%. Com esses dados, pode-se observar no mundo aproximadamente 70 milhões de mulheres entre 20 e 44 anos com infertilidade após um ano de tentativas, das quais 40 milhões procuraram tratamento médico. Refletindo os dados para a população brasileira, pode-se inferir o representado na Tabela 1.

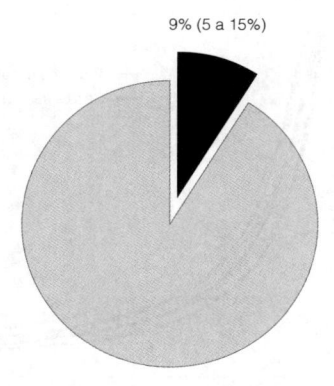

9% (5 a 15%)

**Figura 2**   Prevalência média de infertilidade após 1 ano.
Fonte: adaptada de Boivin et al., 2007.

**Tabela 1**   Prevalência da infertilidade e procura de serviços médicos.

| | População estimada (2007 – IBGE) | Mulheres casadas ou em união consensual de 20 a 44 anos (12,4%) | Mulheres com infertilidade de 1 ano ou mais (9%) | Procuram atendimento médico (56%) |
|---|---|---|---|---|
| Brasil | 184.000.000 | 22.800.000 | 2.052.000 | 1.149.120 |
| Estado de São Paulo | 40.000.000 | 4.960.000 | 446.400 | 249.984 |
| Município de São Paulo | 11.000.000* | 1.360.400 | 122.436 | 68.564 |

*Estimativa 2009 – IBGE.
Fonte: adaptada de Boivin et al., 2007.

Outra forma para avaliar a incidência de infertilidade na população é por meio de questionários específicos aplicados em uma população geral. Em 2012, foi publicado um trabalho interessante sobre a infertilidade na população francesa, em que os autores escolheram aleatoriamente mulheres entre 18 e 44 anos e identificaram o tempo que elas ficaram expostas à gestação tendo atividade sexual regularmente. Dos casais pesquisados, 46% não conseguiram engravidar após 6 meses de exposição, 24% chegaram aos 12 meses sem gestação e 11% atingiram 24 meses sem gravidez (Figura 3). Verifica-se, mais uma vez, que, com o aumento do tempo de exposição, as taxas de infertilidade geral vão decrescendo, mas também pode-se concluir que, quanto maior o tempo de exposição à concepção sem sucesso, a chance diminui drasticamente.

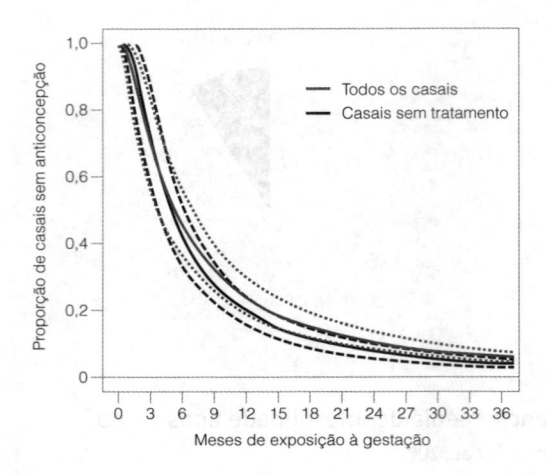

**Figura 3** Tempo de exposição à gestação e infertilidade.

Fonte: adaptada de Slama et al., 2012.

Investigando-se uma população específica, e não dados de grandes censos ou de pacientes que procuram atendimento médico, observa-se um valor de infertilidade involuntária maior do que a média encontrada nos estudos populacionais e que, provavelmente, reflete melhor a realidade encontrada.

Como já mencionado, a idade da mulher é fator preponderante na presença da infertilidade. Portanto, se, em vez de analisar a prevalência em populações gerais, essa prevalência fosse dividida em faixas etárias, os dados encontrados seriam diferentes. O mesmo pode acontecer quando se analisa mulheres nuligestas e aquelas que já tiveram filhos.

Uma pesquisa publicada pelo CDC americano, tentando avaliar a ausência de gestação após 12 meses de exposição, por faixa etária, chegou aos dados descritos na Figura 4. A importância da idade da mulher fica mais uma vez evidente, havendo variações importantes entre aquelas de 15 a 29 anos de idade, nas quais a prevalência foi de 11%, e aquelas de 40 a 44 anos, nas quais a prevalência aumentou até 27%. Variações muito menores foram encontradas quando a comparação foi feita com pacientes que já haviam tido filhos.

## DEMANDA

Analisando-se a Tabela 1, pode-se supor, de forma aproximada, o número de pacientes que deveriam procurar por atendimento por causa da infertilidade.

Dificuldade maior é encontrada ao avaliar a demanda nacional para os procedimentos de alta complexidade, como fertilização *in vitro* (FIV). Existem várias abor-

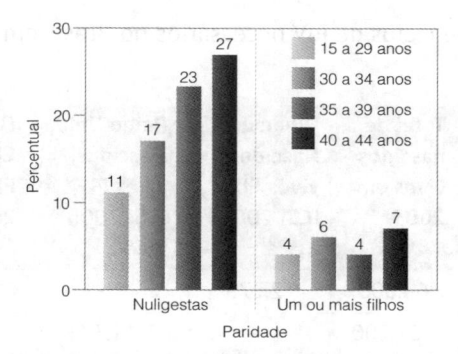

**Figura 4** Prevalência de infertilidade de acordo com a idade da mulher e de gestações anteriores.
Fonte: adaptada de Centers for Disease Control, 2002.

dagens para tentar identificar essa população, mas a forma que sofreria menores distorções seria a comparação das estimativas da taxa de nascidos por FIV com o total de nascimentos em países desenvolvidos. Alguns desses países não têm restrição ao acesso ou ao número de repetições dos procedimentos de FIV, como a Dinamarca. Em outros, como o Reino Unido, o Sistema Nacional de Saúde oferece tratamentos de FIV com restrições, especialmente quando um dos cônjuges já teve um filho. Além disso, quando o Estado custeia todo o tratamento, o número de repetições do procedimento é limitado a 2 ou 3 tentativas.

Nos dados do Registro Europeu de FIV/ICSI (injeção intracitoplasmática de espermatozoide) do ano de 2005, a Dinamarca apresentava 3,5% de todos os nascidos no país provenientes de FIV/ICSI, e o Reino Unido apresentava 1,6%. Transportando-se esses dados para a população brasileira, pode-se identificar aproximadamente as necessidades de FIV/ICSI e compará-las com o número estimado de procedimentos realizados no Brasil naquele ano (Tabela 2).

No relatório latino-americano de reprodução assistida (RA) de 2005, o Brasil registrou 11.859 ciclos de FIV/ICSI. Do número de clínicas que reportaram para o relatório (55) deveria haver, provavelmente, igual número que não reportava seus dados, fazendo supor que todas as clínicas de RA existentes no Brasil (cerca de 120) podem ter sido responsáveis por aproximadamente 24.000 ciclos no ano de 2005.

Em comparação à Dinamarca, o Brasil deveria realizar 528.134 ciclos de FIV por ano, e, em comparação ao Reino Unido, 168.329. Verifica-se ainda que o número de ciclos de FIV realizados no Brasil por ano representou, em 2005, de 4,5 a 14,2% do número de ciclos necessários para atender sua população, quando comparado à Dinamarca e ao Reino Unido, respectivamente.

**Tabela 2** Número de ciclos de FIV necessários no Brasil, em comparação a países europeus.

| Regiões | Total de nascidos vivos em 2005 | Dinamarca Nascidos vivos FIV/ICSI 2005 3,5% | Reino Unido Nascidos vivos FIV/ICSI 2005 1,6% | Dinamarca Ciclos de FIV/ICSI 2005 | Reino Unido Ciclos de FIV/ICSI 2005 |
|---|---|---|---|---|---|
| Dinamarca | 64.800 | 2.273 | – | 11.931 | – |
| Reino Unido | 721.200 | – | 11.371 | – | 41.614 |
| Projeção dos números para o Brasil | 2.874.753 | 100.616 | 45.996 | 528.134 **24.000\*** **(4,5%)** | 168.329 **24.000\*** **(14,2%)** |
| Projeção dos números para o Estado de São Paulo | 613.638 | 21.477 | 9.818 | 112.733 | 35.930 |
| Projeção dos números para a região metropolitana de São Paulo | 317.145 | 11.100 | 5.074 | 58.264 | 18.569 |
| Projeção dos números para a capital de São Paulo | 177.605 | 6.216 | 2.841 | 32.628 | 10.397 |

\* Número estimado de FIV/ICSI no Brasil em 2005.
Fonte: Registro Latino-americano de Reproducción Asistida, 2005.

Por causa da assistência médica deficiente e do elevado custo dos procedimentos de FIV, a grande maioria da população brasileira encontra-se distante desse tipo de tratamento, mas ainda há esperanças de que o poder público possa amenizar essa grande distância.

Outro aspecto importante é o aumento da procura por serviços de reprodução humana em todo o mundo, fato que provavelmente elevará a incidência de infertilidade na maioria dos países. Vários fatores têm contribuído para o aumento da demanda, entre os quais:

- aumento do número de mulheres em idade reprodutiva;
- planejamento de um menor número de filhos por casal, postergando a gestação do primeiro filho;
- aumento, no mercado de trabalho, da participação da mulher, que muitas vezes prioriza a carreira profissional em detrimento da fertilidade;
- maior incidência de moléstias sexualmente transmissíveis;
- melhoria das condições socioeconômicas da população;
- aumento do estresse e da poluição ambiental, especialmente nas grandes cidades;
- maior número de serviços especializados à disposição da população;
- novas técnicas e medicamentos para tratamento da infertilidade e maior divulgação de modernas técnicas de reprodução assistida nos diferentes meios de comunicação.

## *LITERATURA RECOMENDADA*

Bhattacharya S, Porter M, Amalraj E, Templeton A, Hamilton M, Lee AJ et al. The epidemiology of infertility in the North East of Scotland. Hum Reprod 2009; 24(12):3096.

Boivin J, Bunting L, Collins JA, Nygren KG. International estimates of infertility prevalence and treatment-seeking: potential need and demand for infertility medical care. Hum Reprod 2007; 22(6):1506.

Centers for Disease Control. 2002. Disponível em: http://www.cdc.gov/nchs/nsfg/abc_list_i. htm#infertility.

De Mouzon J, Goossens V, Bhattacharya S, Castilla JA, Ferraretti AP, Korsak V et al. Assisted reproductive technology and intrauterine inseminations in Europe, 2005: results generated from European registers by ESHRE. Hum Reprod 2009; 24(6):1267.

Registro Latino-americano de Reproducción Asistida 2005. Disponível em: http://www.redlara.com.

Slama R, Hansen OK, Ducot B, Bohet A, Sorensen D, Allemand LG et al. Estimation of the frequency of involuntary infertility on a nation-wide basis. Hum Reprod 2012; 27(5):1489.

Wilkes S, Chinn DJ, Murdoch A, Rubin G. Epidemiology and management of infertility: a population-based study in UK primary care. Family Practice 2009; 26(4):269.

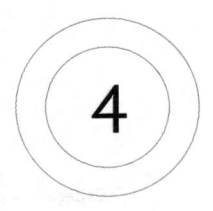

# Gametogênese humana

José Rafaél Macéa

## GAMETOGÊNESE

Costumeiramente, o estudo da embriologia humana inicia-se focalizando a gametogênese. Como o próprio nome indica, esta trata dos eventos relacionados à formação dos gametas: o ovócito, no sexo feminino, e o espermatozoide, no sexo masculino. Em ambos os sexos, as células que participam da formação dos gametas são denominadas células da linhagem germinativa.

Ao redor da quarta semana do desenvolvimento embrionário, essas células localizam-se inicialmente no epiblasto primitivo, de onde migram ativamente e situam-se na parede do saco vitelino (Figura 1). Da parede do saco vitelino, as células germinativas primordiais (CGP) migram, também ativamente, para o local onde serão formadas as gônadas, sendo denominadas, então, espermatogônias, no sexo masculino, e ovogônias, no sexo feminino.

Assim como todas as células somáticas do corpo humano, as espermatogônias e as ovogônias são diploides, ou seja, contêm 23 pares de cromossomos. Para formarem os gametas, elas passam por um processo de divisão celular denominado meiose, composto de duas etapas, a reducional e a equitativa. Ao final do processo meiótico, os gametas apresentam somente um representante de cada par cromossômico e são ditos haploides (Figura 2).

Quando as CGP chegam à região das gônadas em formação, elas estimulam as células do epitélio celômico adjacente a proliferar e formar feixes celulares compactos, denominados cordões sexuais primários. O crescimento desses cordões

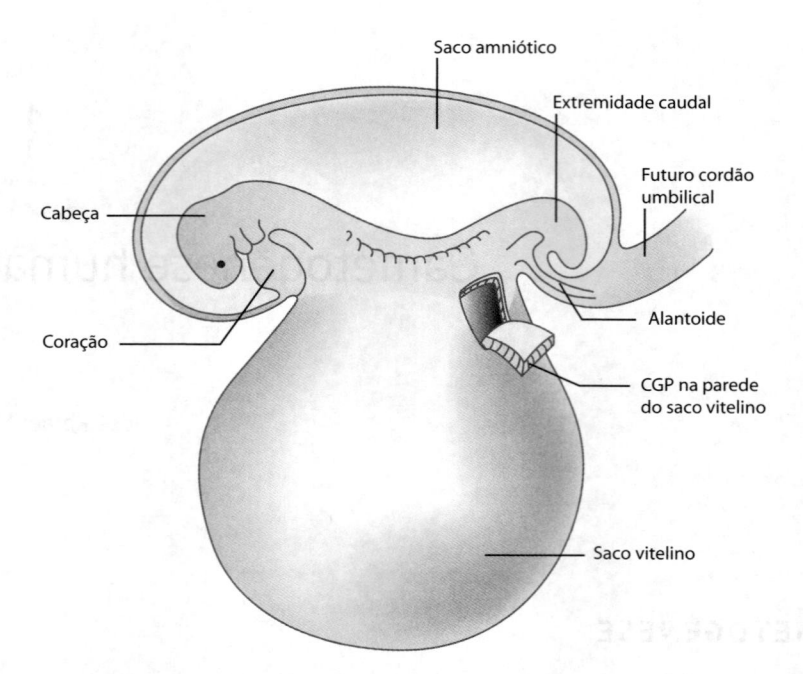

**Figura 1** Células germinativas primordiais na parede do saco vitelino.

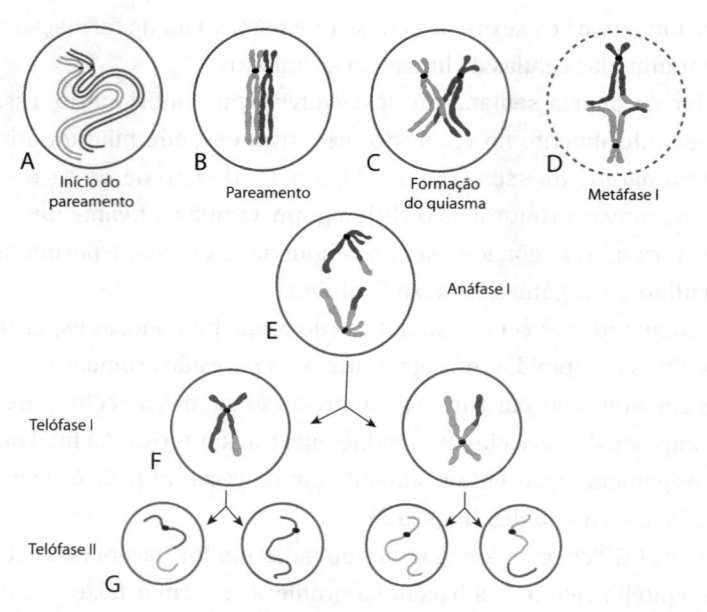

**Figura 2** Fases da meiose – esquema simplificado.

provoca o surgimento de saliências paramedianas, localizadas medialmente aos mesonefros em formação, de cada lado da coluna vertebral. Tais saliências constituem as cristas genitais ou gônadas primitivas.

Os cordões sexuais primários envolvem, então, as CGP, originando os folículos ovarianos, no sexo feminino, e as células sustentaculares de Sertoli, no sexo masculino (Figuras 3 e 4). Se, eventualmente, as CGP não forem envolvidas pelos cordões sexuais ou iniciarem a meiose precocemente, elas se degeneram e a formação gonadal será imperfeita. Por outro lado, se as CGP não alcançarem as cristas genitais, o desenvolvimento gonadal será interrompido.

Embora a cronologia da meiose nos dois sexos seja diferente, os eventos que afetam os cromossomos são os mesmos. Como todas as células somáticas, as CGP têm 23 pares de cromossomos, ou seja, 46 cromossomos, os quais contêm DNA que codifica toda a informação necessária para o desenvolvimento e o funcionamento do organismo.

A designação "ploidia" refere-se ao número de cópias de cada cromossomo presente no núcleo de cada célula, enquanto o número "N" refere-se ao número de cópias de cada molécula única (dupla-fita) de DNA presente no núcleo. Conse-

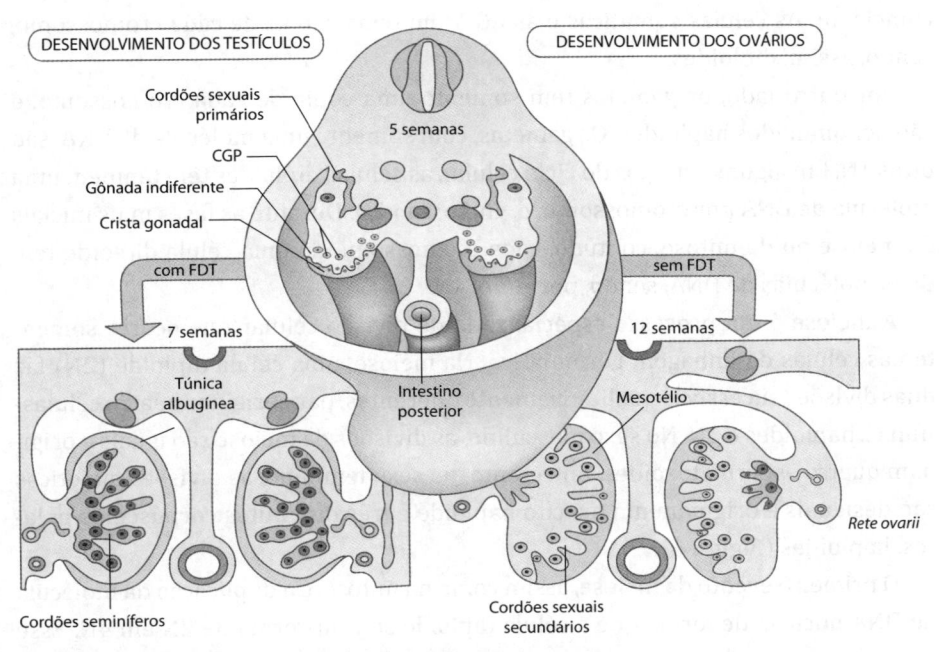

**Figura 3**   Desenvolvimento gonadal nos dois sexos.

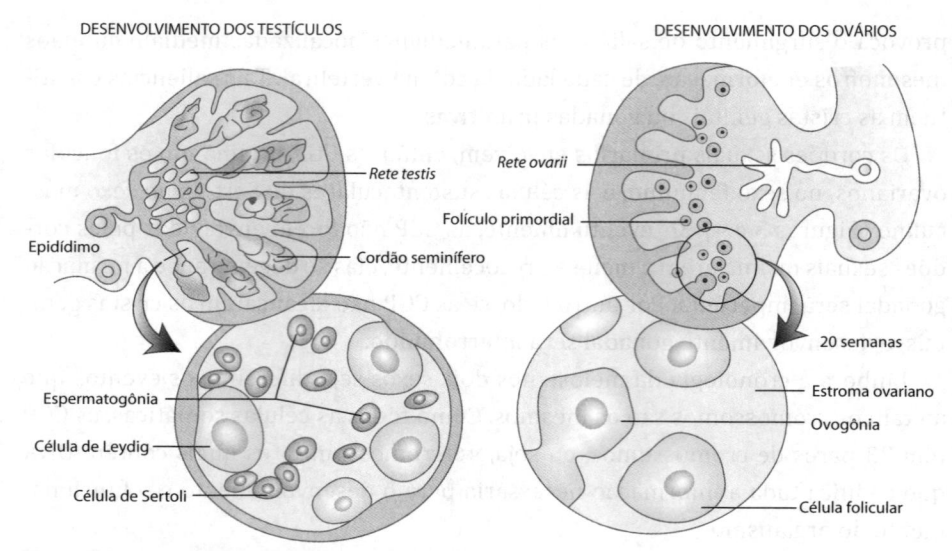

DESENVOLVIMENTO DOS TESTÍCULOS

DESENVOLVIMENTO DOS OVÁRIOS

Rete testis
Rete ovarii
Folículo primordial
Epidídimo
Cordão seminífero
20 semanas
Espermatogônia
Estroma ovariano
Célula de Leydig
Ovogônia
Célula de Sertoli
Célula folicular

**Figura 4**  Diferenciação gonadal.

quentemente, cada cromossomo contém uma ou duas moléculas de DNA nos diferentes estágios do ciclo celular, de forma que a ploidia e o número N nem sempre coincidem. As células somáticas e as CGP têm duas cópias de cada cromossomo, sendo, assim, diploides.

Por outro lado, os gametas têm somente uma cópia de cada cromossomo, e são denominados haploides. Os gametas, com somente uma molécula de DNA, são ditos 1N. Em alguns estágios do ciclo celular, as células diploides têm também uma molécula de DNA por cromossomo, e, então, são 2N. Durante as fases mais iniciais da meiose ou da mitose, contudo, cada cromossomo de uma célula diploide tem duas moléculas de DNA, sendo, portanto, 4N.

A meiose é um processo especializado de divisão celular que ocorre somente nas células da linhagem germinativa. Na meiose, uma célula diploide (2N) faz duas divisões sucessivas qualitativamente diferentes, para originar quatro células-filhas, haploides e 1N. No sexo masculino, as divisões da meiose são iguais e originam quatro espermatozoides. Entretanto, no sexo feminino, as divisões meióticas são desiguais e originam um ovócito haploide e três diminutos corpúsculos polares, haploides (Figura 5).

O primeiro evento da meiose, assim como na mitose, é a duplicação da molécula de DNA nuclear, de forma que a célula diploide se transforma de 2N em 4N. Esse evento marca o início da gametogênese. No sexo feminino, a ovogônia passa, então,

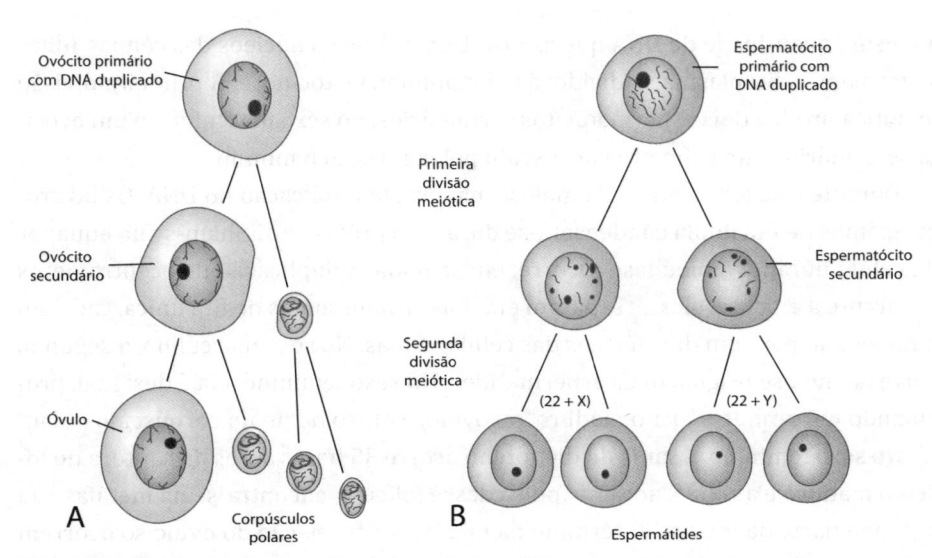

**Figura 5** Gametogêneses feminina e masculina.

a ser denominada ovócito primário e, no sexo masculino, a espermatogônia passa a ser denominada espermatócito primário. Uma vez duplicado o DNA, cada cromossomo é formado por duas fitas paralelas ou cromátides, unidas por uma estrutura denominada centrômero. Cada cromátide contém uma molécula única de DNA.

Na etapa seguinte da meiose, a prófase, os cromossomos condensam-se em estruturas compactas, formadas por fitas duplas. Durante as fases tardias da prófase, os cromossomos de fita dupla de cada par homólogo dispõem-se lado a lado, centrômero com centrômero, para formar uma estrutura articulada, o quiasma. A formação do quiasma possibilita aos cromossomos homólogos trocar grandes segmentos de DNA, em um processo denominado *crossing over*. A recombinação resultante do material genético entre os cromossomos paternos e maternos é aleatória e, dessa forma, aumenta a variabilidade genética dos futuros gametas. Durante uma das subfases da prófase, o diplóteno, os ovócitos primários entram em um período de repouso, denominado prófase suspensa ou dictióteno.

Na metáfase, etapa seguinte da meiose, os cromossomos com quatro fitas organizam-se no equador de um fuso e, durante a anáfase, cada um dos cromossomos com fita dupla é encaminhado para cada um dos núcleos das células-filhas. Durante a primeira etapa da divisão meiótica, os centrômeros não duplicam e, assim, as duas cromátides de cada cromossomo permanecem juntas. Os núcleos das células-filhas resultantes serão haploides, mas 2N. Dessa forma, eles conterão a mesma quantidade de DNA que as CGP. Depois que os núcleos das células-filhas se formam, o citoplasma se divide: é a denominada citocinese. A primeira divisão meiótica produz dois espermatócitos secundários, no sexo masculino, e um ovócito secundário e um primeiro corpúsculo polar, no sexo feminino.

Durante a segunda etapa da meiose, não existe duplicação do DNA. Os 23 cromossomos de fita dupla condensam-se durante a prófase e alinham-se no equador da célula durante a metáfase. Ocorre, em seguida, a duplicação dos centrômeros e, durante a anáfase, eles se separam em dois cromossomas de fita única, cada um direcionado para um dos núcleos das células-filhas. No sexo masculino, a segunda parte da meiose origina duas espermátides. No sexo feminino, ela é desigual, produzindo um grande ovócito maduro, ou óvulo, e outro pequeno corpúsculo polar.

No sexo feminino, a saída do dictióteno ocorre 35 horas antes da ruptura do folículo maduro e a célula, ao ser expulsa desse folículo, encontra-se na metáfase da segunda parte da meiose. O término da meiose e a formação do óvulo só ocorrem se houver a fertilização (Figura 6).

## Gametogênese feminina

Embora o sexo genético do embrião seja determinado na ocasião da fertilização, por meio das características cromossômicas do espermatozoide (X ou Y) que penetra o ovócito, as características morfológicas genitais de um sexo ou de outro só surgem por volta da sétima semana do desenvolvimento intrauterino. Isso significa que o período inicial do desenvolvimento dos genitais nos dois sexos é semelhante. Por isso, denomina-se a fase inicial do desenvolvimento genital de "período indiferenciado".

O início do desenvolvimento dos ovários ocorre durante a quinta semana do desenvolvimento embrionário. Os ovários derivam de três fontes distintas: mesotélio (epitélio mesodérmico) de revestimento interno da parede abdominal posterior, mesênquima adjacente a esse mesotélio e CGP, que migram da parede do

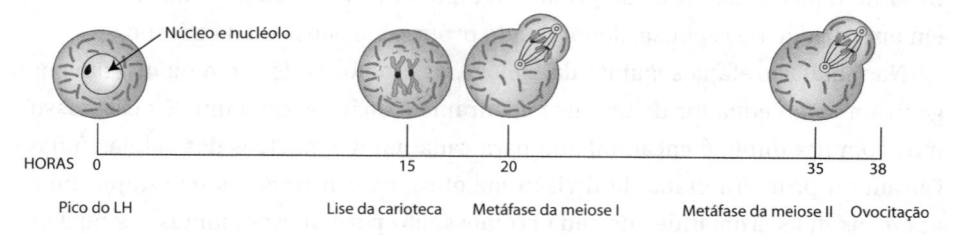

**Figura 6** Cronologia do pico do LH e ovocitação.

saco vitelino em direção ao mesotélio (Figura 1). No "período indiferenciado", é impossível determinar o tipo gonadal que está se formando.

Durante a quinta semana do desenvolvimento, surgem, medialmente a cada mesonefro (rim primitivo) e entre eles e o mesentério dorsal, espessamentos do epitélio de revestimento (mesotélio) dessa região, que penetram o mesênquima subjacente, originando abaulamentos localizados, denominados cristas gonadais (Figuras 3 e 4). A partir do mesotélio, criam-se espessamentos epiteliais que, ao se projetarem no interior do mesênquima subjacente, formam os cordões sexuais primários (Figura 3). Nesse estágio do desenvolvimento, distinguem-se, na gônada indiferenciada, uma região cortical, ou córtex, mais externa, e uma região interna, a medula ovariana.

Nos embriões do sexo feminino com complemento cromossômico 46,XX, ocorrerá posteriormente à regressão quase completa dos cordões sexuais primários, permanecendo apenas estruturas vestigiais que se projetam para a região medular, constituindo a *rete ovarii* (Figuras 3 e 4). Concomitantemente, ocorre o desenvolvimento de outra leva de cordões corticais, a partir do mesotélio superficial, formando os cordões sexuais secundários. Estes últimos permanecem na cortical ovariana, fragmentam-se e constituirão as células foliculares, que, ao envolverem as ovogônias derivadas das CGP, formarão os folículos primordiais.

As CGP localizam-se, inicialmente, no epiblasto, de onde rumam ativamente até a parede do saco vitelino, próximo à origem da alantoide. Nesse local, por volta da quarta semana de desenvolvimento, já são células grandes, esféricas e visíveis microscopicamente. Com os dobramentos transversal e longitudinal do embrião, ocorre a incorporação gradativa do saco vitelino no interior do corpo do embrião.

De sua localização inicial, cerca de 1.000 a 2.000 CGP, provenientes da parede do saco vitelino migram ativamente, pelo mesentério dorsal do intestino médio, em direção às cristas gonadais. Entre a quarta e a sexta semana de desenvolvimento, as células germinativas primordiais atingem as cristas gonadais, penetram o mesênquima subjacente e são incorporadas pelos cordões sexuais secundários, provenientes do mesotélio superficial (Figuras 3 e 4).

A formação completa dos dois ovários depende basicamente da presença de dois cromossomos X e da ausência do cromossomo Y. Diferentemente do desenvolvimento dos genitais internos e externos do sexo masculino, que são hormônio-dependentes (testosterona e di-idrotestosterona, respectivamente), o desenvolvimento dos genitais internos e externos do sexo feminino não depende de ação hormonal. Assim, mesmo na ausência parcial ou total dos ovários, ocorre a formação dos genitais internos e externos femininos.

O desenvolvimento completo dos ovários depende, como já mencionado, de complemento cromossômico 46,XX. A presença de genes localizados nos cromossomos X induz a formação de ovários completos, embora se admita modernamente também a participação de genes autossômicos na embriogênese ovariana.

A identificação histológica dos ovários só começa a ser possível por volta da 10ª semana de desenvolvimento, quando os cordões sexuais primários penetram profundamente a medula ovariana, formando uma *rete ovarii* rudimentar. Essa estrutura rapidamente regride e desaparece no interior dos ovários.

A partir da 16ª semana de desenvolvimento, os cordões sexuais secundários fragmentam-se em vários segmentos, formando aglomerados celulares separados. As ovogônias organizam-se em grupos, cada um dos quais circundado por uma camada única de células foliculares pavimentosas.

Logo a seguir, começam a se formar os folículos primordiais, constituídos por uma CGP, agora chamada de ovogônia, e, ao seu redor, uma camada única de células pavimentosas derivadas dos cordões sexuais secundários, as células foliculares (Figura 7). É importante frisar que as ovogônias, antes de serem englobadas pelas células foliculares, sofrem sucessivas mitoses, formando novas ovogônias, fenômeno que parece coincidir com o aumento da produção de hormônio folículo-estimulante (FSH) e de hormônio luteinizante (LH) pela hipófise fetal e com a produção aumentada de estrógeno pela placenta. Nessa fase, chegam a se formar 7 milhões de ovogônias.

Por outro lado, enquanto um grande número de ovogônias é formado, grande quantidade delas sofre degeneração por volta da 20ª semana de gestação, em sincronia com a diminuição da produção de gonadotrofinas pela hipófise fetal. Mesmo assim, cerca de 2 milhões de ovogônias permanecem nos ovários para a formação dos folículos primordiais.

As ovogônias remanescentes aumentam de tamanho sem sofrer divisão mitótica, transformando-se em ovócitos primários que, circundados pelas células pavimentosas de origem cortical, continuam constituindo os folículos primordiais (Figura 7). Ao nascimento, não existem mais ovogônias nos ovários, somente folículos primordiais com um ovócito primário em seu interior.

A gametogênese feminina inicia-se por volta do 6º ou 7º mês de vida intrauterina, com o desencadeamento da meiose do ovócito primário. Logo depois de iniciada a meiose, ela é interrompida no diplóteno da prófase da primeira divisão meiótica. Esse estado de prófase suspensa, que ocorre desde a vida intrauterina até o recrutamento dos folículos primordiais para a maturação completa, durante os ciclos ovarianos da menacma, é denominado dictióteno. Admite-se

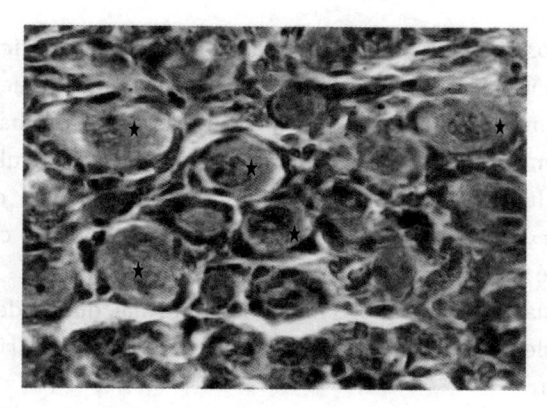

**Figura 7**   Folículos primordiais (★).

Fonte: Departamento de Morfologia da Faculdade de Ciências Médicas da Santa Casa de
São Paulo (FCMSCSP).

que o dictióteno seja causado pela produção de uma substância pelas células
foliculares, o "fator de inibição da maturação dos ovócitos", que impede a continuidade da meiose.

Ao nascimento, portanto, os ovários contêm somente folículos primordiais
com todos os ovócitos primários em dictióteno. A saída do dictióteno e a retomada
da meiose só ocorrerão no ovócito primário, dentro do folículo maduro, horas
antes da ruptura folicular, por ação do pico do LH. Ao nascer, então, uma menina
apresenta aproximadamente 2 milhões de folículos primordiais em dictióteno
nos ovários.

Durante a infância, a maior parte desses folículos sofre processo de atresia, de-
saparecendo dos ovários, de modo que, ao chegar à puberdade, somente 250 a 400
mil folículos estarão presentes. Desse total, apenas 400 a 500 folículos primordiais
originarão ovócitos secundários, sendo expulsos durante as rupturas foliculares.
Igualmente, a atresia folicular continua ocorrendo durante o menacme. Quando a
massa folicular passa a ser muito pequena ou praticamente ausente, instala-se a
menopausa.

A partir da puberdade, com a maturação do hipotálamo – especialmente de
seu núcleo arqueado, que produz fator de liberação de gonadotrofinas (GnRH) –,
no início de cada ciclo ovariano são recrutados 20 a 30 folículos primordiais em
dictióteno, para um processo gradativo de maturação. Esse processo, na imensa
maioria das vezes, resulta no amadurecimento completo de só um desses folículos,
que se rompe no momento da ovocitação.

Como será mostrado em outro tópico, a célula que sai do folículo no momento de sua ruptura não é um óvulo, mas um ovócito secundário que ainda não completou o processo meiótico. Recentemente, foi proposta, com base em experiências realizadas em camundongos, a ideia de que ovócitos e folículos podem surgir novamente de células-tronco após o nascimento e, dessa forma, contribuir para a reserva ovariana da mulher. Essa teoria, contudo, é altamente controversa e, de modo geral, não é aceita.

Assim, em cada ciclo ovariano, o folículo primordial, que se desenvolverá até a maturação completa e posterior ruptura, deverá passar por várias modificações, descritas a seguir:

1.  Proliferação de suas células foliculares, que, de uma camada única de células pavimentosas, apenas por crescimento volumétrico, passará inicialmente a uma camada única de células cúbicas, caracterizando o folículo primário (Figura 8). Em seguida, por influência do FSH, essas células foliculares sofrerão múltiplas mitoses, formando uma camada gradativamente mais espessa de células foliculares, caracterizando o folículo em maturação ou em desenvolvimento, também chamado de folículo pré-antral (Figura 9).

    A fase pré-antral do desenvolvimento é controlada principalmente por fatores de crescimento produzidos localmente, que atuam por mecanismos autócrinos ou parácrinos. Por acúmulo de líquido, surgem pequenas cavidades entre as células foliculares. Ocorre, então, confluência dessas cavidades, formando-se uma cavidade única, denominada antro folicular. A partir da fase antral, a regulação é feita pelo FSH, pelo LH e pelos fatores de crescimento. Nesse momento, o folículo é denominado folículo antral ou secundário (contendo ainda um ovócito primário em dictióteno) (Figura 10).

2.  Formação das tecas: a interna, vascular, e a externa, fibrosa, provenientes do tecido conjuntivo circunjacente, cujas células e fibras dispõem-se radialmente, circundando cada folículo. Forma-se, dessa maneira, o complexo tecafolicular, de vital importância na fisiologia ovariana.

3.  Formação da zona pelúcida: substância amorfa e acelular, composta principalmente por três glicoproteínas (ZP1, ZP2 e ZP3) originárias das células foliculares. Localiza-se entre estas e o citoplasma do ovócito primário.

4.  Diferenciação do ovócito primário: durante o desenvolvimento e a maturação dos três elementos citados anteriormente, o ovócito permanece em dictióteno. O pico do LH, que ocorre 38 horas antes da ruptura folicular, promove, entre outras coisas, a retomada da meiose pelo ovócito primário, que,

nesse curto prazo, terminará a primeira divisão meiótica, formando um ovócito secundário haploide (com 23 cromossomos). De imediato, sem intérfase, o ovócito secundário inicia a segunda divisão meiótica e, no momento da ruptura folicular, a célula proveniente do folículo, que é captada pela tuba uterina, é um ovócito secundário em metáfase II. Se o ovócito não for fertilizado por um espermatozoide, ele é reabsorvido sem completar a segunda divisão meiótica e, portanto, sem transformar-se em um óvulo.

Em conclusão, rigorosamente, as mulheres, na imensa maioria das vezes, não ovulam, mas ovocitam. O óvulo, de fato, só se forma se houver a fertilização do ovó-

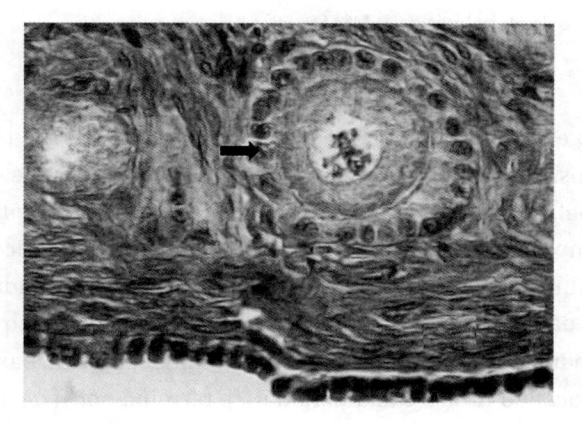

**Figura 8** Folículo primário (seta).
Fonte: Departamento de Morfologia da FCMSCSP.

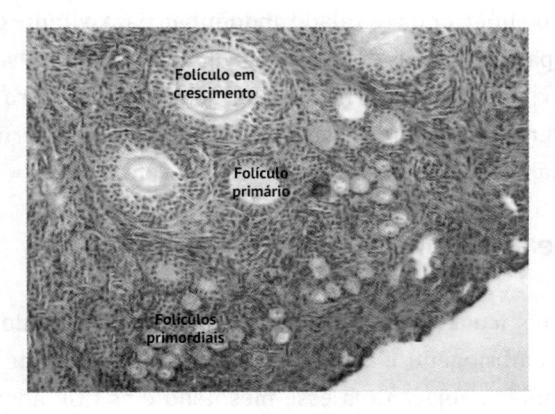

**Figura 9** Folículos primordiais, primários e em maturação (pré-antrais).
Fonte: Departamento de Morfologia da FCMSCSP.

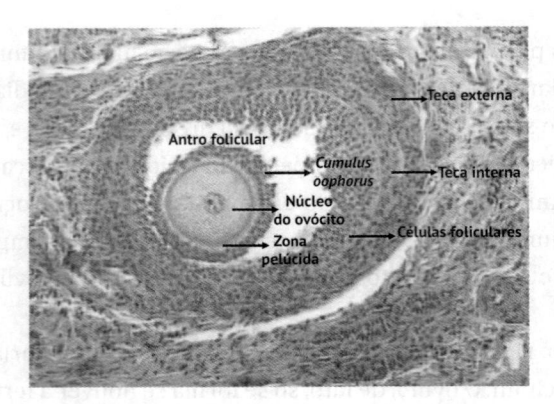

**Figura 10** Folículo secundário ou antral.
Fonte: Departamento de Morfologia da FCMSCSP.

cito secundário em metáfase II, o que evidentemente ocorre em uma ínfima proporção dos casos. Assim, quando a cabeça de um espermatozoide consegue ultrapassar a zona pelúcida do ovócito secundário e penetrar seu citoplasma, o ovócito secundário completa a metáfase II e termina o processo meiótico, dividindo-se, na telófase, em um corpúsculo polar e um ovócito secundário maduro, ou óvulo.

Ao término da formação embrionária ovariana, um ligamento fixa-se ao polo inferior de cada um dos ovários e à parede abdominal anterior, passando obliquamente a esta (local do futuro canal inguinal), e termina por fixar-se na superfície interna dos lábios maiores. Esses ligamentos são chamados de gubernáculos. Eles prendem-se também ao útero, próximos às inserções das tubas uterinas. Um processo de encurtamento dos gubernáculos traz os ovários de seus locais de origem, na parede póstero-superior da cavidade abdominal, para o limite do estreito superior da pelve. As partes craniais dos gubernáculos transformam-se nos ligamentos útero-ovarianos e, as distais, nos ligamentos redondos do útero – esses últimos passam pelo interior dos canais inguinais, bilateralmente, terminando na tela subcutânea dos lábios maiores.

## Gametogênese masculina

A embriogênese testicular é semelhante à dos ovários, utilizando-se das três fontes já citadas na embriogênese ovariana: o mesotélio da parede abdominal posterior, o mesênquima subjacente a esse mesotélio e as CGP advindas da parede do saco vitelino. Todavia, os cordões sexuais primários originam diretamente os cordões seminíferos; o mesênquima, as células intersticiais de Leydig e as CGP, as espermatogônias. A partir da puberdade, as células de Leydig secretam quantidades crescentes de testosterona, que, além de promover o desenvolvimento das características sexuais secundárias, provoca o crescimento dos testículos, a maturação dos túbulos seminíferos e o início da espermatogênese.

Sob a ação da testosterona, as células de Sertoli, localizadas nas paredes dos cordões seminíferos, diferenciam-se em túbulos seminíferos. As CGP que estão quiescentes retomam o seu desenvolvimento, dividem-se inúmeras vezes por mitose e transformam-se em espermatogônias (Figura 11).

As espermatogônias localizam-se na porção basal do epitélio germinativo e entre os espaços deixados pelas células de Sertoli. Elas unem-se, por junções celulares, às células de Sertoli, que, por sua vez, se ligam umas às outras por junções intercelulares e envolvem completamente as espermatogônias, isolando-as da luz dos túbulos. Essa estrutura constitui a barreira hemotesticular, que as isola e protege do ataque de agentes externos (Figura 12).

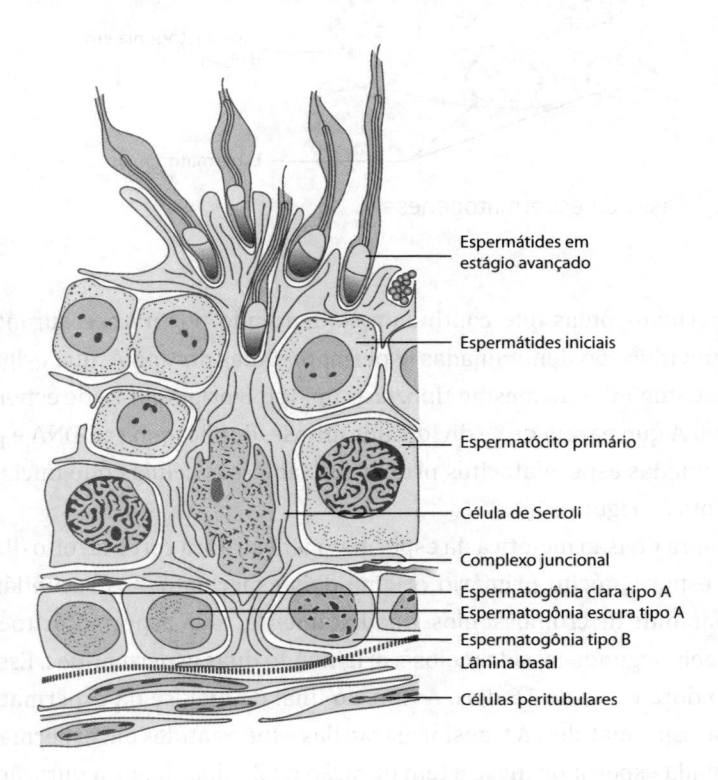

**Figura 11**  Epitélio do túbulo seminífero com destaque para a célula de Sertoli.

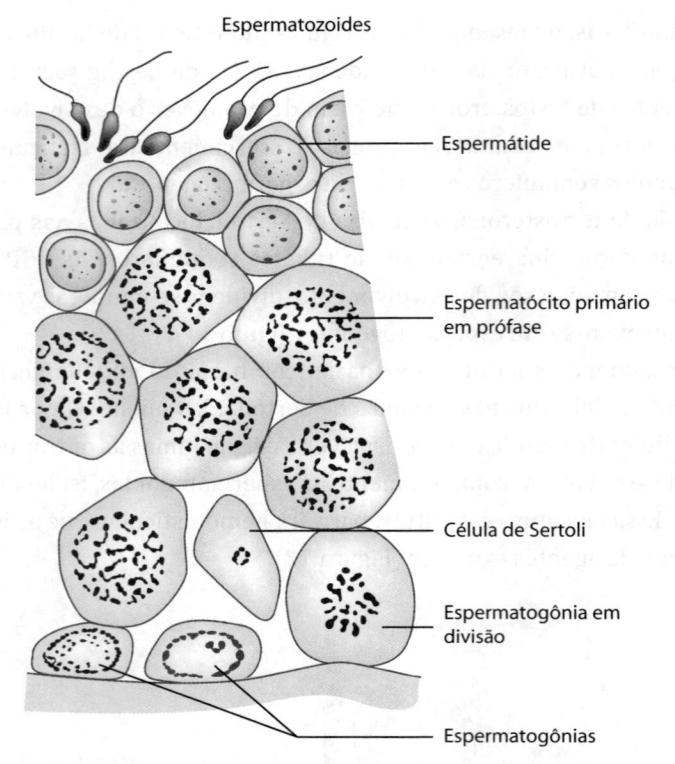

**Figura 12** Fases da espermatogênese.

As espermatogônias que continuam se dividindo por mitose durante toda a vida do indivíduo são denominadas espermatogônias do tipo A, que originam outras espermatogônias do mesmo tipo. Já as do tipo B originam-se de espermatogônias do tipo A que param de se dividir por mitose, duplicam o seu DNA e passam a ser denominadas espermatócitos primários. São essas células que iniciam o processo meiótico (Figura 11).

A primeira divisão meiótica da espermatogênese dura cerca de oito dias, sendo que cada espermatócito primário origina dois espermatócitos secundários com número haploide de cromossomos. Imediatamente, cada espermatócito secundário passa pela segunda fase da meiose, originando duas espermátides. Essa segunda divisão dura cerca de 16 dias. Assim, ao final da meiose da espermatogênese, formam-se espermátides. A transformação das espermátides em espermatozoides é denominada espermiogênese e tem duração de 24 dias. Logo, a duração total da espermatogênese é de 64 dias.

No início da espermiogênese, a espermátide é arredondada, com um núcleo central. Com a evolução, o núcleo torna-se ovoide e direciona-se para um dos polos da célula. O centríolo duplica-se e uma das metades origina o flagelo, que formará a parte principal da cauda do espermatozoide. O núcleo, então, torna-se oval e forma a cabeça do espermatozoide, tendo entre ele e o plasmalema a vesícula, ou grânulo acrossômico, derivada do complexo de Golgi (Figura 13A).

Ulteriormente, a vesícula acrossômica origina o acrossoma, uma estrutura com forma de ferradura, repleta de enzimas hidrolíticas, que serão liberadas durante a fertilização, auxiliando a passagem do espermatozoide pela *corona radiata* e pela zona pelúcida (Figura 13B).

As células de Sertoli participam da diferenciação dos espermatozoides. Durante o processo de maturação, os espermatócitos e as espermátides ligam-se às células de Sertoli circunjacentes, não somente por *tight juctions* e *gap junctions*, mas também por expansões citoplasmáticas denominadas complexos túbulo-alveolares, que se estendem para o interior das células de Sertoli. O citoplasma dos gametas em desenvolvimento diminui acentuadamente durante a espermiogênese. Admite-se que os restos citoplasmáticos das células da espermatogênese sejam transferidos e degradados pelas células de Sertoli (Figura 13C).

Finalmente, as últimas ligações com as células de Sertoli são desfeitas, liberando-se os espermatozoides no interior da luz dos túbulos seminíferos, juntamente com uma secreção rica em proteínas e íons. A essa última etapa da espermatogênese dá-se o nome de espermiação.

Um espermatozoide recém-formado consiste em uma cabeça e uma cauda. A cabeça contém o núcleo condensado. Entre o núcleo e o plasmalema localiza-se o acrossoma, uma vesícula repleta de enzimas hidrolíticas, extremamente importantes no processo de fertilização. A parte mais próxima da cabeça é a peça intermediária, que contém mitocôndrias helicoidais, geradoras de energia para a mobilidade da cauda.

Imediatamente após a peça intermediária, localiza-se a peça principal e, logo após ela, a peça terminal, que contém um flagelo formado por pares de microtúbulos, importantes no sistema de propulsão dos gametas masculinos (Figuras 13D e 14).

A espermatogênese ocorre desde a puberdade até a morte do indivíduo. Os gametas são produzidos em ondas sincronizadas em cada área do epitélio germinativo. Cerca de 4 ondas de células sincronicamente em diferenciação podem ser observadas em uma dada região do epitélio tubular humano, em qualquer tempo. Durante sua jornada dos túbulos seminíferos até a região ampolar da tuba uterina, os espermatozoides sofrem um processo de maturação funcional antes de ferti-

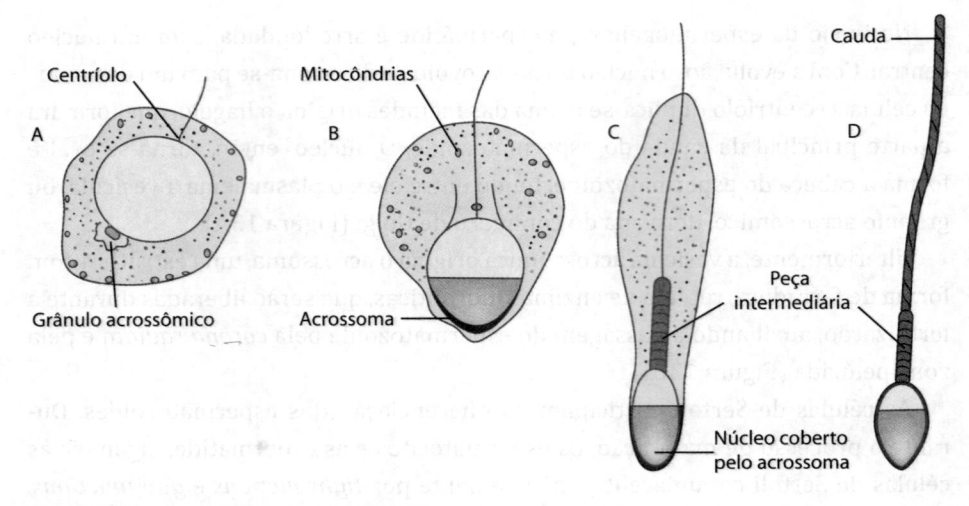

**Figura 13** Fases da espermiogênese.

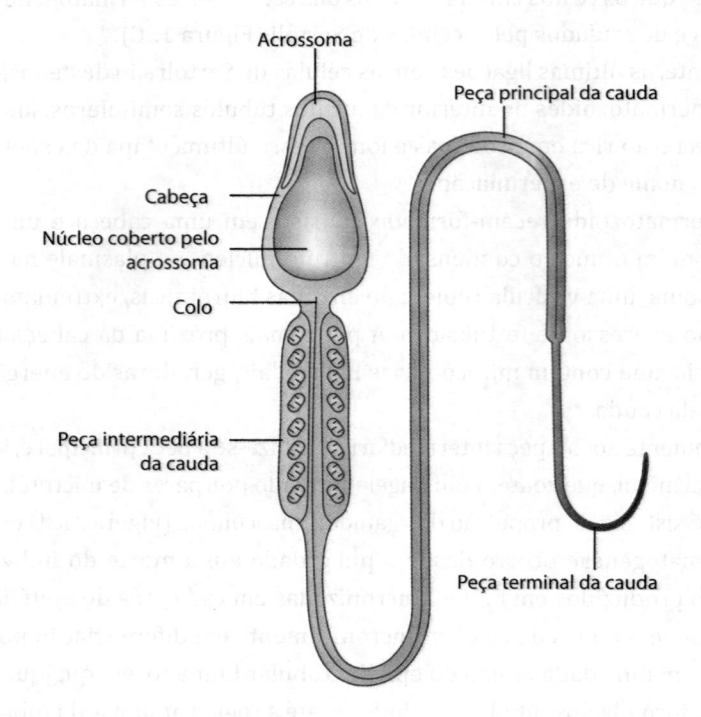

**Figura 14** Espermatozoide humano.

lizarem o ovócito. Eles são armazenados na cauda do epidídimo, que é ligado ao ducto deferente. Durante a ejaculação, os espermatozoides são projetados através do ducto deferente e da uretra e misturados com secreções provenientes das vesículas seminais, da próstata e das glândulas bulbouretrais. Cerca de 200 milhões de espermatozoides são depositados na vagina após um coito normal, mas somente umas poucas centenas logram alcançar a região ampolar das tubas uterinas, onde mantêm sua capacidade fertilizante por 24 a 72 horas.

Ao transitar pelo sistema genital feminino, os espermatozoides, para se tornarem fertilizantes, devem sofrer o processo de capacitação, que consiste na retirada de uma camada de glicoproteínas localizada na face externa do plasmalema da cabeça dos espermatozoides. Isso ocorre por ação de enzimas localizadas nas secreções do sistema genital feminino, em especial nas glândulas endocervicais e nas tubas uterinas.

Admite-se que apenas alguns minutos após o coito já existam espermatozoides ao redor do ovócito, na região ampolar da tuba uterina. Todavia, por não terem sofrido capacitação, esses espermatozoides não têm capacidade fertilizante. Outros, de trânsito mais lento no interior do sistema genital feminino, após sofrerem capacitação, adquirem capacidade fertilizante.

## LITERATURA RECOMENDADA

Chandley AC. Meiosis in man. Trends Genet 1988; 4:79-84.

Edwards RG, Steptoe PC. Current status of in-vitro fertilization and implantation of human embryos. Lancet 1983; 2(8362):1265-9.

Scott RT Jr, Hodgen GD. The ovarian follicle: life cycle of a pelvic clock. Clin Obstet Gynecol 1990; 33(3):551-62.

Wassarman PM. The biology and chemistry of fertilization. Science 1987; 235:553-60.

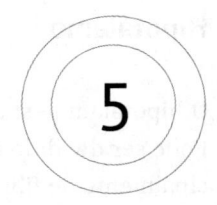

# Fisiologia do ciclo menstrual

Elvio Tognotti

## INTRODUÇÃO

Para entender melhor os mecanismos que levam à infertilidade, é importante rever os acontecimentos fisiológicos básicos que envolvem o eixo hipotálamo-hipófise-ovário durante o ciclo menstrual.

O evento central do mecanismo ovulatório é a liberação, pelo ovário, de um oócito fertilizável, essencial para a preservação da espécie. Para que a ovulação ocorra, é imprescindível um inter-relacionamento neuro-hormonal complexo e harmônico. As principais estruturas envolvidas nesse processo são: o sistema nervoso central (SNC) – do qual o sistema límbico e o hipotálamo são subunidades –, a adeno-hipófise e os ovários.

## SISTEMA NERVOSO CENTRAL

O SNC possui papel primordial na regulação da função gonadal, sendo a unidade integrativa do sistema hipotálamo-hipófise-ovário. Sua ação é exercida por meio do sistema límbico e do hipotálamo. O sistema límbico recebe os estímulos provenientes dos meios interno e externo, que, uma vez analisados, são retransmitidos ao córtex cerebral e ao hipotálamo por suas conexões funcionais e anatômicas. As principais áreas do SNC envolvidas no controle da ovulação são o núcleo amigdaloide, o hipocampo e o mesencéfalo.

## Hipotálamo

O hipotálamo está localizado na base do cérebro, logo acima do quiasma óptico. Pode ser dividido em duas áreas: lateral e medial. A área lateral, constituída principalmente de fibras, é a maior via de comunicação da área medial com o SNC. Já a área medial, constituída fundamentalmente de neurônios (hipotálamo médio--basal), pode ser dividida em três subáreas: anterior, infundibular e posterior. As principais estruturas envolvidas no controle neuroendócrino situam-se nas regiões anterior e infundibular. A região posterior, excetuando-se o núcleo túbero--mamilar, provavelmente não exerce ação direta sobre o ciclo menstrual.

Localizam-se na subárea anterior: o núcleo pré-óptico, que pode estar relacionado com a elevação súbita de gonadotrofinas no meio do ciclo; o núcleo hipotalâmico anterior, onde se verifica parte do controle tônico da hipófise; e os núcleos supraóptico, quiasmático e paraventricular, ou sistema magnocelular, relacionados com a neuro-hipófise. Na subárea infundibular, são importantes os núcleos, arqueado e ventromedial, que secretam neuro-hormônios hipotalâmicos. Na região periventricular, especialmente na parte mais baixa do terceiro ventrículo, foram identificadas células especiais do epêndima, denominadas tanacitos, que podem transportar substâncias do terceiro ventrículo diretamente para o sistema porta-hipofisário.

O controle da secreção hipofisária é realizado por grupos de neurônios hipotalâmicos neurossecretores (sistema parvicelular) que atuam por dois mecanismos principais: GnRH e dopamina (áreas hipofisotróficas). O corpo celular dos neurônios produtores de GnRH, em primatas, inclusive na mulher, está situado predominantemente na área hipotalâmica anterior, nos núcleos arqueado e ventromedial. Os neurônios dopaminérgicos encontram-se distribuídos na região hipotalâmica, com projeção mais acentuada nos núcleos arqueado e periventricular.

O GnRH é transportado através dos axônios terminais na região da eminência média, sendo, em seguida, lançado no sistema porta-hipofisário para alcançar a hipófise anterior (Figura 1). Esse neuro-hormônio liga-se a um receptor de membrana específico, localizado no gonadotrofo, e, por meio de mecanismo envolvendo o íon cálcio, estimula a liberação gonadotrófica.

Uma via alternativa pode ser a captação do GnRH no líquido cérebro-espinal pelos tanacitos, que, então, o liberam nas camadas externas da eminência média para que atinja o sistema porta-hipofisário. No entanto, o grau de importância desse mecanismo permanece pouco esclarecido.

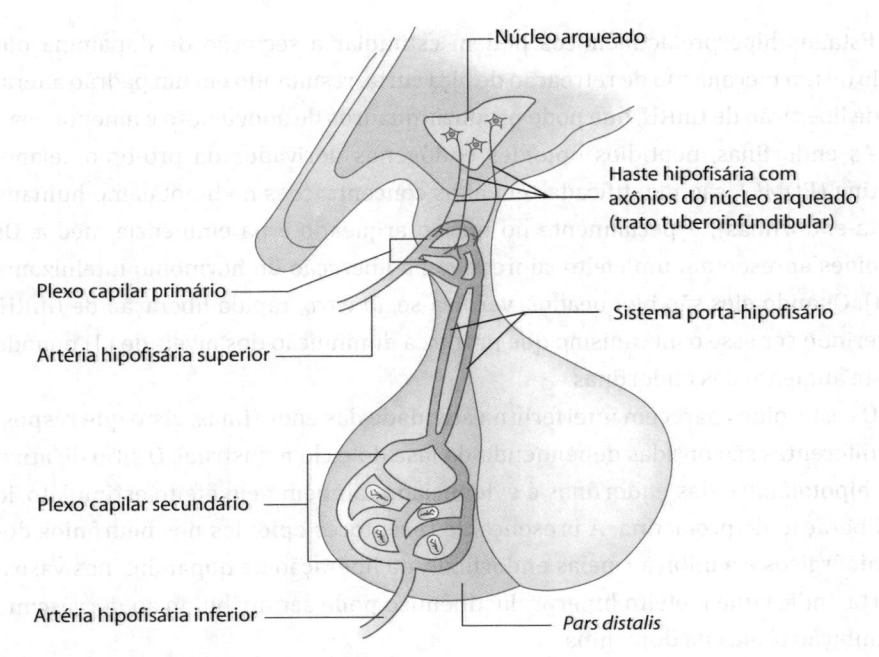

**Figura 1** Sistema porta-hipofisário.
Fonte: adaptada de Macéa JR, 2011.

A ativação dos neurônios que contêm GnRH depende de neurotransmissores, bem como de aminas biogênicas, peptídios e esteroides sexuais. Os neurotransmissores podem atuar não somente na liberação do próprio GnRH, mas também diretamente na hipófise. Os principais incluem as catecolaminas, as endorfinas e, provavelmente, em menor grau, as indolaminas, as acetilcolinas, as histaminas, os aminoácidos neuroativos e os peptídios neurogênicos, como o hormônio liberador da tireotrofina. Em relação aos neurotransmissores catecolaminérgicos, a norepinefrina exerce um efeito estimulador na liberação de GnRH, enquanto a dopamina exerce função inibidora na liberação de GnRH e de prolactina (PRL).

O controle de retroação hormonal (*feedback*) central dos estrogênios na liberação do GnRH pode ser exercido, pelo menos em parte, no nível hipotalâmico, pela modulação ou redução da influência inibidora dos neurônios dopaminérgicos. Receptores estrogênicos estão presentes nos corpos celulares de neurônios dopaminérgicos do núcleo arqueado, assim como na área pré-óptica do hipotálamo e na hipófise. A administração de estradiol aumenta a atividade neuronal dopaminérgica, enquanto diminui a atividade noradrenérgica na eminência média.

Estados hiperprolactinêmicos podem estimular a secreção de dopamina por meio de um mecanismo de retroação de alça curta, resultando em um padrão alterado de liberação de GnRH, que pode produzir quadros de anovulação e amenorreia.

As endorfinas, peptídios opioides endógenos derivados da pró-opiomelano-cortina (POMC), são identificadas em altas concentrações no hipotálamo humano (beta-endorfinas), especialmente no núcleo arqueado e na eminência média. Os opioides apresentam um efeito supressivo na liberação do hormônio luteinizante (LH). Quando eles são bloqueados, verifica-se, *in vitro*, rápida liberação de GnRH, sugerindo ser esse o mecanismo que produz a diminuição dos níveis de LH quando existe aumento das endorfinas.

Os esteroides parecem interferir na atividade das endorfinas, visto que respostas diferentes são obtidas dependendo da fase do ciclo menstrual. O sítio de atuação hipotalâmico das endorfinas é evidenciado também pelo efeito estimulatório na liberação de prolactina. A presença de receptores opioides nos neurônios dopaminérgicos e a inibição, pelas endorfinas, da liberação de dopamina nos vasos-porta, indica que o efeito hiperprolactinêmico pode ser atribuído ao decréscimo da inibição tônica da dopamina.

Cabe lembrar, ainda, entre as inúmeras substâncias que, provavelmente, exercem efeitos importantes no SNC, a serotonina, a melatonina – que, aparentemente, inibem a liberação de GnRH na eminência média –, o ácido gama-aminobutírico e a acetilcolina – que parecem estimular o GnRH. Os catecolestrogênios podem ter relevância na modulação do *feedback* central e as prostaglandinas $E_2$, que podem ser sintetizadas e liberadas pelo cérebro, provocam maior liberação de GnRH. Após a elucidação da estrutura do GnRH como decapeptídio, em 1972, ficou demonstrado que sua liberação se faz em pulsos rápidos e rítmicos, sobrepostos ao nível basal de secreção contínua.

Há três tipos de secreção gonadotrófica, com diferentes frequências de flutuação no sangue: baixa frequência, com mudanças a cada 30 dias aproximadamente (infradiano); alta frequência, com alterações superpostas às de baixa frequência, com pulsos repetidos com intervalos de 70 a 100 minutos (circum-horário); e frequência intermediária, cujas flutuações aparecem a cada 24 horas (circadiano).

Vários autores sugerem que a secreção pulsátil das gonadotrofinas não é intrínseca da hipófise anterior, sendo igualmente reflexo da estimulação intermitente dos neuro-hormônios hipotalâmicos. Há evidências de que o GnRH é capaz de estimular a liberação das gonadotrofinas, dependendo do efeito modulador dos esteroides gonadais.

A periodicidade dos pulsos de GnRH é de aproximadamente 90 minutos em quase todas as fases do ciclo menstrual, exceto nas fases lúteas média e tardia, quando decresce para a cada 3 ou 4 horas. A magnitude dos pulsos de LH possui elevações discretas na fase folicular, que aumentam radicalmente no meio-ciclo.

É provável que essas modificações sejam reflexo do retrocontrole exercido pelo $E_2$ produzido pelo folículo pré-ovulatório. Os pulsos com intervalos maiores, nas fases lúteas média e tardia, são, provavelmente, determinados pelos altos níveis de progesterona circulante.

As flutuações pulsáteis do FSH ainda se encontram menos esclarecidas. Variações de média frequência aparecem principalmente durante a puberdade, com predominância de elevações bruscas durante a fase de sono.

O hipotálamo médio-basal, em especial o núcleo arqueado, é, provavelmente, a área do SNC que exerce o maior controle na secreção das gonadotrofinas, proporcionando adequado retrocontrole positivo e negativo, além da manutenção do pulso circum-horário de GnRH, LH e hormônio folículo estimulante (FSH). Os núcleos supraquiasmáticos também podem estar envolvidos no retrocontrole positivo das gonadotrofinas. A contínua administração de GnRH, em vez de estimular, reduz a síntese e a liberação das gonadotrofinas, fenômeno denominado dessensibilização.

## ADENO-HIPÓFISE

A pituitária ocupa uma cavidade no osso esfenoide denominada sela túrcica, separada das estruturas cerebrais por uma deflexão da dura-máter chamada de diafragma selar, através da qual o pedículo e os vasos-porta penetram.

No adulto, suas dimensões são $10 \times 13 \times 6$ mm e seu peso é 0,5 g, dos quais 3/4 constituem a adeno-hipófise e 1/4 a neuro-hipófise. Essa glândula possui vários tipos celulares identificados por processos histoquímicos ou imunológicos. De importância fundamental no mecanismo reprodutivo, alinham-se os lactotrofos, produtores de prolactina (PRL), e os gonadotrofos, produtores de LH e FSH.

O FSH é uma glicoproteína composta por duas cadeias de aminoácidos (alfa, com 89 aminoácidos, e beta, com 115), contendo 18% de carboidratos e 5% de ácido siálico. Seu peso molecular é de 32 mil daltons. O LH é um composto glicoproteico de duas cadeias de aminoácidos, tendo dimensão e peso molecular semelhantes ao FSH, mas formado por 16% de carboidratos e 1% de ácido siálico.

As cadeias alfa do LH e do FSH são idênticas, enquanto a cadeia beta, diferente, confere especificidades biológica e imunológica a cada composto. A vida média sorológica do FSH é superior à do LH em virtude da maior participação do ácido siálico em sua composição. A PRL é uma proteína que contém 198 aminoácidos, com peso molecular de 23.510 daltons.

A responsividade do gonadotrofo hipofisário ao GnRH tem revelado variações marcantes durante o ciclo menstrual, na sensibilidade e na reserva gonadotrófica. Os locais exatos onde os estrogênios e a progesterona atuam com seu mecanismo de retroalimentação ainda não foram bem demonstrados, mas evidências sugerem ação dupla em níveis hipotalâmico e hipofisário.

A célula hipofisária gonadotrófica apresenta dois compartimentos em relação ao LH: um de liberação imediata e outro que requer estímulo continuado para a síntese e a reserva. A partir desses princípios, as células gonadotróficas apresentam-se como células-alvo e o GnRH e o $E_2$, como seus controladores imediatos. O GnRH ativaria todos os elementos do sistema, enquanto o $E_2$ poderia prover principalmente o estímulo positivo de liberação.

Estudos com primatas sugerem que a modulação do $E_2$ ocorre basicamente no nível da hipófise anterior e que a resposta da pituitária ao GnRH depende da concentração e da duração dos níveis de $E_2$ circulantes. Quando exposta a níveis crescentes de $E_2$, de maneira similar à observada na fase folicular tardia, a hipófise responde ao estímulo do GnRH com um padrão prolongado e elevado de liberação. Contrariamente, níveis baixos de $E_2$ ou intervalos curtos de exposição no período pré-ovulatório perturbam a sensibilidade hipofisária ao GnRH. Essa sensibilidade pode ser atribuída a variações na quantidade de receptores do gonadotrofo. Entretanto, estudos em hamsters e camundongos demonstraram que nem sempre a resposta ao GnRH reflete sua concentração tecidual nos receptores.

Experimentos em macacas Rhesus admitem que a progesterona possa inibir a liberação gonadotrófica em nível hipotalâmico e facilitar a elevação de LH no meio do ciclo, atuando na hipófise anterior.

Embora a liberação da PRL possa ser estimulada por algumas substâncias, entre as quais o hormônio liberador das tireotrofinas, seu maior controle é exercido pela inibição tônica do sistema dopaminérgico. Uma vez sintetizados e secretados, LH, FSH e PRL ganham a corrente circulatória para agir em diversos órgãos e de maneira particular sobre os ovários. A secreção de LH é essencialmente caracterizada por seu pico no meio do ciclo, enquanto a de FSH caracteriza-se por aumento na fase folicular inicial, pico no meio-ciclo, nadir nas fases lúteas inicial e média e elevação na fase lútea tardia. O nível de LH durante o meio da fase folicular é significativamente maior que durante a fase lútea tardia.

Os picos de LH e de FSH no meio-ciclo são coincidentes, embora de intensidades diferentes. Enquanto o FSH aumenta 2 vezes, o LH aumenta 8 vezes em relação ao seu nível basal. O nível do FSH na fase folicular também é significativamente maior que no meio da fase lútea, quando são encontrados seus menores valores. Durante os últimos dias do ciclo, há rápido aumento do FSH e aumento menos pronunciado do LH.

Além do FSH e do LH, a hipófise anterior, ou adeno-hipófise, secreta uma variedade de hormônios fundamentais para a fisiologia do corpo humano: hormônio do crescimento (GH), hormônio adrenocorticotrófico (ACTH), hormônio tireotrófico e PRL. Os produtos da neuro-hipófise, ou lobo posterior, são o hormônio antidiurético (ADH) e a ocitocina (Figura 2).

## OVÁRIO

O ovário humano é uma estrutura complexa, onde múltiplos compartimentos interagem na produção de esteroides sexuais, culminando com a liberação de um oócito maduro, após o estímulo cíclico das gonadotrofinas. Após a puberdade, os ovários passam a ser corpos ovais com dimensões de cerca de 4 × 3 × 1 cm, localizados junto à parede lateral da pélvis, unidos ao ligamento largo por uma dobra peritoneal, denominada mesovário. Os nervos, os vasos sanguíneos e os vasos lin-

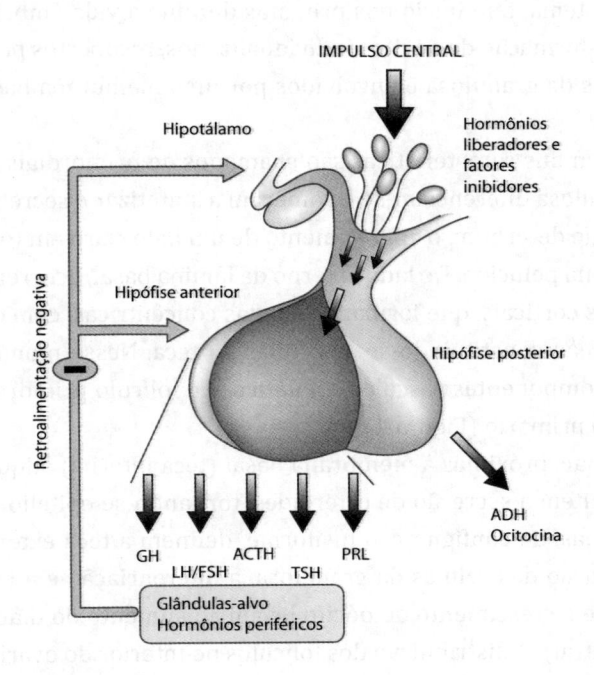

**Figura 2** Secreção hipofisária.

Fonte: adaptada de Macéa, 2011.

fáticos atravessam o mesovário penetrando em seu parênquima através do hilo e constituindo, por meio de nova dobra peritoneal, o ligamento suspensor do ovário, ou infundíbulo. Sua ligação ao corpo uterino é denominada ligamento útero-ovárico e seu peso na fase reprodutiva oscila entre 10 e 16 g.

Após o quinto mês da vida fetal, os ovários já se encontram divididos em três estruturas heterogêneas, as regiões hilar, medular e cortical. A região hilar contém os vasos, os nervos e um número variável de células secretoras de esteroides, denominadas células hilares, cujas origem e função ainda são obscuras. A região medular possui uma camada heterogênea de células mesenquimais.

O córtex é constituído de células germinativas imaturas (oócitos), enclausuradas em complexos celulares do estroma (folículo) e recobertas por epitélio celômico denominado epitélio germinativo. O estroma cortical é constituído por pelo menos três tipos celulares: células do tecido conjuntivo, células contráteis e células intersticiais. Estas últimas possuem a capacidade de hipertrofia após estimulação pelo LH ou pelo hCG (*human chorionic gonadotropin*) e secretam androgênios, que são substratos naturais para a síntese dos estrogênios ovarianos.

Os ovários apresentam duas funções principais: a produção de hormônios esteroides e a gametogênese. A formação do folículo ovariano, principal unidade funcional do sistema, tem início nos primatas durante a vida embrionária. Nesse período, a transformação de oócitos individualizados, recobertos por uma fina camada de células da granulosa e envolvidos por uma membrana basal, é denominada folículo.

Folículos com tais características são chamados de primordiais (Figura 3). As células da granulosa diferenciam-se e começam a sintetizar e secretar mucopolissacarídeos, o que determina o aparecimento de um halo claro em torno do oócito, denominado zona pelúcida. Do lado externo da lâmina basal, ocorrem transformações nas células corticais, que formam camadas concêntricas, com diminuição da densidade nuclear, constituindo-se as células da teca. Nesse momento, também aumentam os componentes vascular e linfático, e o folículo primordial passa a se chamar folículo primário (Figura 4).

As células mais próximas à membrana basal (teca interna) adquirem as organelas que permitem a secreção de esteroides, tornando-se epitelioides. As camadas mais externas, de configuração fusiforme, definem a teca externa. Por outro lado, a proliferação das células da granulosa, a diferenciação e a hipertrofia das células da teca e o crescimento do oócito levam ao aumento do diâmetro total do folículo (pré-antral). A distribuição dos folículos no interior do ovário está ilustrada na Figura 5.

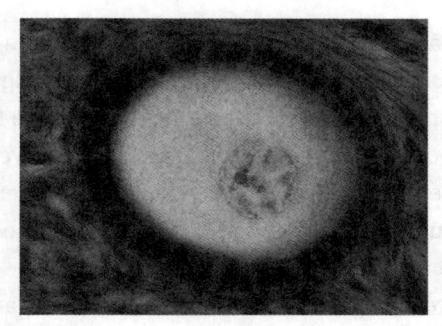

**Figura 3** Folículo primordial.

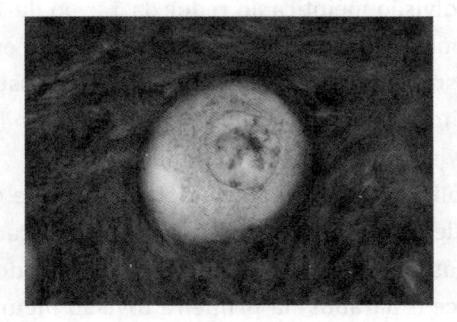

**Figura 4** Folículo primário.

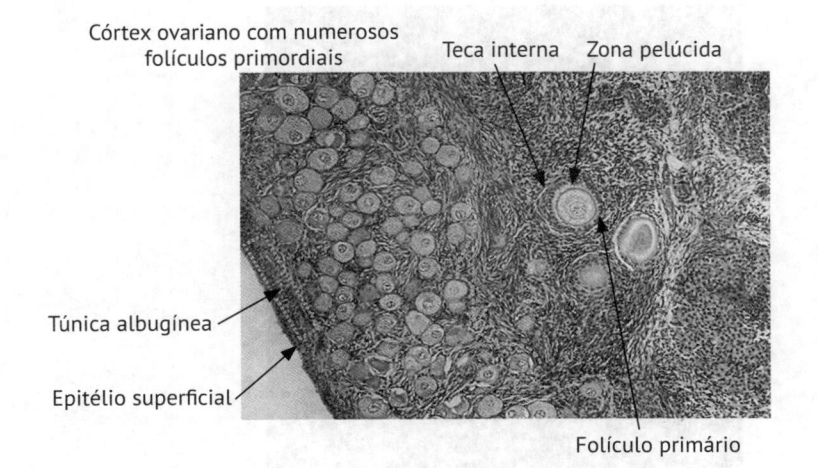

Córtex ovariano com numerosos folículos primordiais

Teca interna   Zona pelúcida

Túnica albugínea

Epitélio superficial

Folículo primário

**Figura 5** Distribuição dos folículos no tecido ovariano.

Quando a dimensão do folículo atinge 100 a 200 micra, observa-se acúmulo de fluido entre as células da granulosa (folículos antrais, Figura 6). O aumento do diâmetro do folículo, principalmente graças ao acúmulo de fluido no seu interior, define o folículo pré-ovulatório, ou folículo de De Graaf. Verificam-se nesse instante dois tipos de células da granulosa: granulosa da membrana, que formará o corpo lúteo, e granulosa do *cumulus*, que será expulsa no momento ovulatório juntamente com o oócito (Figura 7).

Nos humanos, as células germinativas primordiais chegam à crista genital vindas do endoderma da vesícula vitelina, ao redor da 7ª semana de gestação, para se tornarem oogônias, que se multiplicam por mitose antes de se tornarem oócitos primários. Algumas oogônias começam essa transformação e entram no primeiro estágio da primeira divisão meiótica ao redor da 11ª ou da 12ª semana de gestação. O número máximo de células germinativas é atingido entre a 15ª e a 20ª semana de gestação. Estudos recentes demonstraram que esse número máximo de oogônias é de aproximadamente 5 milhões em cada ovário (Figura 8). Após esse período, a taxa de divisão das oogônias diminui.

A formação do folículo primordial se inicia na metade da gestação, quando uma única camada de células da pré-granulosa envolve cada oócito primário e continua até logo após o nascimento. Depois da formação do folículo primordial, os oócitos permanecem parados na primeira divisão meiótica. De um máximo de 5 milhões em cada ovário, na 20ª semana, o número de oócitos cai para cerca

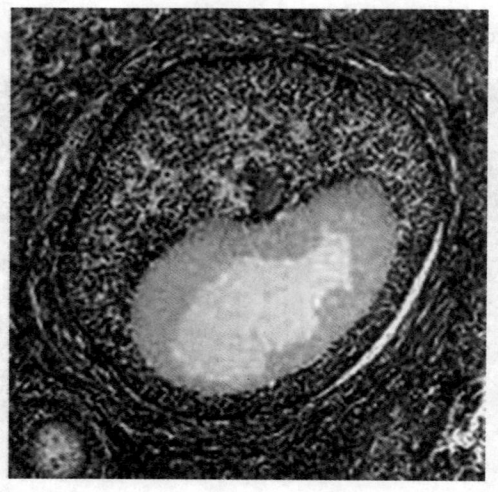

**Figura 6**   Folículo antral.

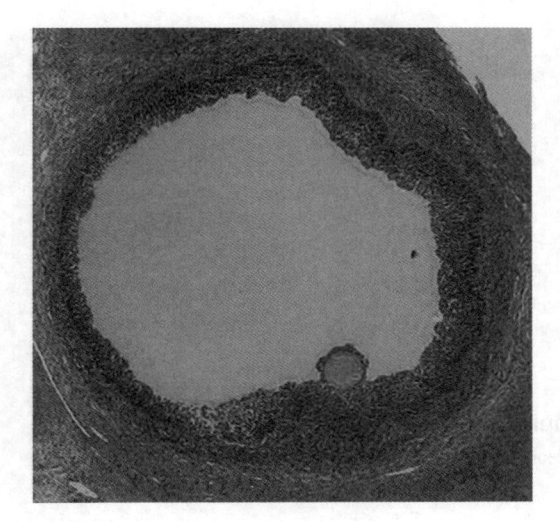

**Figura 7**  Folículo pré-ovulatório.

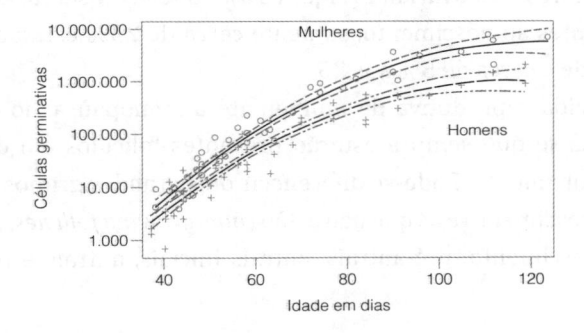

**Figura 8**  Evolução das células germinativas.
Fonte: adaptada de Mamsen et al., 2011.

de 2 milhões na época do nascimento. Os oócitos não circundados por células da granulosa são perdidos, provavelmente por apoptose.

O processo de atresia folicular continua até a época da puberdade, quando o número de folículos primordiais chega a ser de 200 a 400 mil, dos quais apenas 300 a 400 chegarão à ovulação durante o menacme. Os folículos vão se extinguindo durante a vida reprodutiva da mulher, sendo que, quanto mais perto da menopausa, maior será a diminuição de suas reservas (Figura 9). Na ocasião da menopausa, restarão menos de 1.000 folículos nos ovários.

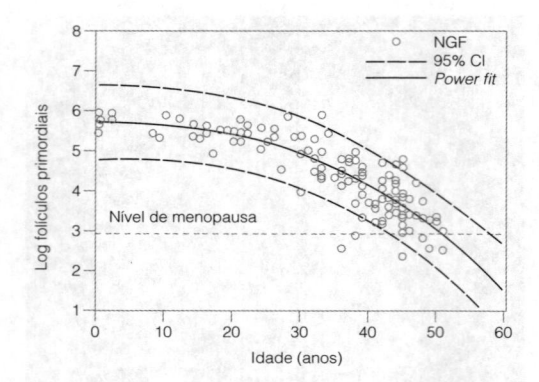

**Figura 9**   Diminuição da reserva folicular.
Fonte: adaptada de Hansen et al., 2008.

É possível estimar, em termos percentuais, essa queda no número de folículos que compõem a reserva ovariana (Figura 10). Pode-se observar que, do total de folículos presentes ao nascimento, somente cerca de 20% estarão presentes aos 25 anos de idade e cerca de 5% aos 35.

Durante a vida reprodutiva da mulher, até a menopausa, ao se observar os ovários, verifica-se que sempre estarão presentes folículos em diferentes estágios de desenvolvimento. Pode-se diferenciar dois grandes grupos de folículos: os que estão em crescimento e os que não estão (*non-growing follicles*, ou NGF). Os que apresentam crescimento, pré-antrais, antrais iniciais, antrais e pré-ovulatórios,

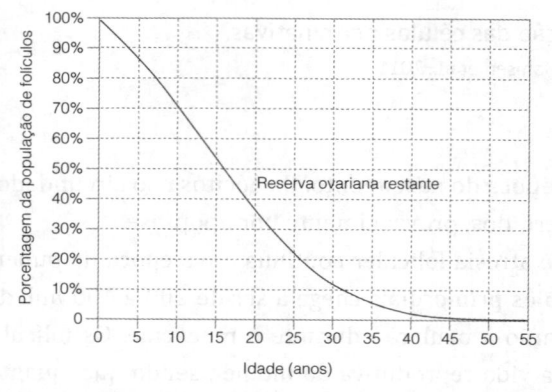

**Figura 10**   Percentual de folículos restantes em relação à idade da mulher.
Fonte: adaptada de Wallace e Kelsey, 2010.

fazem parte de um grupo cujo objetivo, em curto período, é selecionar um, ou raramente dois, para a rotura folicular e para a extrusão oocitária. Os demais, representados pelos folículos primordiais, intermediários e primários, permanecem em repouso e constituem a chamada reserva folicular ou ovariana.

Há uma relação importante entre esses 2 tipos de folículos. Quanto maior o número de folículos em fase de crescimento, maior o número dos que estão em repouso (Figura 11). Ou seja, conforme o tempo passa e o número de folículos da reserva diminui, também irá diminuir a quantidade de folículos em crescimento. Com base nesse fato, utilizam-se métodos para tentar identificar a reserva folicular de cada paciente. Por exemplo, a contagem de folículos antrais iniciais, em que se identificam, na ultrassonografia transvaginal (USGTV), nos primeiros dias do ciclo menstrual, os folículos recrutados que apresentam crescimento inicial (entre 2 e 9 mm).

Didaticamente, o ciclo menstrual pode ser dividido em três fases: folicular, ovulatória e lútea. Os folículos primordiais iniciam seu desenvolvimento continuamente, um a um – processo que permanece, ininterruptamente, até a menopausa. O estímulo para esse crescimento inicial e o tempo necessário para um folículo

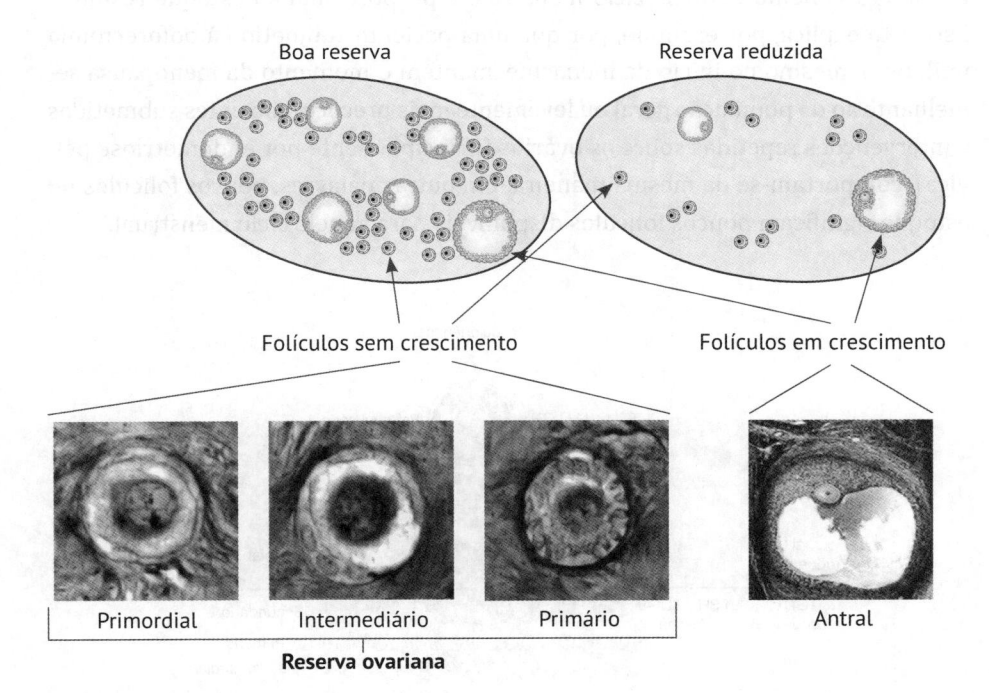

**Figura 11** Declínio da reserva ovariana.

Fonte: adaptada de Hansen et al., 2008.

primário chegar à rotura folicular são muito investigados, mas não há dados precisos até o momento. Várias substâncias podem influenciar o crescimento folicular. De maneira imprecisa, mas didaticamente interessante, pode-se dividir as fases de crescimento folicular em duas principais: a primeira, independente das gonadotrofinas, e a segunda, com dependência fundamental das gonadotrofinas a partir de estágios pré-antrais ou antrais iniciais. A Figura 12 representa de forma esquemática essas diferentes fases do crescimento folicular.

No período perimenstrual, certo grupo de folículos que compõem a reserva folicular é designado a fazer parte do grupo responsável pelo desenvolvimento folicular daquele ciclo menstrual (coorte folicular). O fator exato que determina essa seleção não é conhecido. O que se sabe é que o número desses folículos recrutados diária ou mensalmente aumenta até aproximadamente 14 anos de idade e depois inicia um processo de queda contínuo até a menopausa, refletindo o que acontece com a reserva folicular total restante. Em estudo de 2010, representado na Figura 13, os autores estimaram o número de folículos recrutados mensalmente ao longo da vida da mulher.

Dessa forma, pode-se dizer, grosseiramente, que o número de folículos expostos ao crescimento naquele ciclo menstrual é proporcional ao estoque restante. Esse fato explica, por exemplo, por que uma paciente submetida à ooforectomia unilateral, mesmo no início da menacme, mantém o momento da menopausa semelhante ao da população geral ou levemente mais precoce. Pacientes submetidas a intervenções repetidas sobre os ovários (principalmente por endometriose pélvica), comportam-se da mesma maneira. Em outras palavras, poucos folículos no estoque significam poucos folículos disponíveis para aquele ciclo menstrual.

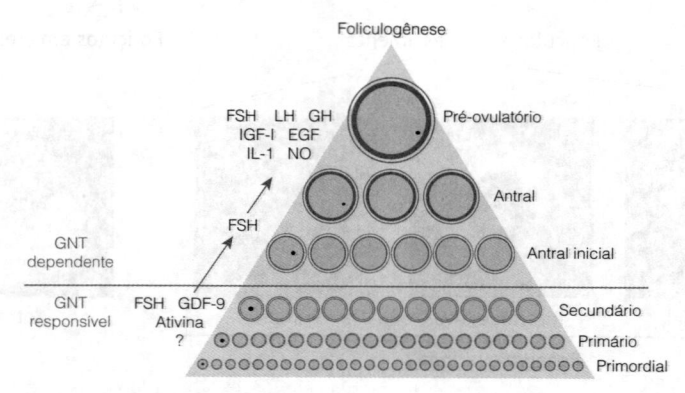

**Figura 12**   Recrutamento folicular e reserva ovariana.
Fonte: adaptada de McGee e Hsueh, 2000.

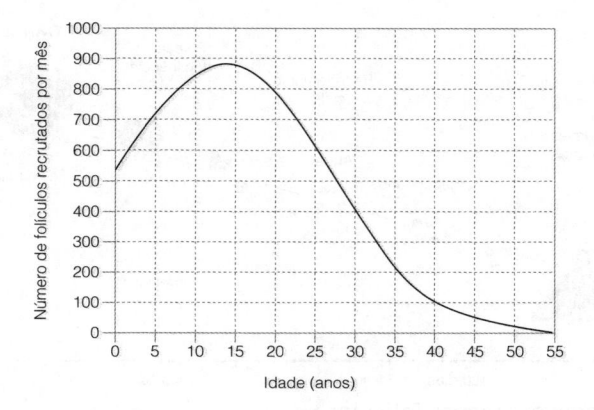

**Figura 13** Recrutamento folicular e idade da mulher.
Fonte: adaptada de Wallace e Kelsey, 2010.

É claro que, além do exposto, a quantidade de folículos presentes no ovário depende da gametogênese, do número inicial de folículos na menarca, da velocidade de atresia e de outros fatores desconhecidos, em que não é possível interferir na tentativa de manter elevada a reserva ovariana. No entanto, alguns fatores podem ser evitados, como agressões desnecessárias sobre os ovários, hábito de fumar, drogas ilícitas, estilo de vida desregrado, meio ambiente insalubre, entre outros.

Durante a fase folicular, que se estende de 10 a 14 dias, esse pequeno número de folículos, com desenvolvimento semelhante (coorte) e já em estágio pré-antral ou antral inicial, é estimulado pelas gonadotrofinas, que promovem seu aumento volumétrico e sua maturação. O folículo destinado à rotura cresce em diâmetro até um tamanho entre 20 e 24 mm, acumulando de 5 a 6 mL de fluido antral e atingindo um número de células da granulosa ao redor de 50 milhões. Aqueles folículos que não chegaram ao pleno desenvolvimento terminam por sofrer um processo de atresia ao longo de todo o ciclo menstrual (Figura 14).

Estudos autorradiográficos realizados após incubação de tecido ovariano com moléculas de FSH e LH ou hCG, marcados com iodo radioativo, demonstraram que as células da granulosa nos folículos pré-antrais se ligam somente ao FSH, enquanto a combinação com LH ou hCG fica confinada às células tecais e intersticiais. Em contraste, as células da granulosa dos folículos maduros ligam-se aos três hormônios marcados, enquanto as células intersticiais e da teca fixam-se ao LH e ao hCG.

As células da granulosa possuem a capacidade de sintetizar as três classes de esteroides, produzindo significativamente mais estrogênios do que androgênios ou progesterona. O sistema de aromatização atua convertendo androgênios em

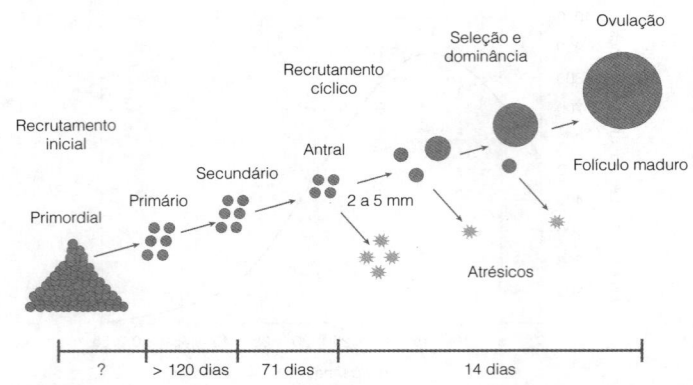

**Figura 14** Desenvolvimento folicular.

estrogênios, parecendo ser o fator limitante na produção estrogênica. Essa aromatização é induzida e ativada pelo FSH. Os receptores hormonais e os esteroides contidos no interior do folículo também têm papel importante.

Os androgênios produzidos nas células da teca, sob o estímulo do LH, servem de substrato para a aromatização induzida pelo FSH nas células da granulosa. Esse processo é denominado "teoria das duas células". A produção estrogênica pelas células da granulosa, agindo sinergicamente com o FSH, aumenta o conteúdo de receptores do próprio FSH e estimula a proliferação das células da granulosa. A manutenção desse ambiente estrogênico é essencial para a continuidade do desenvolvimento folicular. Em microambiente predominantemente androgênico, obtém-se inibição da maturação folicular e consequente atresia. Os folículos na fase antral com maior índice de proliferação das células da granulosa contêm concentrações mais elevadas de estrogênios e menor relação androgênio/estrogênio. Esse ambiente deve ser mantido para uma adequada maturação do oócito.

No folículo antral, habitualmente, não se identifica a presença de LH até a ocasião do pico ovulatório. Quando isso ocorre prematuramente, observam-se elevação nos níveis androgênicos e aparecimento de fenômenos degenerativos no oócito.

Ao mesmo tempo que o estrogênio exerce ação positiva dentro do folículo em maturação, sua retroalimentação negativa em relação à liberação de FSH em nível hipotalâmico e hipofisário prejudica o desenvolvimento de outros folículos. Essa interpelação deve exercer papel preponderante no mecanismo de seleção do folículo destinado à rotura, pelo qual comumente apenas um folículo chegará a ovular em cada ciclo menstrual.

Também no compartimento tecal existem alterações relacionadas ao folículo dominante. Assim, ao redor do sétimo dia do ciclo, o folículo destinado à rotura é rodeado por células tecais com maior afinidade ao LH. Por volta do nono dia, a vascularização da teca do folículo dominante é praticamente 2 vezes maior.

Vencida certa etapa de seu desenvolvimento, o folículo eleito adquire receptores de LH em suas células da granulosa, por meio do estímulo do FSH e do meio estrogênico adequado. Dessa maneira, determinado folículo pré-ovulatório apresenta maior exposição gonadotrófica e número superior de receptores, que lhe conferem condições de completo desenvolvimento para a liberação de oócito maduro e fertilizável.

Apesar da presença constante da PRL no líquido folicular, seu papel no ciclo ovulatório normal ainda não está plenamente estabelecido. Entretanto, sua presença em níveis elevados pode propiciar fenômenos inibidores na unidade folicular.

A assimetria da produção estrogênica, verdadeira expressão da presença do folículo dominante, pode ser detectada no sistema venoso ovariano por volta do quinto ao sétimo dia do ciclo. Além do efeito de retroalimentação negativa dos estrogênios em relação ao FSH, sua influência em relação ao LH é dependente de sua concentração plasmática e de seu tempo de exposição. Em níveis elevados, durante certo período, é capaz de estimular a liberação do LH. O limite de produção de estrogênio para se conseguir uma liberação adequada de LH nas fases foliculares média e tardia parece estar ao redor de 200 pg/mL, mantidos aproximadamente por 50 horas.

A supressão do FSH também pode ser atribuída a uma glicoproteína produzida pelas células da granulosa, denominada inibina. A inibina é secretada pelos ovários e pelos testículos e diminui a secreção de FSH e – não comprovadamente – de LH. Apresenta altas concentrações no folículo dominante (20 vezes a do plasma), fato que sugere sua produção por ele em resposta ao estímulo do FSH. Outras substâncias podem atuar no retrocontrole hipotálamo-hipofisário.

Uma vez atingido determinado nível de concentração de estrogênio, tem início a liberação de LH, que produz luteinização das células da granulosa, resultando na produção de progesterona. Esse fato pode ser verificado por meio de dosagens na veia do ovário, que contém o folículo dominante, de 24 a 48 horas antes da ovulação; porém, níveis circulantes significativamente elevados são detectados no dia do pico de LH, de 12 a 24 horas antes da ovulação. Na mulher, a elevação pré--ovulatória da progesterona exerceria ação facilitadora na retroalimentação positiva dos estrogênios, sendo importante na indução do pico de FSH, no meio-ciclo.

Com a elevação dos níveis de LH, os folículos que apresentam desenvolvimento parcial, com microambiente hormonal inadequado, iniciam processo de atresia, e não de luteinização. A administração prematura de hCG em primatas interrompe o desenvolvimento pré-ovulatório do folículo, suprimindo a ovulação.

A maioria dos pesquisadores acredita que a ovulação aconteça cerca de 48 horas após o pico de $E_2$. O início da elevação de LH parece ser o melhor indicador da iminência de ovulação, ocorrendo de 28 a 36 horas antes da postura ovular. O aumento dessa gonadotrofina não só promove a luteinização folicular, como também parece agir na síntese de prostaglandinas e possuir estreito relacionamento com a reativação do processo meiótico no oócito do folículo dominante momentos antes da ovulação.

Assim, o oócito primário que se encontrava na prófase da primeira divisão meiótica desde a vida fetal tem seu processo de divisão celular reassumido, com o rompimento de sua vesícula germinativa, e surgem duas células assimétricas: a maior corresponde ao oócito secundário e, a menor, ao primeiro corpúsculo polar. O oócito secundário adentra a fase de metáfase II, em que o processo é novamente interrompido em muitas espécies, inclusive na mulher, e reativado somente quando há penetração do gameta masculino.

Com a elevação dos níveis de LH, a concentração tecidual de AMP-cíclico aumenta no folículo pré-ovulatório. Esse aumento ou a produção de progesterona pode ativar enzimas proteolíticas, como colagenases e a plasmina, que levam à digestão do colágeno da parede folicular, aumentando sua distensibilidade e favorecendo sua rotura.

A concentração de prostaglandinas das séries E e F eleva-se marcadamente nos folículos pré-ovulatórios ou após exposição a altos teores de LH ou hCG, sendo extremamente elevada no momento ovulatório. As prostaglandinas parecem estar envolvidas na indução da rotura folicular, embora seu preciso mecanismo não esteja totalmente elucidado. Talvez possam atuar sinergicamente com a ocitocina intrafolicular, estimulando as células musculares lisas do estroma e favorecendo a extrusão do oócito e da massa celular do *cumulus*.

O papel fisiológico do pico de FSH no meio-ciclo permanece pouco claro. Entretanto, uma elevação intrafolicular do FSH pode estar associada à expansão das células do *cumulus* e à sua separação das demais células da granulosa. Esse processo envolve a presença de ácido hialurônico, cuja síntese é estimulada pelo FSH *in vitro*. O FSH poderia, ainda, induzir o ativador do plasminogênio, participando da ação proteolítica da parede folicular.

Após a ovulação, a parede do folículo torna-se irregular, e seu antro é preenchido com sangue e linfa. As células luteínicas são derivadas principalmente das células da granulosa que aumentam de volume, acumulando lipídios e pigmentos, produzindo grandes quantidades de progesterona, estrogênios e androgênios, entre o 13º e o 17º dia do ciclo. Sua produção é marcadamente reduzida após o 22º dia. As células da teca luteinizadas podem diferenciar-se da teca circunjacente e do estroma, para fazerem parte do corpo lúteo.

Com a rotura folicular, capilares e fibroblastos proliferam da teca e penetram na lâmina basal. As células da granulosa da parede do folículo apresentam transformação luteínica e, juntamente com as células da teca, os capilares e os vasos sanguíneos, constituem o corpo lúteo, que é a maior fonte de esteroides ovarianos no período pós-ovulatório do ciclo. Ele possui vida média de 12 a 16 dias, regredindo após esse período, para formar o corpo albicante, uma vez que não ocorra gestação.

Embora não sejam observados folículos pré-ovulatórios na fase lútea, estágios iniciais do desenvolvimento folicular começam nessa fase, especialmente em seus últimos dias. Assim, estudos morfológicos de ovários em humanos e em primatas, quando realizados durante a fase lútea, demonstraram a presença de pequenos folículos não atrésicos, sugerindo que a foliculogênese até estágios antrais iniciais acontece durante esse período.

A vida média e a capacidade de esteroidogênese do corpo lúteo são dependentes da secreção tônica e contínua de LH que ocorre posteriormente. A secreção máxima de progesterona acontece ao redor do oitavo dia após a ovulação, tendo sua fonte na produção lútea.

A progesterona pode atuar nos ovários suprimindo a aromatização, enquanto, em nível central, por retroalimentação negativa, ela inibe a liberação gonadotrófica. Dessa forma, pode impedir novo surto de crescimento folicular.

A função lútea eficiente depende do desenvolvimento folicular pré-ovulatório adequado. A sensibilidade do corpo lúteo aos estímulos de LH torna-se progressivamente menor com o transcorrer da segunda fase do ciclo menstrual. Tal fenômeno pode ser explicado, pelo menos em parte, pela ação estrogênica, que provavelmente diminui o número de receptores de LH. Embora as células lúteas sejam capazes de sintetizar prostaglandinas, um aumento na relação PGF/PGE nas fases lúteas média e tardia pode levar à luteólise, com provável participação dos estrogênios. Com o decréscimo na produção de estrogênios e, fundamentalmente, de progesterona, uma vez atingido determinado nível crítico, sobrevém o fluxo menstrual.

## Endométrio

A mucosa uterina, ou endométrio, é composta por duas camadas: a basal e a funcional. A basal é a responsável pela regeneração do endométrio após a descamação menstrual. Já a funcional, a partir da segunda metade do ciclo menstrual, pode ser diferenciada em uma região superficial, ou compacta, e outra região próxima à basal, ou esponjosa. A espessura endometrial varia no decorrer do ciclo menstrual, sendo de 1 mm no pós-menstruo e atingindo cerca de 8 a 12 mm entre o 21º e o 23º dia do ciclo.

A função primordial do endométrio é produzir um sítio adequado de implantação e de nutrição para o oócito fertilizado.

Sendo um órgão-alvo sob controle dos hormônios ovarianos, o endométrio é ritmicamente requisitado para promover rápidas alterações funcionais, levando à remodelação da estrutura dos seus componentes. O tecido endometrial é constituído por três estruturas básicas: o epitélio glandular, as células estromais e os vasos.

O epitélio glandular é composto por uma simples camada de células epiteliais colunares. Durante o período proliferativo, o núcleo das células glandulares é alongado e possui cromatina densa. Na fase secretora, o núcleo é redondo, vesiculado e claro, perdendo progressivamente o DNA. As mitoses atingem seu número máximo no meio-ciclo e desaparecem na segunda fase.

Na fase proliferativa, principalmente em sua etapa final, os complexos de Golgi, especialmente aqueles localizados na região superior ao núcleo, tornam-se visíveis, apresentando grânulos secretores, provavelmente de fosfatases ácidas.

Na fase secretora, o retículo endoplasmático liso torna-se rugoso e aparecem os grânulos secretores, contendo glicogênio, mucopolissacarídeos e proteínas. O glicogênio é encontrado a partir do 15º dia do ciclo, sob a forma de vacúolos transparentes à microscopia óptica, na coloração de hematoxilina-eosina. Em torno do 20º ou 21º dia do ciclo, a porção apical das células é liberada para o interior da luz glandular. A célula, então, expele a secreção como uma glândula apócrina, diminuindo seu volume.

As substâncias secretadas pelo epitélio glandular e encontradas no lúmen glandular são quimicamente complexas, sendo sua composição variável conforme a fase do ciclo menstrual. Durante a fase proliferativa, apresentam-se como mistura de células glandulares superficiais descamadas, RNA, proteínas e mucopolissacarídeos ácidos. Na fase secretora, aparecem como glóbulos que contêm glicogênio, mucopolissacarídeos ácidos e neutros, peptídios, lipídios neutros e várias enzimas.

As células ciliadas e as células claras (*clear cells*) que aparecem no epitélio glandular não possuem função bem esclarecida. As células ciliadas parecem estar relacionadas à ação estrogênica. Durante a fase proliferativa, o epitélio superficial assemelha-se ao epitélio glandular, embora contenha maior número de células ciliadas. Já na fase secretora, o epitélio superficial perde seu acúmulo apical de mucopolissacarídeos ácidos e os mucopolissacarídeos neutros também se tornam muito escassos. Todavia, o glicogênio aparece na superfície do epitélio mais cedo, em maior quantidade e perdura por mais tempo do que no epitélio glandular. Assim, evidenciam-se diferenças funcionais entre o epitélio superficial e o glandular. Essas diferenças são fáceis de entender quando se considera a importância que as secreções podem ter na implantação e na nutrição do blastocisto.

O estroma endometrial é composto por células mesenquimais pluripotentes, que iniciam o ciclo menstrual com forma fusiforme, pouco diferenciada, muito próximas umas das outras e interligadas por pontes citoplasmáticas. As células do estroma são sustentadas por uma delicada rede de fibras reticulares e possuem núcleo alongado com abundante quantidade de cromatina.

O número de mitoses aumenta progressivamente nas células estromais durante a fase proliferativa, paralelamente ao que ocorre com as células glandulares. Durante a segunda metade da fase secretora, as células do estroma da camada compacta cessam sua atividade mitótica e diferenciam-se em dois tipos: células pré-deciduais, com núcleo vesiculoso e citoplasma abundante e claro; e granulócitos endometriais, de pequeno volume, arredondados, com o citoplasma repleto de grânulos e núcleo denso. Técnicas imuno-histológicas indicam que, provavelmente, a relaxina está contida nesses grânulos. A relaxina pode ser acumulada no interior dos lisossomas, cuja membrana se torna permeável durante a queda nos níveis de progesterona. Uma vez liberada, na fase secretora tardia, a relaxina poderia promover a dissolução das fibras reticulares, participando do mecanismo menstrual.

Ao contrário das fibras colágenas, as reticulares podem ser recriadas em poucos dias, formando novamente uma densa rede e aumentando progressivamente durante a fase proliferativa, constituindo, assim, o arcabouço do endométrio. Com a liberação de relaxina ao final da fase secretora, as fibras reticulares desintegram-se, levando a uma dissociação das estruturas endometriais.

As artérias uterinas arqueadas dão origem às artérias radiais internas, que se dirigem para a camada basal do endométrio. Ao penetrarem na camada basal, recebem o nome de artérias basais, que se anastomosam entre si e fornecem ramos para a camada funcional, denominados arteríolas espiralares. Essas arteríolas e suas ramificações respondem às variações hormonais do ciclo menstrual. Crescem paralelas às glândulas e seu aumento linear é maior que a espessura miometrial, o que as obriga a se tornarem cada vez mais espiraladas no decorrer do ciclo.

Comparativamente, pode-se dizer que o estroma cresce linearmente durante o ciclo, as glândulas o fazem em progressão geométrica, tornando-se tortuosas, e as arteríolas crescem em progressão cúbica, tornando-se espiraladas.

Os capilares formam rede especialmente densa em torno das glândulas, principalmente na camada compacta, logo abaixo do epitélio superficial. Lagos venosos surgem no limite das camadas basal e funcional, onde também existem anastomoses artério-venosas, que, uma vez abertas, podem levar o endométrio à isquemia. A parede das arteríolas espiraladas é bastante delgada durante a fase proliferativa, sendo que, na segunda fase do ciclo, as células endoteliais aumentam de volume, tornando seu núcleo vesiculado. O desenvolvimento das células endoteliais é um importante parâmetro de avaliação do endométrio, particularmente na segunda fase.

O sistema linfático do endométrio é pouco desenvolvido. No estroma, podem ainda ser individualizadas a substância fundamental e fibras nervosas.

Com o desenvolvimento dos métodos histoquímicos de investigação, foi possível uma análise do ambiente hormonal refletido no endométrio, por meio da investigação de enzimas presentes na dependência do estímulo hormonal. Os principais grupos enzimáticos presentes no endométrio são: enzimas hidrolíticas, enzimas de transferência, enzimas flavoproteicas, enzimas proteolíticas e enzimas que atuam diretamente sobre o metabolismo dos esteroides.

A ação dos hormônios esteroides sobre o endométrio, assim como sobre outros tecidos, é realizada por receptores proteicos específicos. No endométrio, os principais receptores identificados foram os estrogênicos, os progestogênicos e os androgênicos. A sensibilidade desses receptores pode sofrer influências de sua própria concentração ou da interação entre eles. Na fase proliferativa do ciclo menstrual, são observadas variações histológicas decorrentes da ação estrogênica, enquanto na fase secretora essas variações refletem ação estrogênica e progestacional.

As principais alterações histológicas em nível endometrial que refletem a atividade cíclica dos esteroides podem ser resumidas da seguinte forma: na fase proliferativa, a espessura do endométrio aumenta progressivamente; a tortuosidade das glândulas torna-se cada vez mais evidente, ao mesmo tempo que ocorre aumento no número de glândulas; e a pseudo-estratificação do epitélio glandular fica mais evidente, atingindo o máximo na época pré-ovulatória (Figura 15).

A hipercromasia nuclear, graças ao aumento do DNA na fase proliferativa, é cada vez mais marcante. As células do estroma apresentam núcleos fusiformes,

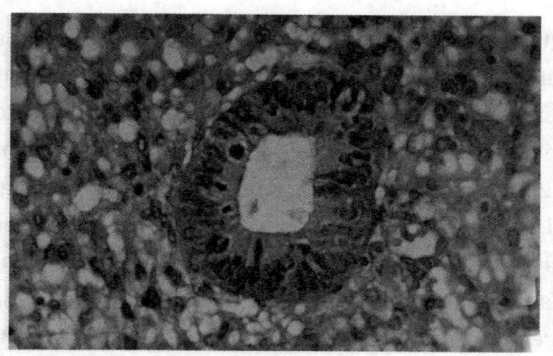

**Figura 15** Glândula em fase proliferativa.

com citoplasma escasso, no início da fase proliferativa. As mitoses das células do epitélio glandular e do estroma tornam-se evidentes e aumentam em número no decorrer da fase proliferativa. O desenvolvimento das arteríolas espiraladas, na segunda fase do ciclo, depende da ação estrogênica da primeira fase e da ação estroprogestagênica da segunda fase.

No início da fase secretora, surgem os vacúolos secretores no interior do citoplasma das células glandulares, contendo principalmente glicogênio. Esses vacúolos dispõem-se inicialmente na base da célula e, posteriormente, progridem até a luz glandular, onde o material é liberado, passando a ser detectado histologicamente como secreção no lúmen glandular (Figura 16).

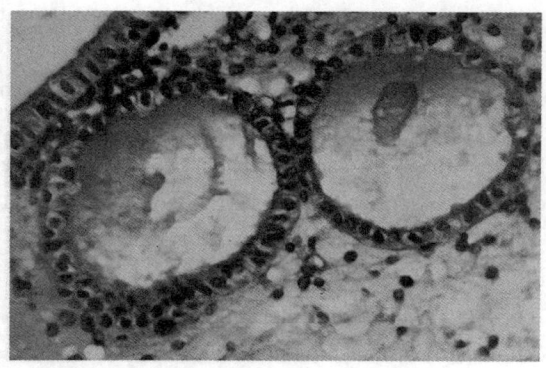

**Figura 16** Glândula em fase secretora.

O contorno glandular modifica-se e surgem as chamadas espinhas conjuntivas, que se invaginam na parede glandular a partir do estroma circundante, dando à glândula o aspecto serrilhado característico da segunda metade da fase secretora. Surge, então, o edema do estroma, que se acentua progressivamente, atingindo o máximo entre o 21º e o 23º dia do ciclo, para ser reabsorvido progressivamente até a fase menstrual. As células do estroma, especialmente em torno das arteríolas espiraladas e da camada compacta junto à superfície, adquirem o aspecto de células pseudodeciduais, com citoplasma abundante e núcleo arredondado, vesiculado e central. Outras células estromais transformam-se nos granulócitos endometriais, que se apresentam como células pequenas, com citoplasma granulado e núcleos de formas bizarras.

O conhecimento do complexo eixo neuroendócrino é de extrema importância, não só no diagnóstico das diversas patologias que interferem na fertilidade, mas também no manuseio das diferentes formas terapêuticas.

## LITERATURA RECOMENDADA

Beers WH. Follicular plasminogen and plasminogen activator and the effect of plasmin on ovarian follicular wall. Cell 1975; 6(3):379-83.

Belchetz PE, Plant TM, Nakai Y, Keogh EJ, Knobil E. Hypophysial responses to continuous and intermittent delivery of hypothalamic gonadotropin releasing hormone. Science 1978; 202(4368):631-3.

Di Zerega GS, Hodgen GD. Luteal phase dysfunction infertility: a sequel to aberrant folliculogenesis. Fertil Steril 1981; 35(5):489-99.

Di Zerega GS, Richardson CL, Davies TF, Hodgen GD, Catt KJ. Fluorescence localization of LH/hCG uptake in the primate ovary: characterization of the preovulatory ovary. Fertil Steril 1980; 34(4):379-85.

Eppig JJ. FSH stimulates hyaluronic acid synthesis by oocyte-cumulus cell complexes from mouse preovulatory follicle. Nature 1979; 281(5731):483-4.

Ferenczy A, Richart RM, Agate FJ Jr, Purkerson ML, Dempsey EW. Scanning electron microscopy of the human endometrial surface epithelium. Fertil Steril 1972; 23(8):515-21.

Franco JG Jr, Zugaib M, Izzo VM, Cavanha MN. Desenvolvimento e maturação folicular normal. Ginecol Obstet Bras 1987; 10:199.

Fritz MA, Speroff L. The endocrinology of the menstrual cycle: the interaction of folliculogenesis and neuroendocrine mechanisms. Fertil Steril 1982; 38(5):509-29.

Garcia JE, Jones GS, Wright GL Jr. Prediction of the time of ovulation. Fertil Steril 1981; 36(3):308-15.

Gudelsky GA, Porter JC. Morphine- and opioid peptide-induced inhibition of the release of dopamine from tuberoinfundibular neurons. Life Sci 1979; 25(19):1697-702.

Hansen KR, Knowlton NS, Thyer AC, Charleston JS, Soules MR, Klein NA. A new model of reproductive aging: the decline in ovarian non-growing follicle number from birth to menopause. Hum Reprod 2008; 23(3):699-708.

Hillier SG, Knazek RA, Ross GT. Androgenic stimulation of progesterone production by granulosa cells from preantral ovarian follicles: further in vitro studies using replicate cell cultures. Endocrinology 1977; 100(6):1539-49.

Hillier SG, Reichert LE Jr, Van Hall EV. Control of preovulatory follicular estrogen biosynthesis in the human ovary. J Clin Endocrinol Metab 1981; 52(5):847-56.

Hodgen GD. The dominant ovarian follicle. Fertil Steril 1982; 38(3):281-300.

Jaffe RB, Keye WR Jr. Estradiol augmentation of pituitary responsiveness to gonadotropin-releasing hormone in women. J Clin Endocrinol Metab 1974; 39(5):850-5.

Judd SJ, Rakoff JS, Yen SS. Inhibition of gonadotropin and prolactin release by dopamine: effect of endogenous estradiol levels. J Clin Endocrinol Metab 1978; 47(3):494-8.

Knobil E, Plant TM, Wildt L, Belchetz PE, Marshall G. Control of the rhesus monkey menstrual cycle: permissive role of hypotalamic gonadotropin-releasing hormone. Science 1980; 207(4437):1371-3.

Macéa JR. Função ovariana. In: Busso NE, Pelicer A (orgs.). Indução da ovulação. 2. ed. São Paulo: Silvestre Escrita Especial, 2011. p. 27.

Mamsen LS, Lutterodt MC, Andersen EW, Byskov AG, Andersen CY. Germ cell numbers in human embryonic and fetal gonads during the first two trimesters of pregnancy: analysis of six published studies. Hum Reprod 2011; 26(8):2140-5.

March CM, Goebelsmann U, Nakamura RM, Mishell DR Jr. Roles of estradiol and progesterone in eliciting the midcycle luteinizing hormone and follicle-stimulation hormone surges. J Clin Endocrinol 1979; 49(4):507-13.

March CM, Marrs RP, Goebelsmann U, Mishell DR Jr. Feedback effects of estradiol and progesterone upon gonadotropin and prolactin release. Obstet Gynecol 1981; 58(1):10-6.

Mcgee EA, Hsueh AJW. Initial and cyclic recruitment of ovarian follicles. Endocrine Reviews 2000; 21(2):200.

McNatty KP, Hillier SG, van den Boogaard AM, Trimbos-Kemper TC, Reichert LE Jr, van Hall EV. Follicular development during the luteal phase of the human menstrual cycle. J Clin Endocrinol Metab 1983; 56(5):1022-31.

McNatty KP, Makris A, DeGrazia C, Osathanondh R, Ryan KJ. The production of progesterone, androgens, and estrogens by granulosa cells, thecal tissue, and stromal tissue from human ovaries in vitro. J Clin Endocrinol 1979; 49(5):687-99.

McNatty KR, Smith DM, Makris A, Osathanondh R, Ryan KJ. The microenvironment of the human antral follicle: interrelationships among the steroid levels in antral fluid, the population of granulosa cells, and the status of the oocyte in vivo and in vitro. J Clin Endocrinol 1979; 49(6):851-60.

Nakai Y, Plant TM, Hess DL, Keogh EJ, Knobil E. On the sites of the negative and positive feedback action of estradiol in the control of gonadotropin secretion in the rhesus monkey. Endocrinology 1978; 102(4):1008-14.

Nakano R, Yamoto M, Iwasaki M. Effects of oestrogen and prostaglandin F2 alpha on luteinizing hormone receptors in human corpora lutea. J Endocrinol 1981; 88(3):401-8.

Nichols SM, Bavister BD, Brenner CA, Didier PJ, Harrison RM, Kubisch H. Ovarian senescence in the rhesus monkey (Macaca mulatta). Hum Reprod 2005; 20(1):79-83.

Nikolaou D, Templeton A. Early ovarian ageing: a hypothesis. Detection and clinical relevance. Hum Reprod 2003; 18(6):1137-9.

Noyes RW, Hertig AT, Rock J. Dating the endometrial biopsy. Fertil Steril 1950; 1:3.

Palermo R. Differential actions of FSH and LH during folliculogenesis. RBM Online 2007; 15(3):326-37.

Quigley ME, Yen SS. The role of endogenous opiates on LH secretion during the menstrual cycle. J Clin Endocrinol Metab 1980; 51(1):179-81.

Rabin D, McNeil LW. Pituitary and gonadal desensitization after continuous luteinizing hormone-releasing hormone infusion in normal females. J Clin Endocrinol Metab 1980; 51(4):873-6.

Rasmussen DD, Liu JH, Wolf PL, Yen SS. Endogenous opioid regulation of gonadotropin-releasing hormone release from the human fetal hypothalamus in vitro. J Clin Endocrinol Metab 1983; 57:881-4.

Schally AV, Arimura A, Kastin AJ, Matsuo H, Baba Y, Redding TW et al. Gonadotropin releasing hormone: one polypeptide regulates secretion of luteinizing and follicle-stimulating hormones. Science 1971; 173(4001):1036-8.

Schneider HJ, Aimaretti G , Kreitschmann-Andermahr I, Stalla GK, Ghigo E. Hypopituitarism. Lancet 2007; 369:1461-70.

Wallace WHB, Kelsey TW. Human ovarian reserve from conception to the menopause. PLoS ONE 2010; 5(1): e8772.

Zeleznik AJ, Hillier SG. The role of gonadotropins in the selection of the preovulatory follicle. Clin Obstet Gynecol 1984; 27(4):927-40.

Zeleznik AJ. Premature elevation of systemic estradiol reduces serum levels of follicle-stimulating hormone and lengthens the follicular phase of the menstrual cycle in rhesus monkeys. Endocrinology 1981; 109(2):352-5.

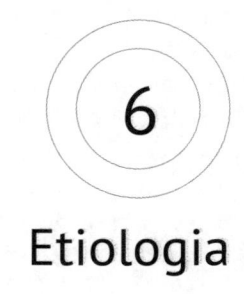

# Etiologia

Elvio Tognotti

Para classificar as causas etiológicas da infertilidade de forma bem abrangente, pode-se dividi-las em: feminina, masculina, feminina e masculina ou idiopática. A causa idiopática também é conhecida como infertilidade sem causa aparente (ISCA).

Quando é possível identificar um fator causal, sua frequência entre os cônjuges parece ser equitativa, representando aproximadamente 40% de causas femininas, 40% de causas masculinas e 20% de causas mistas. A conjunção de causas não é tão infrequente, e salienta o fato de que encontrar uma causa não elimina a possibilidade da existência de outra. Portanto, a pesquisa etiológica deve estar focada no casal, e não em apenas um dos parceiros.

As causas femininas podem ser divididas didaticamente em: uterina, tuboperitoneal, ovulatória e endometriose. As causas masculinas mais frequentes podem ser classificadas em: infecciosa, varicocele, hormonal e genética (Figura 1).

Quando não é identificada no casal uma causa que possa dificultar a fertilidade, a condição é denominada idiopática, inexplicada ou sem causa aparente. Essa denominação depende dos exames complementares que são solicitados a cada casal. Assim, para cada tipo de investigação da infertilidade, seja ela mais ou menos extensa, ao final de uma pesquisa adequada haverá um tipo de infertilidade idiopática que talvez possa ser esclarecida por exames mais complexos ou invasivos. Contudo, a necessidade de exames mais agressivos só se justifica se eles puderem produzir mudanças no planejamento terapêutico de cada casal.

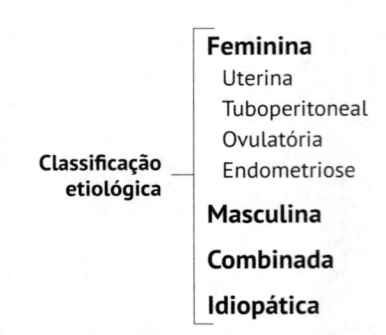

**Classificação etiológica**
- **Feminina**
  - Uterina
  - Tuboperitoneal
  - Ovulatória
  - Endometriose
- **Masculina**
- **Combinada**
- **Idiopática**

**Figura 1**   Classificação etiológica da infertilidade conjugal.

No Capítulo 7, sugere-se um tipo de pesquisa básica para o casal, que, quando executada por completo, se não revelar a causa efetiva da infertilidade, levará à classificação do quadro como ISCA.

Nem sempre é fácil classificar o quadro de infertilidade conjugal em uma única causa das descritas anteriormente. Uma das dificuldades refere-se à presença de endometriose já diagnosticada por videolaparoscopia prévia à primeira consulta. Sugere-se, então, classificar a causa como fator tuboperitoneal, se houver lesão mecânica comprometendo a trompa ou produzindo aderências peritubárias (fato que ocorre, em geral, nos estágios III e IV), e como endometriose quando não produzir lesão mecânica (geralmente nos estágios I e II).

Quando não há diagnóstico prévio de endometriose por videolaparoscopia nem presença de endometrioma na ultrassonografia transvaginal (USGTV), é preferível classificar o quadro como ISCA, pois os mecanismos que levam à infertilidade não são completamente esclarecidos. Portanto, quando a videolaparoscopia não estiver incluída na pesquisa básica, alguns quadros designados como ISCA podem também ser quadros iniciais de endometriose – fato que não muda o planejamento terapêutico, pois não há dados conclusivos de que o tratamento clínico ou cirúrgico para endometriose, nessas condições, possa influir na escolha ou nos resultados. As questões da endometriose serão abordadas em mais detalhes no Capítulo 11.

Outro aspecto complicado é como classificar as pacientes que apresentam redução da fertilidade pela idade ou por diminuição da reserva folicular. Pode-se classificá-las como inférteis por causa ovulatória, pois, provavelmente, a quantidade e/ou a qualidade oocitária deve ser o fator mais importante.

Em geral, a menopausa acontece ao redor dos 50 anos de idade e, por definição, quando ocorre antes dos 40 anos, é chamada de menopausa prematura ou falência ovariana primária prematura. Assim, quando a falência ovariana ocorrer antes dos 40 anos, as pacientes devem ser incluídas no fator ovulatório.

Se a menopausa ocorre entre os 40 e 50 anos, de acordo com a definição, deve ser considerada como dentro dos limites fisiológicos. Assim, na falta de outros fatores de infertilidade e de designação mais adequada, a paciente terá sua condição classificada como ISCA.

Com o aumento da procura de atendimento por pacientes com mais de 35 anos, e mesmo com mais de 40 anos, considerada a classificação proposta acima, a frequência de diagnósticos de ISCA tende a aumentar. Tal classificação não deve influir na escolha do tratamento, pois a idade da mulher sempre será um dos fatores mais importantes no planejamento terapêutico. O diagnóstico de ISCA não significa que a pesquisa da infertilidade foi incompleta ou mal planejada, mas que, após uma série de exames básicos e complementares (se necessário), não foi evidenciada uma causa que pudesse mudar o plano de tratamento.

A frequência de cada uma das causas etiológicas de infertilidade apresenta grande variação, de acordo com o tipo de população que procura atendimento médico. São fatores que, diretamente, influenciam na presença de cada fator: nível socioeconômico da população; serviço de atendimento gratuito ou pago; idade da população, especialmente da mulher; se a infertilidade é primária ou secundária; e se o atendimento é primário (ambulatorial) ou terciário (voltado para fertilização *in vitro* – FIV). A seguir, alguns exemplos.

Considerando uma única causa de infertilidade, no ambulatório do Setor de Infertilidade Conjugal da Clínica Ginecológica do Hospital das Clínicas da Faculdade de Medicina da Universidade de São Paulo (HCFMUSP), foram encontrados, em 1997, os dados representados na Figura 2. Nessa população, surpreende o número de casos com fator tuboperitoneal. A maioria deles foi sequela de processos infecciosos por doenças sexualmente transmissíveis, após aborto mal conduzido ou por infecção puerperal.

Outro exemplo de classificação etiológica e percentual de frequência está demonstrado na Tabela 1, que corresponde aos achados de um estudo publicado em 2003, referente a 2.198 casais inférteis no Canadá.

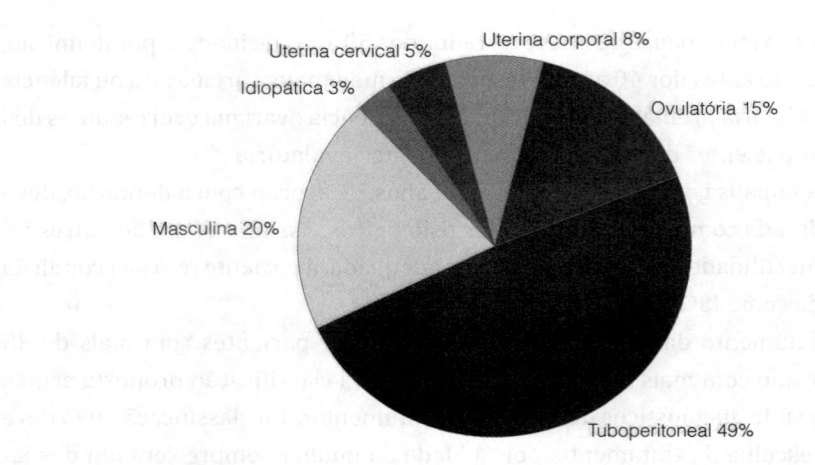

**Figura 2** Causas isoladas de infertilidade no Setor de Infertilidade Conjugal do HCFMUSP.

**Tabela 1** Distribuição dos fatores etiológicos.

| Etiologia | | Percentual |
|---|---|---|
| Causa feminina | **Ovulatória** | **17,6** |
| | Oligomenorreia | 13,4 |
| | Amenorreia | 1,8 |
| | **Tubária** | **23,1** |
| | Obstrução completa | 9,6 |
| | Outros | 13,5 |
| | **Endometriose** | **6,6** |
| | Estágios I e II | 4,2 |
| | Estágios III e IV | 2,4 |
| Causa masculina | Oligospermia | 16,8 |
| | Azoospermia | 7,1 |
| Inexplicada | | 25,6 |
| Outras | | 3,2 |

Fonte: adaptada de Smith et al., 2003.

A frequência das causas etiológicas pode sofrer variação conforme a idade dos cônjuges. Comparações entre etiologia e idade da mulher estão ilustradas da Tabela 2, publicada em 2008. Nessa tabela, nota-se que a causa ovulatória diminui com a idade da mulher, provavelmente porque o autor também preferiu incluir as alterações da qualidade oocitária no grupo de ISCA, que também cresceu com a idade da mulher.

A causa tuboperitoneal também sofreu acréscimo com a idade, provavelmente pelo maior tempo de exposição da mulher a processos infecciosos e por sequelas de endometriose. Entre essas pacientes, há um maior número que deseja reversão de laqueadura prévia.

A frequência de cada fator etiológico também sofre variação se o casal já conseguiu uma gestação anteriormente. A Tabela 3, incluída em trabalho publicado no ano 2000, ilustra essas variações. Verifica-se aumento na incidência do fator tuboperitoneal na infertilidade secundária, possivelmente por processos infecciosos após abortamento ou parto, ou ainda porque pacientes que se submeteram à laqueadura tubária procuram reversão do procedimento. Provavelmente por causa do acréscimo na incidência do fator tuboperitoneal, as outras etiologias na infertilidade secundária sofreram discreta queda proporcional.

Até agora, foram analisadas populações que procuraram serviços médicos para tratamento da infertilidade. Se fossem observadas as etiologias que indicaram a realização de FIV/ICSI (injeção intracitoplasmática de espermatozoide), os números encontrados seriam diferentes. Esses dados, que agrupam vários serviços e apresentam casuísticas enormes, podem ser consultados nos registros americano (Society for Assisted Reproductive Technologies – SART) e europeu (European Society of Human Reproduction and Embryology – ESHRE).

**Tabela 2**  Categoria etiológica e idade da mulher.

| Etiologia | Menos de 35 anos (%) | 35 anos ou mais (%) |
| --- | --- | --- |
| Ovulatória | 23,6 | 11,4 |
| Endometriose | 4,5 | 3,1 |
| Tuboperitoneal | 17,6 | 24,8 |
| ISCA | 21 | 26,6 |
| Masculina | 35 | 32,5 |

Fonte: adaptada de Maheshwari et al., 2008.

Estatísticas menores, porém de um único laboratório privado de FIV/ICSI, o Projeto ALFA, apresentam as distribuições etiológicas demonstradas na Tabela 4.

Mesmo com a frequente indicação de ICSI nas causas masculinas, as causas femininas somadas ainda as suplantaram (43,2% contra 33,8%).

A alta incidência de fator tuboperitoneal presente nos ambulatórios de serviços públicos não se reflete nas indicações de FIV em clínicas particulares, provavelmente pelo acesso restrito da população de menor renda aos serviços privados.

Para cada causa de infertilidade, pode haver várias formas de tratamento, mas é preciso ressaltar que a investigação para identificar a etiologia será fundamental não só para a escolha e o planejamento do tratamento, mas também para estabelecer um prognóstico aproximado de sucesso para cada casal.

Nos capítulos seguintes, cada classe etiológica será analisada separadamente e em detalhes, desde sua fisiopatologia até as principais formas de tratamento.

**Tabela 3**  Distribuição etiológica na infertilidade primária ou secundária.

| Diagnóstico | Inf. primária (%) | Inf. secundária (%) |
|---|---|---|
| Tuboperitoneal | 15 | 40 |
| Ovulatória | 20 | 15 |
| Endometriose | 10 | 5 |
| Masculina | 25 | 20 |
| ISCA | 30 | 20 |

Fonte: adaptada de Templeton, 2000.

**Tabela 4**  Indicações de FIV/ICSI segundo a etiologia.

| Etiologia | Percentual |
|---|---|
| Tuboperitoneal | 16,5 |
| Ovulatória | 14,8 |
| Endometriose | 6,2 |
| Múltiplos femininos | 5,7 |
| Masculino | 33,8 |
| Feminino + masculino | 13,6 |
| ISCA | 9,4 |

Fonte: Projeto ALFA, 2008.

## LITERATURA RECOMENDADA

Ferraretti AP, Goossens V, de Mouzon J, Bhattacharya S, Castilla JA, Korsak V et al. Assisted reproductive technology in Europe, 2008: results generated from European registers by ESHRE. Hum Reprod 2012; 27(9):2571-84.

Maheshwari AH, Hamilton M, Bhattacharya S. Effect of female age on the diagnostic categories of infertility. Hum Reprod 2008; 23(3):538-42.

Smith S, Pfeifer SM, Collins JA. Diagnosis and management of female infertility. Jama 2003; 290(13):1767-70.

Society of Assisted Reproductive Technology (SART). Resultados de FIV/ICSI das clínicas americanas. Disponível em: http://www.cdc.gov/art/ART2010/NationalSummary_index.htm.

Templeton A. Infertility and the establishment of pregnancy: overview. Br Med Bull 2000; 56(3):577-87.

Tognotti E. Conceito. In: Tognotti E, Pinotti JA. A esterilidade conjugal na prática. São Paulo: Livraria Roca, 1997. p.1.

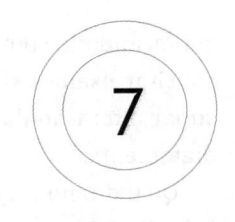

# Diagnóstico

Elvio Tognotti

## INTRODUÇÃO

O objetivo da investigação diagnóstica é identificar um ou mais fatores que justifiquem a infertilidade do casal ou mesmo na ausência desses fatores (infertilidade sem causa aparente – ISCA), propor as opções de tratamento, identificar, junto com o casal, a melhor terapêutica e avaliar aproximadamente o prognóstico de cada caso.

Os principais motivos que levam o casal a procurar atendimento médico em infertilidade geralmente são:

- tentativas de gestação sem sucesso por um determinado período;
- conhecimento prévio ou suposição de que um ou ambos possuem fertilidade diminuída;
- preocupação com a fertilidade após curto período de tentativas ou necessidade de saber se é normal antes mesmo de começar a tentar engravidar;
- tratamento prévio sem sucesso;
- procura por informações sobre preservação do potencial de fertilidade.

Em geral, o ginecologista é o primeiro a prestar atendimento. Após anamnese, exame físico e exame ginecológico, esse profissional pode orientar a paciente sobre os mecanismos da reprodução humana e as prováveis chances mensais de gestação, da maneira mais simples possível e de fácil compreensão pelo casal. Em conformidade com os pacientes, o médico pode aguardar mais algum tempo ou solicitar exames complementares para esclarecimento. Se houver motivos para supor alteração da fertilidade, ele deve solicitar a pesquisa básica do casal imediatamente.

Quando, no atendimento inicial, não forem identificadas possíveis causas de infertilidade no casal, a pesquisa básica deve ser solicitada após 12 ciclos – ou meses – de exposição à gravidez sem sucesso. Para pacientes com mais de 35 anos ou com antecedentes pessoais que possam prejudicar a fertilidade, é recomendável iniciar a pesquisa mais cedo, ao redor de 6 meses de tentativas sem anticoncepção e sem sucesso.

Quando o ginecologista não se julgar capaz de esclarecer ou de instituir um tratamento adequado, ele deve encaminhar o casal para um especialista na área. Até onde o ginecologista pode seguir na investigação e no tratamento depende principalmente da sua capacidade profissional, e hoje ele pode contar com muitos cursos de especialização e pós-graduação na área de reprodução humana, e da disponibilidade de tempo que envolve o tratamento desses casais.

A maioria dos especialistas da área de infertilidade é oriunda da ginecologia e, portanto, não possui afinidade com o exame genital do homem. Quando esses especialistas identificam antecedentes que podem comprometer a fertilidade masculina ou alterações no espermograma, encaminham o homem a um andrologista.

A primeira consulta em infertilidade conjugal deve ser valorizada e, provavelmente, consumirá maior tempo que uma consulta de ginecologia geral. A qualidade da relação médico-paciente em infertilidade depende da primeira consulta. Sempre que possível, o parceiro deve estar presente e, quando não for possível, é importante questionar a mulher sobre antecedentes familiares e pessoais dele e sobre sua saúde atual, sugerindo que ele compareça à consulta seguinte.

A rotina propedêutica pode ser variável, dependendo da população a ser atingida, das características da equipe médica e da infraestrutura do serviço. Não existe um esquema ideal que sirva a todos os serviços indistintamente. Ela deve englobar, de forma organizada, a triagem dos fatores mais prevalentes na gênese da infertilidade conjugal (Figura 1).

A investigação do casal infértil é composta da pesquisa básica do casal (PBC) e da pesquisa etiológica orientada (PEO). A primeira deve ser realizada sempre, enquanto a segunda somente deve ser realizada quando for necessário esclarecer situações que possam mudar a conduta terapêutica indicada após a PBC.

Uma vez indicada, a pesquisa básica deve ser realizada por completo. Não se justifica interrompê-la após o primeiro achado positivo, ignorando a possibilidade

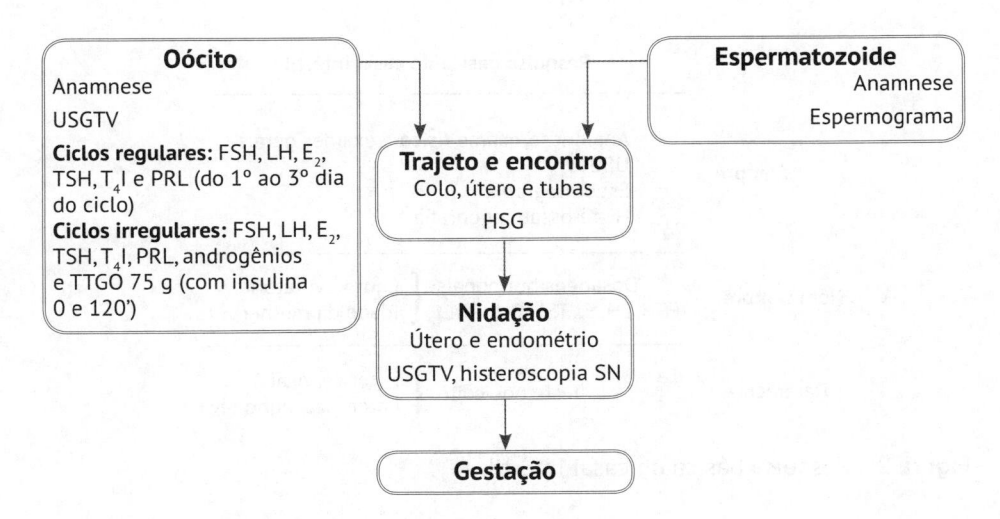

**Figura 1**  Organização racional da pesquisa básica.

de causas combinadas. Por exemplo: induzir a ovulação em paciente com obstrução tubária bilateral ou submeter a paciente à salpingoplastia, sendo o marido
azoospérmico sem conhecimento prévio. Na maioria das vezes, após a PBC, é possível planejar o tratamento.

## PESQUISA BÁSICA DO CASAL

A PBC compreende: anamnese do casal, exame físico e ginecológico da mulher,
exames de pré-concepção do casal, espermograma, ultrassonografia transvaginal
(USGTV) e histerossalpingografia (HSG). Dosagens hormonais basais (2°, 3° ou 4°
dia do ciclo) de FSH, LH, estradiol, TSH e T4L devem ser solicitadas nas pacientes
com mais de 35 anos, nas que possuem ovário único ou cirurgia prévia sobre os
ovários e naquelas que apresentarem alterações menstruais ou suspeita de reserva ovariana diminuída.

De forma esquemática, a Figura 2 demonstra os principais exames necessários
para a maioria dos casais a serem avaliados.

**Pesquisa básica do casal infértil**

| | |
|---|---|
| **Sempre** | Anamnese, exame físico e exames gerais<br>USGTV<br>Espermograma<br>Histerossalpingografia |
| **Nem sempre** | Dosagens hormonais $\left\{\begin{array}{l}\text{Causa ovulatória}\\\text{Idade da mulher}\end{array}\right.$<br>(FSH, LH, $E_2$, TSH, $T_4L$, PRL) |
| **Raramente** | Teste pós-coito $\left\{\begin{array}{l}\text{Fator cervical}\\\text{Fator masculino leve}\end{array}\right.$ |

**Figura 2** Pesquisa básica do casal infértil.

## Anamnese e exame físico

Na anamnese, é importante dividir as mulheres em dois grandes grupos: o primeiro representado por aquelas que apresentam ciclos menstruais regulares e o segundo pelas que apresentam ciclos irregulares ou amenorreia.

Pacientes com história de ciclos regulares, previsíveis e com características semelhantes estão ovulando regularmente em mais de 95% das vezes e dispensam outra prova ovulatória. A informação mais importante sobre o ciclo menstrual é a manutenção do seu padrão ao longo do tempo. Também devem ser considerados, quando presentes, os sinais sugestivos de ovulação (muco e dor ovulatória), tensão pré-menstrual periódica e dismenorreia. A dismenorreia de caráter progressivo também deve ser lembrada como sintoma sugestivo de endometriose pélvica.

Aquelas que apresentam ciclos irregulares ou amenorreia necessitam de mais exames em sua investigação, os quais não estão necessariamente incluídos na PBC. Esses exames serão abordados na pesquisa etiológica orientada, vista em detalhes no capítulo referente à causa ovulatória (Capítulo 10 – Causa Ovulatória). Após realizada a investigação da anovulação e estabelecido o diagnóstico, é instituída a terapêutica adequada para a indução do mecanismo ovulatório para cada caso. Uma vez que os ciclos ovulatórios tenham sido restabelecidos, o casal passa a fazer parte da rotina da PBC.

A consulta médica começa com a anamnese. Muitas vezes, tanto por iniciativa da paciente quanto do médico, essa ordem é quebrada e a primeira atitude é ver exames ou tratamentos já realizados anteriormente e discutir sobre eles. Agindo dessa forma, o atendimento pode ser mais rápido, mas deixará inúmeras lacunas que somente serão descobertas posteriormente. Uma vez terminada a anamnese, verificam-se os exames complementares que a paciente possa ter levado e os relatórios de tratamentos já realizados, antes de passar para o exame físico.

No início da anamnese, uma das primeiras e mais importantes informações sobre o casal é durante quanto tempo ficaram expostos à gestação, e não há quantos anos estão casados ou há quanto tempo têm relações sexuais. Essas informações também são importantes, mas o ponto principal é por quanto tempo ficaram expostos à gravidez.

Em alguns casos, a paciente é anovuladora, em outros, a atividade sexual é escassa ou, às vezes, a paciente foi submetida a uma salpingectomia unilateral. Assim, a informação de infertilidade primária há 6 anos pode não significar um caso de prognóstico desfavorável, sendo necessário saber o tempo de exposição à gestação.

Em outros casos, o tempo real de exposição pode ter sido menor que 12 ciclos ou 12 meses, fazendo com que o casal não esteja nem sequer incluído no diagnóstico de infertilidade. O tempo de exposição à gestação não só ajuda a firmar o diagnóstico de infertilidade, como também pode influir na escolha do tipo de tratamento, como nos casos em que não há causa identificável.

O seguimento da anamnese acompanha a rotina habitual, com algumas particularidades. Quanto aos antecedentes familiares, é importante questionar, entre outros dados, sobre a presença de casamentos consanguíneos, especialmente entre pais e avós, sobre malformações fetais, casos de tuberculose, diabete, endometriose ou síndrome dos ovários policísticos e sobre fecundidade familiar e idade da menopausa da mãe, das avós, das irmãs e das tias.

Sobre os antecedentes pessoais, é necessário saber se houve doenças próprias da infância, especialmente rubéola, cirurgias prévias abdominais ou pélvicas, doenças sexualmente transmissíveis, moléstia inflamatória pélvica, tuberculose pulmonar ou genital, se a paciente faz uso de medicamentos, cigarro ou drogas e se apresenta processos alérgicos, além da propedêutica e da terapêutica já realizadas.

Os antecedentes menstruais devem trazer em detalhes as características do ciclo menstrual e suas alterações. Algumas dessas alterações podem estar relacionadas com a idade e, consequentemente, com a reserva ovariana. A mais importante se refere aos intervalos menstruais – conforme a idade vai avançando, e a reserva folicular diminuindo, os intervalos entre ciclos menstruais tendem a encurtar. Portanto, em pacientes jovens que demonstram diminuição do intervalo menstrual, é importante solicitar outros métodos para avaliar a reserva ovariana. Um trabalho interessante, que analisou pacientes submetidas à fertilização *in vitro* (FIV), relacionando a idade, os ciclos menstruais e as taxas de gestação de acordo com o intervalo menstrual, corrobora essa tese (Figuras 3 e 4).

Nos antecedentes obstétricos, são anotados o número de gestações anteriores e a evolução detalhada de cada gestação, com destaque especial para o puerpério imediato, investigando a presença de intercorrências cirúrgicas ou infecciosas. Se houver uniões prévias, é necessário indagar sobre a fertilidade nos casamentos anteriores.

Em relação à vida sexual do casal, é importante perguntar sobre: época de início da atividade sexual, número de relações semanais, penetração vaginal, ejaculação, dispareunia, higiene após o coito, uso de lubrificantes e presença ou não de disfunções sexuais. Os métodos contraceptivos utilizados no passado (tipos e tempo de uso) podem ser descritos nesse item. Na sintomatologia clínica, além das informações obtidas no interrogatório habitual, é especialmente valorizada a presença de secreções mamária ou vaginal.

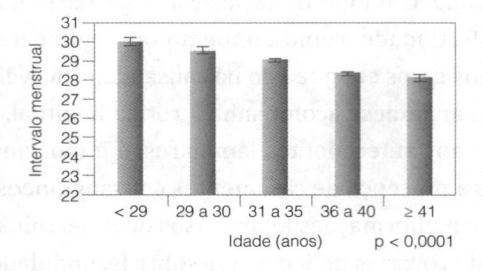

**Figura 3** Intervalo menstrual e idade.
Fonte: adaptada de Brodin et al., 2008.

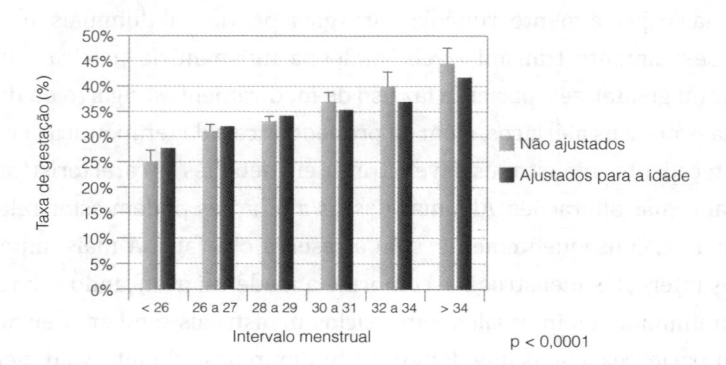

**Figura 4** Intervalo menstrual e taxa de gestação em FIV.
Fonte: adaptada de Brodin et al., 2008.

Antes de passar para o exame físico, é importante verificar, com cuidado, os exames complementares trazidos pelo casal. Vale destacar que o simples fato de observar todos os exames já denota interesse especial do médico pelo caso. Fazendo isso, além de demonstrar interesse, o médico pode se surpreender com exames alterados que possam ter passado despercebidos por outros profissionais. Como exemplo, em um simples hemograma, a presença de número aumentado de eritrócitos, associada a hemoglobina reduzida e a valor globular alterado, é forte indício de traço talassêmico e necessita de informação adicional com eletroforese de hemoglobina para firmar o diagnóstico. Se confirmado, será necessária a realização do exame no parceiro, para evitar a possibilidade de recém-nascido talassêmico. No mesmo hemograma, graus importantes de anemia precisam ser investigados antes do início de qualquer tratamento.

O exame físico geral nunca deve ser negligenciado, pois diversas patologias podem manifestar seus primeiros sintomas nos distúrbios da fertilidade. Além disso, a avaliação da saúde materna é importante para assegurar um bom prognóstico para a gestação e para o parto, objetivos fundamentais do atendimento.

De interesse especial para o processo reprodutivo, são o peso corpóreo, a altura, a distribuição pilosa e gordurosa, a presença de acne e as alterações da tireoide. O exame ginecológico deve ser completo e obedecido em todos os seus tempos. As patologias ginecológicas preexistentes devem ser tratadas antes do início da pesquisa básica específica.

É importante a utilização de uma ficha única de anamnese e exame físico do casal, que possa conter os resultados dos principais exames complementares. Dessa forma, em um formulário único, tem-se uma visão global do quadro do casal, o que facilita as decisões terapêuticas, além de não desperdiçar tempo na procura de exames que possam estar arquivados em diferentes locais ou que não estejam em poder da paciente naquele momento. A seguir, estão descritas, em detalhes, as fichas de anamnese e exame físico que possuem as informações necessárias para um bom diagnóstico e a orientação adequada para planejar o tratamento.

## FICHA DE ANAMNESE

Identificação: Registro:_____ Data: _____/_____/_____ Nome do médico: _____

Mulher Nome:_____ Data de nascimento: _____/____/____
Cor: B  P  Pda  A  Idade:___
Nível de instrução (completo):  1º Grau  2º Grau  Superior  Profissão:_____
Procedência:_____

Homem  Nome:_____ Data de nascimento: ____/____/____
Cor: B  P  M  A  Idade:___
Nível de instrução (completo):  1ºGrau    2ºGrau    Superior    Profissão:_____
Procedência:_____

ANAMNESE: INFERTILIDADE DO CASAL: Primária  Secundária  Terciária  Duração: _____
Abortamento habitual (2 ou +)

HMA:_____
_____
_____
_____
_____
_____
_____
_____

Ant. Familiares: Consanguinidade  Malformações  Diabetes  Epilepsia  Tb  Ca de mama
Ca de ovário  Ca do endométrio  Ca colorretal  Endometriose  Infertilidade  Abortamentos repetidos  SOP  FOP  Obs.: _____

Ant. Pessoais: Diabetes  Epilepsia  D. tireoide  D. autoimune  TVP  MIP  Tb  Rubéola: Doença:
S  N  ?  Vacina: S  N  ?  Tipagem: A  B  AB  O  Rh+  Rh-  Medicamentos em uso:_____
Fumo: ____/d  Tóxicos  Alergia medicamentos: _____
Obs.:_____
_____

Ant. Cirúrgicos: _____
_____

Ant. Terapêuticos: Indução ( _____ X )  CP ( _____ X )  IIU ( _____ X )  FIV ( _____ X )  ICSI
( _____ X )  Outros:_____
Obs.:_____
_____

Ant. Menstruais: Menarca: _____  Ciclo: REGULAR _____/_____  IRREGULAR  AMENORREIA
DUM: ____/____/_____
Dismenorreia:  +  ++  +++  ++++    TPM:  +  ++  +++  ++++  _____
Sinais de ovulação: Muco: S  N    Dor: S  N
Obs.:_____
_____

Ant. Sexuais: Dispareunia: Superficial  Profunda  Posição  +  ++  +++  ++++  Frequência
de relações: _____ X / _____

Anticoncepção prévia: CHO, duração:_____  DIU, duração:_____  Natural,
duração:_____  Outro: _____

Ant. Obstétricos: GESTAÇÕES: _____ PARTOS: _____ ABORTAMENTOS: _____
P. ECTÓPICA: _____ OBS.:____

| Gestação | Data | Abortamento | | Parto vaginal | Parto cesárea | Tempo gest. | Peso | Sexo | Compli-cação no puerpério | Parceiro anterior | Parceiro atual |
|----------|------|-------|-------|---------|---------|--------|------|------|-----------|----------|--------|
|          |      | c/CTG | s/CTG |         |         |        |      |      |           |          |        |
| Primeira |      |       |       |         |         |        |      |      |           |          |        |
| Segunda  |      |       |       |         |         |        |      |      |           |          |        |
| Terceira |      |       |       |         |         |        |      |      |           |          |        |
| Quarta   |      |       |       |         |         |        |      |      |           |          |        |
| Quinta   |      |       |       |         |         |        |      |      |           |          |        |

ISDA: Mamários: _____ Urinários: _____ Gastrointestinais: _____

Vulvares: _____ Corrimento: _____ Outros: _____

Ant. Familiares do Homem: _____
_____
_____
_____

Ant. Pessoais do Homem: _____
_____
_____
_____

# FICHA DE EXAME FÍSICO E GINECOLÓGICO
# E DE EXAMES COMPLEMENTARES MAIS IMPORTANTES

EXAME FÍSICO: GERAL: Peso:_____ kg Altura:_____ m IMC:____ PA.:_____/_____
Distribuição de pelos: N A Tireoide: N A
Obs:_____
_____

GINECOLÓGICO: Mamas: _____ Vulva: _____
Vagina: _____ Colo: _____
Escore: _____
Corpo: AVF MVF RVF Centrado Destro posto Sinistro posto Móvel Fixo
Volume: Normal Aumentado Reduzido
Anexos: _____ Obs.: _____
_____
_____

EX. COMPLEMENTARES: HOMEM: Hemograma: N A Tipagem: A B AB O Rh+ Rh- RSS+ RSS- HIV+ HIV- HTLV+ HTLV- HBs-Ag+ HBs-Ag - Anti-HBc+ Anti-HBc- Anti-HCV+ Anti-HCV - Outros: _____
_____
_____

ESPERMOGRAMA: Data ____/____/____ Local: ____ Volume:___ pH: ___ Leucócitos: N A n.esp./ mL:_____ Móveis:___%
A:___% B:___% C:___% D:___% Morfologia: OMS:___% Kruger:___% Preparado: n.esp./ mL:_____ Grau A+B:___%
ESPERMOGRAMA: Data ____/____/____ Local: ____ Volume:___ pH: ___ Leucócitos: N A n.esp./ mL:_____ Móveis:___%
A:___% B:___% C:___% D:___% Morfologia: OMS:___% Kruger:___% Preparado: n.esp./ mL:_____ Grau A+B:___%
MULHER: Hemograma: N A Coagulograma: N A Tipagem: A B AB O Rh+ Rh- Glicemia:____ Insu-lina:___Relação Gli/Ins:____ TTGO:___ RSS+ RSS- HIV+ HIV- HTLV+ HTLV- HBs-Ag+ HBs-Ag-Anti-HBc+ Anti-HBc- Anti-HCV+ Anti-HCV-
Rubéola: IgG+ IgG- IgM+ IgM- Toxo: IgG+ IgG- IgM+ IgM- CMV: IgG+ IgG- IgM+ IgM-
HSG: Data:____/____/____ Local: _____ Colo: N A ? Corpo: N A ? Tuba D: N A ? Tuba E: N A ?
Cotte: N A ?
Obs.: _____
_____

USGTV: Data:____/____/____ Local:_____ D. ciclo:____ Colo:____
Corpo: _____ Endométrio: _____
Ovário D: _____ Ovário E: _____ Obs.:_____

| D. HORM. | Valor | D. ciclo | Data | Valor | D. ciclo | Data | D. HORM. | Valor | D. ciclo | Data | Valor | D. ciclo | Data |
|---|---|---|---|---|---|---|---|---|---|---|---|---|---|
| FSH | | | | | | | Testo | | | | | | |
| LH | | | | | | | Testo L | | | | | | |
| $E_2$ | | | | | | | Androst. | | | | | | |
| PRL | | | | | | | SDHEA | | | | | | |
| TSH | | | | | | | $17OHP_4$ | | | | | | |
| $T_4L$ | | | | | | | Progest. | | | | | | |
| AMH | | | | | | | | | | | | | |
| Ca 125 | | | | | | | | | | | | | |

CCO: ____/____/____ _____ USG mama / Mamografia: ____/____/____ _____
TPC: Pos Neg Def Inad
Outros exames:_____
DIAGNÓSTICO: U. CERVICAL U. CORPORAL TUBOPERITONEAL OVULATÓRIO MASCULINO ISCA ENDOMETRIOSE A. HABITUAL
CONDUTA:_____
_____Prescrever ac. fólico
TRATAMENTO PROPOSTO: _____
_____

Para a mulher, os exames de pré-concepção incluem: hemograma, glicemia de jejum, tipagem ABO e Rh e sorologias para rubéola, toxoplasmose, citomegalovírus, sífilis, hepatite B, hepatite C, HIV 1 e 2 e HTLV I e II. É importante verificar e, se necessário, atualizar a colpocitologia oncótica anual e a mamografia e/ou USG das mamas, quando indicada. Não se pode esquecer de vacinar as pacientes não imunizadas para rubéola e de adverti-las a aguardar pelo menos 2 meses antes de tentar engravidar novamente. O ácido fólico deve ser prescrito para todas as pacientes expostas à concepção. Para o homem, são solicitados: hemograma, tipagem ABO e Rh e sorologias para sífilis, hepatite B, hepatite C, HIV 1 e 2 e HTLV I e II (Tabela 1).

## Espermograma

O ginecologista é, em geral, o intermediário entre o homem infértil e o andrologista, sendo necessários a ambos os especialistas conhecimentos básicos e bem fundamentados sobre a fertilidade do casal para uma orientação precisa do caso.

Os dois parceiros devem ser investigados ao mesmo tempo, mas é de bom senso começar pelo espermograma. O exame não é invasivo e é fácil de ser obtido, permitindo esclarecer precocemente se o homem é azoospérmico ou se apresenta

**Tabela 1** Exames gerais pré-concepção.

| Pesquisa básica do casal infértil: exames gerais | |
|---|---|
| **Mulher** | **Homem** |
| Hemograma | Hemograma |
| Coagulograma | Tipagem ABO e Rh |
| Tipagem ABO e Rh | VDRL e FTA-Abs* |
| Sorologia para rubéola | Sorologia para HIV 1 e 2* |
| Sorologia para toxoplasmose | HBs-Ag e Anti-HBc (IgG e IgM)* |
| Sorologia para citomegalovírus | Anti-HCV* |
| VDRL e FTA-Abs* | Sorologia para HTLV I e II* |
| Sorologia para HIV 1 e 2* | |
| HBs-Ag e Anti-HBc (IgG e IgM)* | |
| Anti-HCV* | |
| Sorologia para HTLV I e II* | |
| Colpocitologia oncótica | |
| Mamografia e USG mamas, se indicada | |

*Normas da Anvisa para RA.

uma severa alteração seminal, o que ajuda a direcionar o casal na pesquisa etiológica e na modalidade de tratamento.

Entretanto, afastados os resultados extremamente alterados, a determinação do estado de fertilidade do homem é difícil, pelo grande número de variáveis que podem afetar a qualidade seminal e também pela falta de laboratórios especializados para realizar análises mais específicas.

É importante ressaltar que pode haver uma interação do grau de subfertilidade do homem com o grau de subfertilidade da mulher e que, em muitos casos, o cônjuge fértil pode compensar a menor fertilidade do outro. Isso é demonstrado em trabalhos de inseminação com sêmen de doador, nos quais as taxas de gestação são melhores quando o marido é azoospérmico do que quando é oligozoospérmico.

O homem que apresenta algum espermatozoide móvel no ejaculado não pode ser considerado completamente infértil. Por outro lado, quando apresenta critérios dentro dos padrões normais, não pode ser considerado fértil.

Os valores apresentados pela Organização Mundial da Saúde (OMS) são baseados em trabalhos clínicos de vários pesquisadores que estudaram populações de homens saudáveis e férteis. Como esses índices não representam os limites mínimos para concepção, devem ser descritos como referência, e não como valores normais.

Por representar um exame de alta subjetividade, que necessita de métodos de controle de qualidade específicos e constantes, o espermograma, para maior precisão, deve ser encaminhado para um serviço especializado em reprodução humana. Como existem variações fisiológicas importantes entre ejaculados de um mesmo indivíduo, quando o espermograma da PBC está abaixo dos padrões estabelecidos, solicita-se uma nova análise, com intervalo entre as coletas de 15 a 60 dias.

O período de abstinência recomendado é de 2 a 5 dias. A coleta é realizada por masturbação no laboratório, sendo o material depositado em recipiente adequado e estéril. Raramente é necessária a coleta em outro ambiente, mas, nesse caso, o material deve ser entregue no período máximo de até 1 hora. Quando não for possível a coleta por masturbação, é fornecido ao casal um preservativo especial (sem substâncias tóxicas ao espermatozoide) e a coleta é realizada durante o ato sexual.

O espermograma estuda as características físico-químicas, dinâmicas e morfológicas do sêmen. O volume é constituído por secreções próstato-vesiculares (90%) e secreções oriundas do epidídimo e dos testículos (10%). A primeira fração do ejaculado contém 85% dos espermatozoides; portanto, deve-se conferir se não houve perda da porção inicial. Se houver, o teste deve ser repetido após 48 a 72 horas. Os valores de normalidade, em detalhes, estão descritos no Capítulo 17 – Laboratório de Gametas e Embriões.

O resumo dos parâmetros considerados de referência está descrito na Tabela 2 e, a nomenclatura das variáveis do espermograma, na Tabela 3.

**Tabela 2** Valores normais de espermograma.

| | |
|---|---|
| Volume | > 1,5 mL |
| pH | 7,2 a 8 |
| Concentração | > 15.000.000/mL |
| Número total de espermatozoides | > 39.000.000 |
| Motilidade | > 32% (a+b) |
| Morfologia estrita (Kruger) | > 4% |
| Leucócitos | < 1.000.000/mL |

Fonte: WHO, 2010.

**Tabela 3** Nomenclatura das alterações espermáticas.

| | |
|---|---|
| Normozoospermia | Ejaculado normal |
| Anejaculação | Ausência de ejaculação |
| Retroejaculação | Ejaculação vesical |
| Aspermia | Ausência de sêmen |
| Hipospermia | Volume ejaculado < 1,5 mL |
| Azoospermia | Ausência de espermatozoides |
| Criptozoospermia | Raros espermatozoides após centrifugação |
| Oligozoospermia | < 15.000.000/mL |
| Astenozoospermia | < 32% (a + b) |
| Teratozoospermia | ≤ 4% |
| Oligoastenoterato-zoospermia | Alteração nas 3 variáveis acima |
| Leucospermia | > 1.000.000 leucócitos/mL |
| Hemospermia | > 1.000.000 hemácias/mL |

Fonte: WHO, 2010.

Nas técnicas de reprodução com assistência médica, como a inseminação intrauterina (IIU), e nas de FIV, não se utiliza o sêmen bruto. Os espermatozoides de maior motilidade são separados do fluido seminal por diferentes técnicas, sendo as mais empregadas a da lavagem e migração ascendente, chamada de *swim-up*, e a de filtração em gradiente de densidade descontínua. Entre esses, o mais usado é o *isolate*.

O meio de cultura contendo os espermatozoides de melhor qualidade, isolados do líquido seminal, é o que será utilizado para a IIU e a FIV. Além disso, o número total de espermatozoides móveis encontrados ao fim da separação é importante como fator prognóstico da fertilidade masculina e para escolher entre as técnicas de tratamento. O valor considerado normal para o recuperado seminal é mais de 10 milhões de espermatozoides móveis.

Segundo o I Consenso Brasileiro de Infertilidade Masculina, realizado em 1999, existe indicação de IIU com bom prognóstico quando a concentração de espermatozoides móveis, após processamento seminal, for maior que 5 milhões, e a morfologia estrita maior que 4 milhões. Números menores devem indicar procedimentos de FIV, em especial a injeção intracitoplasmática de espermatozoides (ICSI). Para alguns casais com concentração de espermatozoides entre 1 e 5 milhões que insistem em realizar a IIU, ela pode ser indicada, porém com resultados desfavoráveis. Para valores abaixo de 1 milhão, a indicação é, com certeza, a ICSI.

Portanto, diante de alterações no espermograma inicial ou de resultados limítrofes, é importante que o novo espermograma solicitado contenha as informações da separação espermática. Caso haja alterações importantes no espermograma, o homem deve ser encaminhado ao andrologista. Para uma avaliação mais abrangente do fator masculino, há uma série de provas e testes que devem ser realizados, dependendo da necessidade de cada caso (ver Capítulo 12 – Causa Masculina).

## Ultrassonografia transvaginal

Entre os exames subsidiários mais recentes, nenhum acrescentou tantas informações de maneira simples e prática ao campo da ginecologia e, em particular, da reprodução humana, quanto a ultrassonografia (USG) pélvica.

A partir de 1984, com a chegada dos transdutores vaginais, as imagens ganharam ainda mais nitidez. Sem a necessidade de repleção vesical, aumentou o conforto para as pacientes. A USG pélvica tornou-se, assim, um método praticamente indispensável ao ginecologista, especialmente aos que trabalham em reprodução humana.

A ultrassonografia transvaginal (USGTV) permite, em ginecologia geral, a identificação, com grande precisão, de patologias que alteram a anatomia dos órgãos genitais internos e das regiões adjacentes, que não podem ser avaliadas pelo toque vaginal.

Em infertilidade, quando a USGTV é realizada de forma seriada, ela permite avaliar o muco cervical pré-ovulatório, o desenvolvimento e as características do endométrio ao longo do ciclo menstrual, além de seguir o crescimento folicular e a formação do corpo lúteo. Em exame basal (2º, 3º ou 4º dia do ciclo), também é utilizada para avaliar a reserva folicular por meio do volume ovariano e da contagem dos folículos antrais iniciais.

Para que os folículos sejam visualizados pela USGTV, eles devem estar em fase antral, com diâmetros mínimos de 2 a 4 mm (Figura 5). No início do ciclo menstrual, vários folículos são recrutados, formando o que se denomina coorte. A seleção do folículo dominante ocorre a partir do 5º dia do ciclo, mas só é visível pela USGTV do 8º ao 10º dia. Além do folículo dominante, observa-se não raramente um ou mais folículos menores, de diâmetros variáveis entre 5 e 14 mm, que são denominados folículos secundários. Eles podem crescer paralelamente ao folículo dominante, porém em menor proporção, ou regredir. Geralmente, apenas um folículo dominante (maior que 14 mm de diâmetro) se desenvolve durante um ciclo natural, mas em cerca de 5 a 10% dos casos, são identificados 2 folículos dominantes.

Uma vez reconhecido o folículo dominante, suas dimensões podem ser seguidas durante o período pré-ovulatório imediato. O folículo deve ser medido da borda interna à borda externa: mede-se o maior diâmetro e o diâmetro perpendicular a este, obtendo-se a média. O crescimento folicular na fase proliferativa é de 1 a 3 mm por dia, e atinge seu diâmetro máximo pré-rotura ao redor de 20 a 25 mm (Figura 6). A partir de 18 mm, o folículo é considerado pré-ovulatório. Raramente a rotura folicular ocorre com menos de 18 mm, e roturas foliculares com diâmetros maiores que 26 mm geralmente estão associadas a oócitos de baixa qualidade.

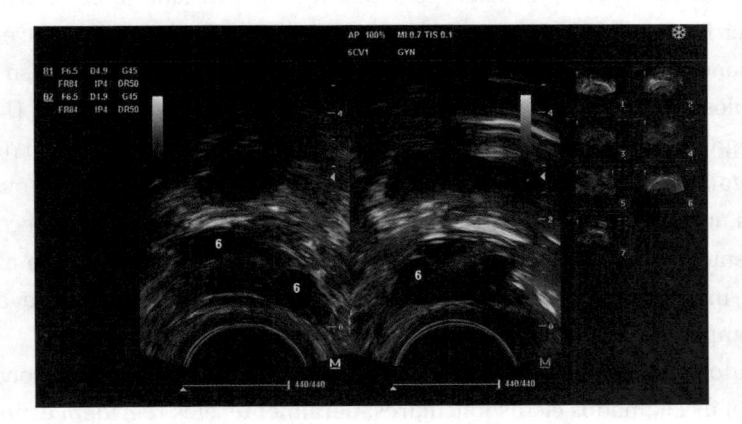

**Figura 5**  Folículos antrais iniciais.

Utilizando-se a USGTV, é possível notar alguns sinais sugestivos de ovulação iminente. Um deles é a presença do *cumulus oophorus*, que se apresenta de 24 a 36 horas antes da ovulação e é observado como um ponto refringente unido à parede interna do folículo, de 2 a 3 mm. Outros sinais estão relacionados à hipervascularização e ao edema evidenciados entre a camada de células da granulosa e as células tecais. Podem ser visualizados como desdobramentos da granulosa, formando um duplo halo ao redor do folículo, ou como invaginações da granulosa para o interior da cavidade folicular, produzindo aspecto irregular da superfície interna do folículo (espinhos de roseira). Esses achados costumam ocorrer entre 6 e 12 horas antes da rotura folicular.

Para o diagnóstico da ovulação, observam-se alguns sinais indicativos da rotura folicular: desaparecimento completo do folículo, redução significativa do diâmetro folicular (maior que 3 mm), alteração na forma do folículo e aumento intenso de sua ecogenicidade, podendo adquirir aspecto sólido. Dos sinais citados, o mais comum é o desaparecimento do folículo. Muitas vezes, ele não desaparece totalmente, mas seu diâmetro diminui acentuadamente, suas paredes se tornam irregulares e ele passa a conter algumas partículas sólidas em suspensão no seu interior.

A presença de líquido livre na região retrouterina, por si só, não pode ser considerada um sinal ovulatório, pois pequenas quantidades de líquido livre são encontradas em qualquer fase do ciclo menstrual, com aumento significativo na época pré-ovulatória, independentemente da rotura folicular. Não sendo identificado previamente, mas somente após a rotura folicular, esse líquido pode ser mais um sinal ovulatório.

Passadas as primeiras horas após a rotura folicular, o corpo lúteo recém-formado pode ser identificado como uma estrutura característica composta por três camadas: uma externa refringente, formada pelo parênquima ovariano; uma intermediária, menos refringente, que corresponde à camada teca-granulosa luteinizada; e uma interna, econegativa, que corresponde ao sangue (Figura 7). Essa imagem só aparece em folículos rotos, nunca na síndrome de luteinização do folículo não roto (LUF).

O diagnóstico do LUF baseia-se na observação ecográfica sequencial do folículo pré-ovulatório que apresenta um crescimento acelerado na fase pré-ovulatória imediata, mas não culmina na rotura folicular (Figura 8). Podem aparecer sinais de ecogenicidade no interior da formação cística e ausência de líquido na região retrouterina. Os níveis plasmáticos de progesterona, quando dosados, revelam padrões compatíveis com a fase lútea.

Quando a ovulação não ocorre e os folículos continuam seu desenvolvimento, aparecem os chamados cistos foliculares. Geralmente, eles regridem espontanea-

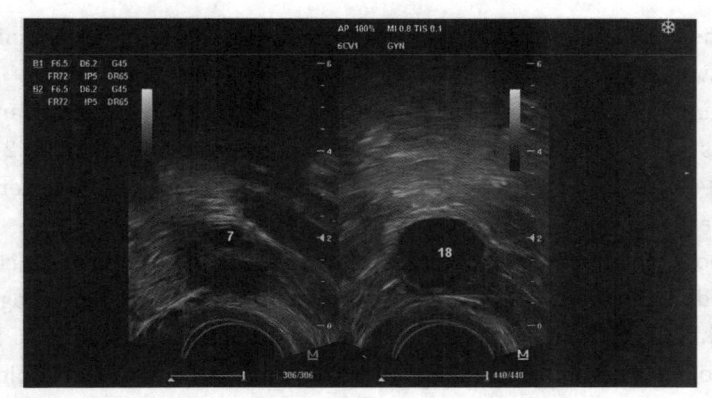

**Figura 6** Folículo pré-ovulatório.

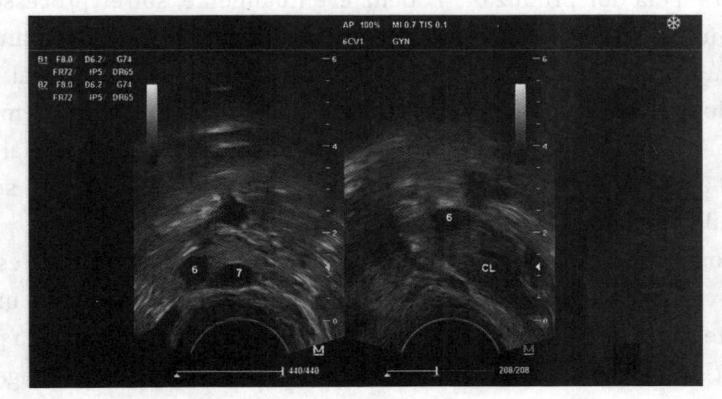

**Figura 7** Corpo lúteo no ovário esquerdo.

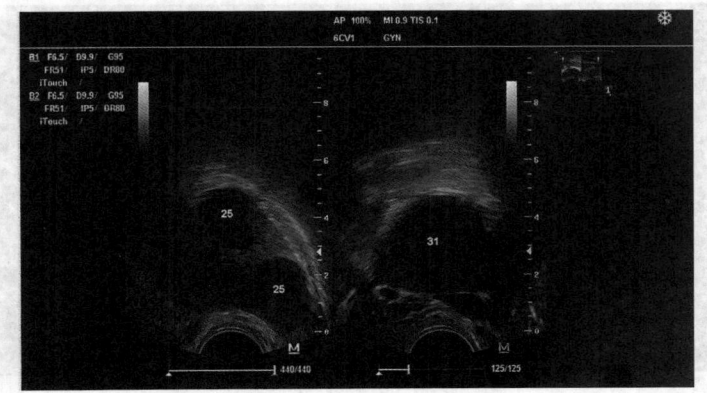

**Figura 8** Luteinização sem rotura.

mente, mas um número reduzido de casos necessita de tratamento clínico ou de punção esvaziadora.

O tamanho do corpo lúteo varia entre 15 e 25 mm, podendo alcançar maiores dimensões nos ciclos induzidos. A persistência do corpo lúteo além do 24º ou 25º dia do ciclo, somada ao novo crescimento de folículos menores, pode ser sinal indicativo de gestação.

O corpo lúteo pode não involuir espontaneamente mesmo na ausência de gravidez, produzindo um quadro clínico de atraso menstrual e achado ecográfico de cisto tecaluteínico (imagem cística com conteúdo heterogêneo em seu interior). Nesse caso, deve ser feito um diagnóstico diferencial com gravidez tópica e ectópica. Em geral, eles regridem espontaneamente e, quando produzem hiperplasia endometrial, simulam um quadro de abortamento pela intensidade do material eliminado e pela dor produzida. Podem, eventualmente, sofrer processo de hemorragia intracística, causando dor pélvica, ou ainda romper, com eliminação de seu conteúdo na cavidade abdominal, o que provoca irritação peritoneal.

No colo uterino, é possível verificar com facilidade a presença do muco cervical, pela imagem econegativa que ele proporciona no interior do canal cervical durante a época pré-ovulatória, como reflexo da produção estrogênica secretada pelo folículo dominante (Figura 9).

O endométrio também sofre mudanças importantes em textura e espessura durante o ciclo menstrual. Na fase proliferativa inicial, ele aparece como uma linha fortemente refringente (Figura 10), cuja espessura aumenta ao longo da primeira fase do ciclo. Na fase pré-ovulatória, apresenta-se como um anel refringente, um

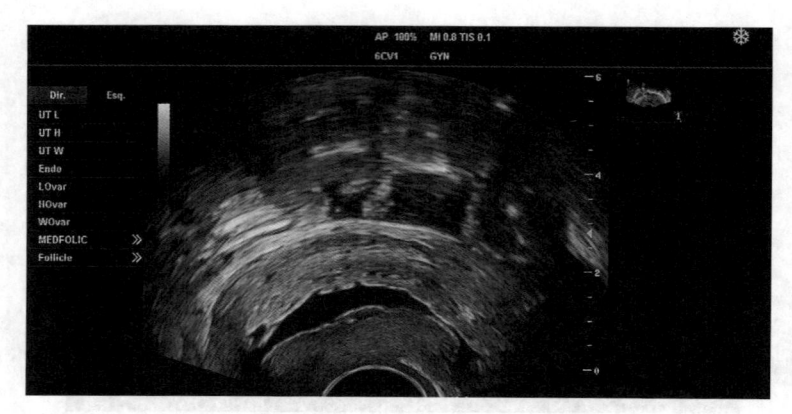

**Figura 9**   Muco cervical pré-ovulatório.

halo hipoecogênico espesso de região central novamente refringente e linear (aspecto trilinear, Figura 11).

Na fase secretora, ocorre um aumento da refringência em toda a espessura endometrial circundada por discreto halo hipoecogênico (Figura 12). Entre esses dois padrões, podem-se encontrar aspectos intermediários no período de transição entre a fase proliferativa e a fase secretora. Na fase proliferativa final, fica mais fácil identificar a presença de pólipos endometriais, que geralmente se apresen-

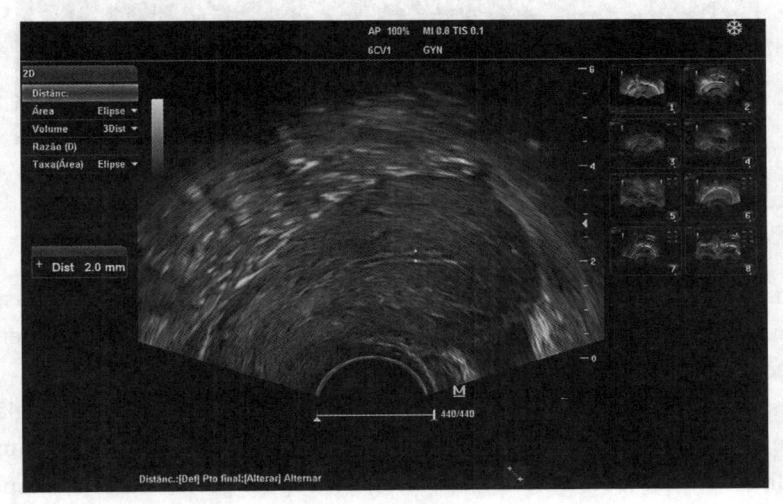

**Figura 10**  Endométrio menstrual.

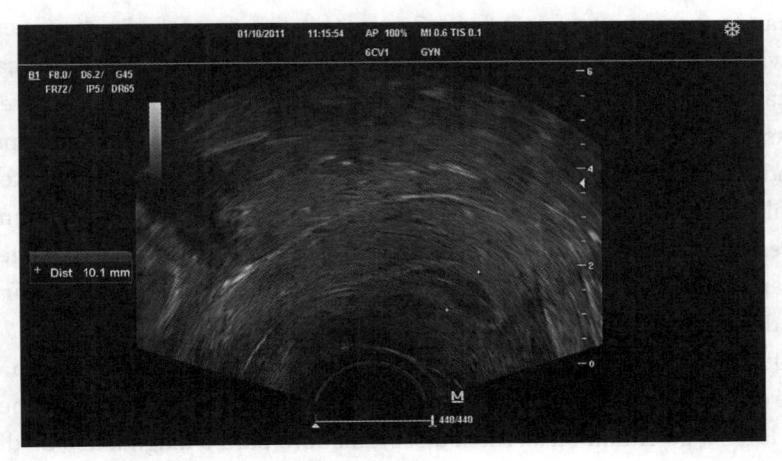

**Figura 11**  Endométrio proliferativo final.

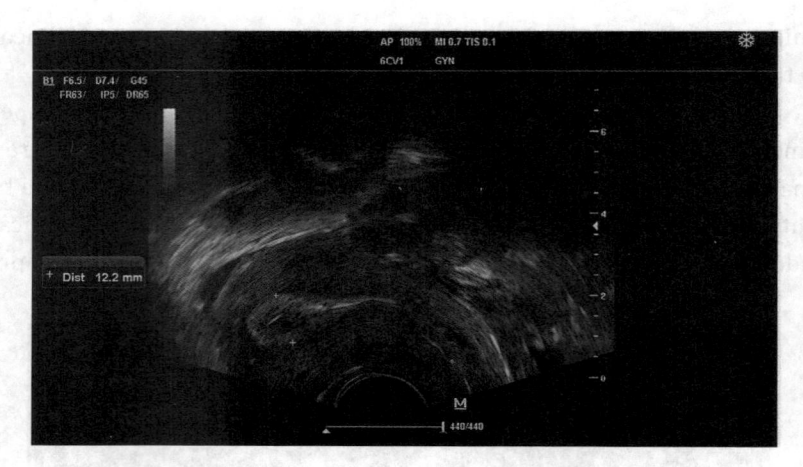

**Figura 12** Endométrio secretor médio.

tam como estruturas mais ecogênicas que o endométrio circundante. A fase lútea é a mais adequada para identificar miomas submucosos, que frequentemente são hipoecogênicos em relação ao endométrio ecogênico dessa fase.

A espessura endometrial deve ser medida em corte longitudinal da região fúndica de uma camada basal a outra. Assim, a medida obtida representa a somatória do endométrio das faces anterior e posterior. Na época periovulatória, a espessura endometrial é da ordem de 7 a 12 mm. Em FIV/ICSI, melhores taxas de implantação embrionária são encontradas com endométrios de 10 mm ou mais de espessura no dia da aplicação da gonadotrofina coriônica (CG).

Quando a espessura é inferior a 7 mm, as taxas de gestação diminuem progressivamente, junto com a diminuição da espessura endometrial. Raros casos de gestação com endométrios de 4 mm de espessura foram descritos na literatura. Nas fases lúteas média e final, o endométrio, em geral, mantém sua espessura, podendo aumentar ligeiramente. Não há limites máximos de crescimento endometrial fisiológico ou sob estimulação ovariana, mas é raro observar endométrios maiores que 20 mm. Na fase pré-menstrual, um dos sinais de possível gestação é um endométrio secretor com maior espessura que na fase pré-ovulatória e de difícil delimitação com o miométrio circunjacente.

A USGTV é, portanto, exame de grande valia no diagnóstico da ovulação, da síndrome de luteinização do folículo não roto e das alterações de desenvolvimento do corpo lúteo e do endométrio. Além disso, colabora para o diagnóstico de diversas patologias ligadas à infertilidade, como presença de pólipo intrauterino, miomas, endometriose pélvica, cisto ovariano, hidrossalpinge e processo aderencial pélvico. Serve também como auxílio para eleger o momento mais adequado para a realização de provas que dependem da época ovulatória, como o teste pós-coito (TPC). Além disso, é fundamental na monitoração da indução da ovulação, na prevenção da gestação múltipla indesejada e da síndrome de hiperestímulo ovariano e na orientação das técnicas de fertilização assistida que necessitam de aspiração folicular para captação dos oócitos.

Por todas essas razões, a USGTV incorporou-se à avaliação e ao controle das pacientes portadoras de infertilidade de forma rotineira.

## Histerossalpingografia

A histerossalpingografia (HSG) é um recurso propedêutico que permite uma satisfatória avaliação do canal cervical, da cavidade uterina, da luz tubária e da dispersão do meio de contraste na cavidade pélvica. Entre as pacientes, no entanto, o exame não tem um bom conceito, na maioria das vezes por estar relacionado à dor.

Atualmente, contando com equipamentos mais modernos, cateteres especiais (Figura 13) e novos meios de contraste, sem dispensar a paciência e a competência do médico, o exame ainda pode produzir algum desconforto, porém de intensidade leve.

A HSG deve ser agendada durante o período menstrual, para que seja realizada, habitualmente, logo após o término de um fluxo menstrual espontâneo ou induzido, ao redor do 7º ao 11º dia do ciclo. Idealmente, deveria ser realizada pelo próprio ginecologista da paciente, mas, por necessitar de ambiente especial para exames de radiação, na maioria das vezes fica a cargo de um radiologista.

Recomenda-se o uso de analgésicos, anti-inflamatórios não hormonais ou antiespasmódicos antes do exame, para maior conforto da paciente e para reduzir as

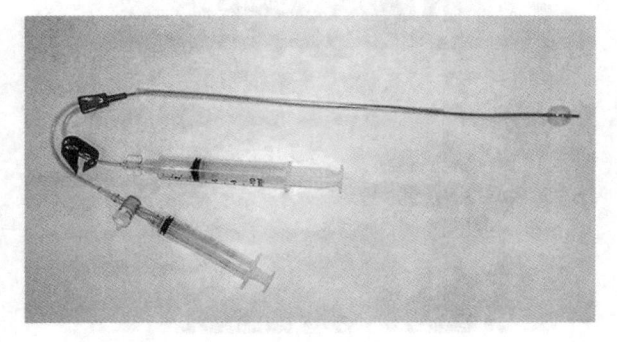

**Figura 13**   Cateter para HSG.

chances de ocorrer um espasmo tubário que levaria a um resultado falso-positivo. Especial atenção deve ser dada aos exames realizados em época pré-ovulatória ou sob intensa ação estrogênica, quando os espasmos tubários podem ser mais frequentes.

Atualmente, é possível contar com meios de contraste hidrossolúveis menos dolorosos que os lipossolúveis utilizados antigamente, que foram substituídos por apresentarem risco de embolia gordurosa. O exame é dinâmico e dependente de um operador.

À medida que o contraste iodado hidrossolúvel aquecido a 37°C é injetado lentamente pelo colo uterino, as imagens produzidas vão sendo monitoradas e sucessivamente registradas (Figura 14). Deve-se tracionar o colo uterino para corrigir a anteversoflexão ou a retroversoflexão, que dificultam a interpretação das imagens. Em 5 a 10 minutos após o exame, é retirado o instrumental, registrando-se nova radiografia (tardia ou prova de Coté) para verificar a dispersão do contraste na cavidade pélvica (Figura 15).

Várias doenças ou afecções do útero podem ser identificadas pela HSG, como lesões anatômicas do canal cervical, incompetência istmocervical (Figura 16), pólipos cervicais (Figura 17), útero arqueado (Figura 18), útero bicorno (Figura 19), pólipos endometriais (Figura 20), polipose endometrial (Figura 21), aderência intrauterina (Figura 22) e miomas submucosos (Figura 23).

A presença evidente de incompetência istmocervical, ou mesmo o alargamento dessa região (> 8 mm), apesar de, na maioria das vezes, não ser causa de infertili-

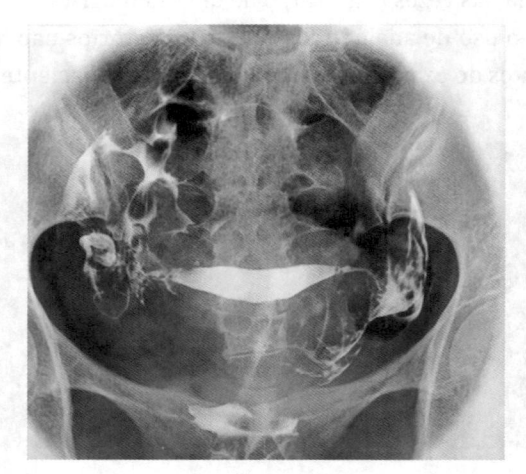

**Figura 14**   HSG normal.

dade, é um fator que merece atenção. Ter essa informação permite ao médico indicar a conduta pertinente (cerclagem) no momento adequado quando a paciente engravida, antes de ser surpreendido pelo achado de encurtamento importante do colo após a 20ª semana de gestação, quando já se ultrapassou a época mais apropriada para o procedimento.

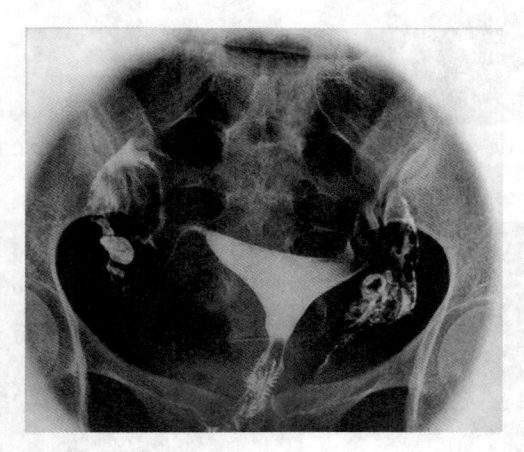

**Figura 15**   HSG prova de Coté.

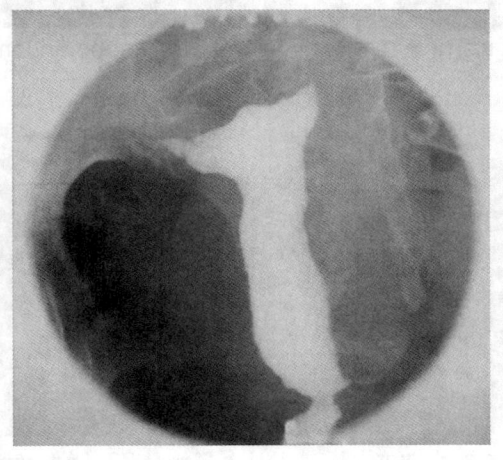

**Figura 16**   Incompetência istmocervical.

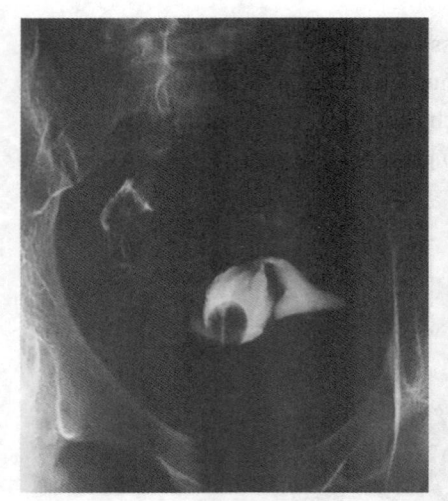 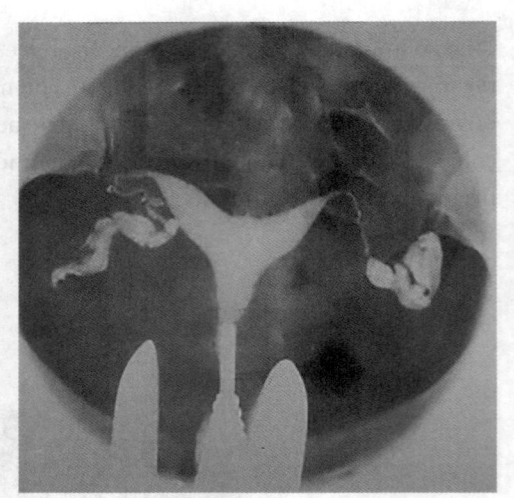

**Figura 17** Pólipo de canal cervical.   **Figura 18** Útero arqueado.

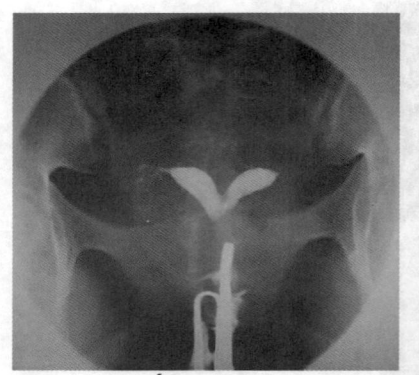 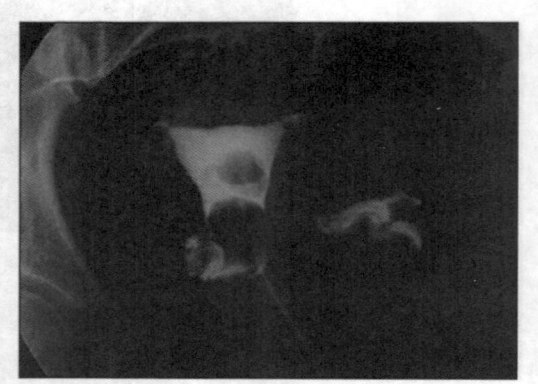

**Figura 19** Útero bicorno.   **Figura 20** Pólipo endometrial.

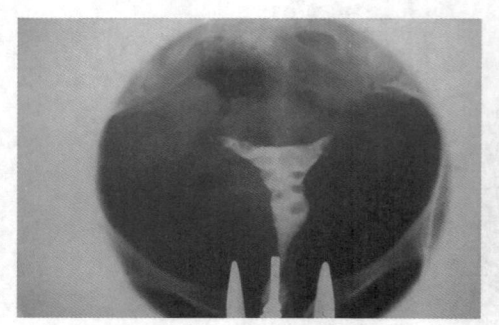 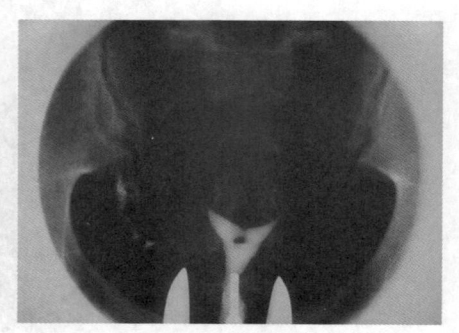

**Figura 21** Polipose endometrial.   **Figura 22** Aderência intrauterina.

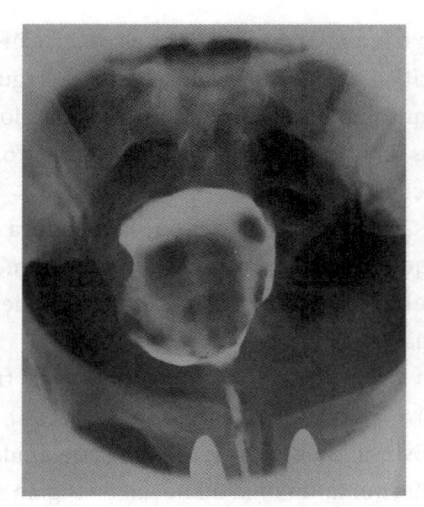

**Figura 23** Mioma submucoso.

A não visualização das trompas, mesmo com pressão adequada do meio de contraste, pode significar obstrução tubária cornual ou espasmo tubário. Os casos de espasmo podem ser bilaterais ou unilaterais (Figura 24), identificados com frequência na junção útero-tubária, a região conhecida como cone pré-tubário. Nas lesões anatômicas, na maioria das vezes, não se visualiza o cone pré-tubário.

As obstruções tubárias proximais são frequentemente consequências de processos infecciosos (clínicos ou subclínicos), sequela traumática pós-curetagem uterina (Figura 25), injeção de substâncias cáusticas na cavidade uterina, endometriose pélvica, acotovelamento tubário por processo aderencial ou pólipos tubários.

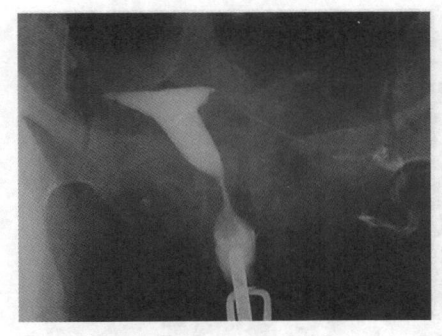

**Figura 24** Espasmo tubário unilateral D.

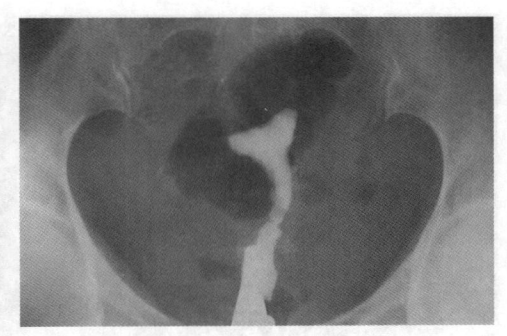

**Figura 25** Obstrução cornual bilateral.

Nas regiões ístmica e ampolar, são comuns as obstruções decorrentes de processo infeccioso específico, como tuberculose genital (Figura 26), endometriose pélvica e salpingite ístmica nodosa (Figura 27). Essas patologias geralmente estão associadas a distorções da luz da tuba, como estreitamento, enrodilhamento, trajetos fistulosos, saculações e sinéquias.

As imagens de oclusão tubária originadas de laqueadura ou salpingectomia podem se situar em qualquer região. Como a técnica de Pommeroy é a mais utilizada para as laqueaduras, geralmente a parada do contraste é identificada no terço médio da tuba (Figura 28).

Nas lesões distais, o fechamento do óstio abdominal da trompa e a agressão ao seu epitélio mucoso promovem um acúmulo de secreções que gera aumento da pressão intratubária. Esse aumento pressórico agride ainda mais as células mucosas e musculares, determinando uma dilatação da região ampolar e produzindo uma imagem de saculação da porção terminal, denominada hidrossalpinge (Figura 29). As alterações distais são causadas, na maioria das vezes, por um processo infeccioso inespecífico aeróbico e/ou anaeróbico (clínico ou subclínico) ou por uma lesão traumática.

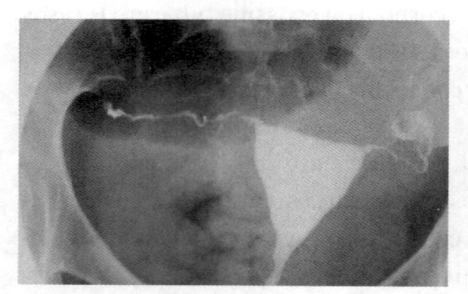

**Figura 26**   Tuberculose genital.

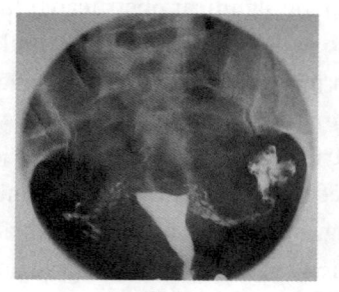

**Figura 27**   Salpingite ístmica nodosa.

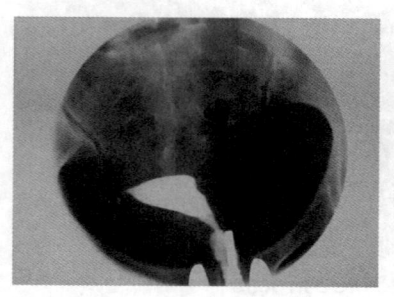

**Figura 28**   Laqueadura tubária.

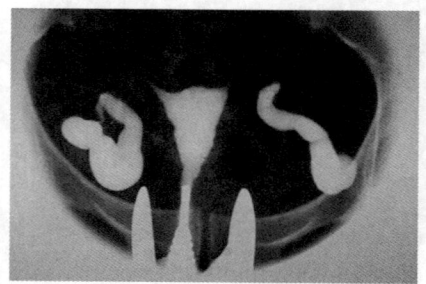

**Figura 29**   Hidrossalpinge.

As imagens tardias são fundamentais para a identificação de dispersão laminar do contraste na escavação pélvica. Quando a trompa demonstra uma imagem fixa, enrodilhada, voltada para a região cranial, ou quando o contraste não se distribui de forma uniforme, ficando retido em regiões isoladas, provavelmente se encontrará um fator peritoneal (Figuras 30 a 32), como demonstrado por videolaparoscopia na Figura 33.

Os processos inflamatórios agudos, como cervicites, a presença de sangramento uterino, a suspeita de gravidez e a alergia a compostos iodados são as principais contraindicações do método. Nos casos de alergia ao iodo, é possível realizar o procedimento com gadolíneo. Embora haja perda de definição em relação aos compostos iodados, com o gadolíneo, também é possível identificar a passagem tubária do contraste (Figura 34).

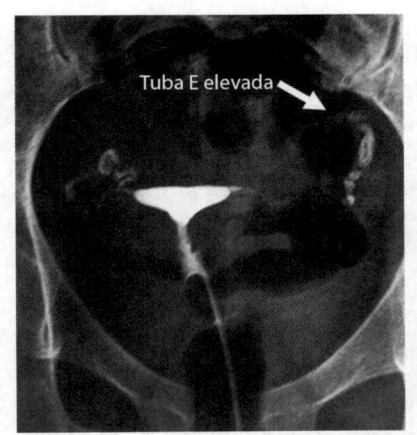

**Figura 30**  Aderência peritubária.

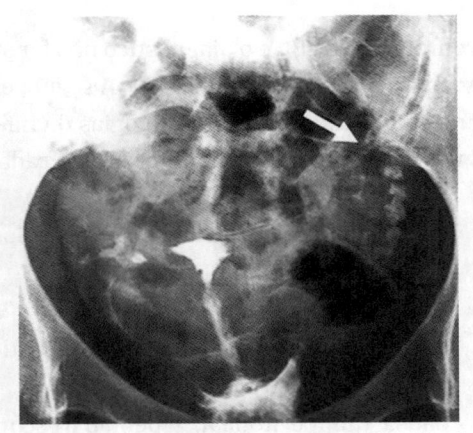

**Figura 31**  Aderência peritubária (Coté).

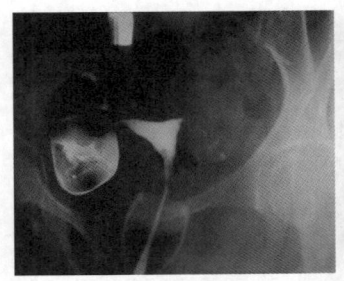

**Figura 32**  Aderência peritubária.

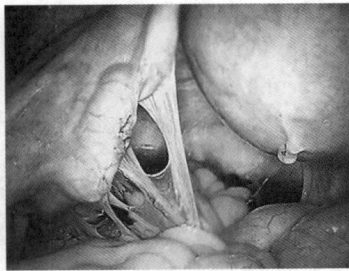

**Figura 33**  Aderência peritubária (videolaparoscopia).

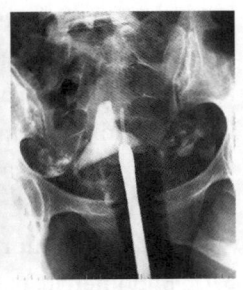

**Figura 34**  Uso de gadolíneo como contraste para HSG.

O índice de acerto da HSG, quando comparado com a videolaparoscopia, na identificação das causas tuboperitoneais é da ordem de 80 a 85%. Ela tem como vantagem analisar melhor a luz tubária em procedimento ambulatorial e, como desvantagem, a dificuldade em individualizar alterações peritoneais isoladas.

Para identificar as alterações do trato canalicular, já foram propostos vários outros testes que pudessem substituir a HSG, entre os quais a histerossonossalpingografia. O exame consiste na introdução, pelo canal cervical, de substância ecorrefringente, cujo trajeto é acompanhado por um equipamento de USGTV. Apesar da maior praticidade, o método não fornece a mesma riqueza de detalhes que a HSG proporciona na análise da permeabilidade tubária. Poderá ser útil, porém, no rastreamento da permeabilidade tubária nos casos de alergia aos compostos iodados.

## PESQUISA ETIOLÓGICA ORIENTADA

Se completada a PBC e o diagnóstico não for suficiente para a escolha do tratamento adequado, passa-se para a PEO. A seguir, estão salientados os exames mais frequentes para cada uma das etiologias da infertilidade, que estarão mais detalhados nos capítulos seguintes, referentes a cada causa de infertilidade em particular.

1. Causa uterina (cervical): TPC, bacterioscopia, cultura de secreção cervical, pesquisa de clamídia e ureaplasma.
2. Causa uterina (corporal): histeroscopia, sonohisterografia, biópsia de endométrio, ressonância nuclear magnética, cariótipo, USG de abdome total e urografia excretrora.
3. Causa tuboperitoneal: videolaparoscopia com cromotubagem e sorologia para clamídia.
4. Causa ovulatória: USGTV seriada, FSH, LH, estradiol, prolactina, TSH, T4 livre, glicemia de jejum, insulina de jejum, curva de tolerância à glicose (GTT), testosterona, androstenediona, sulfato de deidroepiandrosterona (SDHEA), 17 alfa OH progesterona, SHBG, cortisol em urina de 24 horas, cariótipo, hormônio antimülleriano, inibina B, pesquisa da pré-mutação do gene do X frágil, pesquisa de autoanticorpos, radiografia de sela túrcica, ressonância nuclear magnética de sela túrcica, USG de suprarrenal, testes hormonais de estímulo e supressão e outros.
5. Endometriose: Ca 125, USGTV com preparo intestinal, ressonância nuclear magnética da pelve, videolaparoscopia, USG transretal e colonoscopia.
6. Causa masculina: encaminhamento ao andrologista. Alguns exames mais frequentes: novo espermograma em laboratório especializado, com separação

espermática por meio de *swim-up* ou técnicas de gradiente descontínuo, FSH, LH, testosterona, prolactina, USG da bolsa escrotal com Doppler, cultura e antibiograma de urina e sêmen, cariótipo com banda G, pesquisa de microdeleção do cromossomo Y, testes de fragmentação do DNA espermático, biópsia testicular, morfologia espermática com magnificação de imagem, deferentografia, entre outros.

## PLANEJAMENTO TERAPÊUTICO

A realização da maternidade se inicia antes da concepção, com adequado aporte nutricional, avaliação da saúde materna, prevenção de complicações da futura gestação e estilo de vida saudável.

Uma vez estabelecido o diagnóstico, tem início o planejamento terapêutico, que será decidido com a exposição, pelo médico, dos métodos possíveis para cada caso, bem como suas vantagens e desvantagens, para decisão final do casal frente às proposições do especialista. O tratamento escolhido deve proporcionar aumento substancial nas chances de gestação por ciclo e oferecer os menores riscos e custos possíveis. Deve, também, atender às perspectivas morais e religiosas de cada casal e, sempre que possível, ser iniciado com a técnica mais simples disponível.

Quando alcançado um resultado positivo, o tratamento prossegue com apropriado cuidado pré-natal, prevenindo patologias e tratando-as precoce e efetivamente, quando necessário.

O resultado ideal é uma gestação a termo, sem intervenções desnecessárias, com o nascimento de uma criança saudável e um período pós-parto sem complicações, em ambiente equilibrado, para suportar as necessidades físicas e emocionais da mulher, da criança e da família.

### LITERATURA RECOMENDADA

Balen AH, Rutherford AJ. Management of infertility. BMJ 2007; 335(7620):608-11.

Brodin T, Bergh T, Berglund L, Hadziosmanovic N, Holte J. Menstrual cycle length is an age-independent marker of female fertility: results from 6271 treatment cycles of in vitro fertilization. Fertil Steril 2008; 90(5):1656-61.

Brown DL, Dudiak KM, Laing FC. Adnexal masses: US characterization and reporting. Radiology 2010; 254(2):342-54.

Cahill DJ, Wardle PG. Management of infertility. BMJ 2002; 325(7354):28-32.

Evers JLH. Female subfertility. Lancet 2002; 360:151-9.

Franco JG Jr, Tognotti E, Cavanha Neto M, Kanas M, Cornicelli J. Avaliação básica do casal infértil. Femina 1988; 16:869.

Hatasaka H. An efficient infertility evaluation. Clin Obstet Gynecol 2011; 54(4):644-55.

Jack BW, Atrash H, Coonrod DV, Moos MK, O'Donnell J, Johnson K. The clinical content of preconception care: an overview and preparation of this supplement. AJOG 2008; 199:S266-79.

Lashen H. Investigations for infertility. Obstet Gynecol Reprod Med 2007; 17:211-6.

Malcolm CE, Cumming DC. Does anovulation exist in eumenorrheic women? Obstet Gynecol 2003; 102(2):317-8.

Moos MK, Dunlop AL, Jack BW, Nelson L, Coonrod DV, Long R et al. Healthier women, healthier reproductive outcomes: recommendations for the routine care of all women of reproductive age. AJOG 2008; 199:S280-9.

Taylor A. ABC of subfertility. Making a diagnosis. BMJ 2003; 327(7413):494-7.

The Practice Committee of the American Society for Reproductive Medicine. Optimal evaluation of the infertile female. Fertil Steril 2006; 86:S264-7.

Tognotti E. Propedêutica. In: Tognotti E, Pinotti JA. A esterilidade conjugal na prática. São Paulo: Livraria Roca, 1997.

WHO laboratory manual for the examination and processing of human semen. 5.ed. Geneva: World Health Organization, 2010.

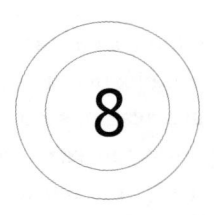

# Causa uterina

Elvio Tognotti

## CAUSA UTERINA CERVICAL

A causa uterina cervical, ou causa cervical, pode ser definida como um impedimento ou uma dificuldade na passagem e no armazenamento dos espermatozoides pelo canal cervical. Atualmente, é menor o número de exames propedêuticos requisitados para esclarecer a causa cervical em relação ao que se fazia no passado. É mais frequente apressar a realização de processos terapêuticos que ultrapassem os aspectos limitantes do fator cervical, como a inseminação intrauterina (IIU) ou a fertilização *in vitro* (FIV), que estender em demasia a propedêutica sem finalidades práticas.

Para o diagnóstico da causa cervical, é preciso avaliar as características do muco cervical e a interação muco-sêmen por meio do teste pós-coito (TPC). Após pesquisa básica normal, o diagnóstico de fator cervical pode ser determinado com a realização de TPC com resultado negativo.

A utilidade do TPC na pesquisa do casal infértil tem sido muito discutida na literatura. Alguns afirmam que não existe mais nenhuma indicação. Outros ainda acreditam que, como no passado, o TPC deva fazer parte da rotina básica do casal infértil. Atualmente, considera-se que o TPC perdeu seu lugar de importância na propedêutica básica de infertilidade, mas admite-se ainda sua realização em alguns casos.

Em trabalho retrospectivo, mas bem elaborado, publicado em 2000, Glazener et al. demonstraram que, em casais com infertilidade sem causa aparente (ISCA) e menos de 3 anos de tentativas, a presença de TPC negativo ou positivo era fator prognóstico da ocorrência de gestação. Quando o TPC era positivo, a chance de gestação nos 2 anos seguintes foi de 68% e, quando era negativo, foi de 17%. Portanto, talvez, nesse grupo de pacientes (ISCA com menos de 3 anos de exposição), o TPC possa orientar alguns casais sobre o momento no qual iniciar as tentativas de IIU. Com TPC negativo, a tendência seria iniciar logo a terapêutica com IIU e, nos casos de TPC positivo, aguardar durante mais algum tempo ou acrescentar às possibilidades de tratamento (além da IIU) a FIV, visto que a causa cervical estaria descartada.

Outro momento em que a indicação do TPC pode ser discutida é quando há fatores masculinos leves. Sabendo das limitações do espermograma e da importância da fertilidade do casal, e não de apenas um dos cônjuges, o TPC, nesses casos, poderia trazer alguns dados a mais e auxiliar na indicação de formas de tratamento. Com TPC negativo, recomenda-se indicar a IIU e, com TPC positivo, aguardar durante mais algum tempo, dependendo dos outros fatores de fertilidade.

## Muco cervical

Produzido pelas células secretoras do epitélio glandular que reveste o canal endocervical, o muco cervical é um hidrogel cujas composição e características físico-químicas variam ciclicamente sob a ação dos estrogênios e progestogênios. Seu principal componente, a água, contribui com 92 a 94% de seu volume nos períodos pré e pós-menstruais, enquanto, sob a ação estrogênica no período pré-ovulatório, chega a 98% de seu volume, garantindo grande fluidez. Vários outros componentes minerais e orgânicos fazem parte do muco. Salientam-se as glicoproteínas, que, distribuídas em forma micelar, são grandes responsáveis pelas características reológicas da secreção endocervical que permitem a passagem dos espermatozoides.

Entre as características de caráter prático do muco cervical, pode-se salientar o volume, a filância e a transparência. Alguns ainda preferem avaliar outras variáveis, como abertura do orifício externo e cristalização do muco após aquecimento em lâmina de vidro e observação ao microscópio. Contudo, é difícil padronizar graus de abertura do orifício externo e realizar a pesquisa da cristalização exige material nem sempre disponível. O muco pode ser aspirado diretamente do canal cervical para que seu volume seja medido. Considera-se normal volume maior que 0,3 mL.

A filância é a capacidade do muco de formar fios, quando distendido, sem se romper. Ele pode atingir mais de 10 cm quando está sob intensa ação estrogênica.

A aparência cristalina e transparente do muco reflete sua grande porcentagem de água na época pré-ovulatória. Nesse período, o muco amarelado e viscoso sugere a presença de processo infeccioso, que necessita ser investigado por meio de bacterioscopia e cultura da secreção cervical e, em especial, da pesquisa de clamídea e ureaplasma.

Outras propriedades do muco, como o pH, têm sua variação durante o ciclo menstrual, apresentando sua alcalinidade máxima na ovulação. Também a celularidade varia com o ciclo, atingindo os menores índices no período pré-ovulatório.

Para a observação indireta do processo ovulatório pelo muco cervical, é necessária a sua observação seriada. Assim, as características de boa receptividade aparecem quando o nível estrogênico é elevado (pré-ovulatório), sendo máximas nas 48 a 24 horas que antecedem a ovulação. Logo após a ovulação, o muco perde essas características em função do aumento da produção de progestogênios.

Embora a maioria das pacientes possa manter um muco de boas características até 5 dias antes do dia ovulatório, é importante lembrar que algumas só o fazem por um período curto de 12 a 24 horas.

As provas de interação muco-sêmen, como o TPC, só têm valor quando efetuadas na presença de muco cervical de boa qualidade. Quando não há ação progestacional, existe uma relação direta entre o nível de estradiol e o escore cervical, o que representa um auxílio na monitoração da indução da ovulação.

## Teste pós-coito

O TPC possui os seguintes objetivos: verificar a adequação da técnica de coito e avaliar a interação muco-sêmen *in vivo* (penetração e sobrevivência espermática). O teste é realizado na época pré-ovulatória e os casais são orientados a ter uma relação sexual de 6 a 18 horas antes da análise do exame.

Não há recomendação em relação a abstinência sexual prévia, isto é, a rotina deve seguir o padrão habitual do casal. Recomenda-se não usar lubrificante vaginal ou ducha intravaginal. Depois da relação, a paciente pode fazer sua higiene habitual.

Chegando ao consultório, procede-se ao exame ginecológico com a colocação do espéculo e, a princípio, verificam-se as condições do colo uterino. Após delicada limpeza do orifício externo com gaze seca, colhe-se uma amostra de muco do canal cervical com seringa de 3 ou 5 mL, acoplada a uma sonda vesical número 6 ou 4, seccionada, com cerca de 4 cm de comprimento. Também pode ser utilizada uma seringa de insulina (sem agulha) ou cateteres plásticos. A amostra é colocada em uma lâmina de vidro (ao mesmo tempo em que se verifica o volume, a filância e a transparência) e recoberta por uma lamínula. Procede-se, então, à leitura em microscópio óptico comum, em campos de 100 e 400 aumentos, verificando-se a presença de espermatozoides e suas características de motilidade.

Depois de analisados no mínimo dez campos de 400 vezes, os resultados do teste serão definidos da seguinte forma:

- inadequado: muco inadequado e ausência de espermatozoides móveis direcionais;
- negativo: muco adequado e nenhum espermatozoide móvel e direcional;
- positivo: presença de um ou mais espermatozoides móveis e direcionais.

Sempre que possível, o agendamento do teste deve ser realizado com monitoração por ultrassonografia transvaginal (USGTV). Nesse caso, o TPC deve ser agendado quando o folículo dominante apresentar 17 mm de diâmetro médio ou mais. Na presença de muco inadequado, o agendamento com USGTV é ainda mais importante para orientar o momento da repetição do teste.

Os achados do TPC sempre devem ser interpretados em conjunto com os resultados obtidos do espermograma do marido. Na análise prospectiva do teste, é preciso certo cuidado. Testes alterados não significam necessariamente que a paciente não consiga engravidar, mas testes positivos estão relacionados com índices significativamente maiores de gestação em alguns casos.

As principais causas de interação muco-sêmen alterada são: cálculo inadequado da data do teste, anovulação, amputação ou conização do colo, cauterização endocervical, pólipo ou mioma intracervical, estenose intensa do orifício externo do colo, endocervicite, viscosidade aumentada, celularidade aumentada, ejaculação retrógrada, hipospádia, baixa concentração de espermatozoides, baixa motilidade e baixo volume (menor que 1 mL).

Nos casos de endocervicite, comprovada a presença de agente patogênico pela pesquisa bacterioscópica e pela cultura, deve ser iniciada a antibioticoterapia pertinente e programada a repetição do TPC em ciclo seguinte. Após eliminadas as causas anatômicas passíveis de correção e verificando-se produção de muco de boa qualidade, é agendado um novo TPC.

# CAUSA UTERINA CORPORAL

As possíveis causas de infertilidade localizadas no corpo uterino são: malformação uterina, aderência intrauterina, pólipo endometrial, leiomioma, adenomiose e outras alterações da receptividade endometrial.

## Malformação uterina

A maioria das malformações uterinas resulta de defeitos de fusão dos ductos de Müller durante a embriogênese. Essas malformações estão intimamente relacionadas com alterações da cavidade uterina que dificultam o processo reprodutivo. Apesar de alguns casos apresentarem características familiares, é geralmente aceito que a maioria das alterações tem origem poligênica.

Em grande parte dos casos, não é possível relacionar diretamente a malformação com a presença de infertilidade. No entanto, a frequência de abortamentos de repetição, complicações da gestação e partos prematuros está aumentada na maioria dos casos, com incidência variável, dependendo do tipo de alteração encontrada.

A identificação de malformação uterina, por si só, não é indicação da necessidade de tratamento cirúrgico. Raras serão as indicações de cirurgia nos quadros de infertilidade. E, mesmo quando indicada (septo uterino completo), o objetivo é prevenir as complicações da gestação, e não aumentar a fertilidade. A restauração da cavidade endometrial não necessariamente leva a um melhor prognóstico reprodutivo.

As correções cirúrgicas são indicadas após repetição de abortamentos sem outras causas e após partos de prematuros extremos. O número de repetições das falhas gestacionais para a indicação cirúrgica dependerá de outras variáveis de cada caso em particular.

A prevalência das malformações uterinas na população geral é da ordem de 4%. Nas pacientes inférteis, a prevalência é semelhante. Já nos quadros de abortamento habitual, malformações são detectadas em aproximadamente 15% dos casos.

Existem várias classificações para as malformações uterinas. Uma das adotadas com frequência e de forma simples é a apresentada pela American Fertility Society (AFS), representada na Figura 1 e descrita a seguir. As prevalências das malformações uterinas em relação às suas classificações estão descritas na Tabela 1.

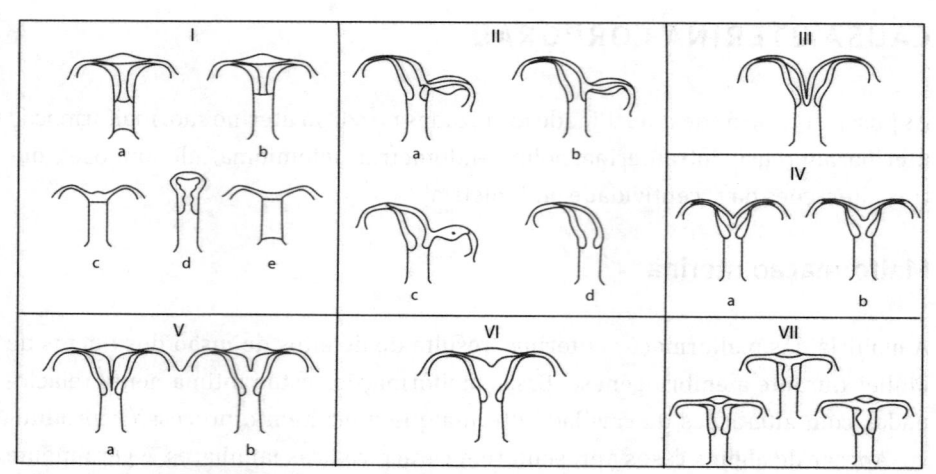

**Figura 1** Classificação das malformações uterinas.

I.  Agenesia ou hipoplasia uterina:
    a) vaginal;
    b) cervical;
    c) fúndica;
    d) tubária;
    e) mista ou combinada.

II.  Útero unicorno (agenesia ou hipoplasia de um ou de ambos os ductos de Müller):
    a) com corno rudimentar com endométrio funcionante e comunicação com a cavidade principal;
    b) com corno rudimentar com endométrio funcionante e sem comunicação com a cavidade principal;
    c) com corno rudimentar sem endométrio funcionante;
    d) ausência de corno rudimentar.

III.  Útero didelfo (ausência de fusão dos ductos de Müller).

IV.  Útero bicorno (fusão incompleta dos cornos uterinos no nível do fundo uterino):
    a) completo (se estende até o colo uterino, *bicollis*);
    b) parcial (não se estende até o colo uterino, *unicollis*).

V.  Útero septado (incompleta ou ausente reabsorção da fusão central dos ductos de Müller):
    a) completo (se estende até o colo uterino);
    b) parcial (não se estende até o colo uterino).

VI.  Útero arqueado (leve endentação no fundo da cavidade por absorção quase completa da fusão central dos ductos de Müller).

VII.  Exposição intraútero ao dietilestilbestrol (útero em forma de T).

Fonte: adaptada de American Fertility Society.

**Tabela 1**  Prevalência das malformações uterinas.

| Tipo | Agenesia | Unicorno | Didelfo | Bicorno | Septado | Arqueado |
|------|----------|----------|---------|---------|---------|----------|
| Classificação | I | II | III | IV | V | VI |
| Percentual | 3 | 10 | 8 | 26 | 35 | 18 |

Fonte: adaptada de Saravelos et al., 2008.

Cada tipo de alteração apresenta algumas particularidades em relação à infertilidade, que serão descritas separadamente na ordem de frequência. A agenesia representa uma categoria que requer somente tratamento com cessão temporária do útero, e o útero arqueado não está necessariamente associado aos quadros de infertilidade. Esses dois casos, portanto, não serão citados.

## Útero septado (classificação V)

É a mais comum anomalia estrutural do útero, resultante da falta de reabsorção da fusão central dos ductos de Müller, que acontece da direção caudal para a cranial. A superfície externa do fundo uterino é normal, porém alguns casos apresentam uma leve endentação central.

Vários exames são úteis no diagnóstico de útero septado. A histerossalpingografia (HSG) mostra duas hemicavidades, mas não distingue se o útero é septado ou bicorno. A USGTV tem acurácia muito melhor, alcançando sensibilidade de 100% e especificidade de 80%.

A imagem ultrassonográfica apresenta o contorno do fundo uterino convexo, reto ou com endentação mínima (< 1 cm), com massa ecogênica dividindo a cavidade. A infusão de solução salina no interior da cavidade, a histerossonografia (SHG), pode colaborar nos casos duvidosos.

A ressonância magnética (RM) e a USG 4D têm sido descritas com ótimos resultados, mas alguns trabalhos ainda demonstram falhas diagnósticas. Combinando os testes, o diagnóstico é mais preciso, mas o padrão de referência para o útero septado é a histeroscopia.

O útero septado pode estar associado a uma história reprodutiva normal. Em populações que procuram por contracepção, é possível verificar vários casos desses.

Existem evidências sugerindo que o endométrio que recobre o septo pode ser diferente do existente nas outras regiões da cavidade uterina. Portanto, dependendo do local de implantação embrionária, poderia haver um prognóstico melhor quando a implantação fosse lateral e pior quando fosse sobre o septo.

Entre as malformações uterinas, o útero septado é o maior responsável por falhas reprodutivas. Está associado a perdas gestacionais no primeiro e no segundo trimestre da gestação e, em menor grau, à infertilidade secundária. A presença de endometriose pélvica pode estar aumentada em pacientes com útero septado. Em algumas revisões, a presença de septo uterino está associada a 79% de abortamentos.

O tratamento padrão, atualmente, é por via histeroscópica. Pode também ser realizado por laparotomia (cirurgias de Jones ou Tompkins), com resultados semelhantes, mas oferecendo maior desconforto, mais complicações e maior tempo de internação hospitalar. A anestesia pode ser geral ou bloqueio espinal. Quando houver septo cervical, este é seccionado com tesoura de Metzenbaum e sua porção intracavitária é retirada por histeroscopia.

O procedimento pode ser realizado com microtesouras, eletrocirurgia ou *laser*, com monitoração por USG transabdominal ou por videolaparoscopia. Monitoração pós-cirúrgica pode ser realizada por USGTV na fase secretora do ciclo seguinte à cirurgia. Medidas complementares, como colocação de dispositivos intrauterinos ou terapia hormonal, não apresentam evidências de melhora do prognóstico.

A maioria dos estudos sobre metroplastia em útero septado combinam pacientes com abortamento de repetição e pacientes com infertilidade. Não há dúvidas sobre sua indicação nas pacientes com mau passado obstétrico, porém não há trabalhos conclusivos em relação à infertilidade. Alguns trabalhos realizados em ISCA não são muito animadores, apresentando 29,5% de gestação em 15 meses, mas sem grupo de controle.

Outros fatores devem ser considerados na indicação cirúrgica, como idade da mulher, ISCA de longa data, presença de sintomas como dismenorreia, entre outros. Quando são necessárias técnicas de reprodução assistida, os resultados da FIV em pacientes com septo são inferiores nas pacientes submetidas à metroplastia e, portanto, a correção prévia da cavidade uterina deve ser considerada nos casos de septos que ocupam grande parte da cavidade endometrial. Para o útero arqueado e para septos diminutos, não há comprovação científica de melhora nos resultados.

## Útero bicorno (classificação IV)

É uma alteração frequente entre as malformações do útero, e resulta da falha de fusão dos ductos de Müller. O miométrio central pode ter início na região do orifício interno do colo (bicorno *unicollis*) ou do orifício externo (bicorno *bicollis*).

A distinção entre o bicorno *bicollis* e o útero didelfo é que, no primeiro, existe algum grau de fusão entre os cornos, enquanto no segundo eles são completamente separados.

O diagnóstico é realizado por HSG, USGTV e histeroscopia. Na USG, podem existir dúvidas sobre o útero ser bicorno ou septado. A Figura 2 pode facilitar o diagnóstico. Quando o ápice do contorno do fundo uterino se encontra abaixo de uma linha reta imaginária entre os óstios tubários ou até 5 mm acima dessa linha, o diagnóstico é de útero bicorno. Nos demais casos, é de útero septado. Nas figuras A e B veem-se úteros bicornos e, na figura C, um útero septado.

Embora a maioria das mulheres com útero bicorno não apresente dificuldade para engravidar, ele também é frequente nas mulheres com abortamento habitual. O risco de abortamento no segundo trimestre e de parto prematuro é maior que na população em geral.

Raramente, essa alteração requer tratamento cirúrgico. A metroplastia está reservada para casos excepcionais e várias repetições de abortamento ou partos prematuros extremos sem nenhuma outra causa conhecida. A metroplastia por laparotomia é descrita com sucesso, melhorando as taxas de gestação a termo. Há relatos de realização por via laparoscópica, porém ainda escassos.

Durante a gestação, embora discutível, tem sido indicada a cerclagem do colo uterino entre a 13ª e a 16ª semana de gravidez, na tentativa de diminuir as perdas gestacionais, que são mais frequentes nesses casos.

Nos casos indicados, prefere-se a técnica de McDonald, utilizando faixa de Mersilene de 5 mm com agulha nas duas extremidades (Figura 3). A faixa permite melhor distribuição da pressão sobre os tecidos do colo uterino, diminuindo a incidência de isquemias e facilitando no momento da retirada do ponto, por ser mais visível (Figura 4).

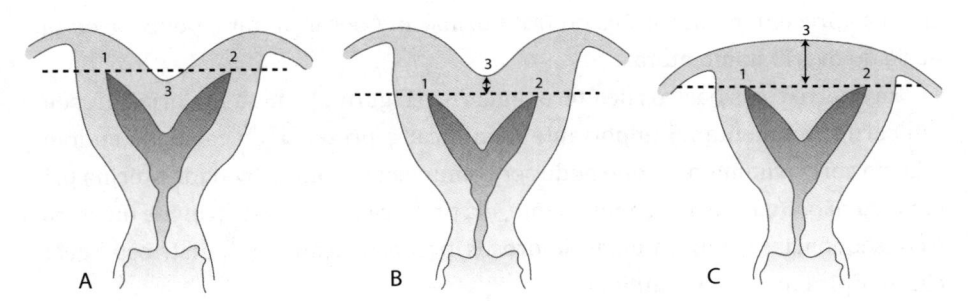

**Figura 2**  Diferenças entre útero bicorno e septado.
Fonte: adaptada de Fedele et al., 2006.

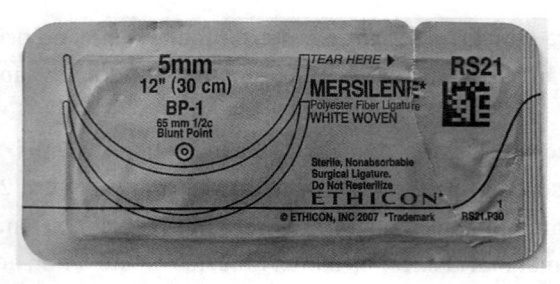

**Figura 3**  Faixa de Mersilene.

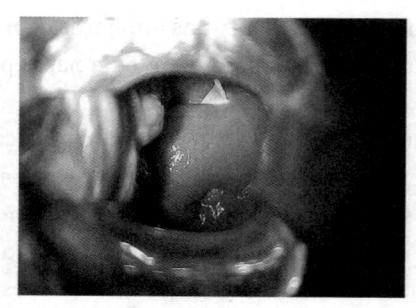

**Figura 4**  Aspecto final após cerclagem.

## Útero unicorno (classificação II)

Uma falha completa ou incompleta no desenvolvimento de um dos ductos de Müller determina a presença do útero unicorno. É uma anomalia incomum, que representa cerca de 10% das anomalias uterinas. Aproximadamente 40% das pacientes apresentam alterações do trato urinário. Apesar de rara, pode haver agenesia do ovário homolateral.

Há quatro tipos básicos de útero unicorno (Figura 1), mas a maioria apresenta um corno rudimentar. É importante identificar a presença de cavidade endometrial no corno rudimentar, que pode ser comunicante com a cavidade uterina principal ou não. Quando não comunicante, ela provoca retenção do sangue menstrual e consequências como sintomas dolorosos, predisposição a endometriose e gestação ectópica no corno rudimentar.

O útero unicorno apresenta um prognóstico desfavorável para a maternidade. As taxas de abortamento estão aumentadas, assim como as taxas de parto prematuro, resultando em taxa de nascidos vivos ao redor de 50%. Entretanto, o sucesso depende de vários fatores que terão influência em cada caso em particular. Em pacientes com infertilidade ou perda gestacional repetida, os resultados parecem melhores nos casos que apresentam útero rudimentar não funcionante.

O corno uterino rudimentar pode ser retirado por videolaparoscopia ou por laparotomia. A indicação da exérese do útero rudimentar é geralmente aceita quando ele apresenta cavidade uterina funcional e não comunicante, para alívio sintomático ou prevenção de endometriose e prenhez ectópica. Para os casos de endométrio não funcionante ou funcionante e comunicante, porém, não há consenso. Não há evidência de que a remoção desse corno rudimentar melhore as chances de gravidez ou o prognóstico gestacional.

Durante a gestação, embora discutível, tem sido indicada a cerclagem do colo uterino entre a 13ª e a 16ª semana de gravidez, na tentativa de diminuir as perdas gestacionais mais frequentes nesses casos.

## Útero didelfo (classificação III)

É a ausência de fusão entre os ductos de Müller, produzindo uma duplicação do corpo e do colo uterino. O septo vaginal longitudinal está presente na maioria dos casos e pode facilitar o diagnóstico, pois pode ser observado no exame ginecológico de rotina. É responsável por aproximadamente 8% dos casos de malformações uterinas e está associado a anomalias do trato urinário em 20% das vezes.

Comparado a outras alterações uterinas, o útero didelfo tem pequena repercussão na infertilidade, mas também apresenta abortamentos e partos prematuros com maior frequência.

O procedimento descrito para sua correção é a cirurgia de Strassman, que visa a reunificar as duas cavidades do útero. Entretanto, a cirurgia é tecnicamente difícil, pode causar estenose cervical e é complicado afirmar seu valor no prognóstico do futuro reprodutivo. Só deve ser indicada em casos isolados, após perdas gestacionais recorrentes, mas nunca como primeira opção.

Da mesma forma que para o útero unicorno, a cerclagem do colo uterino entre a 13ª e a 16ª semana de gravidez, na tentativa de diminuir perdas gestacionais, tem sido indicada, porém ainda é discutível.

## Aderência intrauterina

Descritas pela primeira vez em 1894 e publicadas com detalhes em 1948, por Asherman, as aderências intrauterinas (AIU) – ou sinéquias intrauterinas – ficaram conhecidas como síndrome de Asherman.

A prevalência de AIU não é exatamente conhecida. Estima-se que cerca de 1,5% das pacientes que se submetem à HSG apresentem AIU. A incidência tem aumentado na última década, talvez pela melhora do diagnóstico por USGTV e por histeroscopia ou pelo aumento das lesões iatrogênicas por trauma endometrial em curetagens e outras cirurgias ginecológicas. Provavelmente, com o uso mais frequente dos dispositivos de aspiração manual intrauterina (AMIU) nos quadros de abortamento, as sequelas do procedimento podem diminuir.

A maior causa de AIU é a lesão da camada basal do endométrio por curetagem pós-parto ou pós-abortamento. O trauma endometrial parece mais severo e mais frequente quando ocorre entre a 2ª e a 4ª semana de puerpério. Outras causas de AIU são: tuberculose genital, irradiação pélvica ou cirurgia histeroscópica. O papel da endometrite na gênese da AIU é desconhecido. O hipogonadismo também pode ser um fator predisponente.

Os sintomas típicos da AIU incluem amenorreia, hipomenorreia, infertilidade e abortamento habitual. Nem sempre a intensidade das aderências está relacionada ao grau de sintomatologia.

O risco de AIU é maior nas curetagens após abortamento retido do que no abortamento incompleto. Além disso, parece haver uma correlação de gravidade entre o período entre a morte fetal e a realização da curetagem. A frequência e a gravidade também estão proporcionalmente relacionadas ao número de procedimentos.

A infertilidade pode ser causada por obstrução dos óstios tubários e/ou do canal cervical e parece haver uma relação direta com a extensão do processo aderencial. Entretanto, o exato mecanismo que pode levar à infertilidade é desconhecido e há relatos de gestação com pequena quantidade de endométrio residual.

O diagnóstico final é realizado por histeroscopia. A HSG tem um papel de rastreamento dessas lesões e a USGTV, além de ajudar no diagnóstico, pode identificar áreas de endométrio responsivo, fato que colabora no planejamento cirúrgico.

Existem várias classificações para a AIU, o que dificulta a análise dos dados da literatura, pois nenhuma das classificações é considerada padrão. A classificação da American Fertility Society é apresentada na Tabela 2.

**Tabela 2**   Classificação da AIU.

| Itens avaliados | Intensidade | | |
|---|---|---|---|
| Envolvimento da cavidade | < 1/3 | 1/3 a 2/3 | > 2/3 |
| Nota (pontos) | 1 | 2 | 4 |
| Tipo de aderência | Fina | Fina e espessa | Espessa |
| Nota (pontos) | 1 | 2 | 4 |
| Padrão menstrual | Normal | Hipomenorreia | Amenorreia |
| Nota (pontos) | 1 | 2 | 4 |

Classificação:
- estágio I (leve): de 1 a 4 pontos;
- estágio II (moderada): de 5 a 8 pontos;
- estágio III (grave): de 9 a 12 pontos.

Fonte: adaptada de Fedele, 2006.

A chance de gestação a termo é significativamente maior nas pacientes com história de gestação prévia, mesmo que seja um abortamento, do que naquelas com infertilidade primária.

A lise das aderências intrauterinas é frequentemente empregada nos casos de infertilidade e abortamento habitual. Para as aderências leves, pode haver alguma divergência na indicação do tratamento, mas, havendo infertilidade ou abortamento habitual sem outra causa identificada, é um procedimento simples e com ótimos resultados anatômicos. Nas pacientes candidatas à reprodução assistida, a restauração da cavidade uterina é geralmente realizada.

O objetivo do tratamento é liberar o máximo possível de aderências sob visão histeroscópica direta. Nas aderências leves, a simples pressão aplicada na ponta do histeroscópio pode ser suficiente para liberar toda a cavidade endometrial. Todavia, na maioria dos casos, o tratamento não é de fácil execução, necessitando de sedação, instrumental adequado e técnica apurada.

Para as AIU moderadas e graves, existem descrições de vários tipos de técnicas cirúrgicas. Nos casos mais difíceis, a realização concomitante de videolaparoscopia diminui o risco de perfuração uterina.

A severidade inicial das lesões se correlaciona diretamente com o grau de reformação das aderências. Assim, quando o quadro é grave, vários tipos de tratamentos complementares têm sido utilizados para reduzir a formação de novas aderências. A utilização de dispositivo intrauterino ou de sonda de Foley e a imediata administração de estrogênios em altas doses têm sido propostas.

A maioria dos autores concorda com o uso de estrogênios, mas poucos utilizam dispositivos intracavitários, por apresentarem risco teórico de infecção sem uma confirmação convincente de melhora no prognóstico. A eficácia da adesiolise deve ser comprovada por *second look* histeroscópico após o primeiro ou segundo fluxo menstrual, para diagnóstico precoce de eventuais recorrências das aderências e sua imediata correção.

Considerando todos os tipos de AIU, o prognóstico é favorável, mas os resultados para casos severos são desapontadores. O tratamento pode ser extremamente simples, em alguns casos, ou muito complicado, em outros. São descritas complicações gestacionais, como maior incidência de placenta acreta e perdas gestacionais no segundo trimestre.

A perda gestacional, muitas vezes, está relacionada à presença de incompetência istmocervical (múltiplas dilatações do colo uterino), que deve ser prevenida realizando-se cerclagem cervical nesses casos. Os resultados dependem do tipo e da extensão das lesões, bem como da experiência do cirurgião. Nos quadros mais graves, frequentemente são necessários vários procedimentos até se obter uma cavidade normal. Em casos extremos, ainda pode ser indicada a metroplastia por via laparotômica.

## Pólipo endometrial

O pólipo endometrial é uma estrutura benigna de crescimento exagerado e localizado no endométrio. Geralmente, é identificado na pesquisa básica do casal (PBC) pela HSG ou pela USGTV. Nos casos duvidosos, a SHG pode ajudar. O padrão de referência em diagnóstico, assim como no tratamento, é a histeroscopia.

Pouco é conhecido sobre a influência do pólipo endometrial na fertilidade. Os mecanismos que poderiam alterar a fertilidade, como alterações na implantação embrionária ou no transporte espermático, necessitam de maior investigação. Alguns autores relatam que é mais frequente a presença de endometriose pélvica em pacientes portadoras de pólipo, associação que também pode contribuir para a diminuição da fertilidade.

O único estudo randomizado disponível estudou a presença de pólipo e sua exérese ou não em tratamentos de IIU. O resultado em taxas de gestação foi superior quando o pólipo foi retirado e somente biopsiado. No entanto, o estudo não foi duplo-cego e tampouco foi relatada a realização concomitante de videolaparoscopia e seus achados, fato que torna seus resultados questionáveis.

Alguns trabalhos sugerem que o tamanho (> 2 cm ou > 1,5 cm) e a localização (região cornual) dos pólipos são importantes na indicação da retirada histeroscópica.

Outro estudo em técnicas de reprodução assistida (TRA) mostrou resultados semelhantes em taxas de gestação em grupos de pacientes que apresentavam pólipos descritos na USGTV, que haviam retirado pólipo por histeroscopia, ou que não apresentavam pólipos.

Apesar dos resultados conflitantes, vários trabalhos demonstram alguma associação entre a polipectomia e a melhora das chances de gestação espontânea. Como o procedimento é relativamente simples, caso não seja detectada nenhuma causa específica para infertilidade ou para o abortamento habitual, a ressecção do pólipo é geralmente indicada.

Durante a estimulação ovariana controlada para TRA, podem surgir imagens transitórias de hiperplasia endometrial, simulando pólipos, porém não associadas à diminuição dos resultados.

## Leiomioma

O leiomioma, mioma ou fibroma é uma afecção benigna, comum em ginecologia, que afeta cerca de 20 a 50% das mulheres em idade reprodutiva. Quando realizada USG de rastreamento em mulheres com idade próxima à menopausa, sua presença pode alcançar 70 a 80%, dependendo da população estudada.

O crescimento e a multiplicação a partir de uma única célula muscular portadora de alteração genética é a origem dos leiomiomas do útero. Embora o crescimento dos miomas seja estimulado pelos estrógenos circulantes, eles podem crescer mesmo em hipoestrogenismo, provavelmente por aromatização de androgênios em estrogênios pelas células do próprio mioma. O crescimento também está relacionado à progesterona e a fatores de crescimento.

Os leiomiomas são classificados, em relação à sua localização, em subserosos, intramurais e submucosos. Os submucosos são divididos em: G0 (completamente dentro da cavidade uterina e ligado por fino pedículo), G1 (> 50% dentro da cavidade) e G2 (> 50% no interior do miométrio).

Os sintomas relacionados à presença dos leiomiomas incluem: pressão ou dor na região hipogástrica, sangramento genital anormal (aumento do fluxo ou sangramento de duração ou intermenstrual), dismenorreia, sintomas urinários e/ou intestinais e infertilidade. Nódulos subserosos e intramurais costumam ser os responsáveis pelos sintomas de pressão, dor ou repercussões no aparelho urinário ou intestinal. Os submucosos e os que distorcem a cavidade estão relacionados aos sintomas de sangramento genital anormal e dismenorreia e são os mais importantes nas causas de infertilidade.

A maioria das mulheres que apresentam leiomiomas é assintomática e fértil, mas a presença deles pode interferir na fertilidade de várias maneiras:

- deslocamento do colo uterino, reduzindo a exposição do orifício externo ao sêmen;
- deformidade e alargamento da cavidade uterina, o que pode interferir na migração e no transporte espermático;
- obstrução proximal das tubas;
- alteração da anatomia tubo-ovariana, interferindo na captura ovular;
- aumento ou descoordenação das contrações uterinas, levando a prejuízo do transporte embrionário e à nidação;
- alteração do fluxo sanguíneo uterino;
- favorecimento da instalação de processo inflamatório endometrial ou da secreção de substâncias vasoativas.

O leiomioma uterino tem sido citado com incidência de aproximadamente 5 a 15% em pacientes inférteis, mas somente 2 a 3% dos casos podem ser atribuídos aos efeitos isolados dos miomas, quando outras causas são excluídas.

Estudos em FIV observam que grupos com miomas submucosos ou intramurais que distorcem a cavidade uterina apresentam taxas de implantação e de gestação menores que grupos sem a patologia e que os resultados melhoram significativamente quando os miomas submucosos são retirados.

Os leiomiomas são detectados pelos exames da PBC. Podem ser visualizados na HSG, mas a USGTV apresenta maior acurácia e pode identificar cada nódulo, assim como sua dimensão e sua localização, sendo útil no diagnóstico e no planejamento terapêutico. Em lesões intracavitárias, a SHG pode melhorar sua sensibilidade. A RM não é usualmente necessária, mas pode ser útil no planejamento terapêutico de alguns casos, especialmente para videolaparoscopia. Quando a USGTV demonstra cavidade uterina sem irregularidades, não há necessidade de histeroscopia para sua confirmação.

A relação entre mioma e infertilidade é preocupação antiga dos ginecologistas, porém, mesmo nos dias atuais, a literatura ainda não apresenta número suficiente de trabalhos prospectivos e randomizados para definir uma conduta com precisão. Em geral, os trabalhos são retrospectivos e muitos apresentam falhas metodológicas, o que torna os resultados conflitantes.

As duas perguntas mais importantes para orientar a conduta em cada caso são:

1.  O mioma uterino com um determinado volume ou específica localização realmente diminui a fertilidade, independentemente de outras causas?
2.  Remover este(s) mioma(s) aumenta ou reduz a fertilidade?

As conclusões baseadas na literatura e na experiência diária sugerem as seguintes afirmações sobre leiomioma e fertilidade:

*   os submucosos diminuem a fertilidade;
*   os intramurais que alteram a cavidade uterina diminuem a fertilidade;
*   os intramurais que não alteram a cavidade também diminuem a fertilidade em FIV;
*   os subserosos parecem não alterar a fertilidade;
*   retirar miomas submucosos parece ser benéfico para a fertilidade;
*   não há evidências firmes de que retirar miomas intramurais seja benéfico para a fertilidade;
*   antes de indicar a miomectomia, deve ser realizada pesquisa minuciosa para excluir outros fatores que interferem na fertilidade;
*   nos casos de ISCA, tratamentos conservadores, como estimulação da ovulação e IIU podem ser realizados, dependendo do caso, reservando a miomectomia para os insucessos repetidos;
*   antes da realização de FIV/ICSI (injeção intracitoplasmática de espermatozoide), a cirurgia deve ser indicada nos casos de miomas intramurais de grande volume ou que distorcem a cavidade endometrial.

## Tratamento expectante

Pacientes portadoras de leiomioma que desejam engravidar ou que já tentaram, sem obter sucesso, e apresentam ISCA podem optar por tratamento expectante. Entretanto, não há como predizer quais são as chances mensais de gestação.

Algumas afirmações do passado precisam ser revistas antes de uma decisão cirúrgica. A indicação, antigamente, era baseada nos achados do exame ginecológico, pelo toque vaginal. Aqueles que, porventura, pudessem causar sintomas, eram operados. Hoje, dispõe-se de técnicas mais apuradas para avaliar os miomas.

A evolução dos miomas, seu crescimento ou sua regressão e seus sintomas são imprevisíveis. Eles não devem ser operados por sintomas que nunca apresentaram. A cirurgia não pode ser postergada, porque será tecnicamente mais difícil e com maiores complicações. Estudos mostraram que as complicações cirúrgicas não dependem do tamanho dos leiomiomas.

Um rápido crescimento do nódulo pode indicar a transformação do mioma em leiomiossarcoma. A incidência de leiomiossarcoma aumenta com a idade, sendo de aproximadamente 0,1% em idade reprodutiva e de 1 a 2% acima dos 60 anos, e sua transformação não está associada à taxa de crescimento dos nódulos. Portanto, nas pacientes em idade reprodutiva, é mais provável o falecimento por complicações da miomectomia ou histerectomia do que pelas consequências de um leiomiossarcoma.

No entanto, a presença de miomas submucosos, que deformam a cavidade uterina, ou intramurais de grande dimensão (> 5 cm) pode ter indicação cirúrgica nos quadros de ISCA de longa duração (> 3 anos), assim como na falha sucessiva de tratamentos como a IIU, ou previamente à realização de FIV.

## Tratamento medicamentoso

Entre as substâncias já utilizadas, a que produz melhores resultados é o análogo agonista do GnRH. Sua ação baseia-se no quadro de hipoestrogenismo que estabelece, mas a presença de efeitos colaterais importantes e a impossibilidade do uso por períodos maiores que 6 meses dificultam seu emprego. O volume dos miomas pode ser reduzido pela metade com a sua utilização, mas retorna às suas dimensões originais após a suspensão do tratamento. Outras medicações estão sendo estudadas, mas ainda em fase de testes. Assim, não há comprovação de que o uso do tratamento medicamentoso possa melhorar a fertilidade.

O uso pré-operatório rotineiro dos agonistas do GnRH não apresenta vantagens. Algumas vezes, em pacientes anêmicas, eles devem ser empregados de 2 a 3 meses antes do procedimento cirúrgico para miomectomia laparotômica ou laparoscópica, associados à suplementação com ferro, para melhoria das condições hematológicas. Em geral, são usadas as preparações de depósito mensal ou trimestral.

Esses agonistas diminuem o volume e a consistência dos nódulos, fazendo com que os menores deles, durante o ato cirúrgico, passem, às vezes, despercebidos, aumentando as chances de persistência de nódulos que crescem novamente após a cirurgia. Isso é ainda mais importante nas videolaparoscopias, em que não é possível reconhecer miomas menores pelo tato.

Portanto, o emprego dos agonistas do GnRH previamente à miomectomia histeroscópica é discutível. Alguns apregoam seu uso para produzir atrofia nos tecidos que circundam o nódulo e para reduzir seu volume, fatos que, em conjunto, poderiam diminuir o trauma endometrial.

## Tratamento cirúrgico

O tratamento definitivo para os quadros com sintomas diretamente relacionados ao mioma é a histerectomia. A miomectomia é a única opção terapêutica para as pacientes interessadas em uma futura gestação, aquelas que não desejam a retirada do útero.

As pacientes devem ser orientadas sobre as características da cirurgia, suas possíveis complicações (necessidade de transfusão, conversão para histerectomia e formação de aderências pélvicas) e os resultados que podem ser obtidos após o ato cirúrgico.

### Miomectomia histeroscópica

A miomectomia histeroscópica é, atualmente, o procedimento-padrão para o tratamento dos miomas submucosos. É eficiente e segura nos casos de alterações menstruais, mas seus efeitos sobre a fertilidade ainda não estão claros. A técnica a ser utilizada depende da extensão intramural dos miomas, da experiência do cirurgião e do equipamento disponível.

Para os ginecologistas, a ressectoscopia em lâminas é o método de escolha para a maioria, embora outras técnicas sejam propostas. Já para os G1 e G2, não há uma técnica mais apropriada; a maioria delas tenta transformar a parte intramural dos miomas em intracavitária, para evitar cortes profundos no miométrio. Talvez, no momento, a alça fria represente a melhor opção, pois permite completa remoção, com maior segurança, em um único ato operatório, respeitando o endométrio sadio.

A histeroscopia cirúrgica é um procedimento simples, mas deve ser realizada em ambiente hospitalar, sob anestesia, e pode apresentar complicações durante o ato operatório, como perfuração uterina, desequilíbrio hidroeletrolítico, sangramento, lesão cervical e embolia gasosa, ou complicações tardias, como aderência intrauterina (AIU).

A perfuração uterina pode ocorrer durante a dilatação cervical, a introdução do histeroscópio ou a ressecção do tecido intramiometrial. O risco de perfuração aumenta quando há componente intramiometrial do leiomioma. Dependendo da extensão da lesão, a paciente pode simplesmente ficar em observação ou ser imediatamente submetida à laparoscopia ou à laparotomia.

A complicação mais perigosa durante uma miomectomia histeroscópica é a passagem excessiva de fluido usado para a distensão uterina para o intravascular. Grandes quantidades de fluido podem causar edema pulmonar, hiponatremia, falência cardíaca, edema cerebral e até a morte. A absorção dos líquidos ocorre através das veias abertas do leiomioma ou pela passagem do fluido pelas trompas (absorção peritoneal). O risco pode estar aumentado quando há maior extensão intramural do mioma, o tempo cirúrgico é muito longo, o leiomioma é grande ou quando o total de líquido infundido é volumoso.

É muito importante, durante o procedimento, o controle do balanço hídrico, que é realizado pela equipe na sala cirúrgica ou por equipamento apropriado. O limite para suspender o procedimento é variável na literatura, indo de 750 a 2.000 mL. O uso de solução salina e de equipamentos de coagulação bipolar diminui mas não elimina completamente os riscos.

A AIU ocorre em de 1 a 15% das miomectomias histeroscópicas. Quanto mais agressiva a cirurgia, maiores as chances de AIU. Vários métodos para diminuir sua incidência já foram utilizados (dispositivos na cavidade, administração de hormônios, gel de ácido hialurônico, celuloides e outros), porém nenhum com eficácia cientificamente comprovada. A maioria dos cirurgiões realiza um *second look* histeroscópico precoce para diminuir a presença de AIU.

## Miomectomia por laparotomia

A laparotomia ou minilaparotomia é a via de escolha nos quadros de miomas múltiplos ou de grande volume. Segue a descrição dos aspectos mais importantes durante a realização da miomectomia:

1. Anestesia regional, habitualmente raquidiana ou duplo bloqueio.
2. Incisão na pele, Pfannenstiel ou Cherney. Se possível, incisão reduzida, de aproximadamente 10 a 12 cm.
3. Proteção da cavidade abdominal com compressas úmidas.
4. Inventário da cavidade e dos órgãos genitais internos.
5. Prevenção de sangramento com torniquetes, ligadura das artérias uterinas ou drogas vasoconstritoras.
6. Incisão no útero, geralmente longitudinal. Se houver um nódulo grande e único, incidir no local onde o miométrio é mais fino. Se houver nódulos múltiplos, tentar utilizar o menor número de incisões possíveis para retirar

os adjacentes. Quando incidir sobre o nódulo, seccionar o mioma para ficar mais claro onde se encontram os planos de clivagem.

7. Apreensão do nódulo com pinça de Bacaus e dissecção da pseudocápsula de forma romba ou com bisturi elétrico, até enuclear os nódulos. Evitar o quanto possível abrir a cavidade endometrial.

8. Revisão da hemostasia.

9. Se aberta a cavidade endometrial, fechamento em pontos isolados de *cat gut* 00 ou 000.

10. Fechamento do miométrio em dois ou três planos com pontos isolados de *vicryl* 0 ou 00.

11. Fechamento da serosa com pontos contínuos ancorados de *vicryl* 00 ou 000.

12. Prevenção de aderências pélvicas: técnica cirúrgica apropriada, irrigação da cavidade pélvica com soro fisiológico morno, hemostasia cuidadosa, suturas sem exposição de material na superfície do útero e utilização de películas de proteção, Surgicel® em camada dupla sobre a sutura uterina.

13. Fechamento da parede abdominal.

Para a diminuição do sangramento intraoperatório, é cada vez mais frequente o uso de medicamentos vasoconstritores. Entre eles, o mais usado é a vasopressina, ou hormônio antidiurético (ADH), que tem forte poder vasoconstritor e deve ser administrado com cuidado, sempre alertando a equipe de anestesia que vai fazer uso da medicação para que proceda à monitoração rigorosa da frequência cardíaca e da pressão arterial. A apresentação contém uma ampola de 1 mL e 20 unidades do ADH. Não devem ser utilizadas doses totais superiores a quatro ou seis unidades. Sugere-se diluir metade da ampola (0,5 mL) em 100 mL de soro fisiológico e utilizar entre 40 e 60 mL dessa diluição. A vasopressina deve ser administrada em vários pontos ao longo da incisão entre o miométrio e o mioma, com seringa de 20 mL e agulha de insulina. Se necessário, a aplicação deve ser repetida a cada hora, pois sua vida média é de 10 a 20 minutos.

Na ausência de vasopressina, pode-se empregar uma ampola de adrenalina diluída em 200 a 300 mL de soro fisiológico e usar de 40 a 60 mL da solução.

Quando bem indicada, a cirurgia apresenta um bom prognóstico em relação à melhora das chances de gestação e à diminuição das taxas de abortamento. As chances de gestação têm variações amplas na literatura, chegando a 60% após a cirurgia; porém, elas dependem também de outros fatores associados, sendo melhores quanto menor a idade da mulher e o tempo de infertilidade e na ausência de alterações masculinas.

Nos casos em que houve necessidade de abertura da cavidade endometrial, os resultados de gestação foram discretamente menores. Vale lembrar que a cirurgia pode acarretar a formação de aderências pélvicas que prejudicam a captação ovular e o transporte embrionário. Quando a gestação não acontece mesmo após a cirurgia, é importante nova HSG para avaliar as condições da cavidade endometrial e das tubas.

As taxas de abortamento são expressivamente menores após a miomectomia. Cerca de 50 a 60% de abortamentos caem para níveis semelhantes aos esperados em uma população normal, ao redor de 20%.

Nos tratamentos de FIV/ICSI, quando estabelecida cavidade uterina de dimensões adequadas, as chances de sucesso são semelhantes às da população normal submetida ao mesmo tratamento.

A miomectomia pode acarretar algumas complicações. A incidência de aderências pélvicas é alta, principalmente quando é necessária incisão na parede posterior do útero (94%), e menor, mas ainda expressiva (55%), quando a incisão é na parede anterior. As aderências relacionadas à parede posterior tendem a ser mais densas e severas. Além do possível comprometimento da fertilidade futura, elas podem, em casos raros, levar à suboclusão intestinal, que necessitará de reintervenção no pós-operatório. As várias medidas utilizadas para diminuir a presença de aderências não têm evidência substancial na literatura.

Um acontecimento raro relacionado à necessidade de abertura do endométrio é o comprometimento da cavidade endometrial, levando à aderência intrauterina.

A recorrência ou a persistência de miomas após a cirurgia está relacionada ao número de nódulos retirados. Quando há um nódulo único, a recorrência é da ordem de 11% e, quando há nódulos múltiplos, de 26%. Um estudo revelou, 10 anos após a miomectomia, apenas 10% de recorrência com sintomas clínicos.

A transfusão sanguínea pode ser necessária, especialmente em nódulos maiores e múltiplos. Estima-se, na literatura, que em cerca de 5 a 20% dos casos é necessário realizar transfusão. Com a técnica cirúrgica adequada e as manobras para diminuição do sangramento, atualmente são casos raros.

A necessidade de conversão da miomectomia em histerectomia também é pouco frequente. Na Clínica Ginecológica do Hospital das Clínicas da Faculdade de Medicina da Universidade de São Paulo (FMUSP), essa necessidade foi de 5,5% em 2008.

### Miomectomia por videolaparoscopia

A via laparoscópica tem sido apresentada como a alternativa menos invasiva para a realização da miomectomia. Nos estudos comparativos, não houve diferenças no tempo cirúrgico ou perda sanguínea entre essa técnica e a técnica por laparotomia. A via laparoscópica permite menor tempo de hospitalização e menor necessidade de analgesia.

Um estudo multicêntrico comparando videolaparoscopia com minilaparotomia sugere que a minilaparotomia é mais fácil, mais rápida e associada a discreta perda sanguínea quando os miomas são anteriores, fúndicos ou laterais. Em nódulos posteriores, a laparoscopia propiciou menor tempo cirúrgico e menor perda sanguínea. Os raros trabalhos randomizados não demonstraram diferenças nas taxas de gestação entre os procedimentos feitos por via laparotômica e aqueles feitos por via laparoscópica.

Alguns estudos descrevem maior incidência de rotura uterina durante a gestação quando o procedimento é realizado por videolaparoscopia. As possíveis explicações seriam o uso exagerado da eletrocoagulação para hemostasia e as dificuldades técnicas na sutura do miométrio.

A melhor via de acesso para o tratamento dos miomas intramurais ou subserosos não está determinada. Até uma evidência definitiva, sua indicação vai depender do número, do volume e da localização dos nódulos, da disponibilidade de equipamentos e da experiência do cirurgião.

## Embolização das artérias uterinas e outros métodos

A embolização das artérias uterinas tem sido descrita para tratamento de leiomioma desde a década de 1990. Ela pode reduzir o volume uterino e os sintomas do quadro, mas apresenta efeitos colaterais em alguns casos, incluindo a diminuição da reserva folicular.

Gestações com sucesso foram descritas após a utilização da técnica. Entretanto, os resultados ainda são limitados e, portanto, a embolização não deve ser indicada para pacientes que desejam engravidar.

Outros métodos, como miólise por videolaparoscopia com agulhas para eletrocauterização, *laser* na região central dos nódulos ou miólise não cirúrgica por ultrassonografia guiada por RM, são técnicas experimentais e ainda não disponíveis para uso clínico diário.

## Leiomioma e gestação

Muitos trabalhos sugerem que, com o aumento dos esteroides sexuais durante a gestação, os miomas devem apresentar volumoso crescimento. Entretanto, esse crescimento geralmente ocorre somente no primeiro trimestre e muitos miomas, principalmente os grandes, com frequência diminuem de tamanho no final da gestação.

A presença de sintomas de degeneração dos leiomiomas durante a gravidez é relativamente pequena. Todavia, parecem mais frequentes as apresentações anômalas, a ocorrência de abortamentos ou de partos prematuros e a incidência de cesáreas.

Raros trabalhos sugerem que a localização dos miomas é importante no prognóstico da gestação. Assim, quando próximos ao sítio de inserção placentária, seriam causa de sangramentos, de descolamento prematuro de placenta e de rotura prematura das membranas. Raramente, a miomectomia está indicada na gestação, mas existem relatos de casos em que os procedimentos foram realizados com sucesso.

Apesar do baixo risco de rotura uterina após as miomectomias por laparotomia ou videolaparoscopia (1 a 5%), como esse evento geralmente é grave, levando, muitas vezes, a risco de morte ao recém-nascido e à mãe ou obrigando o médico a realizar uma histerectomia puerperal que selaria o futuro reprodutivo, é prudente indicar cesárea fora de trabalho de parto, uma vez conseguida a maturidade fetal. Em casos extremos, com exérese de grande número de nódulos e várias incisões sobre o miométrio, a indicação deve ser mais precoce.

Na miomectomia histeroscópica, até recentemente só estavam descritos na literatura dois casos de rotura uterina na gestação. Quando há componente intramural importante, a indicação de cesárea é mais frequente, porém não há evidência conclusiva de que o tipo de parto diminua o risco de rotura.

## Adenomiose

A adenomiose uterina é uma patologia frequente em ginecologia, de etiologia pouco esclarecida e caracterizada pela presença heterotópica de glândulas e de estroma endometrial no interior do miométrio, com hiperplasia da musculatura lisa ao seu redor.

O grau de invasão endometrial é variável e pode envolver toda a parede uterina, até a serosa. A maioria dos patologistas não firma o diagnóstico se a invasão glandular não ultrapassar a interface endometrial miometrial (IEM) em mais de 2,5 mm. Os casos de menor extensão podem ser classificados como adenomiose sub-basal.

A IEM é composta do endométrio basal e do miométrio subendometrial (zona miometrial juncional ou arquimiométrio) e pode ser caracterizada como uma unidade funcional importante para o transporte espermático, a implantação embrionária, o desenvolvimento placentário e a menstruação. Pode ser identificada na USGTV como uma linha hiperecogênica circundando a camada funcional do endométrio hipoecogênico, especialmente na fase lútea inicial.

O miométrio subendometrial apresenta contratilidade retrógrada fora do período menstrual (fato que pode contribuir para a migração espermática e para a manutenção do blastocisto na cavidade endometrial para a implantação) e contratilidade anterógrada na fase menstrual.

A parede posterior costuma ser mais acometida que a anterior. Graus variáveis de hiperplasia miometrial são responsáveis pelo aumento do volume uterino característico da doença.

É mais frequente nas multíparas na 4ª ou 5ª década da vida. Estudos em animais sugerem associação importante entre a presença de adenomiose e a endometriose pélvica. Alguns acreditam que a adenomiose e a endometriose tenham, inclusive, a mesma fisiopatologia. Em humanos, porém, um trabalho retrospectivo de peças cirúrgicas de pacientes histerectomizadas na perimenopausa não identificou nenhuma associação de adenomiose com leiomiomas, endometriose, sangramento uterino anormal ou dor pélvica crônica.

Aproximadamente 1/3 das pacientes é assintomática. Quando presentes, os sintomas são inespecíficos e incluem alterações menstruais (p.ex., hipermenorragias e metrorragias), dismenorreia, dispareunia e dor pélvica crônica. A frequência e a severidade dos sintomas, em geral, correlacionam-se com a extensão e a profundidade da invasão miometrial.

Infertilidade é uma queixa menos frequente. Entretanto, como um maior número de mulheres tem optado por retardar sua primeira gestação para o final da 3ª ou início da 4ª década de vida, a adenomiose tem sido atualmente encontrada com mais frequência na pesquisa de infertilidade.

A etiologia da adenomiose é desconhecida. Supõe-se que resulte de um crescimento exagerado e com invaginações do endométrio basal para o interior do miométrio subendometrial. A presença de IEM íntegra parece proteger contra a invasão endometrial. A rotura dessa barreira, que pode ocorrer por fatores mecânicos ou pela invasão trofoblástica no início da gestação, pode levar ao desenvolvimento da adenomiose.

Não há provas concretas de como a adenomiose poderia interferir na fertilidade. Presumia-se, anteriormente, que o mecanismo mais importante seria na implantação embrionária. Contudo, trabalhos recentes bem conduzidos em pacientes receptoras de oócitos da mesma doadora, utilizando um grupo com adenomiose (diagnóstico por USGTV) e outro sem, não evidenciaram diferenças entre as taxas de gestação.

O diagnóstico por imagem para a adenomiose é motivo de controvérsias. Somente a avaliação anatomopatológica pode confirmar o diagnóstico. A HSG foi o primeiro método de investigação utilizado para a adenomiose. As imagens sugestivas da patologia são a presença de múltiplas e pequenas espículas (de 1 a 4 mm) que se estendem do endométrio para dentro do miométrio, terminando em fundo cego, ou o acúmulo focal de contraste no interior do miométrio, formando imagens do tipo "favos de mel". Por causa da baixa sensibilidade e da especificidade, outros métodos têm substituído a HSG. No entanto, como ela faz parte da PBC, esses sinais, quando observados, podem orientar para exames mais específicos.

Com o constante aperfeiçoamento da USGTV, o método tornou-se fundamental na avaliação de possível adenomiose. Maior atenção deve ser dada às imagens da transição entre o endométrio e o miométrio. Infelizmente, as imagens podem ser discretas e variáveis, não permitindo padronizar o diagnóstico.

Os critérios ultrassonográficos encontrados na literatura são:

- aumento do volume uterino sem miomas e aumento assimétrico da parede miometrial anterior ou posterior;
- contorno ausente ou irregular de nódulo intramiometrial;
- áreas heterogêneas pouco circunscritas no miométrio;
- ilhotas hiperecoicas ou nódulos com projeções digitais;
- lacunas anecoicas ou cistos de variados tamanhos no miométrio;
- aumento da ecotextura miometrial.

O tratamento clássico da adenomiose sintomática é a histerectomia. Tratamentos conservadores têm sido propostos para pacientes que querem conservar o útero ou na tentativa de melhorar a fertilidade:

- tratamento hormonal;
- dispositivo intrauterino medicado com progesterona;
- dispositivo intrauterino medicado com danazol;
- embolização vascular seletiva de vasos uterinos;
- tratamento cirúrgico conservador;
- tratamentos combinados de cirurgia conservadora seguida de agonistas do GnRH.

Como tratamento hormonal, pode ser considerado o uso de progestogênios, contraceptivo oral contínuo, antiestrogênios, inibidores da aromatase e agonistas do GnRH. Em geral, a melhora dos sintomas é transitória, enquanto dura o tratamento, e suas repercussões na fertilidade não são bem estabelecidas.

O medicamento mais estudado nessas circunstâncias é o agonista do GnRH. São descritos casos de sucesso na literatura usando agonista do GnRH na forma de depósito ou na administração diária, durante um período de 3 a 6 meses, com a ocorrência de gestação até 6 meses após a suspensão da medicação.

Os dispositivos intrauterinos podem ser empregados como tratamento conservador, mas fora do contexto da fertilidade. A embolização seletiva de vasos uterinos apresenta um número pequeno de casos na literatura relacionados à infertilidade e, a princípio, não deveria ser utilizada nas pacientes inférteis.

A ressecção microcirúrgica das áreas de adenomiose seguida do uso de agonista do GnRH por um período de 2 a 6 meses somente deve ser indicada na falha do tratamento hormonal exclusivo (agonista do GnRH). Quando realizada a cirurgia, a paciente não deve engravidar por 6 meses e o parto deve ser realizado sempre por cesárea.

Para o futuro, são aguardados métodos não invasivos, que sejam mais eficientes para o tratamento dos sintomas da adenomiose e que possam melhorar também a fertilidade. Um dos mais promissores será a utilização da ultrassonografia dirigida de alta intensidade, que promove a coagulação e a destruição do tecido alterado de forma não invasiva, já utilizada em outras especialidades médicas.

## Outras alterações da receptividade endometrial

O sucesso da implantação embrionária é fundamental para a reprodução humana, tanto natural quanto após os processos de reprodução assistida. A implantação do blastocisto é um mecanismo dinâmico que envolve a aposição do embrião, sua adesão ao epitélio endometrial e a invasão para o interior do estroma.

Na FIV, a falha de implantação pode ocorrer por diversos fatores. O mais frequente está relacionado às alterações embrionárias, cromossômicas ou não. Outra barreira importante é o desenvolvimento endometrial inadequado, que será responsabilizado pelas falhas de implantação nas transferências de embriões de boa qualidade.

Além disso, o sucesso da implantação embrionária depende da troca de informações entre o embrião e o endométrio, mesmo antes da invasão endometrial. A melhora da receptividade endometrial e, consequentemente, dos resultados de

FIV é importante por muitas razões, entre as quais se destaca o aumento do uso rotineiro da transferência embrionária única, evitando, assim, muitos casos de gestações múltiplas.

O endométrio fica receptivo à implantação do blastocisto durante um período restrito, conhecido como janela endometrial. Esse período, no meio da fase secretora, dura aproximadamente 48 horas, sendo caracterizado pela regulação para mais de vários fatores de crescimento endometrial, de citoquinas e de moléculas de adesão. Em um ciclo de 28 dias, ele se inicia entre o 20º e o 24º dia, ou 6 a 10 dias após o pico de LH. O endométrio parece ser o único tecido no qual existe um específico período para a implantação, porque nas gestações extrauterinas a implantação pode ocorrer a qualquer momento.

Por aspectos éticos e práticos, é impossível, ou extremamente difícil, estudar o mecanismo de implantação *in vivo*. Estudos realizados em várias espécies animais nem sempre podem ser extrapolados para a espécie humana. Estudos *in vitro*, geralmente, têm como origem endométrios após histerectomias, enquanto biópsias em ciclos em que poderia haver a nidação (como ciclos naturais ou antes da transferência embrionária em FIV) deixam dúvidas se poderiam diminuir as taxas de gestação.

Marcadores no sangue ou no fluido uterino também têm sido investigados. Os marcadores sanguíneos são os menos invasivos, porém a maioria deles não é específica para o útero e seus níveis plasmáticos podem não refletir o ambiente endometrial. Uma alternativa é investigar um lavado endometrial, mas a técnica não tem padrões definidos, o que dificulta a análise dos resultados.

Por exemplo, os níveis sorológicos do fator inibidor da leucemia (LIF) não refletem a fertilidade da fase lútea, mas baixas concentrações no lavado endometrial estão relacionadas à falha de implantação. Dados similares foram observados com a glicodelina, que é um dos principais produtos de secreção endometrial da fase lútea e é estudado como marcador da receptividade endometrial. Seus índices aumentam, no sangue e no fluido uterino, em ciclos ovulatórios e ele apresenta níveis menores em pacientes inférteis somente no lavado uterino.

Outro fator considerado importante na receptividade endometrial é a presença dos pinopódios na superfície do endométrio. Testes em microscópio eletrônico de varredura mostraram importante relação entre a presença de pinopódios e a receptividade endometrial em ratos, porém não há acordo na literatura sobre sua validade como marcador de receptividade endometrial em camundongos e em humanos. Nesses, os pinopódios estão presentes durante período prolongado na fase lútea (> 5 dias) e falha-se em determinar o período de maior receptividade, que vai de 24 a 48 horas. Seu uso clínico, no momento, parece pouco provável.

A USGTV tem sido empregada para analisar indiretamente a receptividade endometrial. Podem ser estudados a espessura, o padrão ecográfico, o fluxo sanguíneo por meio de Doppler e o volume endometrial em equipamentos de 3D. Recordando-se as características de padrão e de espessura do endométrio na USGTV, descritas no Capítulo 7 – Diagnóstico, observa-se que a fase proliferativa inicial aparece como uma linha fortemente refringente, cuja espessura aumenta ao longo da primeira fase do ciclo. Na fase pré-ovulatória, ela se apresenta por um anel refringente, um halo hipoecogênico espesso e a região central novamente refringente e linear (trilinear).

Na fase secretora, ocorre um aumento da refringência em toda a espessura endometrial, circundada por discreto halo hipoecogênico. Entre estes dois padrões, pode-se encontrar aspectos intermediários no período de transição entre a fase proliferativa e secretora.

A espessura endometrial na época pré-ovulatória é da ordem de 7 a 12 mm. Em FIV/ICSI, melhores taxas de implantação embrionária são encontradas com endométrios de 10 mm de espessura ou mais no dia da aplicação do hCG. Quando a espessura endometrial é inferior a 7 mm, as taxas de gestação diminuem progressivamente com a redução da espessura endometrial, até atingir raros casos de gestação e nascimento descritos na literatura com endométrios de 4 mm de espessura. Nas fases lúteas média e final, o endométrio, em geral, mantém sua espessura, podendo aumentar ligeiramente.

Não há limites máximos de crescimento endometrial fisiológico ou sob estimulação ovariana, mas é raro observar endométrios maiores que 20 mm. Na fase pré-menstrual, um endométrio secretor com maior espessura que na fase pré--ovulatória e de difícil delimitação, com o miométrio circunjacente, é um dos sinais de possível implantação embrionária. O tema receptividade endometrial será aprofundado no Capítulo 19 – Falha de Implantação e Abortamento Recorrente de Causa Genética.

## LITERATURA RECOMENDADA

Bosteels J, Weyers S, Puttemans P, Panayotidis C, Van Herendael B, Gomel V et al. The effectiveness of hysteroscopy in improving pregnancy rates in subfertile women without other gynaecological symptoms: a systematic review. Hum Reprod Update 2010; 16(1):1-11.

Croxatto HB. Physiology of gamete and embryo transport through the fallopian tube. RBM Online 2002; 4(2):160-9.

Devlieger R, D'Hooghe T, Timmerman D. Uterine adenomyosis in the infertility clinic. Hum Reprod Update 2003; 9(2):139-47.

Di Spiezio Sardo A, Mazzon I, Bramante S, Bettocchi S, Bifulco G, Guida M et al. Hysteroscopic myomectomy: a comprehensive review of surgical techniques. Hum Reprod Update 2008; 14(2):101-19.

Fauconnier A, Chapron C, Babaki-Fard K, Dubuisson JB. Recurrence of leiomyomata after myomectomy. Hum Reprod Update 2000; 6(6):595-602.

Fedele L, Bianchi S, Frontino G. Septum and synechiae: approaches to surgical correction. Clin Obstet Ginecol 2006; 49(4):767-88.

Frishman G. Vasopressin: if some is good, is more better? Obstet Gynecol 2009; 113(2):476-7.

Gavai M, Berkes E, Lazar L, Fekete T, Takacs ZF, Urbancsek J et al. Factors affecting reproductive outcome following abdominal myomectomy. J Assist Reprod Genet 2007; 24(11):525-31.

Glatstein IZ, Harlow BL, Hornstein MD. Practice patterns among reproductive endocrinologists: the infertility evaluation. Fertil Steril 1997; 67(3):443-51.

Glazener CM, Ford WC, Hull MG. The prognostic power of the post-coital test for natural conception depends on duration of infertility. Hum Reprod 2000; 15(9):1953-7.

Grimbizis GF, Camus M, Tarlatzis BC, Bontis JN, Devroey P. Clinical implications of uterine malformations and hysteroscopic treatment results. Hum Reprod Update 2001; 7(2):161-74.

Hamilton CJ, Evers JL, de Haan J. Ultrasound increases the prognostic value of the postcoital test. Gynecol Obstet Invest 1986; 21(2):80-8.

Hehenkamp WJK, Volkers NA, Broekmans FJ, de Jong FH, Themmen AP, Birnie E et al. Loss of ovarian reserve after uterine artery embolization: a randomized comparison with hysterectomy in women with reproductive failure: a critical appraisal. Hum Reprod Update 2008;14(5):415.

Hunault CC, Laven JS, van Rooij IA, Eijkemans MJ, te Velde ER, Habbema JD. Prospective validation of two models predicting pregnancy leading to live birth among untreated subfertile couples. Hum Reprod 2005; 20(6):1636-41.

Kongnyuy EJ, Wiysonge CS. Interventions to reduce haemorrhage during myomectomy for fibroids. Cochrane Database Syst Rev 2011; (11):CD005355.

Lethaby A, Vollenhoven B, Sowter M. Pre-operative GnRH analogue therapy before hysterectomy or myomectomy for uterine fibroids. Cochrane Database Syst Rev 2001; (2):CD000547.

Leyendecker G, Wildt L, Mall G. The pathophysiology of endometriosis and adenomyosis: tissue injury and repair. Arch Gynecol Obstet 2009; 280(4):529-38.

Mara M, Maskova J, Fucikova Z, Kuzel D, Belsan T, Sosna O. Midterm clinical and first reproductive results of a randomized controlled trial comparing uterine fibroid embolization and myomectomy. Cardiovasc Intervent Radiol 2008; 31(1):73-85.

Marchionni M, Fambrini M, Zambelli V, Scarselli G, Susini T. Reproductive performance before and after abdominal myomectomy: a retrospective analysis. Fertil Steril 2004; 82(1):154-9.

Matalliotakis IM, Katsikis IK, Panidis DK. Adenomyosis: what is the impact on fertility? Curr Opin Obstet Gynecol 2005; 17(3):261-4.

Morimatsu Y, Matsubara S, Higashiyama N, Kuwata T, Ohkuchi A, Izumi A et al. Uterine rupture during pregnancy soon after a laparoscopic adenomyomectomy. Reprod Med Biol 2007; 6(3):175-7.

Oei SG, Helmerhorst FM, Bloemenkamp KWM, Hollants FAM, Meerpoel DEM, Keirse MJ. Effectiveness of the postcoital test: randomised controlled trial. BMJ 1998; 317:502.

Oei SG, Helmerhorst FM, Keirse MJ. Routine postcoital testing is unnecessary. Hum Reprod 2001; 16(5):1051-3.

Pabuçcu R, Gomel V. Reproductive outcome after hysteroscopic metroplasty in women with septate uterus and otherwise unexplained infertility. Fertil Steril 2004; 81(6):1675-8.

Palomba S, Zupi E, Falbo A, Russo T, Marconi D, Tolino A et al. A multicenter randomized, controlled study comparing laparoscopic versus minilaparotomic myomectomy: reproductive outcomes. Fertil Steril 2007; 88(4):933-41.

Pérez-Medina T, Bajo-Arenas J, Salazar F, Redondo T, Sanfrutos L, Alvarez P et al. Endometrial polyps and their implication in the pregnancy rates of patients undergoing intrauterine insemination: a prospective, randomized study. Hum Reprod 2005; 20(6):1632-5.

Pritts EA, Parker WH, Olive DL. Fibroids and infertility: an updated systematic review of the evidence. Fertil Steril 2009; 91(4):1215-23.

Ribeiro SC, Tormena RA, Peterson TV, Gonzáles Mde O, Serrano PG, Almeida JA et al. Müllerian duct anomalies: review of current management. São Paulo Med J 2009; 127(2):92-6.

Saravelos SH, Cocksedge KA, Li TC. Prevalence and diagnosis of congenital uterine anomalies in women with reproductive failure: a critical appraisal. Hum Reprod Update 2008; 14(5):415-29.

Seracchioli R, Rossi S, Govoni F, Rossi E, Venturoli S, Bulletti C et al. Fertility and obstetric outcome after laparoscopic myomectomy of large myomata: a randomized comparison with abdominal myomectomy. Hum Reprod 2000; 15(12):2663-8.

Shokeir TA. Hysteroscopic management in submucous fibroids to improve fertility. Arch Gynecol Obstet 2005; 273(1):50-4.

Sizzi O, Rossetti A, Malzoni M, Minelli L, La Grotta F, Soranna L et al. Italian multicenter study on complications of laparoscopic myomectomy. J Minim Invasive Gynecol 2007; 14(4):453-62.

Somigliana E, Vercellini P, Benaglia L, Abbiati A, Barbara G, Fedele L. The role of myomectomy in fertility enhancement. Curr Opin Obstet Gynecol 2008; 20(4):379-85.

Stamatellos I, Apostolides A, Stamatopoulos P, Bontis J. Pregnancy rates after hysteroscopic polypectomy depending on the size or number of the polyps. Arch Gynecol Obstet 2008; 277(5):395-9.

Sunkara SK, Khairy M, El-Toukhy T, Khalaf Y, Coomarasamy A. The effect of intramural fibroids without uterine cavity involvement on the outcome of IVF treatment: a systematic review and meta-analysis. Hum Reprod 2010; 25(2):418-29.

Surrey ES, Lietz AK, Schoolcraft WB. Impact of intramural leiomyomata in patients with a normal endometrial cavity on in vitro fertilization-embryo transfer cycle outcome. Fertil Steril 2001; 75(2):405-10.

Taylor A, Sharma M, Tsirkas P, Di Spiezio Sardo A, Setchell M, Magos A. Reducing blood loss at open myomectomy using triple tourniquets: a randomised controlled trial. BJOG 2005; 112(3):340-5.

Taylor E, Gomel V. The uterus and fertility. Fertil Steril 2008; 89(1):1-16.

Valle RF, Sciarra JJ. Intrauterine adhesions: hysteroscopic diagnosis, classification, treatment, and reproductive outcome. Am J Obstet Gynecol 1988; 158(6 Pt 1):1459-70.

van der Steeg JW, Steures P, Eijkemans MJ, Habbema JD, van der Veen F, Bossuyt PM et al. Should the post-coital test (PCT) be part of the routine fertility work-up? Hum Reprod 2004; 19(6):1373-9.

Weiss G, Maseelall P, Schott LL, Brockwell SE, Schocken M, Johnston JM. Adenomyosis a variant, not a disease? Evidence from hysterectomized menopausal women in the Study of Women's Health Across the Nation (SWAN). Fertil Steril 2009; 91(1):201-6.

# Causa tuboperitoneal

Elvio Tognotti

## INTRODUÇÃO

As tubas uterinas são estruturas pares que derivam da extremidade cranial dos ductos paramesonéfricos, medindo de 7 a 14 cm. São divididas em quatro regiões: intersticial (ou cornual), ístmica, ampolar e infundibular. A luz tubária tem diâmetro variável, sendo mais estreita na região intersticial e aumentando seus valores à medida que se aproxima do infundíbulo, sua porção mais larga. A região infundibular, ou fimbrial, apresenta forma de funil com projeções digitais, para facilitar a captação oocitária.

A permeabilidade das trompas é um pré-requisito fundamental para a fertilidade humana. Entretanto, essa permeabilidade não é o suficiente, sendo necessária também uma função tubária normal.

A função tubária vai além da captação, exercendo papel importante no transporte dos espermatozoides, na promoção de ambiente adequado à fertilização e na nutrição e no transporte do embrião até a cavidade uterina.

A patologia tuboperitoneal é responsável por 25 a 35% das causas femininas de infertilidade, nas estatísticas internacionais. Contudo, sua prevalência depende da população atendida. Na década de 1990, no ambulatório de infertilidade da Clínica Ginecológica do Hospital das Clínicas da Faculdade de Medicina da Universidade de São Paulo (HCFMUSP), sua prevalência era de 49% entre todas as causas de infertilidade. Sua alta frequência justifica a investigação precoce na pesquisa básica do casal (PBC).

As tubas podem ser atingidas de forma intrínseca, a partir da vagina, do colo e do endométrio, ou de forma extrínseca, com origem a partir da cavidade abdominal, e apresentar lesões em qualquer parte de sua extensão, com diversas intensidades. Algumas lesões acarretam obstrução da luz tubária, enquanto outras produzem lesões parciais ou aderências peritubárias, que também alteram sua função.

Cada região tubária afetada tem particularidades de formas e etiologia mais provável:

- região proximal: obstrução fibrosa por traumatismo do óstio uterino da trompa, compressão por leiomioma, pólipo tubário, salpingite ístmica nodosa, endometriose, patologia congênita ou espasmo tubário;
- região mediana: salpingectomia por laqueadura ou prenhez ectópica, tuberculose, endometriose, salpingite ístmica nodosa ou patologia congênita;
- região distal não oclusiva: aglutinação de fímbrias, fimose tubária ou aderência peritubária de causas infecciosas;
- região distal oclusiva: hidrossalpinge de causa infecciosa, salpingectomia por laqueadura ou prenhez ectópica.

## ETIOLOGIA

A infecção pélvica é a causa mais comum de lesão tubária, representando mais de 50% de sua etiologia. O processo infeccioso pode ter sua origem em uma doença sexualmente transmissível ou após infecção pós-abortamento, pós-parto ou pós-inserção de dispositivo intrauterino (DIU). Apesar de a maioria dos casos de infertilidade tubária não apresentar história de infecção pélvica anterior, a probabilidade de lesão tubária é proporcional ao número de infecções prévias – da ordem de 12% após o primeiro quadro, 35% após o segundo e pouco mais de 50% após o terceiro episódio.

Aproximadamente metade dos casos de doenças inflamatórias pélvicas agudas é causada pela *Chlamydia trachomatis*. Habitualmente, essas patologias não são diagnosticadas, por serem, na maioria dos casos, assintomáticas ou por apresentarem quadros muito leves. Sintomáticas ou não, elas podem causar lesões tubárias. Na mulher, são responsáveis por uretrites, cervicites, endometrites, salpingites e aderências peritubárias. Essas alterações estão relacionadas à infertilidade, à prenhez ectópica e à dor pélvica crônica. O atraso no diagnóstico e no tratamento aumenta os riscos de sequelas da infecção, além da possibilidade de transmissão para o parceiro.

O gonococo, segundo agente potencial, é mais comum nos jovens que vivem na cidade e em classes sociais menos favorecidas. A infecção pela *Neisseria* pode estar localizada no trato genital inferior, com deslocamento ulterior para as tubas. Muitos casos podem ser assintomáticos, e é frequente sua associação com a clamídia e com outros agentes infecciosos, tornando-os quadros de etiologia multifatorial.

A obstrução tubária após processo infeccioso pode localizar-se em qualquer segmento tubário, mas preferencialmente produz lesões na parte distal das tubas, ocluindo o óstio abdominal com dilatação de sua porção distal. Ocasiona lesão da mucosa e muscular e acúmulo de secreção purulenta em seu interior, caracterizando o quadro conhecido como piossalpinge. Com a cronicidade da lesão, o conteúdo espesso gradativamente se torna transparente e estéril, denominando-se hidrossalpinge, que representa aproximadamente 80% das obstruções tubárias não cirúrgicas.

A tuberculose genital, sempre secundária a foco primário, pode causar desde um simples bloqueio tubário até um abscesso tubo-ovariano e um processo aderencial intenso. Em geral, acomete o terço médio da trompa e apresenta lesões características, como trompas extremamente fixas e com intensa irregularidade da luz tubária na histerossalpingografia (HSG). As infecções puerperais, pós-abortamento ou pós-parto, são outra causa importante de endometrites e salpingites, conduzindo a quadros de aderências intrauterinas ou de lesões tubárias.

Os dispositivos intrauterinos podem aumentar o risco de infecção do trato genital superior até cerca de 3 semanas após sua inserção, mas, além desse período e após sua retirada, não foi comprovada correlação entre seu uso e a presença de infecções ou maior incidência de infertilidade de causa tubária.

Na endometriose, os achados mais frequentes são de distorção e irregularidades da luz tubária, limitações da mobilidade da tuba ou processos pélvicos aderenciais. Em alguns casos, focos de endometriose na própria tuba (endossalpingeose) podem gerar nodulações e alterações da função tubária ou obstruções. A Figura 1 ilustra um caso de nódulos tubários de endometriose que, alterando a função tubária, produziram quadro de prenhez ectópica tubária.

A laparotomia prévia é, reconhecidamente, um fator de risco para alteração tubária, mas história de apendicite com peritonite, a longo prazo, não parece estar relacionada à lesão tubária.

As oclusões tubárias por laqueadura e arrependimento posterior poderão ser corrigidas cirurgicamente ou pela fertilização *in vitro* (FIV). O prognóstico da correção cirúrgica depende da técnica empregada na laqueadura e da extensão da lesão tubária.

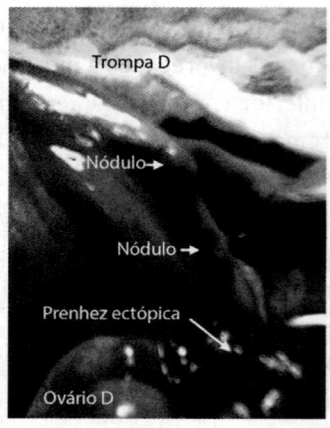

**Figura 1**   Endometriose tubária e prenhez ectópica.

## PREVENÇÃO

Todas as orientações para a prática de sexo seguro são importantes para diminuir a transmissão das doenças sexualmente transmissíveis e, consequentemente, qualquer sequela tubária. Relevância deve ser dada ao diagnóstico e ao tratamento precoces dos casos positivos ou altamente suspeitos, que determinam a severidade das lesões tardias. O parceiro deve ser tratado imediatamente, a fim de diminuir o risco de reinfecções.

O rastreamento de rotina da clamídia para todas as pacientes, ou para aquelas com queixa de infertilidade, tem sido foco de amplas discussões na literatura. Alguns preconizam sua pesquisa como rotina na infertilidade e outros somente nos casos suspeitos.

Nas pacientes com indicação de curetagem uterina, devem ser tomadas medidas para minimizar os riscos de infecção. As mulheres que irão se submeter a procedimentos uterinos invasivos (inserção de DIU, histeroscopia, HSG, histerossonografia – SHG) devem ser rastreadas para clamídia ou receber antibióticos de forma profilática. Um dos esquemas mais utilizados contém doxiciclina na dose de 100 mg, 2 vezes ao dia, por 7 dias.

## DIAGNÓSTICO

Existem várias maneiras para diagnosticar o fator tuboperitoneal na infertilidade, entre as quais: ultrassonografia transvaginal (USGTV), HSG, videolaparoscopia com cromotubagem, sono-histerossalpingografia, salpingoscopia, falopioscopia e sorologia para clamídia. Cada teste apresenta aspectos positivos e negativos. Alguns consideram a videolaparoscopia com cromotubagem como padrão de referência. Entretanto, vários aspectos importantes em relação à luz tubária não podem ser identificados pela videolaparoscopia. Considera-se que, para rastreamento de rotina, a HSG fornece uma boa avaliação geral das tubas, devendo ser o primeiro e, se possível, o único a ser solicitado para essa avaliação. Reserva-se a videolaparoscopia não como método diagnóstico, mas diante da convicção de que será necessário algum procedimento cirúrgico. Isso inclui a forte suspeita de fator aderencial grave ou a presença de outras lesões pélvicas que necessitem de intervenção cirúrgica.

A HSG é um procedimento simples, que não necessita de anestesia, relativamente rápido, seguro, de baixo custo e de potencial efeito terapêutico. O surgimento de cateteres delicados e maleáveis tornou a técnica menos desconfortável para as pacientes. Quando comparada à videolaparoscopia e à cromotubagem, a HSG apresenta boa sensibilidade e especificidade de 65 e 83%, respectivamente, na detecção de alterações na cavidade uterina e de bloqueio tubário. É importante lembrar que, neste estudo comparativo, só foram incluídos estudos retrospectivos; portanto, casos de gestação após a HSG não foram relatados. A sensibilidade do método não é tão alta, por causa da dificuldade em reconhecer os quadros de aderências peritubárias, mas, nas patologias distais, pela HSG é possível reconhecer o relevo mucoso no interior da trompa (pregas da mucosa) e estimar o diâmetro da hidrossalpinge – fatos que têm relevância prognóstica.

Uma das suas possíveis limitações é a presença de espasmos na região cornual, sugerindo obstrução tubária proximal. A injeção lenta de meio de contraste aquecido e o uso de antiespasmódicos pode diminuir essa ocorrência. Nas imagens obtidas da região cornual na presença de lesão orgânica, geralmente não se visualiza a presença do cone pré-tubário, fato que ocorre nos espasmos fisiológicos (Capítulo 7 – Diagnóstico). Um estudo recente sugere que, para os achados de espasmo unilateral, a rotação da paciente, colocando a tuba obstruída em posição inferior, corrigiria mais de 50% dos casos.

A USGTV, exame realizado na PBC, também pode contribuir no diagnóstico e no planejamento terapêutico do fator tubário, já que visualiza a presença de coleção anecogênica, alongada e irregular na região anexial, correspondente à hidrossalpinge. A observação da hidrossalpinge na USGTV é importante porque demonstra a presença de líquido no interior da tuba sem a injeção de contraste, que ocorre na HSG. A presença dessa coleção líquida, em condições fisiológicas, está relacionada à diminuição da receptividade endometrial e a menores taxas de gestação nos procedimentos de FIV/injeção intracitoplasmática de espermatozoides (ICSI). Por meio da USGTV, é possível classificar as características da hidrossalpinge e, especialmente, medir a dilatação da luz tubária para correlacionar com os achados clínicos. Intuitivamente, quanto maior o achado, maior a lesão tubária. Atualmente, a presença da hidrossalpinge na USGTV é fator de extrema importância na indicação cirúrgica prévia à FIV/ICSI.

A USG transvaginal ou transabdominal, associada à injeção de contraste na cavidade uterina e nas tubas (sonohisterossalpingografia), tem sido utilizada no diagnóstico das causas tubárias e endometriais. Preconiza-se o uso de contrastes especialmente desenvolvidos para essa finalidade; porém, pela dificuldade de obtenção ou pelo custo elevado, muitos utilizam contrastes simples, como soro fisiológico ou injeção de ar ambiente. As imagens de pólipos ou leiomiomas no interior da cavidade uterina são muito bem detalhadas com o emprego de contraste líquido (soro fisiológico) e geralmente melhores que as observadas na HSG. No entanto, para a avaliação da luz tubária e a dispersão do contraste na cavidade pélvica, as imagens não apresentam a mesma definição obtida com a HSG. Por sua simplicidade e pela facilidade de execução no consultório, ela poderia ser utilizada na avaliação da permeabilidade tubária em casos iniciais ou em pacientes alérgicas aos contrastes iodados.

Os testes de anticorpos anticlamídia no plasma têm como objetivo identificar infecções pregressas e, dessa forma, possíveis lesões tubárias decorrentes dessas infecções. Existem várias técnicas para determinar os níveis de anticorpos, sendo a mais específica aquela realizada por microimunofluorescência. Apesar de ser um teste não invasivo e de baixo custo, apresenta divergências sobre o limite de corte de imunoglobulina G que deve ser aplicado para correlacionar com lesão tubária (alguns consideram 16 o limite ideal). Além disso, não revela alterações anatômicas que poderiam ser vistas na HSG. Essa técnica é utilizada nos Estados Unidos e em alguns países da Europa para o rastreamento de doenças tubárias, mas no Brasil ainda tem pouca aceitação.

A salpingoscopia e a falopioscopia são técnicas de visualização direta do interior das trompas. O termo salpingoscopia usualmente é utilizado quando um histeroscópio rígido ou flexível é introduzido através do óstio abdominal da tuba, com videolaparoscopia concomitante. A trompa é distendida com solução de Ringer e sua luz é examinada na tentativa de avaliar a presença de aderências e lesões na mucosa. Na falopioscopia, realizada com sedação ou com anestesia local, os instrumentos são introduzidos através do óstio uterino para a análise da porção proximal, onde podem ser encontrados pólipos, rolhas de muco ou aderências. Em alguns casos, é possível desobstruir bloqueios proximais. Pela complexidade de sua aplicação e por sua pequena aplicabilidade clínica, a salpingoscopia e a falopioscopia raramente são utilizadas.

Não há, atualmente, um único exame disponível que possa ser denominado ideal em termos de segurança, acurácia, efetividade e valor prognóstico. As evidências ainda são favoráveis aos velhos testes, como a HSG e a videolaparoscopia com cromotubagem.

## TRATAMENTO

Antes da FIV, o tratamento da causa tubária era essencialmente cirúrgico. Com o aparecimento e o desenvolvimento das técnicas de FIV/ICSI, o tratamento cirúrgico ficou reservado a casos selecionados. Os motivos principais são os resultados de gestação mensal que as duas técnicas podem oferecer e a possibilidade da ocorrência de complicações como prenhez ectópica. Vários fatores referentes à patologia de cada paciente e aos recursos de cada serviço de atendimento podem influenciar no sucesso. Revisões recentes, como a de Ginter Sotrel, publicada em 2009 e representada na Tabela 1, apresentam um panorama geral desses resultados e complicações.

**Tabela 1**   Fecundidade mensal, taxa cumulativa de gestação e prenhez ectópica no tratamento da infertilidade tubária.

| Tratamento | Fecundidade por ciclo (%) | Taxa cumulativa (%) | Prenhez ectópica (%) |
|---|---|---|---|
| Anastomose tubocornual | 7 | 57 | 5 |
| Anastomose ístmica e ampolar | 12 | 79 | 4,8 |
| Salpingostomia | 2,5 | 26 | 8,3 |
| Fimbrioplastia | 5 | 47 | 3,5 |
| Lise de aderências peritubárias | 6 | 52 | 5,7 |
| FIV (todas as idades) | 38 | 70 (3 ciclos) | 0,7 |

Fonte: adaptada de Sotrel, 2009.

Apresentando taxas mensais menores, todos os tratamentos cirúrgicos necessitam de um seguimento a longo prazo para proporcionar bons resultados. Quanto menor a chance mensal, maior deve ser o tempo de espera. Em geral, esse período varia entre 1 e 5 anos. Como o passar do tempo, diminuem as chances de gestação na FIV e, raramente, os procedimentos cirúrgicos terão indicação após os 35 anos da mulher. Além da idade, é recomendável avaliar a reserva folicular antes da indicação cirúrgica. Nos casos de reserva diminuída, o tratamento com resultados mais rápidos deve ser indicado (como a FIV). Em alguns casos de hidrossalpinge, a cirurgia é necessária para obter melhores resultados na FIV.

Quando se comparam os resultados, imagina-se que a paciente e o médico podem escolher o tipo de procedimento, independentemente de outros fatores. No entanto, isso não ocorre em vários serviços públicos, onde existem filas de espera para o tratamento ou onde somente um tipo de tratamento pode ser oferecido. Por exemplo, quando não há opção para a FIV a curto período, é melhor realizar o procedimento cirúrgico, mesmo com taxas menores de gestação, pois, na maioria desses casos, sem a cirurgia a taxa de sucesso será próxima de zero.

A seguir, serão descritas, de maneira resumida, cada uma das possibilidades e técnicas de tratamento.

## Expectante

Este tipo de opção só é aplicável a um pequeno número de casos em que a lesão tubária é unilateral ou de pequena intensidade, não ocluindo as duas tubas, o que mantém chances muito reduzidas, mas não nulas. Em geral, estas pacientes também estão em fila de espera por tratamento de FIV.

## Canulação tubária transcervical

Nas obstruções cornuais descritas pela HSG, o procedimento tem como objetivo a desobstrução dessa área por meio da injeção de contraste sob pressão diretamente na região cornual, na tentativa de liberar placas de muco e aderências leves, ou de reverter um espasmo localizado. Utilizam-se vários tipos de cateteres que são orientados por fluoroscopia, USG ou histeroscopia. O acompanhamento por histeroscopia parece fornecer os melhores resultados.

Resultados de até 85% de desobstrução são descritos na literatura, mas a taxa de reoclusão é da ordem de 30%, e há de 3 a 11% de probabilidade de perfuração tubária. Em geral, as perfurações são pequenas e curam-se espontaneamente, porém o trauma e a inflamação determinam novas aderências e perda da função da trompa. Existem poucos trabalhos sobre esse método na literatura, e ele ainda é raramente utilizado na prática.

## Anastomose tubocornual

Para a correção cirúrgica das lesões cornuais, as opções terapêuticas são o reimplante tubário e a anastomose tubocornual. O reimplante tubário, muito utilizado no passado, atualmente perdeu espaço, por apresentar índice muito baixo de gestação, alta taxa de estenose da região operada e alta taxa de gestação ectópica, sendo substituído pela anastomose tubocornual.

A anastomose tubocornual, apesar de melhor que o reimplante, também não apresenta resultados brilhantes. Na literatura, as taxas cumulativas de gestação estão entre 38 e 57%. O resultado baixo é causado, na maioria das vezes, pela extensão da lesão proximal e por lesões concomitantes em outros locais da tuba. Tradicionalmente, a anastomose é realizada por laparotomia com técnicas microcirúrgicas, mas alguns trabalhos sugerem que pode também ser realizada por videolaparoscopia em um pequeno número de casos.

A Figura 2 ilustra alguns detalhes da cirurgia, que segue, em geral, as etapas descritas no próximo item para a anastomose ístmica ou ampolar.

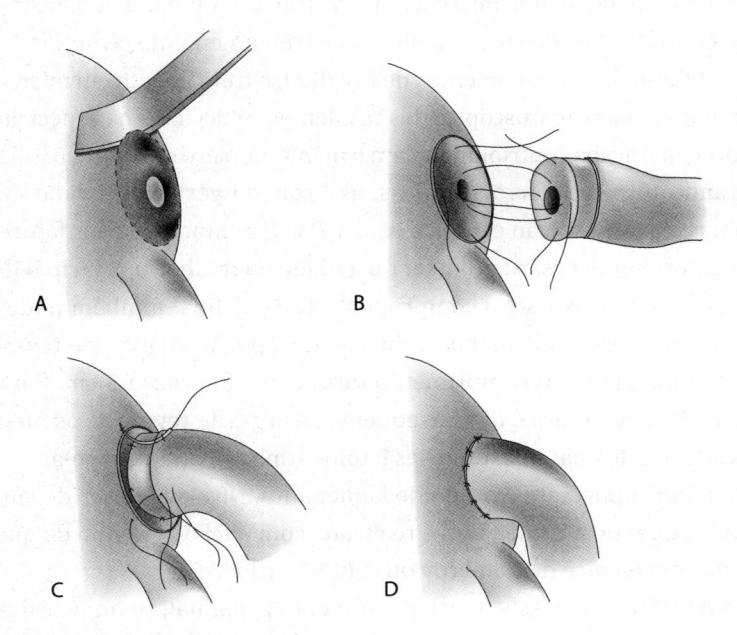

**Figura 2**   Anastomose tubocornual.
Fonte: adaptada de Watrelot e Chauvin, 2011.

## Anastomose tubária ístmica e ampolar

Mesmo com a difusão das diversas formas de anticoncepção, a laqueadura tubária continua sendo o método mais utilizado. A probabilidade de arrependimento pode atingir 10%, sendo sua razão mais comum a mudança de parceiro. Para essas pacientes, o retorno à fertilidade pode ser realizado pela cirurgia de reversão da laqueadura ou por técnicas de FIV/ICSI. Aproximadamente 1 a 2% das pacientes laqueadas realizam a cirurgia para reversão.

Tradicionalmente, o procedimento cirúrgico é realizado por laparotomia ou minilaparotomia. Recentemente, alguns trabalhos demonstraram que, em mãos experientes, a videolaparoscopia pode ser utilizada com resultados semelhantes. Em termos gerais, os procedimentos por videolaparoscopia apresentam taxa de gestação menor e prenhez ectópica maior. Para o futuro, talvez a cirurgia robótica possa contornar as dificuldades da realização dos procedimentos microcirúrgicos por videolaparoscopia. Contudo, os estudos iniciais precisam ser confirmados, e os custos, reduzidos.

Os resultados da reversão de laqueadura mudaram drasticamente com a introdução das técnicas microcirúrgicas nos anos 1970. Além da atitude do cirurgião durante o manuseio dos tecidos, sempre cuidadoso e delicado, são importantes: ampliação das imagens por microscópio cirúrgico ou lupa, hemostasia rigorosa, irrigação contínua, fios de sutura delicados e treinamento do cirurgião.

Com a difusão dos procedimentos de FIV/ICSI, o treinamento em microcirurgia e em anastomose videolaparoscópica dos residentes e iniciantes na especialidade tem diminuído, o que acaba contribuindo para o menor número de indicações da cirurgia.

Utilizando técnicas microcirúrgicas, as taxas de gestação variam entre 57 e 84%, com risco de gestação ectópica de 2 a 7%. No entanto, vários fatores podem afetar negativamente essas cifras, sendo a idade da mulher o principal deles. Embora seja tema controverso, o comprimento tubário final também pode comprometer os resultados, sendo menor a chance de gestação ou maior o tempo até seu acontecimento, quando o comprimento tubário for inferior a 5 cm. Em relação à localização da laqueadura e da consequente cirurgia de reversão, os melhores resultados são obtidos nas anastomoses istmo-ístmica e istmo-ampolar.

Outro fator importante é o tipo de laqueadura. Níveis maiores de sucesso são encontrados quando a laqueadura é realizada com anel ou grampo do que quando é realizada com técnica de Pomeroy ou cauterização.

Como na HSG só é possível visualizar o coto proximal, se houver dúvidas sobre a técnica de realização da laqueadura, será necessário realizar videolaparoscopia (geralmente no mesmo ato operatório) antes da microcirurgia laparotômica. Em estudo realizado na Clínica Ginecológica do HCFMUSP, 25% das pacientes não apresentaram condições para a microcirurgia, a maioria por ter sido submetida a salpingectomias parciais ou por ter vários pontos de laqueadura na mesma tuba.

A seguir, é descrito um exemplo resumido de técnica de anastomose microcirúrgica por laparotomia e alguns momentos da anastomose istmo-ístmica estão ilustrados na Figura 3.

1.  Minilaparotomia (cerca de 10 a 12 cm) à Pfannenstiel.
2.  Exteriorização do útero e dos anexos.
3.  Manutenção dos cuidados microcirúrgicos.
4.  Magnificação com microscópio ou lupa.
5.  Ressecção do granuloma e abertura da mesossalpinge.
6.  Cromotubagem por injeção transfúndica de azul de metileno diluído, com agulha Jelco 16 a 21. A obliteração do canal cervical é obtida com o uso de pinça histerolabo (Figura 4) ou por pressão bidigital.
7.  Identificação da obstrução proximal e abertura da tuba por secção transversa com tesoura de íris reta, até conseguir boa permeabilidade e mucosa saudável.
8.  Injeção de azul de metileno diluído, através de sonda uretral número 4, pelo óstio abdominal da tuba, para identificação da luz tubária distal; secção transversal do coto distal com tesoura de íris reta até obter boa permeabilidade e mucosa saudável.
9.  Aproximação da mesossalpinge em dois planos (anterior e posterior) com pontos separados de fio inerte 6-0, até afrontamento dos cotos tubários.
10. Sutura da muscular com 4 pontos cardeais com fio 8-0 a 10-0, sem atingir a mucosa.
11. Sutura da serosa em 4 a 6 pontos isolados com fio 8-0.
12. Verificação da permeabilidade tubária por cromotubagem (pode haver pequeno extravasamento no local da sutura).
13. Fechamento da parede abdominal.

Preconiza-se utilizar método anticoncepcional por pelo menos 1 mês após a cirurgia e solicita-se nova HSG em média 3 meses após a cirurgia, para verificar a permeabilidade tubária.

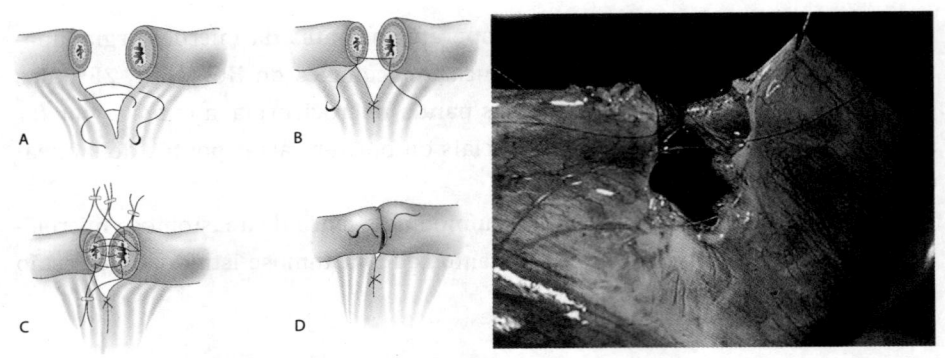

**Figura 3** Anastomose tubária istmo-ístmica.
Fonte: Schippert e Garcia-Rocha, 2011.

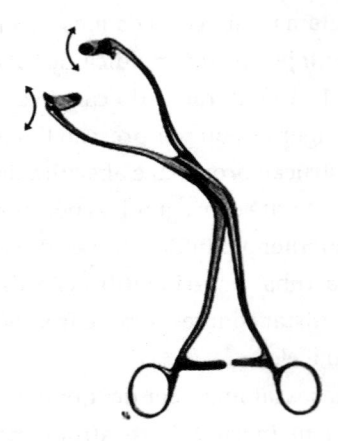

**Figura 4** Pinça histerolabo.

Nas demais etiologias de obstrução tubária ístmica e ampolar (infecção, endometriose, tuberculose), não há indicação cirúrgica, em virtude dos resultados até então desanimadores.

Nos casos de laqueadura tubária, a escolha do tipo de tratamento para o retorno da fertilidade, entre as técnicas cirúrgicas e a FIV, deve levar em consideração vários fatores, resumidos na Tabela 2. Não há estudos randomizados comparando as duas técnicas. A decisão final deve ser tomada em conjunto com o casal, após a exposição dos fatores positivos e negativos de cada procedimento.

**Tabela 2** Fatores de decisão na escolha do tratamento nos casos de laqueadura tubária.

| Fatores de decisão terapêutica | Cirurgia tubária | FIV |
|---|---|---|
| Chance de gestação mensal | Menor | Maior |
| Tempo de espera | 12 meses ou mais | 1 mês ou mais |
| Chance de prenhez ectópica | Maior | Menor |
| Idade da mulher | Até 35 anos | 36 anos ou mais |
| Fatores de infertilidade associados | Não | Podem haver |
| Extensão da lesão tubária | Discreta | Extensa |
| Reserva folicular (FSH basal) | < 10 UI/mL | > 10 UI/mL |
| Anestesia | Geral ou raquidiana | Sedação |
| Afastamento do trabalho | 2 a 4 semanas | 1 a 2 dias |
| Manutenção da fertilidade | Sim | Não |
| Manutenção da anticoncepção | Não | Sim |
| Gestação múltipla | Rara | Depende do número de embriões transferidos |
| Restrições religiosas | Não | Sim |
| Cobertura seguro-saúde | Sim | Não |
| Custo médico | Depende do profissional | Depende do profissional |

Com a evolução das técnicas de reprodução assistida e, em especial, com a melhora da qualidade dos laboratórios de gametas e embriões, as taxas de gestação por ciclo têm aumentado significativamente. À medida que os resultados melhoram, diminuem as indicações para o tratamento cirúrgico. Nos dias atuais, a reversão cirúrgica da laqueadura tornou-se um procedimento de exceção.

## Salpingostomia

O objetivo deste tipo de cirurgia é criar um novo óstio abdominal nas obstruções tubárias distais. Os resultados não são animadores e, de forma geral, atingem cerca de 30% de taxa de gestação, das quais de 1/3 a 1/4 são ectópicas. Dependendo da severidade da lesão, a taxa pode ir de quase zero, nas tubas rígidas, extremamente dilatadas, espessas e sem pregas de mucosa, até 80%, um bom resultado, nas lesões mínimas. À medida que diminuem as chances de gestação com a gravidade do comprometimento tubário, aumentam as probabilidades de gestação ectópica. Nos casos extremamente severos, os índices de ectópica são menores, pois, provavelmente, as sequelas extensas impedem a captação oocitária e a subsequente gestação.

Existem diversas técnicas para a salpingostomia (Figura 5). A seguir, é descrita, em síntese, uma das técnicas, por laparotomia microcirúrgica.

1.  Minilaparotomia (cerca de 10 a 12 cm) à Pfannenstiel.
2.  Exteriorização do útero e dos anexos.
3.  Manutenção dos cuidados microcirúrgicos.
4.  Magnificação com microscópio ou lupa.
5.  Lise de aderências peritubárias, se necessário.
6.  Cromotubagem uterina transfúndica ou transcervical.
7.  Identificação do ponto de fusão das fímbrias.
8.  Abertura do ponto de fusão com eletrocautério com ponta de agulha.

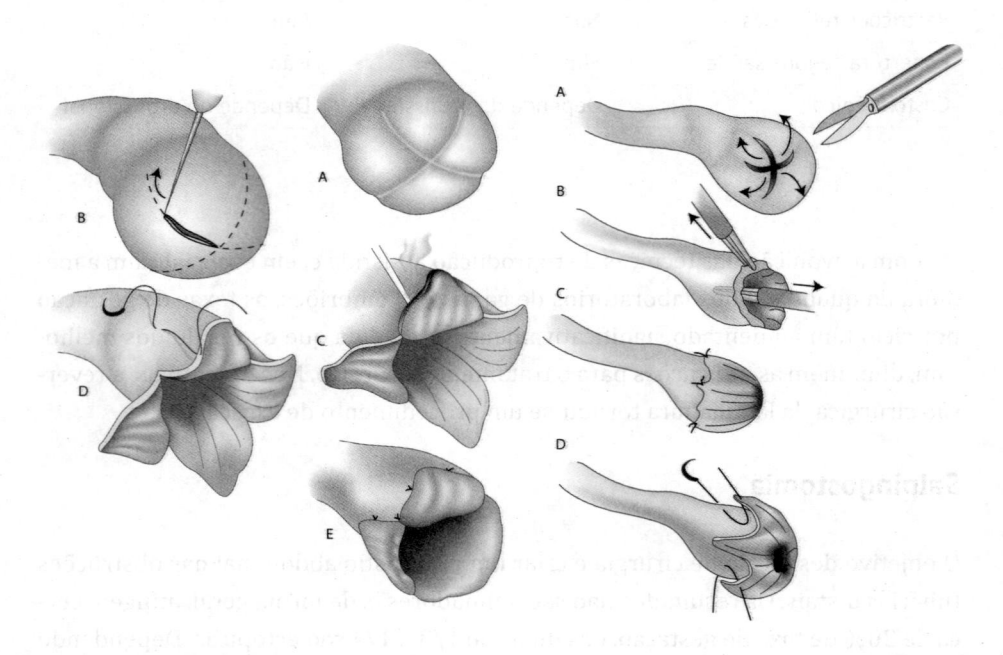

**Figura 5** Técnicas de salpingostomia.
Fonte: Watrelot e Chauvin, 2011.

9.  A partir do ponto de fusão, abertura radiada em quatro segmentos com cautério com ponta de agulha, tesoura de íris ou *laser*.
10. Eversão da mucosa tubária por tração dos segmentos ou com auxílio de gancho oftálmico.
11. Fixação da extremidade de cada segmento à serosa tubária com fio inerte 6-0 a 8-0.
12. Cromotubagem para confirmação da permeabilidade.

A Figura 6 mostra detalhes dos aspectos pré e pós-cirúrgicos.

Quando realizada por laparotomia, os resultados podem ser melhores se utilizadas as técnicas de microcirurgia. De acordo com metanálise recente, não há diferenças entre a via laparotômica e a via videolaparoscópica em resultados de gestação ou prenhez ectópica.

Medidas complementares ao tratamento, como instilações de líquidos com diversas substâncias no pós-operatório (hidrotubagem) ou a colocação de próteses no infundíbulo não demonstraram nenhum benefício.

A grande maioria dos casos apresenta indicação para FIV. Em alguns quadros de pacientes jovens com lesões leves e sem outros fatores de infertilidade, a salpingostomia pode ser indicada.

## Cirurgia pré-FIV (hidrossalpinge)

Mesmo depois de escolher a FIV como tratamento, as pacientes com hidrossalpinge ainda não estão livres de procedimento cirúrgico. Em dois trabalhos de metanálise, publicados em 1998 e 1999, ficou demonstrado que a hidrossalpinge, de maneira geral, prejudica em cerca de 50% os resultados de gestação e aumenta as taxas de abortamento precoce quando as pacientes são submetidas à FIV.

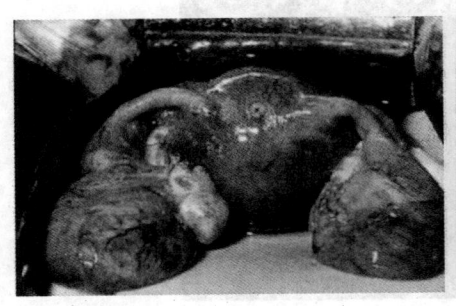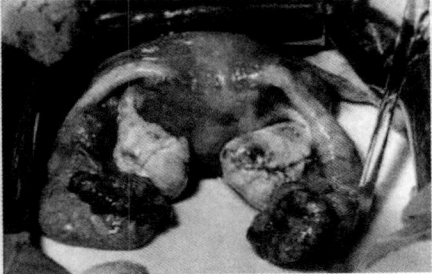

**Figura 6**  Aspectos pré e pós-cirúrgicos.
Fonte: Schippert e Garcia-Rocha, 2011.

Analisando o tipo de hidrossalpinge presente, um estudo de 1998 revelou que somente as que eram identificadas pela USGTV alteravam os resultados, e as demais não exerciam efeito negativo, quando comparados os resultados àqueles de pacientes de um grupo sem hidrossalpinge.

Ainda se discutem quais seriam os mecanismos que provocariam a diminuição das taxas de implantação e o aumento dos abortamentos precoces. As principais hipóteses são: fatores embriotóxicos presentes no líquido proveniente da luz tubária dilatada, comprovados em animais, mas ainda não confirmados na espécie humana; substâncias contidas no interior da hidrossalpinge, que poderiam diminuir a receptividade endometrial; e a simples presença do líquido na cavidade uterina, que seria responsável, como fator mecânico, por dificultar a implantação embrionária.

Embora sem conclusões até o momento, a presença constante de líquido na luz tubária parece exercer papel preponderante. Esse fato talvez possa explicar por que a hidrossalpinge detectada somente pela HSG e, portanto, não necessariamente com coleção líquida em seu interior, exerce efeitos negativos. A presença de dilatação tubária e de líquido poderiam ser efeitos da injeção de contraste através do canal cervical (Figura 7). Outra possibilidade seria que somente as hidrossalpinges de grande volume, ou seja, de maior lesão tubária, poderiam ser vistas à USGTV e diminuir as chances de gestação. Na USGTV, a hidrossalpinge é caracterizada pela presença, na região anexial, de formação anecoica alongada e irregular, com septações parciais no seu interior (circunvoluções da trompa com lesão), representada na Figura 8.

A presença de hidrossalpinge unilateral também pode alterar as chances de gestação, mesmo com trompa contralateral normal. A salpingectomia unilateral, nesses casos, pode melhorar as taxas de gestação, mesmo sem tratamento por reprodução assistida.

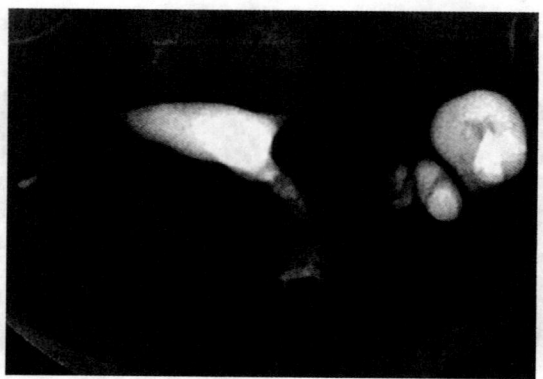

**Figura 7**   HSG com hidrossalpinge.

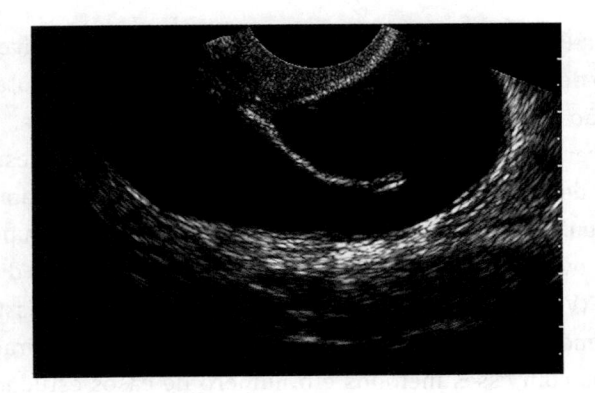

**Figura 8** USGTV com hidrossalpinge.

Em 2001, um trabalho prospectivo e randomizado demonstrou que a salpingectomia melhora as taxas de gestação em FIV em aproximadamente 50%. Nos casos em que a hidrossalpinge foi identificada bilateralmente pela USGTV, o acréscimo foi 3 vezes maior que no grupo controle não operado.

Outro trabalho, de 2006, ao comparar a salpingectomia com a oclusão tubária proximal e com um grupo controle sem cirurgia, revelou resultados semelhantes entre a salpingectomia e a oclusão tubária. Embora não significativos, os resultados foram sutilmente melhores com a salpingectomia. Como durante o procedimento videolaparoscópico nem sempre é possível visualizar todo o segmento tubário e a salpingectomia se tornaria procedimento complexo, nesses casos é preferível a oclusão tubária próxima ao útero.

Teoricamente, a realização da salpingostomia, impedindo o acúmulo de líquido no interior da tuba, poderia melhorar os resultados da FIV e proporcionar, em alguns casos, chances de gestação mesmo sem a FIV. No entanto, não há estudos suficientes para indicar tal procedimento e sabe-se que existe a chance de recorrência da hidrossalpinge, o que obrigaria a novo ato cirúrgico.

Há também a preocupação de que, retirando-se a trompa, poderia haver prejuízo da circulação ovariana e consequente diminuição no número de oócitos captados para a FIV. Se confirmada essa possibilidade, talvez a oclusão tubária proximal fosse a melhor opção. Alguns trabalhos vêm demonstrando resposta semelhante dos ovários em FIV antes ou após a cirurgia, mas ainda precisam ser confirmados.

Atualmente, a conduta, na grande maioria dos serviços de reprodução assistida, é indicar a salpingectomia ou a oclusão tubária proximal (como segunda opção) por videolaparoscopia nos quadros de hidrossalpinge verificados pela

USGTV antes da FIV (Figuras 9 e 10). Para as hidrossalpinges visíveis apenas pela HSG, persiste o debate: a maioria ainda não indica o procedimento, apesar da existência de revisão da Cochrane posicionando-se a favor da cirurgia.

Poderia haver alternativa não cirúrgica para a melhora dos resultados de FIV em portadoras de hidrossalpinge? Algumas possibilidades já foram experimentadas, entre as quais: aspiração do fluido da hidrossalpinge guiada por USTG antes da estimulação ovariana para FIV, aspiração da hidrossalpinge no dia da aspiração folicular para FIV, oclusão proximal da tuba por histeroscopia (Essure) e antibioticoterapia estendida durante 7 dias antes e 7 dias depois da aspiração folicular.

Os trabalhos com esses métodos e o número de casos estudados são muito reduzidos, não sendo uma opção viável para o momento. Em 2008, foi publicado um estudo randomizado controlado mostrando melhora significativa nos resultados de FIV quando a hidrossalpinge foi aspirada durante a captação oocitária. Entretanto, ainda será necessária uma casuística bem maior para comprovar sua eficácia, antes que ela possa fazer parte da rotina dos serviços de reprodução.

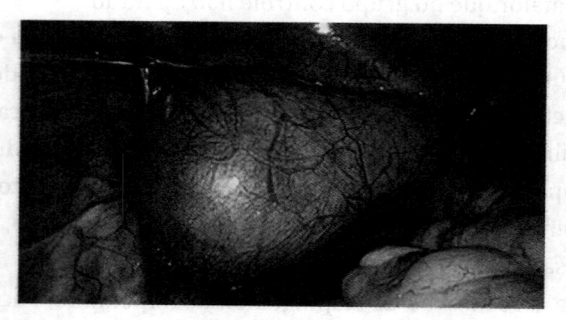

**Figura 9**   Hidrossalpinge pré-salpingectomia.

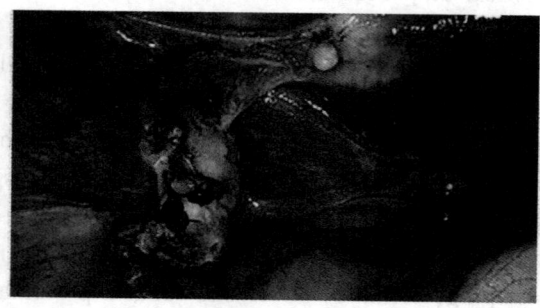

**Figura 10**   Hidrossalpinge pós-salpingectomia.

## Fimbrioplastia

A fimbrioplastia é uma cirurgia recronstrutiva da região infundibular e das fímbrias. Caracteriza-se pelo alargamento da região infundibular, quando há estreitamento nessa região (fimose tubária), lise das aderências entre as fímbrias ou reconstrução das franjas fimbriais. O objetivo é devolver à região sua anatomia original para a captação ovular. Como não há oclusão do óstio tubário, os danos anatômicos e funcionais da tuba são muito menores que na hidrossalpinge, e as taxas de gestação são praticamente o dobro das obtidas com salpingostomia. A Figura 11 ilustra as diferenças entre fimose tubária e hidrossalpinge.

A fimbrioplastia por videolaparoscopia (Figura 12) e a com microcirurgia por laparotomia apresentam resultados semelhantes em relação à gestação, mas as taxas de gestação ectópica parecem ser maiores após a videolaparoscopia. A divulsão das fímbrias e a abertura da serosa tubária devem ser delicadas, com o mínimo de destruição tecidual possível. Pode-se utilizar eletrocautério com ponta de agulha ou *laser* e, quando necessário, utilizar pontos para eversão das fímbrias; costuma-se empregar fios de sutura finos (6-0 a 8-0) de componente inerte (*nylon* ou *vicryl*). A Figura 13 ilustra algumas técnicas de fimbrioplastia.

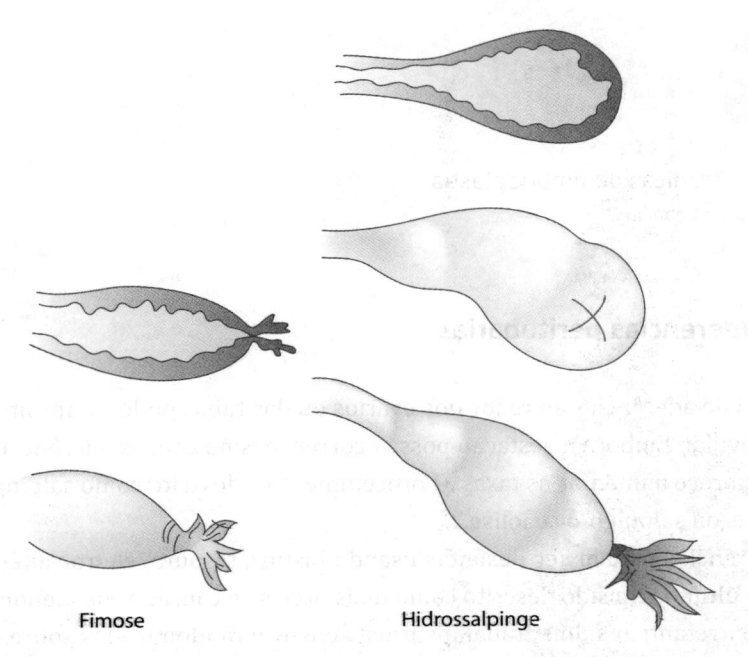

Fimose                Hidrossalpinge

**Figura 11**   Diferenças entre fimose tubária e hidrossalpinge.
Fonte: Watrelot e Chauvin, 2011.

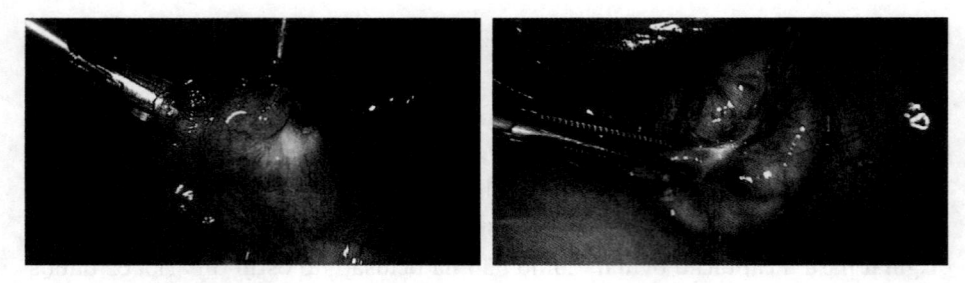

**Figura 12**  Fimbrioplastia por videolaparoscopia.
Fonte: Watrelot e Chauvin, 2011.

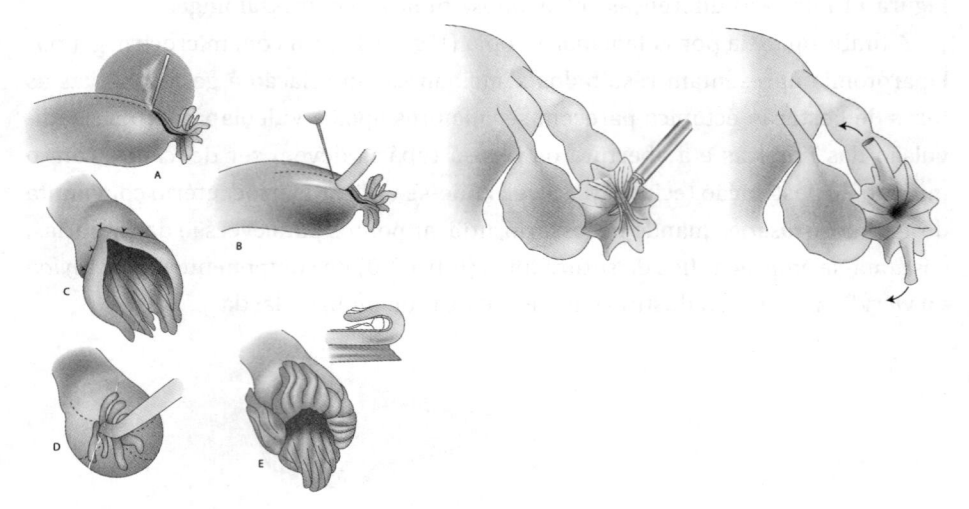

**Figura 13**  Técnicas de fimbrioplastia.
Fonte: Watrelot e Chauvin, 2011.

## Lise de aderências peritubárias

A presença de aderências ao redor dos ovários ou das tubas pode comprometer a captação ovular. Embora a gestação possa ocorrer mesmo com as aderências, sua liberação parece aumentar as taxas. O procedimento é descrito como salpingolise e ovariolise, ou salpingo-ovariolise.

As aderências podem ser desfeitas usando bisturi, tesoura, eletrocautério ou *laser*. Esse último tem sido descrito como mais preciso e causador de menor dano tecidual. Entretanto, os dois trabalhos prospectivos e randomizados sobre o uso de *laser* não demonstraram seus benefícios em relação às outras técnicas.

Não há trabalhos randomizados estudando o papel da lise de aderências peritubárias com grupo controle sem tratamento. Portanto, ainda há dúvidas se o processo aderencial pode ser formado novamente e sobre o seu grau de intensidade. Um trabalho controlado, mas não randomizado, encontrou significativo aumento nas taxas de gestação após o procedimento. O grupo tratado teve 3 vezes mais chances de gestação em 1 e 2 anos de seguimento que o grupo não tratado.

Também não há estudo randomizado controlado comparando a laparotomia com a laparoscopia. Em trabalho retrospectivo comparando microcirurgia por laparotomia e laparoscopia, os resultados não mostraram diferenças nas taxas de gravidez, mas houve tendência a maior número de gestações intrauterinas e menor número de prenhezes ectópicas por via laparotômica. Apesar dos achados inconclusivos, a lise de aderências por laparoscopia pode ser realizada no momento do diagnóstico e apresenta menor custo e mais rápida recuperação da paciente. Assim, não deve ser indicada a laparotomia como rotina para a correção desse tipo de lesão.

Pacientes que apresentam aderências extensas, espessas e vascularizadas têm menor chance de sucesso que possuidoras de aderências leves ou moderadas. Desse modo, o bom senso indica que nas lesões mais graves a FIV seja prontamente indicada, enquanto as outras poderiam se beneficiar do tratamento cirúrgico. Como após a correção desse tipo de lesão a maioria das gestações ocorre nos primeiros 6 a 12 meses de seguimento, é recomendável indicar a FIV após 1 ano de tentativas.

## RESUMO DA APRESENTAÇÃO AO CASAL DAS ESCOLHAS TERAPÊUTICAS, DE ACORDO COM AS LESÕES ENCONTRADAS E COM A ANAMNESE

### Obstrução cornual

1. FIV/ICSI.
2. Anastomose tubocornual: idade da mulher inferior a 35 anos, sem outros fatores de infertilidade, restrições religiosas à FIV, desejo irredutível do casal e fatores econômicos (cobertura seguro-saúde ou única possibilidade do serviço público). Laparotomia e microcirurgia (requer videolaparoscopia prévia para avaliação do segmento pós-obstrução).
3. Canulação tubária transcervical: casos selecionados, sem outra lesão tubária. Guiada por histeroscopia.

## Obstrução ístmica ou ampolar

1. Por laqueadura: FIV/ICSI e anastomose istmo-ístmica, ístmica ampolar ou ampolo-ampolar por laparotomia e técnicas microcirúrgicas (requer conhecimento da técnica de laqueadura empregada ou prévia videolaparoscopia).
2. Não laqueadura: FIV/ICSI.

## Obstrução distal (hidrossalpinge)

1. FIV/ICSI: quando há hidrossalpinge leve ou moderada e não visível à USGTV.
2. Videolaparoscopia com salpingectomia ou oclusão tubária antes da FIV/ICSI: hidrossalpinge acentuada ou visível na USGTV.
3. Salpingostomia por videolaparoscopia: quando o tratamento por FIV/ICSI não é acessível.

## Alterações do infundíbulo e aderências peritubárias

1. Fimbrioplastia e lise de aderências: durante achado cirúrgico em laparotomia ou videolaparoscopia por outras indicações.
2. Fimbrioplastia e lise de aderências peritubárias por videolaparoscopia: HSG altamente sugestiva de lesão distal, idade da mulher inferior a 35 anos, ausência de outros fatores de infertilidade e tempo de infertilidade menor que 3 anos.
3. FIV/ICSI: demais casos.

## LITERATURA RECOMENDADA

Ahmad G, Duffy JM, Farquhar C, Vail A, Vandekerckhove P, Watson A et al. Barrier agents for adhesion prevention after gynaecological surgery. Cochrane Database Syst Rev 2008; (2):CD000475.

Ahmad G, Watson AJ, Metwally M. Laparoscopy or laparotomy for distal tubal surgery? A meta-analysis. Hum Fert 2007; 10(1):43-7.

Ahmad G, Watson A, Vandekerckhove P, Lilford R. Techniques for pelvic surgery in subfertility. Cochrane Database Syst Rev 2006; (2):CD000221.

Ajonuma LC, Ng EH, Chan HC. New insights into the mechanisms underlying hydrosalpinx fluid formation and its adverse effect on IVF outcome. Hum Reprod Update 2002; 8(3):255-64.

Bayrak A, Harp D, Saadat P, Mor E, Paulson RJ. Recurrence of hydrosalpinges after cuff neosalpingostomy in a poor prognosis population. J Assist Reprod Genet 2006; 23(6):285-8.

Bildirici I, Bukulmez O, Ensari A, Yarali H, Gurgan T. A prospective evaluation of the effect of salpingectomy on endometrial receptivity in cases of women with communicating hydrosalpinges. Hum Reprod 2001; 16(11):2422-6.

Boeckxstaens A, Devroey P, Collins J, Tournayel H. Getting pregnant after tubal sterilization: surgical reversal or IVF? Hum Reprod 2007; 22(10):2660-4.

Cha SH, Lee MH, Kim JH, Lee CN, Yoon TK, Cha KY. Fertility outcome after tubal anastomosis by laparoscopy and laparotomy. J Am Assoc Gynecol Laparosc 2001; 8(3):348-52.

de Wit W, Gowrising CJ, Kuik DJ, Lens JW, Schats R. Only hydrosalpinges visible on ultrasound are associated with reduced implantation and pregnancy rates after in-vitro fertilization. Hum Reprod 1998; 13(6):1696-701.

Gelbaya TA, Nardo LG, Fitzgerald CT, Horne G, Brison DR, Lieberman BA. Ovarian response to gonadotropins after laparoscopic salpingectomy or the division of fallopian tubes for hydrosalpinges. Fertil Steril 2006; 85(5):1464-8.

Gomel V. Reversal of tubal sterilization versus IVF in the era of assisted reproductive technology: a clinical dilemma. Reprod Biomed Online 2007; 15(4):403-7.

González-Quintero VH, Cruz-Pachano FE. Preventing adhesions in obstetric and gynecologic surgical procedures. Rev Obstet Gynecol 2009; 2(1):38-45.

Gordts S, Campo R, Puttemans P. Clinical factors determining pregnancy outcome after microsurgical tubal reanastomosis. Fertil Steril 2009; 92(4):1198-202.

Hammadieh N, Coomarasamy A, Ola B, Papaioannou S, Afnan M, Sharif K. Ultrasound-guided hydrosalpinx aspiration during oocyte collection improves pregnancy outcome in IVF: a randomized controlled trial. Hum Reprod 2008; 23(5):1113-7.

Hurd WW, Wyckoff ET, Reynolds DB, Amesse LS, Gruber JS, Horowitz GM. Patient rotation and resolution of unilateral cornual obstruction during hysterosalpingography. Obstet Gynecol 2003; 101(6):1275-8.

Hurst BS, Tucker KE, Awoniyi CA, Schlaff WD. Hydrosalpinx treated with extended doxycycline does not compromise the success of in vitro fertilization. Fertil Steril 2001; 75(5):1017-9.

Jeanty P, Besnard S, Arnold A, Turner C, Crum P. Air-contrast sonohysterography as a first step assessment of tubal patency. J Ultrasound Med 2000; 19(8):519-27.

Johnson NP, Mak W, Sowter MC. Laparoscopic salpingectomy for women with hydrosalpinges enhances the success of IVF: a Cochrane review. Hum Reprod 2002; 17(3):543-8.

Johnson NP, Mak W, Sowter MC. Surgical treatment for tubal disease in women due to undergo in vitro fertilisation. Cochrane Database Syst Rev 2004; (3):CD002125.

Khalaf Y. Tubal subfertility. BMJ 2003; 327:610.

Kodaman PH, Arici A, Seli E. Evidence-based diagnosis and management of tubal factor infertility. Curr Opin Obstet Gynecol 2004; 16(3):221-9.

Kontoravdis A, Makrakis E, Pantos K, Botsis D, Deligeoroglou E, Creatsas G. Proximal tubal occlusion and salpingectomy result in similar improvement in in vitro fertilization outcome in patients with hydrosalpinx. Fertil Steril 2006; 86(6):1642-9.

Pandian Z, Akande VA, Harrild K, Bhattacharya S. Surgery for tubal infertility. Cochrane Database Syst Rev 2008; (3):CD006415.

Sagoskin AW, Lessey BA, Mottla GL, Richter KS, Chetkowski RJ, Chang AS et al. Salpingectomy or proximal tubal occlusion of unilateral hydrosalpinx increases the potential for spontaneous pregnancy. Hum Reprod 2003; 18(12):2634-7.

Schippert C, Garcia-Rocha GJ. Is there still a role for reconstructive microsurgery in tubal infertility? Curr Opin Obstet Gynecol 2011; 23(3):200-5.

Society for Assisted Reproductive Technology. Member Clinics Summary Report. Birmingham, AL: American Society of Reproductive Medicine 2006. Disponível em: http://www.sart.org.

Sotrel G. Is surgical repair of the fallopian tubes ever appropriate? Rev Obstet Gynecol 2009; 2(3):176-85.

Sowter MC, Akande VA, Williams JA, Hull MG. Is the outcome of in-vitro fertilization and embryo transfer treatment improved by spontaneous or surgical drainage of a hydrosalpinx? Hum Reprod 1997; 12(10):2147-50.

Strandell A, Lindhard A. Why does hydrosalpinx reduce fertility? The importance of hydrosalpinx fluid. Hum Reprod 2002; 17(5):1141-5.

Strandell A, Lindhard A, Waldenström U, Thorburn J, Janson PO, Hamberger L. Hydrosalpinx and IVF outcome: a prospective, randomized multicentre trial in Scandinavia on salpingectomy prior to IVF. Hum Reprod 1999; 14(11):2762-9.

The Practice Committee of the American Society for Reproductive Medicine. Salpingectomy for hydrosalpinx prior to in vitro fertilization. Fertil Steril 2006; 86(5 Suppl. 1):S200-1.

Watrelot A, Chauvin G. Current practice in tubal surgery and adhesion management: a review. Reprod Biomed Online 2011; 23(1):53-62.

Watson A, Vandekerckhove P, Lilford R. Techniques for pelvic surgery in subfertility. Cochrane Database Syst Rev 2000; 2:CD000221.

Yossry M, Aboulghar M, D'Angelo A, Gillett W. In vitro fertilisation versus tubal reanastomosis (sterilisation reversal) for subfertility after tubal sterilisation. Cochrane Database Syst Rev 2006; (3):CD004144.

Zarei A, Al-Ghafri W, Tulandi T. Tubal surgery. Clin Obstet Gynecol 2009; 52(3):344-50.

Zeyneloglu HB, Arici A, Olive DL. Adverse effects of hydrosalpinx on pregnancy rates after in vitro fertilization-embryo transfer. Fertil Steril 1998; 70(3):492-9.

# Causa ovulatória

Artur Dzik

José Antonio Miguel Marcondes

Leopoldo de Oliveira Tso

Sylvia A. Yamashita Hayashida

Marcelo D. Bronstein

Elvio Tognotti

## DIAGNÓSTICO DA OVULAÇÃO

Os exames realizados no passado, como a curva de temperatura basal e a colpocitologia hormonal seriada, que poucas informações traziam e eram normalmente associados a desconforto e ansiedade, perderam seu lugar para informações subjetivas simples e confiáveis ou para exames de alta eficiência, como a ultrassonografia transvaginal (USGTV).

### Clínico

Das informações subjetivas, obtidas na anamnese, as de fundamental importância são as que se referem ao ciclo menstrual. Pacientes com história de ciclos regulares, previsíveis e característicos, que se repetem regularmente, estão ovulando. A informação mais importante sobre o ciclo menstrual é a manutenção do seu padrão ao longo do tempo. Também devem ser considerados, quando presentes, os sinais sugestivos de ovulação (muco e dor ovulatória), a tensão pré-menstrual periódica e característica e a dismenorreia. A presença de ciclos irregulares ou de amenorreia sugere um provável quadro de anovulação crônica ou de ciclos ovulatórios esporádicos. Nesse grupo, a atenção deve estar voltada, inicialmente, para as causas da anovulação, e não para comprovar a qualidade do mecanismo ovulatório e do corpo lúteo. De qualquer modo, seria muito difícil a correta marcação dos exames sem a orientação de intervalos menstruais regulares.

## Ultrassonografia transvaginal

Dos exames subsidiários, o que melhor avalia a ovulação e o ciclo menstrual é a USGTV seriada. Realizando-se de dois a três exames durante o ciclo menstrual, é possível avaliar o desenvolvimento folicular, a rotura, a formação do corpo lúteo, o endométrio nas diferentes fases do ciclo e o muco cervical pré-ovulatório.

## Progesterona plasmática

Exames como a progesterona plasmática e a biópsia do endométrio, que eram utilizados rotineiramente para o diagnóstico da ovulação, vêm sendo bastante criticados. É difícil definir, por exemplo, o melhor dia para a coleta da progesterona, porque isso depende do ciclo menstrual de cada paciente. As dosagens sofrem variações pulsáteis que interferem muito no resultado, e os níveis de normalidade são extremamente variáveis na literatura há muitos anos, além de não haver nenhum valor atual que possa ser de confiança. Níveis elevados podem refletir processo ovulatório (maior que 5, 10 ou 20 ng/mL), mas níveis menores não são confiáveis. Alguns sugerem realizar de duas a três dosagens, para diminuir a chance de erros, o que tornaria o processo levemente mais preciso, mas aumentaria o custo e o desconforto, tendo a paciente que se deslocar para coleta sanguínea várias vezes durante o ciclo. Apesar de esse material não incluir a dosagem de progesterona plasmática na pesquisa básica do casal (PBC), alguns ainda a defendem. Quando pedida, deve ser colhida em uma amostra aproximadamente 7 dias antes da provável menstruação subsequente, e, se solicitadas duas amostras, a primeira deve ser colhida 9 dias antes e, a segunda, 5 dias antes da próxima menstruação.

## Biópsia do endométrio

A biópsia do endométrio pode avaliar a ação da progesterona diretamente no efetor periférico. Nesse aspecto, seria mais precisa do que as dosagens séricas, pois avaliaria a repercussão no local de implantação. Contudo, é um exame invasivo e doloroso e, muitas vezes, não reflete com segurança a receptividade endometrial. Portanto, raramente é utilizada como método de diagnóstico da ovulação.

## DIAGNÓSTICO DA ANOVULAÇÃO CRÔNICA
## OU OLIGO-OVULAÇÃO

Como o evento ovulatório é essencial para a reprodução, sua ausência ou sua ocorrência esporádica leva à infertilidade. Em alguns quadros, a ausência de ovulação é um fenômeno constante, denominado anovulação crônica, sendo a amenorreia um de seus sintomas principais. Mesmo sem ovulação, porém, pode haver sangramento uterino irregular por deprivação estrogênica ou por atrofia endometrial.

Outro quadro, denominado oligo-ovulação, apresenta ovulação em intervalos variáveis. Neste, é comum a presença de ciclos menstruais, porém com intervalos irregulares e geralmente aumentados.

Nas mulheres que ovulam regularmente, em geral em ciclos com intervalos de 27 a 30 dias, o processo ovulatório acontece 12 ou 13 vezes por ano. As pacientes com oligo-ovulação terão suas chances de fertilidade anual comprometida, seja pelo número reduzido de ovulações no ano ou pela dificuldade em reconhecer seu período fértil. Em pacientes jovens, com intervalos entre os ciclos de 45 a 60 dias, que identifiquem o período ovulatório, a gestação pode acontecer sem a necessidade de atendimento médico. Entretanto, intervalos mais longos ou anovulação crônica de longa duração necessitarão, na maioria das vezes, da atenção médica para diagnóstico e indução de um processo ovulatório. Para definir infertilidade nessas pacientes, é preciso lembrar que deve ser valorizado o número de vezes que houve chance de gravidez, e não o tempo decorrido sem anticoncepção.

A importância dos quadros de anovulação crônica e de oligo-ovulação vai além da infertilidade. O ginecologista deve estar atento para que possa, em muitos casos, agir de forma esclarecedora e preventiva sobre várias patologias. Além da amenorreia ou da irregularidade menstrual, o médico poderá identificar quadros de alteração no desenvolvimento das características sexuais secundárias, hirsutismo, acne, obesidade, galactorreia, sintomas climatéricos e outros sintomas relacionados a patologias não restritas ao eixo hipotálamo-hipófise-ovário. Em alguns quadros, pode-se identificar pacientes com predisposição a outras doenças, como síndrome metabólica, diabete gestacional, diabete tipo II, doenças cardiovasculares, malformações do aparelho urinário, câncer de endométrio, alterações psicológicas, entre outras.

O diagnóstico da anovulação crônica ou da oligo-ovulação começa na PBC, em que são fundamentais os dados da anamnese, do exame físico e da USGTV. Acrescenta-se então um conjunto de exames de simples execução que, na maioria dos casos, orienta para um determinado grupo etiológico. Esses testes são os seguintes: deprivação com progestógenos ou dosagem de estradiol e dosagens de hormônio folículo-estimulante (FSH), hormônio luteinizante (LH), estradiol (E2), prolactina (PRL), hormônio tireotrófico (TSH), T4 livre e anticorpos antitireoide. Outros exames, como teste de tolerância à glicose, perfil androgênico, ressonância magnética (RM), tomografia computadorizada (TC), provas de estímulo e supressão, só devem ser pedidos quando já houver indicação pela história ou pelo exame físico da paciente.

As amostras de sangue para as dosagens hormonais devem ser colhidas na ausência de terapêutica hormonal. Se houver ciclos menstruais, indica-se a coleta do 2º ao 4º dia do ciclo. Nas pacientes com amenorreia, as amostras podem ser coletadas em qualquer dia, mas, ao se interpretar os exames, deve-se tomar o cuidado de verificar se a paciente não menstruou de 12 a 16 dias após a coleta, fato que poderia corresponder à dosagem em época periovulatória, o que confundiria a interpretação.

Com a realização desses testes iniciais, pode-se individualizar a maioria dos casos e subdividi-los, didaticamente, em quatro causas principais:

- hipogonadotrófica, ou insuficiência hipotálamo-hipofisária;
- normogonadotrófica, ou disfunção hipotálamo-hipofisária;
- hipergonadotrófica, ou insuficiência ovariana primária;
- hiperprolactinêmica.

## TRATAMENTO DA ANOVULAÇÃO CRÔNICA OU OLIGO-OVULAÇÃO

Cada grupo merece uma abordagem terapêutica diferente, desde a correção de problemas mais simples, como a normalização do peso corpóreo ou a supressão de determinado medicamento, até os mais complexos, como a fertilização *in vitro* (FIV). O objetivo fundamental é restabelecer um mecanismo ovulatório normal. Quando for corrigido o fator ovulatório e os demais testes da PBC estiverem dentro dos limites da normalidade, o tratamento instituído deve ser mantido por um mínimo de 6 meses.

### Indução e estimulação da ovulação

Os métodos para tratamento do casal infértil mostraram progresso ao longo do tempo, além das novas técnicas de reprodução assistida incorporadas nas últimas décadas. A maior eficiência do tratamento deve-se, em grande parte, ao aprimoramento das substâncias usadas para a induzir a ovulação, deflagrar seu momento e suplementar a fase lútea.

Denomina-se indução da ovulação o procedimento que visa à instituição do fenômeno ovulatório em pacientes que não apresentam ovulação espontânea ou que apresentam número reduzido de ovulações durante o ano (menos que oito).

Para as pacientes que já possuem mecanismo ovulatório estabelecido e o objetivo do procedimento é melhorar a qualidade e/ou o número de oócitos maduros produzidos, indica-se estimulação da ovulação.

Assim, habitualmente, utiliza-se a indução da ovulação para os quadros de causa ovulatória (anovulação crônica e oligo-ovulação) e a estimulação da ovulação para várias outras indicações, especialmente para os procedimentos de reprodução assistida de baixa e alta complexidade.

Nas induções, em princípio, o mecanismo para engravidar será natural (relações sexuais) e, nas estimulações, poderá ser natural, mas, na maioria das vezes, é inseminação intrauterina (IIU) ou FIV.

Atualmente, para induzir o fenômeno ovulatório que não está presente ou para aumentar as chances de concepção com as técnicas de reprodução assistida, a grande maioria das pacientes em tratamento de infertilidade realiza também procedimentos de indução ou estimulação da ovulação.

## CAUSA HIPOGONADOTRÓFICA

É também conhecida como hipogonadismo hipogonadotrófico ou insuficiência hipotálamo-hipofisária. Tem como característica fundamental a produção deficiente de gonadotrofinas hipofisárias, levando à falência ovariana funcional. As causas hipogonadotróficas podem ser divididas didaticamente em causas hipotalâmicas ou hipofisárias, sendo as hipotalâmicas as mais frequentes.

Dependendo da idade de seu aparecimento, os pacientes podem apresentar ausência ou retardo da puberdade, amenorreia secundária, diminuição da libido, impotência e infertilidade. É comum a associação de sintomas com outras deficiências de hormônios hipofisários, causadas por lesões estruturais da região hipotálamo-hipofisária. Entretanto, a deficiência isolada de GnRH é usualmente idiopática ou funcional, sem lesões anatômicas. Recentemente, vários genes têm sido identificados na patogênese das alterações antes idiopáticas.

Apesar de sua importância como fator de hipogonadismo, sua prevalência na população geral é rara, sendo estimada em 1:10.000 homens e 1:50.000 mulheres.

Os exames solicitados revelam: teste de deprivação com progestógenos negativo, estradiol baixo, FSH e LH baixos, prolactina normal e USGTV com ovários de volume normal ou diminuídos. Não há valores de corte para o diagnóstico, mas, de forma geral, o estradiol encontra-se baixo, muitas vezes menor que 40 ng/L (110 pmol/L), e o FSH e o LH estão proporcionalmente baixos (< 10 UI/L), quando comparados às baixas taxas de estradiol, isto é, dentro dos limites esperados para pacientes com função ovariana normal. Com frequência, podem-se encontrar valores de FSH e LH abaixo de 5 UI/L.

Os testes de estimulação aguda com GnRH têm pouco valor na diferenciação entre as causas hipotalâmicas e as hipofisárias. A maioria das pacientes com deficiência de GnRH mostra resposta discreta ou ausente à dose inicial de GnRH, porém respostas normais podem ser conseguidas após injeções repetidas. Essa lenta resposta inicial é atribuída à *down regulation* dos receptores de GnRH depois de prolongado período de deficiência. Ao contrário, a ausência completa de resposta após injeções repetidas é mais sugestiva de ausência das células produtoras de FSH e LH ou de defeitos graves nos receptores de GnRH. Alterações cromossômicas são extremamente raras nesses quadros, enquanto as genéticas podem ser identificadas em várias ocasiões.

## Hipotalâmica e sistema nervoso central

### Alterações relacionadas ao peso

O hipotálamo é o centro de controle do funcionamento do eixo reprodutivo. A transição para a puberdade é comandada pela maturação do gerador de pulsos de GnRH, que gradualmente aumenta os pulsos em amplitude e em frequência. Entre os 8 e os 13 anos de idade, acontece a liberação das gonadotrofinas (GNT) hipofisárias, inicialmente à noite e depois também durante o dia, culminando com o padrão adulto de pulsos a cada 90 minutos. O preciso mecanismo que rege o hipotálamo não está completamente esclarecido, mas há uma correlação importante com o peso corpóreo, em particular com a proporção de tecido gorduroso do corpo. O tecido gorduroso produz leptina, o hormônio da saciedade, e seus receptores estão presentes no hipotálamo. Sua ação é mediada pela inibição do neuropeptídio Y, o qual reduz a pulsatilidade do GnRH.

Dessa forma, o cérebro pode receber uma mensagem dos estoques de tecido gorduroso, identificando que um adequado nível de reserva foi alcançado para o sucesso reprodutivo. Alcançado esse patamar, vários mecanismos incrementarão os pulsos de GnRH. Há algumas evidências sugerindo que o nível crítico a ser atingido para que toda a sequência de eventos aconteça é de cerca de 22% de taxa de gordura corporal. Essa teoria explicaria o surgimento mais precoce da menarca, observado em algumas populações nos últimos 100 anos, e o atraso ou a ausência da menarca nas pacientes subnutridas, nas anoréxicas ou naquelas submetidas a altas cargas de exercícios físicos, como dançarinas de balé ou ginastas.

Os problemas relacionados à restrição extrema de ingestão calórica podem estar associados a distúrbios psicológicos e necessitam de acompanhamento psicológico ou psiquiátrico. Quando há excesso de exercícios físicos, muitas vezes a redução discreta na intensidade dos treinamentos ou o aumento da ingestão calórica é suficiente para retomar a atividade hipotalâmica.

Existem teorias relacionando disfunções hipotalâmicas como a causa da síndrome dos ovários policísticos (SOP). Tem sido sugerido que, ao atingir o limite de taxa de gordura corporal antes da época da puberdade, a imaturidade do gerador de pulsos levaria a um excesso de produção hipofisária de LH, produzindo alterações foliculares que levariam ao hiperandrogenismo.

Em muitos casos, as alterações do desenvolvimento puberal são constitucionais, familiares e de difícil esclarecimento etiológico.

## Doenças crônicas

Muitas doenças crônicas podem causar debilidade geral do organismo e comprometer a função hipotalâmica por mecanismos centrais. Na história, é possível identificar causas de síndromes de má absorção, como doença celíaca e doença inflamatória intestinal, que requerem tratamento específico. Câncer na infância que requeira irradiação cerebral também, invariavelmente, levará a alterações na puberdade e no mecanismo reprodutivo.

## Síndrome de Kallmann

Os neurônios produtores de GnRH se originam fora do SNC, na região olfatória medial. Durante a vida embrionária, eles migram ao longo do nervo olfatório através da placa cribiforme, atingindo finalmente o núcleo arqueado do hipotálamo. Alterações nesse trajeto podem levar à síndrome de Kallmann, na qual o hipogonadismo hipogonadotrófico está associado à anosmia, secundária à agenesia do bulbo olfatório.

Causas hereditárias de origem autossômica e ligadas ao cromossomo X têm sido descritas, sendo somente as ligadas ao X caracterizadas em nível genético. Anomalias associadas às causas ligadas ao X incluem: criptorquidismo, movimentos manuais simétricos e agenesia renal unilateral. Muitas pacientes com alterações ligadas ao X carregam mutações no gene KAL-1. As outras causas familiares, esporádicas e sem alterações olfativas, são mais complexas nos mecanismos de transmissão genética. Nas transmissões autossômicas, a maioria tem caráter recessivo. Nos casos relacionados ao gene KAL-1, não há produção demonstrável de GnRH, enquanto nas outras formas pode haver produção, embora discreta. As mutações do gene KAL-1 correspondem a aproximadamente 3 a 4% de todos os casos de causas hipogonadotróficas.

Não foi possível demonstrar, em humanos, mutações no gene do GnRH que explicassem os quadros de hipogonadismo hipogonadotrófico. Existem somente raras publicações sobre estudos em ratos.

## Lesão cerebral traumática e hemorragia subaracnóidea

Após lesões cerebrais traumáticas ou hemorragia subaracnóidea, quadros de hipofunção hipotalâmica-hipofisária foram diagnosticados em 35 e 48% dos pacientes, respectivamente. Na maioria deles, um único eixo hormonal havia sido afetado. Atualmente, tem crescido a importância das causas traumáticas em virtude do aumento no número de acidentes automobilísticos e muitos quadros passam sem diagnóstico, pois existem vários sintomas somáticos, psicológicos e neurológicos que podem mascarar os sinais do hipopituitarismo.

## Irradiação

O impacto sobre a produção hormonal causado pela irradiação da região hipotalâmica-hipofisária depende da dose total, do fracionamento das doses e da duração do tratamento. Em geral, qualquer alteração é importante. Um dos estudos sobre o tema demonstrou que, após 5 anos, todos os pacientes tinham deficiência de hormônio do crescimento (GH), 90% de GNT, 77% de hormônio adenocorticotrófico (ACTH) e 42% de TSH. As principais indicações da radioterapia são: tumores intracranianos de várias etiologias, leucemia linfoblástica aguda (profilática) e indicações para radioterapia total do corpo.

## Alterações neoplásicas da região hipotalâmica-hipofisária

Vários tumores não endócrinos e de incidência rara podem acometer essa região, causando alterações mecânicas que interferem na circulação porta-hipofisária.

Como consequência, podem ser responsáveis por aumento na secreção de prolactina ou por deficiente produção dos demais hormônios hipofisários. O mais frequente é o craniofaringeoma, seguido por hamartomas, meningeomas, gliomas, cordomas, ependimomas e metástases, principalmente de tumores de mama, pulmão, cólon e próstata.

## Alterações infecciosas

Doenças infecciosas da região hipotálamo-hipofisária (abscessos, meningites e encefalites) também podem alterar os mecanismos de neurotransmissão e a circulação porta-hipofisária. Quando isso acontece, em geral, produzem casos de hipofunção pituitária.

## Hipofisária

### Neoplasias

As neoplasias hipofisárias afetam cerca de 10% da população, mas os problemas clínicos relacionados a elas são raros. Esses tumores usualmente são indolentes e benignos, com taxa de crescimento muito lenta. Apesar de a invasão histológica da cápsula e de estruturas vizinhas ser comum, somente de 0,1 a 0,2% dos adenomas se desenvolvem como carcinomas e causam metástases.

Entretanto, os adenomas podem causar problemas clínicos por efeito de massa (cefaleia e alteração visual, por compressão do quiasma óptico), hipersecreção hormonal nos tumores funcionantes e deficiência hormonal por hipofunção pituitária, em virtude da lesão de tecido normal. As síndromes hormonais incluem acromegalia, síndrome de Cushing, hiperprolactinemia e hipopituitarismo, cada uma com consequências na qualidade de vida, afetando também a fertilidade e a expectativa de vida.

O pico de incidência da neoplasia hipofisária ocorre, nos humanos, entre os 30 e os 60 anos de idade. É mais precoce nas mulheres, ocorrendo entre os 20 e os 45 anos, que nos homens, em que ocorre entre os 35 e os 60 anos. É rara antes dos 20 anos de idade.

Quando se considera a prevalência dos tumores hipofisários, é fundamental distinguir tumores de importância clínica de casos de descoberta acidental. Com o desenvolvimento e a disponibilidade de métodos diagnósticos como a TC e a RM, é frequente o achado acidental de tumores hipofisários sem correlação clínica.

Antes dessas imagens, a frequência dessas neoplasias era estimada por séries de autópsias e variava de 1,5 a 27%, com média de 11,3% de um total de 12.411 pituitárias analisadas. Somente três de 1.403 adenomas encontrados eram maiores que 1 cm. Quando examinados por imuno-histoquímica, 46% eram prolactinomas.

Poucos trabalhos avaliaram a TC e a RM randomicamente em indivíduos normais. Nesses estudos, somente lesões com mais de 3 mm de diâmetro foram realmente distinguidas nas imagens gerais sem ampliação localizada. Com esses parâmetros, o achado em pacientes assintomáticos foi de 10%.

Os tumores hipofisários são classificados de acordo com seus padrões de produção hormonal e com sua apresentação clínica. São chamados de funcionantes quando produzem excessiva quantidade de prolactina, hormônio de crescimento, hormônio adrenocorticotrófico, gonadotrofinas ou hormônio estimulante da tireoide, e de não funcionantes quando não apresentam uma síndrome clínica, embora alguns produzam subunidades de gonadotrofinas (Tabela 1).

Todos os subtipos de tumores podem se apresentar como microadenomas, sendo definidos como neoplasias contidas, se estiverem dentro da fossa pituitária e medirem menos de 1 cm de diâmetro, e como macroadenomas, se medirem de 1 a 10 cm de diâmetro e estenderem-se para fora da fossa hipofisária, invadindo tecidos adjacentes (Figuras 1, 2 e 3).

**Tabela 1** Distribuição dos tumores hipofisários em seus subtipos.

| Tipo de tumor | Definido clinicamente (%) | Definido por imuno--histoquímica (%) |
|---|---|---|
| Prolactinoma | 39 | 27 |
| Não funcional | 27 | 25 |
| Somatotrófico | 16 | 14 |
| GH e prolactina | – | 8,4 |
| S. Cushing | 16 | 8,0 |
| ACTH sem clínica | – | 6,0 |
| Gonadotrófico | – | 6,4 |
| Tireotrófico | 0,9 | 1,0 |
| Pluri-hormonal | – | 3,7 |

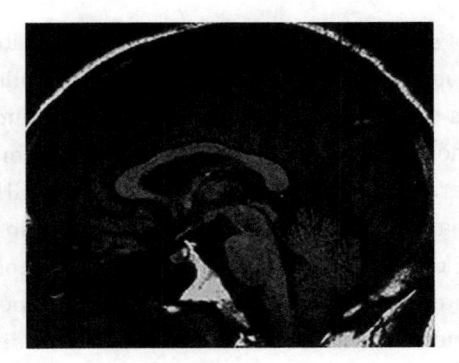

**Figura 1**   RM de hipófise normal.

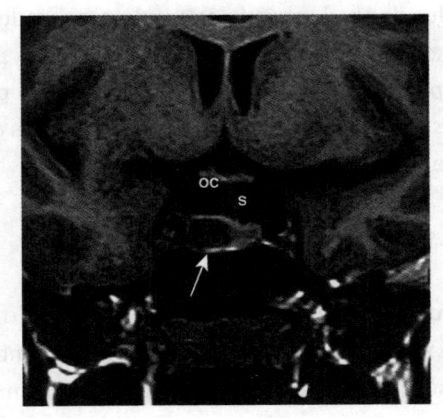

**Figura 2**   RM de microadenoma.

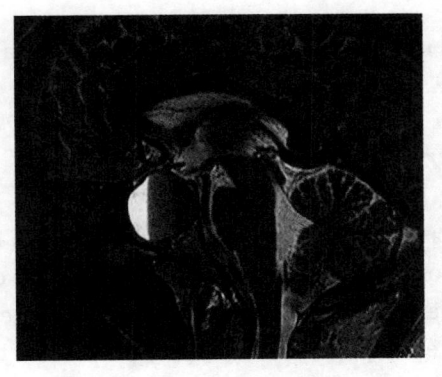

**Figura 3**   RM de macroadenoma com hemorragia e compressão do quiasma ótico.

Os prolactinomas serão abordados separadamente no item "Causa hiperpro-lactinêmica". Os prolactinomas não funcionantes compreendem cerca de 30% dos tumores hipofisários e, talvez por não produzirem uma síndrome característica, quando são detectados, apresentam volumes maiores e têm como queixa princi-pal a cefaleia e a alteração visual. Tumores secretores de GH causam a síndrome clínica de acromegalia. O excesso de GH estimula a produção de altas quantidades de IGF-I pelo fígado, condicionando o crescimento de vários tecidos. O diagnós-tico é frequentemente realizado somente muito tempo após seu aparecimento, por causa do crescimento lento dos tecidos moles, e suas dimensões geralmente superam 5 mm. As neoplasias produtoras de ACTH são raras e causam a síndro-me de Cushing, doença caracterizada por hiperplasia suprarrenal e hipersecreção de glicocorticosteroides dependentes do estímulo exagerado do ACTH produzido. A síndrome de excesso de glicocorticosteroides é marcada por obesidade, hiper-tensão arterial, osteoporose, depressão, adelgaçamento da pele e dificuldades na cicatrização de feridas. Os tumores, em geral, são pequenos e podem não ser visí-veis mesmo em RM de alta resolução.

### Alterações infiltrativas

Doenças como sarcoidose, histiocitose X, hipofisite linfocítica e hemocromatose são causas possíveis para hipofunção hipofisária. É importante destacar o diagnós-tico da hemocromatose, que pode ser realizado pela dosagem sérica da ferritina.

### Infecções

As causas infecciosas mais comuns de hipofunção pituitária são: tuberculose, sífi-lis e micoses.

### Apoplexia e síndrome de Sheehan

A apoplexia pituitária se refere a uma abrupta destruição do tecido hipofisário, após infarto ou hemorragia, na presença ou na ausência de tumor hipofisário. É clinicamente caracterizada por cefaleia aguda, vômito, alteração visual e menin-gismo. Pode resultar em hipopituitarismo parcial ou total, transitório ou perma-nente. O diagnóstico é realizado pela RM.

A síndrome de Sheehan é o nome dado ao hipopituitarismo pós-parto. É causa-da pelo infarto da adeno-hipófise, usualmente precipitado por hemorragia uterina intensa. A extensa destruição celular resulta em variáveis graus de hipopituitaris-mo. A perda aguda da função da adeno-hipófise pode ser fatal sem a reposição dos glicocorticosteroides e dos hormônios tireoidianos, e as sobreviventes requerem tratamento por toda a vida. Se não diagnosticada, pode acarretar aterosclerose prematura e aumento de risco cardiovascular.

## Sela vazia

Condição benigna em razão da ausência congênita do diafragma selar (extensão do espaço subaracnóideo na fossa pituitária que separa o hipotálamo da hipófise). Pode ocorrer após cirurgia ou radioterapia ou por desenvolvimento tumoral. Não progride para falência pituitária – sua manifestação usual é a hiperprolactinemia. O tratamento segue os padrões para a hiperprolactinemia e deve ser acompanha-do regularmente com RM por alguns anos, para afastar a possibilidade de desen-volvimento de um adenoma.

## Sequela de cirurgia hipofisária

A ocorrência de hipopituitarismo após cirurgia depende do volume do tumor, da extensão da lesão para áreas circunvizinhas, da quantidade de parênquima nor-mal restante e da habilidade do cirurgião. Diabete insípido transitório ocorre em cerca de 5% dos casos, mas o quadro permanente é menos frequente. Pelo menos uma recuperação parcial da hipófise acontece em 40 a 65% dos casos pós-cirúrgi-cos, mas agravamento posterior também pode acontecer. Os pacientes devem ser informados dos potenciais riscos cirúrgicos e de que deverão ter acompanhamen-to endócrino a longo prazo.

## Genéticas

Ao contrário do que ocorre com o GnRH, mutações relacionadas ao seu receptor têm sido descritas em proporção significativa como responsáveis por insuficiência hipofisária, nas heranças autossômicas recessivas, e, em menor proporção, nas es-porádicas. Um trabalho de 2001 encontrou uma incidência de mutação do gene do receptor do GnRH (GnRHR) em 17% dos casos esporádicos e em 40% dos casos au-tossômicos e recessivos de insuficiência hipotálamo-hipofisária. O gene do GnRHR (*4q21.2*) apresenta diferentes tipos de mutações, que representam fenótipos varia-dos e diferentes graus de comprometimento na produção de gonadotrofinas. Raros casos de mutações nos genes responsáveis pela fração beta do LH e do FSH têm sido descritos. Alterações em fatores de transcrição e em genes *homeobox* são motivos de estudos e ainda não têm aplicação prática no momento.

## Tratamento das causas hipogonadotróficas

### *Neoplasias*

O objetivo do tratamento dos tumores da hipófise depende da apresentação clínica e, no geral, a intenção é diminuir a massa tumoral e o excesso de hormônios produzidos. A redução da massa tumoral é importante para diminuir sintomas como cefaleia resultante da compressão de área vizinha à hipófise e, particularmente, para liberar o nervo óptico da compressão de massa suprasselar. Entretanto, a normalização do padrão endócrino tem sido vista com igual importância para maior longevidade e qualidade de vida.

A cirurgia oferece, em longo prazo, a possível cura do processo, pela excisão completa do tumor, deixando intacto o parênquima hipofisário restante. O tratamento dos microadenomas é realizado por cirurgia transesfenoidal e apresenta baixos riscos de danos ao tecido normal. Vários tipos de macroadenomas também podem ser extirpados por essa via de acesso sem grandes riscos. Os que não podem ser operados dessa forma necessitam de craniotomia transfrontal, técnica que apresenta maior risco operatório. Apesar da segurança satisfatória, os índices de cura da cirurgia são baixos. Como a cirurgia apresenta potencial de cura, geralmente é a primeira forma de tratamento em muitas circunstâncias. Nos dias atuais, porém, os resultados têm sido frequentemente desapontadores.

Assim, quando houver tratamento clínico possível para a redução dos sintomas e do volume tumoral, este deve ser empregado. Os agonistas dopaminérgicos são os mais importantes, porque podem reduzir efetivamente os sintomas e o volume tumoral. Com resultados não tão brilhantes quanto os dos agonistas dopaminérgicos, os análogos da somatostatina e os antagonistas do GH têm sido utilizados na acromegalia com bom controle dos níveis hormonais, porém sem diminuição importante do tumor.

A irradiação da hipófise é um tratamento efetivo na redução dos tumores e, frequentemente, é usada em complementação à cirurgia, quando esta não alcança a cura da patologia. Apesar de impedir com eficácia a progressão tumoral, algum grau de hipofunção pituitária acaba acontecendo.

Em resumo, não há tratamento satisfatório para os tumores hipofisários. A cirurgia, em geral, não atinge a cura clínica; os medicamentos utilizados são caros e apresentam efeitos colaterais, principalmente em longo prazo, e a irradiação geralmente destrói parte do tecido saudável da hipófise. A esperança recai sobre novas tecnologias, sendo que uma das mais promissoras é a terapia genética.

## Hipofunção pituitária

Dos vários quadros que podem causar hipopituitarismo em adultos, os adenomas hipofisários e as sequelas de seu tratamento, como cirurgia e radioterapia, são as causas mais frequentes. Macroadenomas podem produzir deficiente produção de um ou mais hormônios, por compressão ou destruição de tecido hipofisário. Outras alterações poderiam ser explicadas por alterações vasculares ou no sistema porta-hipofisário. As deficiências mais comuns, seus quadros clínicos e as formas mais comuns de reposição hormonal estão ilustrados na Tabela 2.

## Causas específicas

Alguns raros casos específicos, como tuberculose, micoses, sífilis e outros processos infecciosos, requerem tratamento individualizado.

## Infertilidade masculina

Quando há desejo de fertilidade, a espermatogênese pode ser induzida pela utilização das gonadotrofinas ou do GnRH. Apesar de ser possível conseguir espermatogênese com tratamento isolado com gonadotrofina coriônica (CG), particularmente em casos de insuficiência parcial, a maioria dos casos necessita de FSH. Existem vários esquemas de administração, sendo um deles aplicar gonadotrofinas da menopausa (hMG), IM ou SC, duas vezes por semana. O uso de gonadotrofinas recombinantes, mais recente, obtém os mesmos resultados que o uso dos compostos urinários.

Nos casos de insuficiência hipotalâmica em homens, terapêutica com GnRH pulsátil pode ser uma alternativa às gonadotrofinas, sendo igualmente efetiva. Pulsos de GnRH de 25 a 600 ng/kg são administrados SC ou EV, por uma bomba de infusão portátil, com intervalos de 120 minutos entre os pulsos. Devem ser monitorados o volume testicular, a testosterona e as GNT, sendo a dose ajustada de acordo com esses padrões. O tratamento com gonadotrofinas, no entanto, é mais simples e prático.

**Tabela 2** Sinais e sintomas da insuficiência hipofisária e sua reposição.

| Deficiência hormonal | Quadro clínico | Reposição |
| --- | --- | --- |
| GH | Redução da vitalidade e da energia; redução da massa muscular e da força; obesidade visceral; fadiga; dificuldade de atenção e memória; diminuição de suores e dificuldade na regulação térmica; dislipidemias e aterosclerose precoce; osteoporose<br>Crianças: retardo de crescimento | Hormônio de crescimento |
| ACTH | Crônica: fadiga; fraqueza; palidez; anorexia; perda de peso; náusea; vômito; dor abdominal; perda de pelos axilares e pubianos (na mulher); hipoglicemia; hipotensão; anemia; linfocitose; eosinofilia; hiponatremia<br>Aguda: fraqueza; mal-estar; náusea; vômito; colapso circulatório; febre; choque<br>Crianças: puberdade tardia | Hidrocortisona |
| GNT | Homem: disfunção erétil; redução da massa muscular; redução da energia e da vitalidade; queda de pelos da face e do escroto; anemia<br>Mulher: amenorreia ou oligomenorreia; dispareunia; atrofia mamária<br>Ambos: diminuição da libido; fogachos; infertilidade; regressão das características sexuais secundárias; osteoporose<br>Crianças: puberdade tardia | Homem: testosterona.<br>Mulher: estrógenos conjugados ou valerato de estradiol; estrógeno e progesterona (cíclico ou contínuo); indução da espermatogênese e da ovulação |
| TSH | Fadiga; apatia; intolerância ao frio; queda de cabelos; obstipação intestinal; pele seca; retardo psicomotor; ganho de peso; bradicardia; hipotensão<br>Crianças: retardo de desenvolvimento; retardo de crescimento | Tiroxina |
| ADH | Poliúria; polidipsia; noctúria; osmolaridade da urina diminuída; hipernatremia | Desmopressina |
| PRL | Impossibilidade de amamentar | Nenhuma |

ADH: hormônio antidiurético.

Com GNT ou GnRH pulsátil, o tempo médio para o início da espermatogênese é muito variável. Entretanto, padrões de fertilidade são conseguidos após 4 a 20 meses de tratamento na maioria dos pacientes, exceto quando há história de criptorquidismo bilateral, quando os resultados são menos favoráveis.

## Infertilidade feminina

Quando a queixa principal é a infertilidade, a indução da ovulação poderá ser conseguida com o uso das GNT e, nos casos de origem hipotalâmica, a administração de GnRH de forma pulsátil também é possível. Nas pacientes com sangramentos menstruais, iniciam-se as GNT no 2°, 3° ou 4° dia do ciclo, mas a maioria delas está em anovulação crônica e tem amenorreia. Sugere-se, então, de um a três ciclos de reposição cíclica de estrógenos e progesterona antes do início das GNT. Em geral, administram-se estrógenos conjugados na dose de 1,25 mg, de 2 a 3 vezes ao dia, por 21 dias, acrescidos de acetato de medroxiprogesterona na dose de 10 mg ao dia, nos últimos 10 dias do estrógeno.

Após o início do período menstrual, no 2°, 3° ou 4° dia do ciclo, é realizada USG-TV para avaliação inicial e aplica-se a primeira dose de GNT. Como nesses quadros geralmente há deficiência de LH e FSH, dá-se preferência aos compostos com as duas GNT (hMG). Apesar de haver descrição de casos com sucesso utilizando somente FSH, parece prudente, quando este for utilizado, fazer algum complemento com LH, urinário, recombinante ou por meio de pequenas doses de hCG. A sensibilidade ovariana às GNT pode variar de caso para caso, portanto, inicia-se com doses de 75 UI de hMG por via SC diariamente. A monitoração do crescimento folicular e endometrial é realizada pela USGTV seriada, sendo que alguns preferem associar dosagens plasmáticas de estradiol.

Após 4 a 5 dias de medicação, realiza-se nova USGTV para avaliar a resposta ovariana e diminuir a dose, caso a resposta seja excessiva, o que raramente ocorre. Nas respostas habituais, podem ser visualizados folículos da ordem de 10 mm de diâmetro. Nova USGTV é realizada em 2 a 3 dias e, havendo boa resposta, devem estar presentes folículos entre 10 e 14 mm. Quando decorridos 7 dias de tratamento ou mais e nenhum folículo tiver atingido 10 mm, pode-se aumentar a dose de hMG. Aumentos progressivos a cada semana serão necessários quando não houver sinal de resposta. Se, após 3 semanas, todos os folículos forem inferiores a 10 mm, cancela-se o ciclo, reiniciando-se com dose maior (150 UI) na próxima tentativa.

Havendo resposta folicular, o objetivo principal será obter de um a dois folículos pré-ovulatórios, para que a fecundação possa ocorrer por relação sexual (coito programado) ou por IIU. Quando houver a presença de mais de quatro folículos de 16 mm de diâmetro ou mais, os riscos de gestação múltipla são altos, o ciclo deve ser interrompido e o casal avisado para utilizar anticoncepção nesse período. O ciclo seguinte deve ser iniciado com dose menor ou não se deve realizar aumento de dose durante a estimulação com intervalos menores que 10 a 14 dias.

Quando houver crescimento folicular adequado e o maior folículo atingir cerca de 18 mm de diâmetro médio, indica-se a administração da CG por via SC ou IM e planeja-se o coito programado para cerca de 24 após a CG ou a IIU cerca de 36 horas após. É importante lembrar, na indução da ovulação ou na estimulação com GNT, que é fundamental a aplicação de CG para simular o pico de LH, a fim de desencadear o complexo processo da rotura folicular e da maturação oocitária. Particularmente nos quadros hipogonadotróficos, não haverá liberação espontânea endógena de LH. O raciocínio vale também para a fase lútea, em que será estritamente necessária a suplementação com altas doses de progesterona ou o emprego da CG como forma de estimular o corpo lúteo.

As doses habituais de progesterona natural micronizada são de 600 a 800 mg por via vaginal, divididas em 2 a 3 doses diárias. Quando utilizada a hCG, as doses empregadas são de 1.500 a 2.000 UI por via SC ou IM, a cada 3 a 5 dias, a partir do dia da primeira aplicação. A manutenção da progesterona ou do hCG, em caso de gestação, deve atingir no mínimo a 10ª ou a 12ª semana.

De forma semelhante ao que acontece no homem, quando a insuficiência hipotalâmica for a origem dos distúrbios, pode-se utilizar o GnRH de modo pulsátil, com bomba de infusão, para a indução da ovulação (Figura 4).

As doses são de 75 a 250 ng/kg, SC ou IM, a cada 90 minutos. Doses maiores podem ser efetivas mesmo nos quadros de alterações nos receptores de GnRH. Atingido o desenvolvimento folicular adequado (folículo com diâmetro médio de 18 mm), aplica-se a hCG na dose de 5.000 UI, SC ou IM, e seguem-se os mesmos cuidados descritos anteriormente para fase lútea. Esse tipo de tratamento oferece a vantagem de ser mais fisiológico, pois apresenta seleção monofolicular em quase todas as oportunidades.

No entanto, o tratamento tem custo elevado (pois, além dos medicamentos, necessita da bomba de infusão), apresenta algumas complicações no local da injeção do medicamento, precisa de monitoração da bomba de infusão e causa certo desconforto para as pacientes. Na grande maioria dos casos, pela praticidade e pelos resultados, a escolha será pelas gonadotrofinas.

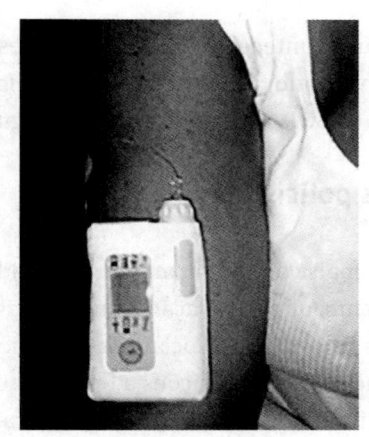

**Figura 4**   Bomba de infusão de GnRH.

Confirmado o processo ovulatório e, como sabidamente não existe outro fator de infertilidade, as chances de gestação serão semelhantes às de casais férteis da mesma faixa etária.

## CAUSA NORMOGONADOTRÓFICA

Também conhecida como disfunção hipotálamo-hipofisária, neste quadro não há lesão orgânica hipotalâmica ou hipofisária. As alterações encontradas são fruto do desequilíbrio nos mecanismos de retroalimentação, o que leva às disfunções ovulatórias.

O desequilíbrio pode ter diversas origens: alteração da concentração da globulina transportadora dos esteroides (SHBG), problemas no metabolismo e na excreção dos estrógenos, disfunções de outras glândulas que interferem no sistema reprodutor, produção de esteroides por tumores funcionantes e ingestão de determinadas substâncias e determinados medicamentos.

Esse grupo é muito amplo e engloba desde os desvios do peso até a SOP, que é a patologia de maior incidência. Os exames revelam teste de deprivação aos progestógenos positivo e dosagens hormonais sem grandes variações no padrão de normalidade.

A SOP tem parâmetros bem mais sugestivos. O FSH é normal ou baixo, o LH em geral está elevado, a relação LH/FSH é frequentemente superior a 2, a PRL é normal ou aumentada em cerca de 25% dos casos e a USGTV pode apresentar ovários normais, mas o que acontece na maioria das vezes é o encontro do padrão policístico ou o volume ovariano aumentado. Esses e alguns outros exames são importantes na avaliação da SOP e serão discutidos a seguir.

## Síndrome dos ovários policísticos

A SOP é a endocrinopatia mais comum na mulher em idade reprodutiva e a maior causa de hiperandrogenismo, oligo-ovulação e anovulação. Esses sintomas, por si só, constituem problemas psicológicos, sociais e econômicos, porém a presença da SOP também está associada a predisposições a outras patologias, como síndrome metabólica, diabetes do tipo II, doença cardiovascular, carcinoma do endométrio e outras.

Além da importância de seu diagnóstico para o tratamento das alterações menstruais, do hirsutismo ou da infertilidade, sua identificação é fundamental para a prevenção de várias comorbidades, por apresentar manifestações a longo prazo.

Como a SOP tem apresentação muito heterogênea, sua definição é controversa, principalmente entre as diversas disciplinas, como medicina interna, ginecologia, endocrinologia e psiquiatria. Assim, a SOP continua um desafio para os investigadores na elucidação de suas origens e na distinção entre os eventos primários e secundários da patologia.

O diagnóstico tem se baseado em três aspectos fundamentais: o hiperandrogenismo, a oligoanovulação e a presença de ovário policístico (OP) na USGTV. Existem três classificações diagnósticas mais importantes, que persistem até hoje e estão descritas a seguir na Tabela 3.

**Tabela 3** Critérios de diagnóstico de SOP.

| Instituições | | Critérios | | | |
|---|---|---|---|---|---|
| National Institutes of Health (NIH), 1990 | 2 de 2 critérios | Hiperandrogenismo | + | Oligoano-vulação | |
| Consenso ESHRE e ASRM, 2003 | 2 de 3 critérios | Hiperandrogenismo | | Oligoano-vulação | OP (USGTV) |
| AE-PCOS Society, 2006 | | Hiperandrogenismo | + 1 de 2 critérios | Oligoano-vulação | OP (USGTV) |

O hiperandrogenismo estará caracterizado, então, pela presença de hiperandrogenemia ou de alterações clínicas, sendo o hirsutismo a mais comum delas. De acordo com as classificações acima, observam-se diferentes fenótipos possíveis que se enquadram nessas classificações. A Tabela 4 relaciona os possíveis fenótipos para cada classificação.

Em todos os critérios de diagnóstico, sempre é salientado que o diagnóstico da SOP é de exclusão e só estará confirmado após serem eliminadas as possibilidades de haver outras patologias com quadro clínico semelhante. As patologias a serem excluídas, assim como suas principais formas de diagnóstico, estão representadas na Tabela 5 e a prevalência das principais, na Tabela 6.

Como o critério mais antigo é o da NIH, a maioria dos trabalhos científicos, em especial antes de 2003, utilizava essa metodologia. Atualmente, apesar das inúmeras controvérsias, acredita-se que os critérios do Consenso de Rotterdam de 2003, referendado pela Sociedade Europeia (ESHRE) e pela Sociedade Americana (ASRM), sejam os mais amplamente utilizados.

A prevalência da SOP depende dos critérios de diagnóstico. Pelos critérios da NIH, a prevalência entre as mulheres em idade reprodutiva é de aproximadamente 8%. Com base no consenso ESHRE e ASRM é de cerca de 12%. E, pela AE-PCOS Society, ao redor de 10%.

Para o diagnóstico da SOP, é preciso analisar cada um dos critérios clínicos e laboratoriais (hiperandrogenismo, oligoanovulação e OP na USGTV), para saber

**Tabela 4** Todos os fenótipos possíveis incluídos como SOP em cada classificação.

| Fenótipos possíveis | A | B | C | D | E | F | G | H | I | J |
|---|---|---|---|---|---|---|---|---|---|---|
| Hiperandrogenemia | + | + | + | + | - | - | + | - | + | - |
| Hirsutismo | + | + | - | - | + | + | + | + | - | - |
| Oligoanovulação | + | + | + | + | + | + | - | - | - | + |
| OP na USGTV | + | - | + | - | + | - | + | + | + | + |
| NIH, 1990 | Sim | Sim | Sim | Sim | Sim | Sim | Não | Não | Não | Não |
| ESHRE/ASRM, 2003 | Sim | Sim | Sim | Sim | Sim | Sim | Sim | Sim | Sim | Sim |
| AE-PCOS, 2006 | Sim | Sim | Sim | Sim | Sim | Sim | Sim | Sim | Sim | Não |

Fonte: adaptada de Azziz et al., 2009.

**Tabela 5** Condições que devem ser excluídas para se confirmar o diagnóstico de SOP.

| Condições | Hiperandro-genismo | Oligoanovu-lação | Quadro clínico | Laboratório |
|---|---|---|---|---|
| Hiperplasia adrenal não clássica (HA-NC) | Sim | Infrequente | História familiar de infertilidade, hirsutismo ou ambos | Aumento de 17 OH P4 pela manhã ou após estimulação |
| Síndrome de Cushing (SC) | Sim | Sim | Hipertensão, estrias | Aumento de cortisol livre em urina de 24 h |
| Hiperprolactinemia | Não ou leve | Sim | Galactorreia | Aumento de PRL |
| Hipotireoidismo primário | Não ou leve | Infrequente | Pode apresentar nódulo | Aumento de TSH e diminuição de T4 livre |
| Acromegalia | Não ou leve | Frequente | Aumento de extremidades, prognatismo | Aumento de IGF I |
| Falência ovariana prematura | Não | Sim | Alterações autoimunes associadas | Aumento de FSH |
| Obesidade | Frequente | Infrequente | Diagnóstico de exclusão | Nada |
| Tumor virilizante de ovário ou adrenal (TV) | Sim | Sim | Clitoromegalia, hirsutismo extremo com padrão masculino, alopecia | Aumento exagerado de androgênios |
| Uso de medicamentos, especialmente androgênios | Frequente | Variável | História clínica | Nada |

**Tabela 6**  Prevalência de patologias associadas ao hiperandrogenismo e à SOP.

| SOP n. pacientes | A. tireoide | HiperPRL | HA-NC | SC | TV |
|---|---|---|---|---|---|
| 7.563 | 1% | 3% | 1,5% | 0,03% | 0,1% |

Fonte: adaptada de Azziz et al., 2009.

quando os incluir como fatores presentes e, assim, estabelecer o diagnóstico da patologia.

## *Hiperandrogenismo*

A descrição detalhada das manifestações clínicas de hiperandrogenismo está contida no tópico "Síndrome hiperandrogênica e hirsutismo", após as considerações sobre SOP.

O hiperandrogenismo pode se manifestar por alterações clínicas, alterações laboratoriais ou ambas. Das manifestações clínicas, as mais comuns são o hirsutismo, a acne e a alopecia. Quando aparecem alterações laboratoriais demonstrando excesso de androgênios, o quadro é denominado hiperandrogenemia. Para ser classificado assim, basta haver elevação em um dos exames de avaliação androgênica. Os exames mais importantes a serem solicitados são: testosterona (T), testosterona livre (TL), androstenediona (A4), deidroepiandrosterona (DHEA), sulfato de deidroepiandrosterona (SDHEA), 17-alfa-OH progesterona (17OHP4) e globulina transportadora dos hormônios sexuais (SHBG).

Existem limitações na acurácia das determinações de androgênios em laboratórios clínicos gerais. Laboratórios especializados mais confiáveis, em geral, estão associados a centros de pesquisa e universidades. Dentro dessas limitações, a determinação da TL é uma das que pode sofrer maior influência. Portanto, prefere-se, na maioria das vezes, utilizar as dosagens de: T total, A4, SDHEA, 17-alfa-OH P4 e SHBG e calcular o índice de testosterona livre (ITL), que é obtido da seguinte forma (valores de referência até 3,9):

1) $$\frac{\text{Testosterona (ng/dL)} \times 3,47}{\text{SHBG (nmol/L)}}$$

2) $$\frac{100 \times \text{testosterona nmol/L} \times 100 \ (\text{ng/dL} \div 28,84)}{\text{SHBG (nmol/L)}}$$

## Anovulação ou oligo-ovulação

A disfunção menstrual na SOP geralmente é caracterizada pela menstruação infrequente ou ausente. Intervalos curtos, de 25 dias ou menos (polimenorreia), são achados raros, encontrados em cerca de 1,5% dos casos. Das alterações menstruais, aproximadamente 60% correspondem a amenorreia e 40% a oligomenorreia. A alteração menstrual pode começar na menarca, mas algumas pacientes apresentam ciclos regulares por algum tempo, seguidos de oligoamenorreia.

A prevalência de disfunção menstrual pode mudar com a idade, diminuindo sua incidência ao se aproximar da menopausa e correlacionando-se com a diminuição dos níveis de androgênios e do número de folículos da reserva ovariana.

A ocorrência de ciclos regulares não afasta definitivamente a presença de oligoanovulação, que, apesar de evento raro, pode ser suspeitada nos casos em que não há presença de outros sinais ovulatórios, como tensão pré-menstrual, dismenorreia e muco cervical durante curto período no meio do ciclo. Pelos critérios do Consenso ESHRE e ASRM, pacientes com ciclos ovulatórios podem ser incluídas como SOP se apresentarem hiperandrogenismo e ovário policístico na USGTV. A Tabela 7 representa, aproximadamente, a prevalência de alterações menstruais em revisão da literatura.

## Ultrassonografia transvaginal

O diagnóstico ultrassonográfico de ovário policístico ou polimicrocístico deve ser realizado, de preferência, pela via transvaginal. Recomenda-se o início do ciclo menstrual (do 2º ao 4º dia) como o melhor momento, lembrando que a paciente não deve estar em uso de contraceptivos hormonais orais. A presença de 12 ou mais folículos de 2 a 9 mm, distribuídos em todo o parênquima, ou de volume ovariano maior que 10 cc em um ou ambos os ovários, caracteriza o ovário policístico.

Outros achados podem estar presentes, como a distribuição dos folículos na periferia do órgão (sinal do colar) e o estroma central hiperecogênico. Os achados ultrassonográficos de ovários policísticos, por si só, não caracterizam a SOP, pois

**Tabela 7** Prevalência de disfunção menstrual em SOP.

| SOP n. pacientes | Oligomenorreia | Eumenorreicas |
|---|---|---|
| 6.724 | 82% | 18% |

Fonte: adaptada de Azziz et al., 2009.

são também encontrados em outras endocrinopatias que cursam com anovulação. Ademais, cerca de 20% das pacientes normais podem apresentar aspectos ultrassonográficos de ovários policísticos. A prevalência de OP na USGTV está representada na Tabela 8, que reflete dados de revisão da literatura.

## Resistência à insulina e síndrome metabólica

A resistência à insulina (RI) resulta em aumento compensatório da secreção de insulina pelas células pancreáticas, para manter os níveis de glicose dentro dos padrões normais de homeostase. A hiperinsulinemia secundária a esse processo pode resultar em vários tipos fenotípicos, que incluem a associação de hiperandrogenismo ovariano e *Acanthosis nigricans*.

A hiperinsulinemia resultante aumenta a produção androgênica nas células tecais do ovário e diminui a produção de SHBG no fígado. Assim, a produção androgênica aumenta e a fração ligada à SHBG diminui, proporcionando manifestações clínicas de hiperandrogenismo.

Como a maioria das pacientes é jovem e apresenta função pancreática relativamente normal, pode desenvolver variados graus de hiperinsulinemia sem refletir nos níveis basais de glicose circulante, a não ser quando submetida a testes de sobrecarga de glicose.

O padrão-ouro para o diagnóstico de RI é o *clamp* euglicêmico, teste dinâmico e invasivo que requer local e equipe especializados e dispende muito tempo. Há, no entanto, grande controvérsia sobre que métodos empregar, na prática, para o diagnóstico da RI. Insulina de jejum, relação glicemia/insulina, HOMA-IR e QUICK são alguns dos testes possíveis. Vários estudos tentaram identificar os valores de corte para esses testes, mas todos dependem da qualidade dos ensaios para determinar os níveis de insulina. Dependendo da qualidade dos testes empregados, nem sempre será possível generalizar os níveis de corte estabelecidos para populações diferentes daquela do estudo original.

**Tabela 8**  Prevalência de OP por USGTV em SOP.

| SOP n. pacientes | OP na USGTV |
|---|---|
| 3.361 | 74% |

Fonte: adaptada de Azziz et al., 2009.

Dos pontos de vista clínico e prático, a realização do teste de tolerância à glicose (TTGO), com glicemia e insulinemia nos tempos 0 e 120 minutos após sobrecarga com 75 g, produz a maior quantidade de informações, tanto em relação à hiperinsulinemia quanto sobre a tolerância à glicose.

São considerados níveis basais normais: menos de 100 mg/dL e menos de 20 mcUI/mL para a glicemia e para a insulina, respectivamente. No tempo de 120 minutos, valores de glicemia entre 140 e 199 mg/dL indicam intolerância à glicose, e valores acima de 80 ou 150 mcUI/mL de insulina caracterizam RI. Valores de insulina acima de 300 mcUI/mL representam severa insulinemia e acentuada RI. Vale lembrar que as determinações da insulina têm variáveis importantes, dependendo de cada laboratório e da qualidade dos testes.

Glicemia de jejum menor que 125 mg/dL ou TTGO 75 g/120 minutos menor que ou igual a 200 mg/dL são indicativos de diabete do tipo 2.

A prevalência de RI nas pacientes com SOP tem sido estimada ao redor de 50%, sendo mais comum naquelas com sobrepeso ou obesas. Além disso, as pacientes com RI têm maior prevalência de síndrome metabólica, que inclui a presença de obesidade central, hipertensão, hiperglicemia de jejum, alteração do TTGO e dislipidemia (Tabela 9).

Na RI e na síndrome metabólica, as pacientes apresentam predisposição ao aparecimento de diabete tipo 2 e alterações cardiovasculares que podem ser revertidas pela mudança no estilo de vida ou pela instituição precoce de tratamento medicamentoso. Esses fatos importantes justificam o rastreamento e o diagnóstico dessas patologias na SOP.

**Tabela 9** Critérios de síndrome metabólica. Presença de três entre os cinco fatores abaixo.

| Fator de risco | Valor de corte |
|---|---|
| Circunferência abdominal | > 88 cm |
| Triglicérides | ≥ 150 mg/dL |
| HDL-colesterol | < 50 mg/dL |
| Pressão sanguínea | ≥ 130/≥ 85 mmHg |
| Glicemia de jejum ou TTGO 75 g/120 min | ≥ 110 mg/dL 140 a 199 mg/dL |

## Nível sérico de gonadotrofinas

A concentração sérica de LH, detectada em uma amostra isolada, revela índices excessivos em aproximadamente 40 a 50% dos casos de SOP. Altas concentrações são mais frequentes nas pacientes com IMC normal do que nas que apresentam sobrepeso ou obesidade. Embora as concentrações plasmáticas de FSH estejam, na maioria das vezes, dentro de padrões normais, elas demonstram certo grau de inibição por se apresentarem, em geral, nos limites inferiores da normalidade. São comuns os achados de relação LH/FSH maior que 2 nos quadros de SOP.

## Etiologia

A precisa etiologia da SOP não é conhecida. Entretanto, têm aumentado as evidências de uma origem genética. A síndrome se apresenta em grupos familiares e sua prevalência em parentes de primeiro grau é de 5 a 6 vezes maior do que na população geral.

Fatores ambientais também podem estar envolvidos, principalmente pela exposição excessiva a androgênios em qualquer momento da idade reprodutiva.

Exposição intrauterina de fetos femininos a quantidades elevadas de androgênios também é uma hipótese cujo número de defensores tem crescido. Estudos em animais têm demonstrado que a exposição a excesso de androgênios produz manifestações de SOP na descendência do sexo feminino.

## Fisiopatologia

Enquanto o LH regula a síntese androgênica pelas células da teca, o FSH é responsável pela atividade das aromatases nas células da granulosa, determinando a quantidade de estrógenos que são formados a partir dos precursores androgênicos. Quando a concentração de LH aumenta em relação ao FSH, os ovários sintetizam preferencialmente androgênios.

A frequência dos estímulos do GnRH determina, pelo menos em parte, a proporção relativa de produção de LH e FSH dentro do gonadotrofo. O aumento na frequência dos pulsos de GnRH favorece a produção de LH em detrimento do FSH, e o inverso ocorre quando a frequência diminui. Como na SOP parece haver um aumento na frequência dos pulsos de LH, não está bem esclarecido se esse aumento é determinado por uma alteração intrínseca no gerador do pulso de GnRH ou pelos baixos níveis de progesterona resultantes dos ciclos anovulatórios.

Esse mecanismo de aumento de produção androgênico isolado, ou associado aos quadros de RI, em que também aumentam os níveis ou a disponibilidade de androgênios, parece constituir o mecanismo fisiopatológico principal da SOP.

A elevação dos androgênios provavelmente tem papel preponderante nas alterações morfológicas do ovário. Os androgênios estimulam o desenvolvimento dos folículos primários até os estágios pré-antral ou antral inicial e, na presença de androgênios, esse processo é acelerado em comparação ao ovário normal. Nesse momento, a presença de FSH em quantidades adequadas deveria iniciar o processo de seleção folicular, alcançando a maturação oocitária e a rotura folicular. Na ausência de níveis compatíveis de FSH, porém, os folículos interrompem seu processo de crescimento e permanecem, em grande número, nos seus estágios iniciais de desenvolvimento.

### Resumo da propedêutica solicitada na maioria dos quadros de SOP

1. Pesquisa básica do casal infértil.
2. Dosagens séricas de LH, FSH e estradiol.
3. Dosagens séricas de TSH, T4L e PRL.
4. Dosagens séricas de androgênios (T, A4, SDHEA, 17-alfa-OHP4) e SHBG.
5. TTGO 75 g e tempos 0 e 120 minutos com insulinemia.
6. Perfil lipídico.

### Diagnóstico da infertilidade conjugal em SOP

Antes de iniciar o tratamento da oligoanovulação nas pacientes inférteis com SOP, sempre surgem dúvidas sobre que exames devem ser solicitados, além dos necessários para o diagnóstico, antes do início do tratamento. As questões mais importantes referem-se à necessidade de solicitar o espermograma do cônjuge e a HSG para confirmar a permeabilidade tubária.

Em trabalho de 2007, em que foi realizado um estudo multicêntrico com 1.313 pacientes com SOP em rastreamento para iniciar pesquisa com vários tipos de tratamento, os autores relatam a presença prévia de oligospermia em 10,1% dos cônjuges e obstrução tubária bilateral em 4,2% das pacientes. Acreditam que se, para o sêmen, fossem avaliadas também a motilidade e a morfologia, a prevalência deveria alcançar cerca de 20% dos homens. Em relação à HSG, se fossem relatados os casos de obstruções unilaterais ou quadros suspeitos de processo pélvico aderencial, as cifras seriam bem maiores que 4,2%.

Pelo exposto e pelo inconveniente em constatar esses tipos de achados depois de instituída terapêutica de indução da ovulação, acredita-se, salvo algumas exceções, que o bom senso sugere solicitar esses exames antes de qualquer terapêutica de infertilidade.

## Tratamento da SOP

As opções terapêuticas visam a restabelecer o processo ovulatório, aumentando a concentração do hormônio folículo-estimulante ou diminuindo a concentração de hormônio luteinizante e tratando a hiperinsulinemia.

O citrato de clomifeno (CC) ainda é o tratamento de escolha inicial para induzir a ovulação, seguido da administração de FSH exógeno nos casos resistentes. O FSH exógeno deve ser utilizado em doses baixas e sob monitoração cuidadosa, pois está relacionado a complicações importantes, como a síndrome de hiperestímulo ovariano e a gestação múltipla.

A hiperinsulinemia é um fator de agravo ao quadro anovulatório e sua redução, seja por meio da perda de peso ou pelo uso de sensibilizadores da insulina, pode, isoladamente, tratar a anovulação ou ajudar na ação de outros fármacos.

Existem outras opções terapêuticas que podem ser empregadas em pacientes refratárias aos tratamentos convencionais com o CC ou com o FSH. A diatermia ovariana laparoscópica, também chamada de *drilling* ovariano laparoscópico, pode restabelecer a ovulação em casos resistentes, sobretudo em pacientes magras que apresentam altas concentrações de LH. Outra opção são os inibidores da aromatase, que, no entanto, ainda não são comprovadamente superiores ao CC e apresentam limitações de uso *off-lable*. E, por fim, a FIV fica como opção aos casos de pior prognóstico, como falha dos tratamentos de baixa complexidade, fatores de infertilidade associados e pacientes anovuladoras com idade mais avançada.

### Alterações de peso

O excesso de peso é uma das principais enfermidades que acomete a sociedade atual, consequência do sedentarismo e do excesso de consumo de dietas industrializadas e hipercalóricas. Essa enfermidade acentua a resistência insulínica, sobretudo nas mulheres com SOP. A obesidade central e a gordura visceral são os principais determinantes dessa situação, além de acentuarem o hiperandrogenismo e a hiperinsulinemia.

Pelo menos 50% das mulheres com SOP apresentam resistência insulínica, sendo que a maioria é obesa e, inevitavelmente, apresenta hiperandrogenismo clínico ou laboratorial, além de alterações na ovulação.

A perda de peso e o tratamento da hiperinsulinemia são importantes medidas para reverter o quadro anovulatório, reduzir a insulina e os androgênios séricos, além de aumentar a concentração de SHBG.

Perder peso é, sem dúvida, a primeira terapêutica que deve ser encorajada em pacientes obesas ou com sobrepeso com anovulação hiperandrogênica. Na maioria das pacientes obesas com SOP, a perda de 5 a10% do peso corpóreo em 6 meses de tratamento já é suficiente para restabelecer a ovulação e reduzir a gordura visceral. A redução do peso corpóreo também deve fazer parte das orientações médicas antes da indução da ovulação farmacológica, pois esta parece ser menos eficaz quando o índice de massa corpórea (IMC) é maior que 28 kg/m$^2$.

A prática de atividade física regular e o consumo de dietas hipocalóricas, como aquelas que incluem fibras, frutas e carnes magras, ajudam a perder peso, reduzem a gordura visceral, melhoram a hiperinsulinemia e, consequentemente, ajudam a restabelecer a função reprodutiva e melhorar a autoestima.

*Citrato de clomifeno*

Terapia antiestrogênica consagrada pelo uso há muito tempo, o CC ainda é considerado o indutor de primeira escolha no tratamento da anovulação em mulheres inférteis com SOP. Apesar disso, uma revisão sistemática da Cochrane realizada no ano 2000 colocou em dúvida se realmente esse fármaco seria a melhor opção, pois não há ensaios clínicos prospectivos aleatorizados comparando a eficácia do CC com outros fármacos que permitam esta conclusão.

O CC é um modulador seletivo dos receptores estrogênicos, que estimula a produção e a secreção endógena de FSH, atuando no bloqueio do *feedback* hipotalâmico e hipofisário. A dose adequada de CC é a menor dose necessária para se obter um ciclo ovulatório. Essa dose pode variar de 50 a 150 mg por dia, por 5 dias consecutivos, iniciando-se no 2º, 3º, 4º ou 5º dia do ciclo menstrual espontâneo ou induzido. Caso não haja resposta, a dose deve ser aumentada em 50 mg (um comprimido a mais por dia) até o limite de 150 mg por dia. Doses maiores não produzem melhores resultados.

Não está indicado incremento de dose quando se consegue um ciclo ovulatório que não se concretiza em gestação. Além disso, é de grande importância a monitoração ultrassonográfica dos ciclos induzidos, pois, sem esse controle, perde-se o parâmetro de resposta e de segurança, acarretando uso desnecessário de medicamento ou risco de gestação múltipla (7 a 9%). São relatados alguns efeitos colaterais com o uso do CC, como fogachos e visão turva, em consequência do efeito antiestrogênico no córtex visual.

Outro cuidado que o clínico deve ter é quanto ao número máximo de ciclos de indução, pois o uso indiscriminado de CC aumenta o risco de neoplasia de ovário. Preconiza-se de três a seis ciclos de indução da ovulação com CC, pois cerca de 75% das gestações ocorrem nos primeiros três ciclos de tratamento.

O CC é capaz de restabelecer a ovulação em aproximadamente 80% das pacientes tratadas, porém apenas 35% delas conseguirão engravidar. A explicação para tal discrepância é a limitação da fertilidade natural, além dos efeitos antiestrogênicos que o CC pode causar no endométrio e no muco cervical.

Outro dado importante é que cerca de 25% das pacientes anovuladoras com SOP não respondem ao CC. As clomifeno-resistentes tendem a ser mais obesas, hiperandrogênicas e resistentes à insulina do que as que respondem, além de apresentarem, com maior frequência, concentrações séricas basais mais elevadas de LH.

Há algumas opções terapêuticas para tentar tornar as pacientes clomifeno-resistentes clomifeno-responsivas, como administração de progesterona no ciclo prévio à indução, na tentativa de suprimir a secreção de LH, ou associação de dexametasona na dose de 0,5 mg uma vez à noite, durante a indução com CC, para suprimir a secreção androgênica adrenal nas que apresentam aumento de sulfato de dehidroepiandrosterona (S-DHEA). Deve-se, porém, lembrar que os glicocorticosteroides podem causar alguns efeitos adversos, como ganho de peso e resistência à insulina, os quais obviamente não são desejados na SOP.

## Uso racional de citrato de clomifeno

1. Dose recomendada: 50 a 150 mg/dia do 3º ao 7º dia do ciclo, podendo ser iniciada do 2º ao 5º dia.
2. Incremento de dose: 50 mg, até, no máximo, 150 mg/dia.
3. Número de tentativas: de 3 a 6 ciclos (75% de sucesso nos primeiros 3 ciclos).
4. Cuidados: realizar monitoração ultrassonográfica durante a indução da ovulação, cancelar o ciclo quando houver maturação de mais do que 3 folículos em função do risco de gestação múltipla, desencadear pico de LH exógeno com CG para programar o coito ou a IIU e evitar usar CC em mais de 6 ciclos.

**5.** Clomifeno-resistentes: uso de progesterona no ciclo anterior, coadministração de dexametasona nas que apresentam hiperandrogenismo, coadministração de metformina nos casos com resistência insulínica, uso de FSH exógeno ou *drilling* laparoscópico.

## Metformina

O hiperandrogenismo e a hiperinsulinemia estão fortemente relacionados à anovulação e parece intuitivamente lógico que a redução das concentrações de androgênios e de insulina possa restabelecer a ovulação. Portanto, em pacientes com SOP obesas que não conseguiram perder peso, ou nas eutróficas com hiperinsulinemia, o uso dos sensibilizadores da insulina, como a metformina, traz benefícios importantes tanto isoladamente quanto como terapia adjuvante. O grande desafio é selecionar as pacientes anovuladoras com SOP que responderão adequadamente à metformina nos ciclos de indução da ovulação.

A metformina é uma biguanida solúvel em água, que age de maneira multifatorial: melhora a sensibilidade dos tecidos à ação da insulina e, consequentemente, diminui a secreção pancreática de insulina, diminui a gliconeogênese hepática, age diretamente no ovário, diminuindo a produção de androgênios tecais, e aumenta a produção de SHBG.

Os principais efeitos adversos da metformina são os distúrbios gastrointestinais, como azia, náusea, vômito e diarreia. Apesar de rara, a acidose lática é a complicação mais grave e ocorre em cerca de 0,5% dos tratamentos. Por esse motivo, as pacientes tratadas com metformina devem ter monitoração de suas funções hepática e renal.

Na tentativa de se obter melhor adesão ao tratamento, preconiza-se aumento gradual da dosagem de metformina, iniciando com 500 mg ao dia, até atingir 1.000 a 2.550 mg diários, dependendo do peso da paciente. As doses devem ser divididas em duas ou três tomadas, sempre após as refeições. Alguns estudos mostram que as pacientes obesas necessitam de doses ainda mais elevadas de metformina para que ocorra melhora da hiperinsulinemia e restabelecimento da ovulação. Contudo, em obesas mórbidas (IMC > 40 kg/m$^2$), a metformina parece não causar melhora na sensibilidade à insulina.

Atualmente, vários estudos demonstram de maneira consistente os benefícios do uso de metformina entre 1.500 e 2.550 mg em anovuladoras com SOP. A grande maioria dessas pesquisas revela tanto melhora no perfil metabólico, ou seja, redução da hiperinsulinemia e do hiperandrogenismo, diminuição da concentração de

LH e aumento da concentração de SHBG, quanto melhora clínica, com o retorno da ovulação (78 a 96% das pacientes) e a consequente regularização do padrão menstrual. Os efeitos colaterais decorrentes do uso da metformina podem ser atenuados com as medicações de liberação lenta (XR).

O uso prévio de metformina, apesar de não melhorar significativamente a taxa de gestação, parece melhorar os resultados da indução da ovulação com FSH recombinante nas pacientes clomifeno-resistentes com SOP. Os ciclos previamente tratados com metformina apresentam resposta folicular mais adequada (menor número de folículos maduros), menor concentração de estradiol e menor taxa de cancelamento por resposta exacerbada.

Já nos ciclos de FIV, a utilização de metformina em pacientes com SOP parece não melhorar as taxas de gestação e de nascidos vivos, porém diminui o risco de síndrome de hiperestimulação ovariana. A explicação para esse benefício ainda é incerta, pois a metformina parece não diminuir a concentração de estradiol sérico no dia da aplicação da CG nem o número de oócitos maduros coletados.

Uma provável explicação poderia ser a melhora da sensibilidade à insulina, com consequente diminuição da sua secreção pancreática. Esse hormônio aumenta a expressão do fator de crescimento vásculo-endotelial (VEGF) nas células musculares lisas da parede dos vasos sanguíneos. Já se sabe que o VEGF é um dos fatores mais importantes envolvidos na fisiopatologia da SHO. Portanto, parece lógico crer que a melhora da hiperinsulinemia ocasionada pela metformina poderia reduzir o risco dessa complicação.

*Gonadotrofinas*

O uso de gonadotrofinas (hMG, FSH ou rFSH) é uma alternativa importante na indução da ovulação nas pacientes com SOP. A melhor alternativa é o emprego do FSH, visto que na maioria dos casos os níveis endógenos de LH estão elevados, particularmente nas pacientes resistentes ao clomifeno ou nas que apresentaram sinais de mau prognóstico quando estimuladas com esse fármaco, como efeitos antiestrogênicos evidentes no endométrio ou no muco cervical.

A grande maioria das pacientes anovuladoras com SOP responde ao FSH exógeno, porém muitas delas apresentam resposta multifolicular, o que aumenta o risco de complicações como a SHO e a gestação múltipla.

O estímulo suprafisiológico de FSH é responsável pelo desenvolvimento multifolicular, fazendo com que folículos que evoluiriam naturalmente para atresia também atinjam a maturidade. Além disso, os ovários de mulheres com SOP apresentam o dobro do número de folículos antrais FSH sensíveis que os ovários de mulheres ovuladoras.

Assim, em pacientes com SOP, o uso de FSH para induzir resposta monofolicular torna-se tarefa difícil, diferentemente da resposta multifolicular esperada nos ciclos de FIV. Qualquer dose que exceda o limite de resposta ovariana ao FSH torna-se temerosa, por aumentar o risco de cancelamento por resposta exacerbada, gestação múltipla ou SHO.

A taxa cumulativa em seis ciclos de indução da ovulação utilizando gonadotrofinas chega a cerca de 80%, mas a taxa de gestação múltipla atinge 34% e, a de SHO, cerca de 4,5%.

Existem protocolos diferentes de estímulo utilizando gonadotrofinas: dose crescente (*step up)*, dose decrescente (*step down*) e baixa dose crescente (*low dose step up*). Um estudo prospectivo realizado em 1998 comparou as taxas de gestação e de gemelaridade entre os protocolos *low dose step up* e o convencional *step up* de FSH e concluiu que o protocolo alternativo com baixa dose apresentou maior taxa de sucesso (33,3 contra 20%) e menor taxa de gemelaridade (14 contra 22%).

Além disso, esse protocolo produziu maior resposta mono ou bifolicular. Outro estudo multicêntrico de 2003, comparando o protocolo convencional *step up* de gonadotrofina com o *step down*, concluiu que o convencional apresentou melhores taxas de resposta monofolicular e ovulação.

O embasamento fisiológico para a adoção do protocolo de dose decrescente (*step down*) é que naturalmente há menor necessidade de FSH para o crescimento folicular, ou seja, a dose necessária para que ocorra o desenvolvimento folicular não é constante ao longo do ciclo. No início, parece ser necessária maior concentração de FSH exógeno para desencadear o crescimento folicular e, com o aumento do número de receptores para FSH, há menor necessidade hormonal para a maturação folicular final.

Ainda não há consenso sobre o melhor esquema utilizando gonadotrofinas para induzir a ovulação nas pacientes com SOP, apesar de o esquema de baixa dose crescente ser o mais utilizado. No que se refere ao tipo de gonadotrofina, parece que não há diferença na eficácia entre as duas formulações para induzir a ovulação nas pacientes com SOP. Uma metanálise realizada em 2000 comparou taxas de gestação e de abortamento entre os ciclos estimulados com hMG e uFSH e não encontrou diferenças significativas.

Mais recentemente, em 2010, foi publicado estudo prospectivo randomizado mostrando que, apesar da melhor qualidade embrionária e da maior taxa de fertilização observadas no grupo de pacientes com SOP estimuladas com uFSH para FIV, em comparação ao grupo que utilizou rFSH, não houve diferenças na dose média de gonadotrofina, na duração do estímulo, no número de oócitos maduros coletados, no número de embriões transferidos e na taxa de gestação entre os dois protocolos de estímulo.

Outra metanálise da Cochrane, comparando rFSH e hMG, também não demonstrou diferenças significativas nos principais desfechos entre os dois tipos de gonadotrofina.

Esquema sugerido na indução da ovulação da SOP com gonadotrofinas

1. Protocolo de baixa dose, crescente (*low dose, step up*).
2. Dose inicial sugerida: 50 UI de rFSH ou 75 UI de hMG por dia, durante 10 a 14 dias.
3. Se não houver resposta inicial, aumento de 25 UI de rFSH ou de 37,5 UI de hMG por dia. Manter a dose por 5 a 7 dias para avaliar a resposta.
4. Objetivo do tratamento: resposta mono ou bifolicular.
5. Considerar falha de tratamento:
   • desenvolvimento de mais de quatro folículos com 14 mm de diâmetro médio;
   • ausência de resposta após 21 dias de estímulo com aumento de doses.

A Figura 5 ilustra esquema prático de conduta no tratamento de SOP e infertilidade.

## Síndrome hiperandrogênica

### *Aspectos clínicos*

A síndrome hiperandrogênica é o conjunto de manifestações clínicas resultantes do aumento da atividade dos androgênios no organismo, conhecido como hiperandrogenismo. A hiperandrogenemia é o aumento dos níveis séricos de hormônios androgênicos. Pode haver quadro de hiperandrogenismo sem, no entanto, haver hiperandrogenemia, como nos casos de hirsutismo idiopático.

A síndrome hiperandrogênica pode se manifestar como perda de atributos femininos, havendo amenorreia, infertilidade, hipotrofia mamária e ganho de atributos masculinos (hirsutismo, acne e seborreia). Quando o grau de hiperandro-

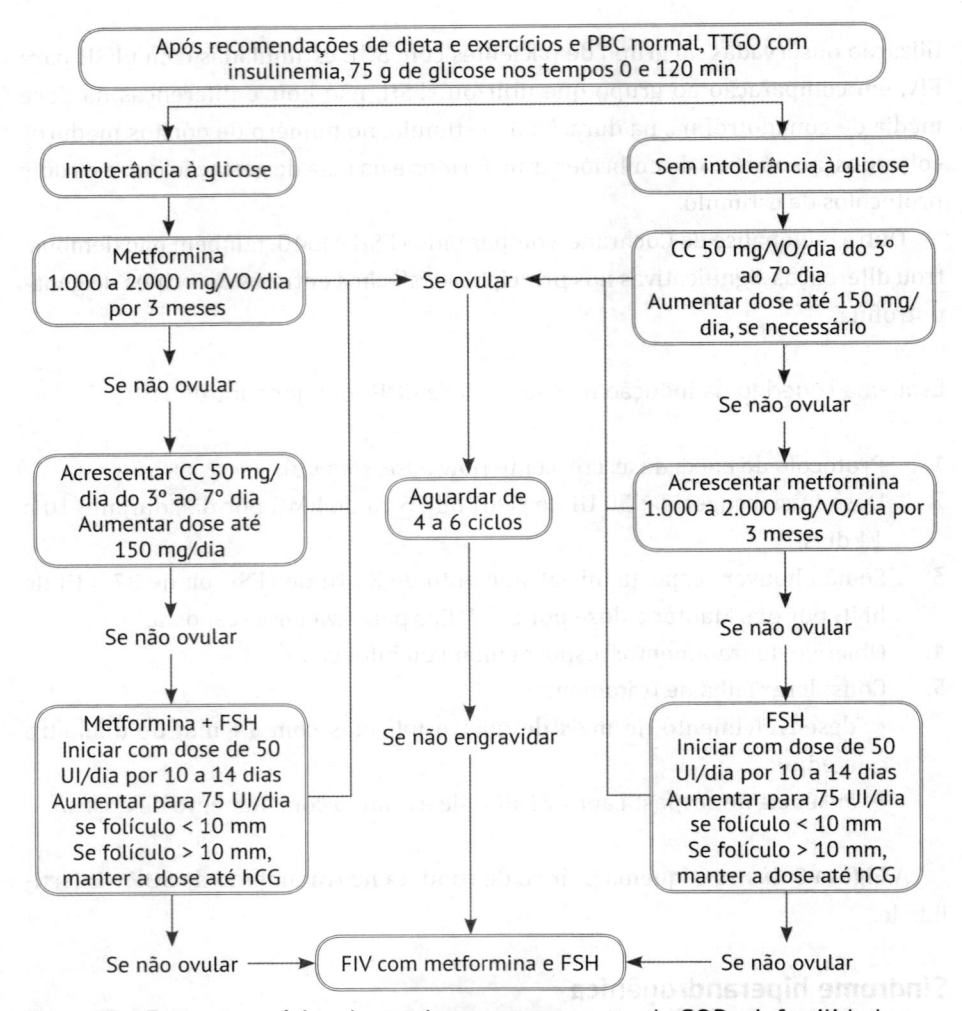

**Figura 5** Esquema prático de conduta no tratamento de SOP e infertilidade.

genismo é muito intenso, ocorre a virilização, ou seja, presença de clitoromegalia, alopecia androgênica, aumento da massa muscular e engrossamento da voz.

O hirsutismo é a presença de pelos terminais em regiões anatômicas normalmente glabras nas mulheres. O hirsutismo representa o crescimento de pelos nas unidades pilossebáceas que respondem a androgênios, transformando os pelos finos e despigmentados ou os pelos velares em pelos grossos e pigmentados ou pelos terminais.

A unidade pilossebácea é constituída pela glândula sebácea e pelo folículo piloso, onde se localizam os receptores de androgênios e os receptores da enzima 5-alfa-redutase, que converte a testosterona na forma biológica mais ativa, a di-hidrotestosterona. As áreas responsíveis aos hormônios androgênicos estão localizadas na face, no dorso, no tórax, na linha mediana supra e infraumbilical, nas nádegas, na raiz das coxas e nos braços.

Além dos androgênios, as unidades pilossebáceas podem sofrer influências também dos hormônios de crescimento, dos hormônios tireoidianos, da gestação, das catecolaminas e do SNC.

A hipertricose é definida como o excesso de pelos não sexuais; é a transformação de pelos velares em terminais, em áreas como os antebraços, as coxas e as pernas. Pode ser congênita ou associada a doenças como anorexia nervosa, hipotireoidismo, dermatomiosite ou má nutrição. Drogas como minoxidil, fenantoínas, diazóxido, hidrocortisona, ciclosporina e estreptomicina podem induzir hipertricose.

A acne é uma doença multifatorial que envolve infecções por bactérias, queratinização anormal, reação imunológica e ação de androgênios sobre as glândulas sebáceas. A acne surge quando a ação androgênica aumenta a produção sebácea da unidade pilossebácea. As bactérias, principalmente a *Propionibacterium acnes,* metabolizam o sebo, surgindo em grande quantidade na puberdade, época em que a produção sebácea se inicia.

Todos os androgênios endógenos e os precursores androgênicos são produzidos nos ovários ou nas glândulas suprarrenais. A testosterona e a androstenediona são produzidas pelos ovários e pelas suprarrenais em quantidades aproximadamente iguais, enquanto a DHEA e o SDHEA são produzidos primariamente pelas suprarrenais. A conversão periférica dos androgênios mais fracos para testosterona representa mais da metade da testosterona circulante.

Os androgênios circulam no plasma ligados à SHBG ou à albumina, restando apenas 1% livre, que é a fração biologicamente ativa. Em situações de aumento da testosterona e da insulina, ou na obesidade, ocorre a diminuição da SHBG, resultando em maior quantidade de testosterona livre. Estrógenos e hormônios tireoidianos aumentam a produção hepática de SHBG, diminuindo a fração de T livre.

O hiperandrogenismo pode resultar da produção aumentada de androgênios, da administração exógena de produtos androgênicos, da sensibilidade aumentada dos receptores androgênicos nos folículos pilosos aos níveis androgênicos normais ou, então, da deficiência de SHBG, levando a maior quantidade de androgênios livres. As causas do hirsutismo podem ser classificadas, de acordo com a origem do distúrbio, em ovariana, suprarrenal, central, periférica, idiopática e iatrogênica (Tabela 10). Entre as causas ovarianas, a mais frequente é a SOP, que é responsável por cerca de 50% dos casos de hirsutismo.

O hirsutismo é considerado idiopático quando os níveis androgênicos são normais e não há alterações menstruais. Entre as causas suprarrenais, a mais importante é a hiperplasia congênita, de forma tardia ou não clássica, que se manifesta após o nascimento como puberdade precoce ou síndrome hiperandrogênica. É uma forma mais atenuada de deficiência, envolvendo bloqueio parcial da atividade enzimática.

Os tumores ovarianos e suprarrenais são raros. O carcinoma das suprarrenais é de grandes proporções e produz elevadas quantidades de androgênios, causan-

**Tabela 10** Causas de hirsutismo.

| Causas gerais | Natureza | Causas específicas |
|---|---|---|
| Ovariana | Funcional | SOP<br>Hiperplasia estromal ovariana<br>Outras formas |
| | Tumoral | Tumores virilizantes dos ovários<br>Tumor de células de Sertoli-Leydig<br>Tumor de células de Leydig<br>Tumor de restos adrenais<br>Luteoma estromal |
| Suprarrenal | Funcional | Hiperplasia congênita da suprarrenal, forma tardia<br>Síndrome de Cushing |
| | Tumoral | Adenoma<br>Carcinoma |
| Central | | Síndrome de Cushing<br>Hiperprolactinemia<br>Acromegalia |
| Periférica | | Aumento da conversão periférica (hipertireoidismo, obesidade)<br>Diminuição de SHBG (hipotireoidismo, obesidade) |
| Idiopática | | Aumento da atividade da 5-alfa-redutase<br>Aumento da biodisponibilidade de T nos órgãos-alvo |
| Iatrogênica | | Ciclosporina, danazol, fenantoína, corticosteroides, minoxidil, esteroides anabolizantes |

do virilização. Os adenomas podem produzir androgênios, são pequenos e são difíceis de localizar. Os tumores ovarianos produtores de androgênios são muito pequenos, localizam-se na região do hilo e são difíceis de detectar pelos métodos convencionais de diagnóstico por imagem.

Uma anamnese bem conduzida e o exame físico orientam o médico para a solicitação dos exames complementares, que deverá ser individualizada para cada caso (Tabela 11).

Na anamnese, é importante investigar a época de aparecimento dos pelos e a sua progressão. Nas formas benignas do hirsutismo, o início do quadro geralmente ocorre na puberdade e é de progressão lenta. A evolução dos tumores virilizantes, seja dos ovários ou das suprarrenais, é rápida e o grau de hirsutismo é mais intenso, geralmente acompanhado de sinais de virilização.

A virilização não costuma aparecer em casos de hirsutismo idiopático ou na SOP e sugere um problema mais grave. Deve ser investigado também o uso atual

**Tabela 11** Propedêutica do hirsutismo.

| Quadro clínico |
| --- |
| Anamnese |
| Exame físico geral |
| Exame ginecológico |
| **Exames complementares** |
| Testosterona |
| SDHEA |
| Androstenediona |
| Prolactina |
| 17-alfa-OH progesterona |
| TSH e T4 livre |
| Cortisol |
| Teste do ACTH sintético |
| USGTV |
| TC |
| RM |
| Cateterismo ovariano e das suprarrenais |

ou passado de medicamentos que possam ter ação virilizante, bem como a resposta aos tratamentos anteriores.

A história familiar é relevante, pois os casos de hiperplasia congênita das suprarrenais costumam se repetir em uma família, por seu caráter hereditário, do mesmo modo que a SOP. Qualquer sintoma de galactorreia ou hipotireoidismo pode ser indicativo de hiperprolactinemia, que é uma causa de hirsutismo. Ganho de peso recente associado a hábito cushingoide e a hipertensão sugere síndrome de Cushing.

No exame físico geral, ressalta-se a importância da medida da pressão arterial, pois algumas deficiências enzimáticas das suprarrenais e a síndrome de Cushing apresentam níveis elevados de pressão.

A estatura e o peso corpóreo são importantes para se definir o índice de massa corpórea de Quetelet (peso em kg/altura$^2$ em metros). Considera-se normal um índice até 25 – valores entre 25 e 30 são considerados sobrepeso e acima de 30 são considerados obesidade.

A medida das circunferências do abdome e do quadril é efetuada para verificar a distribuição de gordura corpórea. É importante salientar que a obesidade nas mulheres portadoras da SOP é do tipo androide, com relação circunferência abdominal/quadril maior que 0,85, e, muitas vezes, esse tipo de obesidade está relacionado à resistência insulínica e à hiperinsulinemia.

A quantidade, a distribuição e as características dos pelos são padronizadas, internacionalmente, pelo uso do escore de Ferriman-Gallwey, de 1961 (Figura 6). O hirsutismo é avaliado em nove áreas andrógeno-sensitivas (buço, mento, tórax, linha mediana supra e infraumbilical, coxa, braço, nádegas e dorso) e, em cada área, a escala vai de 0 (sem hirsutismo) a 4 (hirsutismo intenso). A soma dos pontos de cada área dá o escore geral. Escore acima de 8 é considerado hirsutismo, de 8 a 15, hirsutismo leve e, acima de 15, moderado ou severo. O uso desse escore é importante na avaliação da resposta terapêutica, por ser o único método viável para se dosar semiquantitativamente o grau de hirsutismo.

Devem-se observar também outras manifestações dermatológicas, como acne, estrias e *Acantose nigricans*, que é a expressão cutânea da hiperinsulinemia. São áreas hiperpigmentadas, na região das dobras, resultantes da hiperplasia epidérmica pela ação do excesso de insulina.

A palpação abdominal, na região dos flancos, de massas tumorais, pode revelar carcinoma da suprarrenal. O exame pélvico deve ser efetuado para excluir massas ovarianas. É importante observar a presença de galactorreia, de sinais de viriliza-

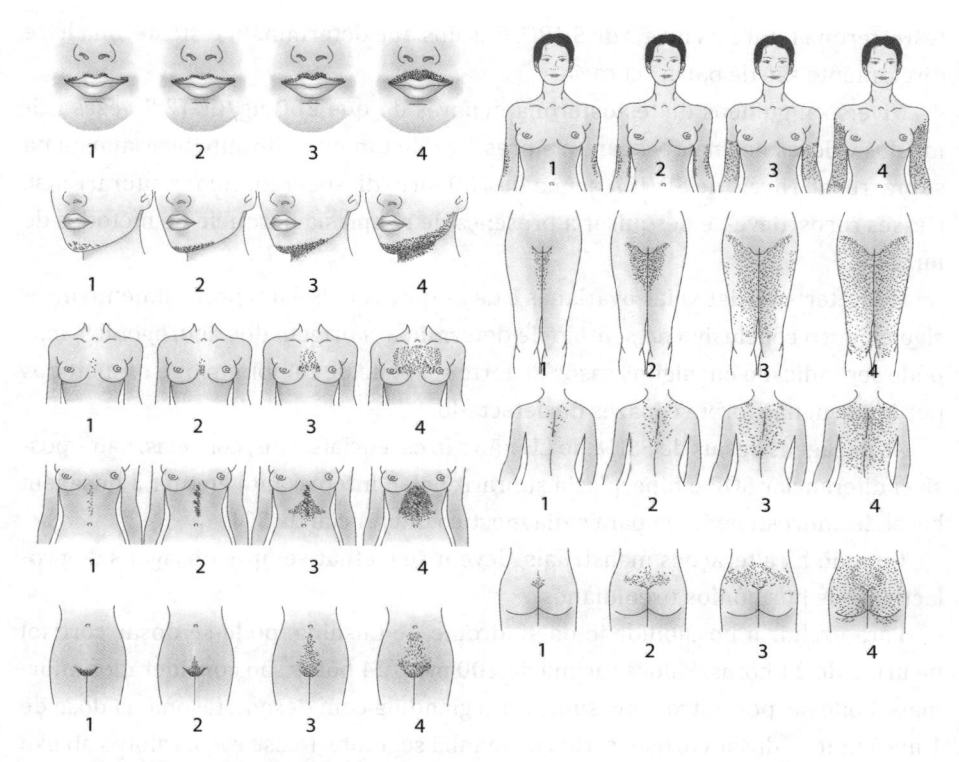

**Figura 6** Escore de Ferriman-Gallwey.

ção (aumento de massa muscular, alopecia, clitoromegalia, distribuição androide da gordura, etc.) e de sinais clínicos da síndrome de Cushing.

O objetivo principal dos exames laboratoriais é identificar problemas de maior gravidade, como a presença de tumores ovarianos ou das suprarrenais. Idealmente, as avaliações laboratoriais de androgênios deveriam ser realizadas por laboratórios especializados. Os limites superiores de normalidade para a testosterona total variam de 70 a 90 ng/dL.

Essas diferenças existem porque os resultados variam conforme cada tipo de ensaio e muitos laboratórios preferem alargar os limites de normalidade porque a população geral inclui mulheres com hiperandrogenismo não reconhecido. As dosagens de testosterona livre são 50% mais sensíveis que a total e, como marcador único, seriam o melhor para indicar excesso de androgênios. Entretanto, não há padronização entre os laboratórios e os resultados podem ser muito diversos. Os métodos mais confiáveis para o cálculo da testosterona livre levam em conta a testosterona total e os níveis de SHBG. Ensaios que determinam testosterona livre diretamente são de baixa acurácia.

Níveis sanguíneos de testosterona maiores do que 200 ng/dL (2,5 vezes acima dos valores normais) sugerem a presença de tumor virilizante ovariano ou da suprarrenal. Níveis de SDHEA acima de 700 mcg/dL sugerem tumor suprarrenal. Nesses casos, deve-se pesquisar a presença de neoplasia por meio de métodos de imagem.

O cateterismo das veias ovarianas e das suprarrenais é um procedimento invasivo e pouco conclusivo no sentido de determinar a origem dos androgênios, mas pode ser indicado em alguns casos de forte suspeita de tumor em que os métodos por imagem não forem capazes de detectá-lo.

As dosagens basais de FSH e de LH não são essenciais, pois, com elas, não é possível diferenciar SOP e hiperplasia suprarrenal. É interessante efetuar a dosagem basal de androstenediona para o diagnóstico diferencial da SOP.

Quando há alterações menstruais, devem-se efetuar sempre dosagens de prolactina e de hormônios tireoidianos.

Para excluir a possibilidade da síndrome de Cushing, pode-se dosar cortisol na urina de 24 horas. Valores acima de 100 mcg/24 horas são considerados anormais. Pode-se, por outro lado, suprimir a glândula com dexametasona na dose de 1 mg à noite e dosar cortisol sérico na manhã seguinte. Nesse caso, valores abaixo de 5 mcg/dL são normais. Embora alguns autores acreditem que um nível elevado de 17-alfa-OHP4 obtido pela manhã, na fase folicular do ciclo menstrual, seja útil como teste de rastreamento para deficiência enzimática da suprarrenal, experiências mostram que um nível sérico basal de 17-alfa-OHP4 não consegue distinguir com precisão a deficiência da 21-hidroxilase de outras causas de excesso de produção androgênica em mulheres hirsutas.

Pode ser realizado o teste do ACTH sintético, ou teste da cortrosina, que consiste na administração de 250 mcg de ACTH em bolo, pela manhã, por via endovenosa, com dosagens de cortisol, DHEA, 17-OH pregnenolona, 17-alfa-OHP4, 11-deoxicortisol (composto S) e A4, nos tempos 0 e 60 minutos, e de progesterona, T e SDHEA no tempo 0. Considera-se portadora da deficiência de 21-hidroxilase mulher com valores pós-estímulo de 17-alfa-OHP4 maiores do que 12 ng/mL (1.200 ng/dL). Valores acima da média mais dois desvios-padrão (2,63 ng/mL) são considerados hiper-resposta de 17-alfa-OHP4 e podem tratar-se de heterozigotos para a deficiência da 21-alfa-hidroxilase ou de portadoras de hiperandrogenismo funcional ovariano e/ou suprarrenal.

O uso dos agonistas de GnRH induz completa supressão de androstenediona e testosterona em níveis de castração em pacientes com SOP, enquanto níveis de DHEA e SDHEA não se alteram. Portanto, o teste do GnRH pode ser útil na supressão seletiva dos ovários.

A importância de outros testes de inibição ou de estímulo para definir a origem do excesso androgênico em mulheres hirsutas ainda não está completamente estabelecida. Os anticoncepcionais hormonais diminuem a produção de testosterona e de androstenediona, fato que parece indicar origem ovariana, porém há evidências de que doses de esteroides sexuais utilizadas com essa finalidade os fazem capazes de exercer ação também sobre as suprarrenais.

A dexametasona é capaz de suprimir a produção androgênica suprarrenal e, ao mesmo tempo, parece diminuir a secreção hipofisária de LH por um presumível mecanismo central e afetar a função ovariana.

O perfil lipídico deve ser avaliado em todas as pacientes que apresentem níveis androgênicos elevados, por serem mais propensas às dislipidemias, à hipertensão e, consequentemente, ao maior risco para doenças cardíacas coronarianas.

Aproximadamente metade das pacientes com hirsutismo leve são idiopáticas. Nas restantes e nas que apresentam um hirsutismo mais pronunciado, os níveis de androgênios estão elevados. A causa mais frequente de hiperandrogenismo é a SOP.

A hiperplasia adrenal congênita não clássica responde por 1,5 a 2,5% dos casos de hiperandrogenismo. Tumores secretores de androgênios representam 0,2%, sendo mais da metade malignos. Síndrome de Cushing, hiperprolactinemia, acromegalia e alterações da tireoide podem ser causas de hiperandrogenismo, mas apresentam outros sintomas decorrentes de cada patologia. Cerca de 10% das mulheres com androgênios elevados e hirsutismo apresentam sintomas discretos ou são assintomáticas, provavelmente pelo metabolismo alterado dos pré-hormônios periféricos.

## Tratamento do hiperandrogenismo

As pacientes hirsutas devem ser esclarecidas quanto ao seu problema e quanto ao tratamento. A melhora do hirsutismo começa a surgir após 6 a 9 meses com o uso de medicamentos e atinge um platô em 18 meses. Se, após 6 meses, não houver melhora, pode-se aumentar a dose ou associar um segundo medicamento. O hirsutismo de longa duração responde muito vagarosamente ao tratamento. Adolescentes que começam a desenvolver hirsutismo e possuem história familiar devem ser tratadas precocemente, para não agravar o problema.

A perda de peso deve ser estimulada, pois promove o aumento de SHBG e, consequentemente, a menor quantidade de T livre, melhorando a resistência insulínica.

O tratamento consiste nas medidas locais de remoção dos pelos e no tratamento medicamentoso. Os pelos podem ser clareados com produtos contendo peróxido de hidrogênio, aplicados como uma pasta por 15 a 30 minutos. Esse clareamento pode ocasionar irritação de pele, que pode ser contornada com o uso de creme de hidrocortisona a 1%.

*Métodos para remoção dos pelos*

1. Uso do barbeador: é um método que tira a feminilidade, mas é muito usado por ser econômico, apesar da necessidade de uso diário.
2. Depilação com ceras quentes ou frias.
3. Depilação com produtos químicos que dissolvem a porção exposta dos pelos. A irritação da pele é muito comum.
4. Depilação ou retirada dos pelos com pinça. Pode causar inflamação e estimular o crescimento posterior, aumentando a circulação sanguínea local.
5. Eletrocoagulação: é o mais eficaz e permanente método de remoção dos pelos, porém é doloroso. Seu uso é indicado após a ação dos medicamentos antiandrogênicos.
6. Depilação a *laser*: é um método seguro e menos doloroso de seletiva fototermólise dos folículos pilosos.

*Tratamento medicamentoso*

O tratamento medicamentoso visa à supressão da secreção dos androgênios dos ovários ou das suprarrenais ou ao bloqueio da ação androgênica sobre os folículos pilosos. Em geral, os antiandrogênios funcionam muito bem, porém, se houver hiperandrogenemia, resposta melhor será obtida com adição de medicamentos que bloqueiam a produção ovariana ou suprarrenal.

A supressão ovariana é obtida pelo uso de contraceptivos hormonais ou de análogos de GnRH. Nos contraceptivos hormonais orais, o componente progestogênico diminui a produção ovariana, inibindo a secreção de gonadotrofinas. O componente estrogênico atua diretamente no fígado, aumentando o SHBG e, portanto, diminuindo a T livre. As pílulas contendo derivados da 19-nor devem ser evitadas. Podem também ser utilizadas pílulas contendo 2 mg de acetato de ciproterona.

Os análogos do GnRH diminuem a produção androgênica, suprimindo o LH e o FSH hipofisários. A supressão é grande e é necessária reposição hormonal com ACO ou com hormonioterapia da pós-menopausa, que será benéfica para a paciente com hirsutismo por sua ação estrogênica.

A depressão das suprarrenais é efetuada pelo uso de glicocorticosteroides. O medicamento de escolha é a dexametasona, na dose de 0,25 e 0,5 mg, em dias alternados, que representa a dose mínima ideal para supressão androgênica sem, no entanto, causar sintomas de hipercortisolismo. Os glicocorticosteroides são indicados na deficiência enzimática das suprarrenais. O hirsutismo já instalado, no entanto, responde melhor aos antiandrogênios.

## Tratamento com antiandrogênios

Os antiandrogênios atuam inibindo a ação dos androgênios nos receptores androgênicos e são os mais úteis para o tratamento do hirsutismo. São eles:

1.  Acetato de ciproterona (androcur): é um antiandrogênio derivado da 17-hidroxiprogesterona. Inibe a ação da T e da di-hidrotestosterona (DHT), ligando-se aos receptores intracelulares e diminuindo a secreção de T pelos ovários, e inibe a liberação de LH. Possui também efeitos progestacionais e glicocorticosteroides fracos. É armazenado no tecido adiposo, o que alonga sua vida média. A dose usada é de 50 mg, do 5º ao 14º dia do ciclo, associada a estradiol, usado por 21 dias. Entre os efeitos colaterais, estão ganho de peso, edema, diminuição da libido, cefaleia, fadiga e mudanças de humor. Possui hepatotoxicidade, devendo ser monitoradas as enzimas hepáticas.

2.  Espironolactona (aldactone): é um esteroide sintético antagonista da aldosterona e dos androgênios. Atua competindo com a DHT no nível dos receptores, aumenta o *clearance* metabólico da T e inibe a produção androgênica, inibindo também o citocromo P450. A dose preconizada é de 100 a 200 mg por dia, de acordo com a resposta individual. Entre os efeitos colaterais, estão náuseas, vômitos, diarreia e fadiga. Pode ocorrer aumento da sensibilidade mamária e polimenorreia por consequência da leve atividade progestacional. Deve ser usado com cuidado em pacientes diabéticas e nas que fazem uso de drogas poupadoras de potássio.

3.  Flutamida (eulexin): é uma droga não esteroidiana, um antiandrogênio periférico exclusivo. Atua pela inibição, competindo com os androgênios nos receptores nucleares e citoplasmáticos. Não possui ação progestogênica ou

antigonadotrófica e, portanto, não causa alterações menstruais. É usada na dose de 250 a 750 mg por dia, com resultados muito bons na alopecia. É, geralmente, bem tolerado, mas pode causar pele seca e diminuição da libido. Por sua hepatotoxicidade, recomenda-se monitoração da função hepática, com dosagem das transaminases e da cimetidina, que é um antagonista dos receptores da histamina que bloqueia a ação androgênica no nível dos receptores. Na dose de 1.500 mg/dia, seu uso no hirsutismo é ainda experimental.

Há uma nova categoria de medicamentos, os inibidores enzimáticos, também utilizada no controle do hirsutismo, como a finasterida, que bloqueia a conversão da T em DHT, inibindo a ação da enzima 5-alfa-redutase. Estudos mostraram que, com 5 mg por dia, a eficácia foi comparável à da espironolactona na dose de 100 mg por dia. Não apresenta efeitos colaterais. Em razão da teratogenicidade, não é recomendável usar em gestantes.

Em casos específicos, o tratamento do hirsutismo deve ser direcionado para a doença em questão, ou seja, no hipotireoidismo, adição de hormônios tireoidianos; nos prolactinomas, uso de agonistas dopaminérgicos; nos tumores virilizantes, tratamento cirúrgico.

Na SOP, a perda de peso é importante para diminuir a resistência insulínica. Medicamentos que exacerbam a RI, como glicocorticosteroides ou anticoncepcionais orais de altas doses, devem ser evitados. Os antiandrogênios, como espironolactona ou flutamida, não constituem problemas. A tendência atual é tratar a SOP com drogas que diminuem a resistência insulínica, como a metformina, porém os trabalhos são escassos e não conclusivos em relação à sua utilidade prática.

## CAUSA HIPERGONADOTRÓFICA

Também é denominada hipogonadismo hipergonadotrófico ou insuficiência ovariana primária. O elemento fundamental deste grupo é a diminuição acentuada do número de folículos ovarianos. Não havendo quantidade suficiente de folículos para uma produção estrogênica adequada, por mecanismos de retroalimentação negativa, uma maior quantidade de gonadotrofinas será liberada, na tentativa de corrigir a insuficiente produção ovariana.

Os exames que irão revelar essa causa, na maioria das vezes, são: teste de deprivação com progestógenos negativo, FSH elevado, LH normal ou elevado, estrógenos baixos, PRL normal e USGTV mostrando ovários de volume normal ou diminuído (aspecto atrófico nas disgenéticas).

Se houver um esgotamento folicular (< 1.000), revela-se o quadro característico de menopausa. Antes desse acontecimento, quando o processo contínuo de diminuição dos folículos primordiais do ovário está acelerado ou quando sua reserva foi comprometida pela remoção ou destruição desses folículos ao atingir determinado número crítico (ao redor de 25.000), inicia-se um quadro clínico que apresenta as seguintes características: ciclos menstruais irregulares, ovulação irregular, ausência de ciclos menstruais, ausência de ovulação e sintomas de hipoestrogenismo. Esse quadro compromete intensamente as chances de fertilidade.

Representam essa classe de causa hipergonadotrófica as pacientes com quadros de menopausa prematura ou precoce, disgenesias gonadais, alterações gênicas, agressões intensas ao patrimônio folicular (em geral por cirurgia sobre os ovários, quimioterapia ou radioterapia) e formas raras de ausência de receptores foliculares às gonadotrofinas.

Acrescentam-se aqui os quadros que ainda não atingiram a menopausa, mas que têm um comprometimento acentuado na reserva de folículos primordiais, que alguns denominam envelhecimento ovariano prematuro. Por ser um processo que independe da idade cronológica, é preferível designá-lo como insuficiência ovariana primária prematura ou insuficiência ovariana prematura (IOP). Estima-se que a IOP esteja presente em cerca de 10% da população geral e, provavelmente, em maior número nas pacientes que apresentam infertilidade.

Quando o processo de esgotamento folicular já está estabelecido e a menopausa, confirmada antes dos 40 anos de idade, denomina-se menopausa prematura ou falência ovariana prematura (FOP). Sua prevalência é de cerca de 1% na população geral, quando abaixo dos 40 anos, e de cerca de 0,1%, quando se consideram as pacientes abaixo de 30 anos.

Os mecanismos fisiológicos e patológicos que acarretam a diminuição do patrimônio folicular são motivo de estudo e de várias teorias, porém ainda sem resposta única e abrangente.

Antes de analisar a etiologia, é importante, para o prognóstico da fertilidade, quantificar o patrimônio folicular restante. Para tanto, além do quadro clínico, empregam-se testes de reserva ovariana, que serão analisados a seguir.

## Testes de reserva ovariana

A relação entre a idade da mulher e a fertilidade já é reconhecida há muito tempo. Com a FIV, aumentou o interesse em estabelecer inter-relações entre idade, reserva folicular e resposta à estimulação da ovulação. Surgiram, então, vários testes para tentar predizer a resposta ovariana durante a estimulação. Alguns são exames passivos e simples, como coleta sanguínea e avaliação por USGTV. Outros, chamados provocativos, dependem da administração de algum medicamento e da avaliação da resposta. A maioria dos testes utilizados apresenta um valor preditivo baixo e seria mais bem designada como testes de rastreamento do que como testes diagnósticos.

## FSH

O aumento do FSH na primeira fase do ciclo menstrual e a menor taxa de gestação já eram demonstrados desde os primórdios da FIV. Sua elevação é a compensação hipofisária para a baixa produção de estradiol pelos folículos ovarianos. O dia ideal para a coleta é o 3º dia do ciclo, mas vários estudos demonstraram que coletas entre o 2º e o 5º dia não apresentam variação significativa. Recomenda-se a coleta entre o 2º e o 4º dia, reconhecendo-se como 1º dia o dia de fluxo intenso.

Os laboratórios comerciais não utilizam o mesmo imunoensaio para avaliar o FSH, assim, é preciso cuidado para avaliar testes de ensaios diferentes. Longe de haver um limite universal, a maioria dos centros de reprodução assistida admite como resultado adequado menos que 10 UI/mL. Alguns preferem limites mais baixos, como 8 UI/mL. Resultados entre 15 e 25 UI/mL estão relacionados, na literatura, com metade da chance de gestação em FIV da chance para pacientes abaixo de 15 UI/mL.

As pacientes podem apresentar variações mensais nas dosagens de FSH. É recomendada, em resultados elevados ou limítrofes, a repetição do teste no mês seguinte. Apesar das variações, pacientes que apresentam FSH elevado, mesmo que esporadicamente, apresentam resultado de FIV menor que as de FSH normal.

Para as pacientes com mais idade (mais de 40 anos), o achado de FSH elevado é ainda mais importante, porque, além de haver comprometimento da qualidade oocitária pela cronologia, a reserva também estará comprometida.

## Estradiol

Fisiologicamente, a grande maioria do estradiol produzido provém das células da granulosa. A conversão periférica de testosterona em estradiol, pelos adipócitos, representa uma fonte bem menor. Estradiol adicional pode ser produzido em quantidades limitadas pela suprarrenal, pelo cérebro e por algumas células endoteliais. Os níveis basais de estradiol têm sido correlacionados inversamente com a resposta ovariana à estimulação e aos resultados de gestação em FIV. Apesar do baixo valor preditivo, quando usado isoladamente, alguns autores referem que níveis basais maiores de 80 pg/mL, em ciclo anterior à FIV, acarretam menor resposta ovariana, maior taxa de cancelamento e menor resultado de gestação, independentemente do FSH. A avaliação associada, no mesmo momento, do FSH basal e do estradiol basal, reflete melhor a interação entre hipófise e ovário naquele instante, permitindo maior precisão na interpretação dos resultados.

## Hormônio antimülleriano

O hormônio antimülleriano (AMH) é uma glicoproteína dimérica cuja função principal é bloquear o desenvolvimento dos dutos de Müller nos embriões do sexo masculino. O AMH é detectado durante a infância nos homens, mas não é usual sua presença na mulher antes da puberdade, quando as células da granulosa dos folículos pré-antrais e dos pequenos folículos antrais começam a produzir o AMH, na tentativa de controlar o estoque folicular, inibindo excessivo recrutamento folicular pelo FSH.

A utilização do AMH como teste de reserva folicular é relativamente recente, mas demonstra certa vantagem sobre outros testes. O AMH parece ser o primeiro parâmetro que se eleva à medida que a idade da mulher avança, podendo identificar uma diminuição da reserva antes da maioria dos testes existentes. Diferentemente de outros, não precisa ser coletado em época específica do ciclo menstrual e parece ter uma menor variação entre ciclos menstruais. Os níveis de AMH não variam na presença de agonista de GnRH, podendo ser estimados mesmo durante o uso dessas medicações. No entanto, a experiência com AMH em FIV ainda é limitada, o que dificulta a obtenção de valores normais. Em relação à captação de oócitos em FIV, parece se relacionar melhor que a idade, que o FSH, que a inibina B e que o estradiol. Não há consenso sobre seus valores de normalidade e a descrição de valores normais em relação à idade, que acompanha o resultado emitido pelo laboratório de análises clínicas, não ajuda na interpretação, pois, em geral, mostra que níveis superiores a 0,16 ng/mL podem ser compatíveis com a normalidade. O valor de normalidade mais aceito é mais de 1 ng/mL.

Um estudo de 2011, realizado em 17.120 mulheres que procuraram um centro de infertilidade, mostrou as variações de AMH em relação à idade, identificando uma taxa de declínio de cerca de 0,2 ng/mL por ano, até os 40 anos, e de 0,1 ng/mL por ano após essa idade (Figura 7).

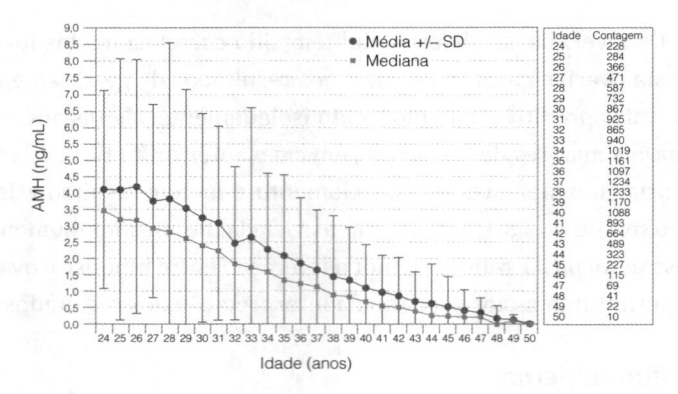

**Figura 7** Dosagem de AMH e idade da mulher.

Fonte: adaptada de Seifer et al., 2011.

## Inibina B

A inibina B é uma proteína heterodimérica, estruturalmente semelhante ao AMH. A inibina B é a inibina dominante nas fases foliculares inicial e média, enquanto a inibina A é a predominante na fase folicular final e na fase lútea. As dosagens de inibina B refletem uma queda em suas concentrações após os 35 anos da mulher. Estendendo esses estudos, alguns autores correlacionaram níveis inferiores a 45 pg/mL no 3º dia do ciclo aos ciclos de FIV realizados. Encontraram maior taxa de cancelamento, menor número de oócitos e menor taxa de gestação quando comparadas às pacientes com mais de 45 pg/mL. Vários estudos recentes, porém, encontraram altas taxas de testes falso-positivos, que excluiriam pacientes com boa reserva folicular dos procedimentos de FIV.

## Contagem de folículos antrais

A diminuição da reserva folicular ao longo do tempo está relacionada à menor presença de folículos antrais, que estariam à disposição para o recrutamento folicular nas fases iniciais do ciclo pelo FSH. Assim, a avaliação por USGTV nos primeiros dias do ciclo menstrual ou antes de iniciar a administração de GNT nos ciclos de FIV pode refletir a reserva folicular. As principais dificuldades para a acurácia da contagem de folículos antrais (CFA) são a falta de padronização do método e a grande variação entre os observadores.

Para os médicos especialistas na área de infertilidade, que estão habituados a verificar os folículos antrais iniciais e sua resposta após o uso das GNT, é um método excelente e, provavelmente, o mais confiável para avaliar a reserva folicular e a resposta ovariana em FIV. Todavia, para o ginecologista geral, que não realiza pessoalmente a USGTV, não corresponde a método de confiança, porque depende da interpretação de terceiros, que quase sempre não estão disponíveis nem interessados em prolongar o tempo de exame para a contagem de pequenos folículos.

Alguns trabalhos referem que a contagem de folículos entre 2 e 10 mm no 1º, 2º ou 3º dia do ciclo, ou antes de iniciar as GNT para FIV, pode predizer a resposta ovariana durante a FIV. Menos de cinco desses folículos foram associados a resultados muito reduzidos em FIV. Em doadoras de oócitos jovens, mais que dez folículos antrais iniciais são representativos de ótima resposta ovariana. Mesmo assim, alguns acreditam que a CFA pode predizer a resposta ovariana em FIV melhor que o FSH e a escolhem como o primeiro teste de reserva ovariana.

Existem tentativas de padronização do teste que, provavelmente, irão melhorar sua eficiência. Uma metanálise recente de 15 trabalhos concluiu que a acurácia do teste como preditor da resposta ovariana, em mulheres com ciclos menstruais regulares, só é satisfatória quando o limite no número de folículos for muito baixo, e seu valor clínico para correlacionar com gestação ainda não está estabelecido.

Outro trabalho recente, de 2011, estudando 1.866 mulheres e excluindo os casos de ovários policísticos, demonstrou, graficamente e com percentis, a distribuição da CFA em relação à idade (Figura 8).

## Volume ovariano

O volume ovariano diminui com a idade da mulher. As medidas desse volume pela USGTV podem refletir a resposta ovariana ao estímulo das GNT em FIV. Apesar do

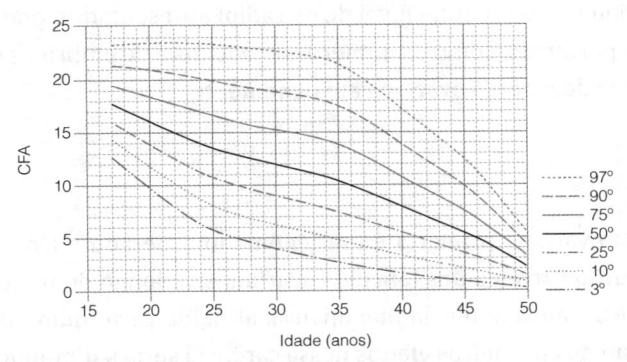

**Figura 8** Contagem de folículos antrais basais (2 a 10 mm) e idade, excluídos os OP.
Fonte: adaptada de Almog et al., 2011.

entusiasmo inicial, não há uma correlação direta entre o volume ovariano e a resposta ovariana em FIV ou entre as taxas de gestação. Correlação melhor só acontece com limites muito baixos de volume (menos de 3 cc). Uma metanálise realizada mostrou que a medida do volume ovariano não é um teste de valor clínico para a rotina de investigação da reserva folicular.

### Testes de estímulo

Os testes provocativos de resposta ovariana com CC, FSH ou GnRH são mais complicados, trabalhosos e caros e não trazem nenhum benefício para a prática clínica.

### Biópsia do ovário

Do ponto de vista anatômico, o potencial reprodutivo está expresso no número de folículos primordiais presentes no córtex ovariano. Portanto, a análise de amostras diretamente do parênquima ovariano, demonstrando a densidade desses folículos, deveria ser melhor do que qualquer teste indireto de reserva. Entretanto, por causa de uma extrema variação na distribuição dos folículos no ovário e por ser um exame invasivo, os pesquisadores chegaram à conclusão de que a biópsia ovariana não pode ser considerada como teste de reserva ovariana.

### Resposta às GNT em FIV anterior

A oportunidade de rever os registros da resposta ovariana em ciclo de FIV anterior, especialmente se recente, é de grande valor para o planejamento do tratamento da infertilidade. Esse seria o teste de estímulo ovariano de maior valor e que, além da resposta ovariana e do eventual nível de estradiol apresentados, poderia oferecer mais dados importantes, como os números de oócitos e de embriões conseguidos. É o melhor teste de reserva ovariana até o momento.

## Etiologia

A insuficiência ovariana primária é um fenômeno esperado e irreversível, marcado pela redução extrema dos folículos ovarianos ao longo do tempo. Estima-se que entre 13 e 15 anos antes da menopausa, atingido certo número de folículos primordiais, um dos primeiros efeitos dessa carência seria a diminuição da fertilidade, observada na queda das taxas de gestação natural ou em procedimentos de FIV. Sinais clínicos, como alterações menstruais com encurtamento do intervalo e ciclos irregulares, só acontecem em período bem mais próximo da menopausa, em geral cerca de 2 a 5 anos antes.

Portanto, o período no qual a fertilidade vai progressivamente diminuindo não tem data conhecida para começar, é silencioso em relação aos sinais clínicos e potencialmente desastroso para as pacientes que desejam ter filhos. Além disso, os testes de reserva ovariana apresentam confiabilidade reduzida nessa época, dificultando o prognóstico dessas pacientes. Alguns pesquisadores denominam esse quadro "insuficiência ovariana primária oculta".

A menopausa, ou última menstruação, é diagnóstico retrospectivo e representa a ausência da menstruação por 1 ano ou mais. Ocorre, em média, aos 50 anos de idade e entre os 46 e 54 em 90% das mulheres.

Por definição, considera-se a menopausa como prematura quando ocorre antes dos 40 anos de idade. No entanto, para uma paciente que apresente a menopausa aos 42 anos, apesar de ela não ser considerada prematura, haverá maior dificuldade para engravidar a partir dos 30 anos, em comparação com pacientes que terão a menopausa ao redor dos 50 anos.

Apesar de considerada como fisiológica, a diminuição da reserva folicular representará um grande problema para quem deseja engravidar. Vários estudos também demonstram que, ao apresentarem número reduzido de folículos, as pacientes também correm maior risco de aneuploidias, independentemente da idade cronológica.

Bem próximo da menopausa, ou após ela, os testes hormonais, como o FSH e o estradiol, apresentam maior confiabilidade, estando o estradiol geralmente abaixo de 80 pg/dL e o FSH acima de 30 UI/mL. Já nas pacientes que se encontram em fases mais distantes da menopausa isso não ocorre, e o médico tem de se valer dos testes imprecisos de reserva folicular, muitas vezes associando vários deles para tentar estabelecer um prognóstico e um planejamento terapêutico.

Em geral, recorre-se ao FSH (> 10 UI/mL), ao AMH (< 1 ng/mL), à CFA (< 5 folículos antrais iniciais) e à inibina B (< 45 pg/mL). Os resultados entre parênteses representam níveis compatíveis com diminuição da reserva ovariana.

É importante lembrar que, nas pacientes com ciclos regulares ou irregulares, a coleta do FSH, da inibina B e da CFA deve ser realizada do 2º ao 4º dia do ciclo ou em qualquer momento nas amenorreicas. As pacientes não devem estar em uso de medicações com esteroides sexuais nem obter as coletas de sangue menos de 4 semanas após a suspensão desses medicamentos. Se os resultados estiverem alterados, recomenda-se nova dosagem, com intervalo superior a 4 semanas. Na prática, por causa do custo elevado das dosagens de AMH e de inibina B, pode-se, inicialmente, utilizar somente o FSH e o estradiol.

Quando o comprometimento da reserva folicular acontece antes dos 40 anos de idade, como já relatado, designa-se o quadro como insuficiência ovariana primária (IOP). Diferentemente dos quadros de menopausa ou de falência ovariana primária, cerca de 50% das pacientes com IOP podem apresentar ciclos ovulatórios, e aproximadamente de 5 a 10% das pacientes com esse diagnóstico engravidam e têm gestações normais. Mesmo podendo ocorrer a gravidez, as taxas de gestação estarão comprometidas tanto em procedimentos naturais quanto em FIV.

Para as pacientes com IOP que ainda apresentam função ovariana, será importante saber o grau de comprometimento ovariano, pois haverá chance de conseguir oócitos saudáveis, fato que influi para orientar as pacientes e apressar os tratamentos de infertilidade, como IIU e FIV, ou mesmo para criopreservar oócitos para futura utilização.

A maior parte dos quadros de IOP é idiopática. Entretanto, à medida que se progride no conhecimento, outras causas vão sendo reveladas. Serão abordadas a seguir as causas mais importantes que apresentam repercussão direta na infertilidade, enfatizando a pesquisa complementar que deverá ser seguida nesses casos.

## *Cromossômica*

Quando a falência ovariana é representada clinicamente por amenorreia primária, aproximadamente 50% dos casos apresentam cariótipo alterado. Entretanto, a maioria das mulheres que apresentam amenorreia secundária tem cariótipo normal.

Nos quadros de amenorreia secundária, a causa cromossômica mais frequente é a deleção do cromossomo X (45X0 ou Síndrome de Turner). A Síndrome de Turner (ST) é a única monossomia cromossômica compatível com a vida. Apesar de responsável por grande número de perdas gestacionais, a ST é a causa mais comum de alteração genética nas mulheres, representando 1:2.000 a 5.000 nascidos vivos do sexo feminino.

Nos casos de amenorreia secundária, cerca de metade das mulheres apresenta mosaicismo, sendo o mais comum 45X0/46XX. Essas pacientes têm maior probabilidade de apresentar desenvolvimento puberal normal, menstruações e mesmo gestação antes do aparecimento da IOP. A informação sobre o cariótipo será importante para as decisões de engravidar ou de como conduzir a gestação, para a paciente e também para seus familiares. Assim, mesmo que seja pouco frequente, é recomendado realizar o cariótipo com banda G em todos os casos de IOP.

Nos quadros de mosaico, pode também haver mosaico X0/XY. Uma vez detectada a presença do cromossomo Y ou de marcadores positivos para fragmentos do Y, existe a probabilidade de a paciente desenvolver gonadoblastoma em até 30% dos casos. Nessas condições, a gonadectomia profilática é indicada.

O fenótipo é variável, com vários estigmas conhecidos na síndrome, porém as características principais são a baixa estatura e a falência ovariana. A grande maioria tem inteligência normal. Alterações cardiovasculares são encontradas em 50% dos casos, sendo de 10 a 15% de indicação cirúrgica. A dissecção da aorta é o problema de maior gravidade.

O rastreamento médico destas pacientes deve incluir: avaliação cardíaca com ecocardiograma ou RM do coração e da aorta (Figura 9), USG renal (achado mais comum é o rim em ferradura), monitoração da pressão arterial, avaliação da função tireoidiana e hepática e avaliação otorrinolaringológica com audiometria.

Na ausência do cromossomo Y, as gônadas se diferenciam em ovários. Na ausência do segundo X, na maioria das vezes há uma degeneração ovariana precoce (e não disgenesia), por razão da acelerada atrofia folicular. A degeneração ovariana pode acontecer durante a vida fetal, na infância ou mais tarde.

Gestação espontânea em ST tem sido relatada na literatura em aproximadamente 2 a 5% dos casos, a maioria em mosaicos com altas taxas de células normais. Para a maior parte dos casos, o tratamento da infertilidade será por recepção de oócitos doados. Nos quadros de FOP, a reposição hormonal deve ser estabelecida e as dimensões do útero avaliadas. É fundamental uma avaliação clínica minuciosa, especialmente cardiológica, para liberar a paciente para a gestação. Estima-se o risco de morte durante a gestação em 2%.

Nas pacientes cujo diagnóstico for mais precoce e alguns dados clínicos sugerirem a existência de folículos ovarianos, é possível realizar a retirada de fragmentos

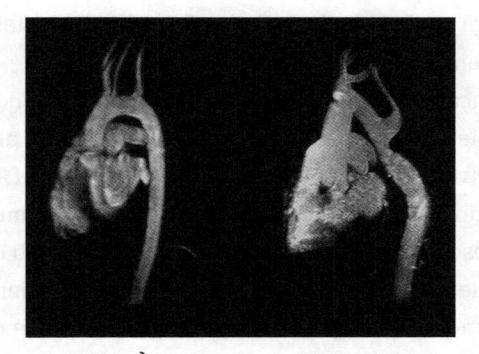

**Figura 9** RM com angiografia. À direita, arco aórtico normal; à esquerda, arco aórtico alongado e dilatado e coartação da aorta logo após a origem da artéria subclávia esquerda, que está dilatada.

dos ovários para avaliação e congelamento, como forma de preservar a fertilidade. O tecido congelado poderá ser transplantado ou aproveitado para maturação *in vitro* dos folículos conservados. A técnica, apesar de experimental, é, no momento, o único método possível para a paciente manter a chance de ter um filho com suas características genéticas. Para as pacientes após a puberdade que apresentarem ciclos menstruais e não desejarem ter filhos ainda, a estimulação da ovulação e a vitrificação dos oócitos maduros deverá ser uma das medidas oferecidas.

Os dados clínicos associados à maior chance de encontrar folículos nos ovários são: sinais de puberdade espontânea, menarca espontânea, presença de mosaicismo (quanto maior a proporção de células normais) e dosagens hormonais de FSH e AMH normais ou próximas do normal.

## *Genética*

Quando a história clínica revelar parentes com falência ovariana prematura ou quando, nos quadros de IOP, não houver evidências da causa, um estudo genético deverá ser solicitado. Apesar da existência de várias causas genéticas possíveis e raras, atualmente, do ponto de vista clínico, a avaliação mais importante é a pesquisa da pré-mutação do gene *FMR1* (*X-fragyl mental retardation* 1). Essa mutação é denominada X-frágil, porque apresenta constrição no final do braço longo do cromossomo X, dando aspecto de fragilidade (Figura 10).

A excessiva repetição dos nucleotídeos CGG no gene *FMR1* pode ocasionar uma série de alterações clínicas, inclusive infertilidade na mulher. A forma expandida, com mais de 200 repetições, resulta na mutação conhecida como Síndrome do X-frágil, que é a causa hereditária mais comum de retardo mental, assim como a maior causa genética conhecida de autismo. Os indivíduos afetados também apresentam alterações fenotípicas variadas.

A forma de mutação que precede a forma completa, chamada de pré-mutação, leva a duas alterações distintas da síndrome do X-frágil. A primeira é conhecida como síndrome de tremor/ataxia associada ao X-frágil (FXTAS), patologia de caráter recessivo ligado ao X, que afeta principalmente os homens; a segunda é caracterizada pela presença de falência ovariana prematura, ou de insuficiência ovariana prematura, que afeta aproximadamente 15% das pacientes que carregam a pré-mutação. Geralmente, não apresenta alteração do fenótipo.

A prevalência da mutação completa é de 1:4.000 homens e de 1:8.000 mulheres. Apesar das variações geográficas, acredita-se que 1:100 mulheres é portadora da pré-mutação. A mutação do X-frágil está localizada no cromossomo X (Xq27.3)

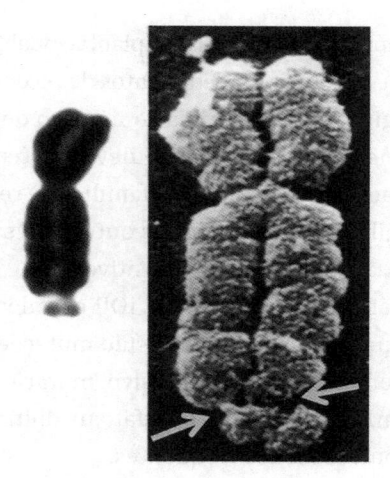

**Figura 10**   Aspecto do cromossomo X na síndrome com mutação completa do X-frágil.

e segue o clássico padrão de herança das patologias ligadas ao X. Assim, as mulheres que carregam a mutação irão transmiti-la para 50% de sua descendência e os homens irão transmitir para todas as suas filhas e nenhum de seus filhos.

Por causa da inerente instabilidade meiótica da sequência repetida, a pré-mutação pode se expandir da mãe para seus descendentes, potencialmente piorando os efeitos fenotípicos. A expansão só ocorre na meiose do oócito, e não nos espermatozoides. O risco de expansão da pré-mutação para a mutação completa depende do número de repetições que a mãe carrega.

Um estudo demonstrou que repetições de 59 a 79 expandem para mutação completa em menos de 50% das vezes, enquanto repetições maiores que 90 expandem para mutação completa em cerca de 90% das oportunidades. Os pais irão transmitir a mesma mutação que possuem.

Pacientes normais apresentam menos de 40 repetições, em geral entre 29 e 30 CGG no gene *FMR1*. Aparentemente, existe uma relação inversamente proporcional entre o número de repetições até 100 e a função ovariana. Assim, repetições entre 80 e 99 apresentam maior risco de IOP.

É conhecido que 5 a 10% de mulheres com IOP e pré-mutação *FMR1* podem engravidar espontaneamente. Muitas vezes, elas não estão informadas sobre os riscos de ter uma criança portadora da síndrome do X-frágil e poderiam se beneficiar do aconselhamento genético se o diagnóstico fosse estabelecido. Após o diagnóstico, o casal poderá optar por diagnóstico genético pré-implantacional (PGD), o estudo do líquido amniótico ou do vilo corial, ou por procedimentos de recepção de oócitos e embriões.

A avaliação sorológica para determinar o número de repetições pode ser realizada por PCR e *southern blot*. O teste não deve ser realizado como rotina, mas será importante nas pacientes com história familiar de retardo mental inexplicado ou síndrome do X-frágil ou quando todas as outras causas de falência ovariana já tiverem sido pesquisadas, sem resultado positivo.

Outras causas genéticas e familiares de IOP ou falência ovariana são raras e esporadicamente pesquisadas. Entre elas, estão mutações do gene do receptor do FSH, herança de caráter autossômico recessivo, mutação do gene GALT associado com a deficiência da enzima galactose-1-fosfato uridiltransferase, que resulta em galactosemia e IOP, e outros menos frequentes.

Merecem destaque alguns trabalhos recentes que correlacionam o comprimento dos telômeros e a atividade da telomerase a quadros de insuficiência ovariana prematura. Um desses trabalhos, de 2009, estudando células da granulosa de folículos aspirados para FIV em pacientes com IOP e pacientes normais, demonstrou que as células da granulosa de pacientes com IOP apresentavam menor comprimento dos telômeros e menor atividade de telomerase. Estudos semelhantes, para identificar as pacientes com diminuição silenciosa da reserva ovariana, são importantes não só para a mulher tomar decisões sobre sua fertilidade, como também para estabelecer um prognóstico mais claro para os resultados do tratamento.

## Imunológica

Das origens conhecidas de POF, provavelmente, as induzidas por processos autoimunes e as associadas à premutação do gene FMR1 englobam a maioria dos casos. Há muito tempo, é conhecida a prevalência aumentada de doenças autoimunes em mulheres, especialmente nos quadros de infertilidade e perdas gestacionais. As causas desse aumento permanecem controversas, mas têm aumentado as evidências de que várias doenças autoimunes são caracterizadas por diminuição da fertilidade, muitas vezes antes da manifestação clínica completa do caso.

O rastreamento das patologias autoimunes é diferente entre as diversas clínicas de infertilidade. Consideram-se importantes os exames seguintes, porém alguns só devem ser solicitados em casos individuais: pesquisa de anticorpos antitireoide, perfil de anticorpos antinucleares (FAN), anticorpo anticardiolipina, anticoagulante lúpico, anticorpos antiovário e anticorpos antiadrenal. Anticorpos antifosfolípides e antitireoide são os encontrados com maior frequência nos quadros de IOP e de FOP.

Entre os quadros de IOP, os que apresentam isoladamente alterações imunológicas parecem ser os mais leves e, portanto, de melhor prognóstico.

A pesquisa de anticorpos antiadrenal tem significado clínico importante, porque essas pacientes apresentam risco de insuficiência adrenal, uma condição potencialmente fatal. Quando não reconhecida e não tratada durante a gestação, está associada à morbidade fetal e materna aumentada e à mortalidade pós-parto por crise adrenal. A identificação desse subgrupo de pacientes é importante antes de se indicar recepção de oócitos doados.

Há relatos de achados frequentes de anticorpos circulantes antiovário, da ordem de 10 a 60% em caos de FOP, porém seu significado clínico não está esclarecido, pois muitos dos casos controle também apresentam anticorpos antiovário.

Outras condições merecem mais estudos detalhados para elucidar sua associação com os quadros de IOP e de FOP; uma delas é a Síndrome Autoimune Poliglandular (APS), que apresenta características clínicas diversas e forte associação com esses quadros.

## Infecciosa

A presença de IOP após ooforite por vírus da caxumba ocorre em 2 a 8% das mulheres após a eclosão do quadro. Na maioria dos casos, há completa remissão e retorno da função ovariana normal após a convalescença. Outras infecções têm sido relacionadas à IOP, como tuberculose, malária, varicela e *Shigella*, porém o rastreamento para elas só deve ser realizado quando houver manifestações clínicas relevantes.

## Iatrogênica

Qualquer agressão aos folículos primordiais existentes no ovário, teoricamente, pode diminuir a fertilidade feminina. É conhecida a correlação entre agressão ovariana e precocidade da menopausa, tão mais importante quanto maior a idade da paciente. Grande parte dos casos de insuficiência ovariana é consequência de atos cirúrgicos sobre os ovários ou próximos a eles, especialmente nos casos de endometriose pélvica ou cistos ovarianos. Vale lembrar que não é incomum a repetição desses procedimentos cirúrgicos, especialmente nos endometriomas ovarianos, culminando em insuficiência severa. No Capítulo 23, Preservação do potencial de fertilidade, estão descritos as doenças e seus tratamentos que podem influenciar a reserva folicular.

## Tratamento

Diante dos quadros de causa hipergonadotrófica, é importante discernir entre os cuidados gerais com o paciente e os problemas de infertilidade. Dependendo de sua etiologia, o tratamento deve ter atenção especial para a prevenção de doenças associadas a esses quadros, alterações importantes que podem ocorrer durante uma futura gestação, orientação para aconselhamento genético dos pacientes e seus familiares e, na maioria das situações, será necessária a suplementação hormonal estroprogestogênica ou para desenvolvimento e manutenção das características sexuais secundárias.

Em muitos casos, será necessária a presença de uma equipe multidisciplinar para um atendimento de qualidade para essas pacientes.

Em relação à fertilidade, quando ainda existir reserva folicular compatível com ciclos menstruais regulares, as pacientes deverão ser orientadas em relação à provável insuficiência ovariana prematura e antecipar seus planos de maternidade ou acelerar a instituição dos tratamentos para conseguir a gestação.

Nos casos mais graves, a estimulação ovariana para procedimentos de captação oocitária poderá ser necessária. Dependendo de cada caso, os oócitos captados serão utilizados imediatamente para FIV e transferência a fresco dos embriões ou os oócitos e embriões poderão ser armazenados (vitrificados ou congelados) para utilização futura.

Infelizmente, na maioria dos casos, o diagnóstico é feito quando a falência ovariana já está estabelecida ou quando está muito próxima e o tratamento dependerá da recepção de oócitos ou, menos frequentemente, de embriões doados. Esse tipo de tratamento será mais detalhado no Capítulo 15 – Reprodução Assistida de Alta Complexidade.

## CAUSA HIPERPROLACTINÊMICA

### Aspectos clínicos

Compõem este grupo as pacientes que apresentam alterações ovulatórias ligadas essencialmente a elevados níveis de prolactina circulantes, sejam de origem neoplásica (micro e macroadenomas) ou funcional (estresse, drogas, estímulo, causas idiopáticas).

Os exames iniciais não revelam grandes disfunções, além da dosagem elevada de PRL. O teste de deprivação com progestógenos geralmente é positivo e o FSH e o LH se encontram em parâmetros normais. Com a evolução e a cronificação do quadro, passam a apresentar sinais de hipogonadismo, com estrógeno baixo, teste de deprivação com progestogênios negativo e gonadotrofinas elevadas. A USGTV revela ovários de características normais.

A prolactina (PRL) é um hormônio polipeptídeo constituído por 198 aminoácidos. Possui peso molecular de aproximadamente 22.000 daltons, sendo produzida na adeno-hipófise por células especializadas, denominadas prolactinócitos ou lactotrofos. Pode também ser secretada por outros tecidos, em particular pela decídua, que possui mecanismos de secreção e liberação diferentes dos da hipófise. Apesar de ter sido identificada em animais em 1928, só foi isolada em humanos em 1971.

O controle da secreção de PRL pela hipófise anterior ainda não está completamente esclarecido. O efeito hipotalâmico dominante parece ser inibitório, visto que experimentos com seção da haste hipofisária provocam aumento de sua secreção. Várias substâncias podem exercer esse efeito inibidor sobre os prolactinócitos, sendo a dopamina a mais importante. Por outro lado, algumas substâncias também podem estimular a produção de PRL. Entre elas, a serotonina, a tireotropina (TRH) e o peptídeo vasoativo intestinal (VIP).

A PRL é secretada de forma pulsátil e em ritmo circadiano. Aumenta com o sono, atingindo o máximo após 6 horas, e seus níveis mais baixos acontecem cerca de 2 horas após o despertar. Apresenta vida média de entre 15 e 20 minutos no plasma.

Não há uma curva específica dos níveis de PRL durante o ciclo menstrual. Geralmente, o que se observa é certa paridade com os níveis de estrógeno. Assim, pode haver um ligeiro acréscimo no período periovulatório, fato semelhante acontecendo durante a fase lútea média. Seus níveis são mais baixos durante o início da fase folicular.

A PRL está envolvida em um grande número de processos fisiológicos, em diversos órgãos e sistemas. Todavia, nos seres humanos, apesar de várias ações relacionadas ao processo de reprodução, suas principais funções conhecidas são a iniciação e a manutenção da lactação. Para que exerça sua função no tecido mamário, é preciso um preparo prévio exercido por estradiol, progesterona, cortisol, insulina, hormônio de crescimento e hormônios tireoidianos.

Logo depois da identificação da molécula de PRL, o aperfeiçoamento dos métodos de radioimunoensaio muito contribuiu para melhor conhecer sua fisiologia e sua patologia. Contudo, as dosagens obtidas nem sempre correspondem à atividade biológica da PRL, por causa da heterogeneidade das formas circulantes.

Podem ser reconhecidas as seguintes formas: *little* PRL, com peso molecular (PM) de 22.000 daltons, que corresponde à fração monomérica do hormônio e que apresenta a maior afinidade com o receptor e a maior atividade biológica; *big* PRL, com PM de 50.000 daltons, que pode corresponder a uma mistura da forma dimérica ou da trimérica; *big-big*, com PM de 100.000 daltons; e a forma glicosilada, com PM de 25.000 daltons.

Essas formas de PRL, conhecidas como macroprolactinas, podem ser encontradas nos estados hiperprolactinêmicos ou em condições fisiológicas. As formas não monoméricas de PRL (*big* e *big-big*) apresentam discreta ou nenhuma atividade biológica. Podem ser identificas laboratorialmente e, uma vez constatado que a hiperprolactinemia se deve a elas, não deverão receber o mesmo rigor nos esquemas terapêuticos.

Para diagnóstico clínico, utilizam-se mais frequentemente as dosagens realizadas por radioimunoensaio. A maioria dos laboratórios tem como limites normais superiores entre 15 e 25 ng/mL, acima dos quais denomina-se hiperprolactinemia (hiperPRL).

As amostras devem ser colhidas em jejum, pela manhã. Podem ser colhidas na fase folicular ou na fase lútea. Como, na maioria das vezes, outras determinações são pedidas, em especial as gonadotrofinas, é preferível a coleta na fase inicial do ciclo menstrual, sempre que possível no 2º, 3º ou 4º dia do ciclo.

O estresse da punção venosa pode aumentar a secreção de PRL, geralmente, em níveis pouco acima do valor normal. Pesquisadores avaliaram o efeito do repouso na coleta de PRL e observaram que até 30% dos casos de hiperprolactinemia leve foram relacionados ao estresse. No entanto, o repouso para dosagem de PRL não é indicado de forma rotineira.

A determinação da quantidade de macroprolactina na amostra pode ser feita por cromatografia ou por precipitação com polietileno glicol. Este último, de realização mais simples e econômica, é o mais utilizado. Após a precipitação com polietileno glicol, repete-se a dosagem de PRL e do grau de recuperação. De forma mais simples: dosagem antes da precipitação dividida pela dosagem após a precipitação. Se a recuperação for menor ou igual a 30%, conclui-se que se tratava de macroprolactina e, se a recuperação for maior ou igual a 65%, exclui-se a presença de macroprolactina. Resultados entre 30 e 65% possuem significado indeterminado, devendo a conduta ser orientada pela clínica e por outros exames complementares.

Várias patologias ginecológicas podem estar associadas a estados hiperprolactinêmicos, em especial aqueles relacionados a alterações do ciclo menstrual, infertilidade, secreção mamária e disfunções hormonais.

A PRL pode ter papel importante na modulação do crescimento folicular. Em altas doses, pode causar atresia folicular, atuando como supressora da síntese de androgênios nas células da teca e inibindo a ação do FSH nas células da granulosa, por inibição das aromatases, e, consequentemente, diminuindo os níveis estrogênicos. Por outro lado, níveis aumentados de dopamina em resposta à hiperPRL inibem a secreção de GnRH pelos núcleos hipotalâmicos. Essa condição pode alterar os padrões de liberação de FSH e LH, determinando quadro de hipogonadismo e anovulação crônica. Nos quadros severos de hiperprolactinemia, é possível verificar sinais de hipoestrogenismo importante. Nessas condições, podem ocorrer alterações do perfil lipídico, osteoporose e atrofia genital.

As condições que podem levar a quadros com aumento dos níveis de PRL circulantes são divididas em causas fisiológicas, farmacológicas, patológicas e idiopáticas. As causas fisiológicas que, com maior frequência, podem levar à hiperprolactinemia, são: gravidez, puerpério, amamentação, manipulação mamária, alimentação, estresse, exercício físico, sono, relação sexual e período neonatal. As hiperprolactinemias fisiológicas são geralmente leves ou moderadas.

Durante a gestação, seus níveis atingem cerca de 200 a 500 ng/mL, influenciados pelo grande aumento nos níveis de estrógeno. Sua produção ocorre durante a lactação e a estimulação das papilas e das aréolas, em geral até a 4ª ou 6ª semana de puerpério. Variadas condições de estresse, como hipoglicemia, infarto do miocárdio e cirurgias, podem também elevar seus níveis.

As causas farmacológicas podem ser divididas em três grandes grupos: drogas bloqueadoras dos receptores de dopamina, drogas depletoras de dopamina e drogas que atuam por mecanismos não dopaminérgicos.

No primeiro grupo, as mais importantes são as benzidamidas (sulpiride, metoclorpramida), as fenotiazidas (clorpromazina) e as butirofenonas (haloperidol). Do segundo grupo fazem parte a alfametilDOPA e a reserpina. No terceiro grupo, incluem-se os estrógenos, o TRH, os antagonistas dos receptores de H2 de histamina (cimetidina), os antidepressivos tricíclicos (imipramina) e os inibidores da monoamino-oxidase (MAO).

As causas patológicas podem ser divididas em:

- causas do sistema nervoso central: neoplasias cerebrais;
- causas hipotalâmicas ou metastáticas: cirurgias, traumas e encefalites, doenças hipofisárias, que incluem os micro e macroprolactinomas, a acromegalia e a doença de Cushing, e doenças endócrino-metabólicas, como o hipotireoidismo primário, a SOP, a insuficiência renal crônica e as hepatopatias.

Outras alterações, como lesões irritativas da parede torácica e a produção ectópica de PRL por tumores, também podem ser encontradas como causas patológicas de hiperprolactinemia.

Os prolactinomas respondem por de 25 a 30% dos tumores funcionantes da hipófise e são a causa mais frequente de hiperprolactinemia crônica. Ocasionalmente, os tumores produtores de prolactina secretam outros hormônios produzidos pela pituitária.

As três causas mais comuns de hiperprolactinemia, na ausência de tumor hipofisário, são: gestação, hipotireoidismo e drogas. No entanto, em muitos casos, não é possível estabelecer um diagnóstico preciso, quando então se caracterizam quadros funcionais ou idiopáticos (Tabela 12).

**Tabela 12** Etiologia da hiperprolactinemia.

| Causas | Exemplos |
|---|---|
| Fisiológicas | Gestação, lactação, estimulação mamária |
| Farmacológicas | Medicações antipsicóticas, antidepressivos, opiáceos, cocaína, medicações anti-hipertensivas, medicações que atuem no trato gastrointestinal, inibidores de protease usados no tratamento da síndrome da imunodeficiência adquirida (Aids) no adulto, estrógenos |
| Associadas às doenças sistêmicas | Insuficiência renal, insuficiência hepática |
| Associadas às doenças endocrinológicas | Hipotireoidismo primário, síndrome dos ovários policísticos (SOP), doença de Addison, doença de Cushing |
| Secundária à secreção autônoma de PRL por adenomas hipofisários | Prolactinomas, tumores de secreção mista de PRL e de GH |
| Secundária a outros tumores da região hipotálamo-hipofisária ou a doenças infecciosas ou infiltrativas que acometam a haste hipofisária | Macroadenomas hipofisários não funcionantes, craniofaringeomas, metástases, hipofisite linfocítica, sarcoidose, tuberculose pós-cirurgia ou radioterapia, entre outros |
| Estimulação dos nervos intercostais | Cirurgia mamária ou torácica, trauma da parede torácica, *piercing* mamário |
| Macroprolactinemia | |
| Idiopática | |

Na propedêutica, a anamnese deve dar ênfase especial às repercussões clínicas mais frequentes da hiperprolactinemia, como distúrbios menstruais, galactorreia, infertilidade, hiperandrogenismo, hipoestrogenismo, alteração da libido, osteoporose e o uso de medicamentos ou drogas. Outros sintomas menos frequentes são os associados aos macroadenomas, que compreendem alteração visual, cefaleia, dor facial e desmaio.

Os distúrbios menstruais podem ser divididos em: anovulação crônica, oligo-ovulação, menorragia, oligomenorreia e amenorreia. É interessante ressaltar que, à medida que se encontram índices de PRL mais elevados, nota-se que, paralelamente, as alterações menstruais são mais acentuadas.

No exame físico, atenção especial deve ser dada para a presença de galactorreia e para sinais de hipoestrogenismo ou hiperandrogenismo. A visualização da secreção láctea pela papila habitualmente não deixa dúvida. Se necessário, deve-se pesquisar a presença de glóbulos de gordura em lâmina com coloração de Mallory.

Entre os exames complementares, salientam-se as dosagens séricas de PRL, as dosagens séricas de TSH e T4 livre, a ressonância nuclear magnética (RM) e a campimetria. Dependendo do quadro clínico e dos exames já referidos, pode ser necessário incluir dosagens de androgênios, densitometria óssea e perfil lipídico.

Em relação à síndrome dos ovários policísticos, estudos mais recentes não confirmaram qualquer relação fisiopatológica entre essa condição e a hiperprolactinemia, podendo ser apenas uma associação fortuita. Isso contradiz dados prévios que demonstraram hiperprolactinemia em até 30% das pacientes. Em pacientes que permanecem com sintomas de irregularidade menstrual após normalização da PRL, se o tratamento específico estiver indicado, é necessária a investigação de outras causas que justifiquem os sintomas, como a SOP.

Níveis de PRL acima dos padrões normais, repetidos em duas oportunidades e de acordo com os procedimentos corretos de coleta, necessitam de avaliação da sela túrcica, para afastar a presença de neoplasias.

Em paciente com hiperprolactinemia sintomática, após exclusão de gestação, se houver uso de medicações que possam causar hiperprolactinemia, insuficiência renal, insuficiência hepática e hipotireoidismo, deve-se proceder à realização de RM da região selar, a fim de identificar se a causa é um tumor hipofisário com secreção autônoma de PRL (prolactinoma) ou se há outros tumores hipofisários ou na região, bem como doenças infiltrativas ou infecciosas, que podem ser a causa da hiperprolactinemia por desconexão de haste.

Nos prolactinomas, em geral, o nível de PRL sérico é proporcional ao tamanho tumoral. Portanto, em microprolactinomas, esperam-se níveis de PRL séricos de até 200 ng/mL e, em geral, macroprolactinomas acima desses níveis. Nos adenomas hipofisários não secretores, o nível de PRL não ultrapassa 100 ng/mL. A diferenciação entre um prolactinoma e a hiperprolactinemia por desconexão de haste é fundamental, pois a terapêutica, em especial quando há compressão das vias óticas e deficiência visual, deve ser diferente.

O diagnóstico de hiperprolactinemia idiopática é feito quando todas as etiologias já mencionadas forem afastadas e a RM selar for normal, ainda que a presença de microadenomas não detectáveis na imagem não possa ser excluída. Dos métodos disponíveis para avaliação da sela túrcica, o que produz as melhores imagens é a RM com gadolíneo.

Nos casos de macroprolactinomas, ou quando houver sintomas visuais, recomenda-se o exame neuro-oftalmológico, bem como a avaliação do campo visual (campimetria).

## Tratamento da causa hiperprolactinêmica

### Tratamento clínico

Pacientes com hiperprolactinemia idiopática que não desejam engravidar, não apresentam sinais de hipoestrogenismo nem redução da densidade óssea devem ser observadas com dosagens seriadas de PRL e pesquisa de macroprolactina. Um estudo com pacientes portadoras de hiperprolactinemia idiopática com seguimento de mais de 5 anos revelou que, em 83% das pacientes, os níveis de PRL permaneceram os mesmos, diminuíram ou retornaram ao normal, e somente uma paciente em 40 demonstrou o aparecimento de um microadenoma.

Uma vez identificada a causa da hiperprolactinemia, o próximo passo é estabelecer quem necessita realmente de tratamento. Isso vai depender principalmente dos sintomas apresentados. Nos prolactinomas, os objetivos do tratamento são: normalização da PRL, restabelecimento da função gonadal e prevenção dos efeitos adversos da hiperprolactinemia crônica. Nos macroprolactinomas, um objetivo adicional é reduzir o volume tumoral e aliviar os efeitos compressivos.

A história natural dos prolactinomas não tratados permanece incerta, porém as evidências disponíveis sugerem que o risco de progressão de um microadenoma para um macroadenoma é baixo, certamente menor que 10%, e raramente os prolactinomas determinam quadros de hipogonadismo. Parece razoável que pacientes com tumores pequenos, com função gonadal normal e sem indicação sintomática possam ser acompanhadas com dosagens de PRL e com RM, sem tratamento medicamentoso.

O tratamento-padrão é o uso de agonistas dopaminérgicos (AD) e, no Brasil, estão disponíveis os derivados de ergotamina: bromocriptina (BRC) e cabergolina (CAB). Os AD podem promover a normalização dos níveis de PRL por redução da secreção hormonal e inibição da transcrição do gene da PRL, além de promoverem também a redução do prolactinoma.

A bromocriptina foi o primeiro agonista dopaminérgico na prática clínica. É um produto semissintético derivado do *ergot*, agonista de receptor $D_2$ com propriedades antagonistas de receptor $D_1$. Sua vida média é curta e, portanto, deve ser administrada de 2 a 3 vezes ao dia. Tem de 80 a 90% de eficiência em normalizar os níveis de PRL e restabelecer a função ovariana em diferentes tamanhos tumorais.

Infelizmente, cerca de 10% das pacientes apresentam efeitos colaterais que justificam a suspensão do tratamento. Os sintomas colaterais mais comuns são: náuseas e vômitos, hipotensão postural, tonturas e cefaleia. Outros, menos frequentes, incluem: fadiga, cãibras, fogachos, congestão nasal, ansiedade, depressão, confusão mental, alucinações auditivas, insônia, alteração visual e parestesias.

Os efeitos colaterais podem ser minimizados pela introdução progressiva do agonista, iniciando com doses baixas (meio comprimido), ingerindo-o com alimentos e aumentando discretamente as doses. O uso intravaginal pode ser feito, tendo duração de aproximadamente 24 horas e apresentando menor incidência de efeitos gastrointestinais.

As doses terapêuticas variam de 2,5 a 15 mg por dia, indicadas em comprimidos de 2,5 mg na maioria das pacientes. Alguns casos resistentes podem chegar a precisar de doses de 30 mg por dia.

A cabergolina também é um derivado do *ergot*, com alta afinidade e seletividade para o receptor $D_2$. Tem uma vida média plasmática muito longa, de cerca de 65 horas, permitindo administrações de 1 a 2 vezes por semana. Possui apresentação em comprimidos de 0,5 mg.

A CAB é a droga de escolha por apresentar melhor tolerabilidade e maior eficácia. A dose inicial da CAB é, em geral, de um comprimido de 0,5 mg, 2 vezes por semana, e a titulação é realizada em função da resposta clínica e laboratorial. A dose máxima em bula é de 2 mg semanais. Com o uso de CAB, ocorrem a normalização dos níveis séricos de PRL em mais de 85% dos casos e a redução tumoral em mais de 80% dos casos, enquanto a BRC promove normalização dos níveis de PRL em 80% dos microprolactinomas e em 70% dos macroprolactinomas.

Existem vários trabalhos comparando bromocriptina com cabergolina. Na maioria deles, a cabergolina obteve melhores índices de normalização dos níveis de PRL, melhor recuperação da função gonadal, maior diminuição do volume tumoral e menores efeitos colaterais.

A quinagolida é um agonista do receptor $D_2$ não derivado do *ergot*. Sua vida média é de 22 horas, permitindo uma única aplicação diária. A dose usual de manutenção é de 75 a 150 mcg por dia. É licenciada na maioria dos países europeus, mas não é encontrada nos Estados Unidos nem no Brasil. Estudos comparativos indicam discreta superioridade da quinagolida em relação à bromocriptina, mas uma maior frequência de efeitos colaterais em relação à cabergolina.

O tratamento com agonistas dopaminérgicos não precisa ser mantido indefinidamente em pacientes com prolactinomas. Apesar da recorrência de hiperprolactinemia em alguns casos, a dose pode ser reduzida gradativamente até a suspensão. A suspensão do tratamento está mais bem indicada nas pacientes com tumores menores ou com macroprolactinomas que apresentam redução importante do volume tumoral. A reintrodução do medicamento poderá ser necessária em alguns casos.

O uso de estrógenos na forma de reposição hormonal ou como contraceptivo oral pode ser oferecido como alternativa terapêutica para as pacientes com hiperprolactinemia idiopática ou microprolactinômica que não desejam engravidar, ou naquelas em que a insuficiência estrogênica é o problema principal, particularmente nas intolerantes ou resistentes aos agonistas dopaminérgicos. Nos trabalhos realizados, não foi demonstrado aumento significativo dos níveis de PRL ou do volume tumoral, porém, essas pacientes devem fazer seguimento rigoroso de sinais (RM) e sintomas que possam indicar expansão tumoral. Se esse fato for constatado, a medicação deve ser suspensa.

As preocupações com o uso dos agonistas dopaminérgicos na gestação se referem aos possíveis efeitos sobre o embrião e o feto e às possibilidades de crescimento tumoral durante a gestação por consequência do aumento dos níveis estrogênicos.

A segurança do feto à exposição à bromocriptina durante a gestação tem sido demonstrada ao longo do tempo por inúmeros trabalhos científicos, alguns com seguimentos de mais de 9 anos. A substância não está associada a aumento do risco de abortamento, anormalidades congênitas, gestações múltiplas ou atrasos no desenvolvimento pós-natal.

Entretanto, a exposição do embrião ou feto à bromocriptina deve ser limitada ao menor período possível, sendo recomendada sua suspensão logo que a gravidez for confirmada.

A bromocriptina deve seguir sendo o tratamento de escolha nas pacientes que desejam engravidar pela sua maior segurança em relação às outras drogas e seu uso deve ser suspenso assim que o diagnóstico de gravidez for estabelecido.

Os dados de segurança em relação à cabergolina e à quinagolida na gestação são limitados quando comparados aos dados em relação à bromocriptina. Os trabalhos são recentes e, o seguimento, muito curto. Nos casos em que o objetivo principal não for a gestação, pela comodidade, pela eficácia e pelo menor efeito colateral, a CAB deve ser a medicação de escolha.

Nos quadros de infertilidade, alguns preferem utilizar a bromoergocriptina, pelo maior número de casos estudados, enquanto outros acreditam que os casos com cabergolina já estão bem estabelecidos e indicam esse medicamento quando o objetivo é a gestação.

Durante a gestação, a hipófise aumenta em cerca de 70% seu tamanho, principalmente por conta da proliferação e do aumento de volume dos lactotrófos. A hiperestrogenemia intensa da gestação é considerada responsável pelo aumento dos níveis de PRL de 6 a 20 vezes.

Nos microprolactinomas, o risco de aumento tumoral durante a gestação é menor que 5%. Para os casos de macroadenoma, esse risco se eleva para cerca de 15 a 40%. Após a concepção, as pacientes com prolactinomas devem ser monitoradas em relação aos sinais e aos sintomas de crescimento tumoral. As dosagens de PRL não são parâmetros de seguimento, restando as imagens de RM sem contraste, que podem ser realizadas a partir do 3º mês de gestação, e a avaliação dos campos visuais, quando houver sintomas sugestivos de crescimento tumoral nas pacientes com microadenomas.

Nas pacientes com macroadenomas, sugere-se a repetição mensal da avaliação dos campos visuais. A RM deverá ser solicitada na presença de sintomas de aumento tumoral ou de alteração do campo visual.

Na presença de crescimento do prolactinoma durante a gestação, a medicação deve ser reintroduzida.

## Tratamento cirúrgico

As indicações para o tratamento cirúrgico dos prolactinomas incluem:

- inadequada redução nos níveis de PRL e/ou não redução/crescimento tumoral em vigência de altas doses de AD;

- prolactinomas com compressão de vias óticas, promovendo deficiência visual que não se reverta com o uso de AD a curto prazo;
- apoplexia tumoral sintomática;
- fístula liquórica pela redução tumoral com uso de AD.

A evolução cirúrgica depende da experiência e da habilidade do neurocirurgião, bem como dos níveis de PRL e das dimensões e do grau de invasão do tumor. Em estudos recentes, 50 séries cirúrgicas mostraram remissão em 74,7% dos microprolactinomas e em 33,9% dos macroprolactinomas. A taxa de recorrência nessa mesma análise foi de 18,2% em micro e de 22,8% em macroprolactinomas.

## Tratamento radioterápico

Os prolactinomas são os mais resistentes à radioterapia entre os tumores hipofisários e, portanto, sua indicação se limita aos tumores resistentes às terapêuticas habituais. A normalização média dos níveis de PRL com a radioterapia foi de 31,4% em estudos recentes, número que não difere ao se analisar o tipo de radioterapia e o uso de AD ou de cirurgia como tratamentos combinados. Os efeitos colaterais são: lesão do trato ótico, 50% de risco de hipopituitarismo em de 10 a 20 anos, alterações neuropsicológicas, bem como o aparecimento de tumores secundários e acidentes vasculares cerebrais.

A estratégia inicial para tratar as pacientes resistentes parcialmente aos AD é o aumento escalonado da dose da medicação. Um estudo recente obteve normalização dos níveis de PRL em 96,2% dos pacientes com dose de até 12 mg por semana de CAB.

Outras estratégias, ainda em fase de estudos clínicos, são o uso de análogos de somatostatina; de moléculas quiméricas na ligação entre receptores $D_2$ e de somatostatina; de moduladores do receptor de estrógenos; de antagonistas do receptor de PRL e de drogas antiblásticas, como temozolamida e inibidores de mTor ou de tirosina quinase.

## LITERATURA RECOMENDADA

Aboulghar M, Saber W, Amin Y, Aboulghar M, Mansour R, Serour G. Prospective, randomized study comparing highly purified urinary follicle-stimulating hormone (FSH) and recombinant FSH for in vitro fertilization/intracytoplasmic sperm injection in patients with polycystic ovary syndrome. Fertil Steril 2010; 94(6):2332-4.

ACOG Committee on Practice Bulletins – Gynecology. ACOG Practice Bulletin No. 108: Polycystic ovary syndrome. Obstetrics & Gynecology 2009; 114(4):936-49.

Adams J, Franks S, Polson DW, Mason HD, Abdulwahid N, Tucker M et al. Multifollicular ovaries: clinical and endocrine features and response to pulsatile gonadotropin releasing hormone. Lancet 1985; 2(8469-70):1375-9.

Almog B, Shehata F, Shalom-Paz E, Tan SL, Tulandi T. Age-related normogram for antral follicle count: McGill reference guide. Fertil Steril 2011; 95(2):663-6.

Amer SAK. Polycystic ovarian syndrome: diagnosis and management of related infertility. Obstet Gynaecol Reprod Med 2009; 19(10):263-70.

Azziz R, Zacur HA. 21-Hydroxylase deficiency in female hyperandrogenism: screening and diagnosis. J Clin Endocrinol Metab 1989; 69(3):577-84.

Azziz R, Carmina E, Dewailly D, Diamanti-Kandarakis E, Escobar-Morreale HF, Futterweit W et al. The Androgen Excess and PCOS Society criteria for the polycystic ovary syndrome: the complete task force report. Fertil Steril 2009; 91(2):456-88.

Bhagavath B, Podolsky RH, Ozata M, Bolu E, Bick DP, Kulharya A et al. Clinical and molecular characterization of a large sample of patients with hypogonadotropic hypogonadism. Fertil Steril 2006; 85(3):706-13.

Bidet M, Bachelot A, Touraine P. Premature ovarian failure: predictability of intermittent ovarian function and response to ovulation induction agents. Curr Opin Obstet Gynecol 2008; 20(4):416-20.

Bondy CA. New issues in the diagnosis and management of Turner syndrome. Rev Endocr Metab Disord 2005; 6(4):269-80.

Borgström B, Hreinsson J, Rasmussen C, Sheikhi M, Fried G, Keros V et al. Fertility preservation in girls with turner syndrome: prognostic signs of the presence of ovarian follicles. J Clin Endocrinol Metab 2009; 94(1):74-80.

Bronstein MD, Paraiba DB, Jallad RS. Management of pituitary tumors in pregnancy. Nat Rev Endocrinol 2011; 7(5):301-10.

Bronstein MD. Disorders of prolactin secretion and prolactinomas. In: DeGroot LJ, Jameson JL (eds.). Endocrinology. 6.ed. Philadelphia: Saunders/Elsevier, 2010. p.333.

Butts S, Riethman H, Ratcliffe S, Shaunik A, Coutifaris C, Barnhart K. Correlation of telomere length and telomerase activity with occult ovarian insufficiency. J Clin Endocrinol Metab 2009; 94(12):4835-43.

Carmina E. Ovarian and adrenal hyperandrogenism. Ann N Y Acad Sci 2006; 1092:130-7.

Colao A, Savastano S. Medical treatment of prolactinomas. Nat Rev Endocrinol 2011; 7(5):267-78.

Davis JRE, Farrell WE, Clayton RN. Pituitary tumours. Reproduction 2001; 121:363-71.

de Koning CH, McDonnell J, Themmen AP, de Jong FH, Homburg R, Lambalk CB. The endocrine and follicular growth dynamics throughout the menstrual cycle in women with consistently or variably elevated early follicular phase FSH compared with controls. Hum Reprod 2008; 23(6):1416-23.

Dekkers OM, Lagro J, Burman P, Jørgensen JO, Romijn JA, Pereira AM. Recurrence of hyperprolactinemia after withdrawal of dopamine agonists: systematic review and meta-analysis. J Clin Endocrinol Metab 2010; 95(1):43-51.

Doerfler A, Richter G. Lesions within and around the pituitary: much more than adenomas. Clin Neuroradiol 2008; 18:5-18.

Dunaif A. Insulin resistance and the polycystic ovary syndrome: mechanism and implications for pathogenesis. Endocr Rev 1997; 18(6):774-800.

Ehrmann DA. Polycystic ovary syndrome. N Engl J Med 2005; 352(12):1223-36.

Ferriman D, Gallwey JD. Clinical assessment of body hair growth in women. J Clin Endocrinol Metab 1961; 21:1440-7.

Gillam MP, Molitch ME, Lombardi G, Colao A. Advances in the treatment of prolactinomas. Endocr Rev 2006; 27(5):485-534.

Gleicher N, Weghofer A, Oktay K, Barad D. Relevance of triple CGG repeats in the FMR1 gene to ovarian reserve. Reprod Biomed Online 2009; 19(3):385-90.

Gleicher N, Weghofer A, Barad DH. A pilot study of premature ovarian senescence: II. Different genotype and phenotype for genetic and autoimmune etiologies. Fertil Steril 2009; 91(5):1707-11.

Glezer A, Soares CR, Vieira JG, Giannella-Neto D, Ribela MT, Goffin V et al. Human macroprolactin displays low biological activity via its homologous receptor in a new sensitive bioassay. J Clin Endocrinol Metab 2006; 91(3):1048-55.

Haadsma ML, Mooij TM, Groen H, Burger CW, Lambalk CB, Broekmans FJ et al. A reduced size of the ovarian follicle pool is associated with an increased risk of a trisomic pregnancy in IVF-treated women. Hum Reprod 2010; 25(2):552-8.

Hamilton-Fairley D, Taylor A. ABC of subfertility: anovulation. BMJ 2003; 327(7414):546-9.

Hansen KR, Knowlton NS, Thyer AC, Charleston JS, Soules MR, Klein NA. A new model of reproductive aging: the decline in ovarian non-growing follicle number from birth to menopause. Hum Reprod 2008; 23(3):699-708.

Hayden CJ, Balen AH. Primary amenorrhoea: investigation and treatment. Obstet Gynaecol Reprod Med 2007; 17(7):199-204.

Ho VB, Bakalov VK, Cooley M, Van PL, Hood MN, Burklow TR. Major vascular anomalies in Turner syndrome: prevalence and magnetic resonance angiographic features. Circulation 2004; 110(12):1694-700.

Hoffmann T, Gunz G, Brue T, Jaquet P, Ronin C. Prolactin isoforms secreted by human prolactinomas. Horm Res 1992; 38(3-4):164-70.

Homburg R. Polycystic ovary syndrome. Best Pract Res Clin Obstet Gynaecol 2008; 22(2):261-74.

Johnson MR, Hoare RD, Cox T, Dawson JM, Maccabe JJ, Llewelyn DE et al. The evaluation of patients with a suspected pituitary microadenoma: computer tomography compared to magnetic resonance imaging. Clin Endocrinol (Oxf) 1992; 36(4):335-8.

Kovacs K. Sheehan syndrome. Lancet 2003; 361(9356):520-2.

Legro RS, Dunaif A. The role of insulin resistance in polycystic ovary syndrome. Endocrinologist 1996; 6(4):307-21.

Lewis UJ, Singh RN, Seavey BK. Human prolactin: isolation and some properties. Biochem Biophys Res Commun 1971; 44(5):1169-76.

Mah PM, Webster J. Hyperprolactinemia: etiology, diagnosis, and management. Semin Reprod Med 2002; 20(4):365-74.

March WA, Moore VM, Willson KJ, Phillips DIW, Norman RJ, Davies MJ. The prevalence of polycystic ovary syndrome in a community sample assessed under contrasting diagnostic criteria. Hum Reprod 2010; 25(2):544-51.

Marcondes JAM, Minanni SL, Sakamoto LC, Hayashida SY, Halbe HW, Wajchenberg BL. O espectro clínico e laboratorial da forma não clássica de hiperplasia adrenal congênita por deficiência da 21-hidroxilase. Arq Bras Endocrinol Metab 1995; 39(1):37-43.

Martin JR, Arici A. Fragile X and reproduction. Curr Opin Obstet Gynecol 2008; 20(3):216-20.

McGovern PG, Legro RS, Myers ER, Barnhart HX, Carson SA, Diamond MP et al. Utility of screening for other causes of infertility in women with "known" polycystic ovary syndrome. Fertil Steril 2007; 87(2):442-4.

Nelson LM. Clinical practice. Primary ovarian insufficiency. N Engl J Med 2009; 360(6):606-14.

Palomba S, Falbo A, Zullo F. Management strategies for ovulation induction in women with polycystic ovary syndrome and known clomifene citrate resistance. Curr Opin Obstet Gynecol 2009; 21(6):465-73.

Panay N, Kalu E. Management of premature ovarian failure. Best Pract Res Clin Obstet Gynaecol 2009; 23(1):129-40.

Passos VQ, Fortes MA, Giannella-Neto D, Bronstein MD. Genes differentially expressed in prolactinomas responsive and resistant to dopamine agonists. Neuroendocrinology 2009; 89(2):163-70.

Passos VQ, Souza JJ, Musolino NR, Bronstein MD. Long-term follow-up of prolactinomas: normoprolactinemia after bromocriptine withdrawal. J Clin Endocrinol Metab 2002; 87(8):3578-82.

Pereira DHM, Mendonça LK, Auriemo CRC, Tognotti E, Antunes N Jr, Souze, AZ. Ovulação induzida e espontânea: aspectos ecográficos e hormonais. J Bras Ginecol 1987; 97(4):171-4.

Prabhakar VKB, Davis JRE. Hyperprolactinaemia. Best Pract Res Clin Obstet Gynaecol 2008; 22(2):341-53.

Prabhakar VKB, Shalet SM. Aetiology, diagnosis and management of hypopituitarism in adult life. Postgrad Med J 2006; 82(966):259-66.

Practice Committee of American Society for Reproductive Medicine. Current evaluation of amenorrhea. Fertil Steril 2008; 90(5 Suppl):S219-25.

Reinblatt SL, Buckett W. In vitro maturation for patients with polycystic ovary syndrome. Semin Reprod Med 2008; 26(1):121-6.

Roberts CG, Ladenson PW. Hypothyroidism. Lancet 2004; 363(9411):793-803.

Robin G, Catteau-Jonard S, Young J, Dewailly D. Physiopathological link between polycystic ovary syndrome and hyperprolactinemia: myth or reality? Gynecol Obstet Fertil 2011; 39(3):141-5.

Rosenfield RL. Clinical Practice. Hirsutism. N Engl J Med 2005; 353(24):2578-88.

Rotterdam ESHRE/ASRM – Sponsored PCOS Consensus Workshop Group. Revised 2003 consensus on diagnostic criteria and long-term health risks related to polycystic ovary syndrome. Hum Reprod 2004; 19(1):41-7.

Santoro N, Brockwell S, Johnston J, Crawford SL, Gold EB, Harlow SD et al. Helping midlife women predict the onset of the final menses: SWAN, the Study of Women's Health Across the Nation. Menopause 2007; 14(3):415-24.

Schlechte JA. Clinical Practice. Prolactinoma. N Engl J Med 2003; 349(21):2035-41.

Schneider HJ, Aimaretti G, Kreitschmann-Andermahr I, Stalla GK, Ghigo E. Hypopituitarism. Lancet 2007; 369(9571):1461-70.

Seifer DB, Baker VL, Leader B. Age-specific serum anti-Müllerian hormone values for 17,120 women presenting to fertility centers within the United States. Fertil Steril 2011; 95(2):747-50.

Sills ES, Alper MM, Walsh AP. Ovarian reserve screening in infertility: practical applications and theoretical directions for research. Eur J Obstet Gynecol Reprod Biol 2009; 146(1):30-6.

Silveira LFG, MacColl GS, Bouloux PMG. Hypogonadotropic hypogonadism. Semin Reprod Med 2002; 20(4):327-38.

Souter I, Baltagi LM, Toth TL, Petrozza JC. Prevalence of hyperprolactinemia and abnormal magnetic resonance imaging findings in a population with infertility. Fertil Steril 2010; 94(3):1159-62.

Stephen FS, Stark J, Hardy K. Follicle dynamics and anovulation in polycystic ovary syndrome. Hum Reprod Update 2008; 14(4):367-78.

Thessaloniki ESHRE/ASRM – Sponsored PCOS Consensus Workshop Group. Consensus on infertility treatment related to polycystic ovary syndrome. Hum Reprod 2008; 23(3):462-77.

Tso LO, Costello MF, Albuquerque LE, Andriolo RB, Freitas V. Metformin treatment before and during IVF or ICSI in women with polycystic ovary syndrome. Cochrane Database Syst Rev 2009; (2):CD006105.

Vermeulen A, Verdonck L, Kaufman JM. A critical evaluation of simple methods for the estimation of free testosterone in serum. J Clin Endocrinol Metab 1999; 84(10):3666-72.

Vieira JGH, Oliveira JH, Tachibana T, Maciel RMB, Hauache OM. Avaliação dos níveis de prolactina sérica: é necessário repouso antes da coleta? Arq Bras Endocrinol Metab 2006; 50(3):569-70.

Vilar L, Freitas MC, Naves LA, Casulari LA, Azevedo M, Montenegro R Jr et al. Diagnosis and management of hyperprolactinemia: results of a Brazilian multicenter study with 1234 patients. J Endocrinol Invest 2008; 31(5):436-44.

Wittenberger MD, Hagerman RJ, Sherman SL, McConkie-Rosell A, Welt CK, Rebar RW et al. The FMR1 premutation and reproduction. Fertil Steril 2007; 87(3):456-65.

Yildiz BO, Bolour S, Woods K, Moore A, Azziz R. Visually scoring hirsutism. Hum Reprod Update 2010; 16(1):51-64.

# Endometriose

Elvio Tognotti

## INTRODUÇÃO

A endometriose é caracterizada pela presença de tecido endometrial, com glândulas e estroma, fora da cavidade uterina. Os implantes de endométrio se localizam mais frequentemente no peritônio pélvico, nos ovários, nos ligamentos útero-sacros e nas trompas e, com menor frequência, na bexiga, no intestino, na parede abdominal, no diafragma e nos ureteres. Raramente, localizam-se em outros órgãos. Alguns sítios de aparecimento das lesões podem ser explicados por teorias conhecidas, enquanto localizações distantes do endométrio necessitam de teorias mais complexas. A endometriose é uma doença enigmática há muitos anos, existindo mais incertezas do que fatos estabelecidos cientificamente sobre essa patologia.

Três perguntas parecem ser as mais importantes em relação à sua etiologia:

1. Será que a célula endometrial que produz o implante possui uma alteração genética que explique esse comportamento?
2. Será o meio circundante à célula que propicia as condições para seu desenvolvimento anormal?
3. Será que o sistema imunológico do hospedeiro, possuindo alguma alteração, permite uma evolução anormal desse tecido?

Na falta de respostas claras até o momento, surge outra questão, ainda mais importante. Nesse universo de dúvidas, deve-se valorizar a presença das mais diferentes formas e dimensões das lesões ou devem ser mais valorizados a paciente e seus sintomas – e, no caso da infertilidade, o casal que procura tratamento (Figura 1)? A importância da presença ou não das lesões e de sua extensão deve ter mínimo destaque quando comparada à sintomatologia da paciente ou ao seu desejo de tratamento.

## DOENÇA LOCAL OU SISTÊMICA

Um dos principais motivos para a valorização dos sintomas e não das lesões é o discernimento entre uma doença com características locais e uma doença de manifestação sistêmica.

Em um artigo de 2001, publicado na *Fertility and Sterility*, Nothnick descreve as características comuns entre endometriose e doença autoimune:

- destruição tecidual;
- ativação policlonal de linfócitos B;
- alteração imunológica de linfócitos T;
- alteração imunológica de linfócitos B;
- doença autoimune associada;
- preponderância em mulheres;

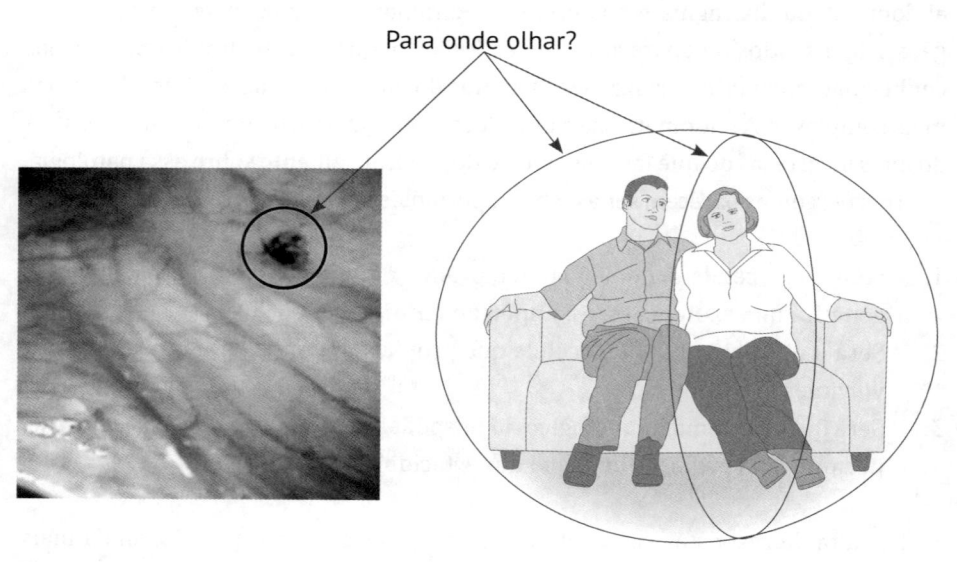

Para onde olhar?

**Figura 1** Olhar para a lesão ou para o paciente?

- envolvimento de múltiplos órgãos;
- ocorrência familiar;
- possíveis fatores ambientais;
- possível base genética;
- aumento de apoptose.

Na Tabela 1, está relacionada a presença de algumas doenças, a maioria de etiologia desconhecida, em pacientes que apresentam ou não endometriose (população geral). Identifica-se claramente uma incidência maior dessas patologias em pacientes com endometriose.

Diante desses dados e a outros tantos na literatura, é mais plausível concluir que a patologia conhecida como endometriose seja mais uma doença de características sistêmicas do que simplesmente relacionada às lesões no peritônio, nos órgãos genitais internos e nos tecidos circunvizinhos.

Uma vez que mais dados possam estar firmemente associados às lesões características da endometriose, será possível agrupar esse conjunto de sintomas em uma síndrome, a síndrome endometriótica.

## MANIFESTAÇÕES CLÍNICAS

As manifestações clínicas mais importantes da endometriose, relacionadas ao aparelho genital, são a dor e a infertilidade. Os quadros dolorosos podem estar relacio-

**Tabela 1** Associação de pacientes portadoras de endometriose dos EUA: 3.680 mulheres.

| Patologias | Endometrióticas (%) | População geral (%) | Significância (%) |
|---|---|---|---|
| Hipotireoidismo | 9,6 | 1,5 | P < 0,0001 |
| Fibromialgia | 5,9 | 3,4 | P < 0,0001 |
| S. fadiga crônica | 4,6 | 0,03 | P < 0,0001 |
| Artrite reumatoide | 1,8 | 1,2 | P < 0,001 |
| Lúpus eritematoso | 0,8 | 0,04 | P < 0,0001 |
| S. Sjögren | 0,6 | 0,03 | P < 0,0001 |
| Esclerose múltipla | 0,5 | 0,07 | P < 0,0001 |
| Alergias | 61 | 18 | P < 0,001 |
| Asma | 12 | 5 | P < 0,001 |

Fonte: adaptada de Sinaii et al., 2002.

nados ao ciclo menstrual, à função sexual ou à lesão de órgãos vizinhos na pelve. Pode ser difícil precisar sua localização e a dor pode independer de outros fatores. Não há correspondência dos sintomas com a gravidade das lesões encontradas.

Muitas vezes, as dores são de caráter leve ou moderado e podem ser suprimidas com analgésicos ou anti-inflamatórios, de forma eventual. Em outras ocasiões, são de forte intensidade, comprometendo a rotina diária da paciente e, portanto, necessitando de medidas terapêuticas mais agressivas. O tratamento clínico deve ser a primeira escolha na maioria dos casos, porém procedimentos cirúrgicos, em alguns casos ou na falha do tratamento clínico, podem ser necessários.

Neste material, o foco estará nos aspectos da endometriose que alteram a fertilidade feminina. Sabendo-se da concomitância do quadro de dor e da infertilidade em algumas pacientes, é necessário definir prioridades na escolha do tratamento apropriado.

## PREVALÊNCIA

Como a patologia apresenta quadro clínico muito complexo, a prevalência real da endometriose é difícil de se estabelecer. Na literatura, são encontradas grandes variações. Estima-se que de 10 a 15% das mulheres em idade reprodutiva tenham endometriose. Estudos clássicos sugerem que de 25 a 50% das pacientes inférteis apresentam endometriose e que 30 a 50% das que apresentam endometriose são inférteis.

Mesmo sem conhecer com precisão a prevalência da doença, é consenso que sua incidência tem aumentado nas últimas décadas. Esse aumento é provavelmente causado pelas mudanças de hábitos da sociedade (Tabela 2) e também pelo maior número de casos investigados.

**Tabela 2**   Variações no padrão menstrual e na fertilidade no século passado e nos dias atuais.

| Variáveis | Mães do passado | Mulher moderna |
| --- | --- | --- |
| Idade da menarca (anos) | 16 | 12 |
| Idade do primeiro parto (anos) | 19 | 24 a 30 |
| Número de gestações | 6 | 1 a 2 |
| Amamentação | Anos | Meses |
| Número de ovulações e menstruações | 30 a 160 | 450 |

Fonte: adaptada de Eaton et al., 1994; Thomas e Ellertson, 2000 e Istat, 2007.

# EVOLUÇÃO DA DOENÇA

O pensamento corrente é que a doença sempre aumenta em intensidade com o decorrer do tempo, enquanto durar a atividade ovariana. Tendo isso como certo, seria possível justificar a maioria dos tratamentos cirúrgicos, visto que, se não fossem realizados, poderia haver progressão dos sintomas e aumento das lesões teciduais. Todavia, quando se procura dados confiáveis na literatura, não é isso que se observa. Ademais, como existe praticamente a obrigação de se iniciar um tratamento clínico ou de se realizar procedimentos cirúrgicos logo após o diagnóstico, são raros os trabalhos de pura observação da evolução da doença sem tratamento.

A Tabela 3 apresenta 6 trabalhos que utilizaram grupo controle sem intervenção nas lesões. Esses achados estão agrupados na última linha da tabela, em que se verifica que, na maioria das referências, não houve progressão das lesões. O que se pode concluir, então, é que a doença não é sempre progressiva e que, para a maioria dos trabalhos, o mais frequente foi a não progressão.

Admitindo-se a não progressão em todos os casos, deveria ocorrer uma mudança de postura no enfoque terapêutico. Tentar impedir a piora do quadro com o diagnóstico precoce e a consequente intervenção parece ser uma atitude questionável. Além disso, em várias ocasiões, durante o ato cirúrgico, há intervenção diretamente sobre os ovários ou sobre o peritônio pélvico, fato que pode diminuir a reserva folicular ou produzir mais aderências pélvicas do que havia no achado pré-cirúrgico, acarretando diminuição no potencial de fertilidade dessas pacientes. Portanto, antes de escolher qualquer conduta mais agressiva, é importante admitir que a evolução da doença é incerta, podendo ou não ser progressiva.

**Tabela 3** Modificações do escore da American Fertility Society no *second look* laparoscópico em grupo controle.

| Modificação no escore | Ref. 1 | Ref. 2 | Ref. 3 | Ref. 4 | Ref. 5 | Ref. 6 |
|---|---|---|---|---|---|---|
| Aumentado (%) | 47 | 64 | 24 | 29 | 57 | 5 |
| Inalterado (%) | 24 | 9 | 59 | 42 | 14 | 46 |
| Diminuído (%) | 29 | 27 | 17 | 29 | 29 | 49 |
| Não progressivo (%) | 53 | 36 | 76 | 71 | 43 | 95 |

Ref. 1 – Thomas e Cooke. Br J Obstet Gynaecol 1987; 294:272.
Ref. 2 – Mahmood e Templeton. Hum Reprod 1990; 5:965.
Ref. 3 – Telimaa et al. Gynecol Endocrinol 1987; 1:13.
Ref. 4 – Sutton et al. Fertil Steril 1994; 62:696.
Ref. 5 – Hoshiai et al. Am J Obstet Gynecol 1993; 169:714.
Ref. 6 – Harrison e Barry-Kinsela. Fertil Steril 2000; 74:24.
Fonte: American Fertility Society.

Outros dados da evolução clínica da patologia em longo prazo também são conflitantes. Um trabalho interessante, publicado em 2002 por Moen (Tabela 4), tenta demonstrar que a presença de lesão isolada, sem sintomas, não reflete em sintomatologia importante muitos anos depois. O autor acompanhou um grupo de pacientes que foram submetidas à laqueadura tubária, as quais foram divididas em 2 grupos: as que apresentavam lesão de endometriose e as sem lesão endometriótica. Em 13 a 15 anos após a cirurgia, essas pacientes responderam a um questionário, em que ficou evidente que sintomas como dismenorreia ou dor pélvica e a ocorrência de histerectomia não se relacionavam com os achados laparoscópicos anteriores.

Apesar de não estar intimamente relacionada à infertilidade, a endometriose profunda ou retovaginal também não é considerada doença certamente progressiva. A progressão da doença e o aparecimento de sintomas específicos raramente ocorrem em pacientes com endometriose retovaginal assintomática.

## RISCO DE CÂNCER

Mais um aspecto controverso se refere ao risco de câncer em pacientes portadoras de endometriose. Muito se discute sobre fatores envolvidos no desenvolvimento comum da endometriose e de certos tipos de câncer, que parecem estar muito mais relacionados a antecedentes familiares do que à presença de lesão endometriótica. Se a comunidade médica ainda não está certa dessas inter-relações na evolução espontânea da doença, como é possível concluir que a retirada cirúrgica de uma lesão de endometriose pode trazer algum benefício ao futuro oncológico dessas pacientes?

O caráter inflamatório da doença talvez possa influir no aparecimento de lesões malignas sobre os ovários. Esse fato é corroborado por um trabalho publicado recentemente, que demonstrou relação entre câncer de ovário e doença inflamatória pélvica (Figura 2). Talvez a presença do processo inflamatório local seja um mecanismo comum que o predisponha às neoplasias.

**Tabela 4**  Pacientes assintomáticas submetidas à laqueadura, de 1986 a 1989.

| Sintomas | Com endometriose N = 39 (20%) | Sem endometriose N = 157 | Significância |
|----------|-------------------------------|--------------------------|---------------|
| Dismenorreia | 27% | 23% | ns |
| Dor pélvica | 6% | 19% | ns |
| Histerectomia | 19% | 8% | ns |

ns: não significativo
Fonte: adaptada de Moen, 2002.

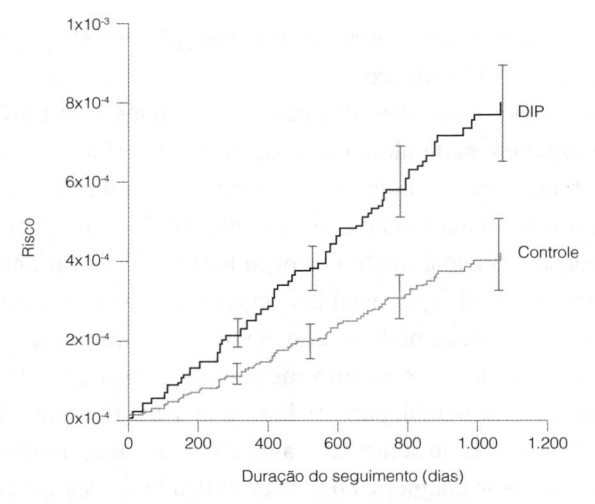

**Figura 2**  Risco de câncer de ovário em mulheres com antecedentes de doença inflamatória pélvica.
Fonte: adaptada de Lin et al., 2011.

## DIAGNÓSTICO

Muitos estudos para evidenciar marcadores da doença têm sido realizados, porém ainda sem utilidade na prática clínica. O único marcador utilizado como rotina é o Ca 125, que deve ser colhido durante o período menstrual, pois isso melhora a chance de identificar casos mais avançados da doença. Seus níveis devem ser abaixo de 50 U/mL. É importante lembrar que várias patologias podem elevar o Ca 125, como mioma uterino, doença inflamatória pélvica, cistoadenoma do ovário e até mesmo a gestação. Nos carcinomas epiteliais do ovário, seus níveis são muito altos na maioria das pacientes. Tem discreta relação com a endometriose leve, valor relativo na endometriose moderada e, somente nos casos avançados, correlação estreita com a doença. Portanto, é um marcador útil nos casos avançados e que pode ser utilizado no seguimento do tratamento.

A história clínica, o exame físico e os exames de imagens ainda são as ferramentas diagnósticas atuais. Pela ultrassonografia transvaginal (USGTV), o diagnóstico presumido da doença só acontece, nos estágios mais avançados, com a identificação de cistos ovarianos com conteúdo espesso, que persistem por vários ciclos menstruais. Para a doença mínima ou leve, a USGTV é de pouco valor, pois não há achados característicos nos implantes peritoneais. Alguns achados na USGTV podem sugerir a presença de endometriose, como a identificação de processo aderencial pélvico ou a presença de calcificações no parênquima ovariano (Figura 3), que, no entanto, são preditores fracos para o diagnóstico.

Os endometriomas são de identificação mais simples pela USGTV e possuem sensibilidade e especificidade altas em relação ao diagnóstico. São identificados como cistos contendo ecos de baixa amplitude no seu interior, superfície interna lisa e sem septos ou áreas mais densas em seu interior. Podem ser confundidos com cistos hemorrágicos, principalmente de corpo lúteo, e, mais raramente, com teratoma cístico. Como são lesões persistentes em relação aos cistos funcionais, muitas vezes só a observação seriada pode fazer o diagnóstico diferencial.

Nos quadros de suspeita de comprometimento profundo, a USGTV deve ser precedida de preparo intestinal, para melhor avaliação da região dos ligamentos útero-sacros, e das regiões do septo retovaginal e do retossigmoide.

A ressonância nuclear magnética pode ser indicada em alguns casos nos quais a USGTV for inconclusiva ou para avaliação da extensão da doença, em casos avançados. Traz poucos benefícios na doença leve e na moderada.

O diagnóstico final necessita da videolaparoscopia, para identificação das lesões peritoneais suspeitas e sua retirada para exame anatomopatológico. A lesão característica é negra, associada a processo de cicatrização. Podem também aparecer dois outros grupos de lesões: vermelhas e brancas. As vermelhas se identificam como lesões em chama de vela, hipertrofia glandular localizada, petéquias e áreas de hipervascularização. As brancas, como opacificações esbranquiçadas, aderências subovarianas e defeitos de peritônio.

É importante enfatizar que, para firmar o diagnóstico da doença, é fundamental o exame anatomopatológico da lesão e a confirmação do encontro de glândulas e estroma. Contudo, na prática, o que se verifica é que, na maior parte dos diagnósticos, somente o aspecto visual é levado em consideração e que, isolada-

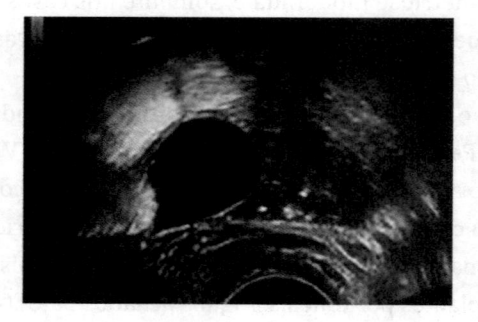

**Figura 3** Folículo pré-ovulatório e calcificações no parênquima ovariano.

mente, não significa que o diagnóstico foi feito. Entre vários trabalhos, em uma publicação nacional de 2010, os autores demonstraram que houve a confirmação histológica de endometriose em apenas 55,88% das biópsias realizadas. Isso significa que muitos casos classificados como endometriose, na verdade, não o são.

## FATORES QUE INTERFEREM NA FERTILIDADE

A endometriose pode interferir na fertilidade feminina basicamente de duas formas: com um fator mecânico ou sem fator mecânico evidenciado. Quando existe um fator mecânico que compromete a permeabilidade tubária ou sua função, em virtude da presença de vários graus de aderências peritubárias, ovarianas ou do peritônio pélvico, a interferência na fertilidade é facilmente identificável. Entretanto, outros fatores que possam explicar a infertilidade nos quadros leves e moderados da doença geram muitas dúvidas sobre seu mecanismo fisiopatológico e são de difícil comprovação. Um resumo dos possíveis mecanismos em que a endometriose pode interferir na fertilidade está descrito na Figura 4.

Na prática, é difícil fazer distinção entre a etiologia tuboperitoneal e a infertilidade de causa infecciosa crônica ou proveniente de lesão endometriótica prévia. É mais simples e eficaz considerar o quadro como advindo de fator tuboperitoneal e, assim, planejar os procedimentos terapêuticos do que realizar exames mais agressivos para determinar sua etiologia precisa.

Da mesma forma, nos quadros em que não é possível determinar o mecanismo que leva à infertilidade, ou não existe um fator mecânico evidente, seria lógico considerar o quadro como de infertilidade sem causa aparente. Também seria mais objetivo planejar o processo de tratamento do que realizar exames prope-

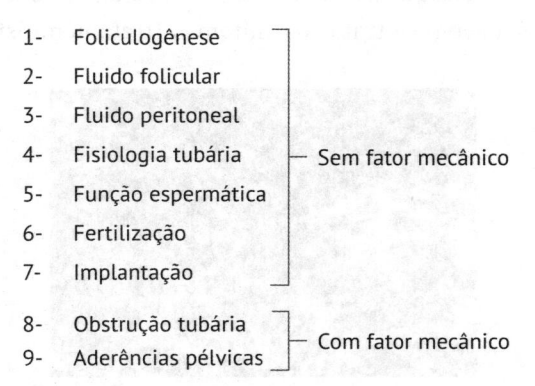

1- Foliculogênese
2- Fluido folicular
3- Fluido peritoneal
4- Fisiologia tubária — Sem fator mecânico
5- Função espermática
6- Fertilização
7- Implantação

8- Obstrução tubária — Com fator mecânico
9- Aderências pélvicas

**Figura 4** Possíveis alterações que levam à infertilidade.

dêuticos mais agressivos que podem identificar vários tipos de lesão, porém sem esclarecer o mecanismo que leva à infertilidade e sem mudar a forma de tratá-la.

## NECESSIDADE DE TRATAMENTO

Em pacientes assintomáticas ou oligossintomáticas, o encontro de lesões suges-tivas de endometriose, como achados ultrassonográficos de endometriomas ou videolaparoscopias com lesões leves e moderadas, não significa necessariamente que a fertilidade está seriamente comprometida. É necessário proceder à pesquisa básica dos fatores de infertilidade, como nos casos de rotina em que não existem essas lesões. A maioria dos ginecologistas conhece casos de endometriose avan-çada nos quais as pacientes não tiveram nenhuma restrição para ter filhos. Como caso extremo, houve uma paciente de 28 anos com síndrome de Turner (mosaico 45X0, 14 células, e 46XX, 16 células), portadora de vários endometriomas bilate-rais nos ovários, que engravidou espontaneamente (Figura 5).

## TRATAMENTO

### Objetivos

Antes de iniciar qualquer tipo de terapêutica, é fundamental estabelecer seus objetivos. Quando existe um fator etiológico presente e um tratamento conhecido que leva à cura da patologia, ele deve ser instituído. No entanto, quando não há causa específica conhecida nem marcadores de prognóstico, o objetivo é assegu-rar o bem-estar da paciente, aliviando seus sintomas e, quando possível, rever-tendo os motivos de suas queixas. Portanto, nas pacientes com endometriose, na maioria dos casos, devem-se tratar os sintomas (tratamento sintomático) ou as

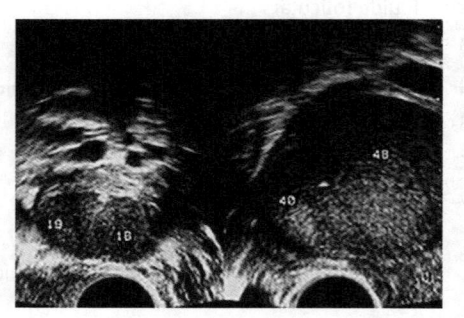

**Figura 5**   Gestação espontânea em quadro de síndrome de Turner e endometriose.

consequências da doença. Como a evolução da patologia é incerta, a paciente deve ser observada regularmente. Evidenciadas as queixas que levaram a paciente à consulta médica, deve-se propor um tratamento pertinente a elas (Figura 6).

Quando se reconhece a presença da doença, ou se houver grande probabilidade de que ela exista e se o quadro for assintomático, deve-se pensar em possíveis medidas de prevenção de sua evolução. Nessas pacientes sem quadro doloroso importante e sem desejo de gestação, será primordial a avaliação periódica (a cada 6 meses ou menos, se necessário) e, nas que não apresentam contraindicação, o bloqueio ovulatório com contraceptivos orais.

Nos quadros dolorosos, a intensidade da dor e suas repercussões na rotina de vida das pacientes conduzem a conduta. Inicialmente, o tratamento clínico, com bloqueio da ovulação, é um dos primeiros a ser adotado. Existem várias formas de tratamento clínico para endometriose e novos medicamentos têm sido lançados recentemente. Para os casos refratários ao tratamento clínico, ou quando houver comprometimento importante de órgão ou de estruturas vitais, o tratamento cirúrgico deve ser instituído. Nas pacientes em idade fértil ou com desejo de gestação, sempre que possível, serão adotadas medidas conservadoras em relação aos ovários. Em casos extremos e sem desejo reprodutivo, a ooforectomia bilateral pode ser uma opção.

É importante lembrar que, em consequência da evolução dos métodos de criopreservação de oócitos e de tecido ovariano, para alguns quadros mais graves em idade reprodutiva, essa possibilidade deve ser discutida.

Se o desejo de ter filhos é o motivo único ou principal da procura da paciente ou do casal, o tratamento deve se concentrar nessa queixa. Vários procedimentos disponíveis poderão ser discutidos, dependendo da avaliação de cada casal em particular.

## Formas de tratamento

Com finalidade didática, podem-se dividir os tipos de tratamento em dois grandes grupos: sem fator mecânico e com fator mecânico (Figura 7).

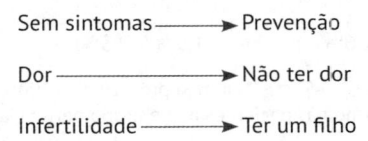

Sem sintomas ⟶ Prevenção

Dor ⟶ Não ter dor

Infertilidade ⟶ Ter um filho

**Figura 6**  Tratamento sintomático.

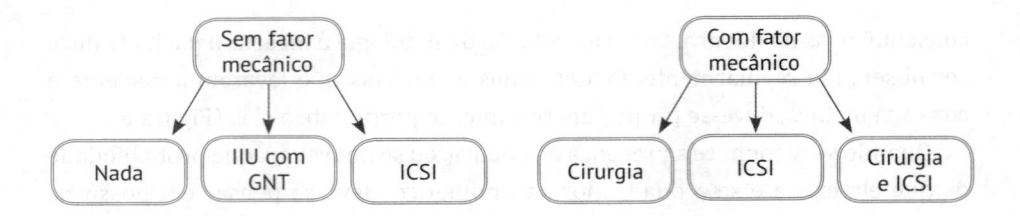

**Figura 7** Resumo das formas de tratamento.

## *Sem fator mecânico*

Nos casos sem fator mecânico, em sua maioria representados pelos quadros de endometriose mínima ou leve, a questão inicial é o discutível papel da cirurgia videolaparoscópica como método de tratamento. Vários trabalhos na literatura se ocuparam do assunto, porém seus resultados estão longe de ser conclusivos. Os dois trabalhos mais conhecidos e citados são um de origem canadense, de 1997, e um de origem italiana, de 1999. São os mais importantes por serem prospectivos, randomizados e com grupo controle. Teoricamente, as pacientes não deveriam saber a que grupo pertenciam, porém, no trabalho canadense, as pacientes que se submeteram à lise de aderências foram informadas do procedimento. As características principais desses achados estão descritas na Tabela 5.

**Tabela 5** Infertilidade e endometriose leve e moderada. Estudos randomizados com tratamento laparoscópico.

| Grupo | Taxa de gestação com tratamento | Taxa de gestação sem tratamento | Seguimento | IIU |
|---|---|---|---|---|
| Canadense*A | 30,7% | 17,7% | 9 meses | ~60% |
| 1997 n = 341 | 4,7% | 2,4% (+ 2,3%) | Por mês | ~10% |
| Italiano** | 19,6% | 22,2% | 12 meses | ~70% |
| 1999 n = 101 | 1,6% | 1,9% (- 0,3%) | Por mês | ~10% |

\* N Engl J Med 1997; 337(4):217     \*\* Hum Reprod 1999; 14(5):1322
A: Fez lise de aderências e informou às pacientes a que grupo pertenciam após a videolaparoscopia.

Como conclusão principal, no trabalho canadense houve maior chance de gestação quando o tratamento cirúrgico foi instituído, em comparação ao mesmo procedimento sem tratamento (30,7 contra 17,7%). No trabalho italiano, não se identificou nenhuma melhora nas taxas de gestação – pelo contrário, elas até caíram (não significativamente) após o tratamento das lesões (19,6 contra 22,2%). Portanto, os dois trabalhos são discordantes em suas conclusões.

No trabalho canadense, quando se analisa a taxa de gestação de 30,7% após o tratamento das lesões, ao se levar em conta o tempo de seguimento de 9 meses, conclui-se que a taxa mensal de gestação nesses casais foi de aproximadamente 4,7%. No trabalho italiano, o grupo com melhores chances de gestação foi o não operado, com 22,2% em 12 meses, que representa uma taxa de gestação mensal da ordem de 1,9%. Portanto, além de haver dados conflitantes, qualquer um desses grupos poderia ter se beneficiado muito mais se, em vez de se preocupar com as taxas ínfimas de gestação mensal obtidas com o tratamento cirúrgico, tivessem instituído outro método. Tratamentos de baixa complexidade, como coito programado ou inseminação intrauterina, alcançariam resultados muito melhores. Se, por exemplo, um procedimento de inseminação intrauterina (IIU) pudesse chegar a taxas mensais de 10% (o que é abaixo do esperado) para o tempo de seguimento, os dois trabalhos poderiam ter atingido cifras acima de 50%.

Portanto, se algum tratamento deve ser indicado nesses casos, devem ser os procedimentos de reprodução assistida de baixa complexidade ou até os de alta complexidade, com injeção intracitoplasmática de espermatozoides (ICSI), dependendo de outros fatores de infertilidade do casal em questão. Nos quadros em que a mulher é jovem, o tempo de exposição à gravidez é curto e a pesquisa básica é normal, a possibilidade de aguardar sem tratamento, orientando-se o casal sobre o período fértil, sempre deve ser apresentada.

Concluindo, nas pacientes sem fator mecânico, o tratamento proposto deve ser semelhante ao da infertilidade sem causa aparente (ISCA), quando não houver outro fator de infertilidade. Para corroborar essa conduta, alguns trabalhos mostram que os resultados em taxas de gestação não diferem significativamente nesses dois grupos. Um exemplo é o trabalho de Werbrouck et al., de 2006, que comparou endometriose e ISCA nos tratamentos de IIU, Figura 8. Outro exemplo é o trabalho de Matorras et al., de 2010, que comparou ciclos de IIU de sêmen de doador em pacientes normais e em pacientes com endometriose mínima, sem obter diferença significativa nos resultados de gestação.

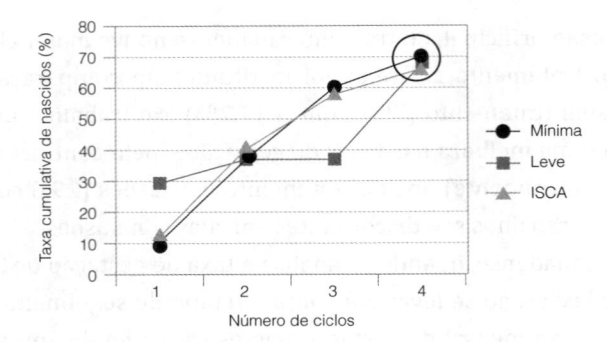

**Figura 8**    Endometriose x ISCA. Taxa de gestação por ciclo após tratamento com IIU.
Fonte: adaptada de Werbrouck et al., 2006.

## Com fator mecânico

A presença de obstrução tubária, alteração da luz tubária ou posicionamento anormal das tubas e a suspeita de aderências pélvicas importantes são os achados da histerossalpingografia (HSG) e da USGTV que sugerem a existência de fator mecânico.

*Cirurgia*

Indica-se a cirurgia sem ICSI quando o caso for compatível com os seguintes critérios:

- ausência de obstrução tubária ou alteração da luz tubária (HSG). Se houver obstrução unilateral, a trompa contralateral deve estar normal;
- paciente com 35 anos ou menos e boa reserva ovariana;
- sem fatores de infertilidade associados;
- desejo do casal.

Quando o procedimento cirúrgico for indicado para o tratamento da infertilidade, deve-se aguardar de 6 a 18 meses de exposição à gestação antes de se tomar nova conduta. Em geral, quando não acontece a gestação, indica-se a ICSI.

*ICSI*

Indica-se a ICSI sem cirurgia quando houver:

- obstrução tubária bilateral sem hidrossalpinge;
- obstrução tubária unilateral sem hidrossalpinge e suspeita de lesão tubária contralateral;
- paciente com mais de 35 anos ou reserva ovariana diminuída;
- outros fatores de infertilidade associados;
- desejo do casal.

*Cirurgia e ICSI*

Indica-se a cirurgia seguida de ICSI se houver a presença de hidrossalpinge uni ou bilateral. A cirurgia deve consistir em salpingectomia uni ou bilateral, produzindo a menor lesão ovariana possível. Se as tubas estiverem inacessíveis, deve-se obstruir a região cornual das tubas afetadas. Se a indicação de ICSI for imediata, deve-se iniciar o bloqueio hipofisário com agonista do GnRH e planejar a ICSI para dali a 2 ou 3 meses.

## ENDOMETRIOSE E FIV

Como diversos fatores que dificultam a fertilidade podem estar presentes nos quadros de endometriose, quando a indicação é de técnicas de alta complexidade, é preferível a ICSI em relação à FIV clássica. Pode-se, assim, ultrapassar algumas barreiras relacionadas ao processo de fertilização que talvez estivessem presentes nos diferentes estágios de gravidade da doença.

Muito se discute sobre os resultados de gestação em pacientes com endometriose mínima ou leve, quando submetidas à ICSI. Como sempre, muitos fatores estão associados aos resultados de gestação, que podem ser independentes do diagnóstico de endometriose, dificultando resultados esclarecedores. Provavelmente, os resultados de ICSI em pacientes com estágios iniciais da patologia são comparáveis aos quadros de ISCA. Não há relatos de diminuição acentuada nas taxas de oócitos obtidos, de fertilização, de transferência ou de gestação nesses quadros.

Nos casos mais avançados, só a presença de endometriomas já pode acarretar algumas dificuldades. Um estudo de Suzuki et al. avaliou o número de oócitos obtidos em relação ao volume do endometrioma e o ovário que apresenta a lesão em comparação com o ovário sem endometrioma. Os autores não encontraram relação entre o volume do endometrioma e o número de oócitos. No entanto, comparando o ovário afetado com o normal, este último apresentou maior número de oócitos captados (Figura 9), o que sugere que a simples presença do endometrio-

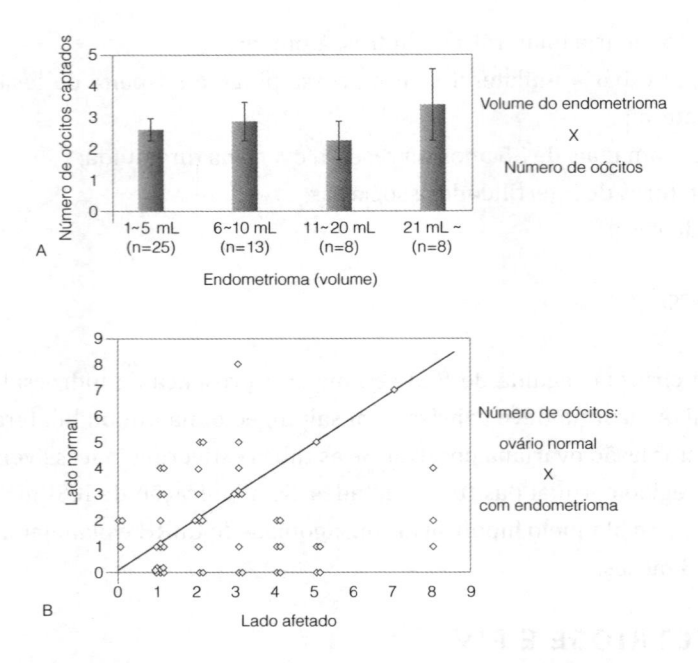

**Figura 9** Presença e volume do endometrioma e número de oócitos em FIV.
Fonte: adaptada de Suzuki et al., 2005.

ma poderia diminuir o desenvolvimento folicular e o número de oócitos conseguidos no lado comprometido.

Nesse mesmo trabalho, 3 diferentes grupos de pacientes foram comparados: com endometrioma; com endometriose, mas sem endometrioma; e com fator tubário. Não foi encontrada nenhuma diferença nas taxas de fertilização, taxas de gestação ou de nascidos vivos. Os resultados, no entanto, parecem diferir muito quando as pacientes apresentam cirurgia prévia ao tratamento, como será visto logo a seguir.

## Estímulo ovariano

Muito se tem pesquisado em relação aos melhores métodos de estimulação da ovulação específicos para os quadros de endometriose. Sobre o bloqueio hipofisário, parece não haver diferenças entre os resultados com o uso de agonistas ou de antagonistas.

Em relação ao prolongamento da fase de bloqueio com agonistas do GnRH, alguns trabalhos demonstraram certa melhora. Em revisão da Cochrane de 2006,

Sallam et al. identificaram três trabalhos bem elaborados e com grupo controle. Na opinião dos autores, nas pacientes com endometriose, a administração de agonista do GnRH por um período de 3 a 6 meses antes da FIV ou da ICSI aumenta a chance de gestação em até 4 vezes (Tabela 6).

Em 2010, Ziegler et al., na mesma linha de raciocínio, utilizaram contraceptivo oral durante de 6 a 8 semanas antes do início da FIV ou da ICSI e concluíram que, procedendo dessa maneira, não só melhoram os resultados da endometriose, como possivelmente os resultados são tão efetivos quanto os do bloqueio prévio de 3 meses com agonista do GnRH.

Em relação às gonadotrofinas, não parece haver vantagem de uma formulação em relação às outras. Nos casos operados previamente, com possível redução da reserva folicular, é prudente utilizar altas doses quando se tem dúvidas sobre a resposta ovariana, em geral da ordem de 225 a 300 UI diárias.

## Cirurgia prévia à FIV

Grande número de casos com indicação de fertilização *in vitro* (FIV) ou ICSI apresenta história de cirurgia prévia. Na maioria dos casos, a repercussão cirúrgica se reflete na diminuição da resposta folicular. Pior ainda: é frequente a paciente

**Tabela 6**    Bloqueio hipotalâmico prolongado pré-FIV.

| Estudo | Agonista do GnRH n/N | Controle n/N | *Odds Ratio* M-H, Fixed, 95% CI | Peso | *Odds Ratio* M-H, Fixed, 95% CI |
|---|---|---|---|---|---|
| Dicker, 1992 | 12/35 | 2/32 | | 20,2% | 7,83 [1,59: 38,47] |
| Rickes, 2002 | 21/28 | 9/19 | | 39,4% | 3,33 [0,96: 11,54] |
| Surrey, 2002 | 20/25 | 14/26 | | 40,4% | 3,43 [0,99: 11,93] |
| **Total (95% CI)** | **88** | **77** | | **100%** | **4,28** **[2,00: 9,15]** |

0,01 0,1 1,0 10,0 100,0
A favor do controle    A favor do aGnRH

Fonte: adaptada de Sallam et al., 2006.

procurar tratamento para a infertilidade depois de várias cirurgias. Estudos recentes mostram que a recorrência dos endometriomas pode ser diminuída com a administração de contraceptivo oral combinado, preferencialmente de forma contínua, após o ato cirúrgico.

Qualquer intervenção sobre o parênquima ovariano pode causar destruição folicular, seja por danos mecânicos ou por lesão da vascularização. Particularmente nos endometriomas, sendo sua cápsula difícil de definir e aderida ao parênquima adjacente, a lesão proporcionada será maior do que na exérese de outros tipos de cistos ovarianos.

O uso de métodos de corrente elétrica, seja uni ou bipolar, para a hemostasia acarreta destruição folicular imprevisível, uma vez que, dependendo da intensidade, do tempo de aplicação e do material utilizado, é impossível estabelecer a extensão da lesão térmica provocada nos tecidos vizinhos (Figura 10).

Em 2010, um trabalho de metanálise sobre a presença de dano grave aos ovários após cirurgia de endometrioma comparou, em procedimentos de FIV, o número de folículos no ovário operado e no contralateral. Dos 7 trabalhos que preencheram os requisitos da pesquisa, 5 demonstravam significativo dano à resposta ovariana. A Figura 11 ilustra um dos vários trabalhos publicados, em que foi demonstrada a menor resposta folicular do ovário após a retirada do endometrioma.

A consequência da diminuição da reserva folicular em FIV pode ser ilustrada pelos resultados de gestação entre os diferentes diagnósticos de infertilidade pré-

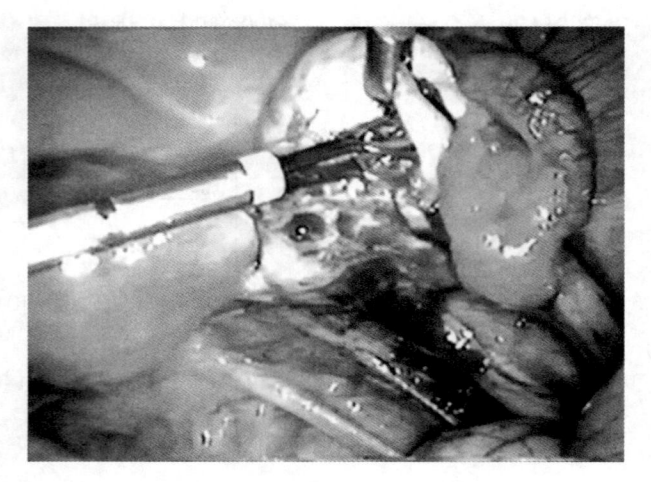

**Figura 10**   Lesão folicular por corrente elétrica.

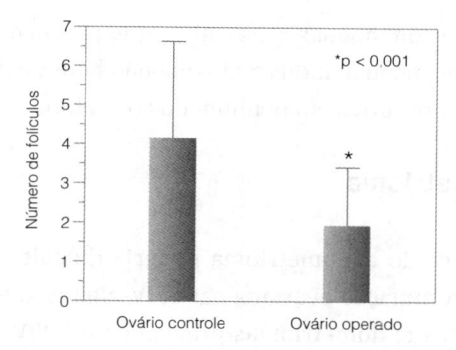

**Figura 11** Remoção de endometrioma e número de folículos maiores que 15 mm de diâmetro no dia do hCG.

Fonte: adaptada de Somigliana et al., 2003.

-FIV. Os relatórios americanos SART de 2004 (Figura 12) e dos anos seguintes evidenciam que as taxas de gestação por ciclo de FIV em pacientes com diagnóstico de endometriose são semelhantes às taxas em pacientes com fatores ovulatório e masculino, sendo até superiores àquelas em pacientes com fator tubário e ISCA. No entanto, quando as pacientes são classificadas como pobres respondedoras (muitas delas após cirurgia), as taxas de gestação são as menores entre todas as outras etiologias.

Recentemente, alguns artigos propuseram a cirurgia dos endometriomas antes da FIV, argumentando que, dessa maneira, os resultados seriam melhores. Contudo, outros autores não confirmaram esses achados e, em 2010, foi publicada

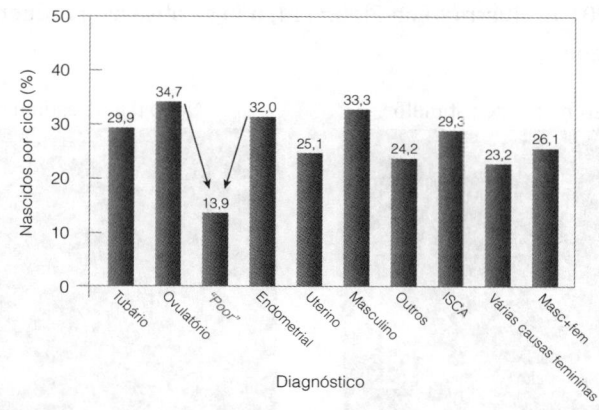

**Figura 12** Taxa de nascidos por ciclo de FIV a fresco, de acordo com o diagnóstico.

Fonte: adaptada do Relatório SART, 2004.

uma revisão Cochrane com apenas 4 trabalhos que preenchiam as exigências da pesquisa. Na conclusão, ficou demonstrado que não houve evidência de efeito benéfico no resultado reprodutivo em nenhum dos trabalhos incluídos no estudo.

## Punção do endometrioma

Como a presença física do endometrioma poderia dificultar o desenvolvimento folicular durante a estimulação ovariana para FIV, alguns autores recomendavam punção e aspiração dos endometriomas previamente à FIV. No entanto, o efeito benéfico dessa intervenção nunca ficou estabelecido.

Durante o procedimento de aspiração folicular, a presença de endometrioma pode dificultar a punção de alguns folículos. Em outras ocasiões, porém, não dificulta o procedimento (Figura 13).

A punção intencional dos endometriomas não é recomendada, pois poderia aumentar a incidência de processo infeccioso, a não ser que seja necessária para a aspiração de folículos importantes. Quando necessária, devem-se tomar precauções para o líquido endometriótico não contaminar o fluido folicular, lavando a agulha após a punção do endometrioma ou usando uma nova agulha. As taxas de gestação não ficam comprometidas quando a punção é necessária.

O uso de gonadotrofinas para a estimulação do crescimento de muitos folículos e consequente elevação do estradiol sérico tem sido uma preocupação de pacientes e médicos em relação à recorrência da endometriose nos casos de FIV sem sucesso, já que a doença tem progressão imprevisível. Existe reduzido número de trabalhos na literatura sobre o assunto, porém, em um trabalho bem conduzido, publicado em 2010 e ilustrado na Figura 14, não se observou influência da FIV na progressão da doença.

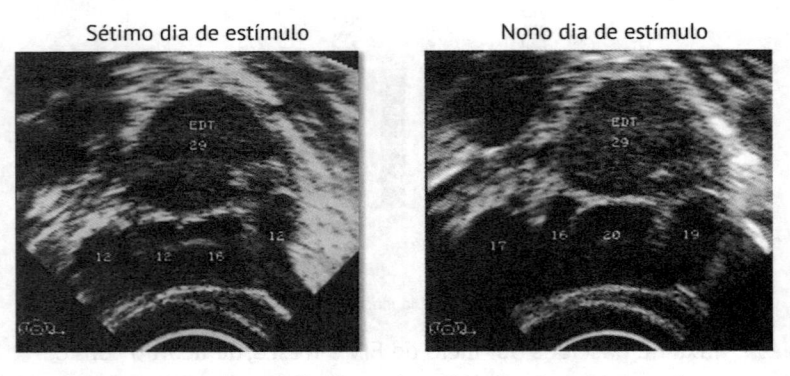

Sétimo dia de estímulo   Nono dia de estímulo

**Figura 13**   Desenvolvimento folicular e localização do endometrioma.

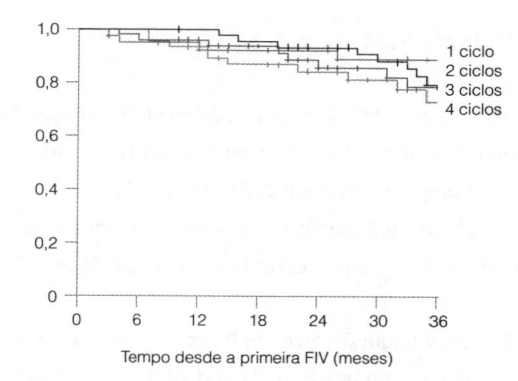

**Figura 14** Recorrência da endometriose após FIV.

Fonte: adaptada de Benaglia et al., 2010.

## CONCLUSÕES

1. Devem-se priorizar a paciente e o casal, e não a lesão localizada.
2. A doença é sistêmica, uma síndrome.
3. A etiologia é desconhecida.
4. A prevalência tem aumentado pela maior investigação e por mudanças nos padrões da sociedade.
5. A evolução da doença é imprevisível e a probabilidade de progressão é indeterminada.
6. Portar a lesão, isoladamente, não aumenta o risco de câncer.
7. Endometriose não é sinônimo de infertilidade nem de necessidade de tratamento.
8. Nas etapas iniciais, as causas que levam à infertilidade são inconclusivas.
9. Nos estágios avançados, a infertilidade é mecânica.
10. Na infertilidade mecânica, a cirurgia pode melhorar a fertilidade, mas necessita de seguimento.
11. Quando há hidrossalpinge, a salpingectomia melhora os resultados de FIV.
12. O tratamento cirúrgico diminui a reserva folicular e pode interferir na futura fertilidade.
13. O tratamento da infertilidade, na maioria dos casos, é realizado por técnicas de reprodução assistida.
14. O bloqueio hipofisário prolongado prévio à FIV parece melhorar os resultados.
15. A FIV não aumenta a chance de recorrência da doença.

## LITERATURA RECOMENDADA

Alborzi S, Momtahan M, Parsanezhad ME, Dehbashi S, Zolghadri J. A prospective, randomized study comparing laparoscopic ovarian cystectomy versus fenestration and coagulation in patients with endometriomas. Fertil Steril 2004; 82(6):1633-7.

Benaglia L, Somigliana E, Vercellini P, Benedetti F, Iemmello R, Vighi V et al. The impact of IVF procedures on endometriosis recurrence. Eur J Obst Gynecol Reprod Biol 2010; 148(1):49--52.

Benaglia L, Somigliana E, Vighi V, Ragni G, Vercellini P, Fedele L. Rate of severe ovarian damage following surgery for endometriomas. Hum Reprod 2010; 25(3):678-82.

Benaglia L, Somigliana E, Santi G, Scarduelli C, Ragni G, Fedele L. IVF and endometriosis-related symptom progression: insights from a prospective study. Hum Reprod 2011; 26(9):2368-72.

Benaglia L, Bermejo A, Somigliana E, Faulisi S, Ragni G, Fedele L et al. In vitro fertilization outcome in women with unoperated bilateral endometriomas. Fertil Steril 2013; 99(6):1714-9.

Benschop L, Farquhar C, van der Poel N, Heineman MJ. Interventions for women with endometrioma prior to assisted reproductive technology. Cochrane Database Syst Rev 2010; 11:CD008571.

Bérubé S, Marcoux S, Langevin M, Maheux R. Fecundity of infertile women with minimal or mild endometriosis and women with unexplained infertility. Fertil Steril 1998; 69(6):1034-41.

Burney RO, Giudice LC. Pathogenesis and pathophysiology of endometriosis. Fertil Steril 2012; 98(3):511-9.

Busacca M, Riparini J, Somigliana E, Oggioni G, Izzo S, Vignali M. Postsurgical ovarian failure after laparoscopic excision of bilateral endometriomas. Am J Obstet Gynecol 2006; 195(2):421-5.

Celik HG, Dogan E, Okyay E, Ulukus C, Saatli B, Uysal S et al. Effect of laparoscopic excision of endometriomas on ovarian reserve: serial changes in the serum antimüllerian hormone levels. Fertil Steril 2012; 97(6):1472-8.

Coccia ME, Rizzello F, Mariani G, Bulletti C, Palagiano A, Scarselli G. Ovarian surgery for bilateral endometriomas influences age at menopause. Hum Reprod 2011; 26(11):3000-7.

D'Hooghe TM, Denys B, Spiessens C, Meuleman C, Debrock S. Is the endometriosis recurrence rate increased after ovarian hyperstimulation? Fertil Steril 2006; 86(2):283-90.

De Ziegler D, Borghese B, Chapron C. Endometriosis and infertility: pathophysiology and management. Lancet 2010; 376(9742):730-8.

De Ziegler D, Gayet V, Aubriot FX, Fauque P, Streuli I, Wolf JP. Use of oral contraceptives in women with endometriosis before assisted reproduction treatment improves outcomes. Fertil Steril 2010; 94(7):2796-9.

Fagervold B, Jenssen M, Hummelshoj L, Moen MH. Life after a diagnosis with endometriosis – a 15 years follow-up study. Acta Obstet Gynecol Scand 2009; 88(8):914-9.

Fedele L, Bianchi S, Zanconato G, Raffaelli R, Berlanda N. Is rectovaginal endometriosis a progressive disease? Am J Obstet Gynecol 2004; 191(5):1539-42.

Garcia-Velasco JA, Mahutte NG, Corona J, Zúñiga V, Gilés J, Arici A et al. Removal of endometriomas before in vitro fertilization does not improve fertility outcomes: a matched, case-control study. Fertil Steril 2004; 81(5):1194-7.

Garcia-Velasco JA, Somigliana E. Management of endometriomas in women requiring IVF: to touch or not to touch. Hum Reprod 2009; 24(3):496-501.

Göker EN, Özçakir HT, Terek MC, Levi R, Adakan S, Tavmergen E. Controlled ovarian hyperstimulation and intrauterine insemination for infertility associated with endometriosis: a retrospective analysis. Arch Gynecol Obstet 2002; 266(1):21-4.

Gupta S, Goldberg JM, Aziz N, Goldberg E, Krajcir N, Agarwal A. Pathogenic mechanisms in endometriosis-associated infertility. Fertil Steril 2008; 90(2):247-57.

Haadsma ML, Mooij TM, Groen H, Burger CW, Lambalk CB, Broekmans FJ et al. A reduced size of the ovarian follicle pool is associated with an increased risk of a trisomic pregnancy in IVF-treated women. Hum Reprod 2010; 25(2):552-8.

Hirokawa W, Iwase A, Goto M, Takikawa S, Nagatomo Y, Nakahara T et al. The post-operative decline in serum anti-Mullerian hormone correlates with the bilaterality and severity of endometriosis. Hum Reprod 2011; 26(4):904-10.

Horikawa T, Nakagawa K, Ohgi S, Kojima R, Nakashima A, Ito M et al. The frequency of ovulation from the affected ovary decreases following laparoscopic cystectomy in infertile women with unilateral endometrioma during a natural cycle. J Assist Reprod Genet 2008; 25(6):239-44.

Lin HW, Tu YY, Lin SY, Su WJ, Lin WL, Lin WZ et al. Risk of ovarian cancer in women with pelvic inflammatory disease: a population-based study. Lancet Oncol 2011; 12(9):900-4.

Hurtado R, Geber S. Análise de integridade do exame histopatológico para endometriose em biópsias dirigidas por laparoscopia. JBRA Assist Reprod 2010; 14(3):24-7.

Kennedy S, Bergqvist A, Chapron C, D'Hooghe T, Dunselman G, Greb R et al. ESHRE guideline for the diagnosis and treatment of endometriosis. Hum Reprod 2005; 20(10):2698-704.

Kissler S, Hamscho N, Zangos S, Gätje R, Müller A, Rody A et al. Diminished pregnancy rates in endometriosis due to impaired uterotubal transport assessed by hysterosalpingoscintigraphy. BJOG 2005; 112(10):1391-6.

Li CZ, Liu B, Wen ZQ, Sun Q. The impact of electrocoagulation on ovarian reserve after laparoscopic excision of ovarian cysts: a prospective clinical study of 191 patients. Fertil Steril 2009; 92(4):1428-35.

Matalliotakis IM, Cakmak H, Mahutte N, Fragouli Y, Arici A, Sakkas D. Women with advanced-stage endometriosis and previous surgery respond less well to gonadotropin stimulation, but have similar IVF implantation and delivery rates compared with women with tubal factor infertility. Fertil Steril 2007; 88(6):1568-72.

Matorras R, Corcóstegui B, Esteban J, Ramón O, Prieto B, Expósito A et al. Fertility in women with minimal endometriosis compared with normal women was assessed by means of a donor insemination program in unstimulated cycles. Am J Obstet Gynecol 2010; 203(4):345:e1-6.

Moen MH, Stokstad T. A long-term follow-up study of women with asymptomatic endometriosis diagnosed incidentally at sterilization. Fertil Steril 2002; 78(4):773-6.

Moini A, Riazi K, Amid V, Ashrafi M, Tehraninejad E, Madani T et al. Endometriosis may contribute to oocyte retrieval-induced pelvic inflammatory disease: report of eight cases. J Assist Reprod Genet 2005; 22(7-8):307-9.

Moore J, Copley S, Morris J, Lindsell D, Golding S, Kennedy S. A systematic review of the accuracy of ultrasound in the diagnosis of endometriosis. Ultrasound Obstet Gynecol 2002; 20(6):630-4.

Nothnick WB. Treating endometriosis as an autoimmune disease. Fertil Steril 2001; 76(2):223-31.

Opoien HK, Fedorcsak P, Omland AK, Abyholm T, Bjercke S, Ertzeid G et al. In vitro fertilization is a successful treatment in endometriosis-associated infertility. Fertil Steril 2012; 97(4):912-8.

Pearce CL, Templeman C, Rossing MA, Lee A, Near AM, Webb PM et al. Association between endometriosis and risk of histological subtypes of ovarian cancer: a pooled analysis of case-control studies. Lancet Oncol 2012; 13(4):385-94.

Practice Committee of the American Society for Reproductive Medicine. Endometriosis and infertility: a committee opinion. Fertil Steril 2012; 98(3):591-8.

Raffi F, Shaw RW, Amer SA. National survey of the current management of endometriomas in women undergoing assisted reproductive treatment. Hum Reprod 2012; 27(9):2712-9.

Relatório SART 2004. Disponível em: http://www.cdc.gov/nccdphp/drh/art.htm.

Roman H, Tarta O, Pura I, Opris I, Bourdel N, Marpeau L et al. Direct proportional relationship between endometrioma size and ovarian parenchyma inadvertently removed during cystectomy, and its implication on the management of enlarged endometriomas. Hum Reprod 2010; 25(6):1428-32.

Ruiz-Flores FJ, Garcia-Velasco JA. Is there a benefit for surgery in endometrioma-associated infertility? Curr Opin Obstet Gynecol 2012; 24(3):136-40.

Sallam HN, Garcia-Velasco JA, Dias S, Arici A. Long-term pituitary down-regulation before in vitro fertilization (IVF) for women with endometriosis. Cochrane Database Syst Rev 2006; (1):CD004635.

Senapati S, Barnhart K. Managing endometriosis-associated infertility. Clin Obstet Gynecol 2011; 54(4):720-6.

Sinaii N, Cleary SD, Ballweg ML, Nieman LK, Stratton P. High rates of autoimmune and endocrine disorders, fibromyalgia, chronic fatigue syndrome and atopic diseases among women with endometriosis: a survey analysis. Hum Reprod 2002; 17(10):2715-24.

Soares SR, Martínez-Varea A, Hidalgo-Mora JJ, Pellicer A. Pharmacologic therapies in endometriosis: a systematic review. Fertil Steril 2012; 98(3):529-55.

Somigliana E, Ragni G, Benedetti F, Borroni R, Vegetti W, Crosignani PG. Does laparoscopic excision of endometriotic ovarian cysts significantly affect ovarian reserve? Insights from IVF cycles. Hum Reprod 2003; 18(11):2450-3.

Somigliana E, Infantino M, Benedetti F, Arnoldi M, Calanna G, Ragni G. The presence of ovarian endometriomas is associated with a reduced responsiveness to gonadotropins. Fertil Steril 2006; 86(1):192-6.

Somigliana E, Berlanda N, Benaglia L, Viganò P, Vercellini P, Fedele L. Surgical excision of endometriomas and ovarian reserve: a systematic review on serum antimüllerian hormone level modifications. Fertil Steril 2012; 98(6):1531-8.

Suzuki T, Izumi S, Matsubayashi H, Awaji H, Yoshikata K, Makino T. Impact of ovarian endometrioma on oocytes and pregnancy outcome in in vitro fertilization. Fertil Steril 2005; 83(4):908-13.

Vercellini P, Somigliana E, Daguati R, Vigano P, Meroni F, Crosignani PG. Postoperative oral contraceptive exposure and risk of endometrioma recurrence. Am J Obstet Gynecol 2008; 198(5):504.e1-5.

Vercellini P, Somigliana E, Viganò P, De Matteis S, Barbara G, Fedele L. The effect of second-line surgery on reproductive performance of women with recurrent endometriosis: a systematic review. Acta Obstet Gynecol Scand 2009; 88(10):1074-82.

Vercellini P, Somigliana E, Viganò P, Abbiati A, Barbara G, Crosignani PG. Surgery for endometriosis-associated infertility: a pragmatic approach. Hum Reprod 2009; 24(2):254-69.

Werbrouck E, Spiessens C, Meuleman C, D'Hooghe T. No difference in cycle pregnancy rate and in cumulative live-birth rate between women with surgically treated minimal to mild endometriosis and women with unexplained infertility after controlled ovarian hyperstimulation and intrauterine insemination. Fertil Steril 2006; 86(3):566-71.

Woodward PJ, Sohaey R, Mezzetti TP Jr. Endometriosis: radiologic-pathologic correlation. Radiographics 2001; 21(1):193-216.

# Causa masculina

Sidney Glina
Marcelo Vieira
Luciano da Rocha Barros
Eduardo Mazzucato
Ruimário Machado Coelho

## INTRODUÇÃO

A infertilidade acomete aproximadamente 10 a 15% dos casais, estando o homem envolvido em pelo menos metade dos casos. Sendo assim, a chance de infertilidade em um homem gira em torno de 5 a 7,5%. Várias podem ser as causas, desde fatores ambientais até genéticos, hormonais, congênitos e adquiridos.

O surgimento das técnicas de reprodução assistida e, mais recentemente, da injeção intracitoplasmática de espermatozoides (ICSI) fez com que diminuísse cada vez mais o número de homens com impossibilidade de gerar filhos. Por outro lado, desviou o foco para os tratamentos com fertilização *in vitro* (FIV), em vez do melhor conhecimento fisiopatológico da infertilidade, o que possibilitaria uma terapia causal.

Como todas as patologias, para que se possa entender melhor a fisiopatologia, faz-se necessária uma compreensão da fisiologia em questão.

## ANATOMIA E FISIOLOGIA REPRODUTIVA NO HOMEM

### Eixo reprodutivo

A função reprodutiva masculina é controlada pelo eixo reprodutivo, que é composto pelo hipotálamo, pela hipófise e pelos testículos. O hipotálamo produz o hormônio liberador das gonadotrofinas (GnRH), que estimula a adeno-hipófise a produzir o hormônio luteinizante (LH) e o hormônio folículo-estimulante (FSH). As gonadotrofinas atuam nos testículos, onde o LH estimula as células de Leydig a produzirem a testosterona e o FSH estimula a espermatogênese nas células de Sertoli. O estímulo ou a inibição dessas secreções é exercido por um mecanismo de retroalimentação positivo ou negativo entre as glândulas envolvidas. Além desses hormônios, existem outras 2 substâncias que auxiliam no mecanismo de *feedback*: a ativina, produzida na hipófise e nas células de Sertoli, e a inibina, produzida nas células de Sertoli.

O hipotálamo libera o GnRH em 3 ritmos diferentes: sazonal, circadiano e pulsátil. Como consequência, a liberação dos outros hormônios segue ritmos semelhantes.

A testosterona é convertida, nos testículos, em di-hidrotestosterona, pela enzima 5-alfa-redutase, e, sofrendo uma aromatização, transforma-se em estradiol. A di-hidrotestosterona é a forma ativa do hormônio precursor.

## Testículos

Os testículos são 2 glândulas com volume que varia entre 15 e 25 mL, com comprimento entre 4,5 e 5,0 cm. Possuem compartimentos septados, constituídos por túbulos seminíferos, células germinativas e interstício. O interstício compõe 20 a 30% do volume testicular e é constituído pelas células de Leydig, pelos mastócitos, pelos macrófagos, por nervos e por vasos sanguíneos e linfáticos. Existem cerca de 600 a 1.200 túbulos seminíferos dispostos em forma de "V" em cada testículo, os quais, juntos, têm um comprimento de aproximadamente 250 m. Eles desembocam na *rete testis*, que, por sua vez, se comunica com a cabeça do epidídimo pelos dutos eferentes.

A inervação dos testículos é autonômica e se dá pelos nervos intermesentéricos e pelo plexo renal. Em camundongos, já foi demonstrado que ela está envolvida na esteroidogênese, mas sua participação nos humanos é incerta.

Os testículos são irrigados por 3 artérias: a espermática interna (testicular), a deferencial e a espermática externa (cremastérica). Juntas, elas oferecem um fluxo sanguíneo de 9 mL/100 mg/min. A temperatura sanguínea testicular é de 2 a 4°C menor que a temperatura retal, o que, teoricamente, favorece a espermatogênese. As veias que drenam os testículos formam o plexo pampiniforme no cordão espermático. São veias com paredes finas, musculatura pobre e válvulas pouco eficientes, tendendo a formações varicosas (varicocele), a principal causa reversível de infertilidade nos homens. A drenagem linfática é exclusiva do interstício.

As células de Leydig compõem 5 a 12% do volume testicular e são as responsáveis pela produção da testosterona, cujo esteroide precursor é o colesterol. Após sua produção, a testosterona sai da célula e logo se liga a proteínas carreadoras, como a albumina e a globulina carreadora do hormônio sexual (SHBG). Como o GnRH, a testosterona é lançada no sangue periférico em ritmos diferentes: anual, diário e pulsátil.

Os túbulos seminíferos são constituídos por células de Sertoli, responsáveis por sua estrutura, e células germinativas, responsáveis pela espermatogênese. Apresentam uma camada adventícia externa, uma camada média de células contráteis e uma camada interna de colágeno. As células de Sertoli têm núcleo irregular, nucléolos proeminentes, baixo índice mitótico e conexões com as células germinativas. Repousam sobre a membrana basal e emitem filamentos citoplasmáticos para a luz do túbulo. A espermatogônia fica próxima à membrana basal e a espermátide, próxima à luz. As células de Sertoli produzem a inibina, entre outras substâncias. O FSH e a testosterona exercem importante efeito regulatório nessas células.

Existe uma barreira entre o sistema sanguíneo e o epitélio germinativo, chamada barreira hematotesticular. Ela é formada por complexos juncionais entre as células de Sertoli, que subdividem o epitélio germinativo em um compartimento basal (espermatogônias) e outro adluminal (outras células germinativas). A função dessa barreira parece ser proteger o compartimento germinativo das células imunocompetentes.

O homem produz cerca de 123 milhões de espermatozoides por dia. A espermatogênese dura 64 dias, com intervalos de 16 dias entre as divisões das espermatogônias. Ela tem 3 fases: fase proliferativa, em que as espermatogônias originam células-tronco que darão origem aos espermatozoides; fase meiótica, em que os espermatócitos dão origem a células haploides (espermátides); e fase espermiogênica, em que ocorre a diferenciação das espermátides em espermatozoides. A testosterona inicia e mantém a espermatogênese por ação nas células de Sertoli. O LH não parece ter outra ação além de estimular a esteroidogênese. A ação conjunta do FSH e da testosterona mantém a espermatogênese normal quantitativa e qualitativamente.

## Epidídimo

O epidídimo é um túbulo enovelado, encapsulado pela túnica vaginal, que mede de 3 a 4 metros e se divide em cabeça, corpo e cauda. A cabeça tem de 8 a 12 dúctulos eferentes. Na cauda, o diâmetro aumenta e a luz se torna irregular. Externamente aos dúctulos eferentes e ao epidídimo, existem células contráteis que contêm miofilamentos. Na cauda, essas células são substituídas por células musculares lisas, dispostas em 3 camadas: 2 mais externas, com fibras longitudinais, e 1 central, com fibras circulares. A inervação se dá pelos nervos espermáticos, que se originam dos plexos hipogástrico e pélvico.

Os epidídimos são irrigados pelas artérias testiculares e deferenciais. Sua drenagem venosa se faz pelas veias marginais do epidídimo até o plexo pampiniforme e pela drenagem linfática para linfonodos ilíacos externos e pré-aórticos.

O trânsito dos espermatozoides pelo epidídimo pode durar de 2 a 12 dias, sendo influenciado pela taxa diária de espermatogênese e pela idade. Aproximadamente 50% dos espermatozoides do epidídimo estão na cauda. Eles adquirem capacidade de movimentação durante o trânsito pelo epidídimo, indo de zero, nos dúctulos eferentes, a 60% na cauda. A maturação da motilidade ocorre, em parte, por um processo intrínseco do espermatozoide e é potencializada por sua interação com o epidídimo durante a migração. A capacidade de fertilização também é adquirida durante a migração. Estudos em coelhos mostraram capacidade de fertilização de 1% na cabeça e de 92% na cauda.

A testosterona e a di-hidrotestosterona são encontradas em altas concentrações no epidídimo humano. Em estudos animais, está claro que as funções do epidídimo são andrógeno-dependentes. Ainda é incerta a influência da temperatura nas funções do epidídimo.

## Dutos deferentes

São dutos que medem de 30 a 35 cm, iniciam-se na cauda do epidídimo e terminam no duto ejaculatório. O duto deferente pode ser dividido em 5 porções em seu trajeto: intravaginal, escrotal, inguinal, retroperitoneal e ampolar. Sua parede tem 3 camadas: externa, adventícia; média, muscular; e interna, mucosa. Sua luz tem aproximadamente 0,05 cm de diâmetro.

Os dutos deferentes são irrigados pela artéria deferencial e recebem nervos simpáticos e parassimpáticos do plexo hipogástrico. Têm motilidade espontânea, provavelmente relacionada ao estímulo simpático, e a reserva de espermatozoides no seu interior é de aproximadamente 130 milhões. Critérios morfológicos sugerem que os dutos deferentes têm funções absortiva e secretória. Sua estrutura e suas funções provavelmente dependem de estímulo androgênico.

## Vesículas seminais

Secretam material mucoide com grande quantidade de frutose, prostaglandinas e fibrinogênio. A frutose serve como nutriente e as prostaglandinas tornam o muco cervical mais receptivo ao espermatozoide.

## Próstata

O líquido prostático neutraliza a acidez dos outros meios, aumentando acentuadamente a motilidade e a fertilidade do espermatozoide. Ele liquefaz o sêmen, coagulado logo após a ejaculação, por ação das proteases, principalmente o antígeno prostático específico (PSA).

## Ejaculação

A ejaculação é o fenômeno pelo qual os espermatozoides e o líquido seminal são impulsionados para fora do corpo do homem. É um reflexo parassimpático que costuma ocorrer em momento de grande excitação sexual, concomitantemente ao orgasmo.

Compõe-se de 2 acontecimentos: a emissão, pela qual os espermatozoides e o plasma seminal são eliminados na uretra posterior, e a ejaculação propriamente dita, em que a contração dos músculos periuretrais e perineais, associada ao fechamento do colo vesical, impulsiona o conteúdo para a uretra anterior.

O material ejaculado não é homogêneo e ocorre em frações distintas: a primeira porção ejaculada contém cerca de 90% dos espermatozoides ejaculados, enquanto as outras 3 ou 4 frações contêm líquido prostático e das vesículas seminais.

Em uma relação sexual, os espermatozoides vão se encontrar com o plasma seminal no fundo do saco vaginal. Lá, o esperma se coagula, o que é importante para a nutrição dos espermatozoides, que se imobilizam por ação do complemento. Após alguns minutos, o plasma espermático se liquefaz.

## ESPERMOGRAMA

O espermograma, ou análise seminal, é a forma inicial de diagnóstico da capacidade fértil do homem. Nele se avaliam a concentração, a motilidade e a morfologia dos espermatozoides, que fornecem informações para o diagnóstico da infertilidade masculina, bem como para as possibilidades terapêuticas.

Há muitos anos tenta-se padronizar o que é o espermograma normal. Continuamente, a Organização Mundial da Saúde (OMS) tem padronizado os valores normais e os métodos de realização da análise seminal. Em 2009, foram definidos novos valores de referência a serem utilizados por laboratórios e profissionais que trabalham com tratamentos de infertilidade.

É importante ressaltar que o diagnóstico de infertilidade é baseado na história do casal (impossibilidade de alcançar gravidez após 12 meses de relações sexuais sem uso de métodos contraceptivos), e não em exames laboratoriais. Assim, o espermograma é um método auxiliar na investigação da causa, seu resultado não significa fertilidade. Muitos homens com espermograma "normal" não são férteis, o que mostra que a capacidade reprodutiva do ser humano é um fenômeno complexo e multifatorial, que exige uma avaliação completa do casal.

## Análise seminal

A análise laboratorial do sêmen pode fornecer informações importantes em relação à função testicular (espermatogênese) e à permeabilidade do trato reprodutivo. Para que os resultados encontrados sejam confiáveis, alguns cuidados devem ser tomados.

Para a coleta da amostra, recomenda-se um período de abstinência de 2 a 5 dias. Tempos de abstinência prolongados, acima de 7 dias, alteram significativamente a qualidade seminal, aumentando a concentração e diminuindo a motilidade espermática.

O sêmen deve ser coletado preferencialmente por masturbação, em um local que permita sua análise em até 1 hora, geralmente em uma sala privativa e confortável, anexa ao laboratório de análise, com o máximo estímulo erótico possível (vídeos ou revistas), e deve-se utilizar um frasco de boca larga para facilitar a coleta. Outras formas de coleta (coito interrompido ou coleta com preservativo atóxico) podem ser utilizadas quando necessário, mas deve-se estar atento, pois elas apresentam maior risco de erros, principalmente relacionados a perda de material e contaminação da amostra. Deve-se evitar sempre o uso de lubrificantes, pelo fato de estes poderem alterar parâmetros importantes, como a motilidade e a vitalidade espermática.

Pacientes impossibilitados de colher o sêmen pela ejaculação, vítimas de lesões neurológicas ou portadores de ejaculação retrógrada, podem ser submetidos a outras formas de coleta, como eletroejaculação, vibroejaculação e/ou recuperação de espermatozoides da urina.

Recomenda-se a análise de pelo menos 2 amostras, com intervalo de 15 dias. A ejaculação é altamente influenciada pelo estado de ansiedade do homem, que pode alterar a coleta, diminuindo o volume e a concentração espermática. Por essa razão, normalmente se pede uma segunda coleta confirmatória. No caso de resultados discrepantes, uma terceira amostra é solicitada.

Para a realização dos testes, a OMS estabelece diretrizes que devem ser seguidas a fim de padronizar e tornar os resultados confiáveis, mesmo se realizados em laboratórios diferentes.

## Avaliação macroscópica do sêmen

Compreende 6 parâmetros básicos: cor, viscosidade, volume, liquefação, coagulação e pH. O sêmen normal é formado basicamente por espermatozoides suspensos em secreções provenientes da próstata, das vesículas seminais, das glândulas bulbouretrais e de outras glândulas acessórias.

### Cor

A coloração normal do sêmen humano é comumente descrita como "branca opalescente". Alterações podem indicar presença de sangue, bilirrubinas ou infecção.

### Viscosidade e tempo de coagulação

A viscosidade é avaliada gotejando-se a amostra com uma pipeta e medindo-se o comprimento do fio formado. Alguma alteração na viscosidade pode interferir na motilidade espermática e, eventualmente, estar associada à infertilidade.

A coagulação do sêmen após a ejaculação ocorre principalmente sob ação das secreções provenientes das vesículas seminais, e a ausência desse fenômeno pode estar presente em pacientes com agenesia das vesículas ou obstrução dos dutos ejaculatórios. A liquefação desse coágulo é avaliada deixando-se a amostra em uma temperatura de 37°C. A liquefação deve ocorrer em menos de 30 minutos, pela ação de enzimas proteolíticas presentes na secreção prostática, e sua ausência, ou tempo prolongado para ocorrer, levanta a suspeita de pouca secreção prostática no sêmen.

*Volume seminal*

Segundo os novos valores de referência da OMS, o volume seminal deve ser maior que 1,5 mL. Na ausência de ejaculado (aspermia), ou quando há pouco volume (hipospermia), deve-se sempre investigar problemas durante a coleta. No caso de esta ter sido realizada adequadamente e sem perda de material, podem estar presentes ejaculação retrógrada ou obstrução do trato genital, principalmente dos dutos ejaculatórios.

*pH*

O sêmen deve apresentar pH alcalino (> 7,2), em consequência da presença das secreções das vesículas seminais, e, em casos de valores mais baixos, a suspeita deve ser de obstrução dos dutos ejaculatórios ou de ausência das vesículas seminais. Nesse caso, pode-se solicitar avaliação dos níveis de frutose no sêmen, já que esse açúcar é produzido nas vesículas seminais e serve como auxiliar no diagnóstico.

O resumo das características seminais está descrito na Tabela 1.

**Tabela 1** Características seminais.

| Volume | > 1,5 mL |
|---|---|
| Cor | Branca opalescente |
| Coagulação | Presente |
| Liquefação | < 30 minutos |
| pH | > 7,2 |

Fonte: WHO, 2010.

## Avaliação microscópica do sêmen

Os parâmetros avaliados com o auxílio de microscópio são: concentração e contagem total de espermatozoides, morfologia, motilidade, vitalidade e presença de células estranhas, principalmente leucócitos. A avaliação microscópica começa com a análise de uma gota da amostra em uma lâmina coberta com lamínula. Pequena quantidade de aglutinação dos espermatozoides pode ser normal, mas a presença de grandes aglutinados pode indicar infecção ou presença de anticorpos antiespermatozoides.

*Contagem*

A determinação da concentração de espermatozoides é realizada manualmente. Segundo a nova diretriz da OMS, deve haver 39 milhões de espermatozoides por ejaculado e 15 milhões por mL. Encontra-se oligospermia quando a concentração é inferior a 15 milhões de espermatozoides/mL. Nos casos de azoospermia (ausência de espermatozoides no ejaculado), deve ser investigada a presença de obstrução das vias ejaculatórias e/ou de defeitos na espermatogênese. A amostra deve ser centrifugada e o *pellet* formado deve ser examinado para avaliação de presença de espermatozoides. Quando se identificam espermatozoides apenas após centrifugação, diz-se tratar de criptozoospermia.

*Motilidade*

É estimada manualmente por meio da análise do movimento dos espermatozoides ao microscópio. Deve seguir as orientações da OMS e ser graduada em:

- grau A: motilidade linear progressiva;
- grau B: motilidade progressiva não linear;
- grau C: motilidade não progressiva;
- grau D: espermatozoides imóveis.

Os valores de referência adotados são motilidade progressiva (A + B) de 32% e motilidade total (progressiva e não progressiva, A + B + C) de 40%.

*Vitalidade*

A análise de vitalidade deve ser realizada principalmente em casos de astenozoospermia (motilidade < 50%). O método mais comumente utilizado é a análise microscópica após preparo com os corantes eosina e negrosina. Os espermatozoides vivos têm a membrana intacta e, portanto, não coram com a eosina. A concentração de espermatozoides vivos deve ser de pelo menos 58%.

Outro método utilizado para a determinação da vitalidade é o teste do edema hipo-osmolar. Esse teste consiste na exposição dos espermatozoides a uma solução hipo-osmolar. Em razão do gradiente osmótico, as células vivas aumentam de volume e as mortas não, permitindo determinar a concentração de espermatozoides vivos.

*Morfologia*

Um estudo recente demonstrou que a morfologia é o parâmetro isolado mais importante para predizer a fertilidade, quando se consideram concentração, motilidade e morfologia. A OMS adotou, como critério, a morfologia estrita de Kruger como parâmetro e considera valor de referência 4% ou mais de formas normais. Existe teratozoospermia quando a análise morfológica mostra valor menor que esse.

A Tabela 2 ilustra as características microscópicas normais do sêmen.

**Tabela 2** Características microscópicas do sêmen.

| Concentração | > 15 milhões/mL |
|---|---|
| Contagem | > 39 milhões/mL |
| Motilidade | A + B (motilidade progressiva) > 32%<br>A + B + C (motilidade total) > 40% |
| Morfologia (Kruger) | > 4% |
| Vitalidade | > 58% de espermatozoides vivos |

Fonte: WHO, 2010.

*Outras células*

Podem ser identificadas durante a análise seminal com diferentes significados clínicos (hemácias, leucócitos, células epiteliais). Tem especial importância a presença das "células redondas", que podem representar leucócitos ou espermatozoides imaturos. Essas células são indistinguíveis pela analise microscópica simples e existem testes específicos para diferenciá-las.

O mais utilizado é o Teste de Endtz, que se baseia no fato de os leucócitos serem células peroxidases positivas, que coram de marrom escuro, permitindo sua diferenciação e contagem. A concentração de leucócitos deve ser menor que 1 milhão/mL. Leucospermia importante pode representar infecção ou levantar suspeita de causa imunológica para a infertilidade.

## Análise seminal computadorizada

Com a intenção de padronizar os resultados e diminuir os erros e as diferenças entre os exames realizados em laboratórios diversos, foi desenvolvido um método de analise seminal automatizado que avalia concentração, motilidade, movimento linear, velocidade, amplitude do movimento lateral da cabeça e frequência dos batimentos flagelares.

Ainda não existem dados para se recomendar a substituição da análise manual pela computadorizada, porém seu uso tem sido estimulado em laboratórios especializados, principalmente por permitir avaliação de parâmetros que não são acessíveis ao exame subjetivo.

Idealmente, o exame do sêmen deveria responder a 2 perguntas:

1. Este paciente é fértil?
2. Qual é a chance de ocorrer uma gestação, de acordo com os resultados?

Infelizmente, a análise seminal somente separa pacientes com parâmetros normais daqueles com valores alterados, sem que seja possível estabelecer um prognóstico com relação à gravidez. As tentativas de avaliação da correlação de dados como concentração e motilidade com prognóstico são trabalhosas e complicadas, pois envolvem múltiplos estudos de populações diferentes, com limites de valores diversos, e que baseiam seus resultados em gravidez natural ou em taxas de fertilização em FIV.

Em resumo, pode-se determinar uma boa correlação entre um prognóstico ruim e uma concentração abaixo de 5 milhões de espermatozoides/mL, motilidade abaixo de 40% e morfologia de Kruger abaixo de 4%. Para valores intermediários e até acima dos índices normais, não existe uma boa correlação prognóstica desses parâmetros com a gravidez.

## Terminologia

- Normozoospermia: valores normais de concentração, motilidade e morfologia;
- oligozoospermia: concentração de espermatozoides inferior a 15 milhões/mL;
- azoospermia: ausência de espermatozoides no ejaculado;
- astenozoospermia: menos que 32% dos espermatozoides com motilidade progressiva;

- teratozoospermia: morfologia inferior a 5% de formas normais, segundo critério estrito de Kruger;
- criptozoospermia: presença de esparsos espermatozoides na análise microscópica, geralmente identificados apenas após centrifugação da amostra;
- necrozoospermia: presença de espermatozoides mortos.

## PROPEDÊUTICA DA INFERTILIDADE MASCULINA

As causas de infertilidade conjugal são divididas em fatores masculino e feminino, que podem ocorrer isoladamente ou em conjunto. O fator masculino ocorre isoladamente em até 1/3 dos casais e associa-se ao fator feminino em 20% dos casos.

O conceito atual de diagnóstico em infertilidade conjugal determina a investigação conjunta do casal após período de 12 meses sem gravidez com relações sexuais sem método contraceptivo ou no momento em que o casal procura por orientação médica específica.

O surgimento das técnicas de reprodução assistida e, mais especificamente, da ICSI fez com que diminuísse o número de homens com impossibilidade de gerar filhos. O desenvolvimento dessa técnica não invalida o diagnóstico nem o tratamento do fator masculino, quando possível, por se tratar de terapêutica de alta sofisticação tecnológica e de alto custo.

### Avaliação do fator masculino

A avaliação do fator masculino tem como objetivos:

- verificar a presença de antecedentes relacionados às causas conhecidas de infertilidade;
- diagnosticar, no exame físico, alterações que causam infertilidade;
- verificar a qualidade seminal e a capacidade funcional dos espermatozoides;
- fazer levantamentos adicionais.

## Antecedentes relacionados às causas conhecidas de infertilidade

*Hábito sexual*

O hábito sexual pode ser causa de simples resolução. A frequência de relações sexuais ou a descontinuidade dos contatos sexuais por problemas sociais pode explicar a infertilidade do casal. A frequência mais efetiva é de uma relação sexual em dias alternados, pois o espermatozoide sobrevive no muco cervical por aproximadamente 2 dias, assegurando-se, assim, a presença de espermatozoides viáveis nas trompas. O desconhecimento do ciclo ovulatório feminino é outro fator, cabendo ao médico a orientação sobre o coito programado. É importante saber se o casal faz uso de lubrificantes para facilitar a penetração vaginal, pois os existentes são espermicidas.

*Malformações congênitas*

Várias malformações congênitas podem impactar negativamente na fertilidade masculina. Entre elas, estão a criptorquidia ou ectopia testicular, a ausência congênita bilateral dos dutos deferentes e a obstrução do duto ejaculatório, determinada pelos cistos da linha mediana da próstata.

A criptorquidia, mesmo que unilateral, pode levar à diminuição da qualidade global do sêmen em relação à do homem normal. Aproximadamente 50% dos homens com criptorquidia unilateral e 75% daqueles com criptorquidia bilateral têm alteração na concentração espermática. As outras duas malformações levam à azoospermia.

*Infecções*

Podem causar infertilidade por alguns fatores: adesão bacteriana ao espermatozoide, fatores imobilizantes produzidos por bactérias, ação do sistema imunitário, alteração da função das glândulas acessórias ou obstrução nas vias eferentes. A orquite pós-caxumba no pós-púbere destrói o epitélio germinativo e é reconhecida como causa de infertilidade.

Doenças sexualmente transmissíveis, como as uretrites, podem levar à obstrução do sistema ductal. Até o momento, consideram-se patogênicos e eventuais causadores de infertilidade as bactérias Gram-negativas, a *Chlamydia trachomatis* e o *Ureaplasma urealyticum*, além da *Neisseria gonorrhoeae*.

Infecções sistêmicas com febre alta podem afetar a espermatogênese e, consequentemente, o espermograma. Como a espermatogênese demora aproximadamente 2 meses, deve-se investigar se ocorreu, nos últimos 3 meses, qualquer alteração clínica que justifique alterações no espermograma atual.

## Antecedentes cirúrgicos

A lesão dos dutos deferentes em crianças submetidas à herniorrafia inguinal leva à azoospermia obstrutiva, quando bilateral. Meninos submetidos à plástica Y-V do colo vesical concomitante à operação para correção de refluxo vesico-ureteral, técnica popular nos anos 1960, geralmente apresentam ejaculação retrógrada.

## Neoplasias

Partindo de consequências da doença de base ou dos efeitos de seu tratamento, os sobreviventes da neoplasia de testículo apresentam sequelas da quimioterapia, da radioterapia e da linfadenectomia retroperitoneal. Além disso, 60% dos pacientes com câncer testicular e 30% dos meninos com linfoma de Hodgkin apresentam espermograma alterado pré-tratamento.

## Exposição a drogas e toxinas ambientais

Pode alterar a espermatogênese diretamente ou pelo sistema endócrino. Pesticidas, sulfassalazina, nitrofurantoína, cimetidina, cafeína, tabaco, álcool e maconha são exemplos. Normalmente, esses efeitos são revertidos quando do término da exposição, embora, nos casos em que ocorre a azoospermia, essa reversão possa não acontecer. O uso de andrógenos como anabolizantes pode levar ao bloqueio, permanente em alguns casos, quando o uso é prolongado, da espermatogênese. A utilização da finasterida para tratar a alopecia pode alterar a fertilidade, geralmente de maneira reversível, em alguns pacientes.

O epitélio germinativo é sensível a temperaturas elevadas e, consequentemente, trabalhadores em ambientes de alta temperatura podem ter sua fertilidade comprometida.

## Diagnóstico no exame físico e alterações que causam infertilidade

O exame físico pode ser geral ou dirigido. O exame físico geral compreende face, atitude e virilização. Já o dirigido verifica pênis, região inguinal, cordões inguinais e testículos.

Sinais de deficiência androgênica ou biotipos específicos estão presentes em algumas causas de infertilidade, como o Klinefelter, alteração genética mais comum no sexo masculino.

### Região inguinal

Presença de linfadenomegalia que possa sugerir neoplasia sistêmica se encontrada em outras regiões, como cavo axilar e pescoço.

### Pênis

É importante reconhecer alterações que impeçam o ato sexual ou a deposição adequada do sêmen no fundo vaginal. Devem-se verificar o tamanho da haste peniana, a posição do meato uretral e a presença de calcificação nos corpos cavernosos, que podem levar a curvaturas que impeçam a penetração vaginal.

### Cordão inguinal

Com o paciente em posição ortostática, a manobra de Valsalva permite o diagnóstico das varicoceles e a verificação da presença do duto deferente.

### Bolsa testicular

Traz informações indiretas sobre a presença e a dimensão dos testículos, e sobre alterações do seu conteúdo, como nas grandes varicoceles. A palpação dos testículos avalia posicionamento, volume, consistência e alterações existentes. O volume testicular é diretamente proporcional ao número de túbulos seminíferos existentes. A palpação dos epidídimos visa a verificar sua presença e alterações de forma ou de consistência que possam sugerir sequela de processo inflamatório.

## Qualidade seminal e capacidade funcional dos espermatozoides

*Exame inicial*

O sêmen deve ser coletado preferencialmente por masturbação, após um período de abstinência sexual de 48 horas, e analisado por laboratório com experiência na manipulação de gametas, obedecendo os parâmetros propostos pela OMS em 2010. Essas observações são fundamentais, pois erros em quaisquer destes detalhes vão induzir a falsas interpretações e, consequentemente, a orientações inadequadas. O exame será detalhado no Capítulo 17 – Laboratório de Gametas e Embriões.

O único parâmetro funcional avaliado no espermograma é a classificação morfológica dos espermatozoides. A proposta pela OMS é a estrita de Kruger. A morfologia estrita de Kruger é uma análise morfométrica dos espermatozoides, que tem valor prognóstico em FIV. Pacientes com morfologia acima de 14% apresentam taxa de fertilização em FIV de 81%, enquanto a mesma taxa é de 37% para pacientes com valores abaixo de 14%.

Outro parâmetro importante é a taxa de ausência de embriões para transferência em FIV, que é de 24% para pacientes com Kruger inferior ou igual a 4% e de 7,4% para pacientes com Kruger superior a 4%. Os casos de concentração abaixo de 5 milhões de espermatozoides/mL de sêmen são classificados como oligozoospermia grave.

Nos casos em que se identifica azoospermia, a amostra deve ser centrifugada e novamente analisada. O encontro de espermatozoides no centrifugado estabelece o diagnóstico de criptozoospermia, e essa informação deve vir expressa no laudo do resultado, uma vez que tem valor prognóstico para realização de ICSI.

A azoospermia pode ser classificada como obstrutiva (obstrução nas vias eferentes com produção normal) ou não obstrutiva (alteração na produção de espermatozoides).

*Alterações que sugerem o diagnóstico ou direcionam a investigação*

• Volume ejaculado baixo (< 1,5 mL) associado a pH ácido fala a favor de obstrução do duto ejaculador ou agenesia de vesículas seminais;
• aumento no volume acompanhado de pH alcalino e de aumento no número de leucócitos pode sugerir infecção;

- azoospermia, volume seminal baixo e pH normal indicam que se deve avaliar a hipótese de ejaculação retrógrada.

Em pacientes com concentração inferior a 5 milhões de espermatozoides/mL (oligozoospermia grave) ou com azoospermia não obstrutiva, deve-se fazer investigação genética e hormonal. Outros exames laboratoriais podem ser necessários, dependendo de situações especiais e orientados por achados em anamnese, exame físico e análise seminal.

*Pesquisa de espermatozoides na urina emitida pós-masturbação*

Confirma a hipótese de ejaculação retrógrada, caso sejam achados espermatozoides.

*Cultura de sêmen*

Solicitada nos casos com aumento de leucócitos no ejaculado, deve ser realizada segundo o método fracionado, em que se obtém urina do primeiro jato e do jato médio, secreção prostática ou sêmen e urina emitida após massagem prostática ou masturbação, para evitar que infecções urinárias ou contaminações uretrais sejam confundidas com prostatovesiculites, potencialmente deletérias para a fertilidade.

*Dosagens de FSH, LH e testosterona*

As dosagens de FSH, LH e testosterona devem ser solicitadas em casos com sinais de deficiência androgênica, testículos reduzidos de volume e oligozoospermia grave (menos de 5 milhões de espermatozoides/mL) ou azoospermia não obstrutiva.

*Avaliação genética*

Alterações de cariótipo, sendo a mais frequente a síndrome de Klinefelter, e microdeleções do cromossomo Y podem condicionar infertilidade. A avaliação genética deve ser solicitada em pacientes com menos de 5 milhões de espermatozoides/mL de sêmen. Na casuística brasileira, 25% dos homens com menos de 5 milhões de espermatozoides/mL e 33% dos homens com azoospermias não obstrutivas apresentaram alguma alteração genética.

*Exames de imagem*

Têm papel limitado no diagnóstico de infertilidade. A ultrassonografia é utilizada para medir o testículo e para o diagnóstico de situações associadas à infertilidade, como microlitíase testicular e criptorquidia. Pela via transretal, é possível visualizar as vesículas seminais e os cistos prostáticos que podem estar associados aos quadros de obstrução do duto ejaculatório. A ausência da vesícula seminal pode acompanhar os casos de ausência congênita bilateral de vaso deferente.

O exame de todo o abdome é útil para o diagnóstico de outras malformações congênitas da via urinária, que acompanham as malformações do trato genital. O diagnóstico de varicocele por ultrassonografia associada ao Doppler é controverso e carece de padronização.

A deferentografia é utilizada na suspeita de obstrução do duto ejaculatório ou do duto deferente e é realizada em ambiente de centro cirúrgico imediatamente anterior à desobstrução, caso se confirme o diagnóstico.

Ao final do processo de investigação, sem o achado de nenhuma causa conhecida, a infertilidade é classificada como idiopática.

## TRATAMENTO DO FATOR MASCULINO

O esforço diagnóstico no homem infértil visa a identificar causas reversíveis de infertilidade, pois o tratamento da causa tem melhor relação de custo e devolve a autonomia reprodutiva do casal. Quando a causa não é encontrada e/ou o tratamento etiológico não é possível, o casal é encaminhado para a utilização das técnicas de reprodução assistida.

É importante, na anamnese e no exame físico, identificar hábitos e uso de medicamentos e drogas que possam alterar a fertilidade do homem e diminuir a chance de uma gestação. Entender o ciclo ovulatório e a os momentos mais propícios para o coito, além de evitar o uso de lubrificantes que são espermicidas, também pode ajudar o casal.

O consumo de drogas ilícitas, como maconha e cocaína, pode prejudicar a fertilidade do homem. O uso de drogas anabolizantes, testosterona ou finasterida deve ser suspenso e a identificação e o tratamento de disfunções sexuais masculinas, como disfunção erétil e ejaculação precoce ou retardada, podem resolver o problema de fertilidade do casal.

# Varicocele

A principal causa tratável de infertilidade masculina é a varicocele, em virtude de sua frequência e dos resultados do tratamento. A correção cirúrgica visa à ligadura das veias espermáticas e suas tributárias. É um procedimento de pequeno porte que pode ser realizado em ambiente ambulatorial, com anestesia local ou regional.

O acesso pode ser retroperitoneal, inguinal ou subinguinal. É importante sempre se preservar a artéria testicular e a drenagem linfática. Para isso, a operação deve ser feita com o auxílio de lupa ou de microscópio cirúrgico.

A técnica microcirúrgica subinguinal, que consiste da incisão da pele na altura do anel inguinal externo, supera as anteriores por não abrir aponeurose ou musculatura e permitir a identificação e a preservação dos vasos linfáticos e da artéria, evitando a atrofia testicular ou um maior prejuízo da espermatogênese. Por conta do maior rigor técnico desse método, a incidência de hidrocele é nula e as taxas de recidiva são bem baixas.

Recentemente, vem-se ganhando maior experiência com a embolização percutânea da varicocele, com resultados semelhantes aos da cirurgia. A correção laparoscópica deve ser indicada como exceção, por seu alto custo, sua possível morbidade e sua dificuldade técnica. Os resultados da ligadura da varicocele variam muito. Em geral, existe melhora nos parâmetros seminais em aproximadamente de 50 a 70% dos homens.

Em um trabalho sobre 3.152 homens submetidos à operação, 39% engravidaram suas esposas subsequentemente. Outro aspecto importante na decisão terapêutica é o dado de que, potencialmente, 30% dos pacientes com varicocele e indicação de FIV ou ICSI por fator masculino passam a apresentar critérios seminais mínimos para inseminação intrauterina (IIU) após a cirurgia, diminuindo custos e reduzindo a morbidade para a parceira.

É importante ressaltar que nem todos os homens com varicocele e infertilidade conjugal necessitam ser operados. A avaliação criteriosa do paciente e de sua parceira é sempre recomendável antes de se considerar o tratamento cirúrgico. Evidentemente, as alterações espermáticas constantes e a atrofia testicular homolateral indicam a correção da varicocele.

A varicocele em crianças ou adolescentes deve ser pesquisada e encarada com atenção. Como a lesão testicular é aparentemente progressiva e os melhores resultados são obtidos precocemente, a correção cirúrgica deve ser indicada sempre que houver atrofia testicular e impossibilidade de se obter amostra de sêmen para comprovar a integridade da espermatogênese (crianças).

## Ejaculação retrógrada

A ejaculação retrógrada constitui outra causa tratável de infertilidade masculina e, caso se encontre número significativo de espermatozoides (de 10 a 15/campo), pode-se tentar tratamento com drogas simpaticomiméticas, alfaestimulantes (efedrina, pseudoefedrina e fenilpropalamina) ou com imipramina. A efedrina produz taquifilaxia e a fenilpropalamina, embora muito eficiente, saiu do mercado pelo risco de síncope. A pseudoefedrina é encontrada em medicações descongestionantes nasais e deve ser utilizada na dose de 60 mg a cada 4 horas, durante o período ovulatório da parceira.

Quando essas medidas falham e não se obtém ejaculação anterógrada, e consequente aumento do volume (o que não é raro acontecer), pode-se alcalinizar a urina, lavar a bexiga com meio de cultura tamponado, colher a urina pós-masturbação, centrifugar o conteúdo e inseminar a parceira com os espermatozoides obtidos.

## Hipogonadismo

O tratamento do hipogonadismo, que ocorre por alteração hipofisária ou hipotalâmica, é feito por meio de reposição com gonadotrofina coriônica humana (hCG), LH recombinante e gonadotrofina de mulher menopausada (hMG) ou FSH recombinante, com bons resultados. As desvantagens são a necessidade do uso prolongado (de 6 a 9 meses) e o custo do tratamento.

## Obstruções das vias eferentes

As obstruções das vias eferentes são potencialmente tratáveis, dependendo da altura da obstrução. Na grande maioria das azoospermias obstrutivas, a obstrução é no duto deferente, causada por vasectomia, e o tratamento recomendado é a vasovasoanastomose.

A reanastomose do deferente deve ser realizada com magnificação de imagem e técnica microcirúrgica. As chances de sucesso dessa operação, tanto em termos de patência da anastomose quanto em termos de taxa de gestação, são inversamente proporcionais ao tempo de vasectomia.

Assim, considera-se que 3 anos após a vasectomia as chances de gestação espontânea são de 70%; após 10 anos, de cerca de 45%; e essa queda é gradativa, chegando a 30% após 15 anos.

Outro local de obstrução é o duto ejaculador, na uretra prostática, de incidência infrequente. O tratamento recomendado é a ressecção endoscópica, para criar uma fístula entre os dutos e a uretra posterior. Esse tratamento, porém, pode ter maus resultados, em virtude da possibilidade de recidiva pela fibrose cicatricial.

Malformações deferenciais (agenesia dos dutos deferentes) e epididimárias comportam-se como obstruções. A solução, nesses casos, pode ser a realização de ICSI, utilizando-se espermatozoides coletados no epidídimo ou no deferente. Essas anomalias estão associadas às mesmas alterações gênicas da fibrose cística e o casal deve ser avaliado antes quanto à existência de mutações, para prevenir o nascimento de uma criança com malformação.

A obstrução epididimária pode ser tratada com a vasoepididimoanastomose. Deve-se suspeitar de obstrução epididimária nos casos de anomalias congênitas do deferente e do epidídimo, nos casos de doença inflamatória e, nos casos de vasectomia em que a obstrução do deferente, geralmente de longa duração, provocou ruptura do epidídimo e consequente interrupção da sua luz.

O diagnóstico de obstrução epididimária, porém, só é completado durante a exploração cirúrgica. A vasoepididimoanastomose deve ser feita por técnica microcirúrgica e os resultados obtidos em termos de patência giram em torno de 50 a 70%, com as taxas de gestação oscilando em torno de 15 a 30%. Essa é uma operação tecnicamente difícil, mas que apresenta resultados razoáveis em termos de taxa de gestação e custo, quando comparada às técnicas de fertilização assistida.

Eventualmente, a obstrução pode estar na *rete testis*, constituindo a síndrome do epidídimo vazio, na qual é impossível a correção cirúrgica. Nesses casos, novamente, deve-se realizar a ICSI, com coleta do espermatozoide por aspiração ou biópsia testicular.

## Infecções

Nas infecções por bactérias Gram-negativas, utiliza-se trimetoprim ou derivados das quinolonas. Para *Chlamydia trachomatis* e *Ureaplasma urealyticum*, o tratamento deve ser realizado com tetraciclina ou com seus derivados. Em todos os casos, o tratamento deve ser feito por, no mínimo, 4 semanas, em decorrência do difícil acesso dos antibióticos ao ambiente prostático.

## QUANDO ENCAMINHAR PARA REPRODUÇÃO ASSISTIDA

Quando não se identifica nenhuma das causas mencionadas e/ou o tratamento não é possível, o casal deve ser encaminhado para reprodução assistida (RA). A técnica a ser utilizada depende das características do espermograma e do resultado das provas de beneficiamento espermático, além do quadro feminino. Não se pode, por exemplo, pensar em realizar IIU em uma mulher com obstrução tubária.

O beneficiamento espermático é um procedimento laboratorial em que os espermatozoides são separados do plasma seminal por centrifugação e deixados para migrar para o meio de cultura que os recobre (*swim up*) ou centrifugados novamente por diversos gradientes de substâncias coloidais. Esses processos mimetizam o fenômeno da capacitação espermática que ocorre no trato genital feminino e "selecionam" os espermatozoides mais "férteis".

De acordo com o resultado destas provas, pode-se indicar a RA. Quando o resultado for superior a 5 milhões de espermatozoides/mL, pode-se indicar uma IIU; quando estiver entre 1 e 5 milhões, a indicação é pela fertilização *in vitro*. Se houver menos de 1 milhão de espermatozoides/mL, prefere-se a realização da ICSI.

## COLETA ALTERNATIVA DE ESPERMATOZOIDES

O desenvolvimento da ICSI, aliado à possibilidade de fazer a FIV com um número baixo de espermatozoides e ao conhecimento de que é possível se obter espermatozoides no testículo e no epidídimo de homens azoospérmicos, impulsionou sobremaneira o tratamento da infertilidade masculina grave.

### Azoospermia

A azoospermia pode ser classificada como obstrutiva ou não obstrutiva.

### *Azoospermia obstrutiva*

A produção é normal, mas existe uma obstrução na via excretora (epidídimo, deferente ou duto ejaculador). Nesses pacientes, quando não se opta pela correção cirúrgica da obstrução, os espermatozoides podem ser recuperados do epidídimo utilizando-se a aspiração microcirúrgica dos epidídimos (*microsurgical epididy-*

*mal sperm aspiration* – MESA) ou a punção percutânea dos epidídimos (*percutaneous epididymal sperm aspiration* – PESA).

## Azoospermia não obstrutiva

Há uma insuficiência testicular levando à abolição ou à diminuição significativa da produção dos espermatozoides. Nesses pacientes, os espermatozoides são recuperados dos testículos utilizando-se as seguintes técnicas: aspiração percutânea testicular (*testicular sperm aspiration* – TESA) ou biópsia cirúrgica testicular (*testicular sperm extraction* – TESE, ou microdissecção testicular – micro-TESE).

## Ejaculação retrógrada e anejaculação

Outros pacientes beneficiados pela coleta alternativa de espermatozoides são aqueles que apresentam distúrbios ejaculatórios, nos quais são utilizadas técnicas de coleta de espermatozoides na urina pós-masturbação, vibroestimulação peniana ou eletroejaculação (EEJ).

## Técnicas de coleta alternativa de espermatozoides

### Aspiração microcirúrgica dos epidídimos

Indicada nos casos de azoospermia obstrutiva em que o homem não deseja realizar a reversão da vasectomia, nos casos de agenesia dos vasos deferentes e nas obstruções epididimárias, consiste na abertura da bolsa testicular, na exposição do epidídimo na sua porção cefálica, na identificação com microscópio dos túbulos seminíferos dilatados, na abertura individual dos túbulos, na aspiração de seu conteúdo e na sutura da parede do túbulo com *nylon* 10-0.

Como vantagens, apresenta a possibilidade de ser realizada sob anestesia geral ou local, em caráter ambulatorial, e permite a recuperação de uma grande quantidade de espermatozoides, com contaminação mínima por hemácias, possibilitando a criopreservação do material e a realização de um único procedimento de recuperação para vários ciclos de ICSI.

As desvantagens estão relacionadas ao custo do procedimento, envolvendo o uso de fio de microcirurgia, maior tempo de sala cirúrgica e microscópio operatório.

## Punção percutânea do epidídimo

Com as mesmas indicações da MESA, a técnica consiste na recuperação de espermatozoides por aspiração da cabeça do epidídimo com agulha fina. Usando bloqueio do cordão inguinal, são realizadas uma ou mais punções na cabeça do epidídimo, até a recuperação de amostra satisfatória para a utilização em ICSI.

Suas vantagens são poder ser realizada mais de uma vez no mesmo epidídimo e permitir a criopreservação de espermatozoides, além de ser técnica ambulatorial e com recursos mínimos.

A potencial contaminação da amostra com sangue é uma desvantagem, uma vez que a punção percutânea pode atingir um vaso do trajeto.

Tanto a MESA quanto a PESA podem lesar o túbulo epididimário, inviabilizando uma reversão de vasectomia subsequente.

## Aspiração percutânea testicular

Indicada nos casos de azoospermia obstrutiva, quando não são encontrados espermatozoides nos epidídimos, ou nos casos de azoospermia não obstrutiva, consiste na aspiração com agulha grossa diretamente do parênquima testicular, com uma seringa de 20 mL, com o objetivo de aspirar segmentos de túbulos seminíferos, que são encaminhados ao laboratório para a verificação da presença de espermatozoides.

É realizada com anestesia local e em regime ambulatorial, porém tem resultados muito variáveis, que dependem do padrão histológico testicular – quanto menos grave for a lesão testicular, maior é a taxa de recuperação. A TESA tem seus melhores resultados nos casos de azoospermia obstrutiva e não obstrutiva, com padrão testicular predominante mostrando hipoespermatogênese.

## Biópsia cirúrgica testicular e microdissecção testicular

A técnica consiste basicamente em uma biópsia testicular aberta. A taxa de recuperação de espermatozoides também se relaciona ao padrão histológico testicular. Por possibilitar a retirada de maior quantidade de parênquima e de locais diferentes no testículo, mostra-se superior quando comparada à TESA. É um procedimento ambulatorial, que pode ser realizado com anestesia local. A complicação mais grave é a atrofia testicular causada por lesão vascular e isquemia, porém a incidência é muito baixa.

O maior desafio é predizer quais pacientes têm maior chance de ter espermatozoides no testículo. Atualmente, a presença de microdeleção de AZFa ou AZFb implica a ausência de espermatozoides recuperados, sendo, portanto, o melhor método prognóstico para a efetividade do procedimento.

Da técnica inicial surgiram variações, sempre com o objetivo de diminuir a lesão no parênquima testicular e aumentar as chances de recuperação de gametas. A técnica de microdissecção testicular (micro-TESE) acrescenta à técnica habitual a ampla abertura da albugínea testicular e o uso do microscópio operatório para o exame direto dos túbulos seminíferos, na tentativa de encontrar áreas onde eles estejam mais dilatados, com maior probabilidade de existir espermatogênese completa.

Ainda não há evidências suficientes para recomendar um dos métodos como único e superior aos demais.

## Estimulação peniana vibratória e eletroejaculação

A estimulação peniana vibratória é baseada no uso de vibrações de alta frequência (100 Hz) concentradas no freio peniano, com uma amplitude de 2 a 3,5 mm. Sua utilização está indicada em pacientes com lesão medular acima de T10. Isso se deve ao fato da existência de um arco reflexo intacto na altura da medula tóraco-lombar, conduzindo o estímulo superiormente aos nervos pudendos até a medula sacral e daí aos simpáticos tóraco-lombares, ocasionando emissão e ejaculação.

Como vantagens sobre a EEJ, há menor morbidade, menos efeitos colaterais, custos mais baixos e a possibilidade de o casal realizar a coleta em casa. Todavia, não é efetiva em lesões abaixo de T10.

## Eletroejaculação

Os candidatos à EEJ são pacientes com lesões medulares abaixo de T10 ou com outras disfunções ejaculatórias. A emissão do sêmen é induzida pela estimulação elétrica direta das fibras curtas adrenérgicas do trato reprodutivo masculino. Mais comumente, o sêmen é eliminado de forma tanto anterógrada como retrógrada e é coletado em um meio tamponado pelo assistente, que direciona a uretra e guia a ejaculação anterógrada. O exame digital do reto é um procedimento mandatório antes e depois da EEJ, para assegurar a integridade da mucosa retal.

É efetiva em mais de 90% dos pacientes, porém suas complicações incluem os espasmos abdominais e de membros inferiores e outros reflexos autonômicos.

Deve-se tomar extremo cuidado e aferir a pressão arterial durante todo o procedimento, para detectar qualquer sinal de alterações, como ansiedade, dor abdominal, rubor facial, cefaleia ou bradicardia com hipertensão paroxística. Nesse caso, interrompe-se imediatamente o procedimento e administram-se nifedipinas (bloqueador dos canais de cálcio), que têm início rápido, curta duração e são de fácil administração, sendo a droga de escolha para o tratamento das disfunções autonômicas. A perfuração retal é um evento raro.

Tanto na vibro quanto na eletroejaculação deve-se considerar a possibilidade de ejaculação retrógrada para a bexiga e a urina deve estar alcalinizada para receber os espermatozoides, seja pela introdução de meio de cultura tamponado antes do procedimento ou pela ingestão de bicarbonato de sódio e grande quantidade de líquidos nas 48 horas anteriores ao procedimento.

## *LITERATURA RECOMENDADA*

Amann RP, Howards SS. Daily spermatozoal production and epididymal spermatozoal reserves of the human male. J Urol 1980; 124(2):211-5.

Bedford JM. Report of a workshop: Maturation of the fertilizing ability of mammalian spermatozoa in the male and female reproductive tract. Biol Reprod 1974; 11(3):346-62.

Cedenho AP, Bortoluzzo C, Vieira M. O que é importante na propedêutica do homem infértil. In: Glina S, Damião R (eds.). I Consenso Brasileiro Sobre Infertilidade Masculina. 1.ed. São Paulo: BG Cultural, 1999. p.17.

Check JH, Check ML, Katsoff D. Prognosis for sperm fertilizability: analysis of different variables in men. Arch Androl 2002; 48(1):73-83.

Cooper TG, Noonan E, Von Eckardstein S, Auger J, Baker HW, Behre HM et al. World Health Organization reference values for human semen characteristics. Hum Reprod Update 2010; 16(33):231-45.

Craft I, Shrivastav P, Quinton R, Duke V, Kirk J, Bouloux P et al. Treatment of male infertility. Lancet 1994; 344(8916):191-2.

Dacheux JL, Paquignon M. Relations between the fertilizing ability, motility and metabolism of epididymal spermatozoa. Reprod Nutr Dev 1980; 20(4A):1085-99.

De Geyter C, De Geyter M, Schneider HPG, Nieschlag E. Subnormal sperm parameters in conventional semen analysis are associated with discrepancies between fertilization and pregnancy rates in in-vitro fertilization and embryo transfer. Int J Androl 1992; 15(6):485-97.

Devroey P, Liu J, Nagy Z, Goossens A, Tournaye H, Camus M et al. Pregnancies after testicular sperm extraction and intracytoplasmic sperm injection in non-obstructive azoospermia. Hum Reprod 1995; 10(6):1457-60.

Esteves S, Nakazato LT. Espermograma e correlações clínicas. In: Neves PA, Netto NR Jr. Infertilidade masculina. Rio de Janeiro: Atheneu, 2002. p.59-70.

Giuliano F, Denys P, Soler JM, Chartier-Kastler E, Leriche A, Ruffion A. Male sexual dysfunction and its treatment in neurourology. Prog Urol 2007; 17(3):619-21.

Glina S, Vieira M, Soares JB. Infertilidade masculina. In: Lopes AC. Tratado de clínica médica. 1.ed. São Paulo: Roca, 2006. p.2950.

Glina S, Almeida JAR, Farah LM, Pieri P, Fragoso JB, Martins FG. Alterações genéticas em pacientes com infertilidade masculina submetidos à injeção intracitoplasmática de espermatozoides (ICSI). Actualidad Andrológica 2000; 8:63-9.

Grow DR, Oehninger S, Seltman HJ, Toner JP, Swanson RJ, Kruger TF et al. Sperm morphology as diagnosed by strict criteria: probing the impact of teratozoospermia on fertilization rate and pregnancy outcome in a large in vitro population. Fertil Steril 1994; 62(3):559-67.

Guzick DS, Overstreet JW, Factor-Litvak P, Brazil CK, Nakajima ST, Coutifaris C et al. Sperm morphology, motility, and concentration in fertile and infertile men. N Engl J Med 2001; 345(19):1388-93.

Harris SE, Sandlow JI. Sperm acquisition in nonobstructive azoospermia: what are the options? Urol Clin North Am 2008; 35(2):235-42.

Kruger TF, Acosta AA, Simmons KF, Swanson RJ, Matta JF, Oehninger S. Predictive value of abnormal sperm morphology in in vitro fertilization. Fertil Steril 1988; 49(1):112-7.

Lewin A, Weiss DB, Friedler S, Ben-Shachar I, Porat-Katz A, Meirow D et al. Delivery following intracytoplasmic injection of mature sperm cells recovered by testicular fine needle aspiration in a case of hypergonadotropic azoospermia due to maturation arrest. Hum Reprod 1996; 11(4):769-71.

Lipshultz LI, Thomas Jr AJ, Khera M. Surgical management of male infertility. In: Wein AJ, Kavoussi LR, Novick A, Partin A, Peters CA (eds.). Campbell-Walsh Urology. 9.ed. Philadelphia: Elsevier, 2007. p.654.

Loughlin KR. Changes in male fertility in the last two decades. Urol Clin North Am 2012; 39(1):33-6.

McGuire C, Manecksha RP, Sheils P, McDermott TE, Grainger R, Flynn R. Electroejaculatory stimulation for male infertility secondary to spinal cord injury: the Irish experience in National Rehabilitation Hospital. Urology 2011; 77(1):83-7.

Menkveld R, Wong WY, Lombard CJ, Wetzels AM, Thomas CM, Merkus HM et al. Semen parameters, including WHO and strict criteria morphology, in a fertile and subfertile population: an effort towards standardization of in-vivo thresholds. Hum Reprod 2001; 16(6):1165-71.

Neves PA, Sampaio FJB, Vannuchi EH. Espermograma (análise seminal). In: Glina S, Damião R (eds.). I Consenso Brasileiro Sobre Infertilidade Masculina. 1.ed. São Paulo: BG Cultural, 1999.

Ombelet W, Bosmans E, Janssen M, Cox A, Vlasselaer J, Gyselaers W et al. Semen parameters in a fertile versus subfertile population: a need for change in the interpretation of semen testing. Hum Reprd 1997; 12(5):987-93.

Pellestor F, Girardet A, Andreo B. Effect of long abstinence periods on human sperm quality. Int J Fertil Menopausal Stud 1994; 39(5):278-82.

Schlegel PN. Testicular sperm extraction: microdissection improves sperm yield with minimal tissue excision. Hum Reprod 1999; 14(1):131-5.

Sigman M, Jarow JP. Male infertility. In: Wein AJ, Kavoussi LR, Novick A, Partin A, Peters CA (eds.) Campbell-Walsh Urology. 9.ed. Philadelphia: Elsevier, 2007. p.609.

Silber SJ. Relationship of abnormal semen values to male-factor infertility. In: Seibel, MM. Infertility: a comprehensive text. London: Appleton & Lange, 1997.

Vieira M, Glina S. Sperm retrieval techniques in azoospermic patients: PESA, MESA, TESA, TESE and MICROTESE. Einstein 2009; 7(4 Pt 1):532-4.

Vieira M, Neves PA. Técnicas de recuperação de espermatozoides. In: Neves PA, Netto NR Jr. Infertilidade masculina. Rio de Janeiro: Atheneu, 2002. p.211.

WHO. Laboratory manual of the examination and processing of human semen. Fifth Edition, 2010.

Yamasaki R, Farah LMS, Fragoso JB, Carrara RCV. Genética e infertilidade masculina. In: Glina S, Damião R (eds.). I Consenso Brasileiro Sobre Infertilidade Masculina. 1.ed. São Paulo: BG Cultural, 1999. p.45.

# Causa idiopática

Newton Eduardo Busso
Leopoldo de Oliveira Tso
Cristiano Eduardo Busso

## INTRODUÇÃO

Em grande parte dos casos, a pesquisa básica do casal (PBC) é suficiente para apontar o diagnóstico etiológico da infertilidade, bem como suas possíveis formas de tratamento. Nos casos em que não são encontradas alterações ou existem dúvidas sobre o diagnóstico e sua possível influência na fertilidade, outros testes podem ser utilizados para esclarecimento.

A infertilidade idiopática é, portanto, diagnóstico de exclusão, dado a casais que não têm a etiologia de sua infertilidade identificada após ampla avaliação. Vários termos são utilizados para designar esses quadros: infertilidade sem causa aparente (ISCA), infertilidade inexplicada ou subfertilidade. Por ser mais difundido e simples de se referir, prefere-se, na maioria das vezes, o termo infertlidade sem causa aparente.

## DIAGNÓSTICO

O diagnóstico de ISCA implica que uma completa avaliação diagnóstica não mostre qualquer fator etiológico específico. A infertilidade inexplicada atinge cerca de 30% dos casais inférteis que são submetidos à avaliação padrão de infertilidade. Esse resultado não é muito diferente dos obtidos na década de 1950 por alguns autores, que, em 2.229 casos investigados, encontraram 22% de infertilidade inexplicada. Apesar disso, a incidência da ISCA varia de modo importante dependendo da população estudada, da experiência de cada profissional, da disponibilidade de exames subsidiários ou simplesmente do protocolo adotado por cada serviço. Quanto mais detalhada e minuciosa for a investigação, maior é a chance de se encontrar uma causa. Os esforços devem ser canalizados para uma completa e precisa avaliação, pois a falha na identificação de um fator etiológico é frustrante tanto para o paciente quanto para o médico.

ISCA não significa que não haja uma causa para a infertilidade, mas que existe alguma ineficiência no processo de concepção, que os métodos diagnósticos disponíveis não são capazes de detectar. É importante ressaltar que os métodos diagnósticos anteriormente citados não são isentos de críticas. A análise seminal não prediz com eficácia o potencial reprodutivo do esperma. Os exames das trompas limitam-se a descrevê-las, não avaliando sua funcionalidade. Também não é possível avaliar a qualidade oocitária nem as alterações nos mecanismos de implantação embrionária. Além disso, na vigência de ultrassonografia mostrando anatomia normal de útero e ovários, associada à histerossalpingografia normal, a realização da laparoscopia é controversa, já que a identificação de endometriose leve ou moderada não muda o prognóstico reprodutivo do casal.

Desde 1977, quando um estudo em mulheres com ISCA mostrou 46% de endometriose em pacientes sem suspeita para a doença e 29% de aderências, a laparoscopia passou a ser método diagnóstico de rotina em muitos centros. Mais recentemente, demonstrou-se que, em mulheres com histerossalpingografia normal, a laparoscopia pode revelar endometriose leve ou aderências, mas o tratamento cirúrgico ou medicamentoso, nesses casos, não traz qualquer benefício, e o prognóstico do casal com tratamentos como coito programado, inseminação intrauterina ou fertilização *in vitro* não mudará após a realização da laparoscopia. A indicação da laparoscopia diagnóstica, então, dependerá de avaliação individual do caso, e a paciente deve ser esclarecida e consultada antes de se tomar essa decisão.

## TRATAMENTO

É importante ressaltar que grande parte dos casais diagnosticados com ISCA, especialmente aqueles com menos de três anos de infertilidade, tem grandes chances de obter uma gestação espontânea, sem qualquer tipo de interferência médica, de modo que a "conduta expectante" pode ser uma abordagem inicial adequada em alguns casos. As taxas de gestação com conduta expectante em 36 meses chegam a 33%. Em casais com menos de 3 anos de infertilidade, as chances de gestação espontânea nesse período podem chegar a 60%.

Uma vez que a causa da infertilidade não está determinada, o tratamento da ISCA será quase sempre empírico, sem embasamento fisiopatológico. Como em todo tratamento empírico, os efeitos adversos devem ser conhecidos e ponderados previamente.

## Indução da ovulação/coito programado

A indução da ovulação (IO) com coito programado (CP) é a escolha menos invasiva e menos onerosa depois da conduta expectante. Teoricamente, esse método aumentaria mais as chances de gestação por ciclo em relação à conduta expectante, ao aumentar o número de óvulos oferecidos às trompas e ao diminuir o intervalo entre o encontro dos gametas, além de corrigir algum possível defeito no processo de foliculogênese/ovulação que não pode ser diagnosticado pelos métodos disponíveis. A IO pode ser realizada utilizando-se o citrato de clomifeno (CC) ou as gonadotrofinas, sejam elas urinárias ou recombinantes. No entanto, Hughes et al. mostraram, em metanálise, que a IO com CC não traz benefícios em relação à conduta expectante.

Os efeitos adversos do uso de CC estão associados principalmente a gestações múltiplas (8 a 10%) e cistos ovarianos. O uso de gonadotrofinas pode resultar em síndrome de hiperestímulo ovariano (SHO) grave em aproximadamente 1,3% dos casos.

## Inseminação intrauterina

A inseminação intrauterina (IIU) pode ser realizada sem medicamentos, com CC ou com gonadotrofinas. Como no tratamento de IO, aumenta-se o número de óvulos e diminui-se o intervalo entre o encontro dos gametas. Além disso, melhora-se a capacidade do sêmen e ultrapassa-se a barreira do colo uterino, diminuindo também a distância física entre os gametas.

A IIU com estímulo ovariano parece ser mais eficiente que nenhum tratamento e que CP em pacientes com ISCA. Estudos comparando IIU sem IO com CP mostraram benefício da IIU, porém os resultados são bastante pobres em ambas as opções: a taxa de fecundidade em determinado estudo foi de 4,76% com IIU e de 2,05% com CP.

A IIU/CC em pacientes com ISCA foi avaliada em 3 estudos: Deaton et al. (1990) reportaram 11% de gestação com IIU + CC contra 3,9% com CP (dados não significativos estatisticamente); outro estudo (Chung CC et al., 1995), comparando

IIU/CC e CP/CC, mostrou taxas de gestação de 30% contra 6,3%, respectivamente (dados não significativos estatisticamente); Agarwall e Mittal (2004) também compararam IIU/CC e CP/CC, em 556 ciclos, em 140 casais, e obtiveram uma taxa de fecundidade por ciclo de 3,4% com IIU/CC e de 8,8% com CC/CP. Nesse último estudo, foram perdidos dados de 29 casais incluídos no grupo IIU e de 1 casal incluído no grupo CC.

O uso de gonadotrofinas combinadas com IIU traz resultados melhores que a conduta expectante, e também traz benefícios quando comparado com o uso de gonadotrofinas com CP. Um estudo de 2.939 ciclos reportou taxas de gravidez de 18 e 8%, respectivamente.

Mais de 90% dos casais que obtêm gestação com o tratamento de IIU o fazem entre os 3 ou 4 primeiros ciclos, e a taxa de fecundidade diminui a partir do 5º ciclo. Portanto, após 3 ou 4 ciclos de IIU sem sucesso, indica-se a fertilização *in vitro* (FIV) como melhor opção de tratamento.

## Fertilização *in vitro*

Apesar de empírica, cara e invasiva, a FIV pode ser uma abordagem eficaz, uma vez que "trata" algumas das possíveis causas envolvidas na ISCA. Isso inclui disfunção ovariana, fator cervical, alterações no transporte e interação dos gametas. A FIV ainda pode servir como ferramenta diagnóstica nos casos de falha de fertilização.

De acordo com os Centers for Disease Control and Prevention (CDC), a American Society for Reproductive Medicine (ASRM) e a Society for Assisted Reproductive Technology (SART), a taxa de nascidos vivos em mulheres com ISCA submetidas a FIV em 2003 foi de 30,4%.

Apesar de a "falha de fertilização" ser especulada como um possível diagnóstico em casais com ISCA, estudos mostram que não há benefício do uso da injeção intracitoplasmática de espermatozoides (ICSI) como rotina nesses casos.

Ao comparar diferentes abordagens para infertilidade inexplicada, um estudo multicêntrico europeu publicou taxas de gestação de 15,2% com gonadotrofinas e CP, de 27,4% com gonadotrofinas e IIU e de 25,7% com FIV. A FIV, no entanto, não é isenta de complicações. As taxas de gestação múltipla podem chegar a 34%, e a SHO é uma complicação que pode ser grave e, em alguns casos, fatal.

A ISCA é, portanto, um diagnóstico de exclusão, devendo ser estabelecida somente após investigação sistemática do casal. Até 30% dos casais recebem esse diagnóstico, cujo tratamento é empírico e varia desde conduta expectante até técnicas de alta complexidade. Para a indicação do tratamento mais adequado, o clínico deve levar em consideração o tempo de infertilidade e a idade da mulher, além de fatores psicológicos (ansiedade, pressa do casal em conceber) e econômicos. O médico deve sempre esclarecer aos pacientes os possíveis efeitos adversos da opção escolhida.

## LITERATURA RECOMENDADA

Aboulghar MA, Mansour RT, Serour GI, Amin Y, Abbas AM, Salah IM. Ovarian superstimulation and intrauterine insemination for the treatment of unexplained infertility. Fertil Steril 1993; 60(2):303-6.

Agarwal S, Mittal S. A randomised prospective trial of intrauterine insemination versus timed intercourse in superovulated cycles with clomiphene. Indian J Med Res 2004; 120(6):519-22.

Arici A, Byrd W, Bradshaw K, Kutteh WH, Marshburn P, Carr BR. Evaluation of clomiphene citrate and human chorionic gonadotropin treatment: a prospective, randomized, crossover study during intrauterine insemination cycles. Fertil Steril 1994; 61(2):314-18.

Bhattacharya S, Hamilton MP, Shaaban M, Khalaf Y, Seddler M, Ghobara T et al. Conventional in-vitro fertilisation versus intracytoplasmic sperm injection for the treatment of non-male-factor infertility: a randomised controlled trial. Lancet 2001; 357(9274):2075-9.

Chung CC, Fleming R, Jamieson ME, Yates RW, Coutts JR. Randomized comparison of ovulation induction with and without intrauterine insemination in the treatment of unexplained infertility. Hum Reprod 1995; 10(12):3139-41.

Collins JA, Burrows EA, Wilan AR. The prognosis for live birth among untreated infertile couples. Fertil Steril 1995; 64(1):22-8.

Collins JA, Rowe TC. Age of the female partner is a prognostic factor in prolonged unexplained infertility: a multicenter study. Fertil Steril 1989; 52(1):15-20.

Crosignani PG, Walters DE, Soliani A. The ESHRE multicentre trial on the unexplained infertility: a preliminary report. Hum Reprod 1991; 6(7):953-8.

Crosignani PG, Collins J, Cooke ID, Diczfalusy E, Rubin B. Recommendations of the ESHRE workshop on "unexplained infertility". Hum Reprod 1993; 8(6):977-80.

Deaton JL, Gibson M, Blackmer KM, Nakajima ST, Badger GJ, Brumsted JR. A randomized, controlled trial of clomiphene citrate and intrauterine insemination in couples with unexplained infertility or surgically corrected endometriosis. Fertil Steril 1990; 54(6):1083-8.

Dodson WC, Whitesides DB, Hughes Jr CL, Easley HA 3rd, Haney AF. Superovulation with intrauterine insemination in the treatment of infertility: a possible alternative to gamete intrafallopian transfer and in vitro fertilization. Fertil Steril 1987; 48(3):441-5.

Guzick DS, Carson SA, Coutifaris C, Overstreet JW, Factor-Litvak P, Steinkampf MP et al. Efficacy of superovulation and intrauterine insemination in the treatment of infertility. National Cooperative Reproductive Medicine Network. N Engl J Med 1999; 340(3):177-83.

Hughes E, Brown J, Collins JJ, Vanderkerchove P. Clomiphene citrate for unexplained subfertility in women. Cochrane Database of Systematic Reviews. In: The Cochrane Library, Issue 3, Art. No. CD000057. DOI: 10.1002/14651858.CD000057.

Hull ME, Moghissi KS, Magyar DF, Hayes MF. Comparison of different treatment modalities of endometriosis in infertile women. Fertil Steril 1987; 47:40.

Kirby CA, Flaherty SP, Godfrey BM, Warnes GM, Matthews CD. A prospective trial of intrauterine insemination of motile spermatozoa versus timed intercourse. Fertil Steril 1991; 56(1):102-7.

National Summary and Fertility Clinic Reports 2003. Assisted Reproductive Technology Success rates. Disponível em: http://www.cdc.gov/ART/ART2003.

Poehl M, Holagschwandtner M, Bichler K, Krischker U, Jurgen S, Feichtinger W. IVF-patients with nonmale factor "to ICSI" or "not to ICSI" that is the question? J Assist Reprod Genet 2001; 18(4):205-8.

Tarlatzis BC, Grimbizis G. Future use of clomiphene in ovarian stimulation. Will clomiphene persist in the 21st century? Hum Reprod 1998; 13(9):2356-8.

Van Voorhis BJ. Outcomes from assisted reproductive technology. Obstet Gynecol 2006; 107(1):183-200.

Verhulst SM, Cohlen BJ, Hughes E, Heineman MJ, Te Velde E. Intra-uterine insemination for unexplained subfertility. Cochrane Database of Systematic Reviews. In: The Cochrane Library, Issue 3, Art. No. CD001838. DOI: 10.1002/14651858.CD001838.

Welner S, DeCherney AH, Polan ML. Human menopausal gonadotropins: a justifiable therapy in ovulatory women with long-standing idiopathic infertility. Am J Obstet Gynecol 1998; 158(1):111-7.

# Reprodução assistida de baixa complexidade

Oscar Barbosa Duarte Filho

Elvio Tognotti

## DEFINIÇÃO

Tratamento clínico visando a aumentar a probabilidade de fecundação *in vivo* (dentro do organismo feminino), sem que haja manipulação extracorpórea de oócitos ou embriões. Inclui o coito programado (relação sexual programada) e a inseminação intrauterina (inseminação artificial).

## OBJETIVO

Aumentar a fertilidade em casais subférteis.

## CRITÉRIOS PARA A REALIZAÇÃO DA REPRODUÇÃO ASSISTIDA DE BAIXA COMPLEXIDADE

Critérios mínimos (necessários para que se possam indicar os tratamentos de baixa complexidade):

- desejo do casal de se submeter a essas técnicas;
- mulher com capacidade de ovulação (espontânea ou induzida);
- útero e endométrio adequados para a gestação;
- uma das tubas pérvias.

Critérios ideais (com os quais se consegue boa relação de custo-efetividade em relação às técnicas de alta complexidade):

- idade da mulher até 35 anos;
- FSH basal < 10 UI/mL;
- duas tubas pérvias;
- processamento seminal prognóstico com pelo menos 5 milhões de espermatozoides móveis e direcionais;
- tempo de infertilidade de até 3 anos (exceto para anovulação crônica).

## INDICAÇÕES DAS TÉCNICAS DE REPRODUÇÃO ASSISTIDA DE BAIXA COMPLEXIDADE

Coito programado (CP) com indução da ovulação:

- fator ovulatório;
- casais com baixa frequência de relações sexuais para planejar o momento do coito.

Inseminação intrauterina (IIU) com indução ou estimulação da ovulação:

- fator ovulatório;
- infertilidade sem causa aparente;
- fator masculino leve;
- distúrbios de ereção e ejaculação que prejudiquem o coito;
- fator cervical;
- endometriose mínima e leve;
- viroses crônicas em casais sorodiscordantes;
- uso de sêmen criopreservado do cônjuge;
- uso de banco de sêmen para azoospermia irreversível do cônjuge ou para produção independente.

## POSSÍVEIS MECANISMOS PARA MELHORAR A FERTILIDADE NA IIU

- Melhorar a qualidade do processo ovulatório;
- aumentar o número de oócitos disponíveis para a fecundação;

- determinar o momento da ovulação;
- inserir um número maior de espermatozoides móveis no local de fecundação;
- diminuir o intervalo de espera para o encontro dos gametas;
- prevenir a insuficiência lútea;
- prestar suporte psicológico.

## INDUÇÃO DA OVULAÇÃO, ESTIMULAÇÃO OVARIANA E CONTROLE DO CICLO

Considera-se indução da ovulação o intuito de promover desenvolvimento e rotura folicular em paciente anovuladora crônica e, estimulação da ovulação, o intuito de promover desenvolvimento e rotura folicular múltiplos em paciente normo--ovuladora.

Preconiza-se sempre a utilização de drogas indutoras ou estimuladoras de ovulação associadas aos tratamentos de reprodução assistida de baixa complexidade, a fim de aumentar as taxas de gestação por ciclo. Não há benefício em se realizar qualquer protocolo de bloqueio hipofisário.

### Citrato de clomifeno

Recomenda-se seu uso apenas em pacientes com anovulação crônica secundária à síndrome dos ovários policísticos (SOP), segundo classificação American Society for Reproductive Medicine/European Society of Human Reproduction and Embryology (ASRM/ESHRE) de 2003.

A dose inicial é de 50 mg/dia, por 5 dias, iniciando entre o 2º e o 5º dia do ciclo menstrual. Ela poderá ser aumentada até 150 mg/dia nos ciclos subsequentes, em caso de não resposta.

É recomendável a realização de ultrassonografia transvaginal (USGTV) basal antes do início da droga e de 3 a 5 dias após o término, a fim de evitar o CP em ciclos com mais de 4 folículos pré-ovulatórios ($\geq$ 15 mm de diâmetro médio).

A maturação final dos oócitos e a rotura folicular podem ser espontâneas ou deflagradas pela gonadotrofina coriônica humana (CG). Quando houver monitoração por USGTV, é recomendável dar preferência ao uso da CG para maior precisão do momento ovulatório.

Preconiza-se a associação da metformina (1 g a 2 g/dia) nos casos de resistência à insulina ou de intolerância à glicose comprovados laboratorialmente.

## Gonadotrofinas

Nos casos de anovulação crônica por insuficiência hipotálamo-hipofisária, nos quadros de SOP resistentes aos esquemas citados e em pacientes com ciclos ovulatórios, recomenda-se o uso das gonadotrofinas (FSH e/ou LH).

As gonadotrofinas mais utilizadas são as menotropinas urinárias (hMG) e o FSH recombinante (rFSH), ambas de uso subcutâneo.

### Pacientes sem ciclo prévio

- SOP: rFSH 50 UI/dia;
- pacientes de até 35 anos, com boa reserva ovariana: rFSH 50 UI/dia;
- pacientes com mais de 35 anos ou reserva ovariana comprometida: rFSH ou hMG 75 UI/dia.

### Pacientes com ciclo prévio

- Resposta anterior excessiva (≥ 4 folículos com diâmetro médio ≥ 15 mm): diminuir dose inicial de 50 UI para 37,5 UI, de 75 UI para 50 UI ou de 100 UI para 75 UI/dia;
- resposta anterior adequada (1 a 4 folículos com diâmetro médio ≥ 15 mm): manter dose inicial anterior;
- resposta inadequada (nenhum folículo com diâmetro médio ≥ 15 mm): aumentar dose inicial de 50 UI para 75 UI ou de 75 UI para 100 UI (dose diária máxima para baixa complexidade).

Nos casos de SOP, quando não houver resposta folicular (nenhum folículo com diâmetro médio ≥ 10 mm), a dose inicial não deve ser aumentada antes de 10 a 14 dias de estímulo com a mesma dose.

## Controle de ciclo

Entre o 2º e o 5º dia do ciclo deve ser realizada USGTV. Se o endométrio estiver fino (< 5 mm) e não houver folículos maiores que 10 mm de diâmetro médio ou cistos maiores que 30 mm, as pacientes iniciarão a administração de rFSH ou hMG. Quando apresentarem folículos maiores que 10 mm, cistos maiores que 30 mm ou endométrio maior que 5 mm, deve-se optar pelo adiamento do tratamento para o ciclo menstrual seguinte. Nos casos limítrofes, podem-se utilizar outras armas diagnósticas, como comparação com USGTV anteriores e dosagens hormonais (estradiol e progesterona), para decidir pelo início ou pelo adiamento do tratamento.

A dose diária inicial de rFSH ou hMG será mantida até o primeiro controle de USGTV, que acontece no 5° ou no 6° dia de estímulo, e poderá ser diminuída (de 50 UI para 37,5 UI, de 75 UI para 50 UI ou de 100 UI para 75 UI/dia) se houver resposta ovariana exagerada (≥ 4 folículos com diâmetro médio ≥ 15 mm).

No controle seguinte, ao redor do 7° ou do 8° dia de estímulo, a dose diária de gonadotrofina poderá ser diminuída, nos padrões descritos anteriormente, ou aumentada de 75 UI para 100 UI/dia nas pacientes sem SOP que não apresentam nenhum folículo com diâmetro médio ≥ 10 mm. Nas pacientes com SOP, a dose diária só deverá ser aumentada (de 50 UI para 75 UI ou de 75 UI para 100 UI/dia) após 10 a 14 dias de estímulo sem resposta (nenhum folículo com diâmetro médio ≥ 10 mm). Nesse caso, a nova dose deve ser mantida por 7 dias, para reavaliar se houve resposta (folículo com diâmetro médio ≥ 10 mm). Quando houver resposta satisfatória (1 a 4 folículos com diâmetro médio ≥ 10 mm), deve-se manter a mesma dose até o dia do hCG.

### Maturação oocitária final

Para a maturação final dos oócitos e a determinação do momento do CP ou da IIU, é administrada a gonadotrofina coriônica urinária (hCG), na dose de 5.000 UI, ou a recombinante (rCG), na dose de 250 mcg, ambas por via subcutânea.

A CG será aplicada no dia em que houver de 2 a 4 folículos com diâmetro médio maior que 17 mm ou quando houver um folículo único de 18 mm de diâmetro médio e não houver, no total, mais do que 4 folículos com diâmetro médio maior que 15 mm.

## PROGRAMAÇÃO DE CP OU IIU

O CP deve ser orientado para cerca de 24 horas após a CG e a IIU deve ser agendada entre 36 e 40 horas depois da CG. O homem deve estar presente para a coleta de sêmen cerca de 2 horas antes da IIU (tempo para o preparo seminal) e não ter ejaculado nas 48 horas anteriores à coleta.

No CP e na IIU sem rotura folicular no dia do procedimento, é necessário agendar nova USGTV de controle em 2 a 4 dias após o dia esperado para a ovulação ou após a realização da IIU, para confirmar a rotura folicular e o número de folículos rotos.

# CANCELAMENTO DO CICLO

O ciclo deverá ser cancelado por resposta excessiva quando houver mais de 4 folículos com diâmetro médio maior que 15 mm. É importante orientar o casal para usar preservativos se tiver relação em período fértil. No ciclo seguinte, deve-se diminuir a dose inicial (de 50 UI para 37,5 UI, de 75 UI para 50 UI ou de 100 UI para 75 UI/dia).

O cancelamento por falta de resposta ocorrerá se não houver folículos com diâmetro médio maior que 10 mm após 14 dias de estimulação, nas pacientes sem SOP, e após 21 dias, nas pacientes com SOP. No ciclo seguinte, deve-se aumentar a dose inicial (de 50 UI para 75 UI ou de 75 UI para 100 UI/dia). Se não houver resposta folicular com 100 UI/dia de gonadotrofina, indicam-se tratamentos de alta complexidade.

# TÉCNICA DE IIU

A IIU é realizada, rotineiramente, em ambiente ambulatorial equipado com mesa ginecológica, iluminação focal adequada e instrumental básico. Habitualmente, a cliente esvazia previamente o conteúdo vesical; porém, nos casos de acentuada anteversoflexão do útero, pode ser recomendado manter a bexiga parcialmente cheia.

O instrumental básico deve constar de espéculo vaginal, pinça de Cheron, pinça de Pozzi, histerômetro e gaze ou algodão hidrófilo. Antes do exame especular, deve ser realizada USGTV para avaliar o endométrio e a presença de folículos pré--ovulatórios ou corpos lúteos recém-formados.

Usando o critério de custo-benefício, é preferível escolher uma sonda uretral número 8. Em caso de dificuldade em transpor o orifício interno do colo uterino, deve-se recorrer à sonda uretral número 6. Também podem ser usados cateteres específicos, como Tomcat®, Frydman® e outros.

Em situações especiais, serão necessárias manobras de pinçamento e tração do colo uterino com pinça de Pozzi. Raramente serão necessários cateteres especiais com cânula rígida.

O volume a ser inseminado é de 0,5 mL. Com apenas 0,3 mL de inseminado, já é possível atingir a cavidade peritoneal e, portanto, não há necessidade de introduzir volume superior.

Embora o tempo de repouso após o procedimento seja discutível, aparentemente 15 minutos podem originar certa melhora no resultado. Em seguida, a paciente pode ser dispensada e realizar suas atividades de rotina.

A seguir, tem-se a descrição e o roteiro ilustrativo da técnica de IIU.

1. Paciente em posição ginecológica.
2. USGTV: avaliar endométrio, folículos e muco (Figura 1).
3. Introdução do espéculo e posicionamento do colo uterino entre as valvas do espéculo (Figura 2).
4. Limpeza de colo e fundo de saco posterior com gaze seca.
5. Retirada do meio de cultura com os espermatozoides selecionados com seringa de 3 mL, com o auxílio de agulha 30 × 8 (Figura 3).
6. Orientar a ponta da seringa para cima e tracionar seu êmbolo até a marca dos 2 mL (Figura 4).
7. Posicionar a ponta da seringa voltada para baixo, fazendo com que a amostra fique próxima ao orifício de saída da seringa (Figura 5).
8. Adaptar a sonda uretral número 8 à seringa e injetar a amostra até que fique próxima à extremidade da sonda. Manter a seringa na posição vertical.
9. Introduzir, com o auxílio do Cheron, a ponta da sonda uretral pelo orifício externo do colo uterino (OE), até ultrapassar o orifício interno (OI).
10. Fechar as valvas do espéculo para comprimir os lábios do colo e impedir o refluxo.
11. Injetar lentamente (mantendo a seringa na posição vertical), até esvaziar toda a seringa (Figura 6).
12. Retirar a seringa e fechar a extremidade da sonda uretral com firmeza. Introduzir o restante da sonda uretral dentro da vagina (Figura 7).
13. Pequena quantidade de material que sobra na seringa pode ser colocada entre lâmina e lamínula para avaliação da amostra ao microscópio óptico comum (MOC).
14. Posicionar a paciente de forma confortável, mas mantendo o espéculo e a sonda dentro da vagina (Figura 8).
15. Após 15 minutos, retirar o espéculo e a sonda.
16. Agendar nova USGTV após 48 a 72 horas, para verificar a rotura folicular.

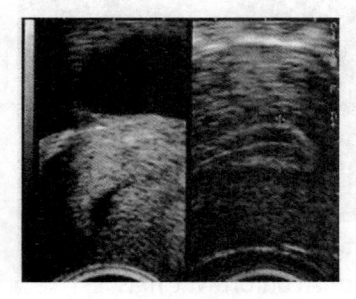

**Figura 1** USGTV: avaliar endométrio, folículos e muco.

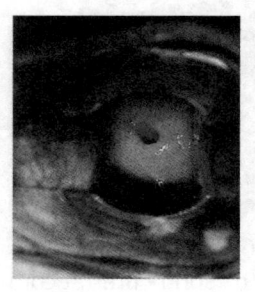

**Figura 2** Introdução do espéculo e posicionamento do colo uterino entre as valvas do espéculo.

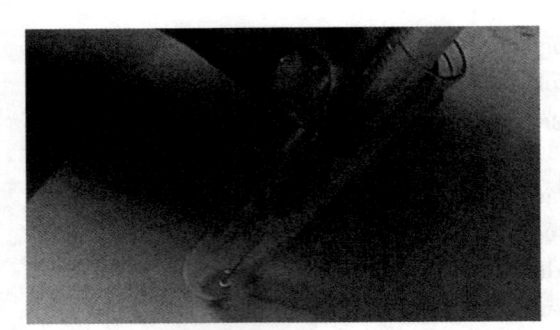

**Figura 3** Retirada do meio de cultura com os espermatozoides selecionados com seringa de 3 mL, com o auxílio de agulha 30 × 8.

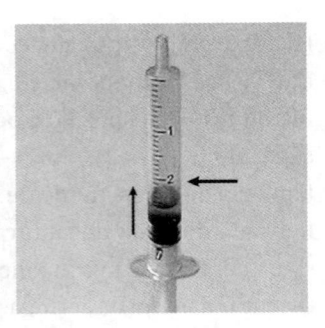

**Figura 4** Orientar a ponta da seringa para cima e tracionar seu êmbolo até a marca dos 2 mL.

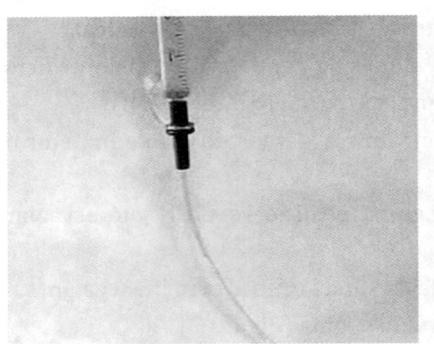

**Figura 5** Posicionar a ponta da seringa voltada para baixo, fazendo com que a amostra fique próxima ao orifício de saída da seringa.

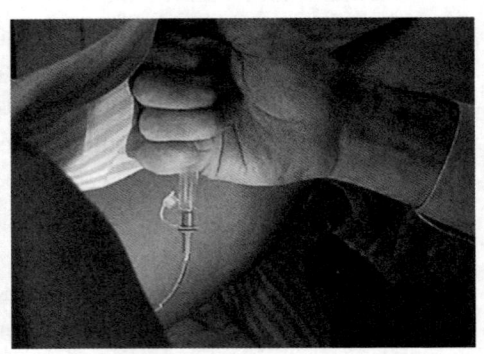

**Figura 6** Injetar lentamente (mantendo a seringa na posição vertical), até esvaziar toda a seringa.

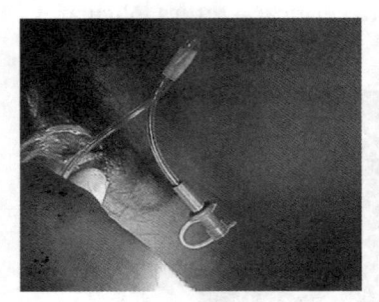

**Figura 7** Retirar a seringa e fechar a extremidade da sonda uretral com firmeza. Introduzir o restante da sonda uretral dentro da vagina.

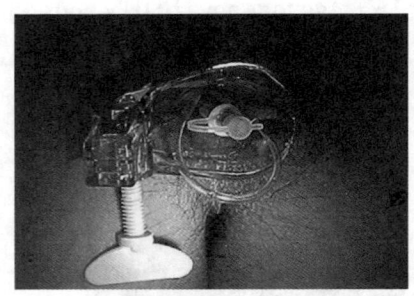

**Figura 8** Posicionar a paciente de forma confortável, mas mantendo o espéculo e a sonda dentro da vagina.

## SUPLEMENTAÇÃO DA FASE LÚTEA

A suplementação da fase lútea pode ser feita como profilaxia da insuficiência lútea. Utiliza-se progesterona natural micronizada intravaginal na dose de 200 mg/dia (à noite, ao deitar). Devem-se iniciar as aplicações após confirmação da rotura folicular (no dia seguinte à IIU, se já tiver havido rotura folicular no dia do procedimento, ou após o controle com USGTV, de 2 a 4 dias depois do CP ou da IIU). A suplementação deve ser mantida até a dosagem do beta hCG plasmático, que será agendada para 14 ou 15 dias após o CP ou a IIU.

## NÚMERO DE TENTATIVAS

Quando os tratamentos de baixa complexidade transcorrem dentro das expectativas, eles apresentam maiores taxas cumulativas de gravidez nas 3 primeiras tentativas. Entre a 4ª e a 6ª tentativa, a taxa cumulativa por cada novo ciclo diminui moderadamente. A partir da 6ª, o número de gestações a cada nova tentativa é mínimo. Portanto, como regra, recomenda-se de 3 a 4 ciclos de tratamento bem-sucedido sem gravidez para que se considere falha do método, levando à indicação de técnicas de alta complexidade.

## RESULTADOS

Os resultados de gestação atribuídos às técnicas de baixa complexidade dependem de vários fatores: etiologia da infertilidade, tempo de infertilidade, idade da mulher, alteração seminal, protocolo de estímulo ovariano, número de ciclos de IIU, entre outros.

Em geral, as taxas de gestação por ciclo, com estimulação ovariana controlada com gonadotrofinas, variam entre 10 e 25%, sendo que as pacientes que chegam a completar 3 ciclos recomendados apresentam uma expectativa de 25 a 50% de gestação clínica.

As taxas de gestação em IIU nos Projetos ALFA e Beta estão descritas na Tabela 1.

## CONCLUSÕES

A reprodução assistida de baixa complexidade é uma técnica mais simples, mais fisiológica, menos onerosa e com menor número de complicações que a FIV/ICSI, mas deve ser bem indicada e monitorada para fornecer os resultados esperados.

**Tabela 1**   Resultados de IIU no ano de 2012.

|                      | Alfa | Beta | Total |
|----------------------|------|------|-------|
| Número de IIU        | 212  | 77   | 289   |
| Taxa de gestação (%) | 14,6 | 27,3 | 17,9  |

## LITERATURA RECOMENDADA

Abu Hashim H, Ombar O, Abd Elaal I. Intrauterine insemination versus timed intercourse with clomiphene citrate in polycystic ovary syndrome: a randomized controlled trial. Acta Obstet Gynecol Scand 2011; 90(4):344-50.

Bagis T, Haydardedeoglu B, Kilicdag EB, Cok T, Simsek E, Parlakgumus AH. Single versus double intrauterine insemination in multi-follicular ovarian hyperstimulation cycles: a randomized trial. Hum Reprod 2010; 25(7):1684-90.

Berker B, Kahraman K, Taskin S, Sukur YE, Sonmezer M, Atabekoglu CS. Recombinant FSH versus clomiphene citrate for ovarian stimulation in couples with unexplained infertility and male subfertility undergoing intrauterine insemination: a randomized trial. Arch Gynecol Obstet 2011; 284(6):1561-6.

Bhattacharya S, Harrild K, Mollison J, Wordsworth S, Tay C, Harrold A et al. Clomifene citrate or unstimulated intrauterine insemination compared with expectant management for unexplained infertility: pragmatic randomised controlled trial. BMJ 2008; 7:337.

Dickey RP, Pyrzak R, Lu PY, Taylor SN, Rye PH. Comparison of the sperm quality necessary for successful intrauterine insemination with World Health Organization threshold values for normal sperm. Fertil Steril 1999; 71(4):684-9.

European Society of Human Reproduction and Embryology Capri Workshop Group. Intrauterine insemination. Hum Reprod 2009; 15(3):265-77.

Farhi J, Ben-Haroush A, Lande Y, Fisch B. Role of treatment with ovarian stimulation and intrauterine insemination in women with unilateral tubal occlusion diagnosed by hysterosalpingography. Fertil Steril 2007; 88(2):396-400.

Göker EN, Özçakir HT, Terek MC, Levi R, Adakan S, Tavmergen E. Controlled ovarian hyperstimulation and intrauterine insemination for infertility associated with endometriosis: a retrospective analysis. Arch Gynecol Obstet 2002; 266(1):21-4.

Ibérico G, Vioque J, Ariza N, Lozano JM, Roca M, Llácer J et al. Analysis of factors influencing pregnancy rates in homologous intrauterine insemination. Fertil Steril 2004; 81(5):1308-13.

Maher MA. Luteal phase support may improve pregnancy outcomes during intrauterine insemination cycles. Eur J Obstet Gynecol Reprod Biol 2011; 157(1):57-62.

Matorras R, Corcóstegui B, Esteban J, Ramón O, Prieto B, Expósito A et al. Fertility in women with minimal endometriosis compared with normal women was assessed by means of a donor insemination program in unstimulated cycles. Am J Obstet Gynecol 2010; 203(4):345.

Merviel P, Heraud MH, Grenier N, Lourdel E, Sanguinet P, Copin H. Predictive factors for pregnancy after intrauterine insemination (IUI): an analysis of 1038 cycles and a review of the literature. Fertil Steril 2010; 93(1):79-88.

Palomba S, Falbo A, Orio F Jr, Manguso F, Russo T, Tolino A et al. A randomized controlled trial evaluating metformin pre-treatment and co-administration in non-obese insulin-resistant women with polycystic ovary syndrome treated with controlled ovarian stimulation plus timed intercourse or intrauterine insemination. Hum Reprod 2005; 20(10):2879-86.

Polyzos NP, Tzioras S, Mauri D, Tatsioni A. Double versus single intrauterine insemination for unexplained infertility: a meta-analysis of randomized trials. Fertil Steril 2010; 94(4):1261-6.

Speroff L, Fritz MA. Clinical gynecologic endocrinology and infertility. 8.ed. Philadelphia: Lippincott Willians & Wilkins, 2010.

Steures P, van der Steeg JW, Hompes PG, Habbema JD, Eijkemans MJ, Broekmans FJ et al. Intrauterine insemination with controlled ovarian hyperstimulation versus expectant management for couples with unexplained subfertility and an intermediate prognosis: a randomised clinical trial. Lancet 2006; 368(9531):216-21.

Werbrouck E, Spiessens C, Meuleman C, D'Hooghe T. No difference in cycle pregnancy rate and in cumulative live-birth rate between women with surgically treated minimal to mild endometriosis and women with unexplained infertility after controlled ovarian hyperstimulation and intrauterine insemination. Fertil Steril 2006; 86(3):566-71.

Wordsworth S, Buchanan J, Mollison J, Harrild K, Robertson L, Tay C et al. Clomifene citrate and intrauterine insemination as first-line treatments for unexplained infertility: are they cost-effective? Hum Reprod 2011; 26(2):369-75.

# Reprodução assistida de alta complexidade

Jonathas Borges Soares

Elvio Tognotti

## DEFINIÇÃO

Entende-se por reprodução assistida de alta complexidade todos os tratamentos que envolvam a manipulação de espermatozoides e de oócitos em laboratório de fertilização *in vitro*, assim como os consequentes obtenção, cultivo e manipulação de embriões destinados à gestação ou à preservação do potencial de fertilidade.

Inclui a fertilização *in vitro* clássica (FIV, Figura 1), a FIV com injeção intra-citoplasmática de espermatozoides convencional (ICSI, Figura 2) ou magnificada (IMSI), a abertura ou o afinamento assistidos da zona pelúcida (*assisted hatching*), o diagnóstico genético pré-implantacional (PGD) e o rastreamento genético pré-implantacional (PGS).

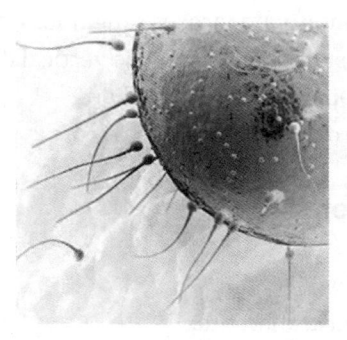

**Figura 1**   Fertilização *in vitro* clássica.

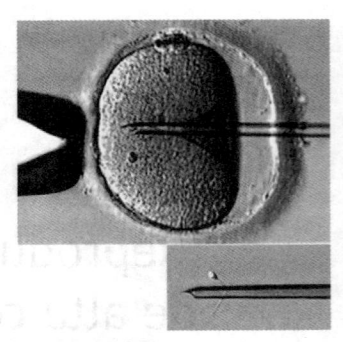

**Figura 2**  Fertilização *in vitro* com ICSI.

Técnicas pouco utilizadas hoje em dia, como a transferência intratubária de gametas (GIFT) e a de zigotos (ZIFT), também são consideradas de alta complexidade, assim como as cirurgias embrionárias, entre as quais se destacam: defragmentação embrionária e exérese de pró-núcleos extranumerários, clonagem e transferência de citoplasma – as duas últimas não autorizadas em humanos.

## INDICAÇÕES E SELEÇÃO DE PACIENTES

### Fertilização *in vitro* convencional

1. Fator tuboperitoneal.
2. Endometriose avançada.
3. Falha de técnicas de baixa complexidade.
4. Infertilidade sem causa aparente.
5. Tempo de infertilidade maior que 5 anos.
6. Baixa reserva ovariana.
7. Casais sorodiscordantes para viroses sanguíneas, com o objetivo de diminuição do risco de transmissão horizontal e vertical dessas viroses.
8. Necessidade de recepção de oócitos doados.
9. Necessidade de útero de substituição.

### Fertilização *in vitro* com ICSI

1. Fator masculino grave.
2. Infertilidade sem causa aparente.
3. Falha de técnicas de baixa complexidade.
4. Utilização de oócitos criopreservados.

5. Falha de fertilização com método convencional.
6. Baixo número de oócitos disponível.
7. Diagnóstico genético pré-implantacional.
8. Rastreamento genético pré-implantacional.
9. Zona pelúcida espessa.

## Fertilização *in vitro* com IMSI

Fator masculino grave com baixa fertilização em ICSI prévia.

## *Assisted hatching* (indicações relativas)

1. Transferência de embriões descongelados.
2. Falha de implantação.
3. Zona pelúcida espessa.
4. Idade avançada da mulher.
5. Baixa reserva ovariana.

## PGD e PGS (indicações relativas)

1. Doença genética hereditária em qualquer um dos parceiros (PGD).
2. Idade materna avançada (PGS).
3. Abortamento de repetição (PGS).
4. Falha de implantação (PGS).

## GIFT

Restrição de qualquer natureza à manipulação embrionária.

## ZIFT

Baixa resistência embrionária ao cultivo *in vitro*.

# ESTIMULAÇÃO OVARIANA CONTROLADA

Apesar de o primeiro sucesso de FIV ter acontecido em ciclo natural, atualmente, nas técnicas de alta complexidade, sempre que possível, trabalhar com maior número de oócitos significa melhores resultados. Portanto, na grande maioria das vezes, será necessária estimulação ovariana para a produção de múltiplos oócitos maduros. O controle do pico espontâneo de hormônio luteinizante (LH), que, no início, era realizado por meio das determinações urinárias ou plasmáticas, hoje pode ser evitado com o uso de análogos do GnRH encontrados no mercado. Com o bloqueio hipofisário conseguido com os análogos do GnRH (agonistas e antagonistas), foi possível transformar a aspiração folicular para a obtenção dos oócitos de um procedimento emergencial em um procedimento eletivo com hora marcada com antecedência. Livre da presença do LH hipofisário, a deflagração da maturação oocitária final é conseguida com a administração subcutânea ou intramuscular da gonadotrofina coriônica (humana ou recombinante).

A seguir serão descritas as principais substâncias utilizadas durante um ciclo de estimulação da ovulação para procedimentos de alta complexidade.

## Análogos agonistas do GnRH

O advento dos análogos agonistas do GnRH (aGnRH) caracterizou importante revolução nos protocolos de estímulo ovariano para FIV. O bloqueio da hipófise impede o pico endógeno do hormônio luteinizante, permitindo o controle sobre a deflagração da ovulação.

O GnRH natural é um decapeptídio que apresenta meia-vida entre 3 e 6 minutos. Os análogos sintéticos possuem meia-vida prolongada, com maior afinidade de união e com potência biológica até 200 vezes superior à da forma natural. As formas sintetizadas são originadas ao se substituir o $6°$ ou o $10°$ aminoácido por um resíduo de etilamina, o que lhes confere uma estrutura mais hidrófoba e menos suscetível à degradação enzimática. Essas modificações estruturais são estabelecidas pelo fato de os sítios ativos de divisão proteolítica da forma natural se encontrarem entre os aminoácidos 5/6 e 9/10. Atualmente, dispõe-se de ampla variedade de agonistas do GnRH, os quais diferem em potência, duração e via de administração.

### *Mecanismo de ação*

Compreender com exatidão o mecanismo de ação dos aGnRH é fundamental para toda a equipe médica de um centro de reprodução assistida. Esses fármacos têm, inicialmente, efeito estimulante (*flare effect*) da função hipofisária, seguido da sua supressão. Quando esses compostos são administrados de maneira pulsátil, estimulam a liberação de gonadotrofinas, enquanto sua infusão contínua, paradoxalmente, inibe a secreção. Os aGnRH simulam essa exposição contínua por sua alta afinidade pelo receptor de GnRH.

A Figura 3 ilustra os mecanismos de ação de agonistas e antagonistas do GnRH. Os antagonistas do GnRH serão abordados na sequência do capítulo.

## Apresentação

As formas de administração dos aGnRH podem ser: subcutânea diária ou de depósito, intramuscular de depósito e inalatória diária. As apresentações estão descritas no Capítulo 26 – Bulário.

## Protocolo longo

O protocolo longo é o mais utilizado no mundo. Pode ser usado em dose plena ou em "meia-dose", o que promove menor supressão folicular. Consiste na administração sequencial de aGnRH e de gonadotrofinas. Nesse protocolo, os aGnRH são administrados até que a hipófise seja completamente dessensibilizada, momento a partir do qual se inicia a administração conjunta de gonadotrofinas e de aGnRH, até o dia da aplicação da gonadotrofina coriônica (CG) para maturação folicular final. A finalidade é produzir uma quiescência do ovário antes de se iniciar o estímulo com gonadotrofinas. Essa quiescência se estabelece quando os níveis de estradiol estão abaixo de 50 pg/mL e a ultrassonografia transvaginal (USGTV) mostra ovários com folículos pequenos e endométrio fino.

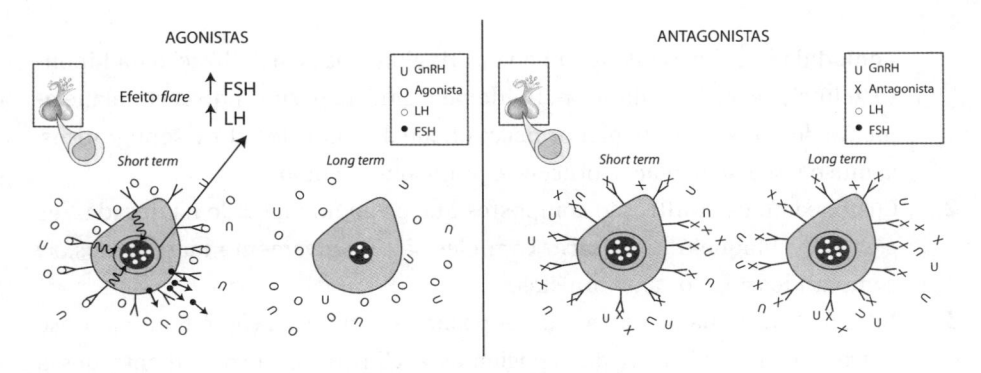

**Figura 3** Mecanismo de ação dos análogos do GnRH.

Inicia-se a administração do aGnRH na fase lútea do ciclo anterior ao ciclo de estímulo (entre o 18º e o 23º dia do ciclo). A paciente terá nova menstruação entre 7 e 10 dias após o início do aGnRH, tempo suficiente para que ocorra o bloqueio hipofisário. Durante o período menstrual, realiza-se USGTV basal para comprovar o repouso ovariano e, se este for estabelecido, tem início a estimulação com gonadotrofinas. Se for utilizado o análogo de administração diária, a dose deve ser reduzida pela metade quando se inicia o estímulo. O primeiro controle do ciclo com USGTV, em geral, é realizado no 5º ou no 6º dia de estímulo e, a partir de então, de acordo com a evolução do ciclo (habitualmente, a cada 2 dias).

Suspende-se o uso do análogo no dia em que se administra a CG. Ao utilizar a apresentação de depósito, o aGnRH deve ser administrado na fase lútea do ciclo anterior ao ciclo de estímulo, em dose plena (3,75 mg) ou meia-dose (1,88 mg), e recomenda-se aguardar em torno de 14 dias até o início do estímulo com gonadotrofinas (por causa do bloqueio mais intenso produzido nesse tipo de apresentação).

## Protocolo curto

Este protocolo, também chamado *flare-up*, aproveita o incremento endógeno de gonadotrofinas causado pelo aGnRH, isto é, incorpora o efeito agonista desse composto (liberação do hormônio folículo estimulante – FSH e do LH pela hipófise) à ação adjuvante das gonadotrofinas exógenas, atuando no recrutamento e na seleção folicular. Nesse tipo de protocolo, o aGnRH tem início no segundo dia do ciclo menstrual, em combinação com as gonadotrofinas no mesmo dia ou no dia seguinte, e ambos são mantidos até o dia da administração da CG.

## Vantagens e desvantagens do uso dos aGnRH

1. Comodidade e flexibilidade: uma vez atingida a dessensibilização da hipófise, o início do ciclo pode ser definido pelo clínico, permitindo certo planejamento dos ciclos. Existe menor necessidade de controles ultrassonográficos, já que o risco de ovulação precoce é praticamente nulo.

2. Custo: como os aGnRH são compostos que estão no mercado há décadas, os custos do bloqueio hipofisário com eles são relativamente mais baixos, se comparados aos dos antagonistas.

3. Administração: na sua forma de depósito, a administração é feita em dose única, bastante cômoda para pacientes e clínicos. O inconveniente dessa apresentação é que podem ser necessários um ou dois dias a mais de estímu-

lo, provavelmente por causa de um bloqueio mais intenso. A apresentação nasal também oferece opção cômoda e de fácil adesão. Já a apresentação diária em protocolo longo (o mais utilizado) submete a paciente a uma grande quantidade de aplicações.

4.  Síndrome de hiperestímulo ovariano: grandes estudos comparando agonistas e antagonistas do GnRH mostraram menor incidência de síndrome de hiperestimulação ovariana (SHO) em pacientes utilizando antagonistas. O uso dos antagonistas permite ainda a deflagração da ovulação com aGnRH, o que diminui ainda mais os riscos de SHO.

5.  Pacientes com baixa reserva ovariana: discute-se, nestes casos, se o fato de não haver bloqueio hipofisário no início do ciclo, quando se usam antagonistas do GnRH ou em ciclos com *flare*, poderia favorecer o crescimento folicular e, portanto, ser mais interessante. Contudo, não há dados conclusivos sobre o tema.

## Aplicabilidade

Apesar da grande adesão aos ciclos com antagonistas que ocorreu na última década, o uso dos agonistas do GnRH ainda é considerado protocolo de referência em reprodução assistida. Ele permite ao clínico e à paciente mais flexibilidade no tratamento, oferece segurança em relação à possibilidade de pico prematuro de LH, elimina fatores endócrinos que possam interferir no ciclo e aumenta o recrutamento folicular. Essa última característica pode ser indesejada em alguns casos, aumentando o risco de SHO.

## Análogos antagonistas do GnRH

Os antagonistas do GnRH (antGnRH) foram introduzidos nos últimos anos no campo da reprodução humana, com o objetivo de evitar um pico prematuro de LH durante a estimulação ovariana controlada. Durante quase duas décadas, essa função correspondeu de forma exclusiva aos agonistas GnRH. Os antagonistas do GnRH atuam de forma competitiva, unindo-se ao receptor, bloqueando-o e causando uma supressão hipofisária que se caracteriza por ser profunda e imediata (Figura 3). Esse mecanismo de ação permite que os antagonistas do GnRH sejam administrados durante a estimulação ovariana. A característica de competir de maneira direta com os receptores do GnRH endógeno, determinando uma rápida inibição da secreção de LH, confere aos antagonistas uma vantagem sobre os agonistas no manejo da hiperestimulação ovariana.

As flutuações e elevações dos níveis de FSH endógeno no período de transição lúteo-folicular não estão inibidas nos ciclos de antagonistas, podendo determinar ao final da estimulação uma coorte de folículos de várias dimensões (assincronia), dependendo do tamanho folicular ao iniciar o estímulo exógeno. Como o critério para a aplicação da gonadotrofina coriônica humana (hCG) baseia-se no tamanho de folículos que lideram a coorte, o tempo de estimulação e a quantidade de FSH utilizada são geralmente menores e o número de oócitos maduros recuperados também é menor.

A influência sobre a implantação embrionária também suscitou algumas dúvidas. Sugeriu-se que os antagonistas do GnRH seriam inibidores do ciclo celular por meio da diminuição na síntese de diversos fatores de crescimento. A interação do antagonista com o receptor para GnRH presente em localizações extra-hipotalâmicas, como são o folículo ovariano, o embrião e o endométrio, poderia comprometer a mitose dessas células, afetando o processo da foliculogênese, a maturação oocitária, a formação de blastômeros e o desenvolvimento endometrial. Alguns autores lembram a necessidade de uma curva de aprendizado no manejo dos antagonistas do GnRH, diferentemente dos agonistas, de modo que, para obter os melhores resultados com os antagonistas, será necessária certa experiência clínica.

O inconveniente da assincronia folicular pode ser minimizado, segundo alguns autores, com a administração prévia de estrógenos ou de anticoncepcionais orais, o que também permitiria certo planejamento das atividades dos serviços de reprodução humana.

## Protocolos com antagonistas do GnRH

Uma vez conhecido o mecanismo de ação dos antagonistas do GnRH e sua eficácia, foram desenvolvidos 2 tipos de protocolo para a estimulação ovariana controlada: o protocolo de doses múltiplas (fixo ou variável) e o protocolo de dose única.

### Protocolo fixo de doses múltiplas

Consiste na administração diária de antagonistas do GnRH a partir do 6º dia de estimulação ovariana com gonadotrofinas até, inclusive, o dia da gonadotrofina coriônica. Os estudos de obtenção da dose mínima eficaz estabeleceram a dose de 0,25 mg/dia como a mais adequada a esse tipo de protocolo. A duração do bloqueio hipofisário, em geral, não ultrapassa 24 horas. Portanto, o intervalo entre as doses, assim como o intervalo entre a última dose e a CG, não pode exceder 24 horas.

## Protocolo variável de doses múltiplas

Pode-se aplicar protocolo semelhante ao anterior, porém iniciando a administração quando o maior folículo atinge determinado tamanho. Dessa maneira, a administração começa quando os folículos dominantes alcançam um diâmetro médio de 13 a 14 mm. O protocolo variável tem como vantagem o menor número de doses do antGnRH, o que reduz os custos do procedimento sem alterar os resultados.

## Protocolo de dose única

Consiste na administração de uma única dose de antagonista do GnRH quando o maior folículo alcança 13 ou 14 mm de diâmetro. Se transcorridas 72 horas ainda não houver sido administrada a CG, administra-se uma segunda injeção de antagonista. O estudo de dose única identificou 3 mg como a dose mínima eficaz. Segundo dados recentemente publicados, esse protocolo dá lugar a um menor desenvolvimento folicular que o protocolo de dose múltipla, porém com taxas de gestação comparáveis. Atualmente, não se encontra no mercado nacional esse tipo de medicamento.

## Aplicabilidade

Ambos os protocolos demonstraram ser seguros e eficazes, mas ainda falta estabelecer qual é o melhor. Os diversos estudos realizados até hoje demonstraram que os números médios de dias de administração de gonadotrofinas, da dose total de gonadotrofinas e de oócitos recuperados são significativamente inferiores aos obtidos mediante o clássico protocolo longo com agonistas do GnRH. Em contrapartida, ambos levam a uma taxa menor de hospitalização causada pela SHO.

Uma revisão da Cochrane, publicada em 2006, mostra uma taxa de gestação significativamente inferior no grupo de antagonistas à taxa no grupo com agonistas. Comparando-se a eficácia de ambos os tipos de análogos em relação à taxa de recém-nascidos vivos por pacientes randomizadas, concluiu-se que a probabilidade de se obter recém-nascidos vivos com o uso de agonistas ou antagonistas não era significativamente diferente.

A última revisão da Cochrane, publicada em 2011, confirma que não se evidenciaram diferenças estatisticamente significativas nas taxas de recém-nascidos vivos e de gestações evolutivas entre os dois grupos e destaca uma incidência significativamente inferior de SHO no grupo com antagonistas.

*Tratamento prévio com anticoncepcionais orais*

Os anticoncepcionais orais permitem planejar o início da estimulação ovariana e, talvez, melhorar a assincronia folicular. Todavia, seu uso se associa com um incremento na duração do tratamento e no consumo de gonadotrofinas. Em uma metanálise recente, não se observaram diferenças significativas nas taxas de gestação evolutiva ao se compararem ciclos de antagonistas com tratamento prévio com e sem anticoncepcionais orais; no entanto, alguns autores descrevem um aumento na taxa de abortos precoces e aumento médio de um dia de estimulação no grupo com anticoncepcionais em ciclo prévio.

Os principais esquemas de bloqueio hipofisário para estimulação ovariana em FIV estão ilustrados na Figura 4.

## Gonadotrofinas

Desde a introdução das primeiras gonadotrofinas para os tratamentos de indução da ovulação, na década de 1960, houve um grande desenvolvimento desses fármacos. Isso permitiu que, na atualidade, existisse um importante número de produtos que podem ser utilizados em diferentes tipos de tratamento realizados em uma unidade de reprodução assistida. Assim, as gonadotrofinas constituem, hoje, o grupo farmacológico mais utilizado na hiperestimulação ovariana controlada (HOC) para ciclos de FIV.

Com o desenvolvimento das técnicas de obtenção e de purificação, conseguiu-se uma variada gama de gonadotrofinas, que são resultado de processos de ultrapurificação urinária ou de técnicas de engenharia genética.

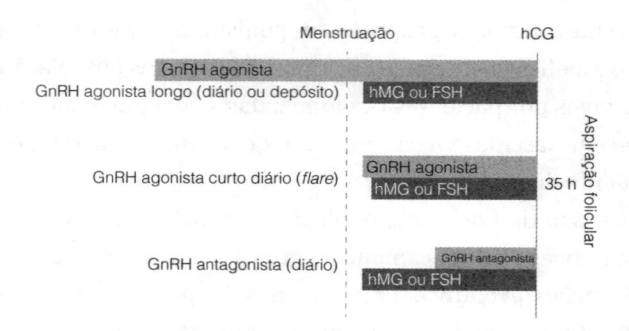

**Figura 4** Esquemas mais utilizados para estimulação ovariana em FIV.

Apesar de o debate estar aberto há mais de dez anos e de se ter realizado um grande número de estudos prospectivos e metanálises, atualmente não existe evidência de que as gonadotrofinas urinárias sejam menos seguras ou menos eficazes do que as de origem recombinante.

## Estrutura

As gonadotrofinas LH e FSH são hormônios glicoproteicos que contêm duas subunidades (alfa e beta). As subunidades beta do LH e do FSH diferem em sua sequência. A subunidade beta é a que confere a especificidade hormonal. A subunidade alfa (composta de 92 aminoácidos) é comum aos hormônios LH e FSH (assim como ao hormônio estimulador da tireoide e à gonadotrofina coriônica humana). A atividade biológica do hormônio requer a associação das duas subunidades.

O conteúdo de ácido siálico varia entre as proteínas e explica as diferenças na meia-vida. A hCG tem 20 resíduos, o FSH tem 5 e o LH, 1 ou 2. Quanto maior é o conteúdo de ácido siálico, mais longa é a vida biológica.

As estruturas dos genes, tanto para a subunidade alfa como para a subunidade beta, são conhecidas e um único tipo de gene aparentemente é responsável pela codificação de toda a síntese das subunidades alfa e beta.

Existem diferentes espécies de FSH na hipófise e no soro. A diferença principal entre várias espécies é a posição terminal dos resíduos de carboidratos, que afetam a acidez, a afinidade de união ao receptor e, o mais importante, a meia-vida (entre 3 e 4 horas) e a atividade biológica.

A presença de estrógeno ocasiona uma secreção hipofisária de FSH com um conteúdo baixo de ácido siálico. Por essa razão, os homens e as mulheres na pós-menopausa secretam FSH com um alto conteúdo de ácido siálico, uma meia-vida mais longa e menos atividade biológica em comparação às formas menos ácidas presentes em mulheres na pré-menopausa ou em homens tratados com estrógenos.

A subunidade beta do LH contém 121 aminoácidos e a mesma sequência de aminoácidos da subunidade beta da hCG, porém a subunidade beta da hCG contém 23 aminoácidos adicionais. Os hormônios diferem na composição de seus carboidratos, que afetam a meia-vida, de 20 minutos no LH e de 24 horas na hCG.

Quando se fala sobre a atividade LH, salientam-se os efeitos provocados após a ativação do receptor LH, podendo essa ativação ser provocada pelo próprio LH ou pela hCG, nos quais a meia-vida e a afinidade pelo receptor são maiores do que as do próprio LH.

## Preparados de gonadotrofinas para estimulação folicular

### Gonadotrofina da menopausa humana

A gonadotrofina da menopausa humana (hMG), ou menotrofina, é derivada da urina de mulheres na pós-menopausa. Os primeiros preparados tinham uma pureza de apenas 5% e quantidades variadas de FSH, LH e hCG. As melhorias nas técnicas de purificação resultaram na padronização da atividade de FSH e de LH a 75 UI para cada uma das gonadotrofinas, ainda que existam proteínas urinárias estranhas incluídas nos preparados disponíveis hoje em dia. A atividade LH da hMG deriva primariamente do componente hCG. O uso clínico da hMG começou em 1950, porém os ensaios clínicos não se iniciaram até o princípio dos anos 1960.

### FSH urinário

A remoção do LH com anticorpos policlonais resulta em um preparado de FSH urinário biologicamente purificado (urofolitrofina), mas que ainda contém proteínas urinárias. O uso de anticorpos monoclonais específicos para o FSH provoca refinamentos na fabricação e produção de FSH altamente purificado (*highly purified* – HP). Esse preparado contém menos que 0,1 UI de LH e menos que 5% de proteínas urinárias não identificadas. Além disso, a atividade específica de FSH está aumentada desde 100 ou 150 UI/mg, no FSH urinário purificado, até aproximadamente 10.000 UI/mg nos produtos HP. O aumento na pureza e na atividade específica do HP-FSH permite o uso subcutâneo em pequenas quantidades, além da menor variação lote a lote.

### FSH recombinante

Os preparados recombinantes são fabricados adicionando-se os genes que codificam as subunidades alfa e beta do FSH dentro de vetores de expressão que são transferidos em linhas celulares de hamsters chineses. Existem 2 preparados de FSH recombinante (rFSH) disponíveis no mercado: a folitrofina alfa e a folitrofina beta. Os dois são estruturalmente idênticos ao FSH nativo e, apesar de terem sido chamados assim, ambos contêm uma cadeia glicoproteica alfa e uma beta. Os processos de purificação dos dois preparados de rFSH não são idênticos, porém as diferenças não resultam em rendimentos clínicos distintos. O fator de conversão sugerido para esses produtos indica que 75 UI de FSH medidos por ensaio correspondem a um valor entre 5 e 5,5 mcg do produto. O sistema de apresentação do rFSH inclui dispositivos de administração com a forma de uma caneta, que podem estar pré-carregados ou se ajustar para aplicar diferentes quantidades de gonado-trofinas contidas em tubetes.

*FSH recombinante de longa ação*

A corifolitrofina alfa de ação prolongada, ou FSH recombinante de ação prolongada, foi lançada recentemente, em 2013, no Brasil. Graças à sua capacidade de iniciar e manter um crescimento folicular múltiplo sustentado durante uma semana completa, apenas 1 injeção subcutânea da dose recomendada do medicamento substitui as primeiras 7 injeções diárias dos preparados de FSH. Se o período de estímulo ovariano ultrapassar o 7º dia, será necessário manter a estimulação com doses diárias até o dia de aplicação da CG. Existem vários trabalhos científicos sobre essa substância, porém, como ela está disponível em um número restrito de centros, ainda necessita de maior experiência clínica para seu uso na prática diária.

*LH recombinante*

Está disponível para uso clínico desde 1993, em frascos com seringas projetadas para liberar 75 UI. O produto pode melhorar o desenvolvimento folicular quando usado em conjunto com o FSH, em pacientes com hipogonadismo hipogonadotrófico e nos casos de deficiente LH endógeno.

## Necessidade de atividade do LH

Durante os últimos anos, muito se debateu sobre o papel do LH nos protocolos de hiperestimulação ovariana para FIV/ICSI. O LH intervém na foliculogênese, na esteroidogênese, na maturação oocitária, na ovulação e na manutenção do corpo lúteo. Sua ação está estritamente ligada ao FSH, o qual induz receptores para o LH, permitindo sua ação. Para atuar, tanto o FSH quanto o LH precisam ocupar seus receptores e alcançar níveis adequados, existindo um "limite" e um "teto" de ação.

Ainda que a atividade do LH continue sendo um tema controverso, acredita-se que alguns grupos específicos de pacientes poderiam se beneficiar da adição de LH em sua estimulação, como é o caso das pacientes com hipogonadismo hipogonadotrófico, nas quais a administração de LH durante a estimulação ovariana é fundamental.

Outro grupo que poderia se beneficiar do LH é o de pacientes normogonado-tróficas que apresentam resposta inicial inadequada à estimulação com FSH. As situações que geram mais controvérsia são as de pacientes com reserva ovariana limitada e maiores de 35 anos. Também é certo que não existem evidências de que o LH tenha efeitos deletérios em algum grupo em particular.

A suplementação de LH durante o estímulo ovariano pode ser realizada com o emprego das hMG, que contêm LH urinário, com pequenas doses de CG, que age nos receptores de LH, ou com o uso do LH recombinante. O método mais utilizado para essa suplementação é o emprego das hMG.

# DESENCADEAMENTO DA MATURAÇÃO OOCITÁRIA FINAL

A possibilidade de controlar e promover o desencadeamento da ovulação ou da maturação oocitária final em ciclos de Reprodução Assistida representou avanço importante. Esse desencadeamento pode ser realizado com a administração da CG, do aGnRH em dose única ou do LH recombinante.

## Mecanismo de ação

O pico de LH no meio do ciclo provoca uma série de alterações bioquímicas e estruturais nos folículos pré-ovulatórios, que podem ser enumeradas a seguir:

1. Retomada da maturação oocitária.
2. Luteinização do folículo, reduzindo sua secreção de estrógenos e aumentando a síntese e a liberação de progesterona.
3. Maturação do *cumulus oophorus*.
4. Ruptura da parede folicular e liberação do óvulo.

A ovulação não é um processo puramente explosivo, mas, sim, consequência de uma série de acontecimentos que provoca a maturação oocitária final e a decomposição da camada de colágeno da parede folicular. Essa última deve-se à ação de enzimas proteolíticas (colagenases) estimuladas pelos picos de LH e de FSH e por níveis crescentes de progesterona no líquido folicular. Contribui também de forma importante a síntese intrafolicular de prostaglandinas, que provoca a contração de fibras musculares situadas ao redor dos folículos, com consequente extrusão do oócito.

A gonadotrofina coriônica exógena é usada para promover as fases finais da maturação folicular e a progressão do oócito imaturo desde a prófase I (fase de vesícula germinativa), por meio de uma ativação meiótica, até alcançar a metáfase II. Aproximadamente 36 horas são requeridas para completar o processo meiótico até a metáfase II e, na ausência de aspiração folicular para recuperar os oócitos, a ovulação ocorrerá em cerca de 40 a 44 horas depois da administração.

## Preparados de gonadotrofinas para maturação oocitária final

### Gonadotrofina coriônica humana

A hCG é obtida da urina de mulheres gestantes. A hCG é produzida pelas células do trofoblasto, a partir do 6º dia pós-fertilização, e tem a função de estimular o corpo lúteo até que a placenta assuma esse papel. A hCG placentária é uma glicoproteína da mesma família das gonadotrofinas pituitárias (FSH e LH), que apresenta uma estrutura química similar à do LH, com os dois hormônios se ligando ao mesmo receptor.

Por essa semelhança ao LH, a hCG tem sido utilizada tanto em homens quanto em mulheres nos últimos 30 anos. Em homens com hipogonadismo, pode ser empregada para estimular a esteroidogênese testicular. Em mulheres, tem sido usada com grande eficácia para desencadear a ovulação e o suporte da fase lútea. Sua introdução nos protocolos de estimulação possibilitou redução da taxa de ciclos cancelados, maior número de oócitos aspirados e melhores taxas de gestação. Os preparados de hCG, para desencadear o processo ovulatório, vêm em frascos de 5.000 ou 10.000 UI, para uso intramuscular ou subcutâneo, no caso dos preparados altamente purificados.

As desvantagens da hCG de origem urinária são: a necessidade de coletar grande quantidade de urina para a sua elaboração e o fato de conter proteínas contaminantes que podem comprometer sua eficácia ou provocar algumas reações imunológicas. Sua grande vantagem, porém, é o preço, bem menor que o da gonadotrofina recombinante.

### Gonadotrofina coriônica recombinante

A gonadotrofina coriônica recombinante (rCG) surgiu posteriormente, com o advento da tecnologia de DNA recombinante, que permitiu a obtenção de um produto mais puro. Ela é produzida por engenharia genética, utilizando-se células ovarianas de hamster chinês, nas quais os genes que codificam as subunidades alfa e beta da hCG são introduzidos. A gonadotrofina coriônica recombinante é apresentada em seringas que contêm 250 mcg do produto em 0,5 mL, equivalendo a aproximadamente 6.500 UI de hCG.

Não há evidências de que existam diferenças nos resultados clínicos entre o uso das gonadotrofinas urinárias ou das recombinantes para a indução da maturação folicular final. Uma revisão recente não encontrou diferenças significativas ao comparar ambos os fármacos e suas taxas de gestações evolutivas, de recém--nascidos vivos, de gestação e de abortos, ou a incidência de síndrome de hiperestimulação ovariana.

## Análogo agonista do GnRH

Desencadear a maturação oocitária com um único bolo de análogo agonista do hormônio liberador de gonadotrofina (aGnRH) como uma alternativa à hCG tornou-se viável com a introdução dos protocolos com os antagonistas do hormônio liberador de gonadotrofina (antGnRH) utilizados para prevenir o surgimento prematuro do LH.

A dose e o produto mais utilizados na literatura têm sido triptorelina diária em 2 seringas de 0,1 mg cada, por via subcutânea. Outros aGnRH de uso diário também podem ser utilizados.

O aGnRH desloca o antagonista do GnRH do receptor, induzindo uma secreção de FSH e de LH inicial antes que ocorra o bloqueio hipofisário. Entretanto, existem diferenças entre o comportamento do LH secretado em ciclos espontâneos e o daquele liberado em resposta ao aGnRH. Enquanto o LH secretado de maneira natural apresenta 3 fases, em um total de 48 horas, o LH induzido pelo aGnRH apresenta apenas 2 fases, em um total de aproximadamente 24 a 36 horas. Isso faz com que uma redução significativa do LH liberado pela hipófise seja utilizada para desencadear a ovulação e a maturação oocitária, resultando em um corpo lúteo deficiente e, consequentemente, em uma fase lútea alterada.

O aGnRH, desencadeando a maturação final oocitária em ciclos de FIV, apresenta uma grande vantagem sobre a hCG, uma vez que está associado à significativa redução ou mesmo à eliminação do risco de desenvolvimento da SHO.

Entretanto, os resultados apresentados pelos primeiros estudos randomizados e controlados mostraram taxas de gestação extremamente baixas, além de altas taxas de abortamento, quando o aGnRH era utilizado para desencadear o pico de LH em ciclos a fresco, mesmo quando se realizava suporte de fase lútea com altas doses de progesterona por via vaginal e estrógenos orais ou transdérmicos. Esses achados foram atribuídos à fase lútea insuficiente, isto é, à combinação de efeitos negativos sobre as funções do corpo lúteo e do endométrio.

Com o objetivo de reverter esse efeito negativo sobre o funcionamento do corpo lúteo, alguns pesquisadores realizaram um estudo que avaliou pacientes nas quais se administrou o aGnRH para a maturação oocitária final e que receberam um suplemento de 1.500 UI de hCG 12 e 35 horas após a injeção de aGnRH. Os resultados desse estudo confirmaram a hipótese de uma fase lútea deficiente, uma vez que as pacientes que receberam o suplemento 35 horas após a injeção de aGnRH apresentaram níveis de progesterona dentro da normalidade, assim como boas taxas de gestação. Contudo, sua eficácia clínica ainda requer confirmação.

Em uma metanálise de 2011, os autores concluíram que não se deve utilizar o aGnRH de forma rotineira, devendo-se reservá-lo somente para os casos em que haja grande risco de desenvolvimento de SHO. Nesses casos, a transferência deve ser realizada preferencialmente em um novo ciclo, com embriões descongelados, ou a paciente deve ser advertida sobre as baixas possibilidades de sucesso.

Aconselha-se como estratégia a criopreservação de óvulos e/ou embriões com transferência embrionária em outro ciclo, no qual os efeitos deletérios do aGnRH sobre a função do corpo lúteo e, consequentemente, sobre o endométrio não mais existam.

## LH recombinante

A SHO é uma séria complicação dos tratamentos de reprodução assistida. Sabe-se que é iatrogênica e origina-se do emprego da hCG para desencadear a ovulação ou a maturação oocitária final. Desse modo, alguns autores cogitaram a ideia de utilizar o hormônio luteinizante recombinante (rLH) em vez da hCG em pacientes em tratamento de estimulação ovariana controlada. A maior diferença entre a hCG e o rLH é a farmacocinética da hCG, na qual meia-vida sérica mais prolongada é observada pela primeira preparação. Atribuiu-se a esse fenômeno sua maior eficácia no que diz respeito à obtenção de número mais elevado de óvulos aspirados e taxas de gestação mais altas em comparação à utilização do rLH em estudos iniciais.

Entretanto, para ser atingido nível semelhante de atividade de hCG ou rCG, seria necessário grande número de ampolas de rLH, fato pouco prático e que elevaria o custo a níveis proibitivos.

## MONITORAÇÃO DA ESTIMULAÇÃO OVARIANA CONTROLADA COM USGTV

### Contagem de folículos antrais iniciais

Nos ciclos de FIV/ICSI, a primeira USGTV para início da estimulação é realizada no início do período menstrual (do 1º ao 3º dia), quando se utiliza o antGnRH, ou após o bloqueio hipofisário, nos ciclos com aGnRH longo. Além de verificar a ausência de folículos maiores que 10 mm e a presença de endométrio fino (< 5 mm), para iniciar a estimulação, a primeira USGTV é um bom momento para avaliar a contagem de folículos antrais iniciais (de 2 a 10 mm), confirmar a dose de GNT que será administrada e, de certa maneira, ter um prognóstico da resposta ovariana.

Todos os folículos abaixo de 10 mm são mensurados pela técnica do diâmetro médio (planos longitudinal e transversal). O encontro de 5 a 10 folículos antrais iniciais pressupõe uma resposta mediana. Aparelhos mais modernos possuem programas 3D que podem fazer medições automáticas. A presença de 3 folículos ou menos está relacionada a uma má resposta no ciclo, assim como a presença de número de folículos acima de 15 está relacionada ao aumento do risco de SHO.

### Objetivos da monitoração

1. Avaliar o recrutamento e o crescimento foliculares, determinando o momento correto para a aplicação da CG.
2. Cancelar os ciclos, nos casos de ausência de ou de baixa resposta ao estímulo hormonal.
3. Controlar a ocorrência e estimar os riscos da SHO e orientar condutas que visem à sua prevenção.
4. Acompanhar o crescimento endometrial pela avaliação da espessura e da ecogenicidade.

### Técnica

A monitoração é realizada por meio da contagem manual do diâmetro médio (longitudinal e transversal) dos folículos, exige uma curva de aprendizado e apresenta pequenas variações entre examinadores.

De forma geral, nas pacientes em uso diário de gonadotrofinas, os controles devem ser iniciados após 4 a 6 dias de estímulo. O crescimento folicular depende da fase de estimulação. Nos dias finais, em geral, depois dos 14 mm de diâmetro, os folículos podem crescer até 2 mm por dia. Os controles seguintes devem ser realizados conforme a resposta ovariana, habitualmente a cada 2 dias. Em casos com maior risco de SHO, deve-se antecipar o primeiro controle e monitorar diariamente, se necessário.

Nos ciclos com antagonistas em doses múltiplas, a administração deve ser iniciada quando os maiores folículos atingirem de 13 a 14 mm. Existem protocolos fixos que introduzem o antagonista independentemente da medida dos folículos. A aplicação da gonadotrofina coriônica é indicada quando 2 ou mais folículos atingirem 17 mm de diâmetro médio ou quando um folículo único atingir 18 mm, o que normalmente ocorre após 8 a 12 dias de estímulo.

Durante a monitoração, é importante correlacionar as medidas dos folículos com os sinais de hiperestrogenismo, como a espessura endometrial e a presença de muco no colo uterino.

Após 8 dias de estímulo, se nenhum folículo atingir 14 mm, deve-se pensar no cancelamento do ciclo. Casos de sinais ultrassonográficos de hiperestímulo estão normalmente relacionados aos níveis de estradiol.

O aumento da espessura e a ecogenicidade endometrial devem ser monitorados durante a indução, mas o que é mais importante é a espessura no dia da CG. Todos os estudos que avaliaram aumento da espessura endometrial, Doppler das artérias uterinas, incremento do volume endometrial e aumento da vascularização subendometrial não conseguiram provar que esses são bons marcadores para resultados de gestação, que diminuem quando a espessura endometrial é menor que 6 mm.

## SUPLEMENTAÇÃO DA FASE LÚTEA

Em um ciclo menstrual natural, o pico de LH provoca a ovulação do folículo dominante e sua posterior transformação em corpo lúteo, principal responsável pela produção de progesterona, que manterá o endométrio durante toda a fase lútea, a fim de favorecer uma possível gestação. Se esta ocorrer, a gonadotrofina coriônica humana produzida pela placenta continuará a estimulação do corpo lúteo até a 10ª semana de gestação, aproximadamente.

Durante o processo de FIV, a estimulação ovariana com gonadotrofinas exógenas induz o crescimento de múltiplos folículos antrais que, após a punção ovariana, se transformarão em corpos lúteos produtores de progesterona.

O uso dos análogos do GnRH para bloquear o pico prematuro de LH, secundariamente, pode alterar a estimulação endógena dos corpos lúteos recém-formados, provocando, assim, uma fase lútea de menor duração e níveis hormonais insuficientes para uma adequada implantação embrionária. Para compensar essa deficiência, é necessária a suplementação exógena de progesterona durante toda a fase lútea, até o diagnóstico de possível gestação.

Diversos estudos avaliaram as taxas de implantação, de gestação (clínica ou a termo) e de abortamento em relação ao uso de progesterona vaginal ou intramuscular, ao uso de hCG contra o uso de placebo ou até à ausência de tratamento. Na maioria desses estudos, evidenciaram-se melhores resultados nos ciclos com suporte medicamentoso.

A fisiologia do ciclo menstrual poderia sugerir que, em teoria, seria conseguido melhor suporte da fase lútea com hCG, por ser semelhante, em sua forma e função, ao LH endógeno. Contudo, em revisão recente, tanto nos 6 estudos comparativos de hCG IM com progesterona IM quanto nos 4 que avaliaram hCG IM contra progesterona vaginal, não foram encontradas diferenças em relação à implantação, à gestação ou ao abortamento.

Os outros estudos, metanálises e revisões consultados mostraram um aumento da SHO com o uso de hCG, cuja incidência pode chegar a até 2 vezes mais do que com o uso de progesterona.

Em razão da maior segurança e da idêntica eficácia da progesterona em relação à hCG, a próxima questão a esclarecer é quanto à melhor via de administração. A progesterona oral é de fácil administração, mas causa efeitos colaterais, como muita sonolência e náuseas, sendo sua eficácia duvidosa, de acordo com o que apontam os estudos de comparação com as vias vaginal e intramuscular. Essas 2 últimas não mostram diferenças em sua eficácia, sendo a via vaginal preferida pelas pacientes por sua maior comodidade.

A via intramuscular, apesar de ter melhores concentrações séricas, pode causar abscessos, hematomas e, em raros casos, pneumonia eosinofílica. Mesmo assim, as revisões recentes destacam melhores resultados em taxas de gestação e de recém-nascidos vivos com o uso da forma intramuscular, mas sem diferenças significativas em relação às taxas de abortamento ou de gestação clínica. Por outro lado, nenhum estudo mostra diferenças em relação às várias formas de administração da progesterona vaginal (gel, óvulos ou cápsulas).

Tanto as doses adequadas em cada uma das vias de administração quanto a duração ideal do suporte da fase lútea ainda não foram definidas com exatidão pela literatura e, embora os estudos e grupos, na sua maior parte, façam a suplementação por 7 a 11 semanas de gestação, não há consenso na literatura em relação ao início e ao término da suplementação. Dois pontos, porém, em que há consenso na maioria das publicações são o não benefício adicional do uso de hCG junto com a progesterona e o aumento do risco da SHO quando se usa a hCG em pacientes hiper-responsivas.

Em relação ao uso de estrógeno associado à progesterona, os estudos realizados mostram resultados heterogêneos. Em uma metanálise recente, não foram encontrados benefícios nas taxas de gestação (nos ciclos com agonistas e antagonistas) quando adicionado o suporte estrogênico, motivo pelo qual são necessários mais estudos para elucidar esse assunto controverso.

## Ciclo com deflagração da ovulação com agonistas de GnRH

Ainda que faltem estudos que ajudem a determinar o melhor método de suplementação após deflagrar a ovulação com agonista, vários já têm mostrado diferentes opções, detalhadas a seguir:

1.  Progesterona e estrógeno (oral ou *patches*). Foi uma das primeiras opções utilizadas, porém necessita de mais estudos com maior número de amostras para que se possa chegar a uma conclusão.
2.  Suplementação com uma ou várias doses de hCG. Um estudo observou que a administração de uma dose de 1.500 UI de hCG no dia da punção ovariana, para reforçar o suporte da fase lútea, gerou boas taxas tanto de implantação quanto de nascidos vivos. Posteriormente, em um estudo randomizado comparando este protocolo com o protocolo convencional, utilizando hCG para deflagrar a ovulação, não foram encontradas diferenças estatisticamente significativas em relação às taxas de gestação e abortamentos. No entanto, foi constatado aumento do risco de SHO, já que nenhum caso de SHO foi registrado quando se usou o agonista isoladamente, e 2 casos foram registrados quando o agonista foi associado à hCG.
3.  O uso do LH recombinante é outro ponto sob investigação, ainda que, no momento, só haja um estudo que utilize doses repetidas de LH, obtendo resultados promissores, mas que precisam ser confirmados por estudos mais extensos.

## Conclusão

A suplementação da fase lútea em ciclos de FIV, tanto com agonistas quanto com antagonistas, é fundamental para um preparo endometrial adequado e para taxas de sucesso favoráveis. Em ciclos com deflagração da ovulação com hCG, tanto a hCG quanto os progestágenos demonstraram eficácia idêntica, sendo os últimos a terapia de escolha, por serem mais seguros em relação ao risco de SHO.

As taxas de sucesso são similares entre as progesteronas vaginal e intramuscular, sendo a primeira a preferida pelas pacientes. Tanto a dose adequada da progesterona quanto a duração ainda não foram determinadas. Não se observou diferença nas taxas de gestação entre os diversos protocolos com progesterona isolada, progesterona e hCG ou somente hCG. Também ainda não foi determinado o papel dos estrógenos e dos agonistas.

Em relação à deflagração da ovulação pelos agonistas, a literatura apresenta diversas alternativas de tratamento, mas ainda falta determinar qual é o protocolo mais adequado para a suplementação da fase lútea.

## ESCOLHA DO PROTOCOLO DE ESTIMULAÇÃO

### Hipogonadismo hipogonadotrófico

Trata-se de uma situação clínica em que a hipófise tem capacidade escassa ou nula de secretar gonadotrofinas, fazendo com que os níveis destas sejam muito baixos ou indetectáveis, com bloqueio no desenvolvimento folicular, baixos níveis de estradiol sérico e ausência de ovulação e de menstruação. Nesse grupo de pacientes, observou-se que a foliculogênese farmacológica melhora mais ao se realizar a HOC com hMG (ou com adição de LH) do que ao fazê-la isoladamente com FSH. É importante lembrar da extrema necessidade de suplementação da fase lútea nesses casos, por causa da inexistência de LH endógeno.

### Paciente jovem normogonadotrófica

É a paciente com menos de 35 anos em que a resposta ovariana esperada (pela realização de estimulações prévias ou ao analisar os fatores preditores de reserva ovariana) é "normal".

Neste grupo de pacientes, muitos trabalhos demonstraram uma boa resposta ovariana à estimulação com FSH tanto urinário quanto recombinante (sem suplementação de LH), corroborando a hipótese de que um nível residual de LH após a supressão hipofisária seria suficiente para a esteroidogênese folicular.

Uma metanálise publicada em 2008 analisou 11 estudos controlados e aleatórios, compostos por um total de 2.396 mulheres. Ao comparar as pacientes estimuladas somente com FSH àquelas que adicionaram LH ao tratamento, não encontrou diferenças entre os grupos quanto a incidência de SHO, número total de oócitos recuperados, taxa de gestação e taxa de recém-nascidos vivos.

Como identificar, então, pacientes que necessitam da adição de LH? Pesquisadores, em estudo de 2002, propuseram que níveis séricos de LH inferiores a 1 UI/mL poderiam servir como fator "identificador" desse grupo de pacientes e demonstraram um aumento no número de oócitos obtidos, assim como melhor qualidade embrionária e taxa de implantação mais elevada ao adicionar, em tais casos, LH exógeno. Todavia, a realidade é que, atualmente, os dados disponíveis são insuficientes para recomendar a análise dos níveis séricos de LH e empregá-lo como indicador na prática clínica.

Desse modo, pode-se concluir que, entre as pacientes jovens normogonadotróficas, somente o grupo selecionado com uma supressão profunda dos níveis de LH poderia se beneficiar dessa adição ao tratamento. E como não existe um identificador confiável para diferenciar inicialmente essas pacientes, a resposta inicial da estimulação com FSH é que deverá orientar o médico sobre a adição de LH exógeno ao tratamento.

As doses iniciais de gonadotrofinas diárias variam entre 150 e 200 UI por dia. Em relação ao bloqueio hipofisário, não há preferência específica nesse grupo de pacientes, utilizando-se agonista ou antagonista do GnRH. Nas que correm maior risco de hiperresposta, é preferível o bloqueio com os antagonistas.

## Estimulação ovariana em pacientes com alta resposta

A experiência clínica demonstra que, uma vez iniciada a estimulação, não é simples modular seu resultado, em consequência tanto da escolha do tipo de tratamento do supressor hipofisário e da estimulação ovariana quanto da dose dos fármacos utilizados, que constituem a principal preocupação do ginecologista especialista em reprodução assistida. Concretamente, nos casos de pacientes com resposta alta, trata-se de evitar os cancelamentos por risco de gestação múltipla, em inseminação intrauterina (IIU), e de SHO, em FIV.

Ainda que não exista uma definição geralmente aceita para os diferentes tipos de resposta normal, baixa e alta, fala-se de alta resposta quando se recuperam, após estimulação ovariana controlada, mais de 15 oócitos ou quando se encontram níveis de estradiol acima de 4.000 pg/mL no dia da administração da CG.

A suspeita clínica de alta resposta se baseia fundamentalmente na resposta exagerada em ciclos prévios e em achados clínicos, como pacientes jovens, índice de massa corpórea (IMC) reduzido e achados ecográficos de ovários policísticos.

A consequência mais importante, do ponto de vista clínico, é a SHO, cuja incidência tem aumentado por um maior número de estimulações ovarianas, considerando que seus estágios mais graves representam de 0,5 a 1% dos casos. Os estágios leves são observados em cerca de 30% dos casos e as formas moderadas, em 4%. Seria possível pensar que o problema da alta resposta excessiva está relacionado com a dose de gonadotrofinas, quando, na realidade, se trata de um problema particular da mulher estimulada, posto que, na dependência de suas características clínico-biológicas, observam-se respostas excessivas com qualquer dose de gonadotrofinas e qualquer tipo de bloqueio hipofisário.

O nível de estradiol e o número de folículos desenvolvidos no dia da administração da CG são úteis para determinar se é prudente desencadear a maturação oocitária com CG ou não. Por outro lado, o tamanho e o número dos folículos aspirados e dos oócitos obtidos podem ser úteis para se decidir se a transferência deve ou não ser realizada.

## Medidas preventivas

Diante de uma paciente na qual há suspeita, por suas características clínicas, de um risco de resposta exagerada, ou que já a apresentou em ciclos anteriores, deve-se planejar uma estimulação com um protocolo mais de acordo com seu perfil. Já foram propostos diferentes protocolos considerados mais apropriados nesse tipo de paciente, já que a variabilidade individual, inclusive entre 2 ciclos da mesma paciente, complica a adequação desses esquemas terapêuticos.

Recentemente, tem sido proposto que o nível sérico do hormônio antimülleriano (AMH) parece estar relacionado com a resposta ovariana à estimulação. Encontraram-se altos níveis de AMH em pacientes cujo ciclo foi cancelado por risco de SHO, sendo que a estimativa da resposta ovariana e os níveis de AMH foram independentes da idade e da presença de síndrome dos ovários policísticos (SOP). Assim, a incorporação da determinação do AMH aos protocolos das pacientes permitiria predizer a resposta ao tratamento. Todavia, outros autores lhe atribuem um valor similar à contagem dos folículos antrais.

As principais medidas preventivas estão resumidas a seguir:

- reconhecimento do perfil da paciente de alto risco;
- individualização do regime de estimulação;

- regime com antGnRH;
- monitoração ecográfica e de níveis de estradiol;
- doses iniciais mínimas de GNT;
- *coasting*;
- cancelamento do ciclo;
- diminuição da dose de desencadeamento da CG;
- desencadeamento da ovulação com aGnRH, se houver bloqueio com antagonista;
- criopreservação de embriões;
- punção e aspiração de todos os folículos.

## Protocolos mais utilizados em pacientes com alta resposta

### Antagonistas do GnRH

Os antagonistas demonstraram ser eficazes na diminuição da incidência de cancelamentos por risco de SHO. Por outro lado, o uso de antagonistas apresenta a possibilidade de induzir a maturação final do oócito mediante a administração de uma quantidade de aGnRH, evitando, assim, o *coasting* e o cancelamento.

O desencadeamento da ovulação com aGnRH, em ciclo previamente bloqueado com antagonista, parece modificar a receptividade endometrial e dificultar a implantação embrionária. Esse efeito, porém, pode ser evitado mediante a vitrificação dos embriões obtidos e sua posterior transferência em um ciclo não estimulado.

### Doses mais baixas de gonadotrofinas

Quando a paciente reúne determinadas características clínicas que fazem suspeitar de que terá alta resposta, pode-se iniciar uma estimulação com doses mais baixas, até avaliar o estradiol do 3º dia e a resposta folicular, e, em função disso, modificar o ciclo, seja aumentando a dose de gonadotrofinas ou a diminuindo. Habitualmente, a dose inicial de GNT, nesses casos, é de 100 a 150 UI por dia. Nas pacientes de alto risco e portadoras de SOP, que geralmente apresentam LH elevado, preferem-se compostos com FSH isolado.

### Uso de agonistas do GnRH para desencadear a ovulação

É uma alternativa ao uso da CG exógena nos ciclos de estimulação com GNT e antGnRH. A administração de aGnRH causa um aumento dos níveis de FSH e de LH, produto de seu conhecido efeito *flare-up*, com incremento dos níveis de LH mais próximos ao fisiológico, e poderia prevenir a SHO, pois sua meia-vida é mais curta do que a da CG.

A conduta mais comum é administrar uma dose única de 2 seringas de 0,1 mg de triptorelina no mesmo momento em que é administrada a CG, e planejar a aspiração folicular de 35 a 36 horas depois.

## Coasting

É uma alternativa eficaz que, no entanto, não evita 100% dos casos de SHO. Consiste em suspender a administração das gonadotrofinas, continuando somente com análogos do GnRH (agonista e antagonista) e adiando a administração da CG até que o nível de estradiol sérico seja seguro.

Não existe, na literatura, um acordo sobre os níveis de estradiol sérico indicados para o início do *coasting*, sendo que os valores referidos variam de 3.000 a 6.000 pg/mL. É preciso ter em conta que as diferenças se devem às distintas técnicas utilizadas.

Em geral, inicia-se o *coasting* com valores de estradiol maiores que 4.000 pg/mL, já que o risco de SHO severa aumenta com estradiol acima desse nível. Esse valor se relaciona com os achados ecográficos da foliculometria de 15 a 20 folículos maiores que 15 mm de diâmetro.

O *coasting* é mantido até que o estradiol caia a um nível considerado seguro (3.500 pg/mL), momento em que se administra a dose de hCG (5.000 UI) ou de rCG (250 mcg) para realizar a aspiração em 35 a 36 horas depois.

A maioria dos grupos inicia o *coasting* quando os folículos estão maduros, isto é, quando alcançaram diâmetro de 16 mm, e os níveis de estradiol estão consideravelmente elevados.

A vigilância estrita (diária) dos níveis de estradiol é muito importante para evitar que caiam de forma brusca. Por outro lado, se a dose for aplicada muito cedo, haverá o risco de a paciente sofrer uma SHO. Com frequência, o nível de estradiol começa a diminuir depois do 2º dia de *coasting*, sendo clássica sua elevação no 1º dia.

Em relação à sua duração, evidenciou-se um efeito na taxa de implantação e de gestação relacionado com *coasting* mais prolongado. O fato de necessitar de mais dias para que se diminua o estradiol poderia estar relacionado com a sincronia dos folículos.

Em ambos os protocolos de antagonistas ou agonistas do GnRH, é possível fazer *coasting*, porém deve-se observar que, nos ciclos em que se utilizam antagonistas, os níveis de estradiol podem ser mais baixos, e o melhor critério seria o número de folículos.

O *coasting* funciona porque se adia a administração da CG e, ao mesmo tempo, suspende-se a administração de FSH ou de hMG, o que faz com que os folículos menores, que têm um limiar mais alto para o FSH, entrem em um processo de apoptose, enquanto os folículos maiores, com um limiar mais baixo, continuam em desenvolvimento. Isso produz uma diminuição no número de células da granulosa, que, uma vez luteinizadas, produziriam as substâncias vasoativas responsáveis pela produção da SHO. O *coasting* não elimina o risco completo da SHO, mas diminui sua incidência e o número de casos de SHO severa.

O *coasting* não afeta a qualidade embrionária nem a oocitária. Em relação à capacidade de implantação, estudos realizados com doadoras observaram diminuição da taxa de implantação quando o *coasting* é superior a 4 dias, ainda que as qualidades embrionária e oocitária sejam comparáveis.

É um método muito utilizado para a prevenção da SHO por ter as seguintes vantagens: o ciclo não é cancelado; a técnica permite a transferência de embriões a fresco, evitando sua criopreservação; não há necessidade de terapia adicional nem de medicamentos. No entanto, o *coasting* pode diminuir a taxa de gestação quando for mais prolongado.

## Uso de hCG durante a estimulação ovariana

Na fase folicular precoce, é fundamental a presença de concentrações mais altas de FSH para que ocorra um recrutamento folicular adequado, enquanto o aumento do LH é necessário para que se desenvolva a dominância do folículo. As células da granulosa somente desenvolvem receptores para LH quando os folículos alcançam um diâmetro de aproximadamente 10 mm após a ação do FSH e de estrógenos, o que as torna sensíveis à estimulação por LH ou substância com atividade de LH (hCG).

Em estudos clínicos recentes, a administração de baixas doses diárias de hCG (de 50 a 200 UI) mostrou-se eficaz para manter o desenvolvimento de folículos recrutados. Estudos anteriores demonstraram que a utilização de hCG é segura e reduz o tempo de estimulação ovariana e as doses de gonadotrofinas, aumentando o processo de atresia dos folículos intermediários e reduzindo os riscos de SHO. Entretanto, ainda não estão completamente esclarecidas sua eficiência e sua segurança na prevenção da SHO, visto que a hCG em doses maiores deflagra a própria síndrome.

*Diminuição da dose de hCG para a maturação oocitária final*

Como a hCG utilizada no final da fase de estimulação é considerada a desencadeadora da SHO, a diminuição de sua concentração para a maturação oocitária final parece lógica e poderia diminuir a incidência da SHO e talvez a gravidade dos casos. Não se conhece exatamente qual seria a dose mínima que não representaria prejuízo na qualidade e na quantidade dos oócitos obtidos. Alguns acreditam que essa dose mínima seria de 2.500 UI.

Entretanto, na falta de provas convincentes, a maioria dos centros utiliza a dose de 5.000 UI, quando é usado o composto urinário, e a de 250 mcg, quando é usado o recombinante. Deve-se lembrar que a maioria dos centros mundiais ainda utiliza a dose de 10.000 UI para os casos de rotina e baixa resposta, mas atualmente não há motivos para manter essa dose, pois a dose de 5.000 UI ou de 250 mcg proporciona os mesmos resultados, com provável diminuição dos riscos. Portanto, nas pacientes com alta resposta, não há motivo para aplicar 10.000 UI.

## Cancelamento do ciclo

A suspensão definitiva da CG e o cancelamento do ciclo constituem a única estratégia segura para evitar, de forma eficaz, os casos de SHO precoce e tardia.

Manter o agonista ou o antagonista do GnRH até que a paciente inicie a menstruação pode favorecer a involução dos corpos lúteos e melhorar a sintomatologia, se esta for importante.

Deve-se prevenir o casal para evitar as relações sexuais sem contracepção, já que pode ocorrer ovulação espontânea até 11 dias depois da interrupção do tratamento com gonadotrofinas, podendo produzir (nos casos que apresentam tubas pérvias e espermatozoides) gestação espontânea e, por consequência, SHO tardia e/ou gestação múltipla.

No entanto, o cancelamento de um ciclo nem sempre é a medida mais desejável e fácil de aceitar. Algumas pacientes o veem como um fracasso e uma perda de tempo e recursos.

## Congelamento programado e transferência dos embriões em ciclo posterior

Trata-se de evitar a ocorrência da forma tardia da SHO aspirando os oócitos e os congelando, ou realizando a FIV/ICSI e congelando os embriões para transferi-los em um ciclo posterior não estimulado.

É importante recordar que essa medida não evitará a aparição da forma preco-ce da SHO. No entanto, pode ser útil se o estado da paciente piorar entre a aspira-ção folicular e a transferência. Para isso, é imprescindível ter um programa eficaz de congelamento de embriões. A introdução da vitrificação como método de con-gelamento de oócitos ou embriões com ótimas taxas de sobrevivência mostrou ser uma das melhores opções no manuseio da paciente com alta resposta, permitindo boas taxas de gestação.

## Conclusões

Conseguir uma resposta adequada, sem que se faça necessário cancelar o ciclo e sem que se observem efeitos adversos relacionados à hiperestimulação ovariana, nem sempre é tarefa fácil. A melhor estratégia diante da alta resposta é a preven-ção. As opções mais seguras estão descritas abaixo, porém mais detalhes sobre a SHO podem ser obtidos no Capítulo 20 – Complicações das técnicas de reprodução assistida:

- utilizar doses menores de GNT (de 100 a 150 UI por dia) nas pacientes predispostas;
- bloqueio hipofisário com antGnRH;
- desencadeamento da maturação oocitária com aGnRH;
- vitrificação dos oócitos ou embriões para posterior transferência em outro ciclo.

## Estimulação ovariana em pacientes com baixa resposta

### Definição

O quadro de baixa resposta ovariana ao estímulo ocorre em 10 a 30% dos casos submetidos a tratamentos de FIV/ICSI e constitui um dos problemas mais impor-tantes e delicados a ser enfrentado pelos profissionais dessa área.

Não há um acordo sobre a caracterização da paciente com baixa resposta. O número de folículos que completaram o desenvolvimento no dia da adminis-tração da hCG pode ser um critério para definir a baixa resposta ovariana. A con-centração de estradiol sérico no final da fase folicular também é um parâmetro usado para definir a paciente com baixa resposta e seus valores variam conforme os autores considerados, sendo os limites mínimos de 300 a 500 pg/mL. Outra sugestão encontrada na literatura é a concentração sérica de estradiol no 5º dia do ciclo, quando as pacientes com baixa resposta apresentam concentrações inferiores a 100 pg/mL.

Outro grupo de especialistas prefere definir como paciente de baixa resposta aquela que apresenta 3 ou menos folículos com diâmetro médio maior ou igual a 16 mm no dia da hCG, após estimulação ovariana com dose padrão de gonadotrofina (150 UI por dia, em mulheres com até 35 anos, ou 225 UI por dia, em mulheres com mais de 35 anos).

Na tentativa de chegar a um consenso, especialistas se reuniram na cidade de Bolonha, em 2010, e sugeriram o critério descrito a seguir (conhecido como Consenso de Bolonha) para descrever pobre resposta ovariana (*poor ovarian response* ou POR). Devem estar presentes pelo menos 2 das 3 características seguintes:

- idade materna avançada (≥ 40 anos) ou qualquer outro fator de risco para POR;
- POR prévia (≤ 3 oócitos com uma estimulação em protocolo convencional);
- presença de teste de reserva ovariana alterado (CFA < 5 a 7 folículos ou AMH < 0,5 a 1,1 ng/mL).

Dois episódios de POR após estimulação máxima já são suficientes para definir uma paciente como pobre respondedora, na ausência de idade materna avançada ou de teste de reserva ovariana anormal.

Por definição, o termo POR refere-se à resposta ovariana e, por conseguinte, um ciclo estimulado é considerado essencial para o diagnóstico de POR. No entanto, pacientes com mais de 40 anos de idade e um teste de reserva ovariana anormal podem ser classificadas como pobres respondedoras. Nesse caso, as pacientes deveriam ser mais bem definidas como prováveis POR.

## Testes preditivos de baixa resposta ao estímulo ovariano

A realização prévia de testes preditivos da resposta ovariana é importante para avaliar o prognóstico das taxas de cancelamento e gestação dos ciclos de FIV e orientar a dose inicial de gonadotrofina e a escolha do melhor protocolo de estimulação ovariana para cada paciente.

Atualmente, porém, não se dispõe de nenhum teste preditivo da resposta ovariana de alta acurácia, como também não há um teste de reserva folicular para detectar quais pacientes apresentariam baixa resposta ovariana. Têm sido utilizados vários testes de reserva ovariana para tentar identificar as pacientes de risco para baixa resposta, mas sempre com incertezas quanto ao seu valor preditivo.

Um dos testes mais utilizados é a concentração sérica do FSH basal (realizado no 2º, 3º ou 4º dia do ciclo menstrual), cujos valores de normalidade na literatura variam entre 10 e 15 mUI/mL.

Níveis basais elevados de FSH sérico (> 10 mUI/mL), níveis elevados de E2 (> 80 pg/mL), níveis reduzidos de inibina B (< 45 pg/mL) e contagem média de folículos antrais iniciais menor que 5 (diâmetro entre 2 e 10 mm) em USGTV são os principais exames e resultados preditivos da baixa resposta ovariana. Atualmente, é possível juntar a eles a dosagem do AMH, cujo valor não deve ser menor que 1 ng/mL, em qualquer dia do ciclo.

Um trabalho interessante de 2008 avaliou o valor preditivo do FSH basal e os resultados de nascimentos em programa de FIV. Foram avaliados 8.019 casos de FIV e os resultados, para todas as idades e para cada grupo etário, estão descritos na Figura 5. Fica claro que a taxa de nascimentos é inversamente proporcional ao nível de FSH, tanto na população geral quanto nas diferentes faixas etárias. Nos casos avaliados por esses autores, não houve qualquer nascimento em pacientes com FSH maior que 18 UI/L.

Os testes de estímulo, representados pelo teste do citrato de clomifeno (CC) e pelo EFORT, são realizados raramente. No Capítulo 10 – Causa ovulatória, há mais referências sobre reserva ovariana.

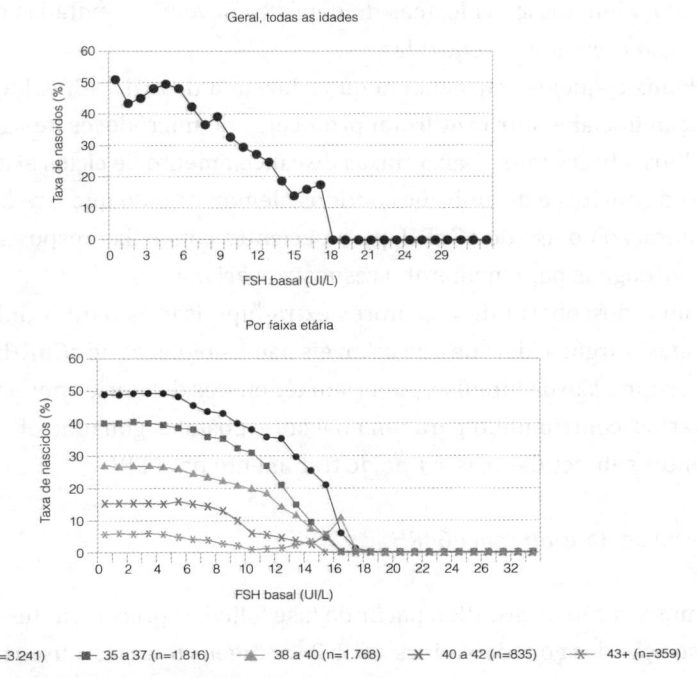

**Figura 5** FSH basal e taxa de nascimentos em FIV.

Fonte: adaptada de Scott Jr et al., 2008.

## Protocolos mais utilizados em pacientes com baixa resposta

Ainda não está definido, de maneira clara e eficiente, o protocolo ideal de estimulação ovariana controlada para o grupo de pacientes com baixa resposta. Vários procedimentos têm sido empregados.

### Bloqueio hipotálamo-hipofisário com agonistas do GnRH

Por meio da indução da dessensibilização hipofisária, os protocolos com agonistas do GnRH previnem a ovulação e a luteinização prematuras, além de reduzir de forma significativa cancelamentos dos ciclos de tratamento, em comparação aos ciclos em que a gonadotrofina é utilizada de forma isolada. Todavia, em alguns casos, a estimulação ovariana consome maior quantidade de gonadotrofinas e a duração do estímulo pode se prolongar. Provavelmente, nesses casos, deve haver intensa supressão hipofisária e/ou efeito inibidor direto sobre os ovários.

A redução da sensibilidade às gonadotrofinas, associada ao uso do protocolo longo com o aGnRH, levou alguns autores a reduzirem a dose e a duração da administração do aGnRH em mulheres classificadas como pacientes com baixa resposta. Além disso, as formas de depósito devem ser evitadas ou, pelo menos, empregadas em doses reduzidas.

Alguns esquemas suspendem ou reduzem a dose do aGnRH após a dessensibilização inicial e outros utilizam protocolos de microdoses de agonistas. Nesses trabalhos, observam-se baixas taxas de cancelamento de ciclos e aumento nos números de oócitos e de embriões obtidos, demonstrando que a redução da dose e/ou a duração no uso do aGnRH, para pacientes com baixa resposta, pode ser uma das abordagens para melhorar a resposta ovariana.

Com a descoberta de receptores extra-hipofisários para o GnRH nos ovários humanos, surgiu a ideia de que os níveis não fisiológicos de aGnRH, administrados para a supressão da hipófise, poderiam ter efeitos deletérios por ação direta sobre os ovários, contribuindo para uma baixa resposta às gonadotrofinas em algumas pacientes submetidas a esse tipo de tratamento para FIV.

### Esquema de flare-up com aGnRH

A administração do aGnRH a partir da fase folicular precoce, antes do início da administração das gonadotrofinas, teria 2 vantagens teóricas: ausência de supressão ovariana excessiva e estímulo inicial dos receptores do GnRH, além da consequente secreção de gonadotrofinas endógenas, incrementando o efeito das gonadotrofinas exógenas administradas.

Além disso, tem sido proposto que se pode obter uma supressão ovariana mais leve por meio do decréscimo da dose do aGnRH, levando a uma melhor resposta ovariana com a administração das gonadotrofinas. Esse esquema, apesar de ser amplamente utilizado, nunca foi estudado de forma adequada, ou seja, prospectiva e randomizada, comparando-o com os protocolos clássicos.

*Bloqueio hipotálamo-hipofisário com antagonistas do GnRH*

O uso do antagonista do GnRH visa a evitar o pico prematuro do LH e, ao mesmo tempo, utilizar o máximo da coorte de oócitos, minimizando os efeitos de supressão do análogo do GnRH nos receptores ovarianos e evitando a supressão ovariana na fase do recrutamento folicular.

O uso dos antagonistas, com a administração de altas doses de gonadotrofinas, pode ser uma boa opção para as pacientes com baixa resposta e tem vários defensores na literatura, que relatam diminuição das taxas de cancelamento e aumento das taxas de gestação.

*Doses elevadas de gonadotrofinas*

O uso de doses muito elevadas de gonadotrofinas para o estímulo ovariano é claramente consequência de uma falha inicial de resposta ovariana. Mesmo assim, os resultados têm sido controversos, com estudos prospectivos e randomizados que mostram não só benefícios mínimos como também ausentes.

Uma falta de resposta ao estímulo com gonadotrofinas leva o clínico, automaticamente, a aumentar a dose dos medicamentos. Segundo vários autores, a dose inicial de tratamento para as pacientes com baixa resposta é de, no mínimo, 300 UI por dia.

Foi observado, em um estudo prospectivo e randomizado, que duplicar a dose inicial de hMG de 225 UI para 450 UI a partir do 5º dia do ciclo não foi eficaz para aumentar a resposta ovariana nas pacientes com baixa resposta, estando em conformidade com a teoria de que o recrutamento folicular ocorreria na fase lútea do ciclo anterior ou na fase folicular precoce. Em outro estudo, desta vez retrospectivo, os autores utilizaram dose inicial de 450 UI/dia e, como resposta, obtiveram um número baixo de oócitos recuperados (2,67 oócitos por paciente) e baixas taxas de gravidez (12%), concluindo que não houve vantagens no aumento da quantidade de gonadotrofina administrada.

Outros autores chegaram a uma conclusão semelhante, em um estudo retrospectivo, quando, em 126 casos de pacientes com baixa resposta, administraram 450 UI de hMG ao dia. As mulheres apresentaram elevação no número de oócitos recuperados, porém baixa taxa de gravidez (3,2%).

Em geral, a maioria dos autores vem usando doses elevadas de gonadotrofinas para o estímulo ovariano em pacientes com baixa resposta. Contudo, os resultados são conflitantes e, nos estudos prospectivos e randomizados, a utilização de doses muito elevadas de gonadotrofinas gera apenas benefício mínimo. Apesar de boa parte dos especialistas da área ainda utilizarem doses de até 450 UI por dia, não se vê benefício em doses superiores a 300 UI por dia.

*Uso de FSH recombinante contra gonadotrofinas urinárias*

Embora haja, na literatura, vários trabalhos comparando gonadotrofinas urinárias e recombinantes, não há evidências de que o FSH recombinante produz melhores resultados nas pacientes com baixa resposta, sendo ainda necessários estudos prospectivos e randomizados com um número maior de pacientes para que se possa chegar a conclusões mais confiáveis.

*Suplementação com medicamentos de atividade de LH*

O nível crítico de LH necessário para o desenvolvimento folicular adequado ainda não está definido, embora alguma atividade de LH certamente seja necessária para uma boa produção de estrógeno e um bom desenvolvimento endometrial.

A necessidade do LH durante o tratamento com FIV em mulheres normogonadotróficas, em que houve supressão com agonistas ou com antagonistas do GnRH, e que foram estimuladas apenas com FSH, ainda é um assunto controverso.

Em um estudo prospectivo e randomizado que envolveu pacientes submetidas à FIV com protocolo longo de agonista do GnRH, não se observaram benefícios evidentes na suplementação com LH. Outros estudos, nos quais os níveis de LH estavam profundamente suprimidos em mulheres submetidas à FIV, consideram ser benéfica a possibilidade do uso de suplementação com LH.

Em um estudo prospectivo e randomizado, os autores analisaram os efeitos clínicos da administração de 75 UI/dia de LH recombinante (grupo B) ou de uma pequena dose de 75 UI/dia de hCG recombinante (grupo C) em mulheres com baixa resposta, que foram induzidas com microdose de aGnRH e 600 UI por dia de FSH recombinante, comparando esses dois grupos com o grupo controle (grupo A), que não fez a suplementação com LH nem com hCG.

Os resultados mostraram taxas de gravidez de 35,1, 27,6 e 31,2%, respectivamente, concluindo que a adição de atividade exógena de LH ou de hCG recombinante é desnecessária quando se usa FSH recombinante e microdose de análogo do GnRH.

Quando se discute a ação do LH em técnicas de reprodução assistida, alguns autores sustentam que a suplementação com LH não tem ação benéfica, podendo ser até prejudicial. Outros entendem que o LH deve ser administrado a todas as mulheres submetidas ao tratamento, pois incrementaria a resposta ovariana ao FSH, reduzindo a duração do estímulo e a dose necessária para o tratamento.

O LH poderia ser útil em algumas situações, como uma inibição hipofisária intensa pelo análogo do GnRH, em mulheres com idade avançada para reprodução, ou naquelas que previamente necessitaram de quantidades elevadas de FSH para o estímulo ovariano.

A suplementação com LH pode ser feita com o emprego de hMG, mas, quando se utiliza o FSH recombinante, o LH pode ser adicionado ao esquema de estimulação sob a forma de LH recombinante (rLH) ou pode-se obter atividade de LH pela administração de baixas doses de hCG (200 UI/dia).

*Uso do inibidor da aromatase*

O mecanismo de ação do inibidor da aromatase (letrozol) se dá por meio do bloqueio da síntese de estradiol, que resulta em redução nos níveis desse hormônio e provoca mecanismo de *feedback* negativo na hipófise. A resultante elevação na secreção de gonadotrofinas endógenas pode estimular a resposta ovariana às gonadotrofinas exógenas em ciclos de estimulação ovariana controlada.

Em um trabalho recente, os autores concluíram que a adição de 2,5 mg/dia de letrozol, durante 5 dias, ao protocolo de elevadas doses de gonadotrofinas com antagonista do GnRH proporcionou melhora no prognóstico da FIV em mulheres com baixa resposta. Uma das hipóteses para tal resultado é a de que, ao incrementar a concentração intrafolicular dos androgênios, cria-se de forma temporária e reversível um ambiente semelhante ao da SOP, situação na qual, habitualmente, as pacientes apresentam resposta aumentada à ação das gonadotrofinas e as células da granulosa dessas mulheres apresentam-se hiper-responsivas e desenvolvem receptores de LH mais precocemente do que nas mulheres sem SOP.

Em alguns estudos, verifica-se que os androgênios podem aumentar a resposta das células da granulosa à ação das gonadotrofinas, promovendo o crescimento folicular e a biossíntese de estrógenos. Os androgênios também podem estimular a produção de IGF-1 e o gene da expressão do receptor do IGF-1, que promovem a esteroidogênese folicular.

Entretanto, existe uma controvérsia sobre a utilização de letrozol e um possível aumento na incidência de malformações fetais. Uma avaliação retrospectiva abrangente de 911 neonatos de mães que fizeram tratamento com letrozol mostrou que a incidência de malformações maiores ou menores nesse grupo de recém-nascidos foi inferior à do grupo de neonatos de mães tratadas com citrato de clomifeno. Entretanto, em comunicado oficial, o fabricante do produto não recomenda seu uso em reprodução humana.

## Injeção intracitoplasmática de espermatozoides usada de forma rotineira

Baseando-se na suposição de que melhores taxas de fertilização são observadas com ICSI do que com FIV convencional, um grupo de autores propôs a realização de ICSI de forma compulsória para os poucos oócitos obtidos em seus casos de pacientes com baixa resposta, com a finalidade de aumentar a taxa de gravidez, procedimento que não mostrou diferenças nos resultados clínicos. No entanto, vários estudos sugerem que, na ausência de fator masculino, não há benefícios em se proceder à ICSI de forma rotineira no caso de 3 ou menos oócitos recuperados.

## Ciclo natural

Alguns autores sugerem que, se as mulheres não respondem de forma adequada ao estímulo ovariano, devem-se usar os oócitos obtidos em seus ciclos naturais. Embora muitos trabalhos tenham sido publicados sobre FIV em ciclos naturais, poucos se referiam especificamente a pacientes com baixa resposta.

Em um estudo prospectivo com grupo controle composto por pacientes já tratadas, houve obtenção de oócitos em pelo menos 82% delas e taxa de gravidez a termo de 9%. Resultados semelhantes foram observados em outro estudo, sem grupo controle, constituído por pacientes com mais de 44 anos, nas quais foram analisados 44 ciclos. Os resultados revelam que houve obtenção de oócitos em 48,5% dos ciclos e taxa de gravidez em curso de 2,1%. Assim, observa-se que os resultados, além de terem sido obtidos com amostra de tamanho limitado, são contraditórios.

Algumas circunstâncias favoráveis podem estar associadas ao uso do ciclo natural, como possibilidade de aspiração folicular sem sedação, prevenção da gravidez múltipla e da SHO, baixo custo e fácil repetição.

*Ciclo natural com estimulação mínima*

Duas das grandes dificuldades do ciclo natural são a monitoração e a possibilidade de ocorrência de pico de LH em momento não identificado, comprometendo a aspiração folicular. Para superar esse problema, pode-se empregar o ciclo natural com estimulação mínima, usando-se antGnRH na presença de folículo com 13 ou 14 mm, e administrando-se, a partir de então, de 75 a 150 UI de gonadotrofina por dia, até que o folículo atinja 18 mm, momento em que seria aplicada a CG, programando-se a aspiração folicular para de 35 a 36 horas depois.

## Momento da transferência embrionária

Em um estudo prospectivo e randomizado com o intuito de demonstrar a vantagem em mudar o momento da transferência de embriões do 3º para o 2º dia em mulheres com baixa resposta, ficou demonstrado que as pacientes que receberam os embriões no 2º dia, quando comparadas àquelas que os receberam no 3º dia, apresentaram taxas mais elevadas de gravidez por oócito recuperado e também por embrião transferido.

Sabendo que as pacientes com baixa resposta têm poucos embriões disponíveis para transferência e observando a elevada taxa de cancelamento da transferência de embriões entre essas pacientes, os autores propuseram abreviar o tempo de exposição do embrião às condições *in vitro*, reduzindo seu potencial efeito deletério.

## Medicamentos adjuvantes

### Hormônio do crescimento

O uso do hormônio do crescimento (GH) tem o objetivo de aumentar o efeito das gonadotrofinas exógenas no tecido ovariano. O GH provavelmente modula a ação do FSH nas células da granulosa, que, por sua vez, estimulam a liberação do fator de crescimento semelhante à insulina do tipo I (IGF-1). O IGF-1 aumenta o efeito do FSH tanto nas células da granulosa quanto nas células da teca. Infelizmente, vários estudos prospectivos randomizados e controlados não conseguiram demonstrar algum benefício real no uso do GH como terapia adjuvante à estimulação ovariana nas pacientes com baixa resposta.

Em uma recente revisão sistemática da Cochrane, a metanálise concluiu que a terapia adjuvante com GH não mostrou diferença estatística nos resultados avaliados, concluindo, portanto, que a terapia adjuvante não traz benefício às pacientes com baixa resposta.

## L-arginina

O uso oral da L-arginina teria o objetivo de aumentar o fluxo sanguíneo ao útero e ao ovário, incrementando a resposta ovariana às gonadotrofinas nas pacientes com baixa resposta. O primeiro relato da utilização da L-arginina se mostrou promissor, pois apresentou resultados com melhora na resposta ovariana, na receptividade endometrial e na taxa de gestação. Contudo, o mesmo autor, 3 anos depois, publicou um trabalho questionando a suplementação oral com L-arginina, pois esta poderia ser prejudicial à qualidade embrionária.

## Bromocriptina

A utilização da bromocriptina durante o ciclo anterior ao ciclo de tratamento, não ultrapassando o início da estimulação ovariana, provocaria um efeito rebote que ocasionaria aumento na concentração sérica da prolactina. Tal efeito melhoraria o recrutamento folicular e, por consequência, o número de folículos nos tratamentos de FIV. Um estudo concluiu que, em pacientes normorrespondedoras, houve uma melhora na qualidade dos embriões, resultando em aumento significativo na taxa de gravidez.

Em outro estudo prospectivo não randomizado em pacientes com baixa resposta, a utilização da bromocriptina na fase lútea média do ciclo anterior mostrou-se eficaz, melhorando o recrutamento folicular e o desenvolvimento embrionário, e resultando em aumento das taxas de fertilização e de gravidez. Infelizmente, o estudo citado refere-se a apenas 10 pacientes, havendo necessidade, portanto, de estudos com um número mais elevado de pacientes.

## Testosterona

Em 2006, foi realizado um estudo para verificar se um pré-tratamento com testosterona transdérmica poderia melhorar a resposta ovariana às gonadotrofinas em tratamento de FIV, para pacientes com baixa resposta, com concentração normal de FSH basal. O estímulo ovariano para tratamento com técnicas de reprodução assistida nas pacientes com baixa resposta que apresentam níveis basais de FSH normais é um dos dilemas mais difíceis de resolver em medicina reprodutiva.

Os autores instituíram um tratamento para esse grupo de pacientes com baixa resposta, administrando 20 mg/kg por dia de testosterona transdérmica, nos 5 dias que precediam o início do uso das gonadotrofinas para o estímulo ovariano. Houve aumento superior a 5 vezes no número de folículos recrutados (5,8 folículos) e foram conseguidos 2 ou 3 embriões por ciclo e 30% de gravidez por oócito recuperado. Houve 20% de ciclos cancelados. Assim, os autores advogam a utilização desse esquema pré-tratamento com adesivos de 2,5 mg/dia de testosterona para mulheres com baixa resposta e nível basal de FSH dentro da normalidade.

Outros estudos, porém, não confirmaram os benefícios da testosterona nos protocolos de estimulação ovariana, não se justificando, com bases sólidas, seu emprego em pacientes com baixa resposta.

## *Recepção de oócitos ou embriões*

Quando o comprometimento da reserva ovariana não permite que sejam obtidos oócitos em condições de fertilização ou quando a baixa qualidade oocitária acarreta sucessivas falhas nos procedimentos de FIV, propõe-se ao casal a recepção de oócitos doados ou até a recepção de embriões congelados para doação.

Os programas de recepção de oócitos e embriões devem seguir as normas e os critérios do Conselho Federal de Medicina (CFM) e da Agência Nacional de Vigilância Sanitária (Anvisa).

Embora não haja limite preciso de idade para as receptoras, considera-se que a transferência de embriões só deva ocorrer em mulheres saudáveis até os 50 anos.

## PROTOCOLOS DE ROTINA UTILIZADOS NO PROJETO BETA

### Bloqueio hipofisário

O bloqueio hipofisário tem o objetivo de evitar o pico prematuro de LH, fenômeno responsável pelo cancelamento de 20 a 30% dos ciclos de estimulação ovariana para alta complexidade. Os tipos de bloqueio hipofisário estão listados a seguir.

### *Ciclo longo*

Recebe este nome porque o bloqueio hipofisário é iniciado no ciclo anterior àquele da estimulação ovariana.

Pode ser feito utilizando o agonista do GnRH nas suas formas de depósito (meia dose da injeção mensal intramuscular ou subcutânea) ou diariamente (subcutâneo ou inalatório). No caso dos diários, reduz-se a dose pela metade quando ocorre a menstruação e mantém-se a medicação até o dia do hCG. Em más respondedoras, o agonista do GnRH pode ser suspenso precocemente (durante a menstruação do ciclo do estímulo), com o intuito de melhorar a resposta.

Em ambos os casos, inicia-se a medicação na fase lútea média do ciclo anterior ao do estímulo (entre o 18º e o 23º dia do ciclo, em pacientes com ciclos menstruais regulares) ou após o uso de ao menos 14 dias de anticoncepcional oral combinado. Nesse caso, mantém-se a pílula por mais 2 ou 3 dias após o início do agonista de GnRH.

O retorno para início da estimulação ovariana será entre 10 e 14 dias após o início do bloqueio. Os critérios de bloqueio hipofisário para início da estimulação ovariana são:

- ocorrência de menstruação;
- endométrio fino (< 5 mm);
- ausência de cistos ovarianos > 30 mm.

Se as pacientes apresentarem cistos maiores que 30 mm e/ou endométrio maior ou igual a 5 mm, nova USGTV será realizada uma semana depois. Se os cistos persistirem, serão ignorados ou puncionados ou o ciclo de tratamento será suspenso, a depender de cada caso.

## Ciclo curto

Recebe este nome porque o bloqueio hipofisário é iniciado no mesmo ciclo em que se realiza a estimulação ovariana. Convencionalmente, utilizam-se os antagonistas do GnRH, embora existam protocolos curtos também com agonistas de GnRH.

Existem 2 tipos de protocolo com antagonistas do GnRH:

- fixo: inicia-se a medicação em um dia fixo da estimulação (em geral, no 5º ou 6º dia);
- flexível: inicia-se a medicação de acordo com o diâmetro do maior folículo (em geral, diâmetro médio de 13 a 14 mm na USGTV).

Os antagonistas do GnRH devem ser aplicados diariamente por via subcutânea. Pequena reação no local da aplicação é comum. O intervalo entre a última dose do antagonista do GnRH e a deflagração da maturação oocitária nunca deve exceder 24 horas.

## Estímulo ovariano

O estímulo ovariano tem o objetivo de induzir um ciclo multifolicular, propiciando maior recuperação de oócitos maduros, formação de mais embriões e maiores taxas de gestação por ciclo, comparativamente ao ciclo natural. Considera-se adequada a resposta que leve à recuperação de 4 a 15 oócitos maduros.

Utilizam-se rotineiramente gonadotrofinas urinárias (hMG) ou recombinantes (rFSH), aplicadas diariamente por via subcutânea, a partir do estabelecimento do bloqueio hipofisário, nos ciclos longos, ou a partir do 2º ou 3º dia do ciclo menstrual, nos ciclos curtos.

### *Escolha da dose inicial*

Para a escolha da dose inicial diária de gonadotrofinas, as mulheres são divididas em 4 grupos:

- ovários com aspecto policístico: de 100 a 150 UI de rFSH;
- ovários normais, até 35 anos: 150 a 200 UI de hMG ou rFSH;
- ovários normais, de 36 a 39 anos: 200 a 300 UI de hMG ou rFSH;
- ovários normais, acima de 40 anos: 225 a 300 UI de hMG ou rFSH + hMG.

A escolha da dose inicial pode variar, além da idade da paciente, de acordo com antecedentes pessoais ou com outras provas de diminuição de reserva ovariana.

A dose diária inicial será mantida até o 5º ou 6º dia de estímulo, quando poderá ser diminuída pela metade, se a USGTV revelar mais de 20 folículos com diâmetro igual ou superior a 10 mm, ou aumentada em de 30 a 50%, nos grupos 2, 3 e 4, quando houver ausência de resposta (nenhum folículo com diâmetro igual ou superior a 10 mm).

Nos demais casos, a dose deve ser mantida até o final do estímulo, com novos controles a cada 2 ou 3 dias. O ciclo só será cancelado por falta de resposta ovariana se, no 8º ou 9º dia de estímulo ovariano, não houver nenhum folículo de tamanho igual ou superior a 14 mm na USGTV ou se nenhum folículo atingir 17 mm de diâmetro folicular nos controles posteriores.

## Maturação oocitária final

A maturação oocitária final é deflagrada quando ao menos 2 folículos atingirem o diâmetro médio de 17 mm. Utiliza-se rotineiramente dose única, subcutânea, de CG recombinante (250 mcg) ou urinária (5.000 UI), aplicada 35 horas antes da aspiração folicular.

Excepcionalmente, algumas medidas deverão ser tomadas antes da deflagração da maturação oocitária final. Quando a resposta for excessiva, isto é, se a USGTV revelar mais de 20 folículos com diâmetro igual ou superior a 10 mm e já houver folículos com diâmetro de 17 mm, será solicitada dosagem sérica de estradiol.

Quando o estradiol estiver abaixo de 4.000 pg/mL, será administrada hCG e agendada aspiração folicular. Se o estradiol estiver acima de 4.000 pg/mL, aumentam os riscos potenciais para SHO severa. Nesses casos, as opções são:

- suspensão do ciclo sem administrar a CG;
- substituição da CG pelo aGnRH para maturação oocitária final, caso tenha sido realizado bloqueio hipofisário curto com antGnRH: esta tática praticamente anula as chances de progresso da SHO grave, tanto precoce quanto tardia, porém a transferência deve ser postergada para o ciclo subsequente, por causa das baixas taxas de implantação a fresco;
- administrar a hCG e congelar todos os oócitos ou embriões (previne a SHO severa tardia, mas não a precoce).

## Escolha da dose de GNT nos ciclos posteriores

Nos ciclos subsequentes, a dose inicial de gonadotrofinas e o esquema de estímulo poderão variar. Como norma:

- presença de 4 a 9 oócitos maduros no ciclo anterior: manter dose inicial;
- presença de 3 ou menos oócitos maduros no ciclo anterior: aumentar a dose inicial de gonadotrofina para 300 UI. Considerar também o uso de protocolos especiais;

- presença de 10 a 20 oócitos maduros no ciclo anterior: diminuir dose inicial de FSH para um grupo abaixo da classificação etária. Se tiver usado 100 UI, passar para 75 UI;
- presença de mais de 20 oócitos maduros no ciclo anterior: diminuir dose inicial de FSH para 100 UI. Se tiver usado 100 UI, passar para 75 UI.

## Protocolos especiais

### *Protocolos curtos com agonista do GnRH*

Estes protocolos baseiam-se no início do aGnRH diário no 1° ou 2° dia do ciclo no qual a estimulação ovariana ocorrerá. Assim, somam-se os efeitos das gonadotrofinas exógenas iniciadas no 2° ou 3° dia do ciclo aos das gonadotrofinas endógenas liberadas pela hipófise nos 7 primeiros dias do uso do agonista do GnRH (o chamado efeito *flare-up*). Ambas as medicações são mantidas até o dia da CG, contando que na fase folicular tardia o agonista já estará exercendo seu efeito de bloqueio hipofisário, prevenindo a luteinização precoce.

A medicação mais utilizada é o acetato de leuprolida, em doses que vão de 20 mcg a cada 12 horas (microdose) até 1 mg/dia (*flare-up* convencional).

### *Estimulação ovariana mínima e leve*

Consiste no uso de baixas doses de gonadotrofinas exógenas (75 a 150 UI), iniciadas na fase folicular média (do 5° ao 7° dia) do ciclo menstrual, em ciclos bloqueados com antagonistas do GnRH com protocolo flexível, associados à maturação folicular com CG (5.000 UI ou 250 mcg).

Tem como vantagens ser mais curto, mais rápido, mais barato, com menos efeitos colaterais e com menos desgaste para a paciente. Exerceria menor efeito deletério sobre o endométrio e sobre a qualidade embrionária do que os ciclos convencionais. Está bem indicado nos casos de bom prognóstico nos quais se pretende transferir apenas 1 ou 2 embriões, sem formação de excedentes para criopreservação.

Tem como limitações as menores taxas de gestação por ciclo e cumulativa (por ter menos embriões disponíveis para seleção e criopreservação) e resultados por ciclo muito pobres, em casos com baixa taxa de fertilização (p.ex., fator masculino grave).

## Ciclo natural e ciclo natural modificado

O ciclo natural consiste no seguimento do desenvolvimento folicular natural até o período periovulatório, quando se programa a captação oocitária com base em parâmetros ultrassonográficos e/ou dosagens hormonais. Com o intuito de reduzir as taxas de cancelamento por luteinização ou rotura folicular precoces, pode-se associar antagonista do GnRH e gonadotrofinas em baixa dose (75 UI), quando o folículo dominante atinge 14 mm, e CG (5.000 UI ou 250 mcg), quando chega a 18 mm, programando a punção folicular para 35 horas depois (ciclo natural modificado).

Tem como vantagens ser mais barato, com menos efeitos colaterais e com menos desgaste para a paciente. Em teoria, exerce menor efeito deletério sobre o endométrio e sobre a qualidade embrionária do que os ciclos convencionais. Está bem indicado nos casos de más respondedoras jovens (até 35 anos). Tem como limitações as menores taxas de gestação por ciclo e resultados por ciclo muito pobres em casos com baixa taxa de fertilização (p.ex., fator masculino grave). Para melhorar os resultados, pode-se fazer vitrificação sequencial dos oócitos obtidos para fertilização, em conjunto, quando se atingirem 3 ou mais folículos maduros.

## Citrato de clomifeno

Pode ser usado isoladamente como única droga indutora (de 100 a 150 mg por dia, por 5 dias), porém as taxas de cancelamento são altas e os resultados de gravidez por ciclo são muito ruins.

Habitualmente, associa-se seu uso (de 100 a 150 mg por dia, do dia 2 ao dia 6, ou do dia 3 ao dia 7) ao uso de gonadotrofinas (de 75 a 150 UI, diariamente ou em dias alternados, a partir do dia 8), até que o folículo dominante atinja 14 mm, quando se inicia o antagonista do GnRH diário. Faz-se a CG (5.000 UI ou 250 mcg) quando o folículo dominante está entre 18 e 19 mm, e a punção é realizada 35 horas depois. A associação com gonadotrofinas diminui o impacto negativo do citrato de clomifeno sobre o endométrio, reduz as taxas de cancelamento e melhora as taxas de gestação.

O citrato de clomifeno tem como vantagens ser mais barato e gerar menos efeitos colaterais e menor desgaste para a paciente.

# ASPIRAÇÃO FOLICULAR

A aspiração folicular transvaginal, guiada por ultrassonografia, deve ser realizada em sala cirúrgica especialmente construída para essa finalidade (Figura 6).

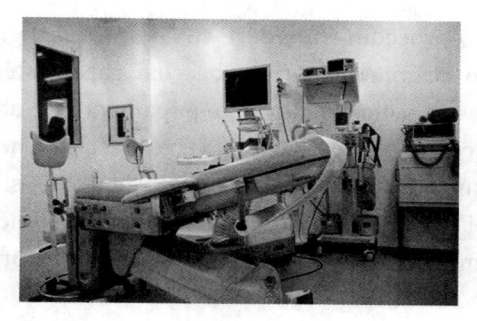

**Figura 6** Sala de aspiração folicular.
Fonte: Projeto ALFA.

## Agendamento

Deve-se programar a aspiração folicular para 35 horas após a administração da hCG, quando 2 ou mais folículos atingirem diâmetro médio de 17 mm ou mais, ou, se houver um único folículo, quando este atingir 18 mm de diâmetro médio. Antes do agendamento da aspiração, é importante checar se as sorologias estão negativas e completas.

Agenda-se, então, a punção folicular junto ao laboratório, informando o nome e a idade da paciente, a causa da infertilidade, o método de coleta seminal, o número de folículos, o protocolo de estimulação utilizado (tipo de bloqueio, drogas para estímulo e maturação oocitária final), o número de ciclos prévios e se há opção por criopreservação ou doação de oócitos ou embriões excedentes.

É importante orientar a paciente sobre o horário da punção e o horário de chegada ao laboratório (30 minutos antes) e sobre as seguintes recomendações: estar em abstinência sexual e em jejum de 8 horas (também para o marido, em casos de coleta alternativa de sêmen com uso de sedação), retirar esmaltes das unhas das mãos e próteses dentárias removíveis, evitar uso de perfumes e desodorantes com perfumes e ter acompanhante para a alta.

## Cuidados pré-punção folicular

Para entrar na ala cirúrgica, é obrigatório o uso de roupa privativa, de gorro, de máscara cirúrgica e de propés. No dia da punção, cabe ao médico-assistente checar com a paciente o horário em que a CG foi administrada e avisar ao anestesista sobre comorbidades clínicas que possam interferir no procedimento.

Antes de iniciar o procedimento, deve-se checar todo o material necessário para punção, campo cirúrgico estéril, cuba com gazes estéreis, soro fisiológico, pinça de Cherón, espéculo (Figura 7), equipamento de ultrassonografia com transdutor vaginal acoplado ao preservativo estéril e à guia de punção (Figura 8), agulha de punção (que deve permanecer fechada dentro de sua embalagem) com diâmetro compatível com a guia, tubos para aspiração do fluido folicular, meio de cultura para lavagem da agulha (Figura 9) e aspirador automático com pressão negativa entre 150 e 200 mmHg.

Antes de se iniciar a aspiração folicular, deve-se confirmar que a equipe de laboratório está preparada para o início do procedimento.

É imprescindível realizar antissepsia das mãos e calçar luvas sem talco (ou com talco, lavadas com soro fisiológico). Deve-se, então, cobrir a paciente com campo cirúrgico estéril fenestrado, realizar o exame ginecológico especular e fazer a antissepsia vaginal rigorosa, com gazes de algodão e soro fisiológico. Depois, retirar o espéculo e iniciar o exame de USGTV com a guia de punção acoplada e com o aparelho de ultrassonografia no modo "punção" ou "biópsia" (linha orientadora tracejada na tela).

Antes da sedação com propofol e da abertura da embalagem com a agulha de aspiração, o médico deve se certificar da presença de folículos iguais a ou maiores que 15 mm de diâmetro médio. Na ausência destes, a aspiração será suspensa.

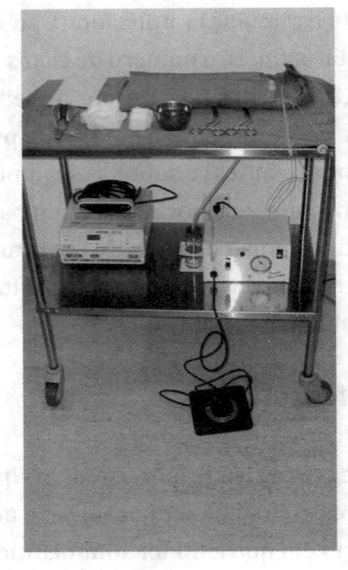

**Figura 7**  Mesa de instrumentos.
Fonte: Projeto ALFA.

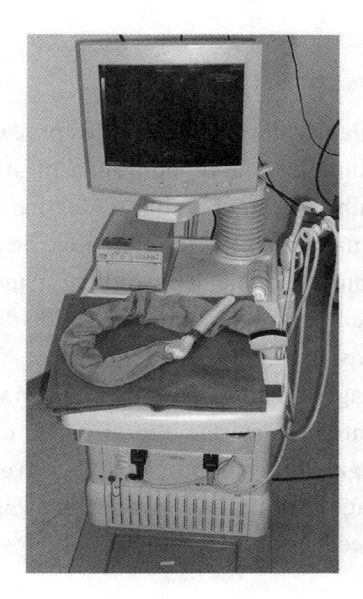

**Figura 8** US com guia de aspiração.
Fonte: Projeto ALFA.

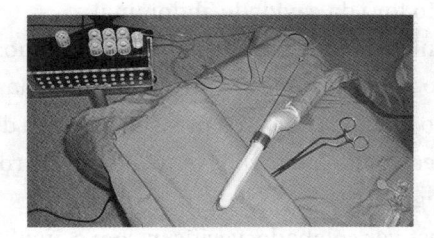

**Figura 9** Montagem do sistema de aspiração.
Fonte: Projeto ALFA.

Constatada a presença de folículos pré-ovulatórios anteriormente identifica-dos no dia do agendamento da aspiração folicular, autoriza-se a abertura da agulha de punção e solicita-se ao anestesista o início da sedação. Esse cuidado é particularmente importante nos ciclos que apresentam número reduzido de folículos pré-ovulatórios.

Procedimentos de *flushing* folicular, mesmo na presença de folículo único, não devem ser realizados, pois elevam o custo e o tempo de procedimento, sem comprovação científica de melhora nos resultados de gestação.

## Punção folicular

Para realizar a punção folicular, devem-se seguir os procedimentos aqui descritos. Antes de introduzir a agulha na guia de punção, aspirar pequena quantidade de meio de cultura pela agulha de punção, com o objetivo de testar todo o sistema de aspiração e lavar internamente a agulha com meio de cultura.

Deve-se "planejar" a punção antes de introduzir a agulha. Geralmente, o local mais seguro para transfixar a parede vaginal é o fundo de saco anterolateral, correspondente a 2 e 10 horas do relógio.

Certificar-se, pelas imagens da USGTV, de que não há vasos calibrosos no trajeto da agulha, especialmente nas artérias. Tentar o melhor ângulo para que a agulha transfixe a parede vaginal em sua porção mais estreita. Manter o transdutor pressionando a parede vaginal durante a introdução da agulha, a fim de transfixar a menor quantidade de tecido possível, minimizando lesões de vasos sanguíneos vaginais e cervicais.

Iniciar pelo ovário mais acessível. Em caso de ovários muito altos ou muito móveis, solicitar ajuda para aproximá-los por pressão digital transabdominal, sempre com a agulha de punção fora da cavidade abdominal.

Tentar puncionar, inicialmente, os folículos mais próximos, ajustando o folículo em seu maior diâmetro antes da punção. Introduzir a agulha de forma firme e progressiva até o centro do folículo e iniciar a pressão negativa de aspiração, tentando mantê-la no centro e realizando pequenos movimentos de rotação à medida que o folículo é esvaziado (Figura 10).

Quando o folículo estiver colabado, verificar, com o auxiliar, se houve interrupção do fluxo de líquido folicular e descontinuar o uso do aspirador. Repetir o procedimento para o folículo seguinte.

Dar prioridade para os folículos maiores ou para os que já estiverem na direção da agulha. Quando estiver próximo de completar o conteúdo do tubo de coleta, o auxiliar deve avisar que irá trocar o tubo, momento em que é preciso suspender a pressão negativa e aguardar o sinal do auxiliar de que novo tubo já está conectado ao sistema para continuar o procedimento.

Aspirar todos os folículos maiores que 10 mm de diâmetro. Se, após coleta de vários folículos e identificação de oócitos, algum folículo restante estiver posicionado em local de difícil acesso ou muito próximo a grandes vasos ou alças intestinais, abandonar esses folículos sem aspiração.

Ao completar a aspiração (Figura 11) de um dos ovários, retirar a agulha, mantendo a pressão negativa acionada, e introduzir o bisel da agulha no meio de cultivo, para lavagem final da luz da agulha, que ainda poderá conter um ou mais oócitos. Só suspender a pressão negativa quando não houver mais gotejamento do sistema para dentro do tubo de coleta.

Evitar a punção de cistos ovarianos, endometrioma e hidrossalpinge no momento da punção folicular. Se um destes ocorrer inadvertidamente ou se houver muito sangue no interior da agulha, interromper a punção e lavar a agulha com meio de cultura antes de prosseguir.

Nos casos de punção acidental de endometrioma ou hidrossalpinge, proceder à antibioticoterapia profilática endovenosa.

Ao término da punção, verificar se há sinais ultrassonográficos de sangramento ativo intracavitário. Em caso de emergência médica que necessite de suporte hospitalar imediato, solicitar à enfermagem a chamada da ambulância e o telefone do hospital de destino, para avisar antecipadamente a equipe sobre o encaminhamento da paciente.

Finalizada a aspiração folicular, proceder novo exame especular para revisão da hemostasia (se houver sangramento, utilizar compressão local com gaze de algodão durante 3 minutos ou fazer clampeamento do vaso com pinça hemostática ou eletrocauterização).

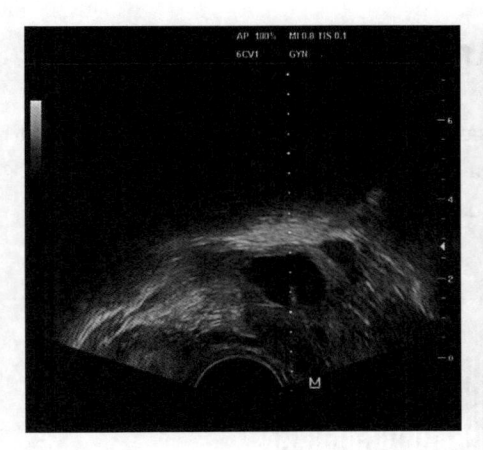

**Figura 10**  Punção folicular guiada por USGTV.

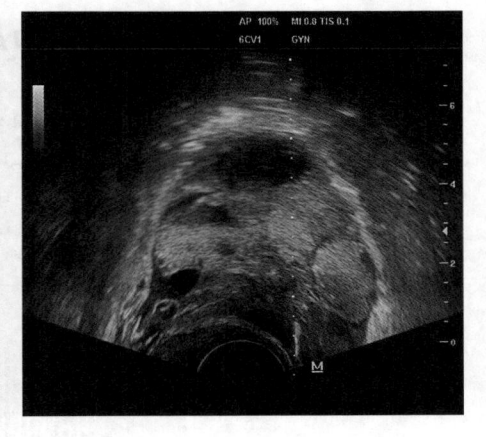

**Figura 11**  Aspiração completa do ovário.

Quanto maior o número de oócitos identificados, melhores os resultados de gestação e de recém-nascidos vivos; porém, esse aumento apresenta certos limites. Como mostra a Figura 12, um número maior que 15 oócitos identificados pouco influencia os resultados.

## Cuidados pós-punção folicular

Quando a paciente estiver bem acordada, pode-se liberar o desjejum e informar o casal sobre a punção, o número de oócitos obtidos e o prosseguimento do tratamento.

Recomendações:

- repouso relativo por 24 horas;
- uso de analgésicos para a dor;
- início do suporte de fase lútea com progesterona via vaginal na noite da punção;
- verificar se há alguma outra medicação a ser reiniciada no pós-punção;
- deixar pré-agendada, quando possível, a transferência de embriões ou a reavaliação, em casos sem transferência a fresco;
- disponibilizar telefone do médico-assistente para emergências médicas;
- dar alta para a paciente após aceitação da dieta e liberação do marido pelo laboratório de sêmen.

## TRANSFERÊNCIA EMBRIONÁRIA

Consiste na colocação dos embriões na cavidade endometrial. Deve ser realizada em sala específica para este fim, contígua ao laboratório de gametas e embriões. Pode ser realizada no mesmo ciclo no qual os embriões foram formados (trans-

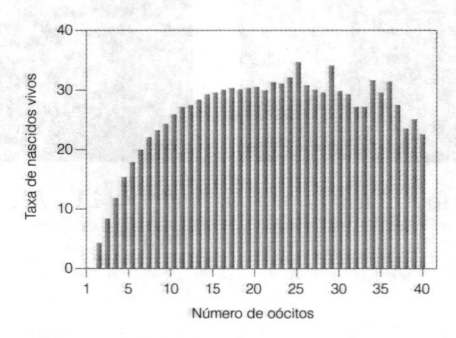

**Figura 12** Número de oócitos aspirados e taxa de nascidos vivos.

Fonte: adaptada de Sunkara et al., 2011.

ferência de embriões a fresco) ou em um ciclo diferente, após criopreservação (transferência de embriões descongelados). Rotineiramente, realiza-se apenas uma transferência por ciclo.

Pode ser realizada no 2º (D2) ou 3º dia (D3) após a aspiração (fase de clivagem), ou no 5º (D5) ou 6º dia (D6) após a aspiração (fase de blastocisto). A rotina é transferir os embriões no 3º dia. Nas pacientes com número reduzido de embriões, pode-se antecipar a transferência para o 2º dia. Em casos especiais, a transferência pode ser adiada para o 5º ou 6º dia (para melhorar a taxa de implantação ou diminuir o número de embriões transferidos, ou em ciclos com PGD ou PGS). Excepcionalmente, os embriões podem ser transferidos em outros estágios: D1 (zigoto), D4 (mórula) ou após o 6º dia.

Os embriões descongelados podem ser transferidos em ciclo natural, respeitando a janela de implantação na fase lútea média, em ciclo com indução de ovulação (para pacientes anovuladoras, em substituição ao ciclo natural) ou após preparo do endométrio com uso sequencial de estrógenos e progestágenos, na tentativa de mimetizar o ciclo natural. Pela maior facilidade de controle do ciclo, utiliza-se rotineiramente a última opção, já que os resultados de gravidez das diversas estratégias são semelhantes.

## Preparo do endométrio para transferência de embriões descongelados (TED)

A paciente deverá comparecer entre o 1º e o 3º dia do ciclo menstrual para a realização de USGTV basal. Na ausência de folículos maiores que 10 mm e na presença de endométrio fino (espessura menor que 5 mm), deverá ser iniciado estradiol por via oral (Estrofem ou Primogyna) 4 mg/dia (1 cápsula de 2 mg a cada 12 horas), por 6 dias consecutivos. Deve-se agendar o retorno para o 7º dia, para o primeiro controle. Nesse dia, na ausência de folículos maiores que 10 mm (dominância folicular), a dose será aumentada para 6 mg/dia (1 cápsula de 2 mg a cada 8 horas), independentemente da medida endometrial. Novos retornos serão marcados a cada 2 ou 3 dias, até que o endométrio atinja cerca de 8 mm de espessura. Se, em 2 controles consecutivos, não houver progressão da espessura endometrial, não atingindo 8 mm, a dose pode ser aumentada para 8 mg/dia.

Após pelo menos 10 dias consecutivos de Estrofem ou Primogyna e endométrio com espessura igual a ou maior que 8 mm, com aspecto trilinear, pode ser iniciada a progesterona natural micronizada (Evocanil ou Utrogestan), por via vaginal, na dose de 600 a 800 mg/dia (1 cápsula de 200 mg, via vaginal, a cada 8 horas, ou 2 cápsulas de 200 mg, a cada 12 horas). Nesse momento, o estrógeno deve ser diminuído para a dose de 4 mg ao dia e mantido até o diagnóstico da gestação ou algumas semanas a mais.

A transferência será agendada de acordo com o estágio de desenvolvimento dos embriões, considerando-se o dia em que a progesterona foi iniciada como o dia da aspiração folicular (D0). Assim, os embriões em D2 serão transferidos no 3º dia de progesterona, os em D3, no 4º dia, e os em D5 ou D6, no 6º dia de progesterona. Habitualmente, as medicações serão mantidas até que se estabeleça a função esteroidogênica placentária, entre a 8ª e a 10ª semana de gestação.

Em um trabalho publicado no final de 2012, Shapiro et al. compararam a ocorrência de prenhez ectópica nas transferências de blastocistos a fresco e descongelados, em endométrio preparado com estrógenos e progestágenos. Nas transferências a fresco, encontraram 1,5% de gestações ectópicas e, nas de blastocistos descongelados, nenhum caso em 580 transferências. Os autores sugerem que o endométrio é mais receptivo quando preparado com hormônios sintéticos do que quando as transferências são realizadas após estímulo ovariano. O menor número de prenhezes ectópicas acrescenta mais uma vantagem às transferências de embriões descongelados.

Portanto, transferindo embriões descongelados com taxas de gestação semelhantes às dos ciclos a fresco, pode-se, em seguida, usar o agonista do GnRH para deflagrar a maturação oocitária final e, congelando-se todos os oócitos ou embriões, reduz-se praticamente a zero as chances de SHO e de gestação ectópica.

## Técnica de transferência

Dá-se preferência aos cateteres flexíveis e ao uso da ultrassonografia pélvica por via abdominal (é necessária bexiga cheia, para melhor visualização) para guiar a transferência. A técnica de transferência embrionária seguirá os passos descritos a seguir:

1. Paciente em posição ginecológica.
2. Colocação do espéculo.
3. Antissepsia vaginal com solução fisiológica.
4. Lavagem do canal endocervical com meio de cultura fornecido pelo laboratório, para retirada do excesso de muco (que pode obstruir o cateter e levar à retenção embrionária).
5. Passagem do cateter (camisa externa) até a transição colo-útero.
6. Solicitação do preparo do cateter carregado com os embriões (cateter interno).

7. Posicionamento do cateter interno através da camisa externa que se encontra na transição do terço médio para o superior do útero, até alcançar cerca de 10 a 15 mm do fundo do endométrio (Figura 13).

8. Suavemente, empurrar o êmbolo até visualizar a saída do meio de transferência para a cavidade uterina e retirar o cateter com o êmbolo pressionado, para evitar pressão negativa e aspiração dos embriões de volta para o interior do cateter ou para fora da cavidade uterina.

9. Checagem do cateter no laboratório, para verificar presença de sangramento, muco ou embriões retidos (que poderão ser "retransferidos").

10. Retirada do material de transferência e do espéculo.

11. Repouso da paciente, em decúbito dorsal horizontal, por 15 a 20 minutos.

Nos casos de dificuldade na passagem do cateter pelo canal cervical, podem ser utilizadas manobras visando a facilitar esse procedimento (sempre que possível, da maneira menos traumática): troca de cateter (cateter de Sydney ou outros mais rígidos), pinçamento do colo uterino com pinça de Pozzi para retificar a posição uterina, dilatação do orifício interno do colo com auxílio de histerômetro ou de velas de Hegar e, se necessário, suspensão do procedimento e realização sob sedação anestésica no dia seguinte ou posteriormente.

Após a transferência, deve-se orientar o casal sobre o repouso em casa e sobre medicamentos que devem ser utilizados e agendar o retorno para consulta ou o dia da coleta do exame de beta hCG.

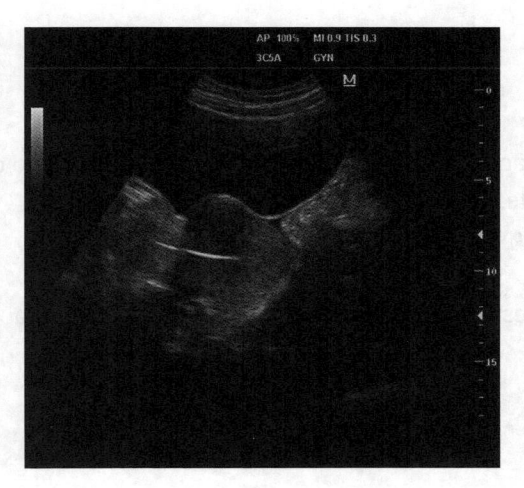

**Figura 13** Posicionamento do cateter interno para a transferência de embrião.

## RESULTADOS

Os resultados de nascidos vivos variam muito, de acordo com várias características do casal e do ciclo de FIV. Um dos pontos fundamentais é a integridade embrionária. Isso se reflete na taxa cumulativa de gestação, que aumenta à medida que mais embriões são transferidos nas repetições dos ciclos sem sucesso (Figura 14). Por outro lado, a etiologia da infertilidade não parece ter valor tão relevante quando se observa a Figura 15. Se o número de embriões transferidos aumenta, não haverá grande diferença de resultados em diferentes etiologias.

Existem diversas formas de relatar os resultados de um centro de reprodução assistida. Uma delas seria fornecer uma taxa global de gestação por transferência. Como a idade da mulher tem influência importante, outra forma seria relatar os resultados de acordo com a faixa etária da mulher (Tabela 1).

No entanto, muitos outros fatores são relevantes, como a morfologia embrionária, o número de oócitos coletados, a forma como o espermatozoide é obtido

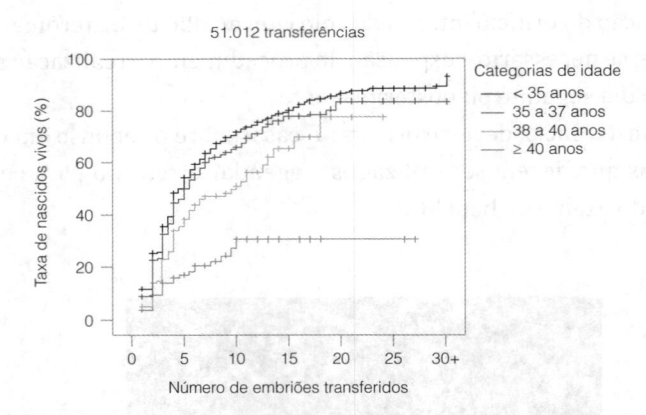

**Figura 14** Associação entre a taxa de nascidos vivos e o número de embriões transferidos, por idade.

Fonte: adaptada de Garrido et al., 2011.

**Tabela 1** Taxa de gestação por transferência, de acordo com a faixa etária.

| Idade | ⩽ 35 | 36 a 37 | 38 a 39 | ⩾ 40 |
|---|---|---|---|---|
| N. de transferências | 641 | 202 | 204 | 294 |
| Taxa de gestação (%) | 43,8 | 43,5 | 36,7 | 22,4 |

Fonte: Projeto ALFA 2012.

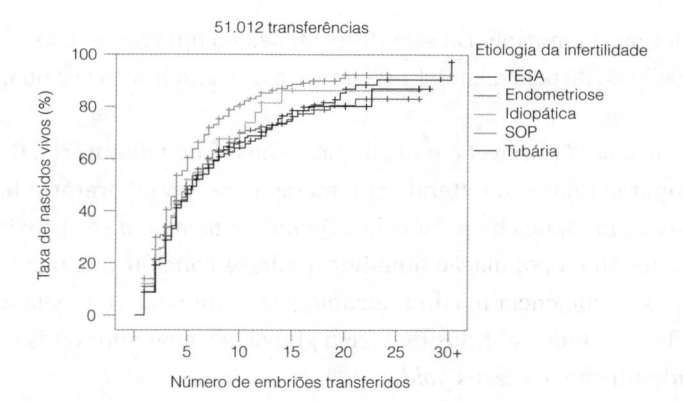

**Figura 15** Associação entre a taxa de nascidos vivos e o número de embriões transferidos, por etiologia.

Fonte: adaptada de Garrido et al., 2011.

e a forma como tecnicamente transcorre a transferência dos embriões. É difícil concluir se o laboratório está oferecendo sempre as melhores possibilidades de gestação, ou se outros fatores prognósticos têm uma maior influência nos resultados clínicos.

Para tentar diminuir a interferência dos fatores externos ao laboratório e, portanto, avaliar sua própria eficiência, idealizou-se, desde 2008, uma forma de diminuir os fatores externos ao laboratório. Criou-se uma taxa de gestação designada como *taxa gold*, para homogeneizar uma amostra de pacientes que pudessem representar uma influência menor dos fatores não relacionados ao laboratório.

Com uma amostragem mais homogênea, é possível avaliar com mais rapidez e segurança os resultados obtidos e comparar as taxas de gestação ao longo do tempo, de acordo com o meio de cultura utilizado e com outras variáveis do laboratório. Seria também mais confiável a comparação entre laboratórios diferentes e em condições diferentes. Além disso, quando esse tipo de índice mostra variações, medidas mais rápidas podem ser tomadas, buscando a excelência nos resultados.

Os parâmetros utilizados para classificar o caso como *gold* estão descritos a seguir:

1. Idade feminina igual ou inferior a 35 anos.
2. Sêmen colhido por masturbação (FIV ou ICSI), independentemente da concentração espermática.
3. Quantidade de oócitos entre 5 e 20.

4.    Transferência embrionária sem dificuldades ou intercorrências.

5.    Transferência de pelo menos 1 pré-embrião de classificação boa ou moderada.

A maior *taxa gold* possível é o ideal que se busca no laboratório. Com ela, podem-se comparar relatos da literatura e metas para um laboratório iniciante ou com projetos de mudança de protocolos. Quando a *taxa gold* se aproxima da taxa de gestação de toda a população atendida, pode-se concluir que o laboratório se aproxima de sua eficiência máxima tecnológica e humana. A Tabela 2 ilustra as diferenças de resultados obtidos de forma global, abrangendo todos os casos, ou quando se identificam os casos *gold*.

## RECEPÇÃO DE GAMETAS OU EMBRIÕES DOADOS

### Indicação

O procedimento é indicado quando da incapacidade de produção de espermatozoide ou oócito. Em situações menos frequentes, ambos os gametas de um mesmo casal podem estar ausentes, quando embriões doados serão utilizados. Por fim, quando, não se observa a função normal no processo de fertilização, apesar da presença dos gametas, a indicação de doação e recepção está também justificada.

### Seleção de doadores

As regras para a seleção de doadores estão detalhadas nas recomendações da Anvisa (Capítulo 24). São candidatos a doadores e receptores os indivíduos que obedeçam a condições mínimas de semelhança fenotípica entre si, como raça, cor de olhos, cor e características de cabelos. São necessários ainda, aos doadores, antecedentes negativos para doenças genéticas ou com características de trans-

**Tabela 2**   Número de casos de FIV/ICSI e resultados, global e *gold*, no Projeto ALFA, de 2008 a 2012.

|  | FIV/ICSI | Transferências | Gestação por TE (%) |
|---|---|---|---|
| Global | 6.194 | 5.136 | 38,6 |
| *Gold* | 1.446 | 1.446 | 51,3 |

Fonte: Projeto ALFA.

missão familiar, além de não poderem ser portadores de doenças transmissíveis listadas pela Anvisa. São considerados também impróprios como doadores os indivíduos participantes de grupos de risco reprodutivo, como usuários de drogas ilícitas, indivíduos sexualmente promíscuos, entre outros.

É parte importante e necessária da seleção de doadores o exame clínico, realizado por um médico clínico treinado na aplicação de anamnese geral e específica para identificar fatores de risco na transmissão de doenças infecciosas e hereditárias.

## LITERATURA RECOMENDADA

Aboulghar MA, Mansour RT. Ovarian hyperstimulation syndrome: classifications and critical analysis of preventive measures. Hum Reprod Update 2003; 9(3):275-89.

Aflatoonian A, Oskouian H, Ahmadi S, Oskouian L. Prediction of high ovarian response to controlled ovarian hyperstimulation: anti-Müllerian hormone versus small antral follicle count (2-6 mm). J Assist Reprod Genet 2009; 26(6):319-25.

Al-Inany HG, Abou-Setta AM, Aboulghar M. Gonadotrophin-releasing hormone antagonists for assisted conception. Cochrane Database Syst Rev 2006; (3):CD001750.

Al-Inany HG, Aboulghar MA, Mansour RT, Proctor M. Recombinant versus urinary gonadotrophins for triggering ovulation in assisted conception. Hum Reprod 2005; 20(8):2061-73.

Al-Inany HG, Youssef MA, Aboulghar M, Broekmans F, Sterrenburg M, Smit J et al. Gonadotrophin-releasing hormone antagonists for assisted reproductive technology. Cochrane Database Syst Rev 2011; (5):CD001750.

Albuquerque LE, Saconato H, Maciel MC. Depot versus daily administration of gonadotrophin releasing hormone agonist protocols for pituitary desensitization in assisted reproduction cycles. Cochrane Database Syst Rev 2002; (3):CD002808.

Balasch J, Fábregues F, Creus M, Casamitjana R, Puerto B, Vanrell JA. Recombinant human follicle-stimulating hormone for ovulation induction in polycystic ovary syndrome: a prospective, randomized trial of two starting doses in a chronic low-dose step-up protocol. J Assist Reprod Genet 2000; 17(10):561-5.

Barrenetxea G, Agirregoikoa JA, Jiménez MR, de Larruzea AL, Ganzabal T, Carbonero K. Ovarian response and pregnancy outcome in poor-responder women: a randomized controlled trial on the effect of luteinizing hormone supplementation on in vitro fertilization cycles. Fertil Steril 2008; 89(3):546-53.

Berger BM, Ezcurra D, Alper MM. The Agonist-Antagonist Protocol: a novel protocol for treating the poor responder. Fertil Steril 2004; 82(Suppl. 2):S126.

Busso CE, Tso LO, Duarte Filho OB, Antunes Jr N, Busso NE. Estimulação ovariana em reprodução assistida de alta complexidade: análogos agonistas do GnRH. In: Busso NE (ed.). Indução da Ovulação. 2.ed. São Paulo: Silvestre Escrita Especial, 2011.

Canha AS, Nachef S, Soares JB, Freitas GC, Dzik A, Cavagna M. Baixa resposta ovariana: FIV convencional ou ICSI? Reprod Clim 2006; 21:18-20.

Casas AB, Galliano D, Castillón G, Glina C, Martinez AP, Ballesteros A. Suporte da fase lútea da fertilização in vitro. In: Busso NE (ed.). Indução da ovulação. 2.ed. São Paulo: Silvestre Escrita Especial, 2011.

Cheung LP, Lam PM, Lok IH, Chiu TT, Yeung SY, Tjer CC et al. GnRH antagonist versus long GnRH agonist protocol in poor responders undergoing IVF: a randomized controlled trial. Hum Reprod 2005; 20(3):616-21.

Daya S, Gunby JL. Withdrawn: luteal phase support in assisted reproduction cycles. Cochrane Database Syst Rev 2008; (3):CD004830.

Delvigne A, Rozenberg A. A qualitative systematic review of coasting, a procedure to avoid ovarian hyperstimulation syndrome in IVF patients. Hum Reprod Update 2002; 8(3):291-6.

Erden HF, Akman MA, Bayazit N, Bahceci M. Efficacy of a new agonist-antagonist protocol compared to microdose flare-up in poor responder IVF patients. Fertil Steril 2005; 84(Suppl. 1):S128-9.

European Recombinant LH Study Group. Recombinant human luteinizing hormone is as effective as, but safer than, urinary human chorionic gonadotropin in inducing final follicular maturation and ovulation in in vitro fertilization procedures: results of a multicenter double-blind study. J Clin Endocrinol Metab 2001; 86(6):2607-18.

Fanchin R, Salomon L, Castelo-Branco A, Olivennes F, Frydman N, Frydman R. Luteal estradiol pre-treatment coordinates follicular growth during controlled ovarian hyperstimulation with GnRH antagonists. Hum Reprod 2003; 18(12):2698-703.

Fatemi HM, Popovic-Todorovic B, Papanikolaou E, Donoso P, Devroey P. An update of luteal phase support in stimulated IVF cycles. Hum Reprod Update 2007; 13(6):581-90.

Fauser BC, de Jong D, Olivennes F, Wramsby H, Tay C, Itskovitz-Eldor J et al. Endocrine profiles after triggering of final oocyte maturation with GnRH agonist after cotreatment with the GnRH antagonist ganirelix during ovarian hyperstimulation for in vitro fertilization. J Clin Endocrinol Metab 2002; 87(2):709-15.

Ferraretti AP, La Marca A, Fauser BC, Tarlatzis B, Nargund G, Gianaroli L. ESHRE consensus on the definition of 'poor response' to ovarian stimulation for in vitro fertilization: the Bologna criteria. Hum Reprod 2011; 26:1616.

Filicori M, Cognigni GE, Gamberini E, Parmegiani L, Troilo E, Roset B. Efficacy of low-dose human chorionic gonadotropin alone to complete controlled ovarian stimulation. Fertil Steril 2005; 84(2):394-401.

Filicori M, Cognigni GE, Taraborrelli S, Spettoli D, Ciampaglia W, Tabarelli De Fatis C et al. Luteinizing hormone activity in menotropins optimizes folliculogenesis and treatment in controlled ovarian stimulation. J Clin Endocrinol Metab 2001; 86(1):337-43.

Fisch JD, Keskintepe L, Sher G. Gonadotropin-releasing hormone agonist/antagonist conversion with estrogen priming in low responders with prior in vitro fertilization failure. Fertil Steril 2008; 89(2):342-7.

Franco RC, Sala MM. Uso da bromocriptina associado à hiperestimulação ovariana controlada em pacientes más respondedoras. Rev Bras Ginecol Obstet 2004; 26(5):405-10.

García-Velasco JA, Moreno L, Pacheco A, Guillén A, Duque L, Requena A et al. The aromatase inhibitor letrozole increases the concentration of intraovarian androgens and improves in vitro fertilization outcome in low responder patients: a pilot study. Fertil Steril 2005; 84(1):82-7.

García-Velasco JA, Isaza V, Quea G, Pellicer A. Coasting for the prevention of ovarian hyperstimulation syndrome: much ado about nothing? Fertil Steril 2006; 85(3):547-54.

Garrido N, Bellver J, Remohi J, Simón C, Pellicer A. Cumulative live-birth rates per total number of embryos needed to reach newborn in consecutive in vitro fertilization (IVF) cycles: a new approach to measuring the likelihood of IVF success. Fertil Steril 2011; 96(1):40-6.

Gelbaya TA, Kyrgiou M, Tsoumpou I, Nardo LG. The use of estradiol for luteal phase support in in vitro fertilization/intracytoplasmic sperm injection cycles: a systematic review and meta-analysis. Fertil Steril 2008; 90(6):2116-25.

Huirne JA, Homburg R, Lambalk CB. Are GnRH antagonists comparable to agonists for use in IVF? Hum Reprod 2007; 22(11):2805-13.

Humaidan P, Bungum L, Bungum M, Hald F, Agerholm I, Blaabjerg J et al. Reproductive outcome using a GnRH antagonist (cetrorelix) for luteolysis and follicular synchronization in poor responder IVF/ICSI patients treated with a flexible GnRH antagonist protocol. Reprod Biomed Online 2005; 11(6):679-84.

Humaidan P, Ejdrup Bredkjaer H, Westergaard LG, Yding Andersen C. 1,500 IU human chorionic gonadotropin administered at oocyte retrieval rescues the luteal phase when gonadotropin-releasing hormone agonist is used for ovulation induction: a prospective, randomized, controlled study. Fertil Steril 2010; 93(3):847-54.

Humaidan P, Papanikolaou EG, Tarlatzis BC. GnRHa to trigger final oocyte maturation: a time to reconsider. Hum Reprod 2009; 24(10):2389-94.

Hur C, Lee W, Lim J. Outcome of minimal stimulation IVF with short-term application of GnRH antagonist and low dose gonadotropins in natural cycle and cycle using clomiphene citrate in poor responders. Fertil Steril 2005; 84(Suppl 1):S325.

Tognotti E, Busso NE et al (eds.). II Consenso Brasileiro de Indução da Ovulação. Sociedade Paulista de Medicina Reprodutiva, 2008.

Jee BC, Suh CS, Kim SH, Kim YB, Moon SY. Effects of estradiol supplementation during the luteal phase of in vitro fertilization cycles: a meta-analysis. Fertil Steril 2010; 93(2):428-36.

Keltz DM, Gera PS, Skorupski J, Stein DE. Comparison of FSH flare with and without pretreatment with oral contraceptive pills in poor responder undergoing in vitro fertilization. Fertil Steril 2007; 88(2):350-3.

Kolibianakis EM, Schultze-Mosgau A, Schroer A, van Steirteghem A, Devroey P, Diedrich K et al. A lower ongoing pregnancy rate can be expected when GnRH agonist is used for triggering final oocyte maturation instead of HCG in patients undergoing IVF with GnRH antagonists. Hum Reprod 2005; 20(10):2887-92.

Kumbak B, Kahraman S. Management of prestimulation ovarian cysts during assisted reproductive treatments: impact of aspiration on the outcome. Arch Gynecol Obstet 2009; 279(6):875-80.

Kwee J, Elting ME, Schats R, McDonnell J, Lambalk CB. Ovarian volume and antral follicle count for the prediction of low and hyper responders with in vitro fertilization. Reprod Biol Endocrinol 2007; 5:9.

Lee JR, Choi YS, Jee BC, Ku SY, Suh CS, Kim KC et al. Cryopreserved blastocyst transfer: impact of gonadotropin-releasing hormone agonist versus antagonist in the previous oocyte retrieval cycles. Fertil Steril 2007; 88(5):1344-9.

Martin BC, Monti JG, Busso NE, Pellicer A, Miranda AR. Estimulação ovariana em reprodução assistida de alta complexidade: gonadotrofinas recombinantes x urinárias. In: Busso NE (ed.). Indução da ovulação. 2.ed. São Paulo: Silvestre Escrita Especial, 2011.

Melo M, Busso CE, Bellver J, Alama P, Garrido N, Meseguer M et al. GnRH agonist versus recombinant HCG in an oocyte donation programme: a randomized, prospective, controlled, assessor-blind study. Reprod Biomed Online 2009; 19(4):486-92.

Melo M, Sabino S, Miranda S, Ferrari AEM. Desencadeamento da ovulação. In: Busso NE (ed.). Indução da ovulação. 2.ed. São Paulo: Silvestre Escrita Especial, 2011.

Mohamed KA, Davies WA, Allsopp J, Lashen H. Agonist "flare-up" versus antagonist in the management of poor responders undergoing in vitro fertilization treatment. Fertil Steril 2005; 83(2):331-5.

Moreno L, Guillén A, Pacheco A, Mifsud A, Duque L, García-Velasco JA. Aromatase inhibitor letrozole improves implantation rate in poor responder IVF/ICSI patients. Fertil Steril 2004; 82(Suppl 2):S123.

Nardo L, Gelbaya T, Wilkinson H, Roberts SA, Yates A, Pemberton P et al. Circulating basal anti-Müllerian hormone levels as predictor of ovarian response in women undergoing ovarian stimulation for in vitro fertilization. Fertil Steril 2009; 92(5):1586-93.

Oliveira JB, Baruffi R, Petersen CG, Mauri AL, Cavagna M, Franco JG Jr. Administration of single-dose GnRH agonist in the luteal phase in ICSI cycles: a meta-analysis. Reprod Biol Endocrinol 2010; 8:107.

Papanikolaou EG, Verpoest W, Fatemi H, Tarlatzis B, Devroey P, Tournaye H. A novel method of luteal supplementation with recombinant luteinizing hormone when a gonadotropin-releasing hormone agonist is used instead of human chorionic gonadotropin for ovulation triggering: a randomized prospective proof of concept study. Fertil Steril 2011; 95(3):1174-7.

Patria G, Privitera L, Rabadán S, Busso CE, Remohi J. Estimulação ovariana em pacientes com alta resposta. In: Busso NE (ed.). Indução da ovulação. 2.ed. São Paulo: Silvestre Escrita Especial, 2011.

Peñarrubia J, Fábregues F, Manau D, Creus M, Casals G, Casamitjana R et al. Basal and stimulation day 5 anti-Mullerian hormone serum concentrations as predictors of ovarian response and pregnancy in assisted reproductive technology cycles stimulated with gonadotropin-releasing hormone agonist – gonadotropin treatment. Hum Reprod 2005; 20(4):915-22.

Pritts EA, Atwood AK. Luteal phase support in infertility treatment: a meta-analysis of the randomized trials. Hum Reprod 2002; 17(9):2287-99.

Privitera L, Patria G, Bosch E, Busso CE, Busso NE, Remohí J. Estimulação ovariana em reprodução assistida de alta complexidade: análogos antagonistas do GnRH. In: Busso NE (ed.). Indução da ovulação. 2.ed. São Paulo: Silvestre Escrita Especial, 2011.

Ragni G, Vegetti W, Riccaboni A, Engl B, Brigante C, Crosignani PG. Comparison of GnRH agonists and antagonists in assisted reproduction cycles of patients at high risk of ovarian hyperstimulation syndrome. Hum Reprod 2005; 20(9):2421-5.

Raine-Fenning N, Deb S, Jayaprakasan K, Clewes J, Hopkisson J, Campbell B. Timing of oocyte maturation and egg collection during controlled ovarian stimulation: a randomized controlled trial evaluating manual and automated measurements of follicle diameter. Fertil Steril 2010; 94(1):184-8.

Schmidt DW, Bremner T, Orris JJ, Maier DB, Benadiva CA, Nulsen JC. A randomized prospective study of microdose leuprolide versus ganirelix in in vitro fertilization cycles for poor responders. Fertil Steril 2005; 83(5):1568-71.

Schoolcraft W, Surrey ES, Minjarez DA, Stevens JM, Gardner DK. Management of poor responders: can outcomes be improved with a novel gonadotropin-releasing hormone antagonist/letrozole protocol? Fertil Steril 2008; 89(1):151-6.

Scott RT Jr, Elkind-Hirsch KE, Styne-Gross A, Miller KA, Frattarelli JL. The predictive value for in vitro fertility delivery rates is greatly impacted by the method used to select the threshold between normal and elevated basal follicle-stimulating hormone. Fertil Steril 2008; 89(4):868-78.

Shapiro BS, Daneshmand ST, De Leon L, Garner FC, Aguirre M, Hudson C. Frozen-thawed embryo transfer is associated with a significantly reduced incidence of ectopic pregnancy. Fertil Steril 2012; 98(6):1490-4.

Siristatidis CS, Hamilton MP. What should be the maximum FSH dose in IVF/ICSI in poor responders? J Obstet Gynaecol 2007; 27(4):401-5.

Strandell A, Lindhard A, Waldenström U, Thornburn J. Hydrosalpinx and IVF outcome: cumulative results after salpingectomy in a randomized controlled trial. Hum Reprod 2001; 16(11):2403-10.

Sunkara SK, Rittenberg V, Raine-Fenning N, Bhattacharya S, Zamora J, Coomarasamy A. Association between the number of eggs and live birth in IVF treatment: an analysis of 400 135 treatment cycles. Hum Reprod 2011; 26(7):1768-74.

Surrey ES. Management of the poor responder: the role of GnRH agonists and antagonists. J Assist Reprod Genet 2007; 24(12):613-9.

Tarlatzis BC, Zepiridis L, Grimbizis G, Bontis J. Clinical management of low ovarian response to stimulation for IVF: a systematic review. Hum Reprod Update 2003; 9(1):61-76.

Tognotti E, Cavagna M, Busso NE. Estimulação ovariana em pacientes com baixa resposta. In: Busso NE (ed.). Indução da ovulação. 2.ed. São Paulo: Silvestre Escrita Especial, 2011.

Ubaldi FM, Rienzi L, Ferrero S, Baroni E, Sapienza F, Cobellis L et al. Management of poor responders in IVF. Reprod Biomed Online 2004; 10(2):235-46.

Ulug U, Bahceci M, Erden HF, Shalev E, Ben-Shlomo I. The significance of coasting duration during ovarian stimulation for conception in assisted fertilization cycles. Hum Reprod 2002; 17(2):310-3.

Youssef MA, Al-Inany HG, Aboulghar M, Mansour R, Abou-Setta AM. Recombinant versus urinary human chorionic gonadotrophin for final oocyte maturation triggering in IVF and ICSI cycles. Cochrane Database Syst Rev 2011; (4):CD003719.

Youssef MA, Van der Veen F, Al-Inany HG, Griesinger G, Mochtar MH, Aboulfoutouh I et al. Gonadotropin-releasing hormone agonist versus HCG for oocyte triggering in antagonist assisted reproductive technology cycles. Cochrane Database Syst Rev 2011; (1):CD008046.

# Anestesia em reprodução assistida

Wilson Nogueira Soares Junior
Iracy Silvia Corrêa Soares

## INTRODUÇÃO

O objetivo deste capítulo é abordar itens como as características do ambiente cirúrgico adequado, as normas que o regulamentam, as características clínicas dos pacientes, os procedimentos cirúrgicos em reprodução assistida e as técnicas anestésicas mais utilizadas. Uma extensa revisão da literatura possibilitou avaliar a evolução da tecnologia e das drogas e seu impacto no sucesso dos procedimentos.

## AMBIENTE CIRÚRGICO

Organizar uma estrutura física, ou seja, uma clínica, onde serão realizados procedimentos de fertilização *in vitro* (FIV) começa com atenção especial às exigências de órgãos responsáveis pela concessão do alvará de funcionamento e pela fiscalização do local.

A Agência Nacional de Vigilância Sanitária (Anvisa), por meio da resolução RDC 50/2002, e o Conselho Federal de Medicina (CFM), pela Resolução 1886/2008, estabelecem critérios que vão desde o detalhamento da planta física, passando pelas especificações de materiais e equipamentos, até o fluxo de funcionamento. O processo é bastante complexo e exige a contratação de serviços especializados para seu planejamento e sua execução.

A resolução do CFM dispõe normas mínimas para o funcionamento de consultórios médicos e de complexos cirúrgicos para procedimentos com internação de curta permanência. Ela classifica as clínicas em categorias de I a IV, variando desde a permissão para procedimentos somente com anestesia local, limitando o tipo e a dose do anestésico, como nas unidades tipo I, até uma maior liberdade na execução de procedimentos sob sedação, anestesia geral ou locorregional, nas unidades IV, que se encontram anexadas a um hospital.

Com exceção da unidade tipo I, todas as outras têm como obrigatoriedade garantir a referência de um hospital de apoio, para o caso de alguma eventualidade ou emergência.

Também estão previstos critérios para a seleção dos pacientes e são elegíveis apenas aqueles com estados físicos P1 e P2 pelas normas da American Society of Anesthesiologists (ASA).

## PREPARO DO PACIENTE

Na avaliação pré-anestésica, deve constar um interrogatório que aborde temas como tempo de jejum, alergias, medicamentos em uso, doenças preexistentes, uso de drogas ilícitas, experiências anestésico-cirúrgicas anteriores, entre outros.

O exame físico adequado, associado aos exames laboratoriais, auxilia na indicação da técnica anestésica mais adequada para o procedimento.

Todas as informações devem ser registradas em formulários específicos. O paciente precisa ler e assinar o termo de consentimento, concordando tanto com a proposta anestésica quanto com a cirúrgica.

### Características dos pacientes

Todos os pacientes devem ter os estados físicos P1 ou P2 pela classificação da ASA. Pacientes portadores de patologias descompensadas ou limitantes, como aqueles com estado físico maior que P2, não são elegíveis para procedimentos sob anestesia nessa categoria de clínica, devendo, portanto, ser atendidos em ambiente hospitalar.

## PROCEDIMENTOS CIRÚRGICOS

Procedimentos relacionados à FIV são realizados em pacientes tanto do sexo feminino quanto do masculino. Nas mulheres, levando-se em consideração que a investigação prévia por laparoscopia ou por histeroscopia, quando necessária, já tenha sido realizada, os procedimentos se resumem à captação dos oócitos por punção dos folículos por via transvaginal, com ajuda do ultrassom, ou por via laparoscópica, quando se usam as técnicas de transferência dos gametas para as tubas (GIFT) ou dos embriões para as tubas (ZIFT).

Em geral, a transferência do embrião para a cavidade uterina por via vaginal não requer o uso de sedação ou anestesia, exceto em pacientes que apresentem alguma alteração local, como estenose do canal cervical. Já nos homens, após a investigação e o tratamento da infertilidade, pode haver necessidade de técnicas mais invasivas para a recuperação de espermatozoides, como punção de epidídimo ou punção ou biópsia de testículo, o que, na maioria das vezes, se realiza sob anestesia. Deve-se considerar também a técnica da ejaculação por eletroestimulação, como nos casos de pacientes paraplégicos ou que, por motivos pessoais ou religiosos, estejam impedidos de usar a técnica da masturbação.

## AMBIENTE ANESTÉSICO-CIRÚRGICO

### Sala cirúrgica

A sala cirúrgica deve conter:

- mesas e macas cirúrgicas;
- aparelho de anestesia seguindo normas da Associação Brasileira de Normas Técnicas (ABNT);
- monitores: monitor cardioscópio, monitor de pressão arterial não invasiva (PNI), oxímetro de pulso e monitor capnógrafo;
- material de emergência com desfibrilador;
- aspirador;
- fonte de gases;
- laringoscópio, tubos endotraqueais, cânulas orolaríngeas (Guedell), guias e pinças condutoras de tubos (Maguill) e máscara laríngea;
- medicamentos:
  - anestésicos (inalatórios e intravenosos);
  - medicamentos de suporte (analgésicos, antieméticos, protetores gástricos, entre outros);
  - medicamentos para uso em emergências e em manobras de ressuscitação cardiorrespiratória.

## Sala de recuperação pós-anestésica

A sala de recuperação pós-anestésica deve conter:

- cama e maca de recuperação pós-anestésica com grade;
- monitores: monitor cardioscópio, oxímetro, monitor de PNI e estetoscópio;
- material de ventilação e entubação, máscaras, balão, laringoscópio e cânulas endotraqueais;
- fonte de oxigênio;
- aspirador;
- medicamentos de suporte e emergência:
  - analgésicos: acetaminofeno, codeína (Tylex®), dipirona e escopolamina;
  - droperidol e metoclopramida (devem ser usados com cautela, pois induzem rapidamente a hiperprolactinemia, com consequente interferência na maturação do oócito e na função do corpo lúteo);
  - anti-inflamatórios não hormonais (interferem na liberação de prostaglandinas, podendo afetar a implantação do embrião).

# TÉCNICA ANESTÉSICA

Como em qualquer procedimento cirúrgico, existem requerimentos básicos a serem preenchidos, principalmente em situações como a FIV, em que têm caráter eletivo.

Os anestésicos utilizados podem alcançar rapidamente o fluido folicular, existindo, assim, a necessidade de se conhecer os efeitos tóxicos que essas drogas podem causar aos oócitos e às taxas de fertilização, de clivagem e de transferência embrionária. Deve-se lembrar que esses oócitos serão lavados imediatamente após sua captação, o que diminui bastante o efeito dos anestésicos utilizados. Estudos vêm sendo realizados no intuito de relacionar a escolha da técnica anestésica e as frequências de fertilização, de gravidez e de nativivos.

O uso de anestesia, principalmente em procedimentos de punção folicular por via transvaginal, com uso de ultrassom, não visa apenas ao conforto da paciente, pois sua prática propicia um ambiente confortável também para o cirurgião, facilitando o processo e diminuindo a chance de traumas em estruturas adjacentes.

As técnicas usualmente empregadas são: anestesia geral, anestesia neuroaxial (raqui ou peridural), sedação consciente, bloqueio paracervical e anestesia local de parede vaginal, além de técnicas alternativas, como acupuntura ou qualquer combinação de técnicas.

Inúmeros estudos têm comparado as diversas técnicas citadas, assim como as suas associações. Muitos pretendem comparar os resultados obtidos das mais variadas técnicas, mas os resultados apresentados ainda são conflitantes e, portanto, não relevantes.

Existe, no entanto, uma observação quase unânime de que o resultado depende muito mais do tempo de exposição ao anestésico do que do tipo de técnica ou de agente escolhido. A seguir, apresentam-se comentários a respeito das diversas técnicas anestésicas utilizadas na punção transvaginal com auxílio da ultrassonografia na punção dos folículos.

Independentemente da técnica escolhida, é importante obedecer alguns critérios:

- paciente preparada para o procedimento, avaliação clínica correta e respeito ao jejum;
- realização em ambiente seguro, ou seja, preparado para os cuidados necessários à realização dos procedimentos anestésicos e às suas intercorrências;
- monitoração com, no mínimo, cardioscópio, aparelho de PNI e oxímetro de pulso;
- acesso venoso, para a infusão dos medicamentos anestésicos, drogas coadjuvantes e medicamentos de emergência;
- disponibilidade de drogas e recursos para atendimento de intercorrências anestésico-cirúrgicas, inclusive desfibrilador cardíaco.

## Anestesia geral

A anestesia geral é caracterizada por perda da consciência e analgesia adequada. Essa técnica é a de escolha em situações especiais, nas quais deve ser realizada a punção folicular por via laparoscópica, pouco utilizada atualmente, em virtude da preferência da via transvaginal para esse procedimento.

O uso da anestesia geral tem sido associado ao aumento de liberação de prolactina e à supressão da produção de progesterona pelo corpo lúteo. É importante lembrar que baixos níveis de prolactina têm sido associados a maior incidência de gestação. Não há evidência de que o uso de anestésicos inalatórios tenha melhores ou piores resultados quando comparado ao uso de anestésicos venosos. Reitera-se aqui que a duração do procedimento parece ter maior impacto nos resultados do que a droga anestésica escolhida.

## Anestesia neuroaxial

A anestesia peridural e a raquianestesia são práticas absolutamente aceitáveis na realização de procedimentos de FIV. Ambas têm como vantagem a passagem próxima de zero de anestésico para o líquido folicular, especialmente a raquianestesia. Na peridural, quando o anestésico local é detectado no líquido folicular, o nível é desprezível. A principal desvantagem da anestesia neuroaxial é a necessidade de um período de recuperação pós-anestésica muito maior que os de outras técnicas, podendo, inclusive, inviabilizar a alta no mesmo dia.

## Sedação

É muito difícil diferenciar anestesia geral superficial de sedação. Com certeza, o nível de estímulo doloroso provocado pela punção folicular por via transvaginal não requer, em situações normais, uma intervenção anestésica maior que a sedação.

A modalidade de sedação consciente, técnica em que se pretende um componente analgésico maior que o sono, é a técnica mais praticada nos Estados Unidos e em todo o mundo, podendo, inclusive, ser controlada pela paciente. Vale relembrar que a legislação nos Estados Unidos é diferente da legislação do Brasil em muitos aspectos, permitindo que não só médicos, mas também enfermeiros, após treinamento, estejam habilitados a realizar esses procedimentos, o que diminui o custo. Evidentemente, no Brasil, esses procedimentos podem ser realizados apenas por médicos, que, quando não anestesiologistas, devem seguir as regras estabelecidas pelo CFM para a sedação de pacientes por médicos não anestesiologistas (Resolução CFM 1670/2003).

Diversas drogas têm sido propostas para a realização dessas sedações, tanto inalatórias quanto venosas, inclusive para a modalidade controlada pela paciente. Normalmente, essa modalidade apresenta resultados inferiores, relativamente ao conforto, aos da modalidade controlada por profissional especializado. Inúmeras drogas, inalatórias e venosas, vêm sendo estudadas e propostas para a realização desses procedimentos. A busca é por medicamentos fáceis de serem aplicados, seguros, de curta duração, bem tolerados pela paciente, com menor interferência no processo de FIV e menos efeitos colaterais.

Os anestésicos inalatórios do grupo dos halogenados, como halotano, isoflurano e sevoflurano, têm sido descritos como drogas de escolha em alguns serviços. Ainda não há literatura suficiente para avaliar a contribuição que o desflurano, um novo anestésico inalatório, tem a oferecer. Deve-se lembrar que a utilização dessas drogas é, por vezes, pouco tolerada pela paciente, sendo necessária a associação de outras drogas por via venosa. A literatura relata algumas vezes essa técnica sendo controlada pela paciente, com resultados menos satisfatórios que a sedação venosa controlada por profissionais preparados.

Existem alguns trabalhos referindo o uso de remifentanil, um hipnoanalgésico potente, em doses baixas, com sucesso nesses procedimentos. Isoladamente ou associado a benzodiazepínicos, como midazolam, ele é capaz de promover depressão respiratória prolongada, que requer intervenção ventilatória imediata. O uso de propofol, isoladamente ou associado a hipnoanalgésicos, parece ser a técnica mais utilizada por todos, principalmente no Brasil.

A paciente deve ser posicionada, ainda acordada, com monitoração adequada, para punção venosa para a instalação de uma via de acesso para medicamentos, colocação do espéculo e limpeza do canal vaginal com soro fisiológico. A sedação deve ser iniciada em ação coordenada do anestesiologista com o cirurgião e com o laboratório de gametas e embriões. O objetivo é que a paciente receba a menor quantidade de drogas anestésicas necessária para a realização do procedimento.

Normalmente, não se utiliza medicação sedativa pré-anestésica, o que pode gerar maior ansiedade e, consequentemente, maior consumo de anestésicos. Os anestesistas que optam por associar hipnoanalgésicos ao propofol provavelmente diminuirão a dose empregada. Na programação do tipo de drogas anestésicas e da quantidade a ser utilizada, alguns aspectos devem ser considerados, como a ansiedade da paciente, a habilidade do cirurgião e o número de folículos a serem puncionados.

O uso de antibióticos é controverso. Alguns serviços os utilizam como rotina e outros apenas em situações especiais, como hiperestímulo ovariano ou punções acidentais de cistos ou endometriomas.

A seguir, será descrita a técnica de sedação utilizada como rotina para esses procedimentos, referendada por um grande número de citações na literatura:

1.  Paciente posicionada e monitorada conforme recomendações de segurança, com cardioscópio, oxímetro de pulso, monitor de PNI, acesso venoso para hidratação e medicamentos disponíveis.
2.  Após injeção de 50 mcg de fentanila, inicia-se a infusão lenta de propofol, aproximadamente 100 mg, até que a paciente adormeça e seja iniciado o procedimento.
3.  Oferece-se oxigênio por máscara facial e complementa-se a sedação à medida que a paciente apresenta sinais de superficialização anestésica, verificada

por monitoração e pelo nível de consciência. Raramente, há casos de depressão respiratória que necessitem de assistência ventilatória. O procedimento dura em média de 10 a 15 minutos, e, normalmente, não são necessários mais que 50 mcg de fentanila e 200 mg de propofol.

4. Drogas coadjuvantes: ondansetrona 8 mg, protetor gástrico, dipirona na dose de 30 mg/kg e, excepcionalmente, em algumas pacientes que apresentam desconforto maior que o habitual, escopolamina.

5. O despertar habitualmente é tranquilo, e a paciente é então encaminhada para a sala de recuperação pós-anestésica, onde permanece até que atinja os critérios necessários de alta para casa.

## Anestesia local

É descrito o uso de anestesia paracervical associada à anestesia da parede vaginal com anestésico tópico como boa alternativa na punção folicular por via transvaginal. Essa técnica é frequentemente associada a algum tipo de sedação, por não oferecer conforto adequado ao paciente.

## Técnicas alternativas

### *Eletroacupuntura*

Existem alguns trabalhos que demonstram o uso dessa técnica em procedimentos de punção folicular por via transvaginal. Normalmente, associa-se bloqueio paracervical, sendo que algumas pacientes necessitam também de sedação complementar.

## ANESTESIA PARA OS PROCEDIMENTOS CIRÚRGICOS REALIZADOS NOS HOMENS

Como citado anteriormente, os procedimentos realizados nos homens visam à captação de espermatozoides, necessários para a FIV. Os procedimentos mais frequentes são biópsia ou punção de testículo, punção de epidídimo e eletroejaculação.

Poucos trabalhos abordam esse tema, mas, exceto em alguma situação especial, como recusa do paciente ou dificuldade cirúrgica, os procedimentos são realizados sob anestesia local com sedação.

# CRITÉRIOS DE ALTA

Tanto para homens quanto para mulheres, os critérios para alta são:

1. Paciente alerta e orientado no tempo e no espaço.
2. Sinais vitais estáveis.
3. Dor controlada por analgésicos orais.
4. Náuseas e vômitos moderados, se presentes.
5. Paciente habilitado para caminhar sem tonturas.
6. Em anestesia regional: bloqueio apropriadamente resolvido e capacidade de urinar espontaneamente, quando tiver havido uso de raquianestesia ou anestesia peridural.
7. Sítio operatório sem sangramento.
8. Instruções de alta por escrito, com assinatura, confirmando o recebimento e a compreensão das orientações.
9. Presença de acompanhante.

## LITERATURA RECOMENDADA

American Society of Anesthesiologists (ASA). ASA Physical Status Classification System. Disponível em: https://www.asahq.org/for-members/clinical-information/asa-physical-status-classification-system.aspx.

Jain D, Kohli A, Gupta L, Bhadoria P, Anand R. Anaesthesia for in vitro fertilisation. Indian J Anaesth 2009; 53(4):408-13.

Kwan I, Bhattacharya S, Knox F, McNeil A. Pain relief for women undergoing oocyte retrieval for assisted reproduction. Cochrane Database Syst Rev 2013; 1: CD004829.

Resolução da ANVISA 50/2002. Disponível em: http://portal.anvisa.gov.br/wps/portal/anvisa/anvisa.

Resolução do CFM 1670/2003. Disponível em: http://www.saude.mg.gov.br/images/documentos/res_1670.pdf.

Resolução do CFM 1886/2008. Disponível em: http://www.portalmedico.org.br/resolucoes/CFM/2008/1886_2008.htm.

Sequeira PM. Anesthesia for in vitro fertilization. Int Anesthesiol Clin 2003; 41(2):95-105.

Tsen LC. Anesthesia for assisted reproductive technologies. Int Anesthesiol Clin 2007; 45(1):99-113.

Van Voorhis BJ. In vitro fertilization. N Engl J Med 2007; 356:379-86.

# Laboratório de gametas e embriões

Françoise Elia Mizrahi
Elvio Tognotti

## LABORATÓRIO DE SÊMEN

### Espermograma

#### *Coleta de sêmen*

Para a realização do espermograma, recomenda-se que o paciente esteja há 2 a 5 dias em abstinência sexual (WHO, 2010). A coleta do sêmen é feita por meio de masturbação em frasco estéril, fabricado com material não tóxico aos espermatozoides, rotulado com etiqueta contendo os nomes e as idades do casal e o nome do médico.

Os pacientes têm a opção de realizar a coleta na própria clínica ou em domicílio. Esta é autorizada desde que o paciente assine a Declaração de Responsabilidade e leve o material ao laboratório em até, no máximo, 60 minutos após a ejaculação. Nesse caso, a coleta também poderá ser realizada com o uso de um preservativo não tóxico durante a relação sexual. O preservativo deve ser colocado dentro de um frasco estéril que deverá ser bem fechado e mantido em temperatura ambiente.

No caso de perda de material, a amostra é descartada e o paciente é orientado a fazer uma nova coleta, mantendo a abstinência sexual ideal.

## Análise macroscópica

1. Liquefação: após a ejaculação, o frasco deve ser mantido a 37°C até que o material se liquefaça por completo. Observa-se também a presença de coágulos seminais na amostra. Valor de referência: < 60 minutos.
2. Volume: é mensurado com o auxílio de uma pipeta volumétrica. Valor de referência: ≥ 1,5 mL.
3. pH: é observado em tiras reagentes de pH. Valor de referência: ≥ 7,2.
4. Cor: branca opalescente, amarelada ou translúcida. Valor de referência: branca opalescente.
5. Viscosidade: avaliada com o auxílio de uma pipeta Pasteur não estéril e classificada em 4 categorias: normal (o sêmen goteja da pipeta), levemente aumentada (o sêmen forma um filamento menor que 2 cm), aumentada (o sêmen forma um filamento maior que 2 cm) e hiper-aumentada (após 60 minutos de liquefação, o sêmen ainda apresenta consistência gelatinosa). Valor de referência: normal.

## Análise microscópica

1. Concentração: a contagem é realizada com sêmen puro, na câmara de Makler, em aumento de 200 ou 400 vezes. Retira-se uma alíquota de 5 mcL do sêmen fresco e coloca-se na câmara para realização da contagem. O ideal é contar os espermatozoides contidos em 10 retículos (uma fileira horizontal ou vertical), que são multiplicados por 1 milhão. Quando o número de espermatozoides for muito baixo, contam-se todos os retículos da câmara e multiplica-se por 100 mil. Na ausência de espermatozoides, submete-se a amostra a centrifugação por 20 minutos e contam-se os espermatozoides retirados do sedimento (*pellet*). Caso não seja encontrado nenhum espermatozoide após a centrifugação total da amostra, usa-se um microscópio invertido para analisar o restante da amostra. Valor de referência: ≥ 15 milhões de espermatozoides/mL.
2. Motilidade: esse parâmetro é classificado em 3 categorias: motilidade progressiva (MP), motilidade não progressiva (NP) e imobilidade. Valor de referência: MP ≥ 32%; NP ≥ 40%.
   - a motilidade progressiva é definida quando o espermatozoide se move ativamente, formando um curso linear ou um grande círculo;
   - a motilidade não progressiva é definida quando o espermatozoide se move, porém permanece no mesmo lugar;

- os imóveis são todos os espermatozoides que não apresentam qualquer tipo de movimento.
3. Sobrevida de 24 horas: avalia a viabilidade dos espermatozoides em função do tempo. Após o processamento seminal, o tubo é colocado por 24 horas em temperatura ambiente e, após esse período, lê-se a concentração de espermatozoides móveis e imóveis. Antes de fazer a leitura, deixa-se a amostra em banho-maria a 37°C durante 10 minutos. O resultado é dado em percentual de espermatozoides móveis.

## Teste de Endtz

O teste de Endtz, ou peroxidase, é utilizado para determinar a concentração de células redondas e de leucócitos na amostra.

A concentração de leucócitos pode ser determinada pela mensuração do número de granulócitos polimorfonucleares ou neutrófilos no sêmen. Baseia-se na detecção de peroxidase, enzima presente nos granulócitos polimorfonucleares (PMN), os quais se coram de marrom quando expostos ao teste. Isso ocorre por causa do corante específico para granulócitos mieloperoxidase.

Esse teste pode também detectar a presença de células redondas, que se diferenciam dos leucócitos por não corarem em marrom. A presença excessiva de leucócitos na amostra é denominada leucocitospermia.

### Técnica

Preparo da solução mãe de benzidina:

- 25 mL de etanol a 95%;
- 0,0625 g de benzidina;
- 25 mL de água destilada.

### Preparo da solução de trabalho

Misturam-se 2 mL da solução-mãe com 25 mcL de $H_2O_2$ a 3% em um tubérculo de 10 mL. Ambas as soluções devem ser armazenadas cobertas com papel alumínio, para impedir o contato com a luz. A solução-mãe deve ser refeita a cada 6 meses, enquanto a solução de trabalho deve ser renovada semanalmente.

*Teste*

1. Colocam-se 20 mcL de sêmen liquefeito em um tubo de fundo redondo de 5 mL, 20 mcL de fluido tubário humano (HTF) modificado ou solução tampão salina de fosfato (PBS) e 40 mcL da solução de trabalho. Deixa-se reagir por 5 minutos.
2. Colocam-se 5 mcL da solução na câmara de Makler para leitura sob objetiva de 400 vezes. As células com peroxidase positiva são coradas de marrom escuro. Todo o campo da câmara de Makler é contado.
3. Cálculo: número de células positivas × 4 (fator de diluição) × $10^6$ CSB/mL.
4. A quantidade normal de células sanguíneas brancas (CSB) no sêmen é $\leq 1 \times 10^6$ CSB/mL.

## Swim up

Baseia-se na velocidade de progressão direcional dos espermatozoides. Todo o plasma seminal, os debris, os materiais amorfos, as células esfoliativas, os espermatozoides inviáveis e aqueles sem velocidade de progressão direcional são eliminados. Ao final, obtém-se uma amostra limpa contendo apenas espermatozoides que exibam excelente motilidade.

*Técnica*

1. Utilizam-se tubos cônicos de 15 mL. A quantidade de tubos depende do volume seminal e da concentração de espermatozoides. A distribuição do sêmen nos tubos deve ser uniforme.
2. Adiciona-se 1 mL de Ham F-10 em cada tubo e mistura-se bem.
3. Centrifuga-se, durante 10 minutos, a 1.500 rotações por minuto (rpm), se a amostra apresentar viscosidade normal; a 2.000 rpm, se a viscosidade for levemente aumentada; e a 2.500 rpm, se a amostra apresentar viscosidade aumentada ou hiperaumentada.
4. Após a centrifugação, retira-se todo o sobrenadante com o auxílio de uma pipeta de Pasteur, deixando apenas o *pellet*.
5. Distribui-se 1 mL de HTF modificado por todos os tubos, tomando muito cuidado para não misturar o *pellet* (deixa-se o HTF modificado escorrer pela parede do tubo para que não ocorra mistura).
6. Incuba-se em banho-maria, a 37°C, com inclinação de 45°.

7. Depois de 60 minutos, retira-se o sobrenadante cuidadosamente, com o auxílio de uma pipeta Pasteur, e transfere-se para um tubo estéril de fundo redondo de 14 mL. O *pellet* é descartado.

8. Realiza-se a contagem dos espermatozoides na câmara de Makler e calculam-se a concentração de espermatozoides pós-*swim up* e o grau de motilidade.

A Figura 1 ilustra a preparação do *swim up*.

## Teste de vitalidade eosina nigrosina

O teste de vitalidade espermática é feito com o *kit* Vital Screen, com o qual se pode mensurar o percentual de espermatozoides vivos na amostra.

*Técnica*

1. Misturam-se 50 mcL de sêmen fresco com 2 gotas de eosina e 3 gotas de nigrosina.

2. Depois de homogeneizado, leem-se, em lâmina e lamínula, 10 mcL dessa solução e contam-se 100 espermatozoides imóveis.

Obs.: Os corados em rosa representam os espermatozoides mortos, pois sua membrana está lesada, o que permitiu a entrada do corante. Considera-se normal a amostra que apresentar vitalidade maior que 58%.

## Morfologia

A morfologia espermática é lida em lâmina fixada e corada com corante da marca Instant Prov, sob objetiva de 1.000 vezes, com óleo de imersão. Duas lâminas

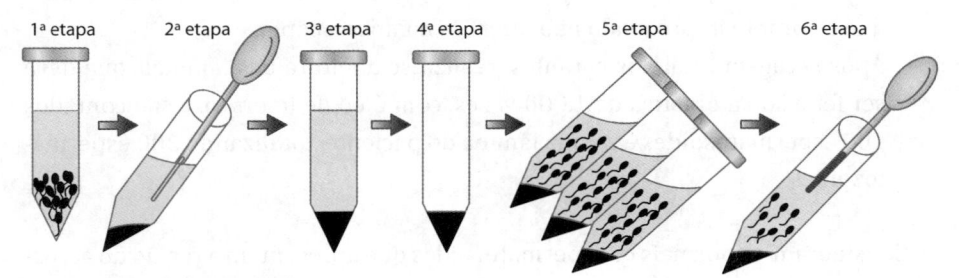

**Figura 1**   Fluxograma *swim up*.
Fonte: II Consenso Brasileiro de Infertilidade Masculina 2003; 13: 97-107.

limpas com uma extremidade fosca são separadas e identificadas com o nome do paciente e com os respectivos números 1 e 2. Retiram-se 20 mcL da amostra fresca homogeneizada de sêmen, que são colocados nas lâminas. Com o auxílio de outra lâmina (extensora), faz-se o esfregaço do seguinte modo:

1. Toma-se a lâmina extensora entre o polegar e o dedo médio, colocando-se ou não o dedo indicador por cima.
2. Coloca-se a lâmina com a gota de sêmen fresco deitada em uma superfície plana e, a outra, apoiada sobre a primeira, formando um ângulo de aproximadamente 45°.
3. Afasta-se a lâmina extensora até ela encostar-se à gota, esperando que esta se espalhe por toda a extensão da lâmina. Faz-se o esfregaço, sem precipitação, deixando a segunda lâmina deslizar sobre a primeira e exercendo uma pequena pressão. A pressão que se exerce é importante para evitar falhas no esfregaço e danos às células.
4. As lâminas são colocadas para repousar e para que o material seque.

*Coloração*

1. Após a secagem total do esfregaço, mergulha-se a lâmina no Instant Prov I. Cronometram-se 10 segundos e retira-se a lâmina do primeiro corante, deixando escorrer durante 5 segundos.
2. Então, submerge-se a lâmina no Instant Prov II e repete-se o mesmo procedimento do primeiro corante.
3. Por fim, mergulha-se a lâmina no Instant Prov III e deixa-se por 20 segundos. É fundamental que os tempos aqui mencionados sejam rigorosamente marcados e seguidos à risca.
4. Após o tempo de coloração, lava-se a lâmina em água corrente abundante. É recomendado que se deixe escorrer a água na parte de trás da lâmina, para que o corante impregnado não interfira na microscopia.
5. Após secagem total dos corantes, realiza-se a leitura das lâminas, que deve ser feita sob a objetiva de 1.000 vezes, com óleo de imersão, e são contados 100 espermatozoides em cada lâmina do paciente, totalizando 200 espermatozoides.

Consideram-se normais os espermatozoides que apresentem a região do acrossoma de 40 a 70% da cabeça, sem grandes vacúolos e com não mais do que dois vacúolos pequenos, que ocupem no máximo 20% da cabeça do espermatozoide. A região pós-acrossômica não deve conter vacúolos. A peça intermediária deve ser delgada, lisa e ter o mesmo comprimento da cabeça. O maior eixo da peça intermediária deve estar alinhado com o maior eixo da cabeça. O flagelo deve ter um calibre constante por toda a sua extensão, ser mais fino que a peça intermediária e ter aproximadamente 45 mcm de comprimento (WHO, 2010).

Segundo Kruger, pacientes que apresentarem uma porcentagem de espermatozoides normais acima de 4% são considerados normospérmicos em relação à morfologia. Se apresentarem porcentagem abaixo de 4%, são considerados teratospérmicos.

Após a leitura, arquiva-se a lâmina que tiver a maior porcentagem de normais, quando a concentração espermática for normal. Quando a concentração for menor que 1 milhão de espermatozoides, ou se o paciente for azoospérmico, guardam-se as 2 lâminas. Quando a porcentagem das duas for igual a 0, guardam-se ambas as lâminas, independentemente da concentração.

## Preparo de sêmen para fertilização *in vitro* (FIV) e injeção intracitoplasmática de espermatozoides (ICSI)

### Metodologia

A maioria das coletas de sêmen é realizada após a coleta dos oócitos, no mesmo dia, e cabe ao embriologista orientar o paciente para colher. Recomenda-se abstinência sexual de 2 a 5 dias antes da coleta, que será realizada na clínica, por masturbação em frasco estéril, fabricado com material não tóxico aos espermatozoides, com etiqueta contendo os nomes do casal e do médico. Se a coleta não puder ser realizada por masturbação, poderá ser feita pelo coito, utilizando-se um preservativo especial, ou pela vibroestimulação e pela eletroejaculação, métodos realizados com a ajuda de aparelhos para casos específicos.

A coleta em domicílio é autorizada desde que o material seja encaminhado ao laboratório em até 60 minutos após a ejaculação, junto de uma declaração assinada pelo paciente afirmando ser dele o material colhido. A coleta também pode ser realizada em preservativo não tóxico durante a relação sexual. O frasco deve estar bem fechado e mantido, se possível, junto ao corpo até a chegada ao laboratório. Nos casos graves de azoospermia (ausência de espermatozoides na ejaculação), os espermatozoides serão obtidos diretamente do epidídimo ou do testículo, por técnicas simples ou mais complexas.

Após a coleta, o sêmen é encaminhado ao laboratório de andrologia para processamento e seleção, com o objetivo de melhorar as chances de fertilização. A equipe dos Projetos ALFA e Beta faz a orientação conforme o caso específico.

## Coleta do sêmen

A coleta é realizada em sala próxima ao laboratório, contendo todas as instruções necessárias ao paciente. É indicado que se faça rigorosa assepsia de mãos e pênis e o paciente é instruído a comunicar ao laboratório qualquer perda de material durante a coleta.

Assim que o material é coletado, o paciente aciona uma campainha e, imediatamente, o embriologista anota o horário da coleta e deixa a amostra em temperatura ambiente sobre a estante no fluxo, até o momento da sua manipulação. No caso de perda de material, a análise microscópica é realizada para verificar se há necessidade de outra coleta. Após alguns minutos, o embriologista verifica a presença de espermatozoides na amostra para poder avisar à enfermagem que o paciente está liberado.

Após a completa liquefação do sêmen, o embriologista realiza a análise macroscópica, quando observa e anota o tempo de liquefação, o volume e a viscosidade, e a análise microscópica em câmara de Makler, em que avalia a concentração, a motilidade e o grau dos espermatozoides. A somatória dos espermatozoides móveis e parados $\times 10^6$ corresponde à concentração por mL estimada. Todas essas informações são anotadas na ficha de registro correspondente ao caso do paciente.

Em casos de oligoastenozoospermia grave, um urologista fica sob aviso e o paciente deve chegar ao laboratório às 7 horas da manhã para que a avaliação da amostra seja feita. A punção folicular da esposa, nesses casos, deve ser marcada para as 10h10 ou para horários subsequentes.

## Preparo do sêmen para FIV e ICSI

O método de preparo do sêmen utilizado no Projeto ALFA é o do gradiente descontínuo coloidal (Figura 2), que consiste nos seguintes passos:

1.  Uma alíquota de 5 mcL da amostra liquefeita é removida com uma pipeta ajustável e uma ponteira descartável e é feita a leitura na câmara de Makler, para determinar a concentração, a motilidade e o grau espermático.

2.  Os meios de cultura utilizados são importantes e todos são vendidos comercialmente. São eles: Irvine – *Isolate lower* e *Upper layer*; Global – *All grad*,

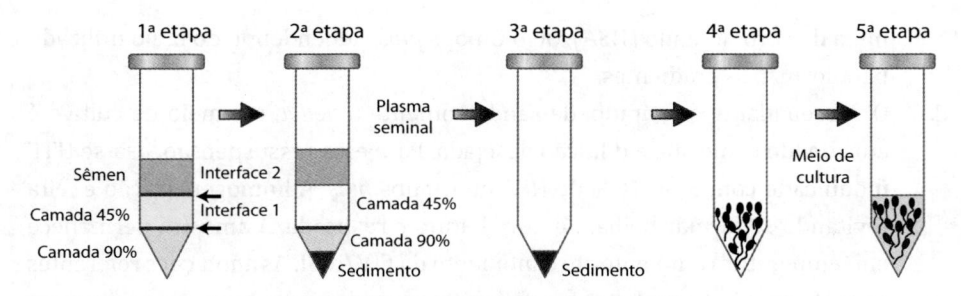

**Figura 2** Fluxograma do gradiente descontínuo coloidal.

Fonte: II Consenso Brasileiro de Infertilidade Masculina 2003; 13: 97-107.

90% e 45%; Vitrolife – *Sperm Grad*, preparo para 90%: colocar 9 mL de *Sperm Grad* com 1 mL de Gmops *plus* e, para 45%, colocar 4,5 mL de *Sperm Grad* e 5,5 mL de Gmops *plus*.

3. No caso de amostras com concentração igual ou acima de 1 milhão de espermatozoides, são colocados 0,5 mL do meio de maior densidade e, em seguida, 0,5 mL do meio de menor densidade, ao ponto de formarem duas interfaces distintas, em um tubo de centrífuga de 15 mL, utilizando pipetas sorológicas graduadas (1 mL) acopladas a um pipetador automático. O volume dos gradientes varia conforme a concentração de espermatozoides. Para amostras com menos de 1 milhão de espermatozoides, a coluna pode variar entre 0,1 e 0,4 mL de cada gradiente, seguindo a ordem 100.000 móveis – 0,1 mL; 200.000 móveis – 0,2 mL; e assim por diante.

4. Utilizando uma pipeta sorológica graduada (5 mL), adiciona-se o volume total da amostra de sêmen. Obs.: em amostras com volume inferior a 1,0 mL, a medida utilizada para fazer as interfaces no preparo é avaliada, pois as barreiras, nesses casos, não podem ser maiores do que o volume da amostra. Grandes volumes, maiores ou iguais a 5 mL, são divididos em dois tubos.

5. A amostra é centrifugada em uma velocidade fixa de aproximadamente 1.800 rpm, por 20 minutos.

6. Com o auxílio de uma pipeta levemente pressionada, formando bolhas cuidadosamente, chega-se ao fundo do tubo, ultrapassando as barreiras e indo de encontro ao *pellet* (sedimento).

7. O *pellet* é removido para outro tubo de centrífuga de 15 mL, contendo de 1 a 3 mL de meio de cultura, dependendo da concentração inicial. É, então, ressuspenso e centrifugado novamente, por mais 10 minutos, na mesma rotação. O meio utilizado para essa lavagem é o HTF modificado, com 5 ou 10% de albu-

mina do soro humano (HSA), ou o Gmops *plus*, dependendo do meio utilizado para formar os gradientes.

8. O sobrenadante é retirado, deixando somente o *pellet*, e o meio de cultivo é adicionado conforme a diluição desejada. Para essa ressuspensão, usa-se HTF modificado com 5 ou 10% de HSA ou Gmops *plus*. A homogeneização é feita (evitando-se formar bolhas) e nova leitura é realizada. A amostra permanece em temperatura ambiente até o momento da FIV/ICSI. As anotações referentes ao material são todas feitas nas fichas de procedimento, tanto no início como no fim do procedimento. Em seguida, o sêmen é mantido por 24 horas em recipiente fechado e em temperatura ambiente, para futuro uso, se necessário.

## Sêmen congelado

Para o caso de amostras de sêmen congeladas, primeiramente verifica-se sua localização, registrada na ficha do paciente durante a criopreservação. Retira-se a quantidade de palhetas ou tubos desejados e deixa-se a amostra durante 10 a 15 minutos em temperatura ambiente, para que descongele completamente. Se a amostra estiver criopreservada em palhetas, estas são abertas com o auxílio de *cortoplast* ou bisturi e empurra-se, com uma guia metálica esterilizada, o sêmen, depositando-o em um tubo. Faz-se, então, a análise microscópica, processando da mesma forma descrita anteriormente.

## Amostra azoospérmica

Em caso de possíveis amostras azoospérmicas, elas são analisadas em microgotas no microscópio invertido. Confirmada a presença de espermatozoides, são processadas da mesma forma já descrita. Por se tratar de um material com concentração muito baixa de espermatozoides, o paciente só é liberado pelo laboratório após a última leitura pós-processamento, para verificar a necessidade de nova coleta. No momento da ICSI são feitas microgotas de 5 mcL do material diretamente na placa de injeção.

No caso de amostras azoospérmicas em que não há presença de espermatozoides mesmo em análise de microgotas no microscópio invertido, é realizada a centrifugação do material por 10 minutos, a 1.800 rpm. Uma nova leitura é feita e, se realmente a amostra for azoospérmica, o paciente é orientado a realizar nova coleta 2 horas após a primeira, se o clínico assim o desejar. Se nesta também não forem encontrados espermatozoides, a equipe de urologia, que já deve estar sob aviso, é comunicada para que outra forma de coleta seja realizada.

## Anticorpos antiespermatozoides

Em casos de anticorpos antiespermatozoides, o clínico responsável avisa antecipadamente o laboratório. No momento da coleta, é fornecido ao paciente o frasco de coleta, contendo 20 mL de meio de cultivo tamponado, suplementado com 10% de proteína. Assim que a coleta é realizada, o material é imediatamente processado da mesma forma já descrita.

## Retroejaculação

Em casos de retroejaculação, o paciente é previamente tratado pelo urologista. No dia da coleta, ele é orientado quanto à coleta, na qual primeiramente deve esvaziar a bexiga, em seguida realizar a masturbação e, novamente, esvaziar a bexiga em frasco estéril. A urina, ao chegar ao laboratório, é aliquotada em tubos e centrifugada a 3.600 rpm, por 10 minutos. O sobrenadante é retirado de todos os tubos e os sedimentos formados são agrupados em um único tubo e, então, é feita a leitura para verificação da presença de espermatozoides. Se confirmada a presença, o processamento ocorre como descrito anteriormente.

## Coletas alternativas de sêmen

### PESA

Para a punção percutânea dos epidídimos (PESA), o laboratório fornece ao urologista cerca de 2 mL de HTFm com 5 ou 10% HSA, ou Gmops *plus* aquecido a 37°C, em tubo fechado.

Na sala cirúrgica de coleta, acoplada ao laboratório, o meio é aspirado em pequenas quantidades (cerca de 10 unidades) em seringas de insulina, pelo próprio médico, e o material é entregue ao laboratório para análise. Se confirmada a presença de espermatozoides, é colocado em tubo com o auxílio de pipeta Pasteur e permanece no tubo bem fechado, em temperatura ambiente, até o momento de sua manipulação. Se for constatada a presença de grande concentração de espermatozoides, o material é diluído com HTFm com 5 ou 10% de HSA ou Gmops *plus*.

No momento do preparo da placa da ICSI, são feitas microgotas de 5 mcL do material diretamente na placa de injeção.

## TESA

Para a aspiração percutânea testicular (TESA), o laboratório fornece ao urologista cerca de 2 mL de HTFm com 5 ou 10% de HSA, ou Gmops *plus* aquecido a 37°C, em tubo fechado. Na sala cirúrgica de coleta, acoplada ao laboratório, o meio é aspirado em seringas de 20 mL, adaptadas a uma agulha 40 × 12.

O material é aspirado do testículo e as seringas são encaminhadas ao laboratório. O conteúdo é depositado pelos embriologistas em placas de identificação e o material é analisado em microscópio invertido. Havendo túbulos seminíferos, estes são macerados com o auxílio de 2 bisturis número 22 e a placa é levada ao microscópio invertido com um aumento de 400 vezes. Se confirmada a presença de espermatozoides, o material é colocado em tubo com o auxílio de pipeta Pasteur, onde permanece, com o tubo bem fechado, a 37°C, até o momento de sua manipulação. Se for constatada a presença de grande concentração de espermatozoides, o material é diluído com HTFm com 5 ou 10% HSA ou Gmops *plus*.

No momento do preparo da placa da ICSI, são feitas microgotas de 5 mcL do material diretamente na placa de injeção.

## TESE

Para a biópsia cirúrgica testicular (TESE), o laboratório fornece ao urologista um pacote fechado de placa e dois tubos com 10 mL de HTFm com 5 ou 10% de HSA ou Gmops *Plus*.

Assim que os fragmentos são retirados, o auxiliar do urologista no procedimento cirúrgico coloca pequena quantidade de meio na placa e os fragmentos sobre o meio. A enfermagem anota, com caneta permanente sobre a placa, se o material é proveniente do testículo direito (TD) ou do testículo esquerdo (TE) e de que parte do testículo. O material é encaminhado imediatamente ao laboratório.

Os fragmentos são macerados com o auxílio de 2 bisturis número 22, para abrir os túbulos seminíferos. O material é, então, analisado em microscópio invertido, com aumento de 400 vezes, e, se houver uma grande quantidade de hemácias dificultando a visualização, é diluído, acrescentando-se mais meio. Se a presença de espermatozoides for confirmada, o material é reservado em tubos bem fechados (difereciando TD e TE) e permanece a 37°C até o momento da ICSI. No momento do preparo da placa da ICSI, são feitas microgotas de 5 mcL do material diretamente na placa de injeção.

Se não forem encontrados espermatozoides 4 horas após a TESE (nova leitura), o material é colocado em temperatura ambiente e novamente verificado 24 horas depois. Esse material, separado em tubos diferentes para TD e TE, é, então, encaminhado com formol para o exame em laboratório externo anatomopatológico. O urologista faz o pedido e a enfermagem encaminha o material ao laboratório externo. A opção de banco de sêmen é verificada com o paciente e com o médico.

## Biópsia prognóstica

Se a biópsia for prognóstica e forem encontrados espermatozoides, o material é criopreservado para futuro procedimento, conforme protocolo de congelamento de sêmen. A única diferença é que, nesses casos, o material é criopreservado em palhetas de 0,25 mL, e não de 0,5 mL.

Se não forem encontrados espermatozoides, o material, dividido em TD e TE, é também enviado para o exame em laboratório externo de anatomopatológico. Antes desse envio, é necessário rever a amostra 4 e 24 horas após a coleta. Um laudo específico para esse fim é preenchido, impresso e arquivado.

## Eletroejaculação

Para este procedimento, o laboratório fornece ao urologista um tubo com 50 mL de HTFm ou de Gmops aquecido a 37°C.

O material é colhido, por meio de choques, em pote estéril. O pote é encaminhado ao laboratório para verificação, em câmara de Makler, da presença de espermatozoides. Confirmada a presença, a técnica de preparo é semelhante à realizada quando se colhe a amostra por masturbação.

# Preparo de sêmen com separação para X e Y

## Metodologia

Esta técnica somente é realizada para amostras colhidas por masturbação em frasco estéril, fabricado com material não tóxico aos espermatozoides, com etiqueta contendo os nomes do casal e do médico. A coleta é realizada de forma convencional, já descrita.

## *Preparo dos gradientes*

Para ambas as separações, são feitos os gradientes abaixo em temperatura ambiente:

1. Os meios utilizados são: *Isolate* concentrado e HTF modificado (Irvine) ou *Sperm Grad* e Gmops *plus* (Vitrolife).
2. Seis tubos são preparados e homogeneizados em temperatura ambiente, seguindo a descrição da Tabela 1.
3. Anota-se com caneta cada camada feita, para melhor visualização e certeza da retirada da camada correta.
4. Em outro tubo, é distribuído um volume de gradiente que pode variar de 0,3 a 1 mL de cada solução, dependendo da concentração espermática, como explicado abaixo. O gradiente sempre deve ser colocado muito lentamente, a partir do de maior concentração de *Isolate/Sperm Grad*, para o de menor concentração. Após todas as camadas terem sido colocadas, é adicionado o volume total de sêmen.
5. Camadas de gradiente: acima de 10 milhões de espermatozoides, coloca-se 1 mL de cada gradiente; entre 1 e 10 milhões, coloca-se 0,5 mL de cada gradiente; abaixo de 1 milhão, coloca-se 0,3 mL de cada gradiente. Volumes menores que 0,3 mL dificultam a retirada e a visão do sobrenadante.
6. O material é centrifugado por 20 minutos, a 3.600 rpm.

**Tabela 1** Gradientes para separação X e Y.

| *Isolate* concentrado/ *Sperm Grad* (%) | HTF modificado/ Gmops *plus* (%) |
|---|---|
| 100 | |
| 90 | 10 |
| 80 | 20 |
| 70 | 30 |
| 60 | 40 |
| 45 | 55 |

Fonte: Projeto ALFA.

## Separação para X

Com o auxílio de uma pipeta levemente pressionada, formando bolhas, cuidadosamente, chega-se ao fundo do tubo, ultrapassando as barreiras e indo ao encontro do *pellet*. Este é colocado em outro tubo com 3 mL de HTFm suplementado com 5 ou 10% de HSA, ou de Gmops *plus*, e centrifugado por 10 minutos, a 3.600 rpm.

## Separação para Y

1.  Com o auxílio de uma pipeta levemente pressionada, retira-se a camada formada entre 70 e 80%, que é colocada em outro tubo com 3 mL de HTFm suplementado com 5 ou 10% de HSA, ou de Gmops *plus*, e centrifugado por 10 minutos, a 3.600 rpm.
2.  Se, na amostra inicial, a concentração de espermatozoides imóveis for muito grande, é possível fazer o gradiente dessa camada novamente, retirando e ressuspendendo em 1 mL, com 0,5 mL de cada gradiente (90 e 45%, respectivamente). Novamente, centrifuga-se por 10 minutos, a 3.600 rpm.

## Preparo de sêmen para soropositivo HIV, HTLV e hepatite C

Estes procedimentos devem ser realizados em data e hora específicas, porque o material deve ser manipulado isoladamente.

A maioria das coletas do sêmen é realizada após a coleta dos oócitos, no mesmo dia, e cabe ao embriologista orientar o paciente para colher. Recomenda-se abstinência sexual de 2 a 5 dias antes da coleta, que será realizada na clínica, por masturbação em frasco estéril com etiqueta contendo os nomes do casal e do médico, fabricado com material não tóxico aos espermatozoides. No caso de a coleta não poder ser realizada por masturbação, poderá ser feita pelo coito, utilizando-se um preservativo especial não tóxico, ou pela vibroestimulação e pela eletroejaculação, métodos realizados com a ajuda de aparelhos para casos específicos. A coleta em domicílio é autorizada desde que o material seja encaminhado ao laboratório em até 60 minutos após a ejaculação, com uma declaração assinada pelo paciente afirmando ser dele o material colhido. O frasco deve ser bem fechado e mantido, se possível, junto ao corpo, até a chegada ao laboratório. Nos casos graves de azoospermia, os espermatozoides são obtidos diretamente do epidídimo ou do testículo por técnicas simples ou mais complexas. Nesses casos, é feito o método de reação em cadeia de polimerase (PCR) quantitativo do plasma sanguíneo. Se o PCR for positivo, a punção não pode ser agendada; se o PCR for negativo ou indetectável, a punção é agendada e a lavagem dos espermatozoides é realizada por passagem várias vezes em microgotas. Após a coleta, o sêmen é encaminhado ao laboratório de andrologia para processamento e seleção.

## Coleta do sêmen

A coleta é realizada em sala próxima ao laboratório de forma convencional já descrita.

## Preparo do sêmen

O método de preparo do sêmen utilizado consiste em diluição-centrifugação, gradiente descontínuo e *swim up*, como descrito abaixo:

1. Dilui-se o sêmen na proporção 1 para 1, com meio de cultura HTFm com 5% HSA, ou Gmops *plus*, e centrifuga-se a amostra a 1.800 rpm, por 10 minutos. O sobrenadante é descartado e adiciona-se mais 1 mL de meio de cultura HTFm com 5% HSA, ou Gmops *plus*.
2. Em outro tubo, são preparados e colocados gradientes de densidades 90, 70 e 45%, respectivamente. Em seguida, adiciona-se a amostra seminal ressuspendida, que é centrifugada por 20 minutos a 1.800 rpm.
   Obs.: os meios de cultura utilizados para fazer os gradientes podem ser: Irvine (*Isolate* concentrado) ou Vitrolife (*Sperm Grad*). Para preparar os gradientes, toma-se como exemplo: gradiente 90%, 9 mL de *Isolate* ou *Sperm Grad* com 1 mL de HTFm com 10% de proteína ou Gmops *plus*. O mesmo se aplica para os gradientes de 70 e 45%.
3. O sobrenadante é descartado e adiciona-se ao *pellet* 3 mL de meio de cultura HTFm com 5% HSA ou Gmops *plus*. A amostra é, então, centrifugada por mais 10 minutos, a 1.800 rpm.
4. Novamente, o sobrenadante é descartado e adiciona-se cuidadosamente de 0,5 a 1,5 mL de meio de cultura, dependendo da qualidade seminal.
5. É feita a migração ascendente e o tubo é disposto a 45° por 45 minutos, em estante à temperatura ambiente. O sobrenadante é recuperado com o auxílio de pipeta e realiza-se a contagem de concentração e motilidade em câmara de Makler.
6. É retirada uma alíquota de 30 mcL para a análise do PCR, em tubo Eppendorf, identificado com o nome do paciente. O restante da amostra é criopreservado conforme protocolo de criopreservação seminal.

**7.** A amostra permanece em contêiner isolado, de quarentena, até que o resultado do PCR seja liberado:

- se o PCR for positivo: a amostra é descartada e nova coleta é agendada para novas lavagens;
- se o PCR for negativo ou indetectável: a amostra sai do contêiner isolado para o contêiner do soropositivo correspondente; são necessários 3 contêineres disponíveis – um para HIV, um para hepatite B e um para concomitantes. Nesses casos, a punção pode ser marcada e o sêmen utilizado.

## *Intracytoplasmic morphologically selected sperm injection* (IMSI)

A IMSI é um tratamento semelhante à ICSI convencional, mas diferencia-se pelo princípio da seleção do espermatozoide que será injetado no óvulo – por meio de um sistema ótico de alta magnificação, é possível aumentar em mais de 6.000 vezes o tamanho dos espermatozoides e, assim, selecionar aqueles móveis com critérios morfológicos mais apurados (Figuras 3 a 5).

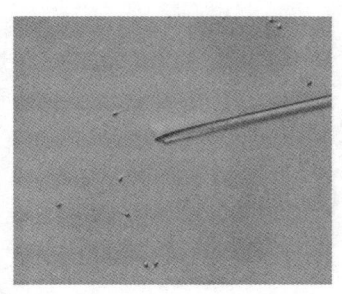

**Figura 3** Aumento de 200 vezes.
Fonte: Projeto ALFA.

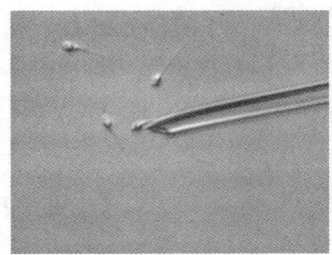

**Figura 4** Aumento de 400 vezes.
Fonte: Projeto ALFA.

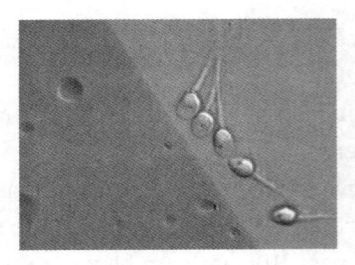

**Figura 5**    Aumento de 6.000 vezes.
Fonte: Projeto ALFA.

## Equipamentos necessários

1.    Microscópio invertido.
2.    Contraste diferencial de fase (DIC).
3.    Objetivas 10× Hoffman e óleo de imersão.
4.    Câmera de vídeo.
5.    Monitor.

## Materiais necessários

1.    Placa de vidro Willco ou Fluordish.
2.    Pipetas de ICSI.
3.    Polivinilpirrolidona (PVP) 7%.

## Preparo do sêmen

1.    Conforme protocolo de sêmen, mas com ressuspensão final sempre em meio tamponado e com proteína.
2.    Manter em temperatura ambiente.

## Preparo da placa de vidro

1.    Preparar de 3 a 5 gotas de 5 mcL de PVP 7% no centro da placa e cobrir com óleo em temperatura ambiente.
2.    Colocar 1 mcL do sêmen já processado nas gotas de PVP, deixando a primeira gota sem amostra para posicionar a agulha.
3.    Manter a placa em temperatura ambiente até a hora da IMSI.

## Montagem do aparelho

1. Trocar a placa aquecida por não aquecida.
2. Pingar 5 mcL de óleo imersão na objetiva.
3. Posicionar a lente DICN.
4. Mudar de TP2 para P e mudar a lente para melhor visualização, se necessário.
5. Empurrar o analisador por completo para dentro do microscópio.
6. Fixar a referência de escala na tela do computador.

## Preparo da placa de deposição dos espermatozoides e de ICSI

Preparar uma placa com 4 gotas de 0,9 mcL de meio tamponado e suplementado a 10%, para colocar os espermatozoides selecionados e móveis, e 2 gotas de 5 mcL de PVP 10%. Manter a 37°C.

Colocar, respectivamente, na:

- 1ª gota: espermatozoides graus 1 a 3.
- 2ª gota: espermatozoides grau 4.
- 3ª gota: espermatozoides graus 5 e 6.
- 4ª gota: outros espermatozoides, se necessário.

Os espermatozoides selecionados devem ficar nessas microgotas de 0,9 mcL por 10 a 30 minutos e, decorrido o tempo, ser imobilizados na gota central de PVP para, em seguida, serem injetados em placas de ICSI preparadas conforme protocolo D0-D5. Em casos de IMSI, os oócitos são denudados 2 horas após a aspiração.

## Técnica de seleção dos espermatozoides

1. Verificar se a objetiva de 100 vezes está limpa e pingar óleo de imersão.
2. Abaixar pipeta de ICSI no PVP usando objetiva de 10 vezes.
3. Ir para a gota de PVP onde estão os espermatozoides e focar a borda.
4. Trocar para a objetiva de 100 vezes muito lentamente.
5. Começar a seleção pela borda da gota e, para cada oócito, selecionar de 3 a 5 espermatozoides, utilizando a escala fixada na tela do computador.
6. Transferir os espermatozoides selecionados para a placa com as microgotas de 0,9 mcL da placa, preparada previamente e aquecida a 37°C. Manter os espermatozoides selecionados a 37°C, em meio tamponado e suplementado, por 10 a 30 minutos antes da injeção e proceder como protocolo de ICSI.

## Classificação dos espermatozoides (Bartoov)

Por ordem de seleção:

1.  Normal: oval, simétrico, medindo 4,75 mcm de comprimento e 3,28 mcm de largura, apresentando ausência de vacúolos ou até 2 vacúolos pequenos que não ultrapassem 4% da cabeça do espermatozoide.
2.  Curto ou longo: $\leq$ 4,19 mcm ou $\geq$ 5,31 mcm.
3.  Estreito ou largo: $\leq$ 2,88 mcm ou $\geq$ 3,68 mcm.
4.  Com invaginação ou extrusão.
5.  Vacúolos ocupando de 5 a 50% da área nuclear.
6.  Vacúolos ocupando mais que 50% da área nuclear.
7.  Espermatozoides amorfos.

## Criopreservação seminal

### Metodologia

O congelamento lento pode causar injúria aos espermatozoides por desidratação celular, em decorrência da formação de cristais do gelo extracelular que concentra a solução. O congelamento rápido pode causar lesão de membranas e organelas, pela formação de cristais de gelo intracelular. A escolha do método adequado de congelamento e a adição de glicerol ao soluto, diminuindo o ponto de congelamento, reduz a quantidade de gelo formado, evitando provocar esses danos aos espermatozoides. A técnica utilizada nos Projetos ALFA e Beta é o congelamento lento e o meio utilizado é o comercialmente pronto da Irvine, Test Yolk Buffer.

Para efetivação do congelamento, toda a sorologia do paciente é verificada e, caso alguma esteja faltando, o procedimento é cancelado, exceto em casos de quimioterapia ou radioterapia, nos quais o material é colocado em contêiner de quarentena (prazo máximo de entrega em 15 dias).

Após a coleta, deve-se esperar a liquefação do material, transferir uma gota de sêmen (5 mcL) para a câmara de Makler, utilizando pipetador e ponteira plástica estéril e, com o auxílio de uma seringa ou pipeta graduada estéril, medir o volume da amostra.

Em microscópio ótico (aumento de 200 vezes), deve-se fazer a contagem do número total de espermatozoides em 10 quadrados escolhidos na câmara, verificando também o grau de motilidade. A somatória dos espermatozoides móveis e imóveis $\times$ $10^6$ corresponde à concentração total por mL estimada. Devem-se então calcular a porcentagem e o grau de motilidade, e anotar na ficha de registro correspondente.

Após a contagem, adiciona-se o meio de criopreservação, o qual deve ter sido retirado do *freezer* com tempo necessário de antecedência para alcançar a temperatura ambiente. Adiciona-se lentamente o meio Test Yolk Buffer na proporção 1:1, com o auxílio de uma seringa e uma agulha estéreis. Agita-se em movimentos circulares, para homogeneização completa da amostra, realiza-se nova leitura microscópica e anota-se o resultado.

Após adição do crioprotetor, deve-se transferir o sêmen para palhetas estéreis de 0,5 mL de volume, com o auxílio de uma seringa adaptada. Aspira-se, então, o sêmen até 0,5 cm do tampão, retira-se a palheta do contato com o sêmen e aspira-se até o sêmen encostar no tampão, para que sobre um espaço com ar onde a palheta será selada. Em casos de TESE, transfere-se o material para palhetas de 0,25 mL. Deve-se utilizar número de palhetas suficiente para armazenar todo o volume da amostra.

É necessário selar todas as palhetas na extremidade aberta e identificar uma a uma com o nome do paciente, o número do registro e a data do congelamento, utilizando caneta de escrita permanente.

Um ou mais suportes metálicos (*racks*) devem ser separados e identificados com etiquetas colantes (que contêm nome do paciente e do médico) e, na parte superior, anota-se o registro numérico do paciente. Anota-se no livro de congelamento de sêmen: registro do paciente, nome, médico, data, quantidade de palhetas e motivo do congelamento.

Deve-se, então, ligar a congeladora, verificar se o comando está interno no *display* e selecionar o programa Fast Sêmen. É importante verificar o número que está no *display* para congelar (sêmen n. 7), colocar a câmara dentro da congeladora com o nitrogênio, apertar RESET para que a temperatura inicial seja alcançada, certificar-se de que o comando no *display* está em *hold*, colocar as palhetas e apertar RUN para execução do programa. No momento do *seed now*, aperta-se o MUTE 2 vezes e espera-se o final do programa. Quando soar novamente o alarme, devem-se jogar as palhetas diretamente no nitrogênio líquido.

Então, as palhetas mergulhadas no nitrogênio são transferidas para o interior dos *racks* com o auxílio de uma pinça metálica e, em seguida, armazenadas em contêiner apropriado.

O laudo é feito anotando-se o número de palhetas obtidas, a identificação do local de armazenamento, o motivo da criopreservação, a concentração de espermatozoides antes e depois do crioprotetor, as informações do paciente, o androlo-gista que fez o congelamento e a forma de armazenamento.

Se a congeladora estiver sendo utilizada para outro procedimento, a criopreservação pode ser feita em isopor, colocando-se as palhetas sobre uma gaze presa à superfície da caixa e da tampa. Nesse caso, o nitrogênio deve estar 5 cm abaixo do topo, onde estão localizadas as palhetas. O tempo de congelamento é de aproximadamente 40 minutos, findos os quais as palhetas são jogadas diretamente no nitrogênio.

### Programa interno de criopreservação de sêmen

1.   Início a 20°C.
2.   Rampa até 4°C, a 1°C/minuto.
3.   *Hold* (espera) em 4°C, por 4 minutos.
4.   Rampa até -10°C, a 2°C/minuto.
5.   *Hold* em -10°C, por 2 minutos.
6.   Alarme.
7.   *Hold* em -10°C, por 2 minutos.
8.   Rampa até -30°C, a 3°C/ minuto.
9.   Rampa até -43°C, a 4°C/minuto.
10.  Fim *freefall* até -43°C.

## LABORATÓRIO DE MICROMANIPULAÇÃO DE GAMETAS E EMBRIÕES

### Do dia da aspiração folicular (D0) ao 5º dia após aspiração (D5)

#### Preparo dos meios de cultivo para 10 folículos

Etiquetas e nomes devem ser conferidos em voz alta em todos os passos da manipulação e tudo deve ser feito sempre com testemunho.

O preparo do meio é sempre feito ao final de todos os procedimentos do dia. Para o preparo de todos os meios deve haver uma rigorosa assepsia das mãos com sabão neutro, e uso de luvas. Com antecedência de 15 minutos ao preparo do meio, sabão 7X® a 5% e água ultrapura são passados na bancada de preparo de meio. Passado esse tempo, as placas e os tubos são separados conforme agenda do dia seguinte.

Os tubos são preparados em 2 etapas: os de meio suplementados com proteína e os de meio sem suplemento. Em todos os frascos e tubos abertos, toma-se o cuidado de manter as tampas viradas para cima, evitando sempre passar as mãos sobre eles. Todo o material plástico (placas, tubos e outros) é retirado da embalagem preferencialmente com 24 horas de antecedência, para minimizar o efeito tóxico do plástico.

Todas as placas de cultivo para os casos do dia seguinte são preparadas rapidamente, em temperatura ambiente, para que não haja alteração de pH e perda de osmolaridade. O ideal é que se prepare no máximo 3 placas por vez ou que um embriologista reserva vá acrescentando o óleo.

Como o meio é mantido em geladeira, em sala distante do laboratório, na hora do preparo é retirado da geladeira e colocado em sacolas térmicas, para evitar constantes mudanças de temperatura, e devolvido imediatamente após o preparo. Quando o volume é muito grande, o meio é aliquotado (quando o volume for maior que 5 mL, dividir em 2).

São preparadas apenas 3 placas de microgotas por vez, para evitar queda de osmolaridade: uma placa de microgotas, uma de hialuronidase e uma de injeção para cada 5 oócitos.

As placas devem permanecer abertas ou semiabertas no interior das incubadoras, exceto as placas de transferência, que não são cobertas com óleo, para que não ocorra evaporação. Nas placas deve constar o nome completo da paciente, os números de oócitos, de pré-embriões (PE) e de blastocistos (BL) e as iniciais do médico.

Para cada movimentação de oócitos ou zigotos de um meio para outro, é necessário lavar o meio ao menos 4 vezes, e sempre transferir oócitos e zigotos um a um entre as gotas, para acompanhar o histórico individual de cada um (tomando cuidado para sempre deixar os oócitos/zigotos e os PE na mesma ordem).

## Preparo dos tubos de coleta folicular

É calculado um tubo com 0,5 mL de meio para cada 2 folículos aspirados; um tubo com 9 mL é fornecido para lavar o sistema de aspiração e um tubo com 1 mL é preparado para manter a pipeta aquecida durante todo o procedimento. Tubos de sistema, pipeta e *flushing* são pintados sobre as tampas. São preparados no máximo 15 tubos de aspiração, independentemente do número de folículos. Em alguns casos, em que a quantidade de folículos é muito pequena e o médico responsável vai fazer *flushing*, são fornecidos 2 tubos com 10 mL de meio.

Os meios usados para a aspiração folicular possuem um sistema tampão que evita a mudança de pH, mas também necessitam de manuseio rápido, pois o sistema não evita mudanças de temperatura (por isso, é importante mantê-los sempre muito bem fechados). Após serem distribuídos nos tubos, são colocados na mini-incubadora sem $CO_2$ ou em porta-tubos aquecidos, bem fechados, *overnight*, até o momento de sua utilização. A distribuição dos meios ocorre em temperatura ambiente.

Seguindo esses critérios para preparo dos tubos de coleta folicular, são preparados para 10 folículos:

- Irvine (IS), Global (GL): HTF modificado (HTFm);
- Vitrolife (VT): Gmops.

Preparam-se 5 tubos contendo 0,5 mL de HTFm/Gmops, um tubo com 9 mL de HTFm/Gmops e um tubo com 1 mL de HTFm/Gmops.

### Preparo do meio de flushing

Para o meio de *flushing*, no qual os oócitos são lavados imediatamente após a punção folicular e a identificação, são preparados:

- IS/GL: tubos de HTF modificado com 5 e10% de HSA, respectivamente;
- VT: tubos de Gmops *plus*.

No dia anterior à aspiração, são preparados tubos de HTFm com HSA a 5 ou 10%, ou Gmops *plus*, que são mantidos fechados na mini-incubadora ou no porta-tubos aquecido *overnight*, sendo, então, utilizados para o *flushing* dos oócitos, para o preparo do sêmen (lavagem e ressuspensão), para a lavagem oocitária pós-passagem em hialuronidase e para o preparo das microgotas no momento da ICSI. São feitos sempre 2 tubos (um para placa e um para sêmen).

Para o *flushing* dos oócitos no momento da aspiração: se houver 5 ou mais folículos, 2 tubos são preparados e, se houver menos de 5 folículos, é preparado somente um tubo com 5 mL de HTF modificado a 5 ou 10% de HSA ou Gmops *plus*. O meio desses tubos é colocado em placas de identificação e coberto com 5,5 mL de óleo aquecido, porém não gasado.

A primeira placa é montada imediatamente no início da aspiração e, a segunda, no momento da lavagem. Os oócitos não devem permanecer mais que 10 minutos em cada uma delas. Em oócitos com *cumulus* muito abundante, este é retirado com o auxílio de 2 agulhas.

### Preparo do meio de cultivo temporário

Logo após os oócitos terem sido identificados e lavados na segunda placa de *flushing* ao término da aspiração/identificação, eles são lavados novamente em uma placa com meio gasado, contendo 1 mL de meio SSM (IS) Global (GL) GIVF (VT) com 10% de HSA, coberto com 1 mL de óleo. Para mais de 15 folículos, são feitas 2 placas. Essa lavagem tem como objetivo não passar meio tamponado para as placas de cultivo.

Os oócitos são, então, distribuídos em placas de cultivo (máximo 5/placa) e incubados até o momento de sua manipulação para ICSI e/ou FIV. Para a verificação da fertilização, quando o meio é Global, usa-se o Global Fertilization.

A injeção/inseminação é realizada 4h30 após a aspiração do primeiro tubo de folículos. Nos fins de semana, a injeção ocorre após, no mínimo, 3 horas.

## Preparo do meio de cultivo

É preparado um tubo contendo Global, SSM ou GIVF com 10% de HSA. Esse meio, após diluição, é homogeneizado e distribuído em 2 placas (uma placa para cada 5 oócitos) de berço único, colocando-se 1 mL no fosso central. As placas no fosso central são cobertas com 1 mL de óleo gasado.

As placas com microgotas são preparadas de 3 em 3, da mesma forma. Prepara-se também um tubo contendo Global (GL), SSM (IS) ou G1 (VT) com 10% de HSA.

Nas placas, são feitas 3 microgotas superiores a 50 mcL, para lavagem de seus respectivos oócitos, e 5 inferiores, também a 50 mcL, para incubação. As placas são colocadas em incubadora trigás, com 5,0% de $O_2$, para equilibrar, a 5,5% $CO_2$ e 37,1°C, para IS. Para meios GL, o $CO_2$ é de 6,5%, e, para meios Vitrolife, de 7,0%.

## Dia da aspiração folicular (D0)

Os tubos de coleta, assim como os de lavagem do sistema de aspiração, são retirados da mini-incubadora e colocados no porta-tubos aquecido localizado dentro do *passthrough*, para que se inicie a aspiração folicular. Nesse momento, dentro do *passthrough*, estão etiquetas com a identificação da paciente, que são imediatamente colocadas na ficha em que serão anotados todos os procedimentos do laboratório. A aspiração ocorre com o auxílio de uma ultrassonografia endovaginal, em uma sala acoplada ao laboratório.

O tubo contendo 1 mL de meio é colocado em um suporte metálico aquecido, dentro do qual é inserida a pipeta Pasteur (previamente afilada ao fogo) utilizada na identificação dos oócitos.

Para as placas de *flushing* em que os oócitos são lavados, usam-se placas de identificação previamente aquecidas, para que não haja perda de calor do meio. Em cada uma, colocam-se 5 mL de HTFm com 5 ou 10% de HSA ou Gmops *plus*, já aquecidos, conforme descrito no D1. As placas devem ser cobertas com 5,5 mL de óleo aquecido e estabilizado a 37,1°C, porém não gasado.

Os óleos são colocados na mini-incubadora em tubos bem fechados, onde permanecem por no máximo 5 dias e, no mínimo, 24 (IS ou VT) ou 48 horas (GL).

A primeira placa de *flushing* é preparada imediatamente após o encontro do primeiro oócito e, a segunda, ao término da punção ou após 10 minutos.

Os tubos contendo o líquido folicular são colocados novamente no porta-tubos aquecido dentro do *passthrough* pelo pessoal responsável pela coleta. Imediatamente, são retirados pelo pessoal do laboratório, para que sejam definidas a presença e a lavagem dos oócitos encontrados. Para isso, o líquido folicular é distribuído nas placas de identificação que estavam sobre a placa aquecida. Geralmente, para cada tubo com líquido folicular é usada uma placa de identificação, sendo o líquido distribuído na placa e na tampa. Os oócitos são identificados com o auxílio da pipeta Pasteur, em lupa com aumento de 80 a 160 vezes.

Terminada a aspiração, os oócitos encontrados são muito bem lavados, primeiramente na segunda placa de *flushing* e, em seguida, na placa de lavagem com meio semelhante ao de cultivo. Os oócitos identificados são classificados, de acordo com sua maturidade, em:

- metáfase II (MII) (Figura 6);
- metáfase I (MI) (Figura 7);
- prófase (P) (Figura 8);
- degenerados (Figura 9) ou zona fraturada.

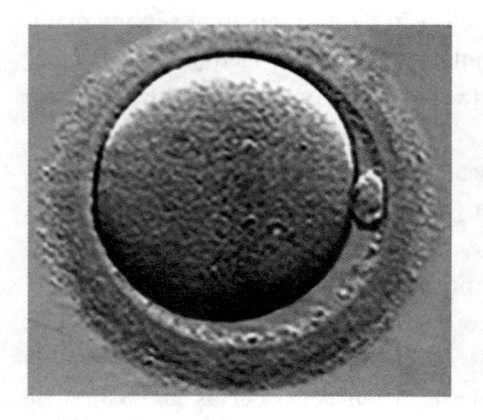

**Figura 6** Metáfase II.
Fonte: Projeto ALFA.

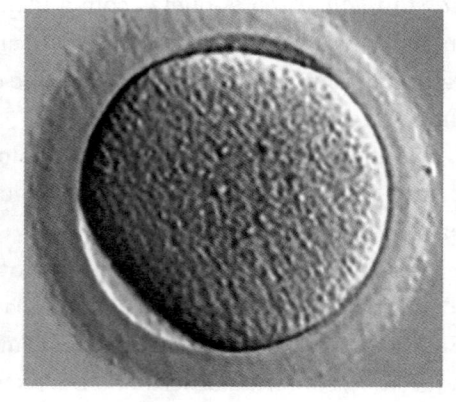

**Figura 7** Metáfase I.
Fonte: Projeto ALFA.

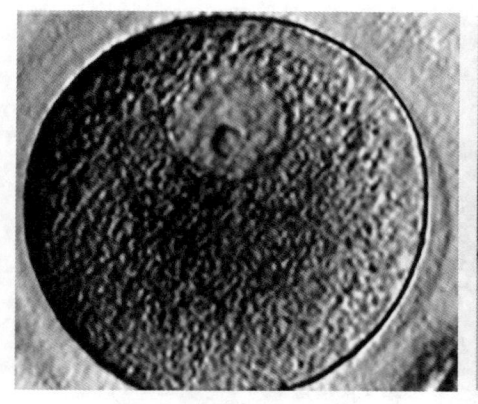

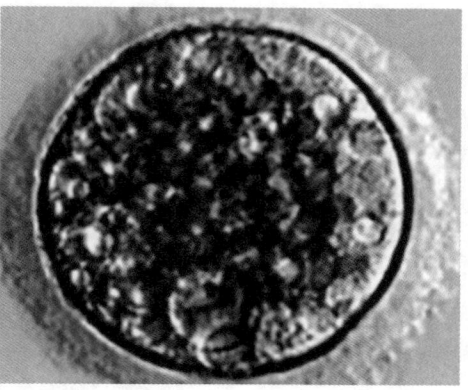

**Figura 8** Prófase.
Fonte: Projeto ALFA.

**Figura 9** Degenerado.
Fonte: Projeto ALFA.

Os oócitos são distribuídos nas placas de incubação temporária, preparadas e equilibradas conforme descrito anteriormente. As placas são identificadas com o nome completo da paciente, a sigla do médico e o número de oócitos, e incubadas novamente até o momento de sua manipulação. A incubação é feita por um rodízio das incubadoras, para que se distribuam as punções do dia.

Para decidir se será realizada FIV ou ICSI, o laboratório considera: ciclos anteriores, análise do sêmen (concentração e motilidade) e, em alguns casos, determinação do médico responsável (Projeto ALFA) ou protocolo preestabelecido (Projeto Beta).

*FIV*

Para FIV tradicional (Figura 10), com o auxílio de uma ponteira, colocam-se 60 mil espermatozoides móveis em uma gota de 50 mcL com 1 oócito.

A placa é novamente incubada por cerca de 5 a 10 minutos, para que ocorra o tempo de distribuição homogênea do sêmen, findos os quais a placa é novamente retirada e a verificação feita no microscópio invertido. Nessa verificação, constata-se se a concentração, a distribuição e a motilidade dos espermatozoides estão corretas. Se estiverem, os oócitos com *cumulus* são distribuídos nas placas com

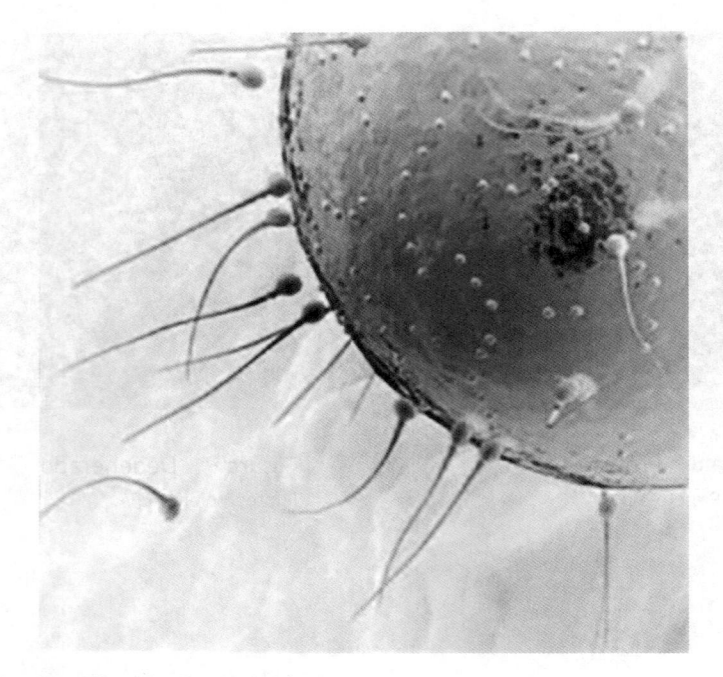

**Figura 10** Fertilização *in vitro* clássica.

pipeta Pasteur, um por microgota, e a inseminação é realizada da mesma forma. Novamente, a placa é colocada na incubadora até o momento da verificação da fertilização, que ocorre cerca de 18 a 22 horas após a inseminação.

A quantidade de espermatozoides e o horário da inseminação são registrados na ficha de procedimento. Até esse momento, não é feita a classificação dos oócitos quanto à sua maturidade, o que ocorre no momento da denudação durante a verificação da fertilização.

*ICSI*

Para a realização da ICSI, é necessário que os oócitos sejam denudados. Duas formas de denudação são necessárias: a enzimática e a mecânica. A denudação é feita por dois embriologistas e a injeção é realizada imediatamente após a denudação.

## Enzimática

A hialuronidase é retirada do *freezer* 40 a 60 minutos antes de sua exposição (IS), ou da geladeira 10 minutos antes (GL ou VT), para que se inicie seu aquecimento à temperatura ambiente. Para 10 oócitos, são feitas 2 placas.

A hialuronidase já vem preparada na concentração de 80 UI em tubos de 1 mL (IS) ou 10 mL (GL). No laboratório, ela é distribuída em tubos Ependorf com 0,2 mL em cada, para impedir que haja o congelamento e o descongelamento da amostra várias vezes. Quando é VT, vem em 0,1 mL e deve ser diluída com 0,9 mL de Gmops *plus* – essa diluição pode ser feita até no máximo 2 semanas antes e mantida em geladeira. Quando a hialuronidase já está em temperatura ambiente, as placas são preparadas da seguinte forma: 1 gota de 50 mcL de hialuronidase (ou hiase) é feita no lado superior da placa e 5 gotas de mesmo volume de HTFm com 5 ou 10% de HSA ou Gmops *plus* são feitas no lado inferior da placa.

Nessa placa, assim como em todas as outras, deve ser colocado o horário e o número do caso. A placa é coberta com óleo aquecido e não equilibrado e mantida por 40 minutos na mini-incubadora, a 37°C. Após 40 minutos, os oócitos são retirados da incubadora, banhados por 30 segundos na gota com hialuronidase/hiase e lavados vigorosamente nas 3 primeiras gotas inferiores. São, então, imediatamente denudados mecanicamente na 4ª gota e lavados novamente na 5ª gota.

## Mecânica

Para este procedimento, são usadas pipetas de 170 e 140 mcm de diâmetro, onde os oócitos são gentilmente aspirados e soltos até que se livrem de todas as células que os rodeiam. Ao final da denudação, os oócitos são classificados quanto à sua maturidade: oócitos em metáfase I e prófase são incubados e mantidos em cultivo por 24 horas, oócitos degenerados e com zona fraturada são descartados, oócitos em metáfase II são injetados e oócitos que ainda estão extruindo o CP não devem ser injetados.

A placa de injeção é preparada no mesmo momento do preparo da placa de hialuronidase/hiase. O PVP (IS/GL)/ICSI (VT), uma solução viscosa para manuseio do sêmen, é retirado do *freezer* ou da geladeira no mesmo momento que a hialuronidase. Em seguida, 2 gotas de 5 mcL de PVP/ICSI são feitas no centro da placa e 3 gotas de 10 mcL de HTFm com 5 ou 10% de HSA ou de Gmops *plus* são feitas ao redor. A placa é coberta com óleo não equilibrado, a 37,1°C. Em casos de coleta alternativa de sêmen, são feitas 3 gotas de 5 mcL de PVP/ICSI.

Um microlitro de sêmen é colocado na 1ª gota de PVP/ICSI e, para casos de sêmen proveniente de coleta alternativa, várias gotas de sêmen de 5 mcL são feitas na parte inferior da placa. Nesses casos, os espermatozoides são retirados diretamente dessas gotas e depositados em gotas de meio de cultivo; quando todos são encontrados, são levados para gotas de PVP/ICSI em outra placa de ICSI aquecida. Os espermatozoides são imobilizados na região média da cauda (ângulo de 90°) e aspirados gentilmente em aumento de 400 vezes para que os morfologicamente melhores sejam escolhidos.

Os oócitos são colocados de 2 em 2 (máximo de 3) nas gotas de HTFm com 5 ou 10% HSA ou de Gmops *plus* e a injeção é realizada com o CP na posição 12 ou 6 horas, em aumento de 400 vezes.

A injeção é realizada delicadamente e o espermatozoide é depositado próximo à membrana oposta da entrada da agulha (Figura 11).

Terminado o procedimento, os oócitos são incubados, na mesma ordem em que foram injetados, nas suas respectivas placas de cultivo (IS-SSM, GL-Gfert, VT ou G1-VT, todos suplementados com 10% de proteína) por 18 a 22 horas, período após o qual se dá a verificação da fertilização.

Durante a ICSI, as características oocitárias, assim como as observações da injeção ou as observações extras, são anotadas na ficha de procedimento.

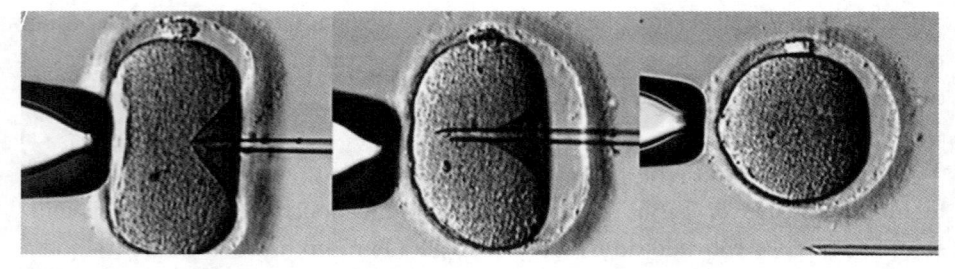

**Figura 11**  Injeção intracitoplasmática de espermatozoide.
Fonte: Projeto ALFA.

## Verificação da fertilização

### Preparo das placas de cultivo para verificação da fertilização

No final do D0, dia da inseminação e/ou injeção, são preparadas as placas onde os oócitos são colocados após a verificação da fertilização.

São preparadas placas com meio IS-SSM com 10% ou GL-Global com 10%. Para meio da VT, não há troca de placa no dia da fertilização, exceto em casos de FIV tradicional, em que novas placas serão preparadas. As placas com microgotas são feitas da mesma forma já descrita, cobertas com óleo e colocadas em suas respectivas incubadoras.

### Avaliação da fertilização

Na FIV tradicional, os oócitos são denudados com pipetas de 170 e 140 mcm de diâmetro, onde são gentilmente aspirados e soltos da pipeta até que se livrem de todas as células que os rodeiam, e colocados um a um na placa com microgotas e meio frescos, previamente preparados e equilibrados.

Na ICSI, é primeiramente feita a verificação da fertilização no microscópio invertido e, em seguida, os oócitos são colocados um a um na placa com microgotas e meio frescos, previamente preparados e equilibrados. Para o meio VT, a verificação é feita e a placa retorna para a incubadora.

A verificação da fertilização é feita de 18 a 22 horas após a injeção e/ou inseminação em microscópio invertido, em aumento de 400 vezes (Figura 10). Em casos de FIV com falha de fertilização, os oócitos podem ser reinseminados, porém não injetados.

No momento dessa avaliação, 5 situações distintas podem ser observadas:

1.  Presença de mais de 2 pró-núcleos (PN): os pró-núcleos são poliploides e inviáveis e, portanto, são descartados (Figura 12A).
2.  Degeneração: os oócitos são descartados (Figura 12B).
3.  Ausência de PN: os oócitos permanecem em cultivo para futura observação e são avaliadas as suas características, como a presença ou não de 2 corpúsculos polares (CP), o que indicaria possível fertilização (Figura 12C).
4.  Presença de um núcleo: os oócitos permanecem em cultivo para futura avaliação (não são primeira opção para transferência embrionária, Figura 12D).

**5.** Presença de 2 PN – oócitos fertilizados normalmente com a presença dos PN masculino e feminino (Figura 12E). Nesses casos, são observadas e registradas as seguintes características: presença ou não de 2 CP e se os CP estão íntegros, irregulares ou fragmentados. Se houver alguma característica marcante em relação à zona pelúcida, membrana citoplasmática e citoplasma, deve ser anotada.

Feita a verificação, os oócitos são novamente incubados por mais 24 horas, até a verificação da clivagem e o consequente desenvolvimento pré-embrionário.

## Verificação da clivagem e desenvolvimento pré-embrionário

Após 24 horas, é feita a verificação da clivagem em microscópio invertido, em aumento de 400 vezes. Quando a clivagem ocorre, são observadas e registradas as características morfológicas dos PE: número de células, simetria, porcentagem de fragmentação, tipo de fragmentação, forma de interação das células (pequena, normal ou grande), presença de grânulos e vesículas, multinucleação, presença de vacúolos, alteração de citoplasma e alteração de ZP.

*Simetria*

A simetria positiva se dá quando:

- PE de 2 células: blastômeros de mesmo tamanho;
- PE de 3 células: 1 blastômero maior e 2 menores;
- PE de 4 células: blastômeros de mesmo tamanho;
- PE de 5 células: 3 blastômeros maiores e 2 menores;
- PE de 6 células: 2 blastômeros maiores e 4 menores;
- PE de 7 células: 1 blastômero maior e 6 menores;
- PE de 8 células: blastômeros do mesmo tamanho.

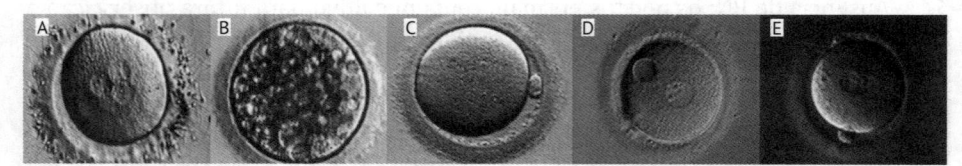

**Figura 12**  Avaliação da fertilização.
Fonte: Projeto ALFA.

*Fragmentação*

O percentual de fragmentação é baseado no critério estabelecido por Alikani et al. e definido pelo volume que esses fragmentos ocupam no espaço perivitelino e/ou nas células clivadas. Com base nessa distribuição, 5 tipos de fragmentos são definidos:

- tipo I: menos de 5% de fragmentação e associada a um só blastômero;
- tipo II: fragmentos localizados habitualmente no espaço perivitelino, que corresponde à fragmentação parcial ou completa de um blastômero;
- tipo III: fragmentos pequenos e distribuídos por todo o pré-embrião;
- tipo IV: fragmentos grandes que se assemelham a blastômeros, distribuídos por todo o pré-embrião;
- tipo V: fragmentos necróticos, granulares e associados a blastômeros com retração do citoplasma.

A Figura 13 ilustra os tipos de fragmentação.

*Classificação do pré-embrião e destino*

Realizada essa verificação, atribui-se uma nota: regular (R), médio (M) ou bom (B). Os PE são novamente incubados por mais 24 horas na mesma placa ou colocados na placa de transferência, se ocorrer no mesmo dia. Vale lembrar que a classificação do pré-embrião é um processo contínuo, que prioriza seu histórico. Portanto, não se trata de avaliação isolada, mas do conjunto de dias que o PE passou em cultivo.

A decisão de transferir no dia 2 (D2), no dia 3 (D3), no dia 5 (D5) ou no dia 6 (D6) cabe ao médico responsável pela paciente, assim como a decisão do que fazer com os PE excedentes.

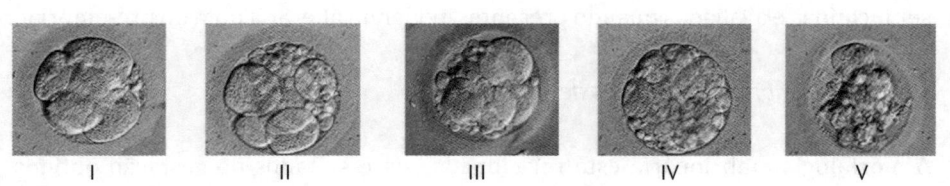

I          II          III          IV          V

**Figura 13**   Tipos de fragmentação dos pré-embriões.
Fonte: Alikani et al., 1999.

*Classificação morfológica do pré-embrião adotada no Projeto ALFA*

O Projeto ALFA classifica os pré-embriões em bons (B), moderados (M) e regulares (R) da seguinte forma (Tabela 2):

**Tabela 2** Classificação embrionária.

| Dia | N. de blastômeros | Multinucleação | Fragmentação | Alterações intra e extracitoplasmáticas |
|---|---|---|---|---|
| **Bom (B)** | | | | |
| D2 | 4 a 6 | Ausente | ≤ 20% tipos I, II, III | Ausentes |
| D3 | 8 a 12 com boa divisão em relação ao D2 | Ausente | ≤ 20% tipos I, II, III | Ausentes |
| **Moderado (M)** | | | | |
| D2 | 2 a 6 | Ausente ou < 50% | ≤ 20% a 50% tipos I, II, III | Ausentes ou presentes em menos de 50% do pré-embrião |
| D3 | 4 a 12 com boa divisão em relação ao D2 | Ausente ou < 30% | ≤ 20% a 50% tipos I, II, III | Ausentes ou presentes em menos de 50% do pré-embrião |
| **Regular (R)** | | | | |
| D2 | Variável | ≥ 50% | ≥ 30% tipos III, IV, V | Ausentes ou presentes em 50% ou mais do pré--embrião |
| D3 | Variável, sem divisão adequada em relação ao D2 | Não interfere | ≥ 20% tipos III, IV, V | Ausentes ou presentes em 50% ou mais do pré--embrião |

Fonte: Projeto ALFA.

Exemplos de embrião em cada grupo de classificação estão descritos nas Figuras 14 a 16.

Vale ressaltar que características como a presença de vacúolos e a retração do citoplasma, entre outras alterações intra e extracitoplasmáticas, também devem ser incluídas e avaliadas quando presentes, podendo alterar a nota do pré-embrião.

*Morfologia embrionária e taxas de gestação*

A morfologia embrionária está relacionada aos resultados de gestação obtidos. A Tabela 3 apresenta resultados de taxas de gestação em relação à classificação embrionária, divididos nos seguintes grupos:

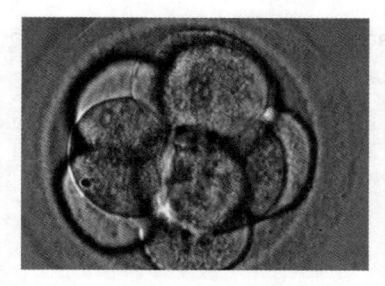

**Figura 14**   PE bom com 8 células, sem multinucleação, sem fragmentação e sem alteração citoplasmática (400 vezes).
Fonte: Projeto ALFA.

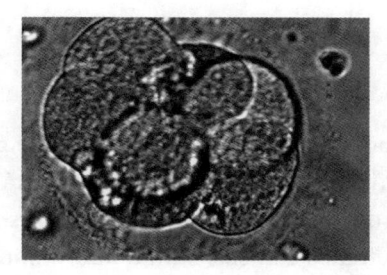

**Figura 15**   PE moderado com 7 células, sem multinucleação, com 10% de fragmentação tipo III e citoplasma granuloso (400 vezes).
Fonte: Projeto ALFA.

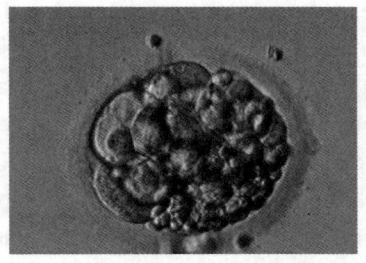

**Figura 16**   PE regular com 6 células, multinucleado, com 50% de fragmentação tipo III e pequenos vacúolos (400 vezes).
Fonte: Projeto ALFA.

- pacientes que transferiram apenas PE de qualidade B;
- pacientes que transferiram apenas PE de qualidade M;
- pacientes que transferiram apenas PE de qualidade R.

**Tabela 3** Taxas de gestação de acordo com a classificação embrionária no momento da transferência.

| Grupos | Total de transferências | Taxa de gestação (%) |
|--------|------------------------|----------------------|
| B | 571 | 50,2 |
| M | 1.626 | 42 |
| R | 942 | 16,8 |

Fonte: Projeto ALFA (2008 a 2013).

*Taxa gold*

Como existem vários fatores que interferem nas taxas de gestação, além da morfologia embrionária, é difícil concluir se o laboratório está oferecendo sempre as melhores possibilidades de gestação ou se outros fatores prognósticos têm uma maior influência nos resultados clínicos. Para tentar diminuir a interferência dos fatores externos ao laboratório e, portanto, avaliar sua própria eficiência, idealiza-se, desde 2008, uma forma de diminuir os fatores externos ao laboratório. Criou-se uma taxa de gestação designada como *taxa gold*, para homogeneizar uma amostra de pacientes que pudessem representar uma influência menor dos fatores não relacionados ao laboratório.

Com uma amostragem mais homogênea, é possível avaliar com mais rapidez e segurança os resultados obtidos e comparar as taxas de gestação ao longo do tempo, de acordo com o meio de cultura utilizado e outras variáveis do laboratório. Seria também mais confiável a comparação entre laboratórios diferentes e em condições diferentes. Além disso, quando esse tipo de índice mostra variações, medidas mais rápidas poderiam ser tomadas buscando a excelência nos resultados.

Os parâmetros utilizados para classificar o caso como *gold* estão descritos a seguir:

- idade feminina igual ou inferior a 35 anos;
- sêmen colhido por masturbação (FIV ou ICSI), independentemente da concentração espermática;
- quantidade de oócitos entre 5 e 20;
- transferência embrionária sem dificuldades ou intercorrências;
- transferência de pelo menos um pré-embrião B ou M.

A maior *taxa gold* possível é o ideal que se busca no laboratório. Com ela, é possível comparar relatos da literatura e metas para um laboratório iniciante ou com projetos de mudança de protocolos. Quando a *taxa gold* se aproxima da taxa de gestação de toda a população atendida, pode-se concluir que o laboratório se aproxima de sua eficiência máxima tecnológica e humana.

*Cultura prolongada*

Se for permanecer em cultivo até blastocisto: no dia anterior à transferência, faz--se uma placa de microgotas da seguinte forma: 3 microgotas, na parte superior, de 20 mcL e 5, na parte inferior, de 100 mcL, para cultivo em grupo de até 5 PE com características semelhantes. Separar os PE R dos PE M e/ou B e os PE provenientes de 1 N e de NF.

O cultivo prolongado permanece até o D6, quando se decide se haverá transferência, vitrificação ou descarte. Em raras exceções, o cultivo vai até o D7.

Muitos serviços utilizam a classificação de David Gardner para a avaliação dos blastocistos. O Projeto ALFA, baseando-se nessa classificação, fez as adaptações, apresentadas a seguir:

1. Cavidade do blastocisto (blastocele): avalia a quantidade e o tamanho de células, bem como a espessura da zona pelúcida (Figura 17):
   - cavitando (Figura 17A);
   - blastocisto jovem (Figura 17B);
   - blastocisto completo (Figura 17C);
   - blastocisto expandido (Figura 17D);
   - blastocisto *hatching* (Figura 17E);
   - blastocisto *hatched* (Figura 17F).
2. Massa celular interna:
   - organizada: células agrupadas e bem definidas;
   - desorganizada: células desagrupadas e sem definição de limite.
3. Trofoblasto:
   - epitélio coeso;
   - epitélio frouxo;
   - epitélio misto.

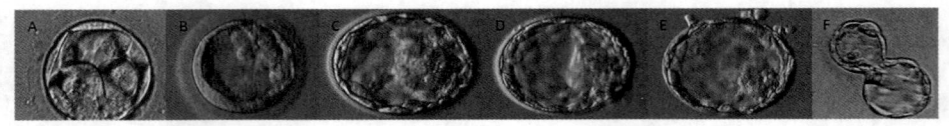

**Figura 17** Classificação dos blastocistos.
Fonte: Projeto ALFA.

## Exposição de oócitos para FIV ou ICSI

Habitualmente, todos os oócitos maduros são expostos para fertilização ou injetados no mesmo dia da aspiração. Os oócitos imaturos poderão ficar incubados para o dia seguinte, para a verificação de sua maturidade. Uma vez maduros (MII), poderão ser injetados ou expostos à fertilização, porém os resultados de gestação desses oócitos fertilizados no dia seguinte à aspiração são muito pobres.

Para o Projeto Beta, que apresenta como característica adequar os procedimentos às classificações sociais, nem sempre todos os oócitos maduros devem ser expostos à fertilização, dependendo de vários fatores. Para tanto, idealizou-se um protocolo para atender os pacientes sem onerar em demasia o custo dos procedimentos.

*Projeto Beta – protocolo de condutas no laboratório de gametas e embriões*

Não há dupla injeção no Projeto Beta, mesmo que tenha sido manipulado apenas um oócito em MII. Se todos os oócitos estiverem imaturos, são incubados para se avaliar seu amadurecimento e possível injeção.

*Projeto Beta – primeiro ciclo de FIV/ICSI no Serviço*

Para os casais que recusarem o congelamento de embriões, mesmo que sem custo, deve ser exposto à fertilização somente o número de oócitos correspondente ao número permitido de embriões transferidos pelas normas vigentes do Conselho Federal de Medicina (CFM), a saber: até 35 anos, 2 oócitos; de 36 a 39 anos, 3 oócitos; e 40 anos ou mais, 4 oócitos. Isso independe da etiologia da infertilidade e dos ciclos de repetição de tratamento. Os demais casos seguirão os modelos a seguir:

**Modelo 1:** mulher com 35 anos ou menos, primeiro ciclo de FIV/ICSI, espermatozoides colhidos por masturbação ou PESA e sem intenção de congelamento de embriões.

**Procedimento:** expor à fertilização até 3 MII. Desprezar ou doar os restantes.

Se houver fator tuboperitoneal ou ovulatório, realizar FIV; se houver fator masculino, infertilidade sem causa aparente (ISCA) ou falha de inseminação intrauterina (IIU), realizar ICSI.

Transferência de 1 ou 2 embriões em D3; se houver 3 embriões, transferir os 2 de melhor qualidade e manter o restante em cultura prolongada. Se o blastocisto for viável, vitrificar com custos a cargo do Serviço.

Se não houver MII e houver MI, manter em cultura todos os MI. Se, no dia seguinte, houver MII, realizar ICSI em até 3 MII.

**Modelo 2:** mulher com 35 anos ou menos, primeiro ciclo de FIV/ICSI, espermatozoides colhidos por TESA e sem intenção de congelamento de embriões.

**Procedimento:** Realizar ICSI em até 4 MII. Desprezar ou doar os restantes.

Transferência de 1 ou 2 embriões em D3; se houver 3 ou 4 embriões, transferir os 2 de melhor qualidade e manter os restantes em cultura prolongada. Se os blastocistos forem viáveis, vitrificar com custos a cargo do Serviço.

Se não houver MII e houver MI, manter em cultura todos os MI. Se, no dia seguinte, houver MII, realizar ICSI em até 4 MII.

**Modelo 3:** mulher com 35 anos ou menos, primeiro ciclo de FIV/ICSI, espermatozoides colhidos por masturbação ou PESA e com intenção de congelamento de embriões.

**Procedimento:** expor à fertilização até 8 MII. Desprezar ou doar os restantes.

Se houver fator tuboperitoneal ou ovulatório, realizar FIV; se houver fator masculino, ISCA ou falha de IIU, realizar ICSI.

Transferência no D3 dos 2 melhores embriões e congelamento dos restantes.

Se somente 3 embriões forem obtidos no D3, ou se todos os excedentes forem de classificação R, transferir os 2 de melhor qualidade e manter os restantes em cultura prolongada até blastocisto. Se os blastocistos forem viáveis, serão vitrificados, correndo os custos a cargo dos pacientes.

Se não houver MII e houver MI, manter em cultura todos os MI. Se, no dia seguinte, houver MII, realizar ICSI em todos.

**Modelo 4:** mulher com 35 anos ou menos, primeiro ciclo de FIV/ICSI, espermatozoides colhidos por TESA e com intenção de congelamento de embriões.

**Procedimento:** realizar ICSI em até 10 MII. Desprezar ou doar os restantes.

Transferência no D3 de até 2 embriões e congelamento dos restantes.

Se somente 3 embriões forem obtidos no D3, ou se todos os excedentes forem
de classificação R, transferir até 2 de melhor qualidade e manter o restante em
cultura prolongada até blastocisto. Se o blastocisto for viável será vitrificado, correndo os custos a cargo dos pacientes.

Se não houver MII e houver MI, manter em cultura todos os MI. Se, no dia seguinte, houver MII, realizar ICSI em todos.

**Modelo 5:** mulher com mais de 35 anos, primeiro ciclo de FIV/ICSI, espermatozoides colhidos por masturbação ou PESA e sem intenção de congelamento de
embriões.

**Procedimento:** expor à fertilização até 4 MII. Desprezar os restantes.

Se houver fator tuboperitoneal ou ovulatório, realizar FIV; se houver fator masculino, ISCA ou falha de IIU, realizar ICSI.

Transferência no D3 de até 3 embriões, até 40 anos, ou até 4 embriões, se a
paciente estiver acima de 40 anos.

Para paciente até 40 anos, se houver 4 embriões presentes no D3, transferir os
3 de melhor qualidade e manter o restante em cultura prolongada até blastocisto.
Se o blastocisto for viável, será vitrificado, correndo o custo a cargo do Serviço.

Se não houver MII e houver MI, manter em cultura todos os MI. Se, no dia seguinte, houver MII, realizar ICSI em até 4 MII.

**Modelo 6:** mulher com mais de 35 anos, primeiro ciclo de FIV/ICSI, espermatozoides colhidos por TESA e sem intenção de congelamento de embriões.

**Procedimento:** realizar ICSI em até 5 MII. Desprezar os restantes.

Transferência no D3 de até 3 embriões, até 40 anos, ou até 4 embriões, se a
paciente estiver acima de 40 anos.

Para paciente até 40 anos, se houver 4 ou 5 embriões ou, para paciente acima
de 40 anos, se houver 5 embriões obtidos no D3, transferir até 3 embriões de melhor qualidade, nas pacientes até 40 anos, e até 4 embriões de melhor qualidade,
nas acima dos 40 anos, e manter os restantes em cultura prolongada até blastocisto. Se os blastocistos forem viáveis, serão vitrificados, correndo os custos a cargo
do Serviço.

Se não houver MII e houver MI, manter em cultura todos os MI. Se, no dia
seguinte, houver MII, realizar ICSI em até 5 MII.

**Modelo 7:** mulher com mais de 35 anos, primeiro ciclo de FIV/ICSI, espermatozoides colhidos por masturbação ou PESA e com intenção de congelamento de embriões.

**Procedimento:** expor à fertilização até 10 MII. Descartar os restantes.

Se houver fator tuboperitoneal ou ovulatório, realizar FIV; se houver fator masculino, ISCA ou falha de IIU, realizar ICSI.

Transferência no D3 de até 3 embriões, se a paciente tiver até 40 anos, ou até 4 embriões, se estiver acima de 40 anos.

Para paciente até 40 anos, se houver somente 4 embriões, ou, para paciente acima de 40 anos, se houver somente 5 embriões obtidos no D3, ou se todos os excedentes forem de classificação R, transferir até 3 embriões de melhor qualidade, nas pacientes até 40 anos, e quatro embriões de melhor qualidade, nas acima dos 40 anos e manter os restantes em cultura prolongada até blastocisto. Se os blastocistos forem viáveis, serão vitrificados, correndo os custos a cargo dos pacientes.

**Modelo 8:** mulher com mais de 35 anos, primeiro ciclo de FIV/ICSI, espermatozoides colhidos por TESA e com intenção de congelamento de embriões.

**Procedimento:** realizar ICSI em até 12 MII. Descartar os restantes.

Transferência no D3 de até 3 embriões, se a paciente tiver até 40 anos, ou até 4 embriões, se estiver acima de 40 anos.

Para paciente até 40 anos, se houver somente 4 embriões, ou, para paciente acima de 40 anos, se houver somente 5 embriões obtidos no D3, ou se todos os excedentes forem de classificação R, transferir até 3 embriões de melhor qualidade, nas pacientes até 40 anos, e até 4 embriões de melhor qualidade, nas acima dos 40 anos, e manter os restantes em cultura prolongada até blastocisto. Se os blastocistos forem viáveis, serão vitrificados, correndo os custos a cargo dos pacientes.

*Projeto Beta – repetição de FIV/ICSI no Serviço*

Se já tiverem sido transferidos 2 ou mais embriões no ciclo anterior, independentemente da qualidade, deve-se manter o mesmo esquema de tratamento. Se tiver sido obtido somente um ou nenhum embrião para transferência no ciclo anterior, seguir os próximos modelos.

**Modelo 9:** mulher com 35 anos ou menos, repetição de ciclo de FIV/ICSI, espermatozoides colhidos por masturbação ou PESA, sem intenção de congelamento de embriões e ciclo anterior sem embrião ou com transferência de embrião único.

**Procedimento:** realizar ICSI em até 4 MII. Desprezar ou doar os restantes.

Transferência no D3 de até 2 embriões. Se houver 3 ou 4 embriões presentes, transferir os 2 de melhor qualidade e manter os restantes em cultura prolongada até blastocisto. Se os blastocistos forem viáveis, serão vitrificados, correndo os custos a cargo do Serviço.

Se não houver MII e houver MI, manter em cultura todos os MI. Se, no dia seguinte, houver MII, realizar ICSI em até quatro MII.

**Modelo 10:** mulher com 35 anos ou menos, repetição de ciclo de FIV/ICSI, espermatozoides colhidos com TESA, sem intenção de congelamento de embriões e ciclo anterior sem embrião ou com transferência de embrião único.

**Procedimento:** realizar ICSI em até 5 MII. Desprezar ou doar os restantes.

Transferência no D3 de no máximo 2 embriões. Se obtidos 3, 4 ou 5 embriões no D3, transferir os 2 embriões de melhor qualidade e manter os restantes (1, 2 ou 3) em cultura prolongada até blastocisto. Os blastocistos viáveis serão vitrificados, correndo os custos a cargo do Serviço.

Se não houver MII e houver MI, manter em cultura todos os MI. Se, no dia seguinte, houver MII, realizar ICSI em até 5 MII.

**Modelo 11:** mulher com 35 anos ou menos, repetição de ciclo de FIV/ICSI, espermatozoides colhidos por masturbação, PESA ou TESA, com intenção de congelamento de embriões e ciclo anterior sem embrião ou com transferência de embrião único.

**Procedimento:** realizar ICSI em todos os MII.

Transferência no D3 de até 2 embriões e congelamento dos restantes. Se somente 3 embriões forem obtidos no D3 ou se somente houver embriões de classificação R, transferir até 2 embriões de melhor qualidade e manter os restantes em cultura prolongada até blastocisto. Se os blastocistos forem viáveis, serão vitrificados, correndo os custos a cargo dos pacientes.

**Modelo 12:** mulher com mais de 35 anos, repetição de ciclo de FIV/ICSI, espermatozoides colhidos por masturbação ou PESA, sem intenção de congelamento de embriões e ciclo anterior sem embrião ou com transferência de embrião único.

**Procedimento:** realizar ICSI em até 5 MII. Desprezar os restantes.

Transferência no D3 de até 3 embriões, se a paciente tiver até 40 anos, ou 4 embriões, se estiver acima de 40 anos.

Para paciente até 40 anos, se houver 4 ou 5 embriões, ou, para paciente acima de 40 anos, se houver 5 embriões obtidos no D3, ou se todos os excedentes forem de classificação R, transferir até 3 embriões de melhor qualidade, nas pacientes até 40 anos, e até 4 embriões de melhor qualidade, nas acima dos 40 anos, e manter os restantes em cultura prolongada até blastocisto. Se os blastocistos forem viáveis, serão vitrificados, correndo os custos a cargo do Serviço.

Se não houver MII e houver MI, manter em cultura todos os MI. Se, no dia seguinte, houver MII, realizar ICSI em até 5 MII.

**Modelo 13:** mulher com mais de 35 anos, repetição de ciclo de FIV/ICSI, espermatozoides colhidos por TESA, sem intenção de congelamento de embriões e ciclo anterior sem embrião ou com transferência de embrião único.

**Procedimento:** realizar ICSI em até 6 MII. Desprezar os restantes.

Transferência no D3 de até 3 embriões, se a paciente tiver até 40 anos, ou até 4 embriões, se estiver acima de 40 anos.

Para paciente até 40 anos, se houver 4, 5 ou 6 embriões, ou, para paciente acima de 40 anos, se houver 5 ou 6 embriões obtidos no D3 ou se todos os excedentes forem de classificação R, transferir até 3 embriões de melhor qualidade, nas pacientes até 40 anos, e até 4 embriões de melhor qualidade, nas acima dos 40 anos, e manter os restantes em cultura prolongada até blastocisto. Se os blastocistos forem viáveis, serão vitrificados, correndo os custos a cargo do Serviço.

Se não houver MII e houver MI, manter em cultura todos os MI. Se, no dia seguinte, houver MII, realizar ICSI em até 6 MII.

**Modelo 14:** mulher com mais de 35 anos, repetição de ciclo de FIV/ICSI, espermatozoides colhidos por masturbação, PESA ou TESA, com intenção de congelamento de embriões e ciclo anterior sem embrião ou com transferência de embrião único:

**Procedimento:** realizar ICSI em todos os MII.

Transferência no D3 de até 3 embriões, até 40 anos, ou até 4 embriões, se a paciente estiver acima de 40 anos.

Para paciente até 40 anos, se houver somente 4 embriões, ou, para paciente acima de 40 anos, se houver somente 5 embriões obtidos no D3 ou se todos os excedentes forem de classificação R, transferir até 3 embriões de melhor qualidade, nas pacientes até 40 anos, e até 4 embriões de melhor qualidade, nas acima dos 40 anos, e manter os restantes em cultura prolongada até blastocisto. Se os blastocistos forem viáveis, serão vitrificados, correndo os custos a cargo dos pacientes.

## Projeto Beta – *congelamento de pré-embriões*

1. Se houver um embrião M ou B e o restante for R, deixar para CP até blastocisto. Se os blastocistos forem viáveis, serão vitrificados, correndo os custos a cargo da clínica.
2. Se houver 2 embriões M ou B e o restante for R, congelar, correndo os custos a cargo dos pacientes.
3. Se houver risco de síndrome de hiperestimulação ovariana (SHO) grave, vitrificar todos os oócitos.

## Projeto Beta – *descongelamento de pré-embriões*

Nas pacientes com 35 anos ou menos, descongelar, inicialmente, uma palheta (2 embriões) e, havendo 2 embriões viáveis, estes serão transferidos, finalizando o procedimento. Se houver somente 1 embrião viável, descongelar nova palheta (1 a 2 embriões), e assim sucessivamente, até atingir 2 embriões que se possam transferir.

Nas pacientes com 35 anos ou mais, descongelar, inicialmente, 2 palhetas (3 a 4 embriões) e, se houver somente 1 embrião viável, descongelar 1 palheta (1 a 2 embriões) de cada vez, até atingir, no máximo, 3 embriões para transferência, nas pacientes de até 40 anos, ou, no máximo, 4 embriões para transferência, nas pacientes acima dos 40 anos.

Se, eventualmente, ao descongelar, houver embriões viáveis acima dos limites de idade da paciente, os excedentes ficarão em cultura prolongada até blastocisto. Se os blastocistos forem viáveis, recongelar, correndo os custos a cargo do Serviço.

Para as pacientes que congelaram 1 ou 2 embriões M ou B e o restante R, descongelar todos, escolher os melhores de acordo com a idade, e deixar o restante em CP até blastocisto. Se os blastocistos forem viáveis, serão vitrificados, correndo os custos a cargo da clínica. Registrar esses casos em livro específico.

## Preparo do cateter e do meio de transferência para PE em D2, D3 e blastocisto

Conforme resolução do CFM, há uma limitação no número de embriões transferidos: pacientes com menos de 35 anos podem transferir até 2 PE/BL; as de 36 a 39 anos, 3 PE/BL; e as de 40 anos ou mais, 4 PE/BL. O embriologista separa os melhores PE/BL e os coloca na placa de transferência embrionária. Depois, entra em contato com o médico ALFA via telefone, para saber o que fazer com os PE/BL excedentes. Na hora da transferência embrionária, o laboratório recebe um cartão em que o médico e a paciente conferem nomes, o número de PE/BL transferidos e o futuro dos PE excedentes. Para o Projeto Beta, além da resolução, o protocolo estabelecido deve ser seguido.

Os PE/BL selecionados pelos embriologistas são colocados na placa de transferência com pipeta de 600 mcm e têm sua foto tirada; os pré-embriões ou blastocistos permanecem juntos por cerca de 4 horas.

Os cateteres mais utilizados para transferência embrionária no Projeto ALFA são o de Frydman e o de Sydney. A decisão quanto ao tipo de cateter utilizado cabe ao médico assistente da paciente. No Projeto Beta, o mais utilizado é o de Frydman.

A montagem dos cateteres se dá quando o médico dá a autorização, o que ocorre após assepsia do colo do útero com meio aquecido previamente fornecido, em uma seringa de 1 mL, pelo pessoal do laboratório. Na hora da montagem do cateter, deve-se colocar os PE/BL no centro com *zoom*.

Alguns médicos pedem que o cateter seja montado imediatamente após a lavagem, enquanto outros preferem primeiramente passar a camisa do cateter, para que depois seja montado o interno. A maioria realiza a transferência com o auxílio de ultrassom.

Em uma seringa de 1 mL, deixa-se um espaço de ar relativo a 20 unidades; o cateter é, então, acoplado firmemente e a montagem é iniciada. Primeiramente, aspira-se entre 5 e 10 mcL de meio; em seguida, deixa-se o mesmo espaço de ar, e, novamente, aspira-se de 5 a 10 mcL de meio, agora com os PE/BL; novamente, deixa-se o mesmo espaço de ar e o meio nas mesmas proporções, e, finalmente, entre 2,5 e 5 mcL de ar (Figura 18).

O cateter é colocado no *passthrough* sobre a placa aquecedora ou sobre o porta-tubos e é encaminhado ao médico pelo pessoal da enfermagem.

Feita a transferência, o cateter é levado de volta ao laboratório para que se verifique se realmente está vazio. Para fazer essa verificação, é necessário desconectar a seringa, enchê-la de meio e conectá-la novamente ao cateter, para que o meio passe por todo o seu interior e a verificação seja correta.

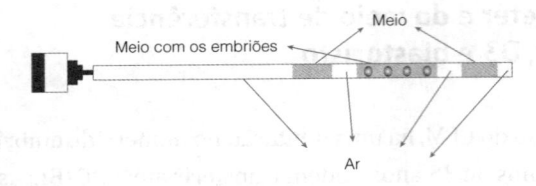

Meio com os embriões

Meio

Ar

**Figura 18** Preparo do cateter de transferência.
Fonte: Projeto ALFA.

Se tiver havido retorno de algum PE/BL, o médico é avisado e o PE/BL é novamente colocado no cateter, para o reinício do processo. Se for feita a verificação e o cateter estiver vazio, o médico é avisado de que não houve nenhum problema.

As observações da transferência são anotadas na ficha de procedimento. São anotados data, hora, médico responsável pela TE, embriologista que realizou a montagem do cateter, qual cateter foi utilizado, avaliação da TE (presença e quantidade de sangue interno e/ou externo, muco interno e/ou externo e uso de instrumentos cirúrgicos), uso de ultrassonografia, recarga, execução da TE (leve ou forte) e tipo de TE (fácil, intermediária ou difícil). É importante a presença de testemunha.

## Criopreservação lenta de pré-embriões

Primeiramente, solicitam-se os seguintes exames: HIV 1 e 2, HTLV I e II e sorologias para sífilis, hepatite B e hepatite C. Caso ainda não se tenha o resultado na hora da criopreservação, deve-se armazenar o material em contêiner de quarentena até a chegada do resultado. Se o material for soropositivo, deve ser colocado no contêiner respectivo.

Outro requisito necessário ao casal é assinar o contrato de criopreservação, pois o congelamento de PE implica consequências éticas e legais em casos como a separação do casal, a morte de uma ou ambas as partes e a vontade do casal de desprezar os PE armazenados. Se, por eventualidade, o casal não assinar o contrato, apenas 3 ou 4 oócitos serão injetados ou inseminados, de acordo com a idade da paciente, que determina a quantidade de PE a serem transferidos para que não haja excedentes.

O momento de congelar e descongelar o PE depende do contato entre o médico e o laboratório. É importante colocar na ficha o máximo de informações sobre o material congelado, sua proveniência, quando 1 N e NF, e, se a nota for R, o motivo.

Para a criopreservação de PE, o protocolo usado pode ser o lento e o meio é comercialmente pronto. O *kit* da marca Irvine, Embryo freeze medium, é composto por uma solução F1 de propanediol 1,5 M em HTF modificado (HTFm) com 12 mg/mL de soro albumina e uma solução F2 de propanediol 1,5 M contendo 0,1 M de sucrose em HTFm suplementado com 12 mg/mL de soro albumina. Contém gentamicina. Ambas as soluções devem ser armazenadas em geladeira entre 2 e 8°C.

Deve-se preparar a placa com 2 microgotas de 100 mcL do meio F1 para cada palheta, uma gota para lavagem e outra para cultivo (esse ciclo é indicado para PE na fase de 2 a 8 células). Em outra placa, deve-se fazer microgotas do meio F2 da mesma forma, para lavagem e carregamento da(s) palheta(s). As placas devem ser mantidas à temperatura ambiente por 20 a 30 minutos, para equilíbrio dos meios.

Durante esse intervalo, deve-se registrar e montar a ficha de criopreservação com todos os detalhes, identificando os lacres das palhetas com o nome da paciente e fazendo ou conferindo o *rack* em que elas serão mantidas. No *rack*, devem ser colocadas 2 etiquetas. Se um terceiro fizer o registro e o *rack*, o responsável deve conferir se o código do *rack* é o mesmo colocado na ficha de criopreservação, e registrar a localização, no contêiner, onde ele será armazenado.

Deve-se, então, colocar nitrogênio líquido na congeladora (Cryobath), colocar a *cryochamber* (câmara de palhetas) dentro desta e ligá-la, verificar se o comando está externo ou interno no *display* (se estiver ligada ao computador, o comando deve estar externo), selecionar o programa específico (Early embryo) para o congelamento de PE de 2 a 8 células (zero) e apertar o botão RESET para que a temperatura inicial (20°C) seja alcançada. Por último, verificar se está em HOLD.

Se mais de uma palheta for criopreservada, devem-se separar os grupos de PE a serem criopreservados antes de iniciar os banhos. Para pacientes ALFA com menos de 35 anos, congelam-se sempre 2 e 1 PE em cada palheta, sucessivamente. Para outros casos e para pacientes do Projeto Beta, tenta-se congelar no máximo 2 PE por palheta, podendo até ser 3, se o número for ímpar ou se a classificação for R. Se houver mais de 5 palhetas, a criopreservação precisa ser feita por 2 embriologistas.

Após os 20 minutos do preparo da placa, colocam-se os PE na solução F1, em temperatura ambiente, com o auxílio de pipeta de 600 mcL, sempre lavando muito bem entre uma solução e outra, e observam-se, na lupa estereoscópica, as características morfológicas, primeiramente a retração das células e, em seguida (após 6 minutos), o inchaço. Deixam-se os PE na solução F1 de cultivo por 10 minutos. Para fazer a passagem do F1 para o F2, pega-se o meio F2 na pipeta vazia, joga-se o meio sobre os PE no F1 e, rapidamente, aspira-se e passa-se para a primeira gota do F2, onde é feita a lavagem, para, em seguida, colocar os PE na segunda gota e, enfim, montar a palheta.

Então, passam-se à solução F2, por 2 ou 3 minutos, os PE. As palhetas previamente identificadas com o nome da paciente são preenchidas da seguinte forma: acopla-se uma seringa de insulina na parte tamponada da palheta e, sob a lupa estereoscópica, aspira-se cerca de 3 cm da solução F2 diretamente do tubo, à temperatura ambiente. Posteriormente, aspira-se 1 cm de ar e 0,8 cm da solução F2 com os PE, retira-se a palheta do meio de congelamento e continua-se aspirando até o meio chegar ao tampão de algodão da palheta. Depois, a outra extremidade é lacrada com o tampão plástico colorido (cada palheta com uma cor diferente, se não houver mais opções de cor, identificar com algum sinal) previamente identificado com o nome da paciente. Coloca-se a(s) palheta(s) na Cryobath e aperta-se RUN. Verifica-se se no *display* a função AUDIBLE está selecionada.

Quando o Cryobath atingir a temperatura de -6°C para PE, soará um alarme e, no visor do monitor, aparecerá SEED NOW. Nesse momento, deve-se colocar uma pinça reta em nitrogênio líquido, retirar ligeiramente a(s) palheta(s) da câmara de congelamento e colocar sua ponta gelada em contato com a parte superior da gota que contém os PE; observar a subida e descida da gota, processo chamado *seeding*. Volta-se então a(s) palheta(s) para o interior da câmara, mantém-se a pinça no interior do nitrogênio, até levantar a próxima palheta, faz-se o *seeding* em todas as palhetas e aperta-se o MUTE levemente, somente para parar o alarme, deixando a função *Seeding* selecionada. Verifica-se o nível de nitrogênio dentro da Cryobath e, se necessário, completa-se.

No final do programa, a -72°C, o alarme soa novamente. Com o auxílio de uma pinça retiram-se a(s) palheta(s) da congeladora, transferindo-as para o *rack* de armazenamento identificado com etiqueta contendo o nome da paciente, o nome do médico e a data, previamente imerso em nitrogênio líquido. A parte de cima do *rack* deve estar identificada com o número do registro de localização (o registro de congelamento não é igual ao registro de localização, que segue ordem numérica). O *rack* de armazenamento deve ser colocado no canister do contêiner de armazenamento conforme localização, sempre com testemunha e o mais rápido possível. Deve-se, então, apertar o HOLD e o RESET da Cryobath, desligá-la e retirar o nitrogênio líquido restante.

### Programa da congeladora Early embryo interno (Zero)

1. Início a 20°C.
2. Rampa até -6°C, a 2°C/minuto.
3. *Hold* em -6°C por 1 minuto.

4. Alarme *seed now*.
5. *Hold* em -6°C por 9 minutos.
6. Rampa até -35°C, a 0,3°C/minuto.
7. Submersão a qualquer momento.
8. Fim: temperatura *freefall* (queda livre) após -35 até -72°C.

## Descongelamento lento de pré-embriões

Para o descongelamento de PE, o meio é comercialmente pronto. O *kit* da marca Irvine, Embryo Thaw Medium, é composto por 3 soluções – T1, T2 e T3 –, que devem ser armazenadas em geladeira entre 2 e 8°C.

Para fazer o descongelamento lento, é preciso preparar a placa com 3 microgotas, 2 para lavagem e 1 para o banho, de 50 mcL de cada meio (T1, T2 e T3), cobertos com óleo em temperatura ambiente, ou 100 mcL, sem óleo.

Em seguida, identifica-se com caneta o meio nas placas, que devem permanecer à temperatura ambiente durante todo o descongelamento. Para cada placa feita, descongela-se no máximo 2 palhetas.

São também preparadas 2 placas da mesma forma, com HTFm ou Gmops (0,88 mL) com albumina (0,12 mL). Uma fica em temperatura ambiente e a outra é coberta com óleo pré-aquecido a 37°C. As placas devem ser mantidas à temperatura ambiente por 20 a 30 minutos, para equilíbrio dos meios.

Passados no máximo 30 minutos, remove(m)-se a(s) palheta(s) do contêiner de nitrogênio, conferindo sempre o nome na palheta, além do *rack*, antes de tirar do contêiner e deixá-la(s) por 30 segundos à temperatura ambiente. Então, elas são colocadas em banho-maria a 30°C por 40 segundos e secadas com uma gaze. Retira-se o lacre e, com o auxílio de uma guia metálica, empurra-se o meio do interior da(s) palheta(s) em uma placa, identificam-se os PE e, com o auxílio de uma pipeta de 600 mcL, transfere-se para o meio T1, lava-se muito bem nas duas primeiras gotas e deixa-se na gota do banho por 5 minutos.

Deve-se passar para a solução T2 da mesma forma e deixar por 5 minutos, passar para a solução T3 da mesma forma e deixar por 10 minutos e, por fim, passar para o meio HTFm ou Gmops suplementado, deixando por 10 minutos à temperatura ambiente e, depois por 10 minutos no HTFm ou Gmops aquecido. Para a passagem de um meio para outro, deve-se jogar sempre um pouco do meio subsequente sobre os PE, rapidamente aspirá-los e levá-los para o próximo banho, sempre lavando muito bem entre uma solução e outra. Se for preciso descongelar outra palheta e houver passado mais de 30 minutos, será necessário fazer outra placa.

A sobrevivência é avaliada verificando-se a porcentagem de sobrevivência dos blastômeros, ou seja, observando quantas células permaneceram íntegras. Se houver mais células do que foi registrado na ficha, muda-se a ficha, pois, da hora da checagem até o momento do congelamento, o PE pode ter clivado. Registra-se a sobrevivência na ficha de descongelamento. Consideram-se sobreviventes os PE com 50% ou mais de blastômeros íntegros.

Então, os PE são transferidos para o meio de cultivo suplementado e a placa é identificada com o nome da paciente e o número de PE e colocada na incubadora, no local previamente identificado, com uma etiqueta com o nome da paciente. É importante tomar cuidado para, na hora de incubar os PE, identificá-los com o mesmo número que lhes foi atribuído no congelamento.

PE criopreservados com 48 horas (D2) devem ser descongelados 24 horas antes da transferência, para que a clivagem seja observada. Devem-se tirar fotos dos PE após o descongelamento, para que eles sejam comparados no dia seguinte. PE criopreservados com 72 horas (D3) devem ser descongelados pelo menos 4 horas antes da transferência.

Para blastocistos (BL) congelados em protocolo lento, descongela-se em apenas dois meios (T1 e T2 – meios específicos para BL), deixando-os 10 minutos em cada. Os BL devem ser descongelados no mínimo 4 horas antes da transferência.

Finalmente, deve-se colar os lacres ou as palhetas nas fichas de descongelamento.

## Vitrificação de oócito, pré-embrião e blastocisto

1. Meio: Irvine.
2. Técnica: Kuwayama.
3. Palheta: Cryotop.

As placas devem ser preparadas de 10 a, no máximo, 15 minutos antes do procedimento e o horário deve ser anotado. As placas de gota não podem passar mais de 10 minutos preparadas. É importante tomar cuidado com o óleo e lavar bem a pipeta. Colocam-se, no máximo, 4 oócitos por palheta, conforme decisão burocrática. Para PE e BL, segue-se o protocolo, verificando a idade da paciente.

## Oócito

Para a vitrificação do oócito, deve-se seguir os passos descritos a seguir.

Para o equilíbrio do oócito, usar placa de 35 ou 60 mm, fazendo o sistema de gotas de 20 mcL. Para isso, colocar o oócito em uma gota de 20 mcL de Gmops ou HTFm por 1 minuto, unir com uma gota de 20 mcL de solução de equilíbrio (ES) e deixar 2 minutos; novamente unir essa junção com uma gota de 20 mcL de ES, por mais 2 minutos. Retirar o oócito e colocá-lo em outra gota isolada, de mesmo volume de ES, por 3 a 10 minutos, observando a retração e a recuperação.

Para a placa de vitrificação, fazer 4 microgotas de 20 mcL. Essas gotas devem ser feitas no momento em que o oócito é passado na última gota de ES. O oócito deve ser passado nas 4 gotas, na 1ª e na 2ª muito rapidamente, na 3ª, deve ser lavado, e na 4ª, deixado até completar o tempo. A vitrificação (passagem das gotas e montagem do cateter) deve durar entre 60 e 90 segundos. Para montar a palheta, colocar o oócito próximo à parte preta do Cryotop, fazer uma gota planar, dar um *zoom* no foco enquanto o oócito se deposita no fundo e retirar o excesso de meio, deixando o mínimo volume de solução de vitrificação(VS) (menos do que 0,1 mcL).

Jogar, então, rapidamente, a palheta no nitrogênio líquido, em um isopor que deve estar ao lado da lupa, fazendo vigorosamente o movimento de frente para trás. Com o auxílio de 2 pinças, colocar a tampa na palheta, tomando o cuidado de não expor a palheta por nem um segundo à temperatura ambiente. A palheta e a tampa devem ser previamente identificadas com o nome da paciente.

Por fim, colocar a palheta no tubo que está no *rack* de tubo com etiqueta anexa e armazenar no contêiner de vitrificação. Entre o tubo e a palheta, colocar algodão.

## Pré-embrião e blastocisto

Para PE e BL, a única diferença é a placa de equilíbrio. O PE e o BL devem ser colocados em apenas uma gota de 20 mcL de ES por de 9 a 15 minutos, observando-se a retração e a recuperação. Antes destas, deve-se lavar a pipeta em uma gota de 20 mcL de tamponado, para tirar o óleo. A placa de vitrificação, assim como a montagem da palheta, ocorre da mesma forma. A Figura 19 ilustra o procedimento de vitrificação.

Deve-se aguardar o reequilíbrio, observando as células antes do início:

1. Oócito: até 10 minutos.
2. Blastocisto: até 15 minutos.

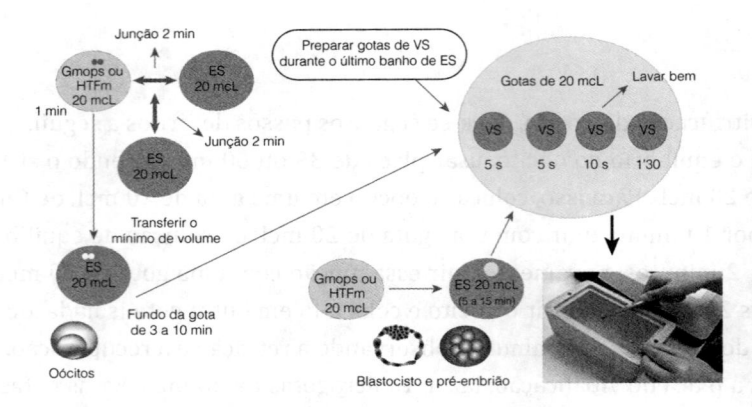

**Figura 19** Vitrificação de oócito, pré-embrião e blastocisto.
Fonte: Projeto ALFA.

## Desvitrificação de oócito, pré-embrião ou blastocisto

Devem-se seguir as instruções a seguir:

Oócitos: descongelar 3h30 antes da injeção.

Pré-embrião: verificar dia do congelamento. Se os PE houverem sido criopreservados no D2, descongelar 1 dia antes, e, se no D3, descongelar de 4 a 6 horas antes da transferência.

Blastocisto: verificar ficha de vitrificação com observação sobre morfologia do BL para saber se deve-se descongelar no dia anterior ou no mesmo dia.

Em placa de berço único, colocar 0,5 mL de solução de descongelamento (TS) e aquecer a 37°C por de 10 a 15 minutos. Passados 5 minutos, pegar os meios solução diluente (DS) e solução de lavagem (WS) à temperatura ambiente e fazer outra placa contendo 2 gotas de 20 mcL de DS, 1 gota abaixo, com 10 mcL de DS e 10 mcL de WS, e, abaixo, 3 gotas de 20 mcL de WS. Colocar horário em todas as placas.

Os oócitos/PE/BL devem ser colocados por 1 minuto no TS e ir diretamente do nitrogênio para o meio (isopor deve estar ao lado da lupa). Deixar as células saírem sozinhas e, se isso não ocorrer, soltar e aspirar gentilmente.

Tirar do TS, colocar os oócitos/PE/BL no fundo do DS, deixar por 2 minutos, lavar a pipeta, pegar meio da gota subsequente, pegar os oócitos/PE/BL da 1ª gota e deixar por mais 2 minutos na 2ª gota de DS. Lavar a pipeta, pegar meio da gota subsequente, pegar os oócitos/PE/BL da 2ª gota de DS e deixar por 1 minuto na gota de DS + WS. Lavar a pipeta e proceder da mesma forma nas últimas gotas de WS, deixando os oócitos 2 minutos em cada uma e, os PE/BL, por 3 minutos.

Terminados os banhos, os oócitos/PE/BL são colocados em placa com meio de cultivo e incubados. Deve-se anotar na ficha todas as características e tirar fotos. A Figura 20 ilustra o procedimento de desvitrificação.

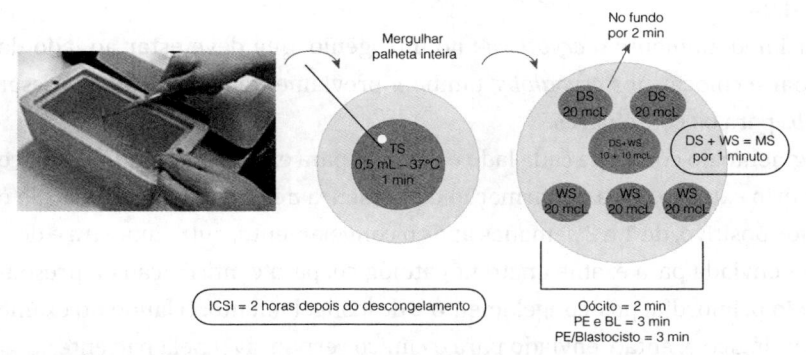

**Figura 20** Desvitrificação de oócito, pré-embrião ou blastocisto.
Fonte: Projeto ALFA.

## Criopreservação de tecido ovariano

O tecido ovariano pode ser congelado de duas formas: vitrificação ou congelamento lento.

### *Vitrificação de tecido ovariano*

Preparo do tecido: para até 6 horas de transporte, o material pode chegar ao laboratório em soro fisiológico, em isopor, à temperatura ambiente. Se o transporte durar mais de 6 horas, o material deve estar a 3 ou 4°C. O procedimento pode ser realizado também em sala cirúrgica.

Com o auxílio de material cirúrgico estéril e tesoura específica, que permite fazer quadrados, todo o tecido é recortado em pequenos pedaços de 10 × 10 mm de comprimento e largura (os pedaços devem ficar translúcidos). Anotar com caneta cirúrgica o lado oposto ao que vai ser reimplantado. Para cada 2 pedaços cortados, uma lâmina (bisturi 22) diferente deve ser usada, para se obter a espessura desejada.

Colocar os pedaços em placas de berço único, com 0,5 mL de meio (HTFm, PBS ou qualquer solução hipotônica). Após todos os cortes, pegar os pedaços e colocar por 25 minutos na ES e, em seguida, por 15 minutos na VS, tomando o cuidado de mantê-los no fundo, porque tendem a subir. Os meios ES e VS podem ser de qualquer marca de *kit* de vitrificação (IS, GL, VT, CryoTEC, Cryotop). Em seguida, secar suavemente os pedaços com gaze estéril, para retirar o excesso de meio, e colocar até dois pedaços no *cryotissue* previamente identificado com nome completo da paciente e data.

Colocar imediatamente o *cryotissue* no nitrogênio, que deve estar ao lado da lupa. Tampar e colocar nos *cryoglobs*, também previamente identificados. Passar os *cryoglobs* para os contêineres.

Um fragmento do córtex de cada lado é enviado para exame anatomopatológico em laboratório externo, para confirmação da presença de folículo primordial. Se o resultado for positivo, de 1 a 2 semanas após o congelamento, outra amostra é descongelada e enviada para exame anatomopatológico, para confirmação da presença do folículo primordial pós-congelamento e descongelamento. O laudo do exame anatomopatológico é, então, enviado para o clínico responsável pela paciente.

## Congelamento lento de tecido ovariano

Preparo do tecido: para até 6 horas de transporte, o material pode chegar ao laboratório em soro fisiológico, em isopor, à temperatura ambiente. Se o transporte durar mais de 6 horas, o material deve estar a 3 ou 4°C.

O material chega ao laboratório dentro de tubos de 50 mL, identificados como material do ovário direito ou do esquerdo. Nesses tubos, há cerca de 25 mL de meio de cultivo (HTFm + 5% HSA). Manter sempre o material na mesma temperatura em que chegou.

Com o auxílio de material cirúrgico estéril, todo o tecido ovariano é limpo, deixando-se somente o córtex. Essa limpeza é feita em placas de Falcon, contendo meio tamponado com 10% de proteína. Os fragmentos são cortados em cubos de aproximadamente 2 mm e lavados em meio limpo. Os fragmentos são colocados por 30 minutos na solução F2 e, em seguida, colocados em tubos de 2 mL específicos para criopreservação. Cerca de 4 ou 5 fragmentos são colocados por tubo.

O meio utilizado é similar ao de zigotos e PE (*kit* marca Irvine, composto por uma solução F1 de propanediol 1,5 M em HTFm com 12 mg/mL de soro albumina, e uma solução F2 de propanediol 1,5 M contendo 0,1 M de sucrose em HTFm suplementado com 12 mg/mL de soro albumina), a diferença é que os fragmentos de córtex são colocados apenas na solução F2.

A congeladora Cryobath é ligada, conectando na parte de trás, porém a câmara colocada em seu interior é a câmara de tubos. O comando é externo, se não estiver ligada a um computador, ou interno, se estiver. No momento do *seeding*, como o tubo é grosso, com o auxílio de uma pinça encosta-se na parte onde está o meio um pedaço de gaze pré-mergulhada em nitrogênio líquido.

Após a finalização do programa, os tubos são diretamente jogados no nitrogênio líquido e colocados em *racks* para tubos previamente identificados com etiqueta da paciente.

Um fragmento do córtex de cada lado é enviado para exame anatomopatológico em laboratório externo, para a confirmação da presença de folículo primordial. Se o resultado for positivo, de 1 a 2 semanas após o congelamento, outra amostra é descongelada e enviada para exame anatomopatológico, para confirmação da presença do folículo primordial pós-congelamento e descongelamento. O laudo do exame anatomopatológico é, então, enviado para o clínico responsável pela paciente.

*Programa da congeladora para tecido ovariano externo*

1.  Início a 24°C.
2.  Rampa até -8°C, a 2°C/minuto.
3.  *Hold* em -8°C, por 2 minutos.
4.  Alarme *seed now*.
5.  Rampa até -30°C, a 0,5°C/minuto.
6.  Alarme *plunge after* (submergir depois) a -40°C.
7.  Fim a -30°C.

*Programa da congeladora para tecido ovariano interno*

1.  Início a 18°C.
2.  Rampa até -8°C, a 1°C/minuto.
3.  Alarme *seed now*.
4.  *Hold* em -8°C, por 5 minutos.
5.  Rampa até -35°C, a 0,4°C/minuto.
6.  Alarme (submergir depois) a -35°C.
7.  Fim a -35°C.

# Diagnóstico genético pré-implantacional

No diagnóstico genético pré-implantacional (PGD) para a biópsia do blastômero ou do trofoectoderma, preparar placa com gotas de meio 15 minutos antes do procedimento. Quando a biópsia for de embrião, usar meio de biópsia para que ocorra a descompactação das células. Para blastocisto, o meio é o tamponado com 10% de proteína.

Fazer uma gota de 5 mcL de meio para cada embrião/blastocisto a ser biopsiado e uma placa para cada dois embriões/blastocistos. A biópsia deve ocorrer em, no máximo, 5 minutos.

Para os embriões em D3, o hatching deve ser feito na hora da biópsia e a sua localização depende da célula que será removida (Figura 21). Para os blastocistos, o hatching é feito também no D3, mas os embriões são colocados novamente em cultura prolongada, em nova placa, para que a formação do blastocisto ou a herniação do trofoectoderma ocorra. Se, na hora da biópsia do blastocisto, a massa celular interna estiver muito próxima ou no ponto de herniação, outro *hatching* pode ser feito 2 horas antes do procedimento.

O blastômero do embrião ou as células do blastocisto são retirados com pipeta específica de biópsia e permanecem nessa placa, em temperatura ambiente, até o momento da fixação, período que pode durar no máximo 40 minutos.

O embrião ou blastocisto deve ser imediatamente bem lavado nas gotas de lavagem da nova placa de cultivo e colocado em nova placa com meio de cultivo prolongado e fresco. Não deve voltar para a placa em que estava.

Todas as etapas do *hatching* e da biópsia devem ser anotadas na ficha do procedimento, assim como o responsável pelo processo.

Diagnóstico genético pré-implantacional,
obtenção do blastômero

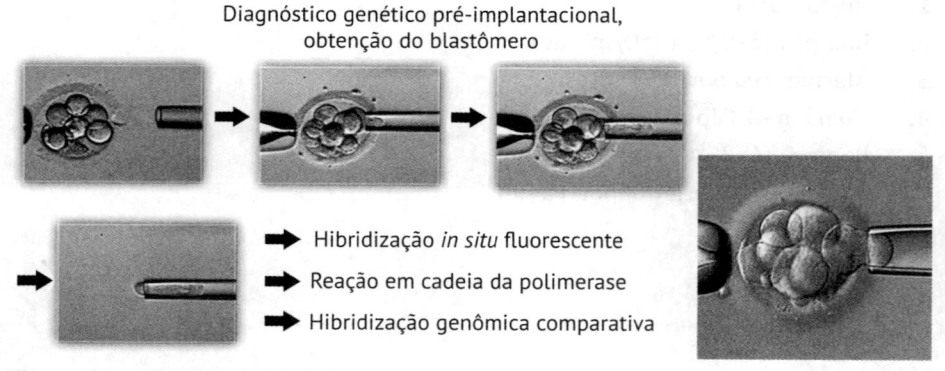

➡ Hibridização *in situ* fluorescente
➡ Reação em cadeia da polimerase
➡ Hibridização genômica comparativa

**Figura 21** Biópsia do blastômero.

## FISH

A lâmina guia deve ser colocada sob a lâmina de fixação e utilizada para marcar, com caneta de tungstênio ou permanente, a região onde o blastômero será depositado. É utilizada uma lâmina por PE.

Para evitar que haja citoplasma sobre o núcleo, a solução de fixação deve ser preparada fora do laboratório, no mínimo 15 minutos e no máximo 2 horas antes da biópsia, e colocada no *freezer*. Para a solução fixadora, usa-se 1,5 mcL de metanol, 0,5 mcL de ácido acético e 10 mcL de solução 3 (lise). Homogeneizar e fechar muito bem para evitar evaporação. No momento da fixação, manter em geladeira portátil ou porta-tubos gelado, ao lado da lupa.

Para a realização da fixação, o desumidificador deve ser ligado no dia anterior, em sala completamente fechada (umidade em torno de 40%). No momento da fixação, o aquecedor também deve ser ligado sobre a lâmina.

O blastômero que foi retirado é lavado, com o auxílio de uma micropipeta de 80 mcm ou de um sistema de boca, em uma placa previamente preparada com solução hipotônica. Essa placa deve conter 3 microgotas, sendo as 2 primeiras para lavar a pipeta e tirar todo o óleo (não pode haver nada de óleo) e a última para gentilmente lavar o blastômero, que não pode permanecer nesta por mais de 1 minuto.

O blastômero é colocado na lâmina identificada, com nome da paciente e número do embrião semelhante à ficha (número igual ao PE do ALFA), e, imediatamente, deve-se fazer em volta uma marcação com caneta de tungstênio ou permanente. Antes de secar completamente (quando o blastômero irá apresentar a membrana bem definida e escura), com uma pipeta afilada ou *stripper*, o fixador é pingado. O núcleo desaparece e, no momento em que começa a aparecer novamente, coloca-se mais uma gota de fixador.

Em microscópio de fase, verificar, ao final, se os núcleos foram fixados.

As lâminas são colocadas dentro de um porta-lâminas e devem ser identificadas com nome, assim como o porta-lâminas, com etiqueta da paciente. O material é enviado ao laboratório de genética com fichas específicas e contratos. O laboratório de análise é avisado com antecedência e o horário é agendado com o motoboy.

### Considerações técnicas

Todos os embriões provenientes de FIV e/ou ICSI devem ter todas as células do *cumulus* removidas, pois a contaminação por células maternas do *cumulus* é potencialmente desastrosa para o diagnóstico pré-implantacional (DPI), principalmente em casos de doenças ligadas aos cromossomos sexuais.

Para casos em que blastômeros serão encaminhados para PCR, deve ser realizada somente ICSI, para se evitar risco de contaminação por DNA dos espermatozoides. Devem-se realizar os seguintes passos:

- verificar sempre se, no blastômero biopsiado, há somente um núcleo;
- verificar se a numeração enviada na lâmina corresponde à numeração de cultivo do embrião;
- verificar se não há citoplasma no núcleo e, se houver, realizar nova biópsia;
- marcar todas as intercorrências no relatório de biópsia;
- perfurar a zona pelúcida (ZP).

As vantagens do *laser* em relação ao ácido são: diminuição de material descartável, precisão e facilidade de reprodução dos resultados. Além disso, como não há reagentes para perfurar a zona, a oportunidade de se introduzir agentes contaminantes é extremamente reduzida. O *laser* ideal é o de diodo de 1,48 mcm, que pode emitir feixe de luz muito potente.

### Remoção dos blastômeros

O ideal é que o embrião tenha de 6 a 10 células, que não estejam compactas na manhã do D3. Para isso, a punção folicular deve ocorrer nos primeiros horários da manhã. A remoção dos blastomêros deve seguir os passos abaixo:

1. A pipeta de aspiração (de 30 a 50 mcm) deve ser colocada muito próxima ao furo feito na zona e uma sucção leve deve ser feita para testar se ela está funcionando adequadamente.
2. Enquanto o blastômero é aspirado, a pipeta é gradualmente puxada para longe do PE.
3. O blastômero deve ser aspirado e expelido da pipeta gentilmente.
4. Assim que expelido, é necessário mover a pipeta para que ele não entre novamente.
5. Deve ser verificada a presença de núcleo no blastômero aspirado.

## Método

O *kit* completo deve ser fornecido por empresa terceirizada. É composto por 4 soluções. A primeira (metanol) e a segunda (ácido acético) devem permanecer em temperatura ambiente e a terceira (solução lise) deve ficar a 4°C desde o momento de sua chegada. O *kit* também deve conter uma solução hipotônica, que deve ser mantida na geladeira, uma lâmina-guia, uma lâmina para biópsia e a documentação, que consiste em termo de consentimento, folha de dados de biópsia e de fixação, etiqueta de envio para a lateral da caixa e *check-list* do embriologista.

Uma cópia dessa documentação fica no Projeto ALFA e a original é encaminhada para o serviço terceirizado.

## PCR e CGH

Nos casos de PCR ou de CGH, o blastômero do embrião (ou as células do blastocisto) é retirado e encaminhado ao laboratório de genética. Exclusivamente para casos de PCR, as biópsias devem ser feitas sempre às segundas e quintas-feiras, nunca em feriados, e o material deve estar pronto até as 8 horas da manhã para embarque da amostra.

O meio de lise e o *wash buffer*, fornecidos pelo laboratório de genética, devem permanecer no freezer, onde têm validade de 3 meses, assim como os tubos e a estante.

Deve-se ter atenção para evitar contaminação: os tubos devem ser abertos em sala limpa com luvas estéreis, máscara e mangas compridas. O grande perigo dessa técnica é a possível contaminação com presença de DNA do manuseador (impressões digitais, respiração, etc.).

*Técnica*

No momento em que o embriologista for iniciar a biópsia, deve descongelar as soluções de lise (tubo verde) e de *wash* (tubo azul). Ao fim da biópsia, já com os embriões guardados e as células prontas, deve agitar bem as soluções e colocar 2 mcL de solução de lise no fundo de cada tubo. Devem ser preparados dois tubos (um para a célula e outro para o branco) para cada embrião/blastocisto biopsiado. Esses tubos devem permanecer sempre de pé, para evitar que o líquido se espalhe pela parede, e a estante deve permanecer durante todo o procedimento sobre um bloco de gelo. Os tubos devem ser identificados com as iniciais da paciente e o número do embrião/blastocisto.

Por exemplo, identificação de Maria Pereira. PE 1:

- tubo de lise com célula: MP 1C;
- tubo de lise com branco: MP 1B.

A solução de *wash buffer* é usada para lavar as células após a biópsia e antes da colocação no tubo. Para isso, são feitas 4 gotas de 10 ou 20 mcL. A 1ª é feita para tirar o óleo, a 2ª para lavar o *stripper*, a 3ª para lavar o *stripper*, enchê-lo novamente e colocar a célula no tubo.

Após identificação, a estante é lacrada e colocada no *freezer* até a chegada do motoboy, que deve levá-la em caixa de isopor com blocos de gelo e documentação, que consiste em: termo de consentimento, folha de dados de biópsia e de fixação, etiqueta de envio para a lateral da caixa e *check-list* do embriologista.

Uma cópia dessa documentação fica no Projeto ALFA, e a original é encaminhada para o serviço terceirizado.

## Laboratório soropositivo

Como 86% dos infectados estão em idade reprodutiva, é muito importante utilizar meios seguros de viabilizar a reprodução. Quando um dos parceiros está contaminado, o risco de contaminação do outro chega a aproximadamente 5% quando há relação sexual. A partir da década de 1990, foram criados novos protocolos terapêuticos que aumentaram a qualidade e a expectativa de vida desses pacientes. Com os avanços, surgiram também pacientes com expectativa de engravidar. Utilizando-se as técnicas de reprodução assistida, reduziu-se substancialmente, para menos de 1%, o risco de contaminação do parceiro e do feto.

A constituição brasileira afirma que todo cidadão tem direito ao acesso à saúde e às técnicas terapêuticas disponíveis para o tratamento de qualquer doença, sem discriminação de qualquer tipo de natureza. A portaria 388 da Anvisa, de 6 de julho de 2005, determina os critérios de credenciamento para centros de reprodução humana que podem tratar soropositivos. De acordo com essa portaria, os laboratórios são classificados em 4 níveis de biossegurança, de forma crescente, denominados de NB1 a NB4.

Para laboratórios que tratam soropositivos, é exigida a classificação NB2 ou a NB3. Isso indica que o acesso tem de ser limitado, que as superfícies precisam ser descontaminadas ao final de cada procedimento, que após cada coleta deve ser feita uma limpeza terminal no laboratório pela equipe treinada de higienização, que é necessário rigoroso controle do uso de equipamento de proteção individual (EPI) e que toda a equipe deve fazer exames sorológicos anualmente.

O laboratório deve ser projetado de modo a permitir fácil limpeza, utilizando materiais descartáveis e equipamentos e estruturas impermeáveis. Os filtros de ar devem ser trocados trimestralmente, entre outras determinações.

## Conclusões

1. Para os casos de portadores masculinos e/ou femininos de qualquer das viroses crônicas (HIV, HTLV, hepatites B e C):

    **a)** é recomendado que o paciente soropositivo seja avaliado previamente por médico infectologista que oriente as condições quanto ao melhor momento para se submeter ao tratamento reprodutivo indicado e, no caso de mulher soropositiva, determine sua condição clínica para uma possível gestação;

    **b)** o tratamento de reprodução assistida não é realizado em condição de virose aguda, para qualquer das etiologias anteriormente citadas;

    **c)** todo caso é comunicado com antecedência, antes da estimulação ovariana, para organizar o procedimento e para que todas as medidas necessárias à execução segura de cada tipo de caso sejam tomadas em conjunto com o médico responsável pelo tratamento;

    **d)** em casos de hepatite B feminina e/ou masculina, todo o material usado é exclusivo e a incubadora, ao final do procedimento, é descontaminada conforme protocolo de lavagem.

2. Para os casos de homens portadores de HIV e ou hepatite C:

    **a)** a coleta do sêmen do homem soropositivo é realizada antes do início da estimulação ovariana de sua esposa ou companheira;

    **b)** o agendamento da coleta seminal, para os homens capazes de realizá-la por masturbação ou para aqueles com necessidade de coleta por eletroejaculação, é feito pelo médico responsável, antes de iniciar a estimulação ovariana da esposa. A princípio, como nenhum outro procedimento pode ser marcado simultaneamente, ambos são agendados às segundas e quintas-feiras, a partir das 13 horas;

    **c)** neste caso, o material seminal coletado é lavado e congelado e uma pequena alíquota é enviada para a realização do PCR; se o resultado do PCR for positivo, a amostra é descartada e novas coletas e lavagens consecutivas serão realizadas, até que o resultado do PCR seja negativo, e, só então, a amostra é considerada própria para o tratamento. O médico responsável pelo caso será, então, avisado para que possa agendar a continuidade do preparo da mulher;

**d)** caso o PCR do sêmen não tenha sido realizado até o momento da coleta dos oócitos e sendo a parceira negativa, isto é, não portadora desta ou de outras viroses crônicas, os oócitos são coletados e vitrificados para utilização após satisfeitas as condições expostas no item "c";

**e)** em caso de coleta alternativa de espermatozoide (PESA, TESA e TESE) e com a avaliação prévia da carga viral no plasma sanguíneo negativa ou abaixo do limite de detecção para a virose e para o método em questão, é realizado o preparo do material seminal obtido obedecendo a um protocolo de lavagem em microgotas. No caso que apresente carga viral positiva ou acima do limite de detecção no plasma sanguíneo, só é submetido à coleta alternativa de espermatozoides o homem que apresentar resistência aos protocolos terapêuticos comprovada pelo clínico responsável. Neste caso, o material é submetido ao mesmo protocolo de lavagem em microgotas e o paciente deverá estar ciente da limitação de eficiência desse protocolo em relação à retirada de possíveis partículas virais. Ao contrário, não existindo acompanhamento clínico ou terapêutico estabelecido para este homem, a coleta não será realizada até que essa medida de acompanhamento seja providenciada pelo médico responsável pelo casal.

3. Para os casos de homens portadores de HTLV e/ou hepatite B:

   **a)** no caso específico de sorodiferença para a hepatite B, recomenda-se a vacinação prévia do parceiro soronegativo;

   **b)** nos casos de homens portadores de HTLV e/ou hepatite B, o sêmen é preparado com o protocolo específico, a partir da coleta no próprio dia da aspiração folicular da mulher. Nestes casos, não é necessária coleta de sêmen prévia para PCR de amostra seminal.

4. Criopreservação nos casos de portadores das viroses crônicas: contêineres diferentes são utilizados para o armazenamento de cada tipo de virose em questão e outro é usado para aqueles com viroses concomitantes.

# Controle de qualidade

## *Atribuições do embriologista*

Diariamente:

1. Realizar o controle de qualidade e anotar todas as medições, calibrações e alterações de conduta no livro de controle de qualidade mensal.
2. Conferir o livro de controle de qualidade e avaliar se será necessário realizar alguma alteração.
3. Monitorar e interferir, se necessário, em:
   a) ambiente (temperatura e umidade relativa);
   b) equipamentos (temperatura e/ou funcionamento);
   c) meios de cultura (prazo de validade, controle de recebimento, início e término de utilização, valor do pH e aliquotagem, quando necessário);
   d) descartáveis (limpeza, abastecimento dos carrinhos nos laboratórios e abertura de placas e tubos para aeração no mínimo 24 horas antes da utilização).
4. Comprovar a eficácia dos protocolos.
5. Contatar empresa especializada, quando necessário, para manutenção dos equipamentos.

Semestral ou anualmente:

1. Certificar se houve a troca semestral dos filtros HEPA, localizados no interior das incubadoras Forma.
2. Contatar e acompanhar a manutenção do sistema de ar por empresa especializada:
   a) semestralmente: certificação *standard*;
   b) anualmente: certificação *premium*;
   c) conferir se houve a aquisição dos filtros para a próxima troca pela administração.
3. Enviar anualmente para calibração as pipetas e os termômetros.
4. Contatar, anualmente, empresa especializada para limpeza e manutenção de incubadoras, centrífugas, lupas, microscópios, mini-incubadoras, banho-maria, cabines de biossegurança, geladeiras e *freezer*.
5. Depois de realizada a manutenção, relatar todo o procedimento nos livros de controle de qualidade anual e/ou de manutenção de equipamentos.

*Equipamentos*

Os manuais dos equipamentos devem estar disponíveis em pastas específicas, para serem verificados sempre que necessário.

*Ar condicionado*

- Contatar empresa especializada, quando necessário;
- acompanhar a limpeza e a possível troca de seus componentes pela empresa especializada.

## Bacharat *automático*

*Atribuições do embriologista*

Controle diário:

- calibrar mensalmente o *bacharat* automático a 0 e 100% de $O_2$ e $CO_2$;
- acoplar a mangueira do equipamento na incubadora, iniciar e mensurar a concentração de $O_2$ e de $CO_2$, observando o *display* até que ocorra a estabilização. Se necessário, repetir essa operação.

  Manutenção:

- trocar o filtro de sílica aproximadamente a cada 3 meses ou quando a sílica apresentar alteração de cor;
- trocar o filtro de 0,2 mcL, quando necessário.

## Bacharat *manual*

*Atribuições do embriologista*

Controle diário:

- o *bacharat* manual mensura a concentração de $CO_2$ por meio do líquido de Fyrite, que deve ser trocado a cada 300 medições;
- o menisco do líquido deve ser ajustado na posição 0 da régua do equipamento;

- acoplar a mangueira do *bacharat* na incubadora e insuflar 10 vezes, para retirar qualquer resquício de $CO_2$ de outra medição;
- conectar, então, a mangueira no *bacharat*, insuflar 20 vezes e inverter o equipamento a 180°, até todo o líquido compreendido no sistema descer. Após esse processo, retornar a posição inicial e aguardar a estabilização do Fyrite para, assim, verificar a concentração de $CO_2$, observando o menisco na régua do aparelho. Repetir essa operação. Caso o valor seja o mesmo, este deve ser considerado. No entanto, se o valor estiver diferente do anterior, é necessário realizar mais uma medição para obter maior acurácia no resultado.

Limpeza e troca do Fyrite:

- desprezar e descartar o líquido de Fyrite em *descartex*;
- limpar internamente com água ultrapura;
- acrescentar o novo líquido de Fyrite.

Manutenção:

- trocar o líquido de Fyrite a cada 300 medições.

## Banho-maria

*Atribuições do embriologista*

Controle diário:

- verificar a temperatura (30°C) e o nível de água do equipamento, em termômetro aferido imerso na água;
- o nível de água deve estar superior à metade do volume total e, sempre que necessário, acrescentar água ultrapura.

Limpeza:

- equipamento: deve ser realizada mensalmente ou, quando necessário, utilizando Extran®, Fluxetina® ou sabão 7X® enxaguado em água corrente. Após retirado todo o sabão, utilizar inicialmente compressas embebidas com

álcool 70% e retirar o excesso com compressas secas. Após esse processo, acrescentar água ultrapura até o nível determinado;
- termômetro: realizado com álcool 70%, sempre que houver a limpeza do equipamento.

Manutenção:

- a equipe especializada deve ser chamada caso o equipamento apresente algum problema nos termômetros (interno ou aferido).

## Cabine de proteção biológica

*Atribuições do embriologista e do andrologista*

Controle diário:

- ligar o equipamento 15 minutos antes do início dos procedimentos;
- não acender a luz.

Limpeza:

- no decorrer dos procedimentos, utilizar somente água ultrapura para a limpeza da bancada;
- ao término de todos os procedimentos do dia, limpar, com compressa embebida em álcool 70%, a bancada e os micropipetadores;
- mensalmente, realizar uma limpeza terminal, que consiste em limpar paredes, vidro de proteção, piso e estantes com compressas embebidas em sabão neutro (7X® ou Extran®), enxaguar com água ultrapura e, por fim, limpar com compressas embebidas em álcool 70%.

Manutenção:

- semestralmente, contatar equipe especializada;
- anualmente, realizar a validação e a troca da etiqueta fixada no equipamento. Essa etiqueta deve ser preenchida com a data do procedimento e a firma e/ou o responsável pela execução.

## Centrífuga

*Atribuições do embriologista e do andrologista*

Controle diário:

- verificar o ajuste de velocidade do equipamento;
- definir o tempo de centrifugação;
- calibrar os tubos com o mesmo volume;
- não abrir a tampa da centrífuga com o equipamento ainda em movimento;
- não diminuir a velocidade da coroa com as mãos.

Limpeza:

- ao término de todos os procedimentos do dia, com compressa embebida em álcool 70%, proceder à limpeza externa;
- limpar o suporte e os tubos internos, quando necessário, com compressa embebida em álcool 70%.

Manutenção:

- anualmente, contatar equipe especializada para:
  - calibração do tacômetro;
  - calibração do *timer*;
  - verificação da lubrificação e da rotação;
  - checagem das peças de desgaste (escova, carvão e coletor).

## Cilindros de $CO_2$

*Atribuições do embriologista*

Diariamente:

- verificar o nível de $CO_2$ apresentado no relógio do cilindro e checar se há sinal de vazamento.

Manutenção:

- a troca do cilindro é realizada por equipe especializada quando o alarme é acionado. O embriologista deve acompanhar a troca e certificar-se de que o novo cilindro esteja com no mínimo 70 kg;
- ao término do cilindro em uso, fechá-lo para evitar a passagem do gás de um cilindro para o outro. Na ausência dos embriologistas, o cilindro reserva de $CO_2$ entra automaticamente em uso e, por este motivo, é fundamental manter o cilindro reserva cheio e aberto;
- anotar, no livro de controle anual, as datas de término, pedido e chegada do novo cilindro ($CO_2$ USP de 33 kg).

### Cilindros de nitrogênio

*Atribuições do embriologista*

Diariamente:

- verificar o nível de nitrogênio apresentado no relógio do cilindro e checar se há sinal de vazamento.

Manutenção:

- a troca do cilindro é realizada por equipe especializada quando o alarme é acionado (quando apresentar 15 kg). O embriologista deve acompanhar a troca e certificar-se de que o novo cilindro está com, no mínimo, 70 kg;
- ao término do cilindro em uso, fechá-lo para evitar a passagem do gás de um cilindro para o outro. Na ausência dos embriologistas, o cilindro reserva de nitrogênio entra automaticamente em uso e, por esse motivo, é fundamental mantê-lo cheio e aberto;
- anotar, no livro de controle anual, as datas de término, pedido e chegada do novo cilindro (Ultrapuro 4.6).

## Contêineres de nitrogênio líquido

*Atribuições do embriologista*

Semanalmente:

- verificar o nível de nitrogênio e a necessidade de reabastecimento;
- observar a presença de algum tipo de escape de nitrogênio nos contêineres.

Limpeza:

- externamente, limpar com compressas embebidas em álcool 70%, durante a limpeza terminal (1 vez por semana).

Manutenção:

- reabastecer semanalmente (1 ou 2 vezes por semana, de acordo com a necessidade).

## Controle da temperatura e da umidade relativa do ambiente

*Atribuições do embriologista*

Controle diário:

- a temperatura e a umidade relativa são controladas pelo sistema de ar do laboratório. Devem ser avaliadas no início de todos os procedimentos;
- controlar o ar ambiente.

## Agendamento das certificações com a empresa especializada em acompanhamento

*Atribuições do embriologista*

Certificação *standard*:

- realizada no primeiro semestre por equipe especializada, faz as seguintes avaliações:
  - medição da contagem de partículas em suspensão, para classificação do ambiente;
  - medição e ajuste da velocidade do fluxo de ar, *downflow*;
  - medição e ajuste da vazão do fluxo de ar, *downflow*;
  - cálculo e ajuste da velocidade do fluxo de ar, *inflow*;
  - medição da umidade relativa do ar e da temperatura ambiente;
  - medição do índice de saturação dos filtros absolutos;
  - medição da(s) corrente(s) elétrica(s) do(s) motor(es);
  - revisão e reaperto das conexões no painel elétrico;
  - revisão e limpeza da parte interna do equipamento;
  - revisão do sistema eletromecânico;
  - revisão do(s) selo(s) de vedação;
  - revisão do(s) manômetro(s);
  - troca dos pré-filtros e dos filtros absolutos;
  - relatório final baseado na RDC 33 da Anvisa, com os resultados, a classificação e as recomendações técnicas, ao final do serviço.

Certificação *premium*:

- realizada no segundo semestre por equipe especializada. Faz as seguintes avaliações:
  - teste de integridade dos filtros;
  - teste de vazamento do equipamento;
  - teste do nível de ruído;
  - teste de luminosidade;
  - teste de fumaça;
  - relatório final com os resultados, a classificação e as recomendações técnicas, ao final dos serviços.

## Cryobath

Atribuições do embriologista e do andrologista para manutenção e utilização:

- contatar equipe especializada para a realização da aferição e da calibração do sistema, principalmente no período em que ocorre o *seeding*;

- após finalizar o processo de criopreservação, é fundamental manter a panela e o equipamento invertidos, para não restarem resquícios de umidade no interior do aparelho.

## Desumidificador

*Atribuições do embriologista*

Utilização:

- manter o equipamento a 30 cm de qualquer obstáculo e o botão do umidostato ajustado para um valor entre 40 e 60%;
- caso o reservatório de água esteja cheio, o equipamento irá parar o seu funcionamento e uma lâmpada irá acender. Portanto, basta desligar o equipamento e drenar a água presente no reservatório para que o aparelho esteja novamente apto a realizar sua função.

Limpeza:

- realizada com compressas embebidas em álcool 70%.

## Detector de gás

*Atribuições do embriologista*

- Sensor: a bateria é capaz de resistir até 9 meses no *status offline* (a bateria não é recarregável e, nesse *status*, permanece cumulativa) com os procedimentos adequados de armazenamento;
- não manter o sensor em locais excessivamente quentes, úmidos ou secos;
- em caso de falha na bateria, talvez seja necessário aguardar de 1 a 8 horas de preparação a partir da instalação. Assim que o sensor estiver estável, a calibração ocorrerá normalmente;
- o equipamento poderá influenciar na temperatura de operação, ainda que tenha sido projetado para atuar em temperatura oscilante entre 40 e 60°C;
- o sensor, operando em condições inferiores a 5% de $O_2$, pode fornecer informações errôneas, além de apresentar instabilidade;

- não desmontar o equipamento, já que contém substâncias tóxicas cujo manuseio deve ser evitado, especialmente na presença de água, campos eletromagnéticos fortes, pressão e velocidade do ar excessiva.

Durabilidade:

- os sensores podem funcionar por até 12 meses, para aplicações de detecção de gás no ambiente. O sensor de fosfogênio tem durabilidade esperada de 30 semanas a partir de sua fabricação;
- para aplicações convencionais, a durabilidade do sensor é de 18 meses.

Manutenção:

- os sensores devem ser trocados a cada 12 meses ou, no máximo, a cada 24;
- pode-se realizar o teste do sopro para avaliar se o equipamento está respondendo de forma adequada;
- valores de referência:
  - luz verde: nível adequado do $O_2$;
  - luz amarela: nível limítrofe de $O_2$;
  - luz vermelha: nível excessivo de $O_2$.

## Estufa de secagem

*Atribuições do embriologista*

1.  Antes de utilizar a estufa, fazer a antissepsia com uma compressa estéril embebida em álcool 70%.
2.  Esterilizar as peças da incubadora por 3 horas a 180°C.

## Fert Plus

*Atribuições do embriologista*

Este equipamento é responsável por fornecer um ambiente de pressão positiva ao Laboratório 2 por meio da filtragem, da recirculação e do insuflamento de ar limpo ao laboratório. A filtragem do ar se dá através de três filtros: pré-filtro, carvão ativado e HEPA.

Manutenção:

- contatar, bimestralmente, empresa especializada para a realização da limpeza e de possíveis trocas de seus componentes;
- contatar, trimestralmente, empresa especializada para a troca do pré-filtro;
- contatar, a cada 6 ou 8 meses, empresa especializada para a troca do filtro de carvão ativado;
- contatar empresa especializada a cada 1 ou 2 anos, de acordo com o aviso do alarme, para a troca do filtro HEPA.

## Geladeira e freezer

*Atribuições do embriologista*

Diariamente:

- inicialmente, verificar a temperatura indicada no *display* das geladeiras;
- verificar se há acúmulo de água na geladeira ou de gelo no *freezer*, já que estes podem interferir na temperatura.

Valores de referência:

- geladeira 1: 2 a 8°C;
- *freezer* 1: -18 a -20°C;
- geladeira 2: 2 a 8°C.

Limpeza:

- deve ser realizada quando necessário. Anualmente, é preciso realizar o *defrost* para retirar o acúmulo de água.

Manutenção:

- contatar empresa especializada para a manutenção corretiva.

## *Incubadoras*

*Atribuições do embriologista*

Controle diário

- Observar o *display* das incubadoras. Valores ideais e ajustados para o Projeto ALFA são:
  - temperatura (37,1°C);
  - $CO_2$ (7,0%);
  - $O_2$ (5,0%).
  Obs.: os valores podem variar conforme a marca e/ou o pH do meio de cultura utilizado.
- aferir a temperatura interna da incubadora todos os dias, utilizando os termômetros certificados pelo Inmetro que estão localizados no interior da incubadora;
- verificar a quantidade e a qualidade da água das bandejas:
  - incubadoras Forma: o volume deve ser superior à metade do total;
  - incubadoras Sanyo: possuem um sensor que detecta o nível ideal de água na bandeja. Caso esteja inadequado, a notificação será realizada por um alarme sonoro e luminoso;
- trocar ou acrescentar a água das bandejas;
- esterilizar as bandejas no dia da troca;
- incubadoras Forma: realizar a troca da bandeja a cada 15 dias ou quando necessário, para evitar focos de contaminação;
- incubadoras Sanyo: realizar a troca da bandeja. Ao detectar a insuficiência de água, é indispensável a lavagem completa do equipamento. Em situações em que não for possível a lavagem no mesmo dia, será permitido o acréscimo de água ultrapura;
- limpar a bandeja retirada com compressas estéreis embebidas em Extran® ou sabão 7X® a 5%, enxaguar com água ultrapura para retirar todo resquício de sabão e, em seguida, passar álcool 70%. Secar e colocar no forno para esterilizar posteriormente;
- realizar a medição (3 vezes por semana: segundas, quartas e sextas-feiras) das concentrações de $CO_2$ e de $O_2$ e certificar-se de que estejam de acordo com os valores indicados nos *displays*.

## Calibrações

Temperatura:

1. A temperatura ideal é de 37,1°C. A calibração deve ser realizada à medida que houver as seguintes variações verificadas no termômetro aferido:
   - ≤ 36,9°C: calibrar no mesmo dia;
   - ≥ 37,3°C: calibrar no mesmo dia;
   - 37 ou 37,2°C: aguardar 3 dias de avaliação para realizar a calibração.

   Obs.: para calibrar as incubadoras Forma, apertar o botão MODE até o modo CAL (calibrar); com as setas horizontais, ir até a posição TEMPE CAL; com as setas verticais, colocar o valor mensurado no termômetro; apertar ENTER e apertar o botão MODE até o modo RUN.

   Para calibrar as incubadoras Sanyo, apertar o botão CAL até o *display* piscar, e, com as setas verticais e horizontais, colocar o valor mensurado no termômetro e apertar ENTER.

2. Aferir a concentração interna do gás com o auxílio do *bacharat* manual ou automático.

3. A concentração ideal de $CO_2$ é de 7,0%. A calibração deve ser realizada à medida que as seguintes variações forem observadas:
   - alterações ≥ 0,5%: calibrar no mesmo dia;
   - alterações ≤ 0,4%: avaliar em mais uma medição para a realização da calibração.

   Obs.: para calibrar as incubadoras Forma, apertar o botão MODE até o modo CAL (calibrar); com as setas horizontais, ir até a posição $CO_2$ CAL; com setas verticais, colocar o valor mensurado no *bacharat* manual ou automático; apertar ENTER e apertar o botão MODE até o modo RUN. Para a incubadora Forma, caso os valores de $CO_2$ possuam uma diferença menor ou igual a 1% indicada no *display*, é necessário fazer a calibração na opção $CO_2$ zero. Para valores que possuam alterações superiores a 1%, realizar a calibração em $CO_2$ *span*.

   Para calibrar as incubadoras Sanyo, apertar o botão CAL até que o *display* pisque, e, com as setas verticais e horizontais, colocar o valor mensurado no *bacharat* manual ou automático e apertar ENTER.

4. A concentração interna de $O_2$ é aferida com o auxílio do *bacharat* automático. A concentração ideal é de 5% nas incubadoras triplo gás e de 20% nas incubadoras convencionais. A calibração deve ser realizada à medida que as seguintes variações forem observadas:

- alterações ≥ 0,5%: calibrar no mesmo dia;
- alterações ≤ 0,4%: avaliar em mais uma medição para a realização da calibração.

Obs.: para calibrar as incubadoras Sanyo, apertar o botão CAL até que o *display* pisque e, com as setas verticais e horizontais, colocar o valor mensurado no *bacharat* manual ou automático e apertar ENTER.

## Limpeza

A limpeza da incubadora poderá ser parcial, terminal, terminal com uso de bicarbonato de sódio ou terminal com uso de bicarbonato de sódio e luz ultravioleta.

## Limpeza parcial

Consiste em uma limpeza superficial, com o objetivo de diminuir focos de contaminação, ou após utilização por pacientes com sorologia positiva (HIV e HCV).

1. No caso de limpeza parcial por contaminação:
   - limpar o local com compressas ou gazes estéreis, utilizando água ultrapura. Eventualmente, esse processo será realizado com pacientes em seu interior e, portanto, é fundamental proceder com agilidade, para evitar a queda de temperatura e de concentração dos gases;
   - realizar esse procedimento ao final de todos os outros e descartar a roupa de poliéster utilizada durante a limpeza;
   - continuar utilizando a incubadora.
2. No caso de limpeza parcial por sorologia positiva (HIV e HCV):
   - realizar ao final de todos os procedimentos com sorologia positiva;
   - limpar superficialmente a incubadora e suas peças com a utilização de compressas estéreis embebidas em álcool 70%;
   - utilizar a incubadora somente após 2 dias.

## Limpeza terminal

Deve ser feita a cada 4 meses, de acordo com o seguinte protocolo:

1. Organizar a parada de utilização da incubadora 6 dias antes da lavagem.
2. Desligar a incubadora durante o processo.

3. Usar luvas estéreis.
4. Remover as prateleiras e seus suportes, as peças superiores, a borracha da porta, o filtro HEPA, as portas de vidro individuais e a bandeja.
5. Limpar internamente com compressas estéreis embebidas em Extran ou em sabão 7X a 5% e, em seguida, enxaguar com água ultrapura para retirar todo o resquício de sabão. Secar a incubadora, utilizando novamente compressas estéreis e, por fim, passar álcool 70%.
6. Lavar as peças removíveis da mesma maneira que a parte interna da incubadora e esterilizá-las por 3 horas a 180°C.
7. Esterilizar a borracha da porta e os parafusos em autoclave.
8. Utilizar a incubadora somente após 2 dias.

Limpeza terminal com o uso de bicarbonato de sódio

Deve ser feita a cada 4 meses, quando contaminada, de acordo com seguinte o protocolo:

1. Organizar a parada de utilização da incubadora 6 dias antes da lavagem.
2. Desligar a incubadora durante o processo.
3. Usar luvas estéreis.
4. Preparar uma solução saturada de bicarbonato de sódio (água ultrapura + bicarbonato de sódio precipitado).
5. Remover as prateleiras e seus suportes, as peças superiores, a borracha da porta, o filtro HEPA, as portas de vidro individuais e a bandeja.
6. Passar a solução saturada de bicarbonato de sódio internamente na incubadora, com compressa estéril, e deixar agir por 30 minutos.
7. Retirar todo o bicarbonato de sódio com água ultrapura.
8. Limpar internamente, com compressas estéreis embebidas em Extran ou 7X a 5%, e, em seguida, enxaguar com água ultrapura, para retirar todo resquício de sabão. Secar a incubadora utilizando, novamente, compressas estéreis e, por fim, passar álcool 70%.
9. Lavar as peças removíveis da mesma maneira que a parte interna da incubadora e esterilizá-las por 3 horas a 180°C.
10. Esterilizar a borracha da porta e os parafusos em autoclave.
11. Utilizar a incubadora somente após 5 dias.

Limpeza terminal com o uso de luz ultravioleta

Deve ser feita anualmente, ou quando a incubadora estiver com grande contaminação, de acordo com o seguinte protocolo:

1. Organizar a parada de utilização da incubadora 6 dias antes da lavagem.
2. Desligar a incubadora durante o processo.
3. Usar luvas estéreis.
4. Preparar uma solução saturada de bicarbonato de sódio (água ultrapura + bicarbonato de sódio precipitado).
5. Remover as prateleiras e seus suportes, as peças superiores, a borracha da porta, o filtro HEPA, as portas de vidro individuais e a bandeja.
6. Passar a solução saturada de bicarbonato de sódio internamente na incubadora, com compressa estéril, e deixar agir por 30 minutos.
7. Retirar todo o bicarbonato de sódio com água ultrapura.
8. Limpar internamente com compressas estéreis embebidas em Extran ou sabão 7X a 5% e, em seguida, enxaguar com água ultrapura, para retirar todo resquício de sabão. Secar a incubadora utilizando, novamente, compressas estéreis e, por fim, passar álcool 70%.
9. Retirar o motor para completa higienização por equipe especializada.
10. Colocar luz UV no interior da incubadora por no mínimo 48 horas.
11. Trocar o filtro HEPA.
12. Lavar as peças removíveis da mesma maneira que a parte interna da incubadora e esterilizá-las por 3 horas a 180°C.
13. Esterilizar a borracha da porta e os parafusos em autoclave.
14. Utilizar a incubadora somente após 7 dias.

Manutenção

A equipe especializada deve ser contatada para a troca de filtros e certificações:

1. Troca do filtro HEPA semestralmente ou quando houver grande contaminação.
2. Troca do filtro CODA anualmente.
3. Realizar calibração de $CO_2$, $O_2$ e temperatura anualmente.

4.  A condensação encontrada no interior da incubadora será estabilizada aproximadamente 5 horas após o ajuste dos sensores, portanto, não se deve abrir a porta da incubadora até que a condensação se estabilize.

5.  Ajuste dos sensores de umidade:
    *   pressionar CAL por 5 segundos, até que o *display* pisque;
    *   pressionar a seta para cima e mudar a primeira unidade do *display* de temperatura para F;
    *   pressionar a seta para o lado direito e mudar a segunda unidade do *display* de temperatura para 03;
    *   pressionar ENT e, utilizando a seta para cima e a seta para o lado direito, mudar o *display* de $CO_2$ de 000 para 384;
    *   pressionar ENT e entrar no modo Função;
    *   em caso de condensação na câmara:
        -   pressionar CAL por 5 segundos, até que o *display* pisque;
        -   mudar o *display* de temperatura para F06 utilizando a seta para cima e a seta para o lado direito;
        -   pressionar ENT e, utilizando a seta para cima e a seta para o lado direito, mudar o *display* de $CO_2$ de 005 para 004 ou 003;
    *   em caso de condensação na porta de vidro:
        -   pressionar CAL por 5 segundos, até que o *display* pisque;
        -   mudar o *display* de temperatura para F07, utilizando a seta para cima e a seta para o lado direito;
        -   pressionar ENT e, utilizando a seta para o lado direito, mudar o *display* de $CO_2$ de 005 para 006 ou 007 (*range*: 0~19).

## Lupa

*Atribuições do embriologista*

Diariamente:

*   certificar-se de que as luzes e o foco do equipamento estão em bom funcionamento.

    Limpeza:

*   realizar a limpeza superficial com compressas embebidas em álcool 70% ao final de todos os procedimentos diários;

- realizar a limpeza das lentes com álcool éter, quando necessário.

Calibração:

- realizada por equipe especializada.

Manutenção:

- contatar empresa especializada para:
  - troca de lâmpadas, quando necessário;
  - limpeza completa e alinhamento da centralização de luz e do sistema anualmente.

## Meios de cultura

### Atribuições do embriologista

Realizar o controle de qualidade da seguinte forma:

- recebimento dos meios:
  - conferir a quantidade de meios entregues com a quantidade solicitada, de acordo com o pedido de compra e com a nota fiscal, e anotar no livro de meios de cultura;
  - verificar a data de validade e se houve mudança do lote ou somente de remessa. Se houve mudança de lote, etiquetar os meios com o adesivo de cor diferente do lote anterior e anotar no adesivo o número 1. Se houve mudança de remessa, etiquetar com a mesma cor de etiqueta adesiva do lote em questão, mas com o número 2, ou sucessivamente, para as remessas seguintes. Após identificar os meios recebidos, limpar as embalagens com álcool 70% e armazená-las na geladeira (2 a 8°C);
- abertura de frascos, sendo de lotes ou remessas diferentes;
- ao iniciar um novo lote ou remessa, identificar na etiqueta adesiva a data de abertura e as iniciais do embriologista;
- guardar o rótulo do último frasco do lote ou da remessa, que deve ser colado e devidamente identificado pelo embriologista ou pelo responsável que finalizou o preparo na pasta de meios de cultura;
- realizar o teste do pH nos meios de cultura que serão utilizados;

- a manipulação deve ser sob condições assépticas. O preparo do meio de cultura deve ser realizado somente ao término de todos os procedimentos diários, sendo antes necessária a limpeza das bancadas com sabão 7X e o aguardo mínimo de 15 minutos para a remoção total das partículas suspensas no ar.

## Microscópio óptico do laboratório de sêmen

*Atribuições do embriologista e do andrologista*

Limpeza:

- realizar a limpeza com o auxílio de compressas embebidas em álcool 70%, ao final de todos os procedimentos;
- realizar a limpeza das lentes com álcool éter anualmente.

Manutenção:

- contatar equipe especializada para calibração, troca da lâmpada, limpeza e alinhamento da centralização de luz e do sistema;
- manter lâmpadas de reserva em estoque.

## Microscópio óptico invertido e laser

*Atribuições do embriologista e do andrologista*

Diariamente:

- verificar a temperatura da placa aquecida acoplada no microscópio invertido em 5 pontos, utilizando o termômetro com sensor de superfície;
- verificar se há a necessidade de acrescentar óleo no sistema de micromanipulação.

Limpeza:

- realizada com compressas embebidas em álcool 70%, ao final de todos os procedimentos diários.

Manutenção:

- contatar empresa especializada para:
  - recarga ou troca dos cartuchos hidráulicos e alinhamento mecânico dos micromanipuladores;
  - limpeza, troca do *silicon gel* e ajuste nas conexões dos microinjetores.

## Milli-Q

*Atribuições do embriologista*

Controle diário e utilização:

- manter a porta azul sempre fechada;
- observar no *display* a qualidade da água, que deve estar acima de 16 MΩ.cm;
- antes de utilizar, retirar a capa azul de proteção da mangueira e desprezar o primeiro jato d'água;
- não utilizar o aparelho caso a luz verde esteja piscando, já que isso indica que a qualidade da água está inadequada;
- após o uso, limpar a saída de água com álcool 70% e secar.

Limpeza:

- mensalmente, realizar a sanitização, quando o aparelho solicitar. Essa sanitização é feita com uma pastilha de hipoclorito, pelo embriologista responsável.

Manutenção:

- semestralmente, realizar a limpeza com hidróxido de sódio, para evitar o acúmulo de biofilme, seguindo o seguinte protocolo:
  - colocar o aparelho em *stand by*;
  - dissolver 12 g de hidróxido de sódio em 1 L de água ultrapura;
  - colocar essa solução de hidróxido de sódio no reservatório e deixar agir por 2 horas com o aparelho desligado;
  - após 2 horas, esvaziar o reservatório, usando água ultrapura, 3 vezes;
- trocar os filtros somente quando o aparelho solicitar no *display*;
- anualmente, contatar equipe especializada para a manutenção preventiva;

- bianualmente, contatar equipe especializada para realizar a revisão e a análise da qualidade da água.

## *Mini-incubadora*

*Atribuições do embriologista*

Diariamente:

- verificar a temperatura do *display* do equipamento;
- certificar-se de que a temperatura do *display* corresponde à temperatura do termômetro aferida no interior da mini-incubadora.

Limpeza:

- realizada com compressas estéreis embebidas em álcool 70% trimestralmente.

Calibração:

- a temperatura dos meios de cultura utilizados para incubação embrionária e oocitária, *flushing* e preparo de placas e sêmen deve ser 37°C. Portanto, semestralmente, é realizado o teste com termômetro de gotas em placas ou tubos que simulam sua utilização;
- faz-se a calibração se, após 3 dias consecutivos, o valor do termômetro aferido for inferior ou superior a 0,3°C. Para variações iguais ou acima de 1°C, é imprescindível que se realize a calibração e se verifique a necessidade de novo preparo dos meios de cultivo que, possivelmente, se encontram no equipamento.

Manutenção:

- contatar equipe especializada para a calibração preventiva anualmente.

## No break *e banco de baterias*

*Atribuições do embriologista*

Manutenção:

- contatar, semestralmente, equipe especializada que realiza o teste de autonomia para verificar o tempo que o *no break* resiste ligado sem energia. Esse teste de manutenção também promove a recarga das baterias;
- bianualmente, contatar equipe especializada para a realização de revisão.

## *pHmetro*

*Atribuições do embriologista*

Calibração:

- é imprescindível realizar a calibração antes de qualquer medição, para se obter uma maior acurácia dos valores obtidos;
- a calibração é realizada da seguinte forma:
  - ligar o aparelho;
  - retirar a *probe* que está imersa em solução cloreto de sódio e lavá-la em água bidestilada;
  - secar cuidadosamente com gaze estéril;
  - mergulhar a *probe* em um tubo com 2,0 mL de tampão 10, apertar STANDARDIZE e aguardar até que o aparelho forneça o valor de *slope*;
  - lavar a *probe* em água bidestilada;
  - secar cuidadosamente com gaze estéril;
  - mergulhar a *probe* em um tubo com 2,0 mL de tampão 7, apertar STANDARDIZE e aguardar até que o aparelho forneça o valor de *slope*;
  - anotar o valor de *slope* (valor de referência: 95 a 105%).

Utilização:

- mergulhar a *probe* no meio desejado e, para manter a temperatura, segurar o tubo com a palma da mão na posição vertical enquanto o equipamento realiza a leitura;

- feita a medição, lavar a *probe* com água bidestilada e secar para realizar a próxima leitura;
- após utilizar o aparelho, manter *a probe* por 10 minutos na solução tampão 4, e, em seguida, armazená-la na solução de cloreto de potássio.

## Pipetadores automáticos

*Atribuições do embriologista e do andrologista*

Limpeza:

- realiza-se com o auxílio de compressas embebidas em álcool 70%, ao final de todos os procedimentos.

Manutenção:

- troca dos filtros e borrachas, quando necessário.

## Placas aquecedoras

*Atribuições do embriologista e do andrologista*

Diariamente:

- verificar a temperatura da placa aquecida em 5 pontos, utilizando o termômetro com sensor de superfície.

Limpeza:

- realizada com compressas embebidas em álcool 70%, ao final de todos os procedimentos diários.

Manutenção:

- semestralmente, realizar o teste com termômetro de gotas em placas ou tubos para se certificar de que a temperatura do meio seja 37°C;
- contatar empresa especializada, anualmente, para a calibração de temperatura.

## Porta-tubos aquecidos

*Atribuições do embriologista e do andrologista*

Diariamente:

- verificar a temperatura do porta-tubo aquecido, com o auxílio do termômetro aferido imerso em água no tubo de 13 mL;
- a temperatura ideal é de 37,5°C;
- calibrar se, por 3 dias consecutivos, o valor estiver ≤ 0,5°C ou se, por 2 dias, estiver ≥ 0,6°C.

Limpeza:

- realizada com compressa embebida em álcool 70%, quando necessário.

Manutenção:

- realizada anualmente por equipe especializada.

## Seladora

*Atribuições do embriologista e do andrologista*

Antes de utilizar, verificar a integridade da fita de silicone e o nível de aquecimento do aparelho, que deverá estar entre 4 e 5.

Manutenção:

- realizada anualmente, ou quando necessário, para troca da fita de silicone.

## Termômetros

*Atribuições do embriologista*

Diariamente:

- verificar as temperaturas nas incubadoras, nas mini-incubadoras e nos porta-tubos.

Manutenção:

- em caso de presença de ar no mercúrio interno do termômetro, colocá-lo em água fervente para retirar o ar;
- contatar equipe especializada, anualmente, para realizar a calibração.

## Termômetro digital com sensor de gotas ou de superfície

*Atribuições do embriologista e do andrologista*

Diariamente:

- certificar-se de que a temperatura das placas aquecidas está adequada;
- realizar o teste de gotas quando necessário.

Manutenção:

- equipe especializada realiza a calibração anualmente.

## Termômetro infravermelho

*Atribuições do andrologista*

Manutenção:

- a manutenção é realizada por equipe especializada, quando necessário.

## Limpeza da área física

O embriologista treina os auxiliares de serviços gerais e orienta o uso obrigatório de luvas, máscaras, toucas e aventais específicos. Todos, ao ingressar no serviço, devem tomar vacina contra hepatite B. Se por eventualidade ocorrer corte/furo dos profissionais de limpeza, deve-se seguir a orientação de biossegurança.

No laboratório para soropositivo, a limpeza é feita ao fim de cada procedimento. Em caso de hepatite B, a incubadora deve ser exclusiva e os embriologistas devem lavá-la e esterilizá-la ao término do ciclo. Os equipamentos e materiais de limpeza são exclusivos deste laboratório. O lixo e o *descarpack* são retirados ao fim de cada procedimento. Todos os pacotes de materiais descartáveis que entram no laboratório são limpos com compressa e água ultrapura ou álcool 70% pelo embriologista. Todos os utensílios utilizados para a limpeza são de uso exclusivo do laboratório.

## Material

1. Água ultrapura ou bidestilada.
2. Álcool 70% (a concentração de álcool utilizada na limpeza é de 70%; na almotolia de 250 mL de solução, acrescentam-se 175 mL de álcool e 75 mL de água ultrapura).
3. Almotolias.
4. Baldes de limpeza.
5. Pano para limpeza do chão e das bancadas (um para cada sala).
6. Compressa estéril específica para sala limpa.
7. *Descarpack* para descarte de pipetas graduadas e material perfurocortante.
8. Lixo com saco específico (infectante) para descarte de material hospitalar.
9. Sabão Extran Alcalino® ou sabão 7X®. A concentração de sabão Extran® é de 1% e a de 7X®, 5%.
10. Rodos específicos.
11. *Mops*.
12. Luvas estéreis e de procedimento sem talco.

### Almotolias

Em todo o laboratório, são distribuídas almotolias. Para cada sala, são distribuídas 3 almotolias, que são trocadas e identificadas mensalmente, e o líquido em seu interior recebe semanalmente nova identificação:

- sabão 7X®;
- água ultrapura;
- álcool 70%.

Durante os procedimentos, se for necessária, a limpeza deve ser realizada somente com água ultrapura. Ao término das atividades do dia, esses 3 itens são utilizados para limpar todas as bancadas, na ordem acima descrita. A limpeza deve ser feita sempre de cima para baixo e de dentro para fora.

## Limpeza diária

Ao término das atividades, ocorre a limpeza do chão e das bancadas e a retirada do lixo. Se o *descarpack* de pipetas estiver cheio, deve ser substituído.

Os lixos são retirados diariamente (2 vezes – no meio do dia e ao término das atividades) e encaminhados ao depósito da clínica, de onde seguem para a garagem do prédio, que deve ter um depósito de lixo hospitalar.

O lixo com material perfurocortante é substituído quando cheio e o descarte ocorre da mesma forma, diariamente e conforme rotina do condomínio. As bancadas são limpas primeiramente com sabão 7X®, seguido de água ultrapura e de álcool 70%, com compressas específicas. O chão e os sapatos dos biólogos da sala limpa são lavados da mesma forma, porém com sabão Extran, semanalmente.

Durante os procedimentos, se for necessária, a limpeza deve ser realizada somente com água ultrapura. A limpeza diária é registrada em relatórios mensais com o nome do responsável.

## Limpeza terminal

É realizada a cada 7 dias. A limpeza compreende chão, bancadas, paredes, vidros, tetos e luminárias, contêineres, cadeiras, computador e o laboratório em geral. Essa limpeza é realizada da mesma forma anteriormente descrita e, em média, o tempo gasto é 3 vezes maior que o da limpeza diária, aproximadamente 2 horas. A data da limpeza terminal é registrada em relatório mensal para controle laboratorial, com o nome do responsável.

## Conferência

Após a limpeza feita pelo pessoal da higiene, os embriologistas conferem o laboratório para verificar se ela foi feita adequadamente e se os equipamentos não foram acidentalmente desligados.

## Fins de semana

Ao término do procedimento, os embriologistas fazem a limpeza das bancadas e o pessoal da higiene retira os lixos e limpa apenas o chão. A conferência é feita da mesma forma.

# MANUAL DE BIOSSEGURANÇA

A Organização Mundial da Saúde (OMS) reconhece há muito tempo que a segurança e, particularmente, a segurança biológica, são questões importantes. A edição deste Manual de Biossegurança tem por objetivo possibilitar ao Projeto ALFA realizar adequações a todas as normas de Biossegurança, tendo por base a RDC 23/2011 e as demais normas vigentes.

Este manual estimula todos os profissionais a aceitar e introduzir conceitos básicos de segurança biológica, bem como a elaborar códigos de procedimentos para o manuseio seguro em clínicas de reprodução humana assistida.

As características das clínicas de reprodução assistida se diferenciam das de outros ambientes médicos em virtude da manipulação de células e tecidos germinativos e, principalmente, da grande rotatividade de profissionais e pacientes, além da variabilidade de locais para diferentes atividades, como sala de punção folicular, sala de coleta de sêmen, sala de transferência de pré-embriões, laboratório de manipulação de gametas, laboratório para processamento seminal e laboratório para criopreservação. Sem dúvida, a biossegurança não pode, nesse caso, ser restrita aos cuidados com micro-organismos, mas deve ter uma abordagem mais ampla de segurança geral, tanto para os clientes externos como para os internos, por estarem todos envolvidos no trabalho.

## Aplicação

Sua aplicação refere-se principalmente aos setores de laboratório, sendo ampliada para os setores de serviços gerais, administração e atendimento. Isso torna todos os setores e profissionais qualificados e capacitados na correta relação com os riscos inerentes à atividade desenvolvida.

## Competências e habilidades

*Competências*

1.  Prevenir, controlar e avaliar a contaminação por meio da utilização de técnicas adequadas de transporte, armazenamento, descarte de fluido e resíduo, assim como de limpeza e/ou desinfecção de ambientes e equipamentos, no intuito de proteger contra os riscos biológicos.
2.  Conhecer as fontes de contaminação, de forma a realizar ações eficazes de prevenção e controle dos danos.
3.  Elaborar e implantar cursos de prevenção contra incêndios e outros sinistros.
4.  Elaborar treinamentos com o uso de extintores de incêndio.

*Habilidades*

1.  Aplicar normas de higiene e biossegurança na realização do trabalho.
2.  Realizar limpeza e/ou desinfecção dos ambientes de trabalho.
3.  Utilizar soluções adequadas para a limpeza e para a descontaminação dos diversos tipos de materiais, equipamentos e ambientes de trabalho.
4.  Aplicar técnicas adequadas de manuseio e descarte de resíduos, fluidos e agentes biológicos, físicos e químicos segundo as normas de biossegurança.
5.  Aplicar medidas de segurança no armazenamento, no transporte e no manuseio de produtos e materiais biológicos.
6.  Aplicar e limitar a utilização de extintores de incêndio.
7.  Realizar programas de treinamento para incêndios.
8.  Ter noções de liderança para abandono do local.

## Definição

Biossegurança é o conjunto de ações para prevenir, minimizar ou eliminar os riscos de acidentes que possam comprometer a saúde das pessoas no ambiente ou a qualidade dos trabalhos desenvolvidos.

## Objetivos

O objetivo deste manual é descrever as normas de biossegurança e fazer referência aos perigos relativos às atividades desenvolvidas por clínicas de reprodução assistida, por meio do mapa de riscos e da adequação às normas de biossegurança para minimizá-los e melhorar a segurança. As instalações laboratoriais designam--se por:

- laboratório de base – nível 1 de segurança biológica;
- laboratório de base – nível 2 de segurança biológica;
- laboratório de confinamento – nível 3 de segurança biológica;
- laboratório de confinamento máximo – nível 4 de segurança biológica.

Essas designações baseiam-se em um conjunto de características de concepção, estruturas de confinamento, equipamento, práticas e normas operacionais necessárias para trabalhar com agentes de diversos grupos de risco. Segundo a RDC 23 (descrita no Capítulo 24) da Anvisa, que regulamenta as ações técnicas em bancos de células e tecidos germinativos (BCTG), as clínicas de reprodução assistida são consideradas de risco tipo 2 – BCTG, pois, além de manipularem o sêmen, realizam atividades relacionadas à manipulação de oócitos, de tecido testicular, de tecido ovariano e/ou de pré-embriões. A seguir, são descritos os grupos de risco.

## Grupos de risco

### Grupo de risco 1 (nenhum ou baixo risco individual e coletivo)

Um micro-organismo que, provavelmente, não pode causar doença no homem ou em um animal.

### Grupo de risco 2 (risco individual moderado, risco coletivo baixo)

Um agente patogênico que pode causar uma doença no homem ou em um animal, mas é improvável que constitua um perigo grave para o pessoal dos laboratórios, a comunidade, o gado ou o ambiente. A exposição a agentes infecciosos no laboratório pode causar uma infecção grave, mas existem um tratamento eficaz e medidas de prevenção e o risco de propagação da infecção é limitado.

### Grupo de risco 3 (alto risco individual, baixo risco coletivo)

Um agente patogênico que causa, geralmente, uma doença grave no homem ou no animal, mas que não se propaga habitualmente de uma pessoa a outra. Existe um tratamento eficaz, bem como medidas de prevenção.

## Grupo de risco 4 (alto risco individual e coletivo)

Um agente patogênico que causa, geralmente, uma doença grave no homem ou no animal e que pode ser transmitida facilmente de uma pessoa para outra, direta ou indiretamente. Nem sempre estão disponíveis um tratamento eficaz ou medidas de prevenção.

## Descrição

A seguir, listam-se as descrições específicas de biossegurança para cada área da clínica, bem como seus riscos e necessidades.

A entrada de todos deve ser registrada, de preferência com foto, e deve-se ter o controle total de registro dos pacientes e visitantes, para localização em situações de emergência. O controle de ingresso e egresso de clientes, pacientes e/ou visitantes é inquestionável e deve ser recomendado. As sinalizações das áreas restritas e permitidas devem ser permanentes e bem visíveis.

Os sistemas de limpeza, desinfecção e assepsia devem ser iguais aos das instalações hospitalares. A utilização de equipamentos de proteção individual é indispensável e recomendável para cada caso individualmente.

O profissional deve ter consciência da necessidade de mudança de roupa na saída do trabalho e da assepsia pelo menos das mãos. Os cabelos devem estar amarrados e, ao ingressar em casa, o profissional deve deixar a vestimenta e os acessórios em local separado, para limpeza antes de serem guardados com outros utensílios. Na entrada e na saída da clínica, deve haver uma pia larga, com indicações ou sinalizações de assepsia e desinfecção, que deve estar visível e acessível.

A biossegurança é um importante aspecto a ser considerado ao se entrar em contato com o paciente ou sua amostra biológica. A finalidade é proteger a saúde do trabalhador, evitando que ele se contamine com doenças de pacientes ou materiais biológicos provenientes deles.

O espaço físico do laboratório deve proporcionar boas condições de trabalho. Todo o material necessário para sua realização deve ser de fácil acesso, com bancadas e cadeiras que possam ser ajustadas conforme o perfil do profissional, para evitar problemas ergonômicos. É obrigatório também o uso de EPI, como luvas, máscaras e jalecos. Faz-se necessário o pagamento do adicional de insalubridade, pela manipulação de material de risco biológico.

Na maioria dos casos, o material biológico manipulado é composto do líquido folicular e do sêmen. Devem-se tomar medidas de biossegurança, pois o material pode estar contaminado com várias doenças transmissíveis, como Aids, hepatite B, sífilis, hepatite C, entre outras. A vacinação dos funcionários deve estar em dia, bem como os exames periódicos para HIV/Aids daqueles que lidam diretamente com o material biológico. Esses exames devem ser repetidos a cada 6 meses em função do período de janela imunológica.

Esses são cuidados universais, segundo o CDC dos EUA, para a segurança ocupacional e para a administração da saúde. Deve-se também ter o máximo de cuidado com o manuseio de equipamentos e vidrarias.

Para evitar a contaminação, o material deve ser manipulado em câmaras de biossegurança, desde o preparo do meio de cultura até a manipulação do líquido folicular, o processamento seminal e a manipulação de pré-embriões. Todo o material utilizado durante o procedimento deve ser de uso exclusivo.

Devem ser considerados contaminantes do ar: poeira, fumaça de diferentes origens, incluindo a de cigarro, aerossóis, neblina, gases asfixiantes, gases irritantes e vapores. Por isso, é importante o trabalho em câmaras de biossegurança.

### Requisitos de segurança para recepção, consultórios e áreas comuns

Todas as áreas comuns devem obedecer requisitos de segurança, para o bemestar de todas as pessoas, sejam pacientes, profissionais da saúde ou outros funcionários. Deve-se também manter procedimentos para avaliação de eficiência. Todos os acidentes devem ser notificados e as medidas de prevenção devem ser tomadas. Se ocorrer acidente com material biológico contaminado, o material deve ser testado e o paciente chamado para novo exame.

### Riscos de acidentes

Considera-se risco de acidente qualquer fator que coloque o trabalhador em situação de perigo e possa afetar sua integridade e seu bem-estar físico e moral. São exemplos de risco de acidente: máquinas e equipamentos sem proteção, probabilidade de incêndio e explosão, arranjo físico inadequado, armazenamento inadequado, falta de sinalização de piso molhado, entre outros. De forma mais específica:

- equipamentos de vidro;
- equipamentos perfurocortantes;
- coleta e manipulação de líquido folicular e de outros fluidos biológicos, como sêmen.

Principais recomendações:

1. Vestir gorro, avental de manga comprida, luvas, óculos de proteção, máscara facial e outros acessórios para manipular fluidos biológicos.
2. Quando o trabalhador estiver com lesão na pele, utilizar luvas e aventais que protejam o sítio lesado, além do curativo aplicado nesse local, quando houver necessidade da manipulação direta dos pacientes.
3. Manter os equipamentos de proteção para ressuscitação via boca, em casos de emergência, em locais estratégicos e de fácil acesso.
4. Descartar os materiais pontiagudos e perfurocortantes em frascos rígidos adequados.
5. Não remover, dobrar ou reencapar agulhas colocadas no suporte ou na seringa.
6. Descartar luvas ou qualquer dispositivo de segurança que esteja inadequado (furado, rasgado, quebrado ou trincado).
7. Colocar todo o material de descarte proveniente de paciente no lixo e rotulá-lo como perigoso.
8. Transportar todas as amostras biológicas em embalagens à prova de vazamento.
9. Não comer, beber, usar cosméticos ou manipular lentes de contato em áreas de cuidados ou contato com o paciente.
10. Supor que todos os pacientes são portadores de vírus da hepatite B (HBV), da hepatite C (HCV) e da imunodeficiência humana (HIV).
11. Se o trabalhador da área de saúde sofrer um acidente com amostras de sangue de pacientes ou com qualquer fluido biológico proveniente de pacientes, como furar o dedo com agulha com sangue, realizar testes de HIV, HCV e HBV no paciente e no acidentado.

## Riscos ergonômicos

Considera-se risco ergonômico qualquer fator que possa interferir nas características psicofisiológicas do trabalhador, causando desconforto ou afetando sua saúde. São exemplos de risco ergonômico: o levantamento e o transporte manual de peso, o ritmo excessivo de trabalho, a monotonia, a receptividade, a responsabilidade excessiva, a postura inadequada de trabalho, o trabalho em turnos, entre outros. Deve haver preocupação com distâncias em relação à altura de balcões, cadeiras, prateleiras e capelas e com a obstrução de áreas de trabalho. Para usuários de computador, é importante se preocupar com a altura dos teclados e com a posição dos monitores e vídeos, a fim de evitar distensões.

## Riscos físicos

Consideram-se agentes de risco físico as diversas formas de energia a que possam estar expostos os trabalhadores, como:

1.   Equipamentos que geram calor ou chamas.
2.   Equipamentos de baixa temperatura.
3.   Material radioativo.
4.   Pressões anormais.
5.   Umidade.
6.   Ruídos e vibrações.
7.   Radiação não ionizante.
8.   Radiação ultravioleta.
9.   Radiação infravermelha.
10.  Raios *laser*.
11.  Ondas de rádio.
12.  Campos elétricos.

## Riscos biológicos

Os materiais biológicos abrangem amostras provenientes de seres vivos, como plantas, animais, bactérias, leveduras e parasitas (protozoários e metazoários), bem como amostras biológicas provenientes de animais e seres humanos (sangue, urina, escarra, secreções, sêmen, biópsias, entre outras).

## Riscos químicos

As classificações de substâncias químicas, gases, líquidos ou sólidos também devem ser conhecidas pelos seus manipuladores. Nesse aspecto, existem solventes combustíveis, explosivos, irritantes, voláteis, cáusticos, corrosivos e tóxicos. Eles devem ser manipulados de forma adequada, em locais que permitam ao manipulador a segurança pessoal e do meio ambiente. Os acidentes em laboratórios com substâncias químicas são os mais comuns e são bastante perigosos. Seguem os riscos químicos, classificados em grau de periculosidade:

1. Contaminantes do ar: poeiras, fumaça de diferentes origens, cigarros, aerossóis, gases asfixiantes, entre outros.
2. Substâncias tóxicas e altamente tóxicas: evitar contato com o corpo humano, pois causam graves danos à saúde.
3. Substâncias explosivas: evitar choques, produção de faíscas, fogo e ação de calor. Muitos produtos químicos são explosivos.
4. Substâncias irritantes e nocivas: seu manuseio requer proteção do sistema respiratório e deve-se evitar o contato com as mãos e com a pele, utilizando-se luvas e fazendo manipulação em cabine de segurança química.
5. Substâncias oxidantes: evitar qualquer contato com substâncias combustíveis. Os incêndios podem ser favorecidos e sua extinção dificultada.
6. Substâncias corrosivas: evitar contato com olhos, pele e roupa mediante medidas de proteção especiais. Não inalar vapores. Utilizar luvas de proteção e avental de manga comprida e de material impermeável e resistente a esses compostos.
7. Líquidos voláteis: evitar inalação. Manipular sempre em capela química e manusear com proteção adequada, usando máscara de proteção do sistema respiratório e luvas especiais.
8. Substâncias inflamáveis: manipular longe de chamas ou calor. Quando os produtos forem voláteis, operar com proteção adequada e capela química. Todas as substâncias devem ser adequadamente identificadas.

## Plano de emergência

O plano deve indicar os procedimentos operacionais:

1. Precauções contra desastres naturais, como incêndio, inundação, tremor de terra e explosão.
2. Avaliação do risco de perigo biológico.
3. Medidas a tomar em caso de exposição acidental e descontaminação.
4. Evacuação de emergência de pessoas presentes.
5. Tratamento médico de urgência de pessoas expostas.
6. Vigilância médica de pessoas expostas.
7. Tratamento clínico de pessoas expostas.
8. Investigação epidemiológica.
9. Continuação das operações depois do acidente.

## Identificação dos riscos

1.  Identificação de organismos de alto risco.
2.  Localização de zonas de alto risco, como laboratórios, zonas de armazenamento, sala de coleta de sêmen.
3.  Identificação de pessoal e de populações de risco.
4.  Identificação do pessoal responsável e de suas obrigações, por exemplo, responsável pela segurança biológica, pessoal de segurança, autoridade sanitária local, médicos, microbiologistas, epidemiologistas, bombeiros e polícia.
5.  Provisão de material de emergência, como roupa de proteção, desinfetantes, conjuntos para derrames químicos e biológicos, material e equipamentos de descontaminação.

## Sinalização e rota de fuga

Desde a entrada da clínica, em todos os ambientes deve haver a sinalização de saídas de emergência, bem como sua indicação. Deverá ser afixado também o mapa de risco em todos os setores, para informar a comunidade dos riscos aos quais está sujeita.

Os funcionários devem receber treinamento para a condução em casos de desastres naturais, como incêndio, inundação, tremor de terra e explosão.

Nos casos de áreas restritas, deve ser afixado um aviso na porta, como: "ENTRADA RESERVADA A PESSOAL AUTORIZADO".

## Requisitos de biossegurança em laboratório

### Símbolo de risco biológico

O símbolo e os sinais internacionais de risco biológico devem estar expostos nas portas das salas onde se manuseiam micro-organismos do grupo de risco 2.

### Acesso a setores restritos

1.  Só o pessoal autorizado deve entrar nas áreas de trabalho do laboratório.
2.  As portas do laboratório devem permanecer fechadas.

## Organização e higiene

1. O laboratório deve estar arrumado, limpo e sem materiais que não sejam pertinentes às suas atividades.
2. As superfícies de trabalho devem ser descontaminadas após qualquer derrame de material potencialmente perigoso e no fim de um dia de trabalho.
3. Todos os materiais contaminados, os espécimes e as culturas devem ser descontaminados antes de serem ejetados ou limpos para reutilização.
4. A embalagem e o transporte devem obedecer os regulamentos nacionais e/ ou internacionais pertinentes.
5. Se for possível abrir as janelas, elas devem ter redes de proteção contra artrópodes.

## Controles de segurança biológica

1. O diretor do laboratório (a pessoa que tem a responsabilidade direta sobre o laboratório) é responsável pela elaboração e pela adoção de um plano de controle da segurança biológica, e de um manual de segurança ou de operações.
2. O supervisor do laboratório (que depende do diretor do laboratório) deve assegurar-se de que o pessoal receba uma formação regular em segurança laboratorial.
3. O pessoal deve ser alertado para os perigos especiais e deve ler o manual de segurança ou de operações e seguir as práticas e normas padrão. O supervisor deve assegurar-se de que o pessoal compreenda bem essas instruções. Um exemplar do manual de segurança deve estar disponível no laboratório.
4. O laboratório deve ter um programa de controle de artrópodes e roedores.
5. O pessoal deve dispor de observação médica, vigilância e tratamento adequados, sempre que necessário, devendo assegurar-se a manutenção do histórico médico.

## Proibições

1. Pipetar com a boca deve ser proibido.
2. Nenhum material deve ser colocado na boca.
3. Todos os procedimentos técnicos devem ser efetuados de forma a minimizar a formação de aerossóis e gotículas.
4. A utilização de agulhas e seringas hipodérmicas deve ser limitada.

5. Qualquer derrame, acidente ou exposição efetiva ou potencial a materiais infecciosos deve ser notificada ao supervisor do laboratório. Deve-se manter um registro escrito de tais acidentes e incidentes.

6. Devem ser elaboradas normas escritas para a limpeza desses derrames, que precisam ser devidamente aplicadas.

7. Os líquidos contaminados devem ser (química ou fisicamente) descontaminados antes de serem lançados nos esgotos sanitários. Pode ser necessário um sistema de tratamento de efluentes, segundo a avaliação de riscos do(s) agente(s) manuseado(s).

## Requisitos para concepção do laboratório

### Características gerais de segurança

1. Formação de aerossóis.

2. Atividades com grandes volumes e/ou altas concentrações de micro-organismos.

3. Sobrelotação de pessoal e equipamentos.

4. Infestação de roedores e artrópodes.

5. Entradas não autorizadas.

6. Fluxo de trabalho: utilização de amostras e reagentes específicos.

### Características físicas

1. Espaço amplo para empreender as atividades laboratoriais de forma segura, bem como para a limpeza e a manutenção.

2. As paredes, o teto e o pavimento devem ser lisos, fáceis de limpar, impermeáveis e resistentes a produtos químicos e desinfetantes normalmente utilizados em laboratórios. O pavimento deve ser antiderrapante.

3. As bancadas devem ser impermeáveis e resistentes a desinfetantes, ácidos, álcalis, solventes orgânicos e calor moderado.

4. A iluminação deve ser adequada a todas as atividades. Devem ser evitados reflexos e brilhos indesejáveis.

5. O mobiliário deve ser robusto. O espaço entre e sob bancadas, câmaras e equipamentos deve ser acessível para a limpeza.

6.  O espaço de armazenamento deve ser apropriado para guardar o material de uso corrente, evitando amontoados nas bancadas e nas passagens. Deve-se, igualmente, prever um espaço de armazenagem em longo prazo, convenientemente localizado fora da área de trabalho do laboratório.

7.  Devem ser previstos espaços e meios para o manuseio seguro e para o armazenamento de solventes, material radioativo e gás comprimido e liquefeito.

8.  Devem existir instalações, fora da área de trabalho do laboratório, para guardar roupas e objetos pessoais.

9.  Devem existir, igualmente fora da área de trabalho do laboratório, instalações para comer, beber e descansar.

10. As portas devem ter painéis transparentes, proteção antifogo adequada e, de preferência, um sistema de fecho automático.

11. Os sistemas de segurança devem prever o combate a incêndios e emergências elétricas e ter chuveiros de emergência e meios de lavagem dos olhos.

12. Devem estar previstas áreas ou salas de primeiros-socorros convenientemente equipadas e facilmente acessíveis.

13. Ao planejar novas instalações, deve-se examinar a possibilidade de prever sistemas de ventilação mecânica que injetem um fluxo de ar sem recirculação. Se não houver ventilação mecânica, as janelas devem poder ser abertas e devem estar equipadas com redes contra artrópodes.

14. É essencial dispor de um abastecimento seguro de água de boa qualidade. Deve-se instalar um dispositivo antirrefluxo para proteger o sistema de abastecimento de água.

15. Deve haver um fornecimento de eletricidade adequado e de confiança e iluminação de emergência que permita uma saída segura. É desejável que se disponha de um gerador para apoio do equipamento essencial, como incubadoras, câmaras de segurança biológica, congeladores, etc.

16. Deve-se, igualmente, dispor de um fornecimento de gás adequado e de confiança. A boa manutenção do sistema é imprescindível.

17. Deve-se examinar a possibilidade de instalar um sistema de proteção das instalações e contra incêndios. Portas robustas, grades nas janelas e restrição do número de chaves são elementos imprescindíveis. Outras medidas que aumentem a segurança devem ser examinadas e aplicadas, se apropriado.

18. Um gerador deve ser instalado e sua manutenção deve ser garantida por tempo hábil para se tomar providências e encaminhar produtos e materiais que necessitem de energia.

## Equipamentos de segurança biológica

1. Meios de pipetar – para evitar pipetar com a boca. Existem as mais diversas formas.
2. Câmaras de segurança biológica, para utilizar sempre que:
   - se manusear material infeccioso, que pode ser centrifugado no laboratório, se forem utilizados copos herméticos de segurança centrífuga e se forem cheios e esvaziados em uma câmara de segurança biológica;
   - houver um risco acrescido de infecção por via aérea;
   - forem utilizados procedimentos com alto potencial de produção de aeros-sóis, como: centrifugação, moagem, mistura, agitação, separação por ultras-sonografias, abertura de recipientes com material infeccioso cuja pressão interna seja diferente da pressão ambiental, inoculação intranasal em animais e colheita de tecidos infecciosos de animais e de ovos.
3. Tubos e frascos com tampa de rosca.
4. Autoclaves ou outros meios apropriados para descontaminar o material infeccioso.
5. Pipetas Pasteur de plástico, descartáveis, sempre que disponíveis, para evitar o vidro.
6. O equipamento, como as autoclaves e as câmaras de segurança biológica, precisa ser validado com métodos apropriados antes de ser utilizado. A recertificação deve ser feita a intervalos periódicos, segundo as instruções do fabricante.
7. A utilização de meios de cultura deve seguir as orientações da bula do fabricante, principalmente quanto aos prazos de validade e quanto às formas de armazenamento e de transporte.
8. Instalação de chuveiros de segurança e lava-olhos no laboratório.

## Requisitos para descarte e tratamento de resíduos

### Manuseio de resíduos

1. Observar se os referidos objetos ou materiais foram bem descontaminados ou desinfetados, segundo as normas em vigor.
2. Em caso negativo, se foram embalados segundo as normas para a incineração imediata *in loco* ou para a transferência para outras instalações com capacidade de incineração.

3. Observar se a eliminação dos objetos ou materiais descontaminados implica, para as pessoas que procedem à sua eliminação ou que possam entrar em contato com eles, qualquer perigo potencial, biológico ou outro, fora das instalações.

*Eliminação de resíduos e materiais contaminados*

Podem-se dividir os resíduos em:

1. Resíduos não contaminados (não infecciosos), que podem ser reutilizados, reciclados ou eliminados, como resíduos domésticos ordinários.
2. Material cortante contaminado (infeccioso), como agulhas hipodérmicas, escalpes, facas e vidro partido, que deve sempre ser arrumado em recipientes antiperfurantes munidos de tampas e tratado como material infeccioso.
3. Material contaminado para descontaminação em autoclave, lavagem posterior e reutilização ou reciclagem.
4. Material contaminado para descontaminação em autoclave e eliminação.
5. Material contaminado para incineração direta.

Todos os procedimentos de manutenção, armazenamento, transporte e tratamento dos resíduos químicos e biológicos constam do "Plano de Gerenciamento de Resíduos de Serviços de Saúde da Clínica", que é complementar às orientações deste manual.

## Medidas de emergência em laboratórios

### Ferimentos por picadas, cortes e abrasão

A pessoa acidentada deve retirar a roupa de proteção, lavar as mãos e qualquer outra zona afetada, aplicar um desinfetante cutâneo apropriado e, se necessário, consultar um médico. Deve notificar a causa do ferimento e os organismos implicados e manter registros médicos corretos e completos.

### Ingestão de material potencialmente infeccioso

Tirar a roupa de proteção e consultar um médico. Identificar e notificar as autoridades sobre o material ingerido e sobre as circunstâncias do incidente e manter registros médicos corretos e completos.

## Formação de aerossóis potencialmente infecciosos (fora de uma câmara de segurança biológica)

Todas as pessoas devem evacuar a área afetada e as que tenham sido expostas devem ser encaminhadas para um médico. O supervisor do laboratório e o responsável pela segurança biológica devem ser informados imediatamente. Ninguém deve entrar na sala durante um período apropriado (p.ex., 1 hora), para permitir a evacuação dos aerossóis e o depósito das partículas mais pesadas. Se o laboratório não tiver um sistema central de exaustão de ar, a entrada deve ser retardada em até 24 horas.

Devem ser colocados sinais indicando que a entrada é proibida. Após esse prazo, a descontaminação deve continuar sendo controlada pelo responsável da segurança biológica. Devem ser utilizadas roupas de proteção apropriada e proteção respiratória.

## Recipientes partidos e substâncias infecciosas derramadas

Recipientes partidos contaminados com substâncias infecciosas e substâncias infecciosas derramadas devem ser cobertos com panos ou papel absorvente e, depois, regados com um desinfetante que fica a atuar durante o tempo devido. O pano ou papel e o material partido são retirados e os fragmentos de vidro devem ser manipulados com pinças. A área contaminada deve, então, ser esfregada com um desinfetante. Se, para retirar o material partido, forem necessários apanhadores, estes devem ser esterilizados em autoclave ou imersos em desinfetante eficaz. Panos, papéis e esfregões utilizados para limpar devem ser colocados em um recipiente de resíduos contaminados. Todas essas ações devem ser realizadas com luvas. Se formulários ou outros documentos impressos ou escritos à mão estiverem contaminados, a informação contida neles deve ser copiada e o original deve ser descartado no recipiente de resíduos contaminados.

## Quebra de tubos contendo material potencialmente infeccioso dentro de centrífugas que não têm recipientes estanques

Se ocorrer ou houver suspeita de uma quebra enquanto a máquina está em funcionamento, deve-se parar o motor e deixar a máquina fechada durante 30 minutos, para permitir o depósito do material. Se a quebra for descoberta quando a máquina parar, deve-se fechar a tampa imediatamente e esperar cerca de 30 minutos. Nos dois casos, o responsável pela segurança biológica deve ser informado.

Para todas as operações seguintes, devem ser utilizadas luvas resistentes (p.ex., de borracha espessa) cobertas, se necessário, com luvas descartáveis.

Todos os tubos partidos, os fragmentos de vidro, os recipientes e o rotor devem ser colocados em um desinfetante não corrosivo, cuja eficácia contra o organismo implicado seja conhecida. Os tubos intactos e arrolhados podem ser colocados em desinfetante em um recipiente separado e depois recuperados. A cuba da centrífuga deve ser esfregada com o mesmo desinfetante em uma diluição apropriada e esfregada de novo, lavada com água e seca.

Todos os materiais utilizados na limpeza devem ser considerados resíduos infecciosos.

## Incêndios e desastres naturais

Os serviços de socorro em caso de incêndio e outros desastres devem participar da elaboração de planos de preparação para emergências e ser informados antecipadamente da localização das salas que contêm materiais potencialmente infecciosos.

Depois de um desastre natural, os serviços de emergência locais ou nacionais devem ser prevenidos dos riscos potenciais existentes dentro e/ou perto dos edifícios do laboratório. Só devem entrar nos locais acompanhados de um membro devidamente formado do pessoal. Os materiais infecciosos devem ser recolhidos em caixas estanques ou em sacos descartáveis resistentes. A equipe de segurança biológica é que deve determinar, com base em regulamentos locais, o que deve ser recuperado e o que deve ser eliminado.

## Planos de emergência e medidas a serem tomadas

### Serviços de emergência: quem contatar?

Os números de telefone e os endereços das pessoas e serviços a seguir designados devem estar afixados nas instalações de modo bem visível:

1. A própria instituição ou laboratório (a pessoa que telefona ou o serviço que recebe a chamada pode não conhecer bem o endereço e a localização).
2. Diretor da instituição ou laboratório.
3. Supervisor do laboratório.
4. Responsável pela segurança biológica.
5. Serviços de incêndio.
6. Hospitais/serviços de ambulâncias/pessoal médico (nomes de postos de saúde, departamentos e/ou pessoal médico, se possível).

7.  Polícia.
8.  Médico.
9.  Técnico responsável.
10. Serviços de água, de gás e de eletricidade.

## Material de emergência

Os seguintes materiais de emergência devem estar disponíveis:

1.  Mala de primeiros socorros.
2.  Extintores de incêndio apropriados, cobertores para fogo.

Também são sugeridos os materiais a seguir, que podem variar segundo as circunstâncias locais:

1.  Roupa de proteção total (fatos especiais de uma só peça, luvas e touca – para incidentes implicando micro-organismos dos grupos de risco 3 e 4).
2.  Máscaras respiratórias completas, com filtros apropriados para produtos químicos e partículas.
3.  Aparelhos de desinfecção das salas, como pulverizadores e vaporizadores de formol.
4.  Macas.
5.  Utensílios como martelos, machados, chaves-inglesas, chaves de parafusos e cordas.
6.  Equipamento para marcar e sinalizar a área de perigo.

## Desinfecção e esterilização

Para a segurança biológica do laboratório, é crucial um conhecimento básico de desinfecção e esterilização. Em relação à limpeza prévia, os seguintes princípios gerais aplicam-se a todas as classes conhecidas de agentes patogênicos microbianos. As exigências específicas de descontaminação dependerão do tipo de experiência e da natureza do agente ou dos agentes infecciosos manipulados. A informação genérica aqui fornecida pode ser utilizada para elaborar tanto procedimentos padrão quanto outros mais específicos para enfrentar riscos biológicos em um dado laboratório.

O tempo de aplicação de desinfetantes é específico a cada material e fabricante. Assim, todas as recomendações para utilização de desinfetantes devem seguir as especificações dos fabricantes. Todos os procedimentos operacionais padrão estão descritos pelos fabricantes.

Procedimentos laboratoriais em fertilização *in vitro*: manual específico para utilização, precaução/prevenção e cuidados em manuseio, limpeza e manutenção preventiva dos seguintes equipamentos:

1. Ar condicionado.
2. Lupa estereomicroscópica.
3. Procedimentos de paramentação para entrada em áreas críticas e semicríticas.
4. Limpeza de áreas e bancadas de trabalho.
5. Procedimentos para inspeção, manutenção e recarga de extintores de incêndio.
6. Procedimentos para utilização, limpeza e manutenção de seladora de palhetas.
7. Procedimentos para utilização, limpeza e manutenção da placa aquecedora.
8. Procedimentos para utilização, aferição e recarga dos tanques de nitrogênio.
9. Procedimentos para utilização, limpeza e manutenção do banho-maria.
10. Procedimentos para utilização, limpeza e manutenção do aquecedor de tubos.
11. Procedimentos para utilização, limpeza e manutenção da câmara de biossegurança.
12. Procedimentos para esterilização de materiais.
13. Procedimentos para utilização, limpeza e manutenção do microscópio ótico.
14. Procedimentos para utilização, limpeza e validação dos termômetros não digitais.
15. Procedimentos para utilização, limpeza e manutenção das salas classificadas.
16. Procedimentos para utilização, limpeza e manutenção da centrífuga.
17. Procedimentos para utilização, limpeza e manutenção das incubadoras.
18. Procedimentos para recolhimento de resíduos.
19. Procedimentos para higienização de mãos e antebraços.

## Equipamentos de proteção individual

Os equipamentos de proteção individual (EPI) estão descritos na Tabela 4.

## Instalação e funcionamento do banco de células e de tecidos germinativos

As clínicas devem contar com sala de espera, recepção, sala para punção folicular, sala para coleta de sêmen, sala para transferência de pré-embriões, laboratório de manipulação de gametas, laboratório para processamento seminal, laboratório

**Tabela 17.4** Equipamentos de proteção individual.

| Equipamento | Risco evitado | Características de proteção |
|---|---|---|
| Blusas, botas e capotes | Contaminação do vestuário | Abertura atrás<br>Cobrem o vestuário pessoal de laboratório |
| Aventais plásticos | Contaminação do vestuário | Impermeáveis |
| Calçados | Impactos e salpicos | Fechados à frente |
| Óculos de proteção (tipo óculos de soldador) | Impactos e salpicos | Lentes resistentes a impactos (oticamente corretas ou utilizadas por cima de óculos de correção)<br>Proteções laterais |
| Óculos de segurança | Impactos | Lentes resistentes a impactos (oticamente corretas)<br>Proteções laterais |
| Viseiras de proteção facial | Impactos e salpicos | Protegem todo o rosto<br>Fáceis de tirar em caso de acidente |
| Aparelhos e máscaras de respiração | Inalação de aerossóis | Há diversos modelos: descartável, completa ou meia máscara purificadora de ar, completa ou de capuz com ar filtrado à pressão e com abastecimento de ar |
| Luvas | Contato direto com micro-organismos | Em látex, vinilo ou nitrilo microbiologicamente aprovados, descartáveis |
| | Cortes | Proteção das mãos<br>Malha de aço |

para criopreservação, apartamentos pós-operatórios, vestiários e banheiros para funcionários e pacientes.

Devem-se privilegiar todas as recomendações de segurança ocupacional do CDC dos EUA, a fim de se evitar problemas ergonômicos à saúde do trabalhador. A sala de recepção deve ser ampla e arejada, facilitando o deslocamento no ambiente. As mesas de trabalho das secretárias devem ser adaptadas para quem estiver utilizando o computador. Prateleiras e móveis de escritório devem estar localizados de forma a agilizar o serviço e evitar transtornos. Pode-se pensar também em facilitar o acesso a bebedouros e banheiros, que podem estar localizados na própria sala de espera, para que os pacientes não precisem circular pela clínica.

A mesa ginecológica pode ser de suspensão, para facilitar a adaptação para cada paciente e médico. É obrigatório o uso de equipamentos de proteção individual tanto pelo médico quanto pela enfermeira, que deve acompanhar os exames.

A sala de coleta de sêmen deve ser equipada com material para desinfecção das mãos: álcool em gel, pia com água e sabão e papel-toalha. Esse material é fundamental para evitar a contaminação do material que vai ser avaliado. O frasco coletor deve ser totalmente estéril, sendo aberto somente na hora da coleta do material biológico (sêmen). O paciente deve fazer uma higienização das partes sexuais antes de fazer a masturbação para coleta do material. Deve ser orientado para que ele mesmo deixe o frasco já identificado com o seu nome e o de sua esposa na sala.

A coleta dos oócitos é realizada no bloco cirúrgico, que deve ser projetado de forma a melhorar o desempenho do médico, do anestesista e da enfermagem. Antes do bloco cirúrgico, faz-se necessário um vestiário, onde ficam guardadas as roupas próprias que devem ser vestidas, juntamente com pró-pés, touca, máscara e luvas, material de segurança obrigatório. No bloco cirúrgico, o anestesista administra a sedação e acompanha todo o procedimento de punção do líquido folicular. Após o término da coleta, a paciente vai para os apartamentos pós-operatórios aguardar que passe o efeito da anestesia, sendo acompanhada pelo médico.

O líquido puncionado é passado ao laboratório de fertilização *in vitro* por uma janela de comunicação entre laboratório e bloco cirúrgico. No laboratório, o embriologista avalia o material e coloca os oócitos na incubadora, juntamente com o meio de cultura específico. Após a visualização e a catalogação dos oócitos armazenados, recolhe-se o material coletado pelo marido e faz-se a fertilização *in vitro* ou a micromanipulação de gametas.

Alguns equipamentos do laboratório de reprodução humana assistida são: câmara de biossegurança, incubadoras, lupa, microscópios convencional e invertido, micromanipulador, bancadas, geladeiras, centrífugas, banho–maria, vidraria (pipetas, placas de Petri, proveta, entre outros), frascos coletores e material plástico (frasco coletor, tubos, etc.), que deve ser específico para tal procedimento.

Toda a manipulação em laboratório deve ser realizada por um profissional devidamente capacitado e treinado para realizar os procedimentos de avaliação seminal, inseminação artificial, FIV e ICSI com o auxílio do micromanipulador.

## Biossegurança na criopreservação de material biológico

Tanto os laboratórios que praticam a criopreservação preventiva de sêmen quanto os que o fazem para doação devem tomar as mesmas medidas de biossegurança. A criopreservação preventiva é a forma de auxiliar aquela pessoa, futuramente, a utilizar seu material genético para a reprodução, seja ela por motivo de doença, vasectomia ou por não poder estar presente no dia do procedimento de reprodução assistida. Na criopreservação preventiva, os exames sorológicos do paciente são realizados para resguardar o embriologista que vai manipular o material e as amostras que ficam armazenadas. São feitos os exames clássicos para sífilis, HIV, hepatite B, hepatite C e HTLV 1 e 2. O número de amostras pode variar conforme a idade do paciente, o motivo do congelamento e as perspectivas futuras. Deve-se informar ao paciente o número de palhetas que foram armazenadas, e ele deve assinar um termo por estar ciente disso.

Na entrega das amostras, a clínica deve dar baixa no sistema, informando o número de amostras que permaneceram sob tutela da clínica. Também é preciso um documento que deixe registrada a intenção do paciente, em caso de separação, divórcio e outros tipos de situação. O paciente paga à clínica uma taxa de manutenção desse material e, em caso de desaparecimento do paciente, a clínica deve localizar o material e obedecer, rigorosamente, o que estiver escrito quanto à conduta que será tomada nesses casos, observando se há assinatura do paciente. Em caso de a clínica fechar ou mudar de endereço, o paciente deve ser imediatamente avisado, determinando um novo destino para o material. A resolução do CFM permite o descarte de sêmen, que pode ser transportado em contêineres com nitrogênio líquido a uma temperatura de -196°C ou em isopor com gelo seco, devidamente identificados, com símbolo de risco biológico. Por ser material biológico, o sêmen preparado para inseminação ou fertilização *in vitro* deve estar acondicionado em embalagem apropriada, fechada e identificada.

Os contêineres de nitrogênio líquido devem ser identificados e separados por material biológico congelado. Os botijões com pré-embriões e sêmen devem ficar em sala separada, com acesso restrito. Todo o material armazenado é de responsabilidade da clínica, sendo obrigatório o registro de pacientes e doadores, bem como a baixa de amostras de sêmen e a entrega de embriões para a transferência.

## Biossegurança em casos de portadores de HIV

Os avanços da terapia antirretroviral têm proporcionado não apenas uma maior sobrevida, mas também uma melhor qualidade de vida aos portadores de HIV. Vivendo mais e cada vez melhor, é admissível que os portadores do vírus desejem exercer sua sexualidade, constituir famílias e, consequentemente, ter filhos biológicos. Por se tratar de uma doença contagiosa ainda sem cura conhecida, também é admissível que os portadores de HIV queiram se reproduzir da maneira mais segura possível, sem riscos para a criança, para o parceiro e para si mesmos. Para viabilizar a utilização do sêmen infectado, utiliza-se uma técnica especial de dupla lavagem, que combina dois procedimentos: *isolate* (técnica de processamento do sêmen na qual os espermatozoides são selecionados por meio da passagem por gradientes de densidades diferentes) e *swim up* (técnica de processamento do sêmen na qual se obtém espermatozoides que podem ser capacitados; a amostra é centrifugada, recoberta por meio de cultura e incubada a 37°C). Em 96,4% das amostras lavadas, o resultado para o HIV é negativo. Quando o HIV está presente na mulher, o caso é mais complicado, pois o risco de transmissão não está limitado somente à fecundação. Na literatura atual, há poucos casos descritos da utilização de óvulos da própria paciente contaminada, e a taxa de gravidez foi de apenas 9,1% por embrião transferido. Para os homens soropositivos, as técnicas disponíveis são bastante eficientes, mas, para as mulheres, tem sido utilizada a ovodoação. Contudo, apesar de todos os cuidados e técnicas disponíveis, não se pode admitir risco zero.

Amostras contaminadas congeladas, em casos de pacientes portadores de doenças infectocontagiosas, devem ser armazenadas em contêineres separados. O ideal é o encaminhamento para clínicas onde haja biossegurança de nível 3 contemplada, para diminuir o risco tanto para funcionários como para o material já armazenado. Apesar de toda a tecnologia hoje empregada e da biossegurança, ainda existe a possibilidade de transmissão do vírus, e esse fato não pode ser omitido dos portadores de HIV que buscam informação e aconselhamento sobre a reprodução assistida. Existem, no Brasil, clínicas que estão sendo preparadas para o atendimento desses pacientes sorodiscordantes ou soropositivos com a máxima segurança biológica e que devem ser recomendadas quando surgir essa demanda específica.

## Meio de cultura

Todos os meios de cultura de embriões e de preparo de sêmen utilizados são de responsabilidade do fabricante que realiza os testes e todos os resultados estão descritos no Certificado de Análise específico de cada lote. O manual deve possuir os dados sobre: aplicação, controle de qualidade, sistema de tampão, suplemento proteico, instruções de utilização, instruções de conservação e estabilidade, precauções e advertências. A clínica é responsável pelo armazenamento adequado, pela checagem de prazos de validade e pelo uso do meio de cultura conforme orientações do fabricante.

## Considerações finais

Todas as informações contidas neste manual estão em conformidade com a legislação nacional vigente. As adequações físicas e a manutenção para as boas práticas de laboratório e de clínica de reprodução assistida ficam a cargo da instituição, bem como a sinalização, o treinamento, a manutenção preventiva e a compra de equipamentos de proteção individual e coletiva. A não observância das condições adequadas dos equipamentos e a falta de manutenção preventiva podem interferir na qualidade dos serviços prestados. Todos os dados referentes aos meios de cultura e de congelamento são de responsabilidade dos fornecedores, sendo a clínica corresponsável pela verificação dos prazos de validade e pela utilização dos protocolos e dos procedimentos operacionais padrão.

### *LITERATURA RECOMENDADA*

Alikani M, Cohen J, Tomkin G, Garrisi GJ, Mack C, Scott RT. Human embryo fragmentation in vitro and its implications for pregnancy and implantation. Fertil Steril 1999; 71(5):836-42.

Berkovitz A, Eltes F, Yaari S, Katz N, Barr I, Fishman A et al. The morphological normalcy of the sperm nucleus and pregnancy rate of intracytoplasmatic injection with morphologically selected sperm. Hum Reprod 2005; 20(1):185-90.

Chian RC. Cryopreservation of human oocytes: an overview. In: Chian RC, Quinn P (eds.). Fertility Cryopreservation. Cambridge: Cambridge University Press, 2010. p.114.

Cohen J, Medley G. Stop working and start thinking: a guide to becoming a scientist. Cheltenham: Stanley Thornes, 2000.

Cohen J, Gilligan A, Schimmel T, Cecchi M, Wiemer K. Environmental factors affecting development of embryos. Annual Review of Preimplantation Embriology Cancun, 2001.

Cohen J, Gilligan A, Willadsen S. Culture and quality control of embryos. Hum Reprod 1998; 13(Suppl 3):137-44.

Dawson KJ. Quality control and quality assurance in IVF laboratories in the UK. Hum Reprod 1997; 12(12):2590-1.

Gardner DK, Lane M, Schoolcraft WB. Physiology and culture of the human blastocyst. J Reprod Immunol 2002; 55(1-2):85-100.

Gardner DK, Schoolcraft WB, Wagley L, Schlenker T, Stevens J, Hesla J. A prospective randomized trial of blastocyst culture and transfer in in-vitro fertilization. Hum Reprod 1998; 13(12):3434-40.

Giorgetti C, Terriou P, Auquier P, Hans E, Spach JL, Salzmann J et al. Embryo score to predict implantation after in-vitro fertilization: based on 957 single embryo transfers. Hum Reprod 1995; 10(9):2427-31.

Hammarberg K, Astbury J, Baker H. Women's experience of IVF: a follow up study. Hum Reprod 2001; 16(2):374-83.

Harbottle S. Are you working too hard? Annual Meeting of the Association of Clinical Embryologists. Glasgow, UK, 2003.

Herrero L, Martínez M, Garcia-Velasco JA. Current status of human oocyte and embryo cryopreservation. Curr Opin Obstet Gynecol 2011; 23(4):245-50.

Kennedy CR. Risk management in assisted reproduction. Clinical Risk 2004; 10:169-75.

Kruger TF, Menkvelcl R, Stander FSH et al. Sperm morphologic features as a prognostic factor in in vitro fertilization. Fertil Steril 46:1118-1123, 1986.

Kuwayama M, Vajta G, Kato O, Leibo SP. Highly efficient vitrification method for cryopreservation of human oocytes. Reprod Biomed Online 2005; 11(3):300-8.

Machtinger R, Racowsky C. Morphological systems of human embryo assessment and clinical evidence. Reprod Biomed Online 2013; 26(3):210-21.

Munné S, Wells D, Cohen J. Technology requirements for preimplantation genetic diagnosis to improve assisted reproduction outcomes. Fertil Steril 2010; 94(2):408-30.

Muriel L, Garido N, Fernández JL, Remohí J, Pellicer A, de los Santos MJ et al. Value of the sperm deoxyribonucleic acid fragmentation level, as measured by the sperm chromatin dispersion test, in the outcome of in vitro fertilization and intracytoplasmic sperm injection. Fertil Steril 2006; 85(2):371-83.

Racowsky C, Combelles CM, Nureddin A, Pan Y, Finn A, Miles L et al. Day 3 and day 5 morphological predictors of embryo viability. Reprod Biomed Online 2003; 6(3):323-31.

Schubert B, Canis M, Darcha C, Artonne C, Pouly JL, Déchelotte P et al. Human ovarian tissue from cortex surrounding benign cysts: a model to study ovarian tissue cryopreservation. Hum Reprod 2005; 20(7):1786-92.

Soares JB, Nunes CM, Mizrahi FE. Do zigoto ao blastocisto. In: Wonchockier R. I Consenso Brasileiro de Embriologia em Medicina Reprodutiva. São Paulo: Constatino K. Riemma, 2004. p.39.

Reprodução humana e infecções virais crônicas. Normas e condutas, 2006, cap 5: protocolos de procedimentos laboratoriais. Espermograma, processamento seminal, inseminação intra-uterina e FFV.

Veeck LL. The morphological assessment of human oocytes and early conception. In: Keel BA, Webster BW (eds.). Laboratory Diagnosis and Treatment of Infertility. Boca Raton: CRC Press, 1990. p.353.

Verza Jr S, Feijo CM, Esteves SC. Resistance of human spermatozoa to cryoinjury in repeated cycles of thaw-refreezing. Int Braz J Urol 2009; 35(5):581-90.

WHO (2010). World health organization laboratory manual for the examination and processing of human semen. 5ª edição. Disponível em: http://www.who.int/reproductivehealth/publications/infertility/9789241547789/en/index/html.

Yang Z, Liu J, Collins GS, Salem SA, Liu X, Lyle SS et al. Selection of single blastocysts for fresh transfer via standard morphology assessment alone and with array CGH for good prognosis IVF patients: results from a randomized pilot study. Mol Cytogenet 2012; 5(1):24.

# 18

# Protocolos de atendimento e conduta

Roberta Wonchockier

Elvio Tognotti

## INTRODUÇÃO

Neste capítulo, será detalhada a forma de atendimento de um serviço de reprodução assistida. Para tanto, será usado como exemplo o Projeto Beta, serviço idealizado em 2004 como parte do Projeto ALFA, para estender as técnicas de reprodução assistida a todas as classes sociais. Esse serviço apresenta, entre suas particularidades, protocolos fixos de atendimento, de estudo e de conduta, tanto clínicos quanto laboratoriais.

## OBJETIVO DO PROJETO BETA

Tornar acessível um tratamento de infertilidade de altíssima qualidade a um custo compatível com a condição econômica de cada casal.

## CRITÉRIOS DE INCLUSÃO

1. Casais com infertilidade conjugal (que já tenham diagnóstico prévio de infertilidade ou que não conseguiram uma gravidez após 12 meses de tentativas sem anticoncepção, se a idade da mulher for igual ou inferior a 35 anos, ou após seis meses de tentativas sem anticoncepção, se a idade da mulher for superior a 35 anos) ou com dois ou mais abortamentos consecutivos.
2. Mulher com idade entre 18 e 50 anos.

3.  Homem com 18 anos ou mais.
4.  Ter realizado consulta com a equipe médica do Projeto Beta, feito os exames complementares solicitados e obtido diagnóstico e indicação terapêutica.
5.  Entrevista para avaliação social. Para cada procedimento, haverá um custo diferenciado em categorias sociais, desde procedimentos sem custos até avaliações superiores às que seriam cobradas em serviço particular de alto padrão.
6.  Realização dos exames sorológicos exigidos pela Agência Nacional de Vigilância Sanitária (Anvisa) para o casal.
7.  Preenchimento e assinatura dos consentimentos pertinentes a cada tipo de procedimento.

## FLUXO DE ATENDIMENTO

1.  Agendamento por telefone. Marcar dia e hora da palestra gratuita em grupo.
2.  Palestra em grupo para os pacientes. Realizada pelo diretor do Projeto Beta, a palestra semanal para os casais apresenta os objetivos do Serviço, o local, a equipe, o laboratório, as técnicas realizadas e não realizadas e os resultados estimados. Os interessados agendam a consulta médica na hora ou por telefone. Casos especiais terão as consultas agendadas sem a presença na palestra.
3.  A consulta médica inclui ultrassonografia transvaginal (USGTV) e espermograma com preparo do sêmen. O médico conversa com o casal, realiza anamnese, exame físico e USGTV e analisa os exames trazidos pelos pacientes. Solicita espermograma (casos especiais podem dispensar esse procedimento). Faz a solicitação dos exames de rotina. Encaminha ao andrologista imediatamente, se necessário, ou após verificar alterações no espermograma realizado no Serviço. Os retornos do casal, até o início do tratamento, serão agendados e sem ônus até três meses após a primeira consulta. Estabelecido o diagnóstico e proposto o tratamento, o médico encaminha o casal ao setor administrativo. Se não houver indicação para procedimento no Projeto Beta ou se forem necessários exames especializados, o médico orienta ou dá alta para o casal.
4.  Avaliação e classificação social, sem ônus (se possível, no mesmo dia da consulta médica). Se aceitarem as condições e formas de pagamento, retornam ao médico para iniciar o tratamento.

5. Novo atendimento médico para conferir exames e planejar o tratamento. Uma vez aprovado, inicia-se o procedimento indicado.

## PROPEDÊUTICA

**Tabela 1.** Propedêutica do casal infértil

| Mulher | Homem |
| --- | --- |
| **Primeira consulta** | |
| Anamnese, exame físico e USGTV | Anamnese |
| **Exames gerais (validade de 6 meses)** | |
| Hemograma, tipagem, coagulograma, toxo, RSS, HIV 1 e 2, HTLV I e II, HBs-Ag, anti-HBc IgM e anti-HCV | Hemograma, tipagem, RSS, rubéola, HIV 1 e 2, HTLV I e II, RSS, HBs-Ag, anti-HBc IgM e anti-HCV |
| **Exames para infertilidade** | |
| *Ciclos regulares*    *Ciclos irregulares e/ou amenorreia* | |
| HSG        HSG | Espermograma |
| FSH, LH, $E_2$,    FSH, LH, $E_2$, | |
| PRL, TSH e T4 livre    PRL, TSH, T4 livre e | |
| (colher do 2º ao 4º dia)    exames específicos* | |
| **Exames para abortamento habitual** | |
| USGTV, HSG, FSH, LH, $E_2$, PRL, TSH, T4 livre, ac. antitireoide, FAN, proteína C, ac. anticardiolipina, anticoagulante lúpico, homocisteína, fator V Leiden, TTGO 75 g, 120 min, bacterioscopia e cultura de secreção vaginal e cervical, pesquisa de clamídia e ureaplasma, cariótipo com banda G e outros SN | Cariótipo com banda G |
| **Retorno com exames** | |
| Mais exames especializados (TPC, histeroscopia, laparoscopia e outros) – somente se necessários para escolher o tipo de tratamento ou aumentar as chances de gestação durante o tratamento | |
| Se o espermograma estiver alterado, encaminhar o homem ao andrologista | |
| Analisar história, exame físico e exames complementares | |
| Estabelecer o diagnóstico e indicar o planejamento terapêutico | |

\* Exames específicos (quando indicado): TTGO (com insulinemia) 75 g, 120 min, testosterona total, androstenediona, SDHEA, 17-alfa-OHP4, SHBG, cortisol, RM sela túrcica, RM pelve, US tireoide, US suprarrenal, ac. anticardiolipina, anticoagulante lúpico, cariótipo com banda G e outros SN.

ac.: anticorpo

# DIAGNÓSTICO**

**Tabela 2.** Diagnóstico da infertilidade

| Masculino | Feminino | Inexplicado | Abortamento Recorrente |
|---|---|---|---|
| Azoospermia não obstrutiva (1, 7, 8) | Tuboperitoneal (6, 11, 14) | (5, 6) | (10, 22, 23) |
| Azoospermia obstrutiva (7, 8, 17, 19, 20) | Uterino corporal (1, 2, 9, 15, 16) | | |
| Oligoasteno severa (1, 2, 6, 7, 18) | Uterino cervical (1, 2, 5, 6) | | |
| Oligoasteno (1, 2, 5, 6, 7, 18) | Ovulatório* (1, 4, 5, 6, 8, 12, 13) | | |
| Terato Kruger < 4% (7) | Endometriose (1, 5, 6, 8, 11, 12) | | |

*Inclui diminuição da reserva ovariana.
** Entre parênteses estão as opções de tratamento.

# TRATAMENTO

## Clínico

1. Hormonioterapia.
2. Antibioticoterapia.
3. Outros.

## Reprodução assistida

4. Coito programado (CP).
5. Inseminação intrauterina (IIU).
6. Fertilização *in vitro* clássica (FIV).
7. Fertilização *in vitro* com injeção intracitoplasmática de espermatozoides (ICSI).
8. Recepção de gametas ou embriões doados.
9. Cessão temporária do útero.
10. Outros (*hatching*, diagnóstico genético pré-implantacional (PGD), injeção intracitoplasmática morfológica de espermatozoides – IMSI, *spindle*, etc.).

## Cirúrgico

11. Lise de aderências pélvicas.
12. Ooforoplastia.
13. Cauterização laparoscópica dos ovários.
14. Salpingoplastia.
15. Miomectomia por laparotomia ou laparoscopia.
16. Exérese histeroscópica.
17. Deferentoplastia.
18. Varicocelectomia.
19. Ressecção de ducto ejaculatório.
20. Reversão de vasectomia.
21. Outros.

## Abortamento recorrente

22. Clínico.
23. Cirúrgico.

# DIAGNÓSTICO DE SÍNDROME DOS OVÁRIOS POLICÍSTICOS (SOP), CONSENSO DA ESHRE E DA ASRM DE 2003

## Presença de dois fatores entre os três abaixo

1. Oligo-ovulação e/ou anovulação.
2. Sinais clínicos ou bioquímicos de hiperandrogenismo.
3. Ovários policísticos (na USGTV basal: 12 ou mais folículos entre 2 e 9 mm ou volume maior que 10 cc em um dos ovários).
4. Obs.: devem ser excluídas outras patologias.

## Patologias a serem excluídas

1. Tumor secretor de androgênios.
2. Androgênios exógenos.
3. Síndrome de Cushing.
4. Hiperplasia congênita suprarrenal não clássica.
5. Acromegalia.

6. Defeitos genéticos da ação da insulina.
7. Patologias da tireoide.
8. Hiperprolactinemia.

## Diagnósticos associados à SOP

### Hiperinsulinemia e resistência à insulina

Jejum > 20 mcUI/mL, ou, no TTGO 75 g/2 horas, > 80 mcUI/mL.

### Intolerância à glicose

TTGO 75 g/2 horas: entre 140 e 199 mg/dL.

### Síndrome metabólica

Presença de três fatores entre os cinco abaixo:
1. Circunferência abdominal > 88 cm.
2. Triglicérides ≥ 150 mg/dL.
3. HDL colesterol < 50 mg/dL.
4. Pressão arterial ≥ 130/85 mmHg.
5. Glicemia de jejum ≥ 110 mg/dL ou TTGO 75 g/2 horas entre 140 e 199 mg/dL.

## FICHAS DE PRIMEIRO ATENDIMENTO

As fichas de anamnese, de exame físico e de exames complementares estão descritas no Capítulo 7 – Diagnóstico.

## ENCAMINHAMENTO AO ANDROLOGISTA

1. Antecedentes familiares ou pessoais preditivos de infertilidade.
2. Espermograma:
   a) volume: < 1 mL;
   b) concentração: < 15.000.000/mL;
   c) motilidade: < 32% de formas móveis (a + b);
   d) teste de Endtz: positivo;
   e) seleção espermática: < 10.000.000 (a + b).

# RECOMENDAÇÕES PARA O TESTE PÓS-COITO (QUANDO INDICADO)

## USGTV

Realizar USGTV no 8º, 9º ou 10º dia do ciclo menstrual, para agendar o dia do teste pós-coito (TPC).

## Recomendações para os pacientes

1. O marido não deve ter ejaculado nos dois dias anteriores ao teste.
2. A relação sexual deverá ocorrer de forma habitual.
3. A mulher deve permanecer deitada após a relação, por 20 minutos ou mais.
4. A mulher não deve usar ducha vaginal neste dia, mas pode fazer sua higiene de rotina, inclusive tomar banho.

**Tabela 3.** Ficha de teste pós-coito

| | |
|---|---|
| Paciente: _____ RG: _____ | |
| Marido: _____ Espermograma: N  A | |
| Data: ___ /___ /___  DUM: ___ /___ /___  Dia do ciclo: _____  Examinador: _____ | |

TÉCNICA: 1. Paciente em posição ginecológica. 2. Colocação do espéculo. 3. Observar o lago seminal. 4. Observar o escore cervical. 5. Colher material do fundo de saco superior com espátula e distender sobre uma lâmina (sem lamínula). 6. Limpeza do orifício externo (OE) do colo com gaze seca ou algodão. 7. Preparar seringa de 3 mL com sonda uretral número 6 ou 8, cortada transversalmente com 10 cm de comprimento. 8. Colocar o êmbolo da seringa na marca de 1 mL. 9. Introduzir a extremidade da sonda cerca de 1 cm no canal cervical. 10. Produzir pressão negativa, tracionando o êmbolo até a marca de 3 mL. 11. Manter na mesma posição e com pressão negativa por 15 a 30 segundos. 12. Puxar lentamente o conjunto sonda--seringa, mantendo a pressão negativa até a saída do OE. 13. Distender o material colhido em uma ou duas lâminas, verificando a filância durante o procedimento. 14. Colocar lamínula. 15. Realizar a USGTV para confirmar a presença e a dimensão do folículo ou corpo lúteo e avaliar o endométrio. 16. Fazer a leitura no microscópio óptico comum (moc) em 10 a 20 campos de 400 aumentos e obter uma média.

| ESCORE CERVICAL | | | | | | |
|---|---|---|---|---|---|---|
| Abertura do orifício: | 0  1  2  3  4 | Abstinência: _____ dias | | | | |
| Volume: | 0  1  2  3  4 | Intervalo: _____ horas | | | | |
| Filância: | 0  1  2  3  4 | Ciclo:  natural  induzido | | | | |
| Total: _____ | | Esquema: _____ | | | | |

USTV: Muco:_ Ovário  Endométrio:_____  Ovário D:_____  E:_____

LAGO SEMINAL:  Ausente  Escasso  Presente     LÂMINA CERVICAL (média de 10 a 20 campos)

_____ n. de esperm. por campo 400×

LÂMINA VAGINAL: ___ espermatozoides imóveis / 400×     _____ imóveis

_____ vibráteis

CELULARIDADE CERVICAL:  Discreta  Moderada  Intensa     _____ móveis não direcionais

_____ móveis e direcionais

**RESULTADO**

INADEQUADO: muco cervical com escore < 8 ou ausência de espermatozoides na lâmina vaginal.

NEGATIVO: ausência de espermatozoides no muco (presença de espermatozoides na lâmina vaginal).

DEFICIENTE: espermatozoides presentes no muco, porém imóveis ou móveis não direcionais.

POSITIVO: espermatozoides presentes no muco, móveis e direcionais.

| POBRE (1 a 5) | MÉDIO (6 a 10) | RICO (> 10) |
|---|---|---|

Obs.: _____

## PROTOCOLOS PARA TÉCNICAS DE REPRODUÇÃO ASSISTIDA DE BAIXA COMPLEXIDADE

### Técnicas de baixa complexidade

*Indicações*

Antes de indicar qualquer tipo de tratamento, o casal deve completar a pesquisa básica do Serviço, que inclui as sorologias exigidas pela Anvisa.

As técnicas de baixa complexidade são representadas pelo CP e pela IIU. Fazem parte dessas técnicas a indução ou a estimulação da ovulação, a monitoração do crescimento folicular, a identificação do momento pré-ovulatório, a deflagração da rotura folicular e a suplementação da fase lútea. Diferem, portanto, somente na deposição espermática, que na IIU será intrauterina, após preparo seminal. A monitoração por USGTV em ciclo natural, sem medicamentos ou somente com gonadotrofina coriônica, para determinar a rotura folicular e o melhor momento do coito, pode ser considerada como CP. Todavia, na maioria dos casos, haverá estimulação ovariana com gonadotrofinas.

Algumas indicações podem ser comuns para CP e IIU. Dá-se preferência para CP nos quadros de anovulação ou oligo-ovulação sem outro fator de infertilidade ou quando o casal, declaradamente, prefere esse tipo de técnica, por ser mais natural. Nos demais casos, o procedimento escolhido é a IIU.

As principais indicações de IIU são: fator cervical ou ovulatório, na mulher, e alterações seminais leves e moderadas, disfunção sexual, ejaculação retrógrada, eletroejaculação e utilização de sêmen criopreservado (do próprio paciente ou de doador anônimo), no homem. Além dessas, também é indicada IIU em casais com infertilidade sem causa aparente (ISCA) de curta duração.

A técnica de CP ou a IIU deverão ter nível de complexidade semelhante durante o planejamento terapêutico do casal. Assim, concluído certo número de tentativas sem sucesso, seja com CP ou com IIU, a indicação passa a ser uma das técnicas de alta complexidade.

São necessárias algumas condições mínimas para a indicação das técnicas de baixa complexidade: apresentar permeabilidade tubária comprovada (uni ou bilateral, pela histerossalpingografia (HSG), sem sinais evidentes de processo aderencial peritubário); reserva ovariana preservada (FSH basal < 10 UI/mL); número de espermatozoides grau A total após preparo seminal maior que 10 milhões para CP e maior que cinco milhões para IIU; morfologia de Kruger maior que 4%; e, se ISCA, menos de três anos de infertilidade.

Quando houver indicação precisa para os procedimentos de baixa complexidade e as condições mínimas estiverem presentes, estes devem preceder os de alta complexidade, independentemente da idade da mulher.

### Estimulação controlada da ovulação

*Tipos de esquema (dose inicial de GNT)*

Pacientes sem estímulo prévio

1. SOP ou contagem de folículos antrais (CFA) (de 2 a 9 mm) > 12: rFSH 50 UI, via subcutânea (SC), diariamente.
2. Todos os demais casos: rFSH ou hMG 75 UI, SC, diariamente.

Pacientes com estímulo prévio

1. SOP ou CFA > 12:
   a) se resposta anterior excessiva (≥ 4 folículos com diâmetro médio ≥ 15 mm): diminuir dose inicial de 50 para 33,3, de 75 para 50 ou de 100 para 75 UI/dia;

**b)** se resposta anterior adequada (1 a 4 folículos com diâmetro médio ≥ 15 mm): manter dose inicial anterior;

**c)** se resposta inadequada (nenhum folículo com diâmetro médio ≥ 15 mm): aumentar dose inicial de 50 para 75 ou de 75 para 100 UI/dia.

Obs.: nos casos de SOP e CFA > 12, quando não houver resposta folicular (nenhum folículo com diâmetro médio ≥ 10 mm), a dose inicial não deve ser aumentada antes de 10 a 14 dias de estímulo com a mesma dose.

**2.** Sem SOP e CFA ≤ 12:

**a)** se resposta anterior excessiva (≥ 4 folículos com diâmetro médio ≥ 15 mm): diminuir dose de 75 para 50 ou de 100 para 75 UI/dia;

**b)** se resposta anterior adequada (2 a 3 folículos com diâmetro médio ≥ 15 mm): manter dose inicial anterior;

**c)** se resposta inadequada (nenhum ou um folículo com diâmetro médio ≥ 15 mm): aumentar a dose inicial de 75 para 100 UI/dia (dose diária máxima para baixa complexidade).

*Monitoração*

Para a estimulação do crescimento folicular, é utilizado o rFSH (Puregon Pen – tubetes com 300 UI "400") ou a hMG (Menopur – ampolas com 75 UI de liofilizado e diluente de 1 mL), aplicados diariamente por via subcutânea, de preferência pela própria paciente, no período da manhã.

A primeira dose deve ser aplicada na presença do médico ou de um enfermeiro, mesmo que fora do horário previsto, para correta orientação e esclarecimento de possíveis dúvidas dos pacientes.

Não é prescrito contraceptivo oral antes do ciclo de estímulo. As pacientes devem comparecer ao ambulatório do Projeto Beta no primeiro, segundo ou terceiro dia do ciclo menstrual espontâneo, em horário pré-determinado. Nessa data, será realizada USGTV. Se o endométrio estiver fino (menor que 5 mm) e não houver folículos maiores que 10 mm de diâmetro médio ou cistos maiores que 30 mm, as pacientes iniciarão a administração de rFSH ou de hMG. Quando apresentarem folículos maiores de 10 mm, cistos maiores de 30 mm ou endométrio maior ou igual a 5 mm, o caso deve ser discutido com o médico assistente ou com o chefe do Serviço para determinação da conduta. Nos casos limítrofes, deve-se optar pelo adiamento do tratamento para o ciclo menstrual seguinte.

A dose diária inicial de rFSH ou de hMG será mantida até o primeiro controle por USGTV, que acontece no 5º ou no 6º dia de estímulo, e poderá ser diminuída (de 50 para 33,3, de 75 para 50 ou de 100 para 75 UI/dia) se houver resposta ovariana exagerada (≥ 4 folículos com diâmetro médio ≥ 15 mm). No controle seguinte, ao redor do 7º ou 8º dia de estímulo, a dose diária da gonadotrofinas (GNT) poderá ser diminuída nos padrões descritos anteriormente ou aumentada de 75 para 100 UI/dia, nas pacientes sem SOP e com CFA ≤ 12 que não apresentam nenhum folículo com diâmetro médio maior que ou igual a 10 mm.

Nas pacientes com SOP ou com CFA > 12, a dose diária só deve ser aumentada (de 50 para 75 ou de 75 para 100 UI/dia) após 10 a 14 dias de estímulo sem resposta (nenhum folículo com diâmetro médio ≥ 10 mm). Nesse caso, a nova dose deve ser mantida por 7 dias, para se reavaliar se houve resposta (folículo com diâmetro médio ≥ 10 mm). Quando houver resposta satisfatória (1 a 4 folículos com diâmetro médio ≥ 10 mm), deve-se manter a mesma dose até o dia da hCG.

Deve-se prescrever, no primeiro dia do estímulo ovariano, azitromicina na dose de 1 g, VO, em dose única.

## Administração da CG

Para a maturação final dos oócitos e para determinar o momento do CP ou da IIU, deve ser administrada hCG na dose de 5.000 UI, por via subcutânea ou intramuscular, ou rCG na dose de 250 mcg, por via subcutânea.

A paciente é orientada para diluir o frasco contendo o liofilizado de hCG urinária com 0,8 mL do diluente, em seringa de insulina (até número 80, quando a marcação estiver em unidades de insulina) fornecida pelo Serviço, e é instruída sobre a administração. Na ausência da hCG urinária, esta deve ser substituída pela rCG (Ovidrel, seringas com 0,5 mL e 250 mcg) por via subcutânea.

A CG será aplicada no dia em que houver de 2 a 4 folículos com diâmetro médio igual ou superior a 17 mm ou quando houver um folículo único de 18 mm de diâmetro médio e não houver, no total, mais do que 4 folículos com diâmetro médio ≥ 15 mm.

## Programação do CP ou da IIU

O CP deve ser orientado para cerca de 24 após a CG e, a IIU, programada entre 36 e 40 horas após. Para a IIU, deve-se agendar no laboratório o horário do preparo do sêmen e orientar o homem a estar presente para a coleta dos espermatozoides cerca de duas horas antes e não ter ejaculado nas 48 horas anteriores.

No CP e na IIU sem rotura folicular no dia do procedimento, deve-se agendar nova USGTV de controle, de 2 a 4 dias após o dia esperado para a ovulação ou após a realização da IIU, para confirmar a rotura folicular e o número de folículos rotos.

## Cancelamento do ciclo

O ciclo deve ser cancelado por resposta excessiva quando houver mais que quatro folículos com diâmetro médio ≥ 15 mm. O casal deve ser orientado a usar preservativos se tiver relação em período fértil. No ciclo seguinte, deve-se diminuir a dose inicial (de 50 para 33,3, de 75 para 50 ou de 100 para 75 UI/dia).

O cancelamento por falta de resposta ocorrerá se não houver folículos com diâmetro médio ≥ 10 mm, após 14 dias de estimulação, nas pacientes sem SOP e com CFA ≤ 12, e após 21 dias, nas pacientes com SOP ou com CFA > 12. No ciclo seguinte, aumenta-se a dose inicial (de 50 para 75 ou de 75 para 100 UI/mL). Se não houver resposta folicular com 100 UI/dia de GNT, é indicado um tratamento de alta complexidade.

## Técnica de IIU

A IIU é realizada rotineiramente em ambiente ambulatorial equipado com mesa ginecológica, iluminação focal adequada e instrumental básico, que deve consistir em espéculo vaginal, pinça de Cheron, pinça de Pozzi, histerômetro e gaze ou algodão hidrófilo.

Habitualmente, a paciente esvazia previamente o conteúdo vesical, porém, nos casos de acentuada anteversoflexão do útero, pode ser recomendado manter a bexiga parcialmente cheia.

Antes do exame especular, deve ser realizada USGTV para avaliar o endométrio e a presença de folículos pré-ovulatórios ou corpos lúteos recém-formados.

Usando o critério de custo-benefício, é preferível usar uma sonda uretral n. 8. Em caso de dificuldade em transpor o orifício interno do colo uterino, deve-se recorrer à sonda uretral n. 6. Podem também ser usados outros cateteres, como Tomcat, Frydman e outros. Em situações especiais, são necessárias manobras de pinçamento e tração do colo uterino com pinça de Pozzi. Raramente são necessários cateteres especiais com cânula rígida.

O volume a ser inseminado é de 0,5 mL. Com apenas 0,3 mL já é possível atingir a cavidade peritoneal, de modo que não existe necessidade de introduzir volume superior.

Após 20 minutos de repouso, a mulher pode ser dispensada e realizar suas atividades de rotina. Os detalhes da técnica de IIU estão ilustrados no Capítulo 14 – Reprodução assistida de baixa complexidade.

## Suplementação da fase lútea

A suplementação da fase lútea deve ser feita como profilaxia da insuficiência lútea. Utiliza-se progesterona natural micronizada intravaginal (Evocanil® ou Utrogestan®), na dose de 200 mg ao dia (aplicação de uma cápsula de 200 mg, por via intravaginal, à noite, ao deitar). As aplicações devem ser iniciadas após a confirmação da rotura folicular (no dia seguinte à IIU, se já tiver havido rotura folicular, ou após o controle por USGTV, de 2 a 4 dias depois do CP ou da IIU). A suplementação deve ser mantida até a dosagem da beta hCG plasmática, que é agendada para 14 ou 15 dias após o CP ou a IIU.

## Número de tentativas

Quando o procedimento transcorrer dentro das expectativas, mas não se atingir a gestação, deve ser repetido por mais 2 vezes, totalizando 3 tentativas. As repetições do tratamento podem ser realizadas com ou sem intervalo. Não ocorrendo a gestação após as três tentativas, a indicação passa a ser a ICSI.

**Tabela 4.** Ficha de monitoração para CP ou IIU.

Mulher: _____ Idade: _____

Homem: _____ Idade: _____

Diagnóstico: _____ Sêmen:  marido (a fresco ou congelado)  ou  doador n. ____

DUM: ____ /____ /____ Obs.: _____ Série: _____ Ciclo n.: ____

| Data | Dia do ciclo | USG-TV | GnRH (mg) | CC (mg) | FSH (UI) | hMG (UI) | CG | Ovário D – folículos Diâmetro médio (mm) | Ovário E – folículos Diâmetro médio (mm) | Endo-métrio (mm) | Muco ou E2 |
|---|---|---|---|---|---|---|---|---|---|---|---|
|  | 1 |  |  |  |  |  |  |  |  |  |  |
|  | 2 |  |  |  |  |  |  |  |  |  |  |
|  | 3 |  |  |  |  |  |  |  |  |  |  |
|  | 4 |  |  |  |  |  |  |  |  |  |  |
|  | 5 |  |  |  |  |  |  |  |  |  |  |
|  | 6 |  |  |  |  |  |  |  |  |  |  |
|  | 7 |  |  |  |  |  |  |  |  |  |  |
|  | 8 |  |  |  |  |  |  |  |  |  |  |
|  | 9 |  |  |  |  |  |  |  |  |  |  |
|  | 10 |  |  |  |  |  |  |  |  |  |  |

| | 11 | | | | | | | | | |
|---|---|---|---|---|---|---|---|---|---|---|
| | 12 | | | | | | | | | |
| | 13 | | | | | | | | | |
| | 14 | | | | | | | | | |
| | 15 | | | | | | | | | |

Data da inseminação: ____ /____ /____    Hora: _____    Intervalo CG/CP ou IIU: _____

Volume final inseminado: ___ mL    Total de espermatozoides inseminados: ___ × 10$^6$

_____ % grau A    *Swim up    Isolate*    Outros    Incubação: Tempo: _____min

Cateter: _____    Sangue no cateter: N  S    Instrumental no colo: N  S

Dificuldade: N  S    Dores ou cólicas: N  S    Refluxo: N  S    Tempo de repouso: ___min

Suplementação da f. lútea: _____    Início dia: ___ /___ /___    Retorno: ___ /___ /.

Dia pós-ovulação +: _____    Sintomas: _____

USTV: Endométrio: _____    Beta urina: + -    Beta sangue: _____    Dia: ___ /___ /___

Ovário D: _____    Ovário E: _____    Beta sangue: _____    Dia: ___ /___ /___

Conduta: _____

# PROTOCOLOS PARA TÉCNICAS DE REPRODUÇÃO ASSISTIDA DE ALTA COMPLEXIDADE

## Estimulação controlada da ovulação para FIV/ICSI

O início da estimulação da ovulação ocorrerá depois das entrevistas (médica e social) com o casal e da realização dos exames gerais e especializados que integram a pesquisa básica do Serviço. Os pacientes devem ser orientados sobre os procedimentos indicados e assinar o consentimento informado e os anexos pertinentes a cada caso, após leitura e entendimento.

## Tipos de esquema

*Pacientes sem estímulo prévio*

1.  SOP ou OP (≥ 12 folículos de 2 a 9 mm – ESHRE 2003): rFSH 100 UI, SC, diariamente (tipo I).
2.  Todos os demais casos: rFSH ou hMG 150 UI, SC, diariamente (tipo II).

*Pacientes com estímulo prévio*

1.  Resposta anterior excessiva (encontro de ≥ 12 M2): rFSH 100 UI, SC, diariamente (tipo I).
2.  Resposta anterior adequada (encontro de 4 a 12 M2): rFSH ou hMG 150 UI, SC, diariamente (tipo II).
3.  Resposta anterior pobre (encontro de ≤ 3 M2): hMG 225 UI, SC, diariamente (tipo III).

## Estimulação folicular

Para a estimulação do crescimento folicular, pode-se usar o rFSH (Puregon Pen, tubetes com 300 UI "400") ou a hMG (Menopur, ampolas com 75 UI de liofilizado e diluente de 1 mL) diariamente, por via subcutânea, de preferência aplicada pela própria paciente no período da manhã.

A primeira dose deve ser aplicada na presença do médico ou de um enfermeiro, mesmo que fora do horário previsto, para orientação e esclarecimento de possíveis dúvidas dos pacientes.

Não se deve prescrever contraceptivo oral antes do ciclo de estímulo. As pacientes devem comparecer ao ambulatório do Projeto Beta no 1º, 2º, ou 3º dia do ciclo menstrual espontâneo, em horário pré-determinado. Nessa data, é realizada USGTV. Se o endométrio estiver fino (< 5 mm) e não houver folículos maiores que 10 mm de diâmetro médio ou cistos maiores que 30 mm, deve-se iniciar a administração de rFSH ou hMG. Quando apresentarem folículos maiores de 10 mm, cistos maiores de 30 mm ou endométrio ≥ 5 mm, o caso deve ser discutido com o médico assistente ou com o chefe do Serviço para determinação da conduta. Nos casos limítrofes, deve-se optar pelo adiamento do tratamento para o ciclo menstrual seguinte.

A dose diária inicial de rFSH ou hMG deve ser mantida até o primeiro controle por USGTV, que acontece no 5º ou 6º dia de estímulo, e pode ser diminuída para 75, 100 ou 150 UI SC diariamente, se a USGTV revelar mais de 20 folículos com diâmetro médio ≥ 10 mm.

Nos demais casos, a dose é mantida até o 8º ou 9º dia de estímulo. Se possível, nessa avaliação, serão planejados o dia e a hora da aplicação da CG e agendada a aspiração folicular. Se a resposta, nesses dias de estímulo, não atingir os limites para a aplicação da CG, a dose é mantida e nova USGTV de controle deve ser agendada. Prescreve-se, no 1º dia do estímulo ovariano, azitromicina na dose de 1 g, via oral, em dose única. Nesse mesmo dia, procede-se ao teste de simulação de transferência embrionária.

Nas pacientes com diagnóstico de SOP, deve-se iniciar o mais cedo possível a administração de metformina na dose de 500 mg, via oral, após o jantar, por 1 semana. Em seguida, aumenta-se a dose para 500 mg, via oral, 2 vezes ao dia, após as refeições, por mais 1 semana e, finalmente, se houver tempo disponível e os efeitos colaterais permitirem, para 500 mg, 3 vezes ao dia, após as refeições. Essa dose deve ser mantida até a realização do teste de gravidez.

### Bloqueio hipofisário

O bloqueio hipofisário é realizado com o emprego do antagonista do GnRH (Ganirelix, Orgalutran, seringas com 0,25 mg em 0,5 mL) na dose de uma aplicação subcutânea ao dia, no período da noite ou da manhã, nunca ultrapassando 24 horas entre as aplicações. Devem-se iniciar as aplicações na manhã do dia em que a USGTV revelar um ou mais folículos com diâmetro médio de 14 mm ou mais e manter até o dia da aplicação da CG, nunca ultrapassando 24 horas entre a última dose do antagonista e a CG.

### Cancelamento do ciclo por falta de resposta

Só será cancelada a aspiração folicular por falta de resposta ovariana se, no 8º ou 9º dia de estímulo ovariano, não houver nenhum folículo de diâmetro médio ≥ 14 mm, na USGTV ou se nenhum folículo atingir 18 mm de diâmetro folicular médio nos controles posteriores.

### Prevenção da síndrome de hiperestímulo ovariano

Se, durante a monitoração do ciclo, a USGTV revelar mais de 20 folículos com diâmetro médio ≥ 10 mm, a dose de gonadotrofina deve ser reduzida. No dia da administração da CG, deve-se solicitar dosagem sérica de estradiol.

Se o nível for menor que 4.000 pg/mL, a administração da CG e o agendamento da aspiração folicular seguirão a rotina do Serviço, com transferência a fresco.

Se o estradiol apresentar nível superior a 4.000 pg/mL no momento habitual da administração da CG, esta não deverá ser realizada. A deflagração da maturidade oocitária deverá ser obtida com a administração de agonista do GnRH (Gonapeptyl Daily, na dose de duas seringas de 1 mL com 0,1 mg, SC). Todos os oócitos maduros identificados serão criopreservados.

Se o estradiol apresentar nível menor que 4.000 pg/mL no dia da CG e, após a aspiração folicular, forem identificados 20 oócitos ou mais, todos os oócitos maduros serão vitrificados.

## Administração da CG

A CG será aplicada no dia em que houver 2 ou mais folículos com diâmetro médio ≥ 17 mm ou quando houver um folículo de 18 mm de diâmetro médio nos ciclos com folículo único.

Para a maturação final dos oócitos e para determinar o momento da aspiração folicular, deve-se administrar a CG urinária (hCG, Choriomon, frascos de liofilizado com 5.000 UI e diluente com 2 mL, ou Choragon, ampolas de liofilizado com 5.000 UI e diluente com 1 mL), na dose de 5.000 UI, por via subcutânea ou intramuscular, e programar a captação oocitária para 35 horas depois. Na ausência da CG urinária, esta deve ser substituída pela CG recombinante (rCG, Ovidrel, seringas com 0,5 mL e 250 mcg), por via subcutânea.

A paciente deve ser orientada para diluir o frasco contendo o liofilizado de hCG com 0,8 mL do diluente, em seringa de insulina (até número 80, quando a marcação estiver em unidades de insulina) fornecida pelo Serviço, e instruída sobre a administração.

## Suplementação da fase lútea

A suplementação da fase lútea utiliza progesterona natural micronizada intravaginal (Evocanil® ou Utrogestan®), na dose de 600 mg ao dia (aplicação de uma cápsula de 200 mg, por via intravaginal, 3 vezes ao dia), iniciando na noite da aspiração folicular e mantendo até a dosagem da beta hCG plasmática, que será agendada para 14 ou 15 dias após a aspiração folicular.

**Tabela 5.** Ficha de monitoração da ovulação para reprodução assistida de alta complexidade.

Mulher: _____ Idade: _____ Sorologias: ____ /____ /_____

Homem: _____ Idade: _____ Sorologias: ____ /____ /_____

Diagnóstico: _____ Tratamentos anteriores: _____

Procedimento: FIV ICSI FIV+ICSI    Outro: _____

Congelamento de embriões: N  S    Congelamento de oócitos: N  S    Doação de oócitos: N  S

Sêmen: Volume: __ mL  Conc.: __ /mL  Motilidade a+b: __%  Kruger: __%  Recuperado: __ /ml

Coleta masculina: Masturbação  PESA  TESA  TESE  Congelado  Doador: _____

USTV pré-FIV: ____ /____ /____  Dia do ciclo: ____  Endométrio: _____  Ovários: _____

Teste de transferência: _____

GnRH antagonista    GnRH agonista: depósito (dose: ___)  SC  IM    Início dia: ___ /___ /___

| Data | Dia | GnRH | CC | FSH | hMG | CG | Ovário D (USGTV) Diâmetro médio fol. (mm) | Ovário E (USGTV) Diâmetro médio fol. (mm) | Endo (mm) | Muco ou E$_2$ |
|---|---|---|---|---|---|---|---|---|---|---|
| / | 1 | | | | | | | | | |
| / | 2 | | | | | | | | | |
| / | 3 | | | | | | | | | |
| / | 4 | | | | | | | | | |
| / | 5 | | | | | | | | | |
| / | 6 | | | | | | | | | |
| / | 7 | | | | | | | | | |
| / | 8 | | | | | | | | | |
| / | 9 | | | | | | | | | |
| / | 10 | | | | | | | | | |
| / | 11 | | | | | | | | | |
| / | 12 | | | | | | | | | |
| / | 13 | | | | | | | | | |
| / | 14 | | | | | | | | | |
| / | 15 | | | | | | | | | |
| / | 16 | | | | | | | | | |

DUM: ___ /___ /___  Beta hCG dia: ___ /___ /___ valor: ___

Beta hCG dia: ___ /___ /___ valor: ___

Obs.: _____

## Estimativa da taxa de gestação em FIV/ICSI, de acordo com a idade da mulher

Aqui são apresentados resultados de FIV/ICSI por ciclo iniciado e transferência a fresco, de acordo com a idade da mulher, obtidos do relatório SART de 2009 e referentes a 146.244 ciclos de FIV/ICSI a fresco (Tabela 6).

**Tabela 6.**   Estimativa de gestação de acordo com a idade da mulher.

| Idade | Gestação | Nascido vivo | Gestação única |
|-------|----------|--------------|----------------|
| 25 | 51,1% | 44,9% | 29,7% |
| 26 | 47,2% | 41,4% | 26,4% |
| 27 | 50,9% | 45,0% | 28,4% |
| 28 | 51,0% | 45,6% | 28,5% |
| 29 | 49,7% | 43,1% | 27,4% |
| 30 | 48,9% | 42,6% | 27,5% |
| 31 | 48,4% | 42,4% | 28,1% |
| 32 | 46,3% | 40,3% | 25,8% |
| 33 | 45,4% | 38,7% | 25,6% |
| 34 | 44,0% | 37,7% | 26,2% |
| 35 | 41,2% | 34,1% | 23,7% |
| 36 | 38,5% | 31,5% | 22,1% |
| 37 | 36,6% | 29,4% | 21,6% |
| 38 | 32,8% | 25,3% | 19,0% |
| 39 | 30,0% | 22,3% | 17,2% |
| 40 | 27,0% | 18,7% | 15,1% |
| 41 | 22,1% | 14,3% | 11,8% |
| 42 | 18,1% | 10,0% | 8,6% |
| 43 | 12,7% | 6,0% | 5,5% |
| 44 | 6,9% | 2,9% | 2,8% |
| > 44 | 3,7% | 1,5% | 1,2% |

Fonte: Relatório SART 2009.

## Aspiração folicular

### Agendamento

Deve-se programar a aspiração folicular para 35 horas após a administração da CG, quando dois ou mais folículos atingirem diâmetro médio de 17 mm ou mais, ou, se houver um único folículo, quando este atingir 18 mm de diâmetro médio.

Antes do agendamento da aspiração, é importante checar se as sorologias estão negativas, completas e atualizadas. A validade das sorologias é de 6 meses, quando é realizado o 1º ciclo no Serviço, e de 12 meses, se outro ciclo já foi realizado no Serviço.

A punção folicular deve ser agendada junto ao laboratório, informando-se o nome e a idade da paciente, a causa da infertilidade, o método de coleta seminal, o número de folículos, o protocolo de estimulação utilizado (tipo de bloqueio, drogas para estímulo e maturação oocitária final), o número de ciclos prévios e se há opção por criopreservação ou doação de oócitos ou embriões excedentes.

Deve-se também orientar a paciente sobre o horário da punção e o horário de chegada ao laboratório (30 minutos antes) e sobre a necessidade de estar em abstinência sexual, fazer jejum de 8 horas (também para o marido, em casos de coleta alternativa de sêmen com uso de sedação), retirar esmaltes das unhas das mãos e próteses dentárias removíveis, evitar uso de perfumes e desodorantes perfumados e ter acompanhante para a alta.

### Cuidados pré-punção folicular

As punções foliculares são realizadas no centro cirúrgico do Projeto ALFA. Para entrar na ala cirúrgica, é obrigatório o uso de roupa privativa, gorro e máscara cirúrgica e propés.

No dia da punção, cabe ao médico assistente checar com a paciente o horário em que a hCG foi administrada e avisar ao anestesista sobre comorbidades clínicas que possam interferir no procedimento. Antes de iniciar o procedimento, deve-se checar todo o material necessário para punção (campo cirúrgico estéril, cuba com gazes estéreis e soro fisiológico, pinça de Cheron, espéculo, US com transdutor vaginal acoplado ao preservativo estéril e à guia de punção, agulha de punção – que deve permanecer dentro da embalagem – com diâmetro compatível com a guia, tubos para aspiração do fluido folicular, meio de cultura para lavagem da agulha e aspirador automático com pressão negativa de 200 mmHg) e confirmar se a equipe de laboratório está preparada para o início do procedimento. Devem-se, então, completar os passos descritos a seguir.

1. Realizar antissepsia das mãos e vestir luvas sem talco (ou com talco, lavadas com soro fisiológico).
2. Cobrir a paciente com campo cirúrgico estéril fenestrado, realizar o exame ginecológico especular e a antissepsia vaginal rigorosa, com gazes de algodão e soro fisiológico.
3. Retirar o espéculo e iniciar o exame de USGTV com a guia de punção acoplada e com o aparelho de ultrassonografia no modo "punção" ou "biópsia" (linha orientadora tracejada na tela).
4. Antes da sedação com propofol e da abertura da embalagem com a agulha de aspiração, certificar-se da presença de folículos ≥ 15 mm de diâmetro médio. Na ausência destes, a aspiração será suspensa.
5. Constatada a presença de folículos pré-ovulatórios já identificados no dia do agendamento da aspiração folicular, autorizar a abertura da agulha de punção e solicitar ao anestesista o início da sedação. Esse cuidado é particularmente importante nos ciclos que apresentam número reduzido de folículos pré-ovulatórios.
6. Procedimentos de *flushing* folicular, mesmo na presença de folículo único, não devem ser realizados, pois elevam o custo e o tempo de procedimento, sem comprovação científica de melhora nos resultados de gestação.

## *Punção folicular*

1. Antes de introduzir a agulha na guia de punção, aspirar pequena quantidade de meio de cultura através da agulha de punção, com o objetivo de testar todo o sistema de aspiração e lavar internamente a agulha com meio de cultura.
2. "Planejar" a punção antes de introduzir a agulha. Geralmente, o local mais seguro para transfixar a parede vaginal é o fundo de saco anterolateral, correspondente a 2 e 10 horas do relógio.
3. Certificar-se, pelas imagens da USGTV, de que não há vasos calibrosos no trajeto da agulha, especialmente artérias. Tentar o melhor ângulo para que a agulha transfixe a parede vaginal em sua porção mais estreita. Manter o transdutor pressionando a parede vaginal durante a introdução da agulha, a fim de transfixar a menor quantidade de tecido possível, minimizando lesões de vasos sanguíneos vaginais e cervicais.
4. Iniciar pelo ovário mais acessível. Em casos de ovários muito altos ou muito móveis, solicitar ajuda para aproximá-los por pressão digital transabdominal, sempre com a agulha de punção fora da cavidade abdominal.
5. Tentar puncionar, inicialmente, os folículos mais próximos, ajustando o folículo em seu maior diâmetro antes da punção. Introduzir a agulha de forma

firme e progressiva até o centro do folículo e iniciar a pressão negativa de aspiração, tentando manter a agulha no centro e realizando pequenos movimentos de rotação à medida que o folículo é esvaziado.

6. Verificar com o auxiliar se houve interrupção do fluxo de líquido folicular e descontinuar o uso do aspirador quando o folículo estiver colabado. Repetir o procedimento para o folículo seguinte.

7. Dar prioridade para os folículos maiores ou os que já estiverem na direção da agulha. Próximo de completar o conteúdo do tubo de coleta, o auxiliar deve avisar que irá trocar o tubo, momento em que se deve suspender a pressão negativa e aguardar o sinal do auxiliar de que novo tubo já está conectado ao sistema para continuar o procedimento.

8. Aspirar todos os folículos maiores que 10 mm de diâmetro. Se, após coleta de vários folículos e identificação de oócitos, algum folículo restante estiver posicionado em local de difícil acesso ou muito próximo a grandes vasos ou alças intestinais, abandonar estes folículos sem aspirá-los.

9. Ao completar a aspiração de um dos ovários, retirar a agulha, mantendo a pressão negativa acionada, e introduzir o bisel da agulha no meio de cultivo para lavagem final da luz, que ainda poderá conter um ou mais oócitos. Suspender a pressão negativa quando não houver mais gotejamento do sistema para dentro do tubo de coleta.

10. Evitar punção de cistos ovarianos, endometrioma e hidrossalpinge no momento da punção folicular. Se um desses ocorrer inadvertidamente ou se houver muito sangue no interior da agulha, interromper a punção e lavar a agulha com meio de cultura antes de prosseguir. Nos casos de punção acidental de endometrioma ou hidrossalpinge, proceder à antibioticoterapia profilática endovenosa.

11. Ao término da punção, verificar se há sinais ultrassonográficos de sangramento ativo intracavitário. Em caso de emergência médica que necessite de suporte hospitalar imediato, solicitar à enfermagem a chamada da ambulância e o telefone do hospital de destino, para avisar antecipadamente a equipe sobre o encaminhamento da paciente.

12. Finalizada a aspiração folicular, proceder a novo exame especular para revisão da hemostasia (se houver sangramento, utilizar compressão local, com gaze de algodão, durante 3 minutos, ou clampeamento do vaso com pinça hemostática ou eletrocauterização).

Mais detalhes sobre os procedimentos de alta complexidade podem ser consultados no Capítulo 15 – Reprodução assistida de alta complexidade.

## Cuidados pós-punção folicular

Quando a paciente estiver bem acordada, liberar o desjejum e informar o casal sobre a punção, o número de oócitos obtidos e o prosseguimento do tratamento (verbalmente e por escrito).

Os cuidados pós-punção folicular são: repouso absoluto por 24 horas; uso de analgésicos para a dor; início do suporte de fase lútea com progesterona por via vaginal na noite da punção; verificar se há alguma outra medicação a ser reiniciada no pós-punção; deixar pré-agendada a transferência de embriões e orientar a paciente a chegar 30 minutos antes e com a bexiga urinária cheia, ou deixar agendado o retorno da paciente para reavaliação, em casos sem transferência a fresco; disponibilizar o telefone do médico-assistente para emergências médicas; e dar alta para a paciente somente após aceitação da dieta e liberação do marido pelo laboratório de sêmen.

**Tabela 7.** Ficha de aspiração folicular.

| | | | | | | |
|---|---|---|---|---|---|---|
| Mulher: _____ Idade: _____ | | | | | | |
| Homem: _____ Idade: _____ | | | | | | |
| Verificação das sorologias: Mulher - Data: ___ / ___ / ___   Homem - Data: ___ / ___ / ___ | | | | | | |
| RSS | Neg | Pos | ? | Neg | Pos | ? |
| HIV 1 e 2 | Neg | Pos | ? | Neg | Pos | ? |
| HTLV 1 e 2 | Neg | Pos | ? | Neg | Pos | ? |
| HbsAg | Neg | Pos | ? | Neg | Pos | ? |
| Anti HBC – IgM | Neg | Pos | ? | Neg | Pos | ? |
| Anti HCV | Neg | Pos | ? | Neg | Pos | ? |
| Aspiração folicular:  Data: ___ / ___ / ___   Hora:   Intervalo CG e aspiração: _____ | | | | | | |
| Preparo vaginal: _____   Anestesia:  Sedação   Bloqueio local | | | | | | |
| Agulha:  COOK  CCD  Wallace  Outra: _____   Calibre: 16  17 | | | | | | |
| Sistema de aspiração:  Manual (seringa:  20 mL  60 mL)  Aspirador      *Flushing*: N  S | | | | | | |
| Acesso ao ovário direito:  Fácil  Difícil      Acesso ao ovário esquerdo:  Fácil  Difícil | | | | | | |
| N. de folículos aspirados à D:_____     N. de folículos aspirados à E:   Total: _____ | | | | | | |
| Revisão vaginal: _____   USG de controle: N  S | | | | | | |
| Duração do procedimento: _____   Tempo de repouso: _____ | | | | | | |
| Obs.: _____ | | | | | | |
| Cirurgião:_____   Assistente:_____   Anestesista: _____ | | | | | | |

| Controle de enfermagem | |
|---|---|
| Prescrição | Evolução |
| _____ | _____ |
| _____ | _____ |
| _____ | _____ |
| _____ | _____ |
| _____ | _____ |
| _____ | _____ |
| _____ | _____ |
| _____ | _____ |
| _____ | _____ |

## Orientações após punção folicular

1.  Não dirigir.
2.  Repouso domiciliar por um dia.
3.  Restrição de atividade física por um dia.
4.  Restrição de jornada de trabalho por um dia.
5.  Dieta geral.

Se necessário, para aliviar a dor, tomar Buscopan® Composto ou Lisador®, 35 gotas, via oral, a cada 6 horas.

Iniciar, no dia ___ /___ /___, Evocanil® ou Utrogestan® (200 mg), na dose de uma cápsula intravaginal, 3 vezes ao dia, mantendo esta medicação até o resultado de gravidez.

Se o resultado for positivo, essa medicação será mantida até a 12ª semana de gestação; se o resultado for negativo, será suspensa. A suspensão da medicação só poderá ocorrer com orientação do Projeto Beta.

Transferência embrionária: ___ /___ /___ às ____h ___ min.
Chegar, com a bexiga cheia, 30 minutos antes do procedimento.
Em caso de emergência, entrar em contato com:
Médico: _____
Telefones: _____

Se não conseguir localizar o médico, dirigir-se ao hospital indicado por ele.

Se não for conveniado, procurar o pronto-socorro de um hospital público e, ao chegar, pedir para o plantonista entrar em contato com o médico designado, antes de tomar qualquer conduta.

Mais detalhes sobre os procedimentos de reprodução assistida de alta complexidade podem ser pesquisados no Capítulo 15 – Reprodução assistida de alta complexidade.

## Protocolo de condutas no laboratório de gametas e embriões

### Projeto Beta, exposição de oócitos para FIV ou ICSI

Habitualmente, todos os oócitos maduros são expostos para fertilização ou injetados no mesmo dia da aspiração. Os oócitos imaturos podem ficar incubados para o dia seguinte, para verificação de sua maturidade. Uma vez maduros (MII), podem ser injetados ou expostos à fertilização. Contudo, os resultados de gestação desses oócitos fertilizados no dia seguinte à aspiração são muito pobres.

Para o Projeto Beta, que apresenta como característica adequar os procedimentos às classificações sociais, nem sempre todos oócitos maduros são expostos à fertilização, dependendo de vários fatores. Para tanto, idealizou-se um protocolo para atender aos pacientes sem onerar em demasia o custo dos procedimentos.

### Primeiro ciclo de FIV/ICSI no Serviço

Para os casais que recusarem o congelamento de embriões, mesmo que sem custo, deve ser exposto à fertilização somente o número de oócitos correspondente ao número permitido de embriões transferidos pelas normas vigentes do Conselho Federal de Medicina (CFM), a saber: até 35 anos, 2 oócitos; de 36 a 39 anos, 3 oócitos; e 40 anos ou mais, 4 oócitos. Isso independe da etiologia da infertilidade e dos ciclos de repetição de tratamento. Os demais casos seguirão os modelos abaixo:

**Modelo 1:** mulher com 35 anos ou menos, primeiro ciclo de FIV/ICSI, espermatozoides colhidos por masturbação ou PESA e sem intenção de congelamento de embriões.

**Procedimento:** expor à fertilização até 3 MII. Desprezar ou doar os restantes.

Se houver fator tuboperitoneal ou ovulatório, realizar FIV; se houver fator masculino, ISCA ou falha de IIU, realizar ICSI.

Transferência de 1 ou 2 embriões em D3; se houver 3 embriões, transferir os dois de melhor qualidade e manter o restante em cultura prolongada. Se o blastocisto for viável, vitrificar com custos a cargo do Serviço.

Se não houver MII e houver MI, manter em cultura todos os MI. Se no dia seguinte houver MII, realizar ICSI em até 3 MII.

**Modelo 2:** mulher com 35 anos ou menos, primeiro ciclo de FIV/ICSI, espermatozoides colhidos por TESA e sem intenção de congelamento de embriões.

**Procedimento:** Realizar ICSI em até quatro MII. Desprezar ou doar os restantes.

Transferência de 1 ou 2 embriões em D3; se houver 3 ou 4 embriões, transferir os dois de melhor qualidade e manter os restantes em cultura prolongada. Se os blastocistos forem viáveis, vitrificar com custos a cargo do Serviço.

Se não houver MII e houver MI, manter em cultura todos os MI. Se, no dia seguinte, houver MII, realizar ICSI em até 4 MII.

**Modelo 3:** mulher com 35 anos ou menos, primeiro ciclo de FIV/ICSI, espermatozoides colhidos por masturbação ou PESA e com intenção de congelamento de embriões.

**Procedimento:** expor à fertilização até 8 MII. Desprezar ou doar os restantes.

Se houver fator tuboperitoneal ou ovulatório, realizar FIV; se houver fator masculino, ISCA ou falha de IIU, realizar ICSI.

Transferência no D3 dos dois melhores embriões e congelamento dos restantes.

Se somente 3 embriões forem obtidos no D3 ou se todos os excedentes forem de classificação R, transferir os 2 embriões de melhor qualidade e manter os restantes em cultura prolongada até blastocisto. Se os blastocistos forem viáveis, serão vitrificados, correndo os custos a cargo dos pacientes.

Se não houver MII e houver MI, manter em cultura todos os MI. Se no dia seguinte houver MII, realizar ICSI em todos.

**Modelo 4:** mulher com 35 anos ou menos, primeiro ciclo de FIV/ICSI, espermatozoides colhidos por TESA e com intenção de congelamento de embriões.

**Procedimento:** realizar ICSI em até 10 MII. Desprezar ou doar os restantes.

Transferência no D3 de até 2 embriões e congelamento dos restantes.

Se somente 3 embriões forem obtidos no D3, ou se todos os excedentes forem de classificação R, transferir até 2 embriões de melhor qualidade e manter o restante em cultura prolongada até blastocisto. Se o blastocisto for viável será vitrificado, correndo os custos a cargo dos pacientes.

Se não houver MII e houver MI, manter em cultura todos os MI. Se, no dia seguinte, houver MII, realizar ICSI em todos.

**Modelo 5:** mulher com mais de 35 anos, primeiro ciclo de FIV/ICSI, espermatozoides colhidos por masturbação ou PESA e sem intenção de congelamento de embriões.

**Procedimento:** expor à fertilização até 4 MII. Desprezar os restantes.

Se houver fator tuboperitoneal ou ovulatório, realizar FIV; se houver fator masculino, ISCA ou falha de IIU, realizar ICSI.

Transferência no D3 de até 3 embriões, até 40 anos, ou até 4 embriões, se a paciente estiver acima de 40 anos.

Para paciente até 40 anos, se houver quatro embriões presentes no D3, transferir os três de melhor qualidade e manter o restante em cultura prolongada até blastocisto. Se o blastocisto for viável, será vitrificado, correndo o custo a cargo do Serviço.

Se não houver MII e houver MI, manter em cultura todos os MI. Se no dia seguinte houver MII, realizar ICSI em até 4 MII.

**Modelo 6:** mulher com mais de 35 anos, primeiro ciclo de FIV/ICSI, espermatozoides colhidos por TESA e sem intenção de congelamento de embriões.

**Procedimento:** realizar ICSI em até 5 MII. Desprezar os restantes.

Transferência no D3 de até 3 embriões, até 40 anos, ou até 4 embriões, se a paciente estiver acima de 40 anos.

Para paciente até 40 anos, se houver 4 ou 5 embriões, ou para paciente acima de 40 anos, se houver 5 embriões obtidos no D3, transferir até 3 embriões de melhor qualidade, nas pacientes até 40 anos, e até 4 embriões de melhor qualidade, naquelas acima dos 40 anos, e manter os restantes em cultura prolongada até blastocisto. Se os blastocistos forem viáveis, serão vitrificados, correndo os custos a cargo do Serviço.

Se não houver MII e houver MI, manter em cultura todos os MI. Se no dia seguinte houver MII, realizar ICSI em até 5 MII.

**Modelo 7:** mulher com mais de 35 anos, primeiro ciclo de FIV/ICSI, espermatozoides colhidos por masturbação ou PESA e com intenção de congelamento de embriões.

**Procedimento:** expor à fertilização até dez MII. Descartar os restantes.

Se houver fator tuboperitoneal ou ovulatório, realizar FIV; se houver fator masculino, ISCA ou falha de IIU, realizar ICSI.

Transferência no D3 de até 3 embriões, até 40 anos, ou até 4 embriões, se a paciente estiver acima de 40 anos.

Para paciente até 40 anos, se houver somente 4 embriões, ou, para paciente acima de 40 anos, se houver somente 5 embriões obtidos no D3, ou se todos os excedentes forem de classificação R, transferir até 3 embriões de melhor qualidade, nas pacientes até 40 anos, e 4 embriões de melhor qualidade, naquelas acima dos 40 anos, e manter os restantes em cultura prolongada até blastocisto. Se os blastocistos forem viáveis, serão vitrificados, correndo os custos a cargo dos pacientes.

**Modelo 8:** mulher com mais de 35 anos, primeiro ciclo de FIV/ICSI, espermatozoides colhidos por TESA e com intenção de congelamento de embriões.

**Procedimento:** realizar ICSI em até 12 MII. Descartar os restantes.

Transferência no D3 de até 3 embriões, até 40 anos, ou até 4 embriões, se a paciente estiver acima de 40 anos.

Para paciente até 40 anos, se houver somente 4 embriões, ou, para paciente acima de 40 anos, se houver somente 5 embriões obtidos no D3, ou se todos os excedentes forem de classificação R, transferir até 3 embriões de melhor qualidade nas pacientes até 40 anos, e até 4 embriões de melhor qualidade naquelas acima dos 40 anos, e manter os restantes em cultura prolongada até blastocisto. Se os blastocistos forem viáveis, serão vitrificados, correndo os custos a cargo dos pacientes.

## Repetição de FIV/ICSI no Serviço

Se já tiverem sido transferidos 2 ou mais embriões no ciclo anterior, independentemente da qualidade, deve-se manter o mesmo esquema de tratamento. Se tiver sido obtido somente um ou nenhum embrião para transferência no ciclo anterior, utilizar os modelos a seguir:

**Modelo 9:** mulher com 35 anos ou menos, repetição de ciclo de FIV/ICSI, espermatozoides colhidos por masturbação ou PESA, sem intenção de congelamento de embriões e ciclo anterior sem embrião ou com transferência de embrião único.

**Procedimento:** realizar ICSI em até 4 MII. Desprezar ou doar os restantes.

Transferência no D3 de até 2 embriões. Se houver 3 ou 4 embriões presentes, transferir os 2 de melhor qualidade e manter os restantes em cultura prolongada até blastocisto. Se os blastocistos forem viáveis, serão vitrificados, correndo os custos a cargo do Serviço.

Se não houver MII e houver MI, manter em cultura todos os MI. Se, no dia seguinte, houver MII, realizar ICSI em até 4 MII.

**Modelo 10:** mulher com 35 anos ou menos, repetição de ciclo de FIV/ICSI, espermatozoides colhidos com TESA, sem intenção de congelamento de embriões e ciclo anterior sem embrião ou com transferência de embrião único.

**Procedimento:** realizar ICSI em até 5 MII. Desprezar ou doar os restantes.

Transferência no D3 de no máximo 2 embriões. Se obtidos 3, 4 ou 5 embriões no D3, transferir os 2 embriões de melhor qualidade e manter os restantes (1, 2 ou 3) em cultura prolongada até blastocisto. Os blastocistos viáveis serão vitrificados, correndo os custos a cargo do Serviço.

Se não houver MII e houver MI, manter em cultura todos os MI. Se, no dia seguinte, houver MII, realizar ICSI em até 5 MII.

**Modelo 11:** mulher com 35 anos ou menos, repetição de ciclo de FIV/ICSI, espermatozoides colhidos por masturbação, PESA ou TESA, com intenção de congelamento de embriões e ciclo anterior sem embrião ou com transferência de embrião único.

**Procedimento:** realizar ICSI em todos os MII.

Transferência no D3 de até 2 embriões e congelamento dos restantes. Se somente 3 embriões forem obtidos no D3, ou se somente houver embriões de classificação R, transferir até 2 embriões de melhor qualidade e manter os restantes em cultura prolongada até blastocisto. Se os blastocistos forem viáveis, serão vitrificados, correndo os custos a cargo dos pacientes.

**Modelo 12:** mulher com mais de 35 anos, repetição de ciclo de FIV/ICSI, espermatozoides colhidos por masturbação ou PESA, sem intenção de congelamento de embriões e ciclo anterior sem embrião ou com transferência de embrião único.

**Procedimento:** realizar ICSI em até 5 MII. Desprezar os restantes.

Transferência no D3 de até 3 embriões, até 40 anos, ou 4 embriões, se a paciente estiver acima de 40 anos.

Para paciente até 40 anos, se houver 4 ou 5 embriões, ou, para paciente acima de 40 anos, se houver 5 embriões obtidos no D3, ou se todos os excedentes forem de classificação R, transferir até 3 embriões de melhor qualidade nas pacientes até 40 anos, e até 4 embriões de melhor qualidade naquelas acima dos 40 anos, e manter os restantes em cultura prolongada até blastocisto. Se os blastocistos forem viáveis, serão vitrificados, correndo os custos a cargo do Serviço.

Se não houver MII e houver MI, manter em cultura todos os MI. Se, no dia seguinte, houver MII, realizar ICSI em até cinco MII.

**Modelo 13:** mulher com mais de 35 anos, repetição de ciclo de FIV/ICSI, espermatozoides colhidos por TESA, sem intenção de congelamento de embriões e ciclo anterior sem embrião ou com transferência de embrião único.

**Procedimento:** realizar ICSI em até 6 MII. Desprezar os restantes.

Transferência no D3 de até 3 embriões, até 40 anos, ou até 4 embriões, se a paciente estiver acima de 40 anos.

Para paciente até 40 anos, se houver 4, 5 ou 6 embriões, ou, para paciente acima de 40 anos, se houver 5 ou 6 embriões obtidos no D3, ou se todos os excedentes forem de classificação R, transferir até 3 embriões de melhor qualidade nas pacientes até 40 anos, e até 4 embriões de melhor qualidade naquelas acima dos 40 anos, e manter os restantes em cultura prolongada até blastocisto. Se os blastocistos forem viáveis, serão vitrificados, correndo os custos a cargo do Serviço.

Se não houver MII e houver MI, manter em cultura todos os MI. Se, no dia seguinte, houver MII, realizar ICSI em até 6 MII.

**Modelo 14:** mulher com mais de 35 anos, repetição de ciclo de FIV/ICSI, espermatozoides colhidos por masturbação, PESA ou TESA, com intenção de congelamento de embriões e ciclo anterior sem embrião ou com transferência de embrião único:

**Procedimento:** realizar ICSI em todos os MII.

Transferência no D3 de até 3 embriões, até 40 anos, ou até 4 embriões, se a paciente estiver acima de 40 anos.

Para paciente até 40 anos, se houver somente 4 embriões, ou, para paciente acima de 40 anos, se houver somente 5 embriões obtidos no D3, ou se todos os excedentes forem de classificação R, transferir até 3 embriões de melhor qualidade nas pacientes até 40 anos, e até 4 embriões de melhor qualidade naquelas acima dos 40 anos, e manter os restantes em cultura prolongada até blastocisto. Se os blastocistos forem viáveis, serão vitrificados, correndo os custos a cargo dos pacientes.

## Congelamento de embriões

1. Se houver um embrião M ou B e o restante for R, deixar para CP até blastocisto. Se os blastocistos forem viáveis, serão vitrificados, correndo os custos a cargo da clínica.
2. Se houver dois embriões M ou B e o restante for R, congelar, correndo os custos a cargo dos pacientes.

## Descongelamento de embriões

Nas pacientes com 35 anos ou menos, descongelar, inicialmente, uma palheta (2 embriões), e havendo dois embriões viáveis, estes serão transferidos, finalizando o procedimento. Se houver somente um embrião viável, descongelar nova palheta (1 a 2 embriões), e assim sucessivamente, até atingir 2 embriões que se possam transferir.

Nas pacientes com 35 anos ou mais, descongelar, inicialmente, duas palhetas (3 a 4 embriões), e, se houver somente 1 embrião viável, descongelar 1 palheta (1 a 2 embriões) de cada vez, até atingir, no máximo, 3 embriões para transferência, nas pacientes de até 40 anos, ou, no máximo, 4 embriões para transferência, nas pacientes acima dos 40 anos.

Se, eventualmente, ao descongelar, houver embriões viáveis acima dos limites de idade da paciente, os excedentes ficarão em cultura prolongada até blastocisto. Se os blastocistos forem viáveis, recongelar, correndo os custos a cargo do Serviço.

Para as pacientes que congelaram 1 ou 2 embriões M ou B e o restante R, descongelar todos, escolher os melhores para a paciente, de acordo com a idade, e deixar o restante em CP até blastocisto. Se os blastocistos forem viáveis, serão vitrificados, correndo os custos a cargo da clínica. Registrar esses casos em livro específico.

## Protocolos para transferência de embriões

A transferência embrionária uterina transcervical é realizada em sala específica para esse fim, contígua ao laboratório de gametas e embriões, no 2º ou no 3º dia após a aspiração folicular, dependendo do caso específico, ou para facilitar a agenda.

Rotineiramente, o número de embriões transferidos é de 1 a 3. Em casos excepcionais, pode haver a transferência de 4 embriões, com a anuência do diretor do Serviço.

As pacientes são orientadas a comparecer ao laboratório com 30 minutos de antecedência, para que possam ingerir líquido suficiente para manter a bexiga cheia, pois o procedimento de transferência de embriões é realizado com o auxílio de ultrassonografia pélvica transabdominal.

O procedimento consiste nas seguintes etapas: paciente em posição ginecológica; exame especular e identificação do colo uterino; limpeza do colo uterino com gaze embebida em soro fisiológico; escolha do cateter de transferência (na rotina *set* de Frydman); colocação do cateter externo (guia) de Frydman através do orifício externo do colo uterino, sob visão ultrassonográfica realizada pela enfermeira ou por auxiliar (a ponta do cateter deve ultrapassar o orifício interno, mas não deve atingir a metade da cavidade endometrial); carregamento do cateter interno com os embriões pelo embriologista; recepção do cateter de Frydman interno (contendo os embriões) acoplado a uma seringa de 1 mL; introdução lenta e delicada do cateter interno através da camisa, identificando sua ponta, até atingir aproximadamente 1 cm do fundo da cavidade endometrial e, neste momento, injeção lenta do conteúdo do cateter na cavidade uterina, pressionando o êmbolo da seringa; visualização, no monitor da ultrassonografia, de área hiperecogênica que corresponde ao local de deposição do meio de transferência com os embriões; retirada do cateter interno e do cateter guia, enviando-os ao embriologista para revisão; verificação do cateter (caso algum embrião esteja retido no cateter, este deve ser novamente introduzido na cavidade uterina, de maneira semelhante ao procedimento anterior); retirada do espéculo cuidadosamente, para não comprimir o colo uterino; e repouso absoluto por 20 minutos.

O casal deve ser orientado sobre o repouso necessário em casa, sobre medicamentos a serem utilizados e sobre como entrar em contato, em caso de dúvidas.

O médico deve fornecer um pedido com data específica para a realização da dosagem de beta hCG e agendar o retorno para consulta.

Nos casos de dificuldade na passagem do cateter pelo canal cervical, podem ser utilizadas manobras visando a facilitar esse procedimento (sempre que possível, da maneira menos traumática), como troca de cateter (cateter de Sydney ou outros mais rígidos), pinçamento do colo uterino com pinça de Pozzi para retificar a posição uterina, dilatação do orifício interno do colo com auxílio de histerômetro ou de velas de Hegar e, se necessário, suspensão do procedimento e realização sob sedação anestésica no dia seguinte ou posteriormente.

A transferência de embriões descongelados seguirá protocolo específico para o preparo endometrial.

**Tabela 8.** Ficha de transferência de embriões

Mulher: _____  Homem: _____

Data: ___ / ___ / ___  Hora:

Avaliação uterina prévia: AVF  MVF  RVF    Histerometria com histerômetro: ___ cm

Posição do colo uterino: _____  Ângulo colo/corpo: _____  Histerometria com USTV: ___ cm

Observações: _____

Limpeza do colo uterino: _____

Embriões transferidos: Número: _____  Estágio: _____  Classificação: _____

_____ _____ _____

Dias após aspiração:  _____ _____ _____

_____ _____ _____

Embriões congelados: _____

Embriões em cultura prolongada: _____

**Técnica de transferência**

Cateter: _____  Carregado: completo  separado

Teste antes da transferência: N  S  com: _____  Cateter mantido no local por: _____

Medicamentos para transferência: N  S _____  Anestesia: N  S _____

Dificuldade em ultrapassar O.I.: N  S    Dores ou cólicas: N  S    Instrumental no colo: N  S

Monitoração com US: N  S  Obs.: _____

N. de tentativas: primeira segunda n.: ___ Duração do procedimento: ___ Tempo de repouso: ___

Revisão do cateter:  Muco: N  S    Sangue: N  S    Embrião: N  S  Quantos: _____

Avaliação subjetiva:  Fácil  Intermediária  Difícil

Realizado por: _____  _____  _____

Carregamento    Transferência    Assistente

## Protocolo de preparo de endométrio para transferência de embriões descongelados

A paciente deve comparecer ao Projeto Beta no 1º, 2º ou 3º dia do ciclo menstrual, para realização de USGTV basal. Na ausência de folículos maiores que 10 mm e se o endométrio estiver fino (< 5 mm), deve ser iniciado estradiol por via oral (Estrofem® ou Primogyna®) 4 mg/dia (1 cp de 2 mg a cada 12 horas), por 6 dias consecutivos. Se houver folículos com diâmetro ≥ 10 mm, ou endométrio com espessura ≥ 5 mm, o caso deve ser discutido com o médico-assistente ou com o chefe do Serviço para definição da conduta.

Deve-se agendar o retorno para o sétimo dia, para primeiro controle. Nesse dia, na ausência de folículos maiores que 10 mm (dominância folicular), a dose é aumentada para 6 mg/dia (1 cp de 2 mg a cada 8 horas), independentemente da medida endometrial. Novos retornos são marcados a cada 2 ou 3 dias, até que o endométrio atinja 8 mm de espessura. Se, em 2 controles consecutivos, não houver progressão da espessura endometrial, não atingindo 8 mm, a dose poderá ser aumentada para 8 mg/dia. Caso haja desenvolvimento de folículo com diâmetro ≥ 10 mm, o caso deve ser discutido com o médico-assistente ou com o chefe do Serviço para definição da conduta.

Após pelo menos 10 dias consecutivos de Estrofem® ou Primogyna® e endométrio com espessura igual ou superior a 8 mm, com aspecto trilaminar, pode ser iniciada a progesterona natural micronizada (Evocanil® ou Utrogestan®) por via vaginal, na dose de 600 mg/dia (1 cp via vaginal a cada 8 horas), iniciando à noite. A transferência será agendada de acordo com o estágio de desenvolvimento dos embriões, considerando o dia em que a progesterona for iniciada como D0. Assim, embriões em D2 serão transferidos no D2 de progesterona e assim sucessivamente.

Obs.: no caso de embriões criopreservados, deve-se observar se eles serão descongelados no dia anterior à transferência, tendo, assim, mais um dia de clivagem, para adequar o dia de progesterona ao estágio de desenvolvimento embrionário.

**Tabela 9.** Ficha de monitoração para transferência de embriões descongelados

| | |
|---|---|
| Mulher: _____ | Idade: _____ Sorologias: ___ /___ /___ |
| Homem: _____ | Idade: _____ Sorologias: ___ /___ /___ |
| Diagnóstico: _____ Tratamentos anteriores: _____ | |
| USTV pré-FIV: ___ /___ /___ Dia do ciclo: _____ Endométrio: _____ Ovários: _____ | |
| Teste de transferência: _____ | |
| DUM: ___ /___ /___ Bloqueio prévio com GnRHa: N  S      Oócitos: (  ) próprios  (  ) doados | |
| Embriões: (  ) próprios  (  ) doados      Congelados em:  2 PN  D2  D3  Blastocisto | |

| Data | Dia do ciclo | USGTV | E2 (mg) | P4 (mg) | CG | Ovário D – folículos Diâmetro médio (mm) | Ovário E – folículos Diâmetro médio (mm) | Endométrio (mm) | Muco ou E₂ |
|------|-------------|-------|---------|---------|----|------------------------------------------|------------------------------------------|-----------------|------------|
| | 1 | | | | | | | | |
| | 2 | | | | | | | | |
| | 3 | | | | | | | | |
| | 4 | | | | | | | | |
| | 5 | | | | | | | | |
| | 6 | | | | | | | | |
| | 7 | | | | | | | | |
| | 8 | | | | | | | | |
| | 9 | | | | | | | | |
| | 10 | | | | | | | | |
| | 11 | | | | | | | | |
| | 12 | | | | | | | | |
| | 13 | | | | | | | | |
| | 14 | | | | | | | | |
| | 15 | | | | | | | | |
| | 16 | | | | | | | | |
| | 17 | | | | | | | | |
| | 18 | | | | | | | | |
| | 19 | | | | | | | | |
| | 20 | | | | | | | | |
| | 21 | | | | | | | | |
| | 22 | | | | | | | | |
| | 23 | | | | | | | | |

Descongelamento: ___ /___ /___  Transferência: ___ /___ /___  N. embriões transferidos: _____

Classificação: _____  Embriões em cultura prolongada: _____

Observações: _____  beta hCG dia: ___ /___ /___  Conc.: _____

## Protocolo de conduta para falha de implantação e abortamento recorrente

### Definição

Presença de um dos itens abaixo:

1.  Três ciclos de FIV com transferência de embriões a fresco sem sucesso.
2.  Transferência de mais de dez embriões sem sucesso (a fresco + descongelados).
3.  Dois ou mais abortamentos consecutivos no mesmo casal.

### Conduta

1.  Encaminhar para ambulatório especializado ou escalar um médico como responsável pelo caso.
2.  Revisar história, exame físico e tipo de assistência médica da paciente.
3.  Revisar estimulações, condições do laboratório e técnica de transferência.
4.  Realizar nova USGTV, se necessário (presença de miomas, hidrossalpinge ou endometrioma).
5.  Apresentar o caso na reunião semanal do Projeto Beta.

### Pesquisa específica

1.  Histeroscopia.
2.  Cariótipo com banda G do casal.
3.  Pesquisa de anticoagulante lúpico e anticorpo anticardiolipina (IgG e IgM).
4.  Diagnóstico de síndrome antifosfolipide: anticoagulante lúpico presente, ou IgG ou IgM anticardiolipina moderado ou alto, e teste confirmado com no mínimo de 12 semanas de intervalo.
5.  TSH, T4 livre, anticorpos antitireoide, homocisteína.
6.  Bacterioscopia e cultura de secreções vaginal e cervical, com pesquisa de clamídia, ureaplasma e micoplasma.

### Tratamento

*Melhora da receptividade endometrial*

1.  Suplementar com ácido fólico todas as pacientes.
2.  Suplementar com complexo B, no caso de hiper-homocisteína.

3. Realizar correção histeroscópica de alterações da cavidade uterina.
4. Realizar miomectomia, na presença de miomas intramurais corporais maiores que 4 cm.
5. Se o endométrio estiver fino (espessura menor que 6 mm), congelar os embriões e fazer a transferência em ciclo com preparo hormonal.
6. Se houver SAF, prescrever enaxaparina 40 mg, SC/dia e AAS 100 mg, VO/dia, após aspiração folicular.
7. Se houver história anterior de tromboembolismo ou trombofilia hereditária conhecida previamente: prescrever enaxaparina 40 mg, SC/dia, e AAS 100 mg, VO/dia, após aspiração folicular.
8. Prescrever progesterona natural micronizada 400 mg, por via intravaginal, 2 vezes ao dia, até a 12ª semana.
9. Nas falhas de FIV/ICSI, estimular ovulação com compostos contendo LH.
10. Antibioticoterapia, quando indicada.

## Melhora da qualidade embrionária

1. Trabalho com todos os oócitos identificados.
2. ICSI com IMSI.
3. Transferência em D2 ou D3, com *assisted hatching*, se houver até 4 embriões.
4. Transferência em blastocisto, com *assisted hatching*, se houver mais de 4 embriões.
5. PGD quando indicado por alterações do cariótipo.
6. Recepção de gametas ou embriões doados.

## Causas multifatoriais

1. Salpingectomia em hidrossalpinge uni ou bilateral.
2. Se houver diagnóstico de endometriose, manter bloqueio hipofisário por de 2 a 3 m antes do estímulo.
3. Nos casos de SOP, adicionar metformina gradualmente até 1.500 mg/dia.

## Sem causa identificável

1. Igual ao preconizado para melhora da qualidade embrionária.
2. Progesterona natural micronizada 400 mg, por via intravaginal, 2 vezes ao dia, até a 12ª semana.
3. Suplemento com vitaminas B, C e E.
4. Apoio psicológico.

No Capítulo 19 – Falha de implantação e abortamento recorrente de causa genética, aprofunda-se o assunto.

## Protocolo de conduta para doação e recepção de oócitos

### *Seleção*

1.  Pacientes de até 35 anos (35 anos, 11 meses e 29 dias).
2.  Antecedente pessoal negativo para malformações congênitas: lábio leporino, espinha bífida, hipospádia, malformação cardíaca e luxação congênita de quadril.
3.  Ausência de história familiar de doenças autossômicas recessivas (albinismo, hemofilia) ou dominantes (neurofibromatose, esclerose tuberosa).
4.  Antecedente pessoal negativo de herpes genital, hepatite, condiloma genital e neoplasia maligna; história familiar sem asma, diabete juvenil, epilepsia, psicose, artrite reumatoide, doença coronariana precoce e neoplasias malignas com característica familiar.
5.  Sorologia negativa para as seguintes doenças transmissíveis: sífilis, HIV 1, HIV 2, hepatite B, hepatite C ou HTLV I e II.

### *Doadoras após FIV (Projeto Beta e Projeto Gama)*

*Que não desejam congelar*

Oferece-se a doação altruística a fresco ou com pré-vitrificação.

*Que desejam vitrificar oócitos excedentes*

Oferece-se a vitrificação nas seguintes condições:

*   preencher critérios respondendo questionário específico;
*   sem custo inicial;
*   mínimo de três oócitos maduros excedentes;
*   caso não ocorra gravidez, o casal poderá realizar nova transferência com os oócitos desvitrificados;
*   se o casal manifestar o desejo de utilizar os oócitos vitrificados, se houver sobrevivência e FIV desses, poderá realizar nova transferência de embrião por um valor já fixado, válido por 3 meses a partir da data de vitrificação;

- caso o casal não realize novo tratamento nesse prazo, com manifestação voluntária para a FIV dos oócitos até então vitrificados, deverá cobrir os custos do congelamento e da manutenção destes gametas vitrificados;
- caso a paciente engravide, o laboratório do Projeto ALFA aguardará até 9 semanas para que ela decida se vai manter, descartar ou doar, nas seguintes condições:
  – manter: deverá pagar a vitrificação e a(s) semestralidade(s) de manutenção;
  – descartar: deverá pagar pelo serviço realizado (vitrificação);
  – doar: não haverá custo da vitrificação realizada.

## Doadoras sem infertilidade

As receptoras podem ser estimuladas a levar doadoras para o programa de doação do Projeto ALFA, embora não possam ser beneficiadas diretamente por trazerem doadoras.

A doação deve ser realizada de forma anônima, e a escolha da receptora segue fila única, tendo como critérios: tipagem sanguínea, fenótipo e ordem de entrada na fila.

As doadoras sem infertilidade devem passar por entrevista com o médico responsável e, se aprovadas, devem ser encaminhadas para a enfermeira-chefe, que ficará responsável por entregar ao laboratório de gametas e embriões as características da doadora.

O responsável pelo laboratório verificará a lista de espera e avisará aos médicos, conforme descrito a seguir, antes de iniciar a indução.

A possível doadora passará por consulta e fará acompanhamento com os ginecologistas do Projeto Beta para a estimulação da ovulação (em geral, com estímulo de 200 UI/dia de rFSH ou de hMG, bloqueio hipofisário com antagonista de GnRH e deflagração da maturidade oocitária com agonista de GnRH).

Os médicos das 3 primeiras pacientes da fila devem ser avisados por telefone, imediatamente, e/ou por SMS e e-mail, da seguinte forma: "Temos uma potencial doadora para a paciente _____. Caso deseje concretizar a recepção de oócitos, pedimos a gentileza de responder a esta mensagem no prazo máximo de 24 horas".

No 2º e no 3º controle por USGTV, o médico da receptora deve receber um SMS do Projeto Beta sobre o andamento da estimulação, enviado pela enfermagem. Se houver menos de quatro folículos no 2º controle, o ciclo deve ser cancelado.

## Definições de custo e técnica

1.  A empresa só vai cobrar quando houver transferência embrionária nos casos induzidos pela instituição/pelo banco de óvulos.
2.  Exceção: fator masculino grave com concentração menor que 1 milhão/mL na amostra inicial. Nesse caso, o valor cobrado será de 50% do valor da tabela, pela falha de fertilização ou pela não evolução.
3.  A transferência deve ser realizada com embriões evoluindo no D2 ou D3, independentemente da qualidade.
4.  As pacientes dos Projetos ALFA e Beta pagam o mesmo valor.
5.  Quando não houver sincronização da receptora, será realizada ICSI com óvulo a fresco e espermatozoide a fresco ou congelado previamente. Os embriões produzidos serão congelados no D2 (congelamento lento). A partir de 3 meses, será cobrada a trimestralidade do casal receptor.

## Número de oócitos doados

O número de oócitos a fresco oferecidos aos médicos será no mínimo 1 e no máximo 4 (raramente 5), quando houver outros casos semelhantes na lista de espera. Nos casos de oócitos desvitrificados, o processo será o mesmo, sendo que o número máximo oferecido será 6.

Se a doadora produzir 5 oócitos maduros a fresco, 3 serão usados para 1 caso e 2 para o caso seguinte. No caso de 7 oócitos maduros vitrificados, 4 serão usados para 1 caso e 3 para o caso seguinte. A conduta para casos que não se enquadrem nos critérios estabelecidos será definida na ocasião, pelo laboratório. A Tabela 10 ilustra a distribuição dos oócitos MII a fresco.

## Distribuição dos oócitos maduros desvitrificados

As vitrificações são realizadas em palhetas com 2 ou 3 embriões, com o objetivo de oferecer 5 ou 6 oócitos para cada receptora. Casos com 3 oócitos vitrificados devem ser oferecidos aos médicos, seguindo a lista de espera.

Os casos de oócitos vitrificados devem aguardar 6 meses para liberação, após nova sorologia negativa.

**Tabela 10** Distribuição dos oócitos maduros a fresco.

| Oócitos | Recep 1 | Recep 2 | Recep 3 | Recep 4 | Recep 5 | Recep 6 |
|---------|---------|---------|---------|---------|---------|---------|
| 1 a 4   | 1 a 4   |         |         |         |         |         |
| 5       | 3       | 2       |         |         |         |         |
| 6       | 3       | 3       |         |         |         |         |
| 7       | 4       | 3       |         |         |         |         |
| 8       | 4       | 4       |         |         |         |         |
| 9       | 5       | 4       |         |         |         |         |
| 10      | 4       | 4       | 2       |         |         |         |
| 11      | 4       | 4       | 3       |         |         |         |
| 12      | 4       | 4       | 4       |         |         |         |
| 13      | 5       | 4       | 4       |         |         |         |
| 14      | 4       | 4       | 4       | 2       |         |         |
| 15      | 4       | 4       | 4       | 3       |         |         |
| 16      | 4       | 4       | 4       | 4       |         |         |
| 17      | 5       | 4       | 4       | 4       |         |         |
| 18      | 4       | 4       | 4       | 4       | 2       |         |
| 19      | 4       | 4       | 4       | 4       | 3       |         |
| 20      | 4       | 4       | 4       | 4       | 4       |         |
| 21      | 5       | 4       | 4       | 4       | 4       |         |
| 22      | 4       | 4       | 4       | 4       | 4       | 2       |
| 23      | 4       | 4       | 4       | 4       | 4       | 3       |
| 24      | 4       | 4       | 4       | 4       | 4       | 4       |

Fonte: Projeto ALFA.

# 19

# Falha de implantação e abortamento recorrente de causa genética

Gilberto da Costa Freitas
Leila Montenegro Silveira Farah

## FALHA DE IMPLANTAÇÃO

O sucesso da implantação depende de uma série de eventos que estabelecerão, de modo coordenado, um diálogo entre o endométrio e o embrião. Para isso, é necessário um endométrio receptivo, que se viabiliza por transformações mediadas pelos esteroides sexuais e por um blastocisto competente.

Na mulher, o período de duração de maior receptividade endometrial à implantação, conhecido como janela de implantação, é de aproximadamente cinco dias, entre o 20° e o 24° dia de um ciclo natural normal. Portanto, a implantação embrionária representa uma etapa crítica no processo reprodutivo e consiste em um fenômeno biológico único. O blastocisto entra em contato íntimo com o endométrio e forma a placenta, que fornecerá uma interface com o feto em desenvolvimento e também a circulação materna.

A falha de implantação após técnicas de reprodução assistida é definida quando, após 2 a 6 ciclos de fertilização *in vitro* (FIV), com mais de dez embriões de boa qualidade transferidos, a gravidez não ocorre. Entretanto, como a tendência atual é de se transferir uma quantidade menor de embriões (1 ou 2), se, após 3 ciclos com transferência de embriões razoáveis, não ocorrer a implantação, pode-se considerar que há falha de implantação.

Outro aspecto que se deve considerar é a dificuldade no diagnóstico. Existem muitas razões para a falha de implantação e acredita-se que a medicina ainda não possui as ferramentas para diagnosticar, em cada caso, a causa das repetidas falhas. Para a maioria dos casos, é provável que seja uma falha no tratamento. Apenas centros com algumas características poderiam estabelecer tal diagnóstico. Um exemplo é o Centro Médico Shaare-Zedek, em Israel, onde cerca de 10% dos ciclos são de pacientes com falha de implantação. Nesse país, as normas de seguro médico obrigam as companhias a financiar o tratamento de FIV, se necessário, até o casal ter dois filhos. Nesse caso, os pacientes não possuem restrições econômicas em relação à quantidade de ciclos a que se submeterão e, por isso, em teoria, seria mais fácil adequar uma metodologia para identificar os casos com repetidas falhas de implantação.

Outras condições clínicas, como o abortamento de repetição e a infertilidade sem causa aparente (ISCA), parecem compartilhar mecanismos biomoleculares comuns que impedem a implantação embrionária. Por isso, serão discutidas aqui apenas as prováveis causas da falha de implantação e as possibilidades de tratamento.

Finalmente, cabe lembrar a efetividade da própria técnica. Na Europa, em 2001, apenas 29% dos ciclos de reprodução assistida registrados e realizados resultaram em gravidez. Dados de 2008 colhidos pelo Centers for Disease Control (CDC) nos Estados Unidos e publicados em 2010 mostram que, de mais de 100 mil ciclos de FIV, 62,4% não resultaram em gravidez.

Esses resultados podem traduzir condições inadequadas, principalmente relacionadas a estimulação ovariana, condições de cultura e técnicas de transferência embrionária. Apesar disso, mesmo em locais com elevadas taxas de sucesso, alguns casais têm repetidas falhas de tratamento, o que pode sugerir uma falha de implantação.

## Principais etiologias

Os principais grupos de causas de falha de implantação estão descritos na Tabela 1.

### *Diminuição da receptividade endometrial*

A falha de implantação pode estar associada a patologias uterinas não diagnosticadas antes do tratamento. Em 18 a 27% das mulheres com exames iniciais normais, após falha do tratamento descobrem-se alterações como hiperplasias endometriais, pólipos, endometrites, sinéquias e miomas submucosos.

Apesar de ainda não estar estabelecido o real impacto dessas patologias sobre os mecanismos da implantação, recentemente alguns mecanismos moleculares foram descritos como responsáveis pelas falhas, como os genes *HOX*. Estes são

**Tabela 1** Principais etiologias.

| Diminuição da receptividade endometrial |
| --- |
| Anormalidades da cavidade uterina; endométrio pouco diferenciado (fino); expressão alterada das moléculas de adesão; fatores imunológicos e trombofilias |
| **Defeitos no desenvolvimento do embrião** |
| Anormalidades genéticas (espermatozoide/oócito/embrião); endurecimento da zona pelúcida; condições de cultura inadequadas |
| **Multifatorial** |
| Endometriose; anormalidades da cavidade uterina (polipose e miomas); hidrossalpinge; adenomiose; estimulação ovariana inadequada (SOP); endometrites |

SOP: síndrome dos ovários policísticos.

genes essenciais para o crescimento, a diferenciação e a receptividade endometrial, por mediarem algumas funções dos hormônios esteroides sexuais durante cada ciclo reprodutivo.

Pelo menos dois desses genes foram bem estudados: o *HOXA10* e o *HOXA11*. Os RNA mensageiros de ambos estão presentes tanto nas células endometriais epiteliais quanto nas estromais e sua expressão é significativamente maior nas fases lúteas média e tardia, coincidindo com o momento da implantação embrionária e com altos níveis de estrógeno e progesterona.

Assim, nos casos de sucesso na implantação, a decídua continua a expressar altos níveis desses genes.

Em relação à diferenciação endometrial, considera-se que a espessura mínima aceitável para que ocorra uma gravidez pode variar entre 4 e 8 mm. Apesar de essa afirmação ainda ser debatida, sem dúvida um endométrio pouco diferenciado pode ser responsável pela falha de implantação.

Em alguns casos de falha de implantação, há relatos de alteração da expressão ou da ação de várias citoquinas. Alguns exemplos são: elevação das células *natural killers* (NK) endometriais; alterações das interleucinas 12, 15, 18 e 1 beta, com elevação do interferon-gama; e diminuição da interleucina-10.

A falha no aparecimento da integrina (alfa V beta 3), específica do endométrio por ocasião da implantação, foi sugerida como possível causa de falha. Altos níveis na expressão do RNAm da aromatase p450, mudanças na expressão dos pinopodes e elevação da matriz de metaloproteinases também têm sido sugeridos como associados à falha de implantação.

Pesquisas recentes tentam explicar o papel das causas imunológicas e das trombofilias na falha de implantação utilizando-se dos mesmos mecanismos presentes no abortamento de repetição. Entretanto, grandes estudos prospectivos falham em mostrar associações entre uma falha de implantação e os anticorpos antifosfolípides – ou outros anticorpos –, principalmente porque existem muitas diferenças entre os anticorpos estudados.

## Defeitos no desenvolvimento do embrião

Anormalidades cromossômicas do homem, da mulher, dos gametas ou do desenvolvimento do embrião podem dificultar o processo embriogênico, provocando a falha de implantação. A elevada frequência de anormalidades cromossômicas na mulher, principalmente os mosaicismos e os danos cromossômicos, foi observada naquelas com falhas de implantação, mesmo as mais jovens. Da mesma forma, tem-se observado elevada incidência de anormalidades cromossômicas nos espermatozoides de homens com cariótipo normal e falhas de implantação.

Comparativamente, em mulheres com falha de implantação, o estudo genético pré-implantacional dos embriões demonstra maior incidência de aneuploidias. Gianaroli e Pehlivan, usando a técnica de hibridização *in situ* fluorescente (FISH) para os cromossomos 13, 16, 18, 21, 22, X e Y, encontraram, nos casos de falha de implantação, uma incidência maior de aneuploidias (de 54 a 57%) quando comparados aos controles (36%). Quando usaram a hibridização genômica comparativa (CGH), as anormalidades cromossômicas foram detectadas em quase 60% dos blastômeros antes da implantação, em mulheres com falha.

A interrupção da sequência normal de replicação dos cromossomos e a segregação, nos embriões humanos, causadas por fatores citoplasmáticos maternos ou por mutações nos genes do controle do ciclo celular, pode ser causa comum de falha de implantação. Assim, pode-se supor que muitos pacientes com falha de implantação desenvolvem uma alta porcentagem de embriões cromossomicamente anormais, que falham em se implantar, apesar de sua boa morfologia e de seu bom desenvolvimento.

A zona pelúcida, que envolve os oócitos nos mamíferos, pode tornar-se mais endurecida naturalmente após a fertilização, para prevenir a polispermia e proteger a integridade do embrião antes da implantação. O aumento da espessura da zona pelúcida também está associado a taxas de implantação menores. O endurecimento dela, que pode ser induzido pela cultura *in vitro* ou pelo aumento da idade *in vivo*, pode também afetar a saída do conteúdo embrionário para implantação ou *hatching*. Portanto, a falha na ruptura da zona pelúcida pode também ser sugerida como causa de falha de implantação.

Mais recentemente, os meios de cultura sofisticados têm demonstrado maior eficiência nas condições de cultura, especialmente na injeção intracitoplasmática de espermatozoides (ICSI), o que favoreceria maior taxa de implantação embrionária em condições laboratoriais ótimas.

Diversos métodos de controle de qualidade têm sido sugeridos para identificar componentes inferiores em um sistema de cultura. Supõe-se, portanto, que, em alguns casos, condições específicas de cultura são necessárias para o desenvolvimento adequado do embrião, e a falha nessas condições poderia causar erro de implantação.

## Multifatorial

Inúmeras doenças ginecológicas podem interferir na expressão dos genes *HOX* e de outros marcadores moleculares da implantação e, assim, alterar os mecanismos moleculares da implantação.

A endometriose, definida pela presença de tecido endometrial viável fora da cavidade uterina, ainda não foi investigada diretamente como causa da falha de implantação. Entretanto, todos os marcadores do processo reprodutivo, incluindo a resposta ovariana, a qualidade embrionária, a taxa de implantação e a gravidez são diminuídos nessa doença, especialmente na forma grave.

Vários mecanismos são propostos para explicar a infertilidade na endometriose, incluindo foliculogênese alterada, defeitos de fertilização e de implantação e baixa qualidade oocitária, com diminuída chance para implantação. Um grande número de marcadores de implantação está expresso de forma gritante em pacientes com endometriose e podem contribuir para a infertilidade nessas mulheres.

Os principais mecanismos propostos para explicar a falha de implantação nesta condição clínica são:

- redução na expressão da integrina alfa V beta 3 e do fator inibitório da leucemia (LIF) na janela de implantação;
- falta da expressão gênica da IL-11 e da IL-11R alfa na fase secretora;
- ausência do pico de *HOXA10* e *HOXA11* na fase secretora;
- elevada expressão da EMX2;
- resistência à progesterona com alteração na proporção dos receptores de progesterona, PR-A/PR-B;

- diminuição da expressão do *HOXA10* por razão da hipermetilação nas regiões gênicas promotoras.

Vários trabalhos sugerem que mulheres com hidrossalpinge, além de possuírem tubas obstruídas, também podem ter sua fertilidade afetada por outros mecanismos – a hidrossalpinge provoca baixas taxas de implantação. Uma das teorias afirma que o líquido tubário geralmente é levemente alcalino e que pode conter citoquinas, prostaglandinas ou outros componentes inflamatórios, os quais podem ter toxicidade direta sobre o embrião ou efeitos adversos sobre o endométrio. O refluxo desse líquido para dentro da cavidade uterina pode resultar na diminuição da aposição embrionária no endométrio.

A presença de hidrossalpinge também pode reduzir a receptividade endometrial pela diminuição da expressão de fatores específicos. Na presença da doença, a expressão da integrina alfa V beta 3 está significativamente reduzida na janela de implantação, quando comparada à sua expressão em pacientes férteis, e, em 70% das mulheres com hidrossalpinge que se submetem à salpingectomia, os marcadores retornam aos níveis normais.

Da mesma forma, a expressão do LIF encontra-se baixa no endométrio, durante a janela de implantação nas pacientes inférteis com hidrossalpinge, quando comparada à expressão do LIF nas mulheres férteis sem hidrossalpinge. Se a tuba com hidrossalpinge for removida, a expressão do LIF retorna ao normal.

Um estudo *in vitro* usando fluido da hidrossalpinge demonstrou uma diminuição dose-dependente, da expressão de RNAm do *HOXA10* em linhagens celulares bem diferenciadas do adenocarcinoma do endométrio. Após a salpingectomia, os níveis de RNAm do *HOXA10* foram similares àqueles dos controles, indicando que a salpingectomia reestabelece os níveis fisiológicos da expressão do *HOXA10*.

Em resumo, os mecanismos envolvidos são:

- interferência mecânica na aposição embrionária, pela lavagem intermitente da linha endometrial pelo fluido da hidrossalpinge;
- expressão reduzida da integrina alfa V beta 3 e do LIF;
- diminuição na expressão do *HOXA10*.

A presença de miomas que distorcem a cavidade uterina pode estar associada a taxas de gravidez menores na fertilização *in vitro*, com a melhora dessas taxas após a miomectomia. No entanto, os dados para explicar os mecanismos moleculares por trás dessa observação clínica ainda são limitados.

Estudos recentes demonstraram que o mioma pode, adversamente, cobrir o endométrio e impedir sua receptividade ao embrião. A expressão endometrial de *HOXA10*, *HOXA11* e *BTEB1* (elemento básico de transcrição e ligação da proteína 1, o co-ativador do receptor da progesterona, RP, e o fator de transcrição de *HOXA10* e *HOXA11*) é significativamente menor em miomas submucosos do que em controles durante a janela de implantação.

Além disso, a expressão do *HOXA10* é globalmente afetada na presença do mioma submucoso, em vez de focalmente mudada sobre o endométrio acima do mioma. Então, além de distorcer a cavidade uterina, o mioma submucoso pode resultar em mudanças globais na receptividade endometrial.

Em resumo, os mecanismos envolvidos são:

- distorção da linha endometrial, obstruindo os óstios tubários ou o canal cervical;
- diminuição na expressão do *HOXA10* e do *BTEB1*.

O mecanismo pelo qual os pólipos endometriais podem afetar adversamente a fertilidade é pouco compreendido, mas pode estar relacionado à interferência mecânica no transporte dos espermatozoides, à implantação embrionária ou à expressão anormal dos marcadores de implantação.

Baixos níveis de IGFBP-1 e de osteopontina já foram detectados no lavado uterino na fase lútea média de pacientes com pólipos endometriais. Além disso, um aumento significativo de suas concentrações no lavado uterino foi observado após a polipectomia.

Os pólipos causam uma diminuição na expressão dos receptores de progesterona (PR), o que pode resultar em resistência à progesterona, causando anormalidades na regulação da secreção dos marcadores de implantação. Eles estão presentes em 16 a 26% das mulheres com infertilidade sem causa aparente, e em mais de 46% das mulheres inférteis com endometriose. Um estudo randomizado realizado por Perez-Medina, em 2005, mostrou que a polipectomia aumentou a taxa de gravidez de forma significativa em relação às pacientes que não a realizaram antes do ciclo de inseminação intrauterina (IIU, 63 contra 28%).

Outros estudos também mostraram que as taxas de gravidez espontânea aumentam após a polipectomia. No entanto, ainda não está claro o efeito dos pólipos sobre o resultado da FIV; estudos apenas sugerem que pólipos de até 2 cm têm impacto limitado sobre o resultado.

Também ainda não está totalmente estabelecida uma associação entre a adenomiose (caracterizada pela presença de focos heterotópicos de glândulas endometriais e estroma no miométrio, com hiperplasia da musculatura lisa adjacente) e a infertilidade. Os sintomas incluem útero amolecido e aumentado de volume, com dismenorreia e menometrorragias. Nesse caso, o sintoma "infertilidade" é menos frequente, porque a adenomiose é diagnosticada com maior frequência após os 40 anos. Deve-se considerar, porém, que cada vez mais mulheres estão retardando sua primeira gravidez para essa etapa da vida. Nas mulheres mais jovens, quando a adenomiose está presente, ela reduz a receptividade endometrial da mesma forma que a endometriose.

A infertilidade associada à síndrome dos ovários policísticos (SOP) tem sua causa na anovulação crônica, e alguns dados sugerem que a falha de implantação possa ser um fator de complicação para a obtenção da gravidez nessas mulheres. Embora a ovulação possa ser obtida pela indução medicamentosa, as taxas de implantação permanecem baixas e, as perdas gestacionais, aumentadas.

Em mulheres com anovulação ou oligo-ovulação, o papel regulador da progesterona é menor ou ausente, o que resulta em uma constante exposição da ação do estrógeno sem a oposição da progesterona no endométrio.

Existem evidências crescentes de uma inadequada regulação da expressão dos marcadores da receptividade uterina no endométrio de mulheres com SOP. Em mulheres com SOP e anovulação, a expressão de integrina alfa V beta 3, de *HOXA10* e de IGFBP-1 está diminuída durante a fase secretora. *In vitro*, a expressão do *HOXA10* é diretamente diminuída pela testosterona, o que sugere seu papel na redução dos androgênios para melhorar a receptividade endometrial.

As mulheres com SOP também exibem diferenças em seus receptores esteroides e em seus coativadores, quando comparadas às mulheres férteis. O endométrio dessas mulheres expressa androgênios de forma exagerada e falha na regulação para baixo dos receptores estrogênicos-alfa na janela de implantação.

Além disso, a expressão para mais dos coativadores dos receptores esteroides AIBI (coativador do receptor nuclear 3) e TIF2 (fator 2 de transcrição intermediária) pode acentuar a atividade do estrógeno na célula endometrial de mulheres com SOP. Em geral, ela diminui a expressão dos marcadores da receptividade endometrial e desregula a expressão e a ativação do receptor esteroide, podendo contribuir para a baixa taxa de gravidez observada em mulheres com SOP. Até o momento, porém, não se tem informações precisas para afirmar se essa desregulação é consequência de uma inadequada ação da progesterona ou de excessiva ação androgênica/insulinêmica.

Também é importante lembrar que a qualidade embrionária e endometrial pode ser prejudicada por algumas drogas usadas na estimulação ovariana. Em alguns estudos randomizados, não foram encontradas evidências da superioridade do FSH-r sobre o FSH/hMG-u ou do hCG-r sobre o hCG-u, ou ainda nos protocolos FSH/GnRH-antagonista sobre FSH/GnRH-agonista. Portanto, ainda hoje, a real importância das diferentes drogas usadas na estimulação dos ovários na falha de implantação é desconhecida.

As endometrites também têm sido associadas à infertilidade e à falha de implantação, pela possível ação dos componentes microbianos sobre a receptividade endometrial. Mulheres com endometrite crônica possuem menores taxas de implantação e de gravidez clínica quando comparadas àquelas com biópsia endometrial negativa. A endometrite aguda aparece em aproximadamente 40% das pacientes com falhas repetidas de FIV. Além disso, nesses casos, existe um aumento significativo nas taxas de gravidez, quando se associa o tratamento a antibióticos.

## Diagnóstico

Na Tabela 2 estão descritos os prováveis mecanismos responsáveis pela falha de implantação nas ginecopatias.

### Avaliação clínica do endométrio

*Morfológica*

Em condições ideais, uma técnica para avaliar o endométrio e, assim, prever a receptividade endometrial deve ser facilmente realizada no dia a dia da rotina clínica e, de preferência, não ser invasiva. Essas condições são encontradas na avaliação ultrassonográfica da espessura endometrial e de suas características ecogênicas.

A espessura endometrial é definida como a distância mínima entre a interface ecogênica do miométrio e do endométrio, medida em um plano através do eixo central longitudinal do corpo uterino. O aumento na espessura endometrial está associado ao aumento nas taxas de gravidez em ciclos de FIV.

Dados obtidos em programas de doação/recepção de oócitos sugerem que a gravidez não poderá acontecer se a espessura do endométrio estiver abaixo de um determinado valor. Embora existam estudos demonstrando que a espessura mínima para que haja sucesso na implantação é de 4 mm, na maioria dos casos, pelo menos 6 mm de espessura endometrial são um pré-requisito para o sucesso

**Tabela 2** Mecanismos propostos para as falhas de implantação nas principais doenças ginecológicas.

| Doença ginecológica | Mecanismo proposto para a falha de implantação |
|---|---|
| Endometriose | Expressão reduzida da integrina alfa V beta 3 e do LIF na janela de implantação<br>Falha na expressão da IL-11 e da IL-11R alfa na fase secretora<br>Ausência de pico do *HOXA10* e do *HOXA11* na fase secretora<br>Expressão elevada da EMX2<br>Resistência à progesterona<br>Alteração das proporções entre PR-A e PR-B<br>Expressão reduzida do *HOXA10* por causa da hipermetilação da região promotora |
| Hidrossalpinge | Interferência mecânica na aposição do embrião pela lavagem intermitente da linha endometrial pelo fluido da hidrossalpinge<br>Expressão reduzida da integrina alfa V beta 3 e do LIF<br>Expressão diminuída do *HOXA10* |
| Leiomioma | Distorção da linha endometrial<br>Obstrução dos óstios tubários ou do canal cervical<br>Diminuição da expressão do *HOXA10* e do BTEB1 |
| Pólipo endometrial | Interferência mecânica no transporte de espermatozoides e na implantação embrionária<br>Baixos níveis de IGFBP-1<br>Osteopontina na fase secretora<br>Baixos níveis de receptores da progesterona na fase secretora |
| Ovários policísticos | Diminuição da integrina alfa V beta 3, do *HOXA10* e de IGFBP-1 durante a fase secretora<br>Expressão excessiva dos receptores androgênicos<br>Falha na regulação para baixo dos receptores estrogênicos-alfa na janela de implantação<br>Expressão excessiva de dois coativadores dos receptores esteroides AIB1 e TIF2 |

da implantação. Outros estudos mostraram ainda que a espessura endometrial não possui correlação com sua histologia em ciclos naturais nem em ciclos de FIV.

O endométrio, a partir da menstruação, cresce rapidamente até cerca de 9 ou 10 dias, quando diminui seu crescimento, apesar do aumento do estradiol e da ausência da progesterona. Os determinantes moleculares da espessura endometrial, nesse ponto, ainda são desconhecidos, mas várias doenças associadas à redução das taxas de implantação também mostraram respostas reduzidas a essa fase proliferativa, incluindo a endometriose e a SOP.

A textura endometrial ao ultrassom pode ter um valor prognóstico para a implantação. Na fase proliferativa, o endométrio possui uma textura hipoecogênica com uma linha central bem definida. Essa textura muda na fase secretora, tornando-se hiperecogênica, sem a visualização da ecogenicidade da linha central. Check, em 2003, demonstrou uma taxa de gravidez significativamente maior no grupo que apresentava, à ultrassonografia, um padrão homogêneo hiperecogênico, se comparado ao grupo com padrão heterogêneo.

A avaliação do fluxo sanguíneo endometrial adiciona uma dimensão fisiológica aos parâmetros anatômicos ultrassonográficos e tem atraído bastante atenção. Os fluxos sanguíneos endometrial e subendometrial podem ser, objetivamente e de forma confiável, medidos à ultrassonografia 3D e com Doppler. Raine-Fenning, em 2004, mostrou que o fluxo sanguíneo endometrial e subendometrial aumenta durante a fase proliferativa, com pico três dias antes da ovulação, antes de cair para um nadir, cinco dias após a ovulação.

Em mulheres com ISCA, a vascularização endometrial e subendometrial é reduzida de modo significativo durante as fases foliculares média e tardia, independentemente das concentrações de estradiol e progesterona e da morfometria endometrial. Entretanto, não há evidências de que o método seja efetivo para avaliar o prognóstico na falha de implantação.

A ultrassonografia também é um método eficiente na avaliação de alterações endometriais com os pólipos e os miomas submucosos, com valores preditivos positivos muito parecidos com os da histeroscopia, o método padrão de referência para a avaliação dessas alterações. Outro exame que pode ser utilizado nessa avaliação é a histerossonografia (infusão de solução salina no útero, associada à ultrassonografia), que potencializa a ultrassonografia na visualização das alterações endometriais. Esse exame é muito pouco usado para essa finalidade, em virtude da facilidade na realização da histeroscopia. Além disso, não há dúvida de que a histeroscopia deve ser realizada na suspeita ultrassonográfica ou histerossonográfica de patologias intrauterinas. Mesmo quando não se detectam anormalidades com esses métodos, patologias intrauterinas sutis podem ser detectadas em 18 a 50% das mulheres submetidas à FIV quando a histeroscopia é realizada. Entretanto, a significância clínica desse achado não é suficiente para recomendar a histeroscopia a todas as mulheres antes da FIV.

*Histológica*

Noyes, em 1975, avaliou características histológicas endometriais e criou seus critérios, aceitos como padrão de referência na avaliação da resposta endometrial. Entretanto, vários pontos negativos foram identificados.

A datação é mais precisa nas fases lúteas inicial e tardia, mas não na chamada janela de implantação, porque poucos parâmetros histológicos permitem a diferenciação dentro desse tempo de duração do endométrio receptivo. Além disso, a estimulação ovariana em ciclos artificiais pode levar a diferenças no momento da maturação endometrial, se comparada ao ciclo natural. E, finalmente, a datação histológica não discrimina se a mulher é fértil ou não e, por isso, não é válida para a avaliação de infertilidade ou de falha de implantação.

Adicionalmente, o uso de marcadores como integrina alfa V beta 3, mucina-1, LIF e *HOXA10* tem sido investigado como um caminho melhor na avaliação do desenvolvimento endometrial e, indiretamente, de sua receptividade. O uso desses marcadores de receptividade, no entanto, ainda não tem sido adotado clinicamente, pois só existe um representante comercial para eles e seu uso clínico ainda não demonstrou, de forma definitiva, se aumenta a receptividade.

## Tratamentos recomendados

Na Tabela 3 estão descritas as possibilidades de melhorar a implantação nas ginecopatias.

### Receptividade endometrial

*Polipectomia histeroscópica*

Sabe-se que mulheres com achado histeroscópico anormal (pólipos, miomas ou sinéquias), quando operadas, têm taxas de gravidez aumentadas. A polipectomia pode ser realizada às cegas, por uma curetagem uterina, mas a histeroscopia usando tesoura, alça de ressecção ou até um morcelador, sem dúvida, deve ser o método preferido pelos médicos, por causar menor dano ao endométrio e garantir que o pólipo seja removido por inteiro. A histeroscopia cirúrgica com alça de ressecção parece ser a técnica mais escolhida.

**Tabela 3**   Métodos atuais disponíveis para melhorar a implantação nas doenças ginecológicas.

| Doença ginecológica | Método de tratamento |
|---|---|
| Endometriose | Excisão dos implantes por diatermia ou *laser* |
| Leiomioma uterino | Miomectomia |
| Hidrossalpinge | Salpingectomia; oclusão dos óstios tubários |
| Pólipo endometrial | Polipectomia histeroscópica |
| SOP | Perda de peso; sensibilizadores da insulina |
| Adenomiose | Agonista do GnRH; excisão cirúrgica |
| Endometrite | Antibioticoterapia |
| Disfunção endometrial por estimulação ovariana | Congelamento dos embriões; estimulação ovariana mais suave |

## Miomectomia

Os leiomiomas que distorcem a cavidade uterina, independentemente de serem intramurais ou submucosos, afetam negativamente tanto a fertilidade natural quanto aquela melhorada durante o tratamento de FIV.

A abordagem atual para os miomas, para preservar ou melhorar a fertilidade, é a remoção cirúrgica, por laparotomia, laparoscopia ou histeroscopia. Os objetivos da miomectomia incluem restauração da morfologia uterina, retorno da função menstrual normal e aumento da fertilidade.

A taxa de gravidez favorável obtida após cirurgias de miomectomia leva muitos especialistas a acreditarem que as remoções de miomas uterinos estão relaciona-das ao aumento do número de nascimentos. Entretanto, nenhum trabalho prospectivo apropriado foi feito até hoje. Além disso, não existem informações sobre as complicações da miomectomia na falha de implantação, embora a maioria dos especialistas recomende a remoção histeroscópica dos miomas submucosos que distorcem a cavidade uterina.

## Tratamento do endométrio pouco diferenciado

Para aumentar o fluxo sanguíneo uterino, que supostamente poderia aumentar o desenvolvimento endometrial, baixas doses de Aspirina® e Sildenafil® foram sugeridas nos casos de falha de implantação em que o endométrio não se desenvolve de forma adequada.

Muitos especialistas, quando o endométrio se encontra fino no momento da transferência (< 7mm), preferem congelar todos os embriões e transferi-los após estimulação endometrial com altas doses de estrógenos. A administração por via vaginal, transdérmica ou oral de estradiol micronizado ou o tratamento antifibrótico com pentoxifilina e altas doses de vitamina E tem demonstrado aumentar as taxas de gravidez em casos de endométrio pouco diferenciado.

### Estimulação endometrial por dano local

Existem vários mecanismos possíveis para explicar o motivo pelo qual a retirada de uma amostra endometrial pode aumentar sua receptividade e as taxas de gravidez clínica.

O dano local, na fase proliferativa endometrial de pacientes em ciclos de FIV, pode induzir a decidualização (ou reação pseudodecidual) do endométrio, aumentando a capacidade de implantação.

Biópsias endometriais também podem provocar lesão, precipitando, assim, uma forte secreção de diferentes citoquinas e fatores de crescimento, incluindo LIF, IL-11 e fator de crescimento semelhante ao epidérmico da heparina, os quais são benéficos para a implantação embrionária.

O dano local também pode recrutar células-tronco embrionárias para o endométrio. Essas células provocam seu crescimento, talvez por criar parcialmente um novo endométrio livre de defeitos epigenéticos. Barash et al., em 2003, realizaram biópsias endometriais repetidas em pacientes submetidas à FIV e com falhas de implantação. As taxas de gravidez e de nascimento dobraram no grupo tratado, em comparação com os controles. Assim, concluiu-se que o dano local no endométrio aumenta a incidência de implantação.

### Endometrites

De forma semelhante, qualquer condição inflamatória ou infecciosa, como várias citoquinas, pode alterar a receptividade endometrial.

Embora não exista um exame específico para identificar a condição de inflamação pélvica, ela poderia ser detectada pela elevação da proteína C-reativa, pela hemossedimentação ou pela Ca125, apesar de serem inespecíficos.

O tratamento deve ser direcionado no sentido de eliminar a fonte de inflamação ou de infecção. Existem inúmeros protocolos descritos para falha de implantação, entre os quais se destacam histeroscopia, curetagem, altas doses de antibióticos e estrógenos.

*Imunoterapia*

Dada a evidência que sugere os fatores imunológicos envolvidos na falha de implantação, a imunoterapia com imunoglobulina intravenosa tem sido recomendada de forma empírica em programas de FIV, por modular a função celular endometrial. Estudos preliminares encontraram taxas de sucesso variáveis com a imunoglobulina. Sua efetividade no tratamento da falha de implantação ainda não está estabelecida. O tratamento combinado da Aspirina® com glicocorticosteroides (que suprimem a rejeição fetal) tem sido descrito como fator do aumento das taxas de gravidez em pacientes com autoanticorpos positivos e falha de implantação.

Por outro lado, dois estudos randomizados indicaram que a heparina e a Aspirina® não aumentaram as taxas de gravidez ou a implantação em casos de falha, mesmo em pacientes com autoanticorpos positivos. De forma semelhante, a imunoterapia com leucócitos paternos não mostra efeito em casos de falha de implantação.

A heparina, além dos seus efeitos anticoagulantes, está envolvida na adesão do blastocisto ao endométrio e na subsequente invasão, por aumentar a perfusão endometrial. Alguns trabalhos mostram que o tratamento prolongado com a heparina aumenta as taxas de gravidez. Além disso, o uso de LIF recombinante e de progesterona parece melhorar a receptividade endometrial.

Outra tentativa (para a qual só há, até o momento, estudos em animais) seria suplementar a cultura embrionária com conhecidos fatores promotores da adesão, como o ácido hialurônico e a heparinase recombinante.

Infelizmente, com exceção do suporte de fase lútea pela administração de progesterona na FIV, nenhum dos tratamentos mencionados mostrou ser eficiente para aumentar as taxas de implantação e de gravidez.

## Embrião

### Diagnóstico genético pré-implantacional

Pacientes com falha de implantação desenvolvem alto percentual de embriões cromossomicamente anormais (apesar da morfologia e das taxas de desenvolvimento laboratorial regulares) que falham em implantar.

Taranissi, em 2005, usando o *screening* genético pré-implantacional (PGS), analisou de três a oito cromossomos e a seleção de embriões cromossomicamente normais para transferência. Os resultados mostraram que as taxas de implantação em pacientes com falhas anteriores aumentaram significativamente e que o PGS para cromossomos 13, 16, 18, 21 e 22, em mulheres jovens e com falha de implantação, estava associado à melhora dos resultados (taxa de gravidez de 43% e de nascidos vivos de 32%).

Entretanto, outro estudo de 2005, revisando os resultados do PGS na falha de implantação, concluiu que os dados da literatura não fornecem uma evidência consistente de que pacientes com falha de implantação se beneficiarão do PGS, mas declaram que ele pode ser útil apenas para esclarecer as razões de falhas de implantação recorrentes.

Uma nova técnica, a hibridização genômica comparativa (CGH), analisa todos os pares cromossômicos, identificando muitas anormalidades cromossômicas que não seriam diagnosticadas se as células fossem analisadas por FISH, para apenas pequeno número de pares de cromossomos. Foram encontradas taxas clínicas de gravidez e de implantação de 11 e 7% para embriões analisados por FISH e de 21 e 15% para embriões analisados por CGH.

### Assisted hatching

Alguns sugerem como possível causa de falha de implantação a ausência de abertura da zona pelúcida do embrião após sua expansão. Para ajudar na liberação do embrião de sua zona pelúcida, diferentes tipos de abertura foram desenvolvidos. A abertura pode ser feita mecanicamente (dissecção parcial ou total da zona), quimicamente (perfurações com ácido Tyrodes) ou com *laser*, antes da transferência embrionária.

Três estudos randomizados mostraram que, em casos de falha de implantação, o *hatching* assistido aumenta significativamente as taxas de implantação e de gravidez. Entretanto, em uma revisão sistemática de 23 estudos randomizados (2.572

mulheres), embora as taxas de gravidez fossem significativamente maiores após o *hatching*, não houve efeito sobre as taxas de nascimento.

Além disso, em um grande estudo europeu multicêntrico randomizado, não foi encontrado nenhum benefício do *hatching* assistido com *laser*.

## Transferência intratubária de zigoto

Ao contrário da FIV clássica, a transferência intratubária de zigotos (ZIFT) permite o desenvolvimento embrionário inicial no meio ambiente natural da tuba e o transporte do embrião para a cavidade uterina sobre uma regulação fisiológica natural.

Essa técnica previne a perda embrionária após a transferência transcervical e resolve problemas de dificuldades técnicas da transferência em casos de estenose cervical. A complexidade e os custos dessa técnica, bem como os resultados bastante parecidos com os das técnicas convencionais da FIV, decretaram a sua não utilização na maioria dos serviços.

## Cocultura

Vários autores sugerem que adicionar alguns componentes (uma variedade de diferentes células) melhoraria as condições de cultura dos embriões (sistema de cocultura). O efeito benéfico sugerido da cocultura inclui a secreção de fatores embriotróficos, como nutrientes, fatores de crescimento e citoquinas, além de combater radicais livres e potenciais substâncias nocivas.

O método mais promissor parecer ser homólogo às células endometriais. Com esse método, alguns trabalhos relataram uma taxa de gravidez de 49% em mulheres com falha de implantação. Entretanto, muitos serviços não possuem a experiência necessária para utilizar métodos de cocultura. Existem controvérsias em relação aos benefícios de vários outros meios de cultura mais modernos e sofisticados.

## Transferência de blastocisto

Desde o início da FIV, os embriões têm sido transferidos rotineiramente em um estágio de duas a oito células (dia 2 ou 3 após a fertilização), momento em que, naturalmente, estariam nas tubas uterinas.

A transferência de blastocisto (cerca de 5 ou 6 dias após a fertilização) é mais fisiológica porque, naturalmente, o embrião entra na cavidade uterina apenas 5 dias após a fertilização, no estágio de mórula/blastocisto.

Outro aspecto igualmente importante é que a ativação genômica embrionária ocorre no estágio de oito a dez células. Até esse estágio, o desenvolvimento embrionário depende somente do genoma do oócito. Então, a cultura do embrião até o estágio de blastocisto permite checar todo o genoma embrionário.

Dois grandes estudos randomizados mostraram que, em casos de falha de implantação, a transferência de blastocistos aumentou significativamente as taxas de implantação e de nascimentos.

A melhora na seleção embrionária e na receptividade uterina pode explicar os benefícios da transferência em estágio de blastocisto para casais com falha de implantação.

## Transferência de citoplasma

A falha de implantação pode ser consequência da falta de componentes do citoplasma do óvulo em algumas pacientes. A introdução de uma pequena quantidade de citoplasma de um oócito ou de um zigoto doado pode alterar a provável deficiente função do oócito. Essa técnica levou ao nascimento de pelo menos 30 bebês saudáveis no mundo.

Entretanto, o citoplasma transferido pode conter mRNAs, proteínas e mitocôndrias, bem como outras organelas. Assim, a transferência de citoplasma ainda é considerada um procedimento experimental, porque não se sabe se a fisiologia do embrião seria afetada.

## Melhora das técnicas de transferência embrionária

Obviamente, a melhor técnica é essencial em cada ciclo e deve ser considerada na falha de implantação. A metanálise de trabalhos randomizados mostrou aumento significativo da taxa de gravidez quando técnicas mais delicadas, com uso de ultrassonografia, eram usadas e os embriões eram depositados no meio da cavidade uterina.

Um trabalho randomizado controlado mostrou que um colante de fibrina pode dobrar as taxas de gravidez na falha de implantação. Muitas clínicas transferem grande número de embriões após falha, mas nenhum estudo comparativo foi publicado até o momento.

# Causa multifatorial

## Endometriose

O tratamento da endometriose deve ser altamente individualizado, dependendo dos desejos conceptivos ou contraceptivos. As opções clínicas de tratamento incluem drogas hormonais, como contraceptivos orais combinados, progestágenos, análogos do GnRH ou inibidores da aromatase.

O objetivo principal do tratamento clínico é impedir a produção estrogênica ou se opor à sua ação. Desde 2002, há trabalhos que sugerem que o tratamento a longo prazo com agonista do GnRH (de 3 a 6 meses) antes da FIV pode melhorar a implantação em mulheres com endometriose, sem nenhum efeito deletério sobre a resposta ovariana. Recente metanálise de três estudos randomizados controlados indicou que esse tratamento aumentou a probabilidade de gravidez clínica em cerca de quatro vezes.

Uma medicação que poderia ser usada é o danazol *in vitro*, por seus efeitos imunossupressivos na endometriose. Em um estudo randomizado de 81 pacientes com falha de implantação, o tratamento com danazol aumentou significativamente as taxas de gravidez, 40 contra 19,5%.

Outra opção seria remover as lesões pela excisão a *laser* ou pela coagulação na laparoscopia. Em recente revisão, Cochrane demonstrou que, em mulheres com endometriose leve e moderada, houve uma pequena melhora nas taxas de gravidez clínica quando as lesões foram tratadas (*laser*/coagulação), se comparadas àquelas em que era feito apenas o diagnóstico laparoscópico (OR: 1,66; 95% CI 1.09–2.51).

Apesar disso, a maioria dos investigadores concorda que não há benefícios em remover endometriomas antes da FIV. Ademais, outros autores demonstraram que o papel do tratamento laparoscópico da endometriose não ovariana em pacientes com falha de implantação é controverso, lembrando que a cirurgia pode ser deletéria sobre a reserva ovariana.

## Adenomiose

A associação entre adenomiose e infertilidade tem sido descrita em vários relatos de casos que mostraram o restabelecimento da fertilidade após inúmeros tratamentos, inclusive o uso de análogos do GnRH, além de tratamentos com cirurgia conservadora laparoscópica ou laparotômica e embolização das artérias uterinas.

## Hidrossalpinge

As opções de tratamento da hidrossalpinge incluem a drenagem do líquido tubário, a salpingostomia, a oclusão tubária proximal e a salpingectomia.

Strandell et al. foram os primeiros a mostrar, em um estudo randomizado controlado, que a salpingectomia aumenta as taxas de gravidez em pacientes com hidrossalpinge.

A salpingectomia laparoscópica deve ser considerada para todas as mulheres com hidrossalpinge uni ou bilateral antes da FIV e, com certeza, após falha de implantação. Já a oclusão tubária proximal deve ser vista como uma alternativa nos casos em que a salpingectomia é tecnicamente difícil ou impraticável.

## Melhora dos protocolos de estimulação ovariana

Dados recentes sugerem que, além da causa óbvia de infertilidade na SOP – a anovulação –, a receptividade endometrial poderia também contribuir para a infertilidade.

Por mecanismos ainda pouco compreendidos, a perda de peso e os sensibilizadores periféricos da insulina mostram que diminuem na circulação os níveis tanto de insulina quanto de androgênios e aumentam o desempenho reprodutivo.

Na SOP, com frequência, a excessiva estimulação ovariana pode causar defeitos no endométrio, com impacto direto na implantação. Nesses casos, entre as opções de tratamento, está o congelamento dos embriões e a transferência em ciclo subsequente, evitando a estimulação agressiva. De forma alternativa, um segundo ciclo pode ser realizado com uma estimulação mais suave, evitando o excesso de medicação ou o preparo endometrial com estrógeno e progesterona.

Takahashi et al., em 2004, mostraram que o uso de protocolo com o análogo antagonista do GnRH aumenta a qualidade do blastocisto e os resultados de gravidez após falha de implantação de ciclos com esse análogo. Também foi sugerido o ciclo natural, particularmente para pacientes com contagem elevada de células NK uterinas.

Não há estudo controlado comprovando que a mudança de alguma medicação ou um protocolo específico de estimulação poderia melhorar o resultado da FIV em casos com falha de tratamento. Mesmo assim, assume-se que algumas pacientes são mais vulneráveis do que outras a certas medicações e, assim, deve haver espaço para protocolos "pessoais" na falha de implantação.

## Conclusões

Existem muitas razões – conhecidas ou não – para a falha de implantação e, por enquanto, a ciência médica ainda não possui todas as ferramentas para diagnosticar, em cada caso, as causas exatas para repetidas falhas. Entretanto, acredita-se que, após a falha de três transferências de embriões de boa qualidade em um serviço de reprodução assistida, com pelo menos 30% de taxa de gravidez, medidas mais específicas devem ser tomadas.

Não existem dados consistentes de trabalhos randomizados controlados confirmando o valor de algum tratamento específico, mas todos concordam que, tomando-se medidas especiais conforme o caso, é possível conseguir a gravidez em muitas situações de falhas repetidas.

Após três falhas, repetir a histeroscopia e tentar transferir um blastocisto é altamente recomendado e mudanças nos protocolos de estimulação também são uma boa alternativa. O *hatching*, o *screening* genético pré-implantacional e a cocultura são provavelmente benéficos em mãos experientes. O uso de danazol ou de agonista do GnRH por um longo período provavelmente tem seu lugar em casos de endometrioses com repetidas falhas. Já o uso da imunoterapia com imunoglobulina intravenosa é bastante controverso, mas pode ser justificado após muitas falhas, em casos específicos.

Esteroides podem ter um bom papel em pacientes com algum sinal de autoimunidade, e a transferência de embriões nas trompas é uma boa alternativa em casos de transferência embrionária difícil em mulheres com trompas saudáveis.

O desenvolvimento do endométrio, que se torna receptivo durante a janela de implantação, necessita de uma delicada colaboração de vários fatores. Muitos deles já foram descritos, apesar de a função individual e o papel de cada um no desenvolvimento endometrial ainda não ser totalmente compreendido. Mesmo que o conhecimento seja limitado, sabe-se que houve grande melhora no tratamento da infertilidade feminina.

Células-tronco endometriais e terapia gênica são opções promissoras para o futuro. Experiências em camundongos com o gene *HOXA10* mostraram um aumento dos locais de implantação, sugerindo que o acréscimo da expressão desse gene pela terapia gênica pode ser uma opção terapêutica para melhorar a implantação.

Em humanos, genes foram introduzidos nas células epiteliais primárias endometriais e nas células Ishikawa com sucesso, usando-se mediadores lipossômicos como base para a transferência gênica. Além disso, genes foram introduzidos e expressos em úteros humanos intactos.

Em resumo, melhorar a receptividade endometrial nos tratamentos de infertilidade melhorará as taxas de sucesso na obtenção da gravidez.

Outro aspecto importante é a proporção em que o estresse pode interferir nos tratamentos de infertilidade. Alguns autores indicam que as intervenções psicológicas têm pouca influência sobre as taxas de gravidez, mas vários trabalhos revisaram tratamentos de grupo e individuais sobre a possível promoção de gravidez, e o resultado principal sugere que a psicoterapia (tanto de grupo quanto individual) reduz a ansiedade e a depressão, possivelmente aumentando o sucesso conceptivo. Muitos médicos recomendam intervenções psicológicas e várias técnicas de relaxamento, mas faltam provas que comprovem a sua eficácia.

## ABORTAMENTO RECORRENTE DE CAUSA GENÉTICA

A influência de causas genéticas sobre a fertilidade diferencial dos indivíduos vem sendo referida na literatura desde o início do século XX, sugerindo que transtornos genéticos poderiam ser responsáveis tanto por abortamentos quanto por malformações.

Diversos são os mecanismos existentes na natureza que agem no sentido de preservar a integridade biológica da espécie, evitando a perpetuação de anomalias cromossômicas. Essas barreiras biológicas atuam em momentos determinados do desenvolvimento do indivíduo, agindo seletivamente de três diferentes maneiras. A primeira delas constitui as aberrações cromossômicas severas, que impedem a implantação do zigoto e são responsáveis pelos abortos espontâneos precoces (50 a 70% dos abortos do primeiro trimestre) e pela morte de cerca de 5% das crianças no período perinatal. A segunda é a seleção natural dos indivíduos com anomalias dos cromossomos sexuais que, embora não sejam muito severamente afetados do ponto de vista clínico ou mental, são inférteis. Aqui aparecem os casos de síndrome de Turner, síndrome de Klinefelter e suas variações, disgenesias gonadais e hermafroditismos. No terceiro grupo, encontram-se indivíduos fenotipicamente normais, mas que são portadores de anomalias cromossômicas estruturais em estado equilibrado. Incluem-se pacientes com história de abortamento habitual, infertilidade involuntária ou prole malformada.

### Abortamentos espontâneos

As principais causas de abortamentos espontâneos do primeiro trimestre são as aberrações cromossômicas numéricas. Quando se investigam citogeneticamente os produtos de abortamento espontâneo, verifica-se que a incidência de aberrações cromossômicas aumenta tanto com a precocidade da parada do desenvolvimento embrionário quanto com a elevação da idade da mãe, acentuando-se após os 35 anos.

As aberrações cromossômicas mais frequentes são as trissomias autossômicas, especialmente a do cromossomo 16 (Figura 1), a monossomia X (Figura 2) e as euploidias (Figuras 3 e 4). Raramente são identificadas anomalias complexas, como trissomias duplas (Figura 5) e associações entre triploidia e trissomia (Figura 6).

Quanto maior o desequilíbrio cromossômico e, consequentemente, maior a alteração do número de genes observada no produto de concepção, mais cedo ocorrerá a parada do desenvolvimento embrionário ou fetal. Raras vezes são observados abortamentos cromossômicos no segundo trimestre gestacional e, quando

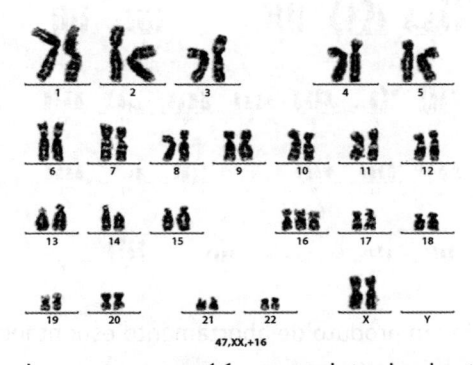

**Figura 1**   Trissomia do cromossomo 16 em produto de abortamento espontâneo.

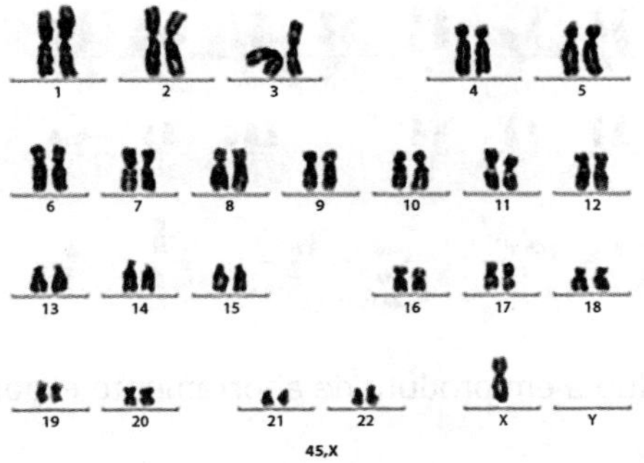

**Figura 2**   Monossomia do cromossomo X em produto de abortamento espontâneo.

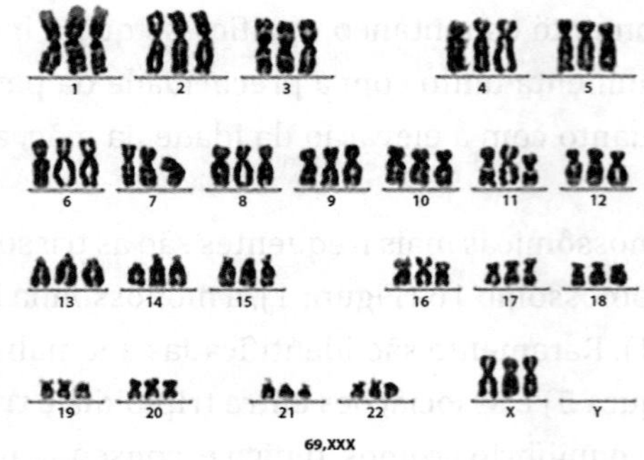

**Figura 3** Triploidia em produto de abortamento espontâneo.

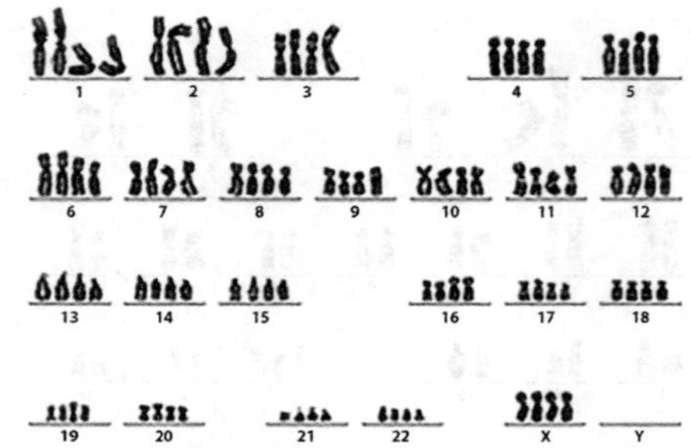

**Figura 4** Tetraploidia em produto de abortamento espontâneo.

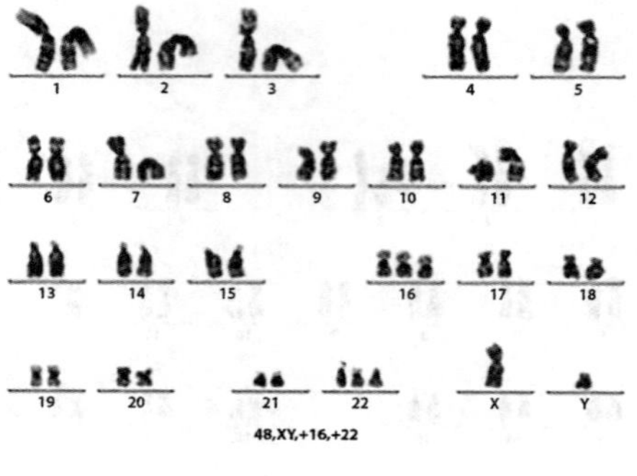

**Figura 5** Trissomia dupla em produto de abortamento espontâneo.

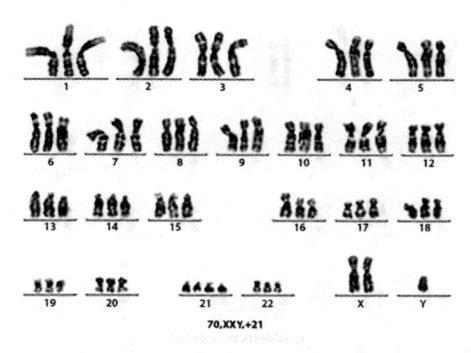

**Figura 6** Triploidia + trissomia em produto de abortamento espontâneo.

isso ocorre, geralmente o feto apresenta as alterações cromossômicas compatíveis com a vida (trissomias dos cromossomos 13, 18, 21 ou monossomia do cromossomo X).

A investigação cromossômica do material de aborto auxilia na conduta do obstetra, pois determina se a interrupção da gestação teve causa ovular ou materna. O material obtido por curetagem deve ser colhido de maneira asséptica e transportado ao laboratório em meio de cultura estéril, jamais sendo colocado em formol, o que impede a realização da cultura celular.

## Abortamento recorrente ou habitual

Nos casos de abortamentos de repetição, são frequentes as aberrações cromossômicas estruturais (6 a 10% dos casais), especialmente as translocações Robertsonianas (Figura 7), nas quais existe uma fusão entre os braços longos de dois cromossomos acrocêntricos, e as recíprocas (Figuras 8 e 9), em que ocorre a troca de material genético entre dois cromossomos, sem que isso leve a um desequilíbrio gênico. Os pacientes com translocações equilibradas são geralmente normais do ponto de vista fenotípico, apresentando alguma alteração apenas quando decidem se reproduzir, com diferentes efeitos de acordo com o sexo do indivíduo portador da alteração cromossômica e dos segmentos envolvidos. Quando a alteração é detectada no homem, existe uma maior chance de infertilidade, enquanto na mulher há mais abortamentos. O achado de uma aberração cromossômica desse tipo coloca o casal em uma situação de risco elevado, tornando dispensáveis outras pesquisas laboratoriais.

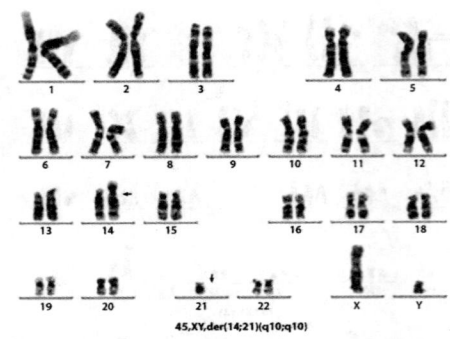

45,XY,der(14;21)(q10;q10)

**Figura 7** Translocação Robertsoniana equilibrada envolvendo os cromossomos 14 e 21, em paciente com filho anterior com síndrome de Down.

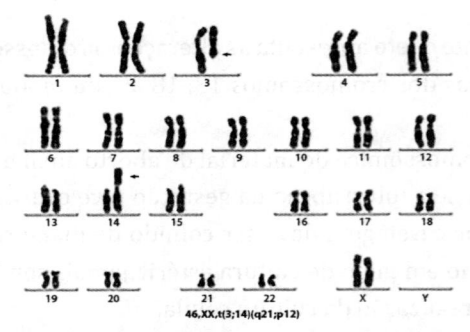

46,XX,t(3;14)(q21;p12)

**Figura 8** Translocação recíproca equilibrada envolvendo os cromossomos 3 e 14 em paciente feminina com história de abortamentos recorrentes.

## Estudo cromossômico na infertilidade

O estudo cromossômico, atualmente, é parte fundamental da propedêutica de casais com problemas reprodutivos. A identificação dos cromossomos humanos é feita desde 1956, sendo que hoje é possível realizar o cariótipo a partir de diversos tecidos e em várias fases do desenvolvimento. Para recém-nascidos, crianças e indivíduos adultos, o tecido mais utilizado é o sangue periférico, de fácil obtenção, que permite um diagnóstico rápido e eficiente. Os cariótipos normais para o sexo masculino (46, XY) e feminino (46, XX) aparecem nas Figuras 10 e 11.

A infertilidade abrange a incapacidade tanto de conceber espontaneamente como de manter uma gravidez até o nascimento de uma criança viva e normal. Pode decorrer de uma variada gama de fatores, que incluem tanto o homem quanto a mulher, ou ambos os parceiros.

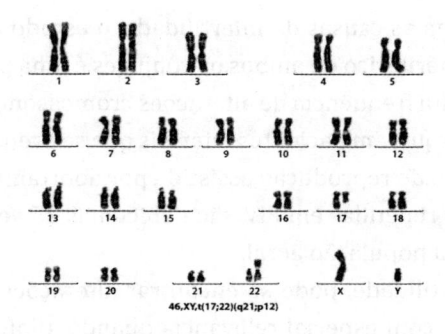

**Figura 9** Translocação recíproca equilibrada em paciente masculino com história de infertilidade.

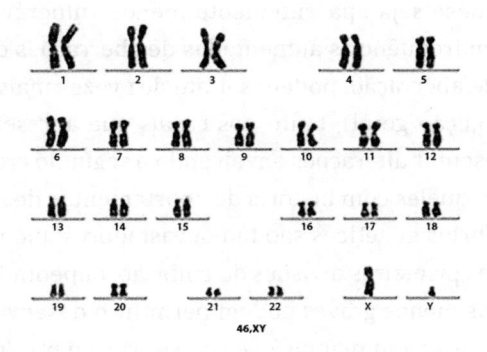

**Figura 10** Cariótipo masculino normal.

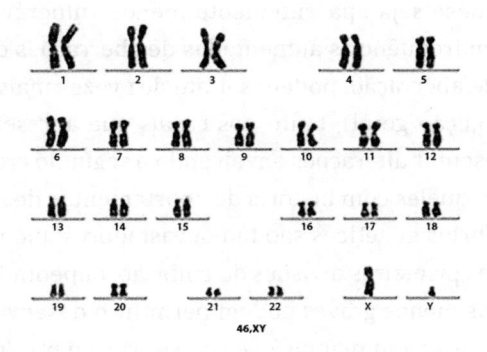

**Figura 11** Cariótipo feminino normal.

Quando se investiga as causas da infertilidade, o estudo do cariótipo a partir de células do sangue periférico de ambos os cônjuges é uma parte fundamental da investigação, dada a alta frequência de alterações cromossômicas observadas nesses pacientes. Sabe-se que, em pacientes inférteis que se preparam para se submeter a um procedimento de reprodução assistida por abortamentos recorrentes ou falhas de implantação repetidas em FIV, são detectadas 25 vezes mais aberrações equilibradas do que na população geral.

Nos casos de infertilidade, pode-se encontrar alterações cromossômicas numéricas e estruturais, com especial relevância quando a infertilidade é de causa masculina, chegando a 15% entre os homens com azo e oligospermia, pois as anomalias cromossômicas costumam comprometer a espermatogênese. Nesse grupo, além das alterações estruturais equilibradas, são frequentes os casos de síndrome de Klinefelter (Figura 12).

Embora a ovogênese seja aparentemente menos vulnerável, as parceiras femininas têm também frequências aumentadas de aberrações cromossômicas (de acordo com o tipo de aberração, podem ser até dez vezes mais frequentes que as observadas na população geral), tanto nos casais que apresentam infertilidade, quando podem apresentar alterações envolvendo o segundo cromossomo X (Figuras 13 e 14), como naqueles com história de abortamentos de repetição.

Alguns desequilíbrios genéticos são tão devastadores que podem comprometer definitivamente as primeiras divisões do embrião, impedindo sua implantação. Outros desequilíbrios menos graves podem permitir o desenvolvimento até estágios mais avançados, mas a implantação é transitória e o produto da concepção é eliminado em algum momento dentro das duas primeiras semanas, produzindo

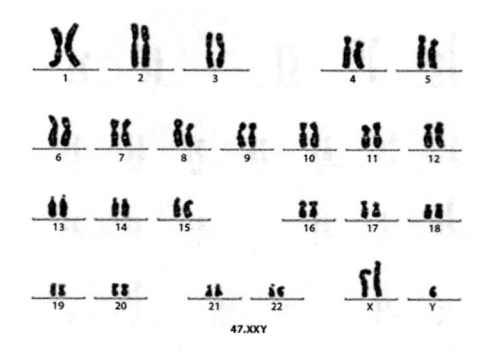

**Figura 12**   Cariótipo compatível com síndrome de Klinefelter.

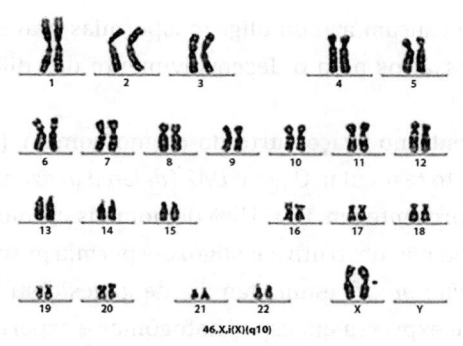

46,X,i(X)(q10)

**Figura 13** Cariótipo com isocromossomo do cromossomo X em paciente infértil com quadro clínico de síndrome de Turner.

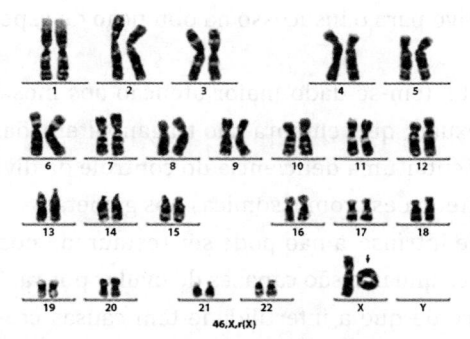

46,X,r(X)

**Figura 14** Cariótipo com anel do cromossomo X em paciente infértil com quadro clínico de síndrome de Turner.

pouca ou nenhuma alteração do ciclo menstrual. Essas gestações podem nem chegar a ser reconhecidas, recebendo a denominação de "abortos ocultos".

Outra investigação importante, no caso de homens com alterações seminais, é referente às microdeleções do cromossomo Y, alterações cromossômicas submicroscópicas detectadas por meio de técnicas moleculares, como a reação em cadeia da polimerase (PCR). Quando comparadas a outras causas conhecidas de infertilidade, as microdeleções do cromossomo Y são relativamente frequentes (7 a 10%) e sua incidência aumenta com o grau de comprometimento da espermatogênese.

A região específica do braço longo do cromossomo Y (Yq) relacionada à infertilidade masculina é genericamente denominada *locus* do fator da azoospermia (*AZF – azoospermia factor*). Ali podem ocorrer deleções em três sub-regiões não sobrepostas, que causam azo ou oligozoospermias graves e parecem conter múltiplos genes necessários para o desenvolvimento dos diferentes estágios da espermatogênese.

O gene *SRY*, presente no braço curto do cromossomo Y (Yp), é fundamental para o desenvolvimento testicular. O gene *DAZ (deleted in azoospermia)*, localizado na região AZFc, está presente em 10 a 15% de homens cromossomicamente normais com azoospermia não obstrutiva e oligozoospermia grave.

O *RBM (RNA binding motif)* é uma família de genes distribuídos ao longo do cromossomo Y, que se expressa em espermatogônias e espermatócitos primários e cujo papel na espermatogênese continua controverso. A microdeleção da região AZFb, que contém cópias desse gene, está geralmente relacionada com a parada de maturação da célula germinativa antes da complementação da meiose e parece ter um caráter preditivo para o insucesso na obtenção de espermatozoides para a realização de ICSI.

Mais recentemente, tem-se dado maior atenção aos mosaicos baixos ($\leq$ 5%) dos cromossomos sexuais, que, embora não tragam alterações fenotípicas ao paciente, podem representar uma deficiência do controle da divisão celular, acarretando risco alto de alterações cromossômicas nos gametas.

Como a fertilidade intrínseca não pode ser restaurada nos homens azoospérmicos ou nas mulheres que não são capazes de ovular por razões cromossômicas, a constatação precoce de que a infertilidade tem causas cromossômicas é muito importante, pois fornece uma explicação para o insucesso reprodutivo e evita, além do desapontamento, o desgaste físico, psicológico e financeiro, orientando o tratamento da infertilidade para a FIV com doação de sêmen ou de ovócitos, de acordo com o cônjuge que apresentar a alteração cromossômica.

## Aconselhamento genético

É um processo de comunicação relativo à ocorrência e ao risco de recorrência de uma doença genética em uma família, tendo se transformado em uma área importante da Genética Humana e sendo crescente o número de pacientes que solicitam orientação ou são encaminhados por seus médicos para aconselhamento sobre o diagnóstico, o impacto e os riscos de recorrência de doenças de fundo genético. Seu interesse tem aumentado tanto para os médicos quanto para a população geral, em razão do maior espaço ocupado por notícias sobre genética nos veículos de comunicação e na literatura médica.

O aconselhamento genético (AG), de acordo com a situação, pode ser direcionado ao indivíduo afetado, aos pais ou à sociedade. Durante o processo de AG, é abordada uma gama variada de problemas. Muitas consultas são feitas por causa de defeitos ao nascimento, retardo mental, retardo no desenvolvimento, dismorfologias, baixa estatura, etc., que podem não ter origem genética. Na maior parte dos serviços, apenas 30 a 50% dos pacientes ou famílias apresentam uma base genética verdadeira, como doenças monogênicas ou aberrações cromossômicas.

O AG é preferencialmente realizado por equipes multidisciplinares, compostas por geneticistas clínicos (médicos), geneticistas não clínicos, citogeneticistas, geneticistas moleculares e conselheiros genéticos (enfermeiros, psicólogos e outros profissionais de saúde). A pessoa destinada a entrar em contato direto com o paciente deve ter grande capacidade de se comunicar, apresentar alto grau de empatia com o consulente, utilizar linguagem simples, dispor de tempo para esclarecer as dúvidas, dispensar uma atenção carinhosa e ser sensível às culpas e aos temores.

O AG tem um enfoque mais de orientação médica do que de eugenia, deve ser abrangente e, na relação médico-paciente, as necessidades individuais devem preceder as coletivas, preservando sempre o direito de decisão do casal, que deve ser encorajado a tomar as decisões reprodutivas mais apropriadas a si, não considerando os possíveis efeitos nocivos que os genes podem causar à população como um todo.

A maior parte dos geneticistas e o Comitê de Especialistas da Organização Mundial da Saúde (OMS) recomendam que o AG seja não diretivo e que o médico não leve em consideração suas próprias crenças e seus princípios religiosos, raciais ou eugênicos, respeitando ainda o direito do paciente – ou de seus parentes – de tomar conhecimento ou não sobre uma dada patologia.

## Diagnóstico

O diagnóstico acurado de uma doença genética é fundamental para o início do processo de AG. Todos os recursos da medicina moderna devem ser utilizados, enfatizando-se a precisão diagnóstica, uma vez que fenótipos semelhantes podem ter padrões de herança diferentes ou não ser hereditários.

A história familiar é de grande importância, e todas as informações devem ser valorizadas. Quando o afetado já faleceu, o que dificulta o diagnóstico preciso, os dados familiares podem fornecer informações a respeito do padrão de herança da doença apresentada, surgindo, assim, a base para o AG.

Deve-se recorrer a registros médicos ou hospitalares anteriores, a análise de abortos espontâneos ou a autópsia de natimortos malformados e também a fotografias do paciente, uma vez que muitas doenças genéticas apresentam traços fisionômicos característicos. Também são úteis quaisquer exames que possam ter sido realizados, em especial as análises cromossômicas. Como muitas doenças genéticas são raras, mesmo especialistas podem ter dificuldade em chegar ao diagnóstico, solicitando aos geneticistas clínicos que confirmem suas suspeitas diagnósticas.

## Riscos de recorrência

Os riscos genéticos são definidos no caso das doenças mendelianas e dependem diretamente do padrão de herança específico de cada doença, que é calculado pelo estudo das genealogias. Os pacientes se preocupam mais com o risco de recorrência da sintomatologia do que com o risco genético teórico. Por exemplo, para uma doença de padrão de herança autossômico dominante, o risco de manifestação estará diminuído caso ela apresente penetrância incompleta (nem todas as pessoas que possuem um determinado gene deletério apresentam a sintomatologia relativa a seu efeito), ou seja, uma doença de manifestação tardia, que permite que a pessoa portadora do gene tenha vida normal até que o quadro clínico se manifeste.

A informação genética nas condições multifatoriais, como defeitos congênitos, doenças comuns da idade adulta e psicoses, é menos precisa do que nas doenças mendelianas, pois o número de genes envolvidos e sua ação geralmente são desconhecidos. O risco empírico é baseado na recorrência observada da doença em outras famílias de afetados, oscilando entre 3 e 5% para os defeitos congênitos mais frequentes.

Anormalidades cromossômicas hereditárias, como translocações, não segregam dentro de frequências mendelianas, e o AG deve ser baseado nos riscos empíricos. Nas condições mendelianas, os riscos de recorrência não variam com o número de crianças afetadas na prole. Já nas doenças multifatoriais, ele aumenta se dois ou mais parentes de primeiro grau são afetados em uma dada família.

"Ligação" é a ocorrência de dois *loci* tão próximos, em um mesmo cromossomo, que os caracteres determinados por eles tendem a se transmitir de geração a geração. O estudo por ligação está indicado quando um diagnóstico não pode ser feito diretamente ou quando é duvidoso pelos métodos convencionais.

## Consanguinidade

Casais compostos por primos em primeiro grau ou outros graus de parentesco costumam procurar orientação acerca dos riscos de virem a ter filhos afetados por doenças hereditárias. Tal interesse decorre do fato de ser do conhecimento público que algumas doenças recessivas raras aparecem frequentemente na prole de indivíduos consanguíneos. Essa tendência é mais marcante quanto mais rara for a doença em questão.

Por outro ângulo, pode-se dizer que a consanguinidade é observada na ascendência de afetados por doenças recessivas raras em frequência muito maior do que nas doenças recessivas observadas mais frequentemente na população geral. A maior parte das populações orientais apresenta baixos índices de casamentos consanguíneos, mas essas taxas são relativamente elevadas em alguns grupos, especialmente se for considerado que, nos isolados reprodutivos, é comum existirem indivíduos que, mesmo sem serem parentes próximos, possuem ancestrais comuns.

A consanguinidade aumenta os riscos de doenças causadas pela homozigose de genes recessivos, mas os riscos absolutos são relativamente baixos. Estima-se que a frequência de várias doenças, defeitos congênitos e déficit intelectual na prole de primos em primeiro grau seja cerca de duas vezes maior do que a que se observa para casais da população geral. Mesmo assim, a chance de o filho de tal casal ser normal é superior a 90% (3 a 4% do risco populacional, acrescido de 6% por causa da consanguinidade). Esses riscos são ainda mais baixos para graus de parentesco mais remoto e são difíceis de diferenciar das frequências populacionais dessas doenças.

Casais consanguíneos têm risco aumentado de ter uma criança homozigota para um gene recessivo deletério – gestações subsequentes terão 25% de risco de produzir outra criança afetada pela mesma patologia. Há também um risco adicional, nos casamentos consanguíneos, de se produzir uma criança com uma condição multifatorial. As opções de diagnóstico pré-natal ou pré-implantacional para casais consanguíneos está limitada a testes de rastreamento e exames ultrassonográficos de alta resolução. Técnicas de diagnóstico citogenético pré-natal não são indicadas, a não ser que o casal tenha um risco conhecido para uma condição que possa ser diagnosticada por elas.

## *Detecção de heterozigotos*

O rastreamento de portadores em bases populacionais está particularmente indicado, agora ou no futuro, para três grupos de heterozigotos: as doenças autossômicas recessivas, com alta incidência em alguns grupos étnicos; as recessivas ligadas ao X, relativamente comuns; e as autossômicas de manifestação tardia. O impacto desse rastreamento na diminuição da incidência de certas doenças pode ser dramático. Um exemplo é a doença de Tay-Sachs, cuja incidência na população de judeus Aschkenazi dos EUA foi bastante reduzida.

## *Implicações negativas dos programas de rastreamento*

O principal objetivo do rastreamento genético é melhorar a saúde pública, mas alguns aspectos negativos têm sido apontados, como a possibilidade de ocorrerem erros nos resultados dos testes, a invasão da privacidade, a possível estigmatização com base em algum achado anormal, a falha na obtenção do consentimento informado, o possível exercício de compulsão, a possível falta de sigilo dos bancos de dados em que os achados estão estocados, além do "direito de não saber" dos pacientes ou de seus familiares sobre algum gene deletério.

## *Não diretividade do aconselhamento genético*

Após a orientação genética, que inclui a estimativa do risco de recorrência, os pais precisam decidir-se a respeito do próprio futuro reprodutivo. Muitos médicos, paternalisticamente, sentem-se inclinados a dar orientações e conselhos dirigidos a favor ou contra gestações futuras. Entretanto, a genética médica tradicionalmente defende a orientação não diretiva, o que está de acordo com a tendência atual de se aumentar a autonomia do paciente.

## *Aspectos psicossociais do aconselhamento genético*

O AG é um procedimento não padronizado cuja eficiência tem sido muitas vezes medida por meio do comportamento reprodutivo subsequente à sua realização, sendo considerado eficiente quando mais casais com risco alto (>10%) desistem de se reproduzir, em comparação aos que apresentavam risco baixo. Esses critérios de avaliação não são unânimes, havendo autores que consideram que a avaliação da compreensão do risco seria mais representativa.

O AG costuma ser menos focado nos aspectos emocionais do que o aconselhamento psicológico ou conjugal. Nos casos em que existem profundos problemas psicológicos, é mais apropriado encaminhar o paciente a um psiquiatra ou psicanalista.

## Diagnóstico pré-natal

O diagnóstico pré-natal inclui uma variedade de técnicas, entre as quais se destacam a ultrassonografia, os exames citogenéticos, as dosagens bioquímicas nas células ou no líquido amniótico e as análises do DNA. Sua importância vem crescendo acentuadamente nas últimas décadas, pois ele altera a prática do AG, permitindo que informações específicas quanto à normalidade ou anormalidade de um feto sejam fornecidas nas situações de AG, substituindo, com diagnósticos conclusivos, uma probabilidade de recorrência, o que constitui uma situação muito mais aceitável para a maior parte dos indivíduos.

## Diagnóstico genético pré-implantacional

Alternativa aos métodos tradicionais de diagnóstico pré-natal, este diagnóstico possui basicamente as mesmas indicações. Constitui-se da análise de uma ou duas células do embrião de três dias, do estudo dos corpúsculos polares ou ainda de células retiradas de blastocistos por técnicas de citogenética molecular (FISH), PCR ou microarranjos de DNA *(CGH-array)*. O casal tem, então, a possibilidade de transferir apenas embriões livres da doença testada.

Outro recurso do diagnóstico pré-implantacional é atuar como rastreamento pré-implantacional, ou seja, pesquisar nos embriões produzidos por técnica de reprodução assistida a presença de alterações que não seriam compatíveis com o desenvolvimento embrionário ou com a normalidade da criança, reduzindo, dessa forma, insucessos em todas as fases do desenvolvimento.

## LITERATURA RECOMENDADA

Achache H, Revel A. Endometrial receptivity markers, the journey to successful embryo implantation. Hum Reprod Update 2006; 12(6):731-46.

Almog B, Shalom-Paz E, Dufort D, Tulandi T. Promoting implantation by local injury to the endometrium. Fertil Steril 2010; 94(6):2026-9.

Beier HM, Beier-Hellwig K. Molecular and cellular aspects of endometrial receptivity. Hum Reprod Update 1998; 4(5):448-58.

Bellver J, Soares SR, Alvarez C, Muñoz E, Ramírez A, Rubio C et al. The role of thrombophilia and thyroid autoimmunity in unexplained infertility, implantation failure and recurrent spontaneous abortion. Hum Reprod 2008; 23(2):278-84.

Borovik CL, Tajara EH, Rocha JC, Farah LMS, Naccache NF, Mingroni-Neto RC et al. Guia de boas práticas laboratoriais em citogenética e genética molecular humana. Disponível em: http://www.sbg.org.br.

Cakmak H, Taylor HS. Implantation failure: molecular mechanisms and clinical treatment. Hum Reprod Update 2011; 17(2):242-53.

Chen Q, Sun X, Li L, Gao X, Gemzell-Danielsson K, Cheng L. Effects of ovarian stimulation on endometrial integrin beta3 and leukemia inhibitory factor expression in the peri-implantation phase. Fertil Steril 2008; 89(5):1357-63.

Choudhury SR, Knapp LA. Human reproductive failure I: immunological factors. Hum Reprod Update 2001; 7(2):113-34.

Choudhury SR, Knapp LA. Human reproductive failure II: immunogenetic and interacting factors. Hum Reprod Update 2001; 7(2):135-60.

Farah LMS et al. Genética da infertilidade. In: Borges E Jr, Farah L, Cortezzi S. Reprodução humana assistida. São Paulo: Atheneu, 2011.

Farah LMS. Citogenética de casais com historia de abortamento habitual [tese]. São Paulo: Universidade de São Paulo, Instituto de Biociências, 1980.

Fogle RH, Li A, Paulson RJ. Modulation of HOXA10 and other markers of endometrial receptivity by age and human chorionic gonadotropin in an endometrial explant model. Fertil Steril 2010; 93(4):1255-9.

Fragouli E, Katz-Jaffe M, Alfarawati S, Stevens J, Colls P, Goodall NN et al. Comprehensive chromosome screening of polar bodies and blastocysts from couples experiencing repeated implantation failure. Fertil Steril 2010; 94(3):875-87.

Gardner RJMcK, Sutherland GR. Chromosome abnormalities and genetic counseling. 4.ed. Oxford: Oxford University Press, 2012.

Gersen SL, Keagle MB. The principles of clinical cytogenetics. 2.ed. New Jersey: Humana Press, 2005.

Handyside AH. PGD and aneuploidy screening for 24 chromosomes by genome-wide SNP analysis: seeing the wood and the trees. RBM Online 2011; 23(6):686-91.

Harper JC, Delhanty JDA, Handyside AH. Preimplantation genetic diagnosis. 1.ed. West Sussex: John Willey & Son, 2001.

Jorde LB, Carey JC, Bamshad MJ. Genética médica. 4.ed. Rio de Janeiro: Elsevier, 2010.

Martínez-Conejero JA, Morgan M, Montesinos M, Fortuño S, Meseguer M, Simón C et al. Adenomyosis does not affect implantation, but is associated with miscarriage in patients undergoing oocyte donation. Fertil Steril 2011; 96(4):946-50.

Nussbaum RL, McInnes RR, Willard HF. Thompson & Thompson: Genética médica. 7.ed. Rio de Janeiro: Elsevier, 2008.

Rackow BW, Kliman HJ, Taylor HS. GnRH antagonists may affect endometrial receptivity. Fertil Steril 2008; 89(5):1234-9.

Rai R, Sacks G, Trew G. Natural killer cells and reproductive failure – theory, practice and prejudice. Hum Reprod 2005; 20(5):1123-7.

Rogers PA, Lederman F, Taylor N. Endometrial microvascular growth in normal and dysfunctional states. Hum Reprod Update 1998; 4(5):503-8.

Sauer R, Roussev R, Jeyendran RS, Coulam CB. Prevalence of antiphospholipid antibodies among women experiencing unexplained infertility and recurrent implantation failure. Fertil Steril 2010; 93(7):2441-3.

Shaffer LG, Slovak ML, Campbell LJ (eds.). ISCN 2009: an international system for human cytogenetic nomenclature. Basel: Karger, 2009.

Tapia A, Gangi LM, Zegers-Hochschild F, Balmaceda J, Pommer R, Trejo L et al. Differences in the endometrial transcript profile during the receptive period between women who were refractory to implantation and those who achieved pregnancy. Hum Reprod 2008; 23(2):340-51.

Taylor HS, Daftary GS, Selam B. Endometrial HOXA10 expression after controlled ovarian hyperstimulation with recombinant follicle-stimulating hormone. Fertil Steril 2003; 80:S2:839-43.

The ESHRE Capri Workshop Group. Genetic aspects of female reproduction. Hum Reprod Update 2008; 14(4):293-307.

Turnpenny PD, Ellard SE. Genética médica. 13.ed. Rio de Janeiro: Elsevier, 2009.

Verpoest W. PGD and HLA matching: not a quick fix. RBM Online 2011; 23(3):271-3.

# Complicações das técnicas de reprodução assistida

Cristiano Eduardo Busso
Leopoldo de Oliveira Tso
Newton Eduardo Busso

## INTRODUÇÃO

As técnicas de reprodução assistida (TRA) tiveram importante evolução nos últimos 30 anos, desde os medicamentos utilizados no estímulo ovariano, passando por melhora na qualidade do controle do ciclo por ecografia e por ensaios hormonais, até a tecnologia envolvida no cultivo embrionário e nos meios de cultura. Hoje, as TRA são eficazes e seguras, apresentando baixas taxas de complicação, que, quando ocorrem, são, em sua maioria, de evolução benigna.

Apesar disso, algumas potenciais complicações ainda desafiam os especialistas da área. A síndrome do hiperestímulo ovariano (SHO) e as complicações obstétricas decorrentes de gestações múltiplas são motivo de especial atenção, uma vez que podem chegar a ter evolução grave e, principalmente, por serem iatrogênicas, levando a questões de importância ética e legal.

Além disso, os efeitos de longo prazo sobre as pacientes e os indivíduos gerados por meio dessas técnicas não estão bem estabelecidos. Este capítulo tem o objetivo de expor a problemática das principais complicações da TRA e as abordagens propostas para minimizá-las.

## COMPLICAÇÕES DO ESTÍMULO OVARIANO

A estimulação ovariana controlada é utilizada com o intuito de aumentar as chances de sucesso nos tratamentos de reprodução assistida (RA). A obtenção de múltiplos oócitos e, mais além, de número elevado de embriões permite a seleção dos melhores para a transferência. Em 12 a 20% dos ciclos, a estimulação ovariana tem resposta mais exuberante que a esperada. Apesar de todas as estratégias para predizer a resposta ovariana ao estímulo com gonadotrofinas (idade, hormônio folículo estimulante – FSH basal, índice de massa corporal, contagem dos folículos antrais), em alguns casos ela ainda é imprevisível.

A SHO é uma resposta anormal dos ovários às gonadotrofinas. É um largo espectro de sinais e sintomas, geralmente autolimitados, mas que às vezes pode se transformar em uma condição de extrema gravidade.

Outra preocupação são as consequências a longo prazo da estimulação ovariana sobre os próprios ovários ou outros órgãos. Estudos epidemiológicos sobre o uso de gonadotrofinas consideram que pode haver relação entre esses medicamentos e risco aumentado não somente de câncer de ovários, mas também de câncer de colo e melanomas.

## Síndrome do hiperestímulo ovariano

A SHO é a complicação mais temida das TRA. É um amplo espectro de sinais e sintomas, que incluem aumento do volume ovariano, desconforto e distensão abdominal, extravasamento de líquido para a cavidade abdominal e o terceiro espaço e complicações decorrentes da hipovolemia. Em casos graves, pode levar à necessidade de cuidados intensivos e até à morte. A SHO será mais grave quanto maior for o aumento da permeabilidade vascular, que está diretamente relacionada à administração do hCG em pacientes de risco.

Existem 2 formas de SHO, segundo o momento de aparecimento dos sintomas: a SHO precoce, que aparece até o 9° dia após a administração do hCG, e a SHO tardia, que aparece a partir do 10° dia depois do hCG. A SHO precoce está relacionada à administração do hCG, que parece ter papel fundamental na fisiopatologia da doença. Já a SHO tardia se relaciona com o hCG endógeno produzido pelo trofoblasto em pacientes que lograram uma gestação.

## *Epidemiologia*

A incidência da SHO varia, na literatura, em 3 a 20% dos ciclos de fertilização *in vitro* (FIV). Os estudos usam diferentes classificações de SHO e protocolos de estimulação, o que dificulta a correta avaliação da incidência de SHO e de seus graus de severidade. A forma leve é frequentemente observada em ciclos com alta resposta ovariana (até 33% dos ciclos de estímulo para FIV). A forma moderada incide em 3 a 6% dos ciclos de FIV e, a severa, em 0,1 a 2,0%.

## Fatores de risco

### Idade

As mulheres jovens têm mais receptores para gonadotrofinas e número mais elevado de folículos antrais, com maiores chances de desenvolver SHO. Já as pacientes com mais de 35 anos de idade apresentam menores chances de desenvolver SHO, possivelmente em razão de uma reserva ovariana mais baixa.

### Índice de massa corpórea

O índice de massa corpórea (IMC) não é considerado como fator de risco para o desenvolvimento de SHO. Alguns autores descreveram que um baixo IMC pode aumentar o risco de SHO, mas outros estudos falharam em reproduzir essa associação ou em encontrar a correlação entre o peso corpóreo e a incidência de SHO.

### Síndrome dos ovários policísticos

Em pacientes portadoras de síndrome dos ovários policísticos (SOP), a resposta ovariana ao estímulo com gonadotrofinas é quase imprevisível. Essas pacientes têm número mais elevado de folículos antrais, alterações endócrinas que podem alterar a resposta ao FSH, níveis mais elevados de hormônio luteinizante (LH) e alterações no metabolismo do estradiol. Uma grande parcela da população de pacientes com SOP também tem níveis elevados de insulina.

Os receptores das células da granulosa têm alta afinidade com a insulina, que estimula a biossíntese da pregnenolona e da progesterona. Isso sugere que a insulina aumenta o efeito do FSH pela produção de aromatase e de estradiol, diminuindo a capacidade de atresia dos folículos menores e amplificando a foliculogênese.

As pacientes com SOP produzem 3 vezes mais folículos do que as normo-ovulatórias e têm uma expressão aumentada de fator de crescimento vascular endotelial (VEGF). Na vigência de SOP, a *odds ratio* para SHO é de 6,8. A SOP é apontada por muitos estudos como o fator de risco mais importante para o desenvolvimento de SHO.

## Níveis de estradiol elevados

O papel do estradiol na fisiopatologia da SHO ainda é pouco conhecido. O que parece ser um consenso é que níveis elevados de estradiol constituem importante fator de risco para o desenvolvimento de SHO. Asch et al. estudaram 637 ciclos de FIV, divididos em 3 grupos de níveis de estradiol: < 3.500 pg/mL, entre 3.500 e 5.999 pg/mL e ≥ 6.000 pg/mL. A incidência de SHO foi de 0, 1,5 e 38%, respectivamente, com sensibilidade de 83% e especificidade de 99%.

## Número de folículos pré-ovulatórios e número de oócitos recuperados

Os pacientes com número elevado de folículos pré-ovulatórios e/ou número elevado de oócitos recuperados são considerados de risco elevado para SHO. Alguns autores postularam que não somente o número de folículos pré-ovulatórios, como também seu tamanho, são importantes para predizer a SHO. Nas pacientes que desenvolveram SHO leve, 69% dos folículos tinham entre 9 e 15 mm, e, naquelas que desenvolveram SHO moderada/grave, 95% dos folículos tinham mais que 16 mm. Asch dividiu os ciclos segundo o número de oócitos recuperados: nenhum caso de SHO quando menos de 20 oócitos foram recuperados; 1,4% de SHO quando de 20 a 29 oócitos foram recuperados; e 22,7% de SHO quando mais de 30 oócitos foram recuperados.

## Fisiopatologia

A característica principal da SHO é o deslocamento de fluido ao terceiro espaço, em virtude da permeabilidade vascular aumentada. Muitos fatores sanguíneos e mediadores bioquímicos estão implicados nesse processo. A maioria dessas substâncias tem algum tipo de relação com a SHO, mas a associação direta com sua fisiopatologia foi demonstrada somente em alguns casos. Marcadores como estradiol, prolactina e prostaglandina são considerados, atualmente, como secundários na patogênese da SHO.

O VEGF é atualmente identificado como a principal substância angiogênica responsável pelo aumento da permeabilidade capilar, que leva ao extravasamento de líquido rico em proteínas ao terceiro espaço e, consequentemente, ao aparecimento da SHO. Os níveis séricos de VEGF aumentam após a administração do hCG e podem ser usados como marcadores para o desenvolvimento de SHO e relacionados ao seu quadro clínico.

## Quadro clínico

As manifestações clínicas da SHO são um largo espectro de sinais e sintomas, que variam de leves e autolimitados a graves (Tabela 1), podendo colocar a vida da paciente em risco. Esses sintomas estão diretamente relacionados à gravidade das alterações fisiopatológicas atribuídas à síndrome: o aumento dos ovários e o deslocamento de líquido ao terceiro espaço.

Os casos leves são caracterizados por ovários aumentados, distensão/desconforto abdominal, náusea, vômitos e diarreia. Além desses sintomas, a evidência ultrassonográfica de ascite é observada em casos moderados.

Em casos graves, observa-se evidência clínica de ascite, hidrotórax, dificuldades respiratórias, diminuição da perfusão e da função renais, hemoconcentração, alterações bioquímicas e hidreletrolíticas e hipercoagulabilidade.

## Achados laboratoriais

A SHO leve não promove alterações importantes de parâmetros laboratoriais. As alterações desses parâmetros podem sugerir a progressão do quadro. Os seguintes achados são associados à SHO grave: hemoconcentração (hematócrito > 45%), leucocitose (> 15.000 leucócitos), desequilíbrio hidroeletrolítico (hiponatremia: sódio < 135 mEq/L; hipercalemia: potássio > 5 mEq/L), elevação de enzimas hepáticas e insuficiência renal (diminuição do *clearance* de creatinina < 50 mL/min).

**Tabela 1** Classificação da SHO.

| SHO leve | |
|---|---|
| Grau 1 | Distensão e desconforto abdominais |
| Grau 2 | Sinais/sintomas do Grau 1 + náusea, vômitos e/ou diarreia. Ovários aumentados (de 5 a 12 cm) |
| **SHO moderada** | |
| Grau 3 | Sinais/sintomas da SHO leve + evidência ultrassonográfica de ascite |
| **SHO grave** | |
| Grau 4 | Sinais/sintomas da SHO moderada + evidência clínica de ascite e/ou hidrotórax ou desconforto respiratório |
| Grau 5 | Sinais/sintomas acima descritos + alteração de volume intravascular, aumento da viscosidade sanguínea por razão da hemoconcentração, alterações dos fatores de coagulação, diminuição da perfusão e/ou função renal |

Fonte: adaptada de Golan e Weissman, 2009.

## Complicações ginecológicas

A torção ovariana é uma complicação possível da estimulação ovariana, mas as possibilidades de este evento acontecer são maiores em pacientes com SHO, possivelmente em razão do aumento dos ovários e da ascite, o que amplia a mobilidade ovariana. Os sintomas clínicos são de abdome agudo e a cirurgia deve ser indicada a fim de evitar necrose ovariana. O tratamento inclui o reposicionamento do ovário por via laparoscópica (recomenda-se o uso de heparina profilática) ou ooforectomia, em casos avançados. A ruptura de corpos lúteos com sangramento intra-abdominal é outra complicação potencial, cujo quadro clínico também é de abdome agudo.

### Ascite complicada

O acúmulo progressivo do líquido peritoneal pode levar ao aumento da pressão intra-abdominal, prejudicando o retorno venoso e reduzindo a pré-carga. Isso pode dificultar a perfusão renal, diminuir a pressão venosa e predispor a paciente a eventos tromboembólicos. Além disso, a ascite grave limita os movimentos do diafragma durante a respiração, causando dispneia e/ou taquipneia. As pacientes referem desconforto respiratório na posição de decúbito, e têm dificuldades para dormir. Nesses casos, a paracentese ou a culdocentese pode ser necessária para facilitar a respiração e resolver o desconforto da paciente.

### Lesão hepática

Os testes de função hepática podem estar alterados em até 37,5% das pacientes com SHO grave. Alterações hepatocelulares e colestáticas foram descritas em estudos anteriores, mas os mecanismos ainda não são claros. Algumas teorias foram propostas: altas concentrações de esteroides, danos hepatocelulares em razão da permeabilidade vascular aumentada e consequências da isquemia/reperfusão hepáticas. Essas alterações tendem a ser autolimitadas, voltando ao normal em menos de 2 meses.

### Alterações da perfusão renal

A hipoperfusão renal pode levar a uma insuficiência renal aguda. Suas características são: oligúria, desequilíbrio hidroeletrolítico, hipercalemia e hiponatremia, associadas à hipersecreção do hormônio antidiurético. É causada pelo baixo fluxo nas artérias renais, secundário à hipovolemia, à pressão venosa diminuída e à ascite importante.

*Trombose e eventos tromboembólicos*

A trombose e os eventos tromboembólicos são, provavelmente, as complicações mais perigosas da SHO. A maioria dos eventos trombóticos ocorre no sistema venoso (trombose venosa profunda, veia jugular interna, veia subclávia, veia cava inferior) e as tromboses arteriais ocorrem em somente 25% dos casos.

A etiologia é relacionada à imobilização, à estase venosa (secundária à ascite importante e à compressão dos vasos pélvicos pelos ovários aumentados), à hemoconcentração e à alteração dos fatores de coagulação.

Algumas pacientes podem ainda apresentar trombofilias hereditárias ou adquiridas. Geralmente, a imobilização e a estase venosa são causas de trombose de membros inferiores, mas até 60% das tromboses venosas ocorrem nos membros superiores ou no pescoço, sugerindo que a SHO pode levar a um estado único de hipercoagulabilidade.

*Outras complicações*

Obstétricas

A incidência de aborto entre pacientes com SHO é mais elevada do que na população geral.

Respiratórias

O hidrotórax não é uma complicação rara, podendo ocorrer pelo deslocamento de fluido do abdome ao tórax, pelo transudato da serosa e/ou por alteração do sistema de drenagem. Os sintomas de hidrotórax são dispneia, dor torácica pela compressão dos pulmões e tosse. A síndrome da angústia respiratória aguda (SARA) é uma complicação rara, mas potencialmente fatal, da SHO. Consiste em inflamação dos alvéolos, fazendo com que sejam preenchidos por líquido e se desestruturem. Os mecanismos da SARA na SHO não são muito claros, mas estão associadao à liberação de citocinas e de prostaglandinas.

## Cardíacas

O transudato fluido pode afetar a serosa pericárdica, produzindo um derrame pericárdico. Essa circunstância pode produzir arritmia e tamponamento cardíaco.

## *Tratamento*

### *Ambulatorial*

Na maioria dos casos leves e moderados de SHO, o seguimento ambulatorial pode ser indicado. Normalmente, são casos autolimitados, que podem ser tratados de maneira conservadora, objetivando o alívio dos sintomas e do desconforto da paciente. Analgésicos simples e repouso domiciliar normalmente são suficientes. As pacientes devem ser informadas sobre a possível piora do quadro e sobre o possível aparecimento de novos sintomas (oligúria, distensão abdominal, dispneia e/ou aumento de peso).

O mais importante no controle dos casos leves e moderados é a monitoração dos parâmetros, que podem ser indicativos de progressão da doença, por meio de avaliações físicas e ultrassonografias frequentes, medida diária de peso, curva de hematócrito, eletrólitos, creatinina, albumina sérica e enzimas hepáticas.

Quando o quadro persiste ou piora, as recomendações são: hidratação oral abundante, dieta rica em proteínas, restrição de atividades físicas (o repouso absoluto deve ser evitado), curva diária de peso e controle do débito urinário. As pacientes grávidas devem ter um acompanhamento muito próximo. Casos selecionados de SHO grave podem ser controlados ambulatorialmente, diária e estritamente, a fim de evitar a hospitalização.

### *Paracentese*

A avaliação do líquido ascítico é imperativa. A paracentese deve ser considerada, mesmo em pacientes em controle ambulatorial, se a ascite for considerada volumosa ou se houver ortopneia, aumento rápido do líquido abdominal ou outro sinal que indique a progressão da doença.

Deve ser guiada por ultrassonografia (transvaginal ou transabdominal). Embora a paracentese transabdominal seja segura, a maioria dos centros de FIV tem mais experiência com aspiração transvaginal ou culdocentese.

O volume de líquido a ser removido não está determinado, mas a remoção rápida de fluido e a drenagem de mais de 4 L em 12 horas não são recomendadas.

Normalmente, após a aspiração de 500 mL de fluido, as pacientes relatam melhora dos sintomas e, após aspiração de 2 L, observa-se redução da pressão intra-abdominal e da resistência arterial renal. Esse procedimento restaura o fluxo renal e os níveis de creatinina, diminui o hematócrito e a osmolaridade, alivia os sintomas da dispneia e pode resolver o hidrotórax, evitando uma toracocentese.

As Figuras 1 e 2 ilustram o aumento do volume dos ovários e o líquido retirado em paracentese.

## Profilaxia dos eventos tromboembólicos

Antes de começar um esquema de tromboprofilaxia, o risco das pacientes para trombose deve ser estabelecido. A SHO, por si só, já é um fator de risco para trombose. Além disso, outros fatores podem estar associados: idade maior que 35 anos, obesidade, imobilidade, antecedente pessoal ou familiar de trombose, trombofilias e gravidez.

A profilaxia é indicada quando 2 ou 3 destes fatores estão presentes ou em pacientes hospitalizadas com SHO. Indica-se também no controle de pacientes ambulatoriais com níveis de hemoglobina e/ou do hematócrito elevados (acima de 15 g/dL e 45%, respectivamente).

As pacientes devem ser orientadas a deambular, mas, se estiverem confinadas ao leito, o uso de dispositivo pneumático intermitente de compressão pode trazer benefícios.

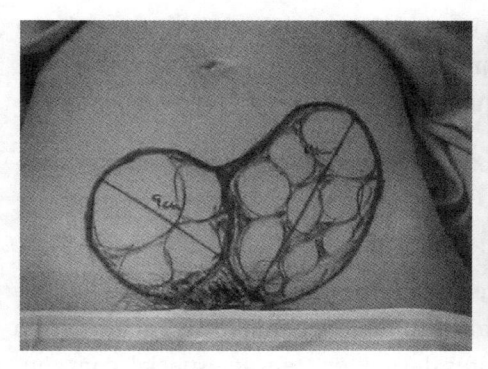 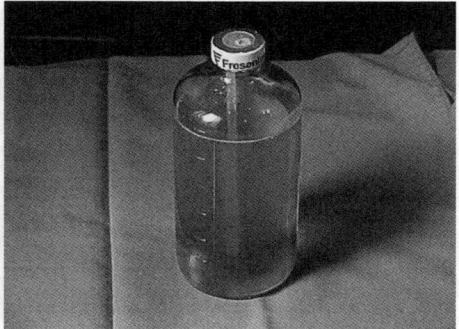

**Figura 1** Representação dos ovários aumentados de volume.

**Figura 2** Líquido retirado na paracentese.

A terapia profilática é feita com heparina de baixo peso molecular (40 mg, por via subcutânea [SC], ao dia, 20 mg, SC, a cada 12 horas) ou heparina na dose 5.000 UI, SC, a cada 12 horas.

## Hospitalização

A hospitalização é imperativa em quase todos os casos de SHO grave, hematócrito acima de 55%, leucócitos acima de 25.000/L e creatinina acima de 1,6 mg/dL. As pacientes que apresentam dor abdominal intensa, vômito intratável, oligúria severa/anúria, ascite tensa, dispneia ou taquipneia, hipotensão, tontura ou síncope, desequilíbrio hidroeletrolítico grave e testes de função hepática alterados também devem ser hospitalizadas.

Como mencionado anteriormente, a tromboprofilaxia é mandatória. O cuidado da paciente internada consiste na monitoração, na prevenção e no tratamento de complicações possíveis. Os casos críticos devem ser controlados em unidades de cuidados intensivos e por uma equipe multidisciplinar.

## Monitoramento

As pacientes hospitalizadas devem ser avaliadas e monitoradas com cuidado e frequentemente. Os parâmetros que devem ser observados são: sinais vitais (a cada 2 a 8 horas); peso (diário); exame físico (diário); circunferência abdominal (diário); balanço hídrico (diário ou mais frequente); ultrassonografia, para avaliar ascite e tamanho ovariano (quanto necessário); radiografia torácica e ecocardiograma, quando há suspeita de derrame pleural ou pericárdico; oximetria de pulso (para pacientes com sintomas respiratórios); hemograma completo (diário ou mais frequente); eletrólitos (diário ou mais frequente); creatinina (diário); e enzimas hepáticas (caso necessário).

## Prevenção

Uma das ações mais importantes na prevenção da SHO é a identificação das pacientes em risco antes de iniciar o tratamento de FIV, optando-se por protocolo de estimulação mais suave. Essas pacientes devem ter atenção especial, com controles ultrassonográficos mais frequentes e monitoração dos níveis de estradiol.

Outras estratégias que podem ser utilizadas na prevenção da SHO e suas complicações são apresentadas a seguir.

## Cancelamento do ciclo

A única maneira de se evitar totalmente a ocorrência dessa patologia é cancelar o ciclo antes da administração do hCG, já que essa droga é o que desencadeia a síndrome nas pacientes em risco.

As pacientes devem estar bem informadas sobre a SHO e suas complicações, já que a decisão de cancelar o ciclo é delicada e deve ser feita pelo clínico e pela paciente em conjunto, analisando riscos e benefícios de continuar/cancelar o tratamento.

Se a decisão de cancelar o ciclo for feita, a administração do agonista/antagonista do GnRH deve ser continuada até que os ovários retornem ao tamanho normal ou até a menstruação, a fim de evitar um pico espontâneo de LH.

## Coasting

O *coasting* consiste em suspender a administração de gonadotrofinas, mantendo-se a administração do agonista/antagonista do GnRH até que os níveis seguros de estradiol sejam alcançados.

Essa estratégia diminui o risco de SHO, pois reduz o número de células da granulosa disponíveis para o processo de luteinização, levando os folículos pequenos à atresia. Os folículos maiores conseguem atingir sua maturação. O *coasting* deve ser iniciado quando o folículo dominante for maior que 16 mm e os níveis do estradiol forem maiores que 4.000 pg/mL. Uma vez iniciado o *coasting*, realiza-se controle diário por ultrassonografia e níveis de estradiol. O hCG deve ser administrado quando os níveis de estradiol estiverem abaixo de 3.500 pg/mL.

O *coasting* deve prolongar-se por 3 ou 4 dias, sem que os resultados da FIV sejam prejudicados. É o método mais utilizado na prevenção de SHO, diminuindo sua incidência especialmente nos casos de alto risco. Além disso, permite transferência de embriões frescos, evitando a necessidade de criopreservação, de terapias adicionais e do uso de outros medicamentos.

Albumina

A albumina é responsável por 75% da pressão oncótica plasmática. O aumento da pressão oncótica pode impedir o extravasamento de líquido do espaço intravenoso para a cavidade peritoneal. Outro mecanismo especulado seria a ligação da albumina a algum fator intrínseco à cascata da SHO (sistema renina-angiotensina-ovariano, VEGF), impedindo seu desenvolvimento.

Uma metanálise de 5 estudos demonstrou que a administração de albumina no momento da captação oocitária reduziu de maneira significativa a incidência de SHO grave em pacientes de risco. Esses achados não foram confirmados no estudo prospectivo e randomizado de 988 pacientes em risco para SHO, em que a administração de albumina não mostrou diferença na incidência de SHO.

*Criopreservação*

A SHO é provocada pela ação do hCG. Em um ciclo em que não se obtém gestação, a doença é autolimitada e tem resolução espontânea. Em pacientes grávidas, os níveis de hCG endógeno podem levar ao aparecimento da SHO tardia, especialmente em gestações múltiplas. Como os níveis de hCG na gravidez são progressivos, a SHO tardia é potencialmente mais perigosa que sua forma precoce.

Em pacientes de risco, a criopreservação eletiva de todos os óvulos/embriões pode ser proposta. Essa estratégia, no entanto, não previne o aparecimento da SHO precoce.

*Agonistas dopaminérgicos (AD)*

O VEGF é um dos principais mediadores da SHO. Estudos recentes mostraram que o bloqueio da cascata do VEGF com um agonista da dopamina pode diminuir a incidência de SHO e sua gravidade, sem afetar os resultados da FIV. Essa estratégia parece não prevenir a SHO tardia, mas pode ser aplicada a doadoras ou pacientes que criopreservaram oócitos/embriões na prevenção da síndrome precoce.

*Agonistas do GnRH*

Nos ciclos de estímulo ovariano que utilizam protocolo com antagonistas do GnRH, a administração de um agonista de GnRH no final do hiperestímulo ovariano controlado induz a aumento endógeno de FSH e LH, que é o suficiente para provocar o amadurecimento folicular final. Inicialmente tida como estratégia promissora na prevenção do SHO, foi deixada de lado depois que publicações mostraram taxas de gestação inferiores, provavelmente por causa da luteólise precoce e/ou da redução das concentrações de esteroides na fase lútea.

Estudos com doadoras e receptoras de oócitos mostraram que, possivelmente, os resultados piores com o uso de agonistas se devem a alterações endometriais, uma vez que os resultados com oócitos maturados com hCG e com agonistas foram similares.

O uso de agonistas do GnRH para desencadear a maturação folicular final é um método útil em pacientes de alto risco, prevenindo as formas precoce e tardia de SHO. Como os resultados da FIV estão afetados, essa estratégia pode ser utilizada em programas de doação de oócitos ou seguida de criopreservação de oócitos/embriões.

## COMPLICAÇÕES DA CAPTAÇÃO OOCITÁRIA

### Sangramento

O sangramento vaginal do ponto de punção é, normalmente, autolimitado, e não requer mais do que pressão local para sua resolução. Já o sangramento intracavitário de vasos ovarianos, de parede vaginal ou mesmo de vasos pélvicos de maior calibre merece maior importância, ainda que os eventos considerados sérios sejam extremamente raros. Ocasionalmente, em casos complicados de aspiração, pode haver sangramento mais acentuado na cavidade peritoneal ou, às vezes, no retroperitônio (representado por área escurecida periumbilical na Figura 3), alguns dias após a punção ovariana (sinal de Cullen).

Recomenda-se:

1. Avaliação, se necessário com o uso de Doppler colorido, da parede vaginal que será atravessada pela agulha, com o intuito de evitar a punção de vasos de maior calibre.
2. Varredura completa do ovário antes de sua abordagem, para diferenciar folículos de grandes vasos pélvicos.
3. Evitar distensão folicular excessiva durante o procedimento de *flushing*.
4. Realizar a punção folicular em "leque", sem retirar a ponta da agulha do ovário, evitando múltiplas punções ovarianas e da parede vaginal.
5. Realizar ultrassonografia de controle após a punção dos ovários, para verificar possíveis pontos de sangramento.

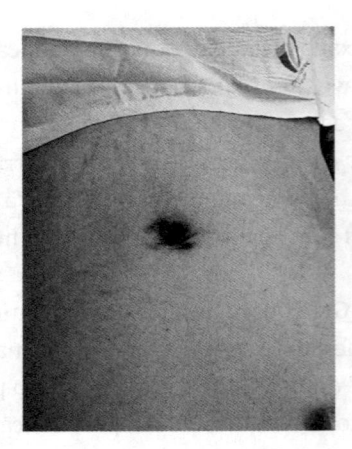

**Figura 3**   Sinal de Cullen, 5 dias após aspiração folicular.

## Infecção

Os casos de infecção pós-captação oocitária incluem abscesso pélvico, abscesso ovariano ou endometrioma infectado. A infecção é evento raro, sua incidência varia, na literatura, entre 0,1 e 3%.

No Projeto Beta, o protocolo contempla a administração de azitromicina na dose de 1 g no início do ciclo de estímulo e não se utiliza soluções antissépticas no preparo vaginal pré-punção, apenas solução salina.

Pacientes com infecção vaginal diagnosticada devem ser tratadas antes do início do estímulo ovariano. Se o diagnóstico da infecção for realizado no momento da punção, essas pacientes devem receber tratamento e, se for realizado no momento da transferência, o congelamento de todos os embriões deve ser considerado.

## Lesão de estruturas pélvicas

As lesões de estruturas pélvicas são raras. Estão descritas na literatura lesões de alças intestinais, de apêndice, de ureteres e de bexiga. As lesões de bexiga não são tão raras como se imagina, porém sua evolução é benigna e não requer maiores cuidados.

## Casos fatais

São raros os trabalhos na literatura que analisam os casos de mortes relacionadas à FIV. Em 2010, Braat et al. publicaram dados referentes ao registro da Holanda entre os anos de 1984 e 2008, mas admitiram que pode ter havido subnotificação. Foram identificados 6 casos de mortes relacionadas diretamente à FIV e 17 casos de morte materna em gestações provenientes de FIV. Nos casos de FIV, 3 mortes ocorreram por SHO, 2 por septicemia e 1 por erro anestésico.

## ESTÍMULO OVARIANO E CÂNCER

Os indutores da ovulação utilizados nas TRA promovem aumento sérico suprafisiológico de gonadotrofinas e hormônios gonadais. Os efeitos de longo prazo dessas terapias ainda são desconhecidos e motivo de inúmeros estudos. Os altos níveis de gonadotrofinas e as sucessivas punções ovarianas suscitam dúvidas sobre a ocorrência de neoplasias ovarianas, enquanto as concentrações de estradiol atingidas durante o estímulo ovariano podem estar relacionadas a patologias mamárias.

É importante ressaltar que a infertilidade pode ser um fator de risco para a ocorrência de neoplasias e atuar como fator de confusão. Curto tempo de seguimento, baixo poder estatístico e ausência de grupo controle são outros fatores que dificultam que os estudos apontem conclusões precisas sobre esse tema.

Nas últimas 3 décadas, alguns estudos mostraram risco aumentado de câncer ovariano em pacientes submetidas à TRA, porém outros autores não observaram a mesma elevação de risco. Estudos também mostraram risco elevado para tumores de ovários *borderline*.

Em estudo de coorte de 29.700 mulheres, em que 20.656 receberam gonadotrofinas e 9.044 não receberam, Venn et al. não encontraram incidência maior que a esperada de câncer de mama ou de ovários.

Outro estudo multicêntrico retrospectivo, com 12.193 mulheres, mostrou que mulheres inférteis têm maior risco de câncer de mama. O risco relativo ajustado para o uso de gonadotrofinas e de citrato de clomifeno foi ligeiramente aumentado (1,07 e 1,02, respectivamente).

Além das neoplasias de mama e de ovários, o risco para outros tumores hormoniossensíveis, como câncer de endométrio ou de tireoide e melanomas, poderia estar aumentado após o uso de TRA. No entanto, os estudos também são inconclusivos em relação a essas patologias.

Em conclusão, as pacientes inférteis e nuligestas têm maior risco de desenvolver neoplasias. A associação dessas neoplasias ao uso de gonadotrofinas para TRA não está bem estabelecida, mas isso não significa que se faça uso indiscriminado desses medicamentos. Essas pacientes devem ser cuidadosamente rastreadas para neoplasias e seus riscos e a menor dose efetiva deve ser utilizada. Monitoramento a longo prazo também é recomendado.

## GESTAÇÃO MÚLTIPLA

A gestação múltipla incrementa dramaticamente os riscos maternos e neonatais e sua incidência aumentou de maneira importante após a disseminação das TRA. Mesmo em países onde o número máximo de embriões a ser transferidos é limitado a três, a taxa de gestação gemelar é maior que 1 em 5 gestações (em concepções naturais, essa taxa é de um em 80).

As estatísticas mais recentes da Society for Assisted Reproductive Technology (SART), do ano de 2010, mostram taxas de gestações gemelares de até 32% e trigemelares de 1,5%. Essas taxas excluem gestações sem nascidos vivos, indicando que a incidência pode ser ainda maior.

Os riscos obstétricos mais importantes relacionados à gestação múltipla são:

- parto prematuro: mais de 60% das gestações múltiplas terminam antes do termo, com idade gestacional média de 35 semanas;
- baixo peso ao nascer: mais da metade dos gêmeos nasce com baixo peso. neonatos com baixo peso, especialmente aqueles nascidos antes da 32ª semana, têm maior risco de complicações neonatais e de desenvolver sequelas de longo prazo, como paralisia cerebral ou déficit mental, visual ou auditivo;
- pré-eclâmpsia e diabete gestacional: essas patologias têm sua incidência aumentada em gestações de mais de um feto.

Consideradas complicações importantes das TRA, as gestações gemelares e múltiplas são alvo de atenção de muitas sociedades e órgãos reguladores de medicina reprodutiva ao redor do mundo. O Conselho Federal de Medicina (CFM) regulamenta o número máximo de embriões que podem ser transferidos: para mulheres com até 35 anos, até 2 embriões; para mulheres entre 36 e 39 anos, até 3 embriões; e para mulheres com 40 anos ou mais, até 4 embriões. O CFM proíbe técnicas de redução embrionária.

O provedor de TRA deve discutir com o casal os potenciais riscos de uma transferência de mais de um embrião. A tendência mundial caminha no sentido de realizar transferências de embriões únicos, meta difícil de cumprir em países onde o casal custeia seu tratamento e deseja potencializar suas chances. O futuro, então, talvez esteja no aumento das taxas de implantação de embriões únicos aliadas a programas de criopreservação embrionária eficientes.

## LITERATURA RECOMENDADA

Asch RH, Li HP, Balmaceda JP, Weckstein LN, Stone SC. Severe ovarian hyperstimulation syndrome in assisted reproductive technology: definition of high risk groups. Hum Reprod 1991; 6(10):1395-9.

Braat DD, Schutte JM, Bernardus RE, Mooij TM, van Leeuwen FE. Maternal death related to IVF in the Netherlands 1984-2008. Hum Reprod 2010; 25(7):1782-6.

Busso C, Garcia-Velasco J, Gómez R, Alvarez C, Simón C, Pellicer A. Ovarian hyperstimulation syndrome. In: Rizk B, Garcia-Velasco J, Sallam H, Makrigiannakis A. Infertility and assisted reproduction. New York: Cambridge University Press, 2008.

Devroey P, Polyzos NP, Blockeel C. An OHSS-Free Clinic by segmentation of IVF treatment. Hum Reprod 2011; 26(10):2593-7.

Gerris J, Delvigne A, Olivennes F. Ovarian hyperstimulation syndrome. London: Informa Healthcare, 2006.

Golan A, Weissman A. A modern classification of OHSS. RBM Online 2009; 19(1):28-32.

Land J, Evers JLH. Risks and complications in assisted reproduction techniques: report of an ESHRE consensus meeting. Hum Reprod 2003; 18(2):455-7.

Rizk B. Ovarian Hhyperstimulation hyndrome: epidemiology, pathophysiology, prevention and management. New York: Cambridge University Press, 2006.

Serour G. Complications of assisted reproductive technologies. In: Rizk B, Garcia-Velasco J, Sallam H, Makrigiannakis A. Infertility and assisted reproduction. New York: Cambridge University Press, 2008.

The Practice Committee of the American Society for Reproductive Medicine. Ovarian hyperstimulation syndrome. Fertil Steril 2008; 90(3):S188-93.

Venn A, Watson L, Lumley J, Giles G, King C, Healy D. Breast and ovarian cancer incidence after infertility and in vitro fertilisation. Lancet 1995; 346:(8981):995-1000.

# Genética e reprodução humana

Denise Maria Christofolini

## INTRODUÇÃO

Desde a descoberta das características genéticas por Gregor Mendel, em 1890, a genética tem avançado a passos largos na identificação de estruturas importantes para o desenvolvimento das funções celulares. Associado a isso, veio também o conhecimento de que mudanças nas estruturas genéticas poderiam ser responsáveis por diversas doenças, desde as graves, muitas vezes incompatíveis com a vida, até aquelas que se manifestam apenas na idade adulta, como os problemas de fertilidade.

As alterações genéticas que estão relacionadas aos problemas reprodutivos podem ser classificadas como cromossômicas, gênicas ou multifatoriais, que associam os fatores gênicos e ambientais.

## ALTERAÇÕES CROMOSSÔMICAS

Há mais de 50 anos, observa-se que alterações cromossômicas podem ser responsáveis por diferentes condições clínicas, variando desde perdas reprodutivas e malformações congênitas até deficiência mental. Essas alterações estão presentes em cerca de 0,7% dos nascidos vivos.

As alterações cromossômicas podem ocorrer tanto no número (alterações cromossômicas numéricas) quanto na estrutura dos cromossomos (alterações cromossômicas estruturais) e podem acometer os cromossomos autossomos (pares de 1 a 22) ou os sexuais (X e Y).

## Alterações numéricas

O número de cromossomos correto na espécie humana é 46, ou 23 pares cromossômicos, sendo 23 herdados de cada progenitor. Esse número cromossômico, em geral, está presente em todas as células do indivíduo, com exceção das germinativas (gametas), que contêm a metade de número de cromossomos. As células que contêm número cromossômico igual a 46 (2 × 23) são chamadas de euploides (do grego *eu* = bom, *ploid* = conjunto). Qualquer alteração nesse número é considerada aneuploidia.

As aneuploidias mais comuns envolvem um cromossomo de um determinado par. Elas consistem principalmente em monossomias (presença de apenas uma cópia de um cromossomo em uma célula diploide) e trissomias (presença de três cópias de um cromossomo em uma célula diploide).

A primeira alteração do número de cromossomos associada a um quadro clínico foi a trissomia do cromossomo 21, que determina a síndrome de Down, descrita em 1959. O quadro clínico havia sido previamente descrito, em 1866, porém o entendimento da causa genética ocorreu apenas em 1959. Desde então, vários outros quadros clínicos têm sido associados às alterações cromossômicas em autossomos (trissomias dos cromossomos 13 e 18) e nos cromossomos sexuais, como as síndromes de Turner, de Klinefelter e do duplo Y.

As alterações dos cromossomos sexuais estão frequentemente associadas à infertilidade. A mais frequente em inférteis é a síndrome de Klinefelter, determinada pela presença de 2 cromossomos X e um cromossomo Y (47,XXY). Essa síndrome acomete entre 1:500 e 1:1.000 dos nascidos vivos. Os indivíduos acometidos são do sexo masculino e podem apresentar alta estatura, testículos pequenos (hipogonadismo), diminuição da genitália (hipogenitalismo), ausência da produção de espermatozoides (azoospermia), desenvolvimento de mamas (ginecomastia) e comprometimento intelectual leve. Em alguns casos, quando o indivíduo também possui células normais (46,XY), podem ser encontrados espermatozoides.

Também pode ocorrer a presença de 2 cromossomos Y e um cromossomo X. Essa alteração é conhecida como síndrome do duplo Y (47,XYY). Em geral, esses homens apresentam discretas alterações fenotípicas, como estatura elevada, malformações nas orelhas, hipogonadismo e possível comprometimento intelectual. A produção de espermatozoides parece ser normal. A prevalência dessa síndrome é semelhante à da síndrome de Klinefelter, de 1:1.000 nascidos vivos.

Podem ser observadas, também, mulheres com cariótipo 47,XXX. Em geral, elas podem apresentar irregularidade menstrual, comprometimento intelectual leve e infertilidade. Esse cariótipo ocorre em aproximadamente 1:1.000 mulheres.

Outra alteração dos cromossomos sexuais é a monossomia do cromossomo X, também conhecida como síndrome de Turner. Essa síndrome é caracterizada pela presença de apenas um cromossomo sexual X e determina um fenótipo feminino. As portadoras da síndrome de Turner podem apresentar como características clínicas: baixa estatura, infantilismo sexual (diminuição ou ausência do desenvolvimento das características sexuais secundárias), gônadas malformadas ou disgenéticas (sem células germinativas), pescoço alado e linfedema de mãos e pés ao nascimento. Essa síndrome apresenta prevalência entre 1:2.500 e 1:4.000 nascimentos. Também podem ser observados quadros clínicos mais amenos, em que há presença de células com número normal de cromossomos (46,XX).

As alterações numéricas ocorrem por um erro na separação cromossômica durante a divisão celular. Na meiose normal, ocorre, para a formação dos gametas, primeiro a separação entre os cromossomos homólogos (par de cromossomos de um mesmo tipo), durante a meiose I, e depois a separação entre as cromátides irmãs ("braços" de DNA que compõem os cromossomos), durante a meiose II. O erro pode acontecer tanto na separação dos homólogos, gerando gametas com cromátides provenientes de 2 homólogos, quanto na meiose II, com a célula filha recebendo as duas cromátides do mesmo homólogo.

Existem também as poliploidias, que ocorrem quando a alteração cromossômica numérica envolve um conjunto cromossômico completo, determinando triploidias (69 cromossomos) e tetraploidias (92 cromossomos em cada célula). A presença desse excesso de cromossomos determina um aumento de produto gênico, causando múltiplas anomalias graves, como defeitos cardíacos e do sistema nervoso central. A triploidia acontece em 1:10.000 nascidos vivos, porém corresponde a 15% das anomalias cromossômicas ocorridas na concepção. A causa mais comum de triploidia é a fertilização de um oócito por 2 espermatozoides. Também pode ocorrer por erro na divisão meiótica do oócito ou do espermatozoide.

## Alterações estruturais

Os cromossomos também podem sofrer alterações em sua estrutura, entre as quais estão a translocação, a inversão e a deleção.

Pode-se observar que, nas translocações, ocorrem quebras em dois cromossomos e, em seguida, a fusão dos segmentos em posições trocadas. A translocação envolve a troca de fragmentos entre 2 cromossomos geralmente não homólogos (p.ex., a troca de fragmentos entre o braço longo do cromossomo 2 e o braço longo do cromossomo 13). As translocações são rearranjos relativamente comuns, ocorrendo em aproximadamente 1:600 nascidos vivos.

Em geral, os portadores de translocações não apresentam alterações fenotípicas, por terem o número cromossômico balanceado (normal). Entretanto, geralmente, observam-se perdas gestacionais recorrentes ou prole malformada, em função do alto risco de formação de gametas desbalanceados. Em homens, frequentemente, observa-se oligospermia.

Uma translocação bastante rara na população, mas observada em inférteis, é a translocação entre os cromossomos X e Y na região chamada pseudoautossômica, que acomete 1:20.000 nascidos vivos. Nesse caso, os homens apresentam cariótipo 46,XX, e as mulheres, 46,XY. Nessa região está o gene *SRY*, principal determinante do desenvolvimento sexual masculino (Figura 1). Em ambos os casos, há ausência de células germinativas e menor desenvolvimento das características sexuais secundárias.

Os cromossomos também podem sofrer quebras e fundir-se novamente no mesmo cromossomo, porém em orientação invertida. Essa alteração estrutural é conhecida como inversão. A inversão mais frequente na população é a do cromos-

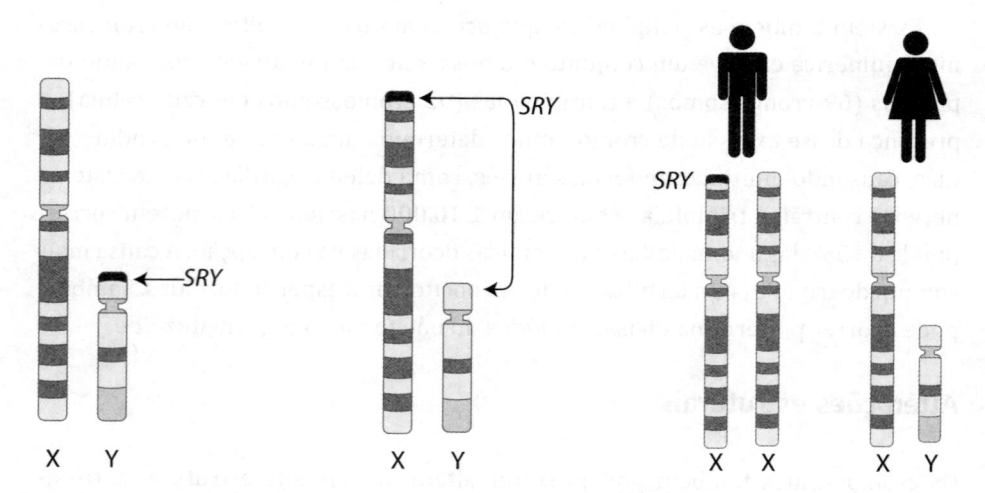

**Figura 1**  Translocação entre os cromossomos X e Y na região pseudoautossômica, onde está localizado o gene *SRY*, principal determinante do desenvolvimento sexual masculino.

somo 9, denominada "9ph" ou "inv(9)". Assim como as translocações, as inversões têm um impacto importante na formação dos gametas.

A deleção é uma alteração estrutural caracterizada pela quebra cromossômica seguida da perda de material genético. A deleção de um pedaço cromossômico leva a uma monossomia parcial daquela região e a características clínicas variadas, dependendo do tamanho da deleção e do cromossomo afetado.

## ALTERAÇÕES GÊNICAS

Além das alterações cromossômicas, alterações em genes específicos podem estar associadas à infertilidade.

### Microdeleções do cromossomo Y

O cromossomo Y é subdividido em regiões: braço curto, que contém o gene *SRY*, e braço longo, com as regiões AZFa, AZFb e AZFc (Figura 2). Essas regiões possuem genes importantes para o desenvolvimento e a maturação do espermatozoide.

Cerca de 15% dos homens azoospérmicos e 10% dos oligospérmicos apresentam microdeleções do cromossomo Y. A deleção da região AZFa está associada à

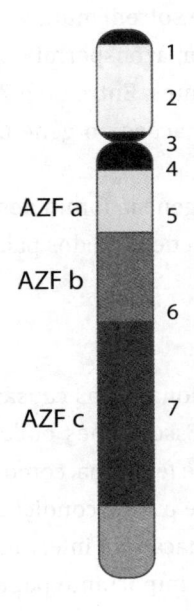

**Figura 2**  Representação gráfica do cromossomo Y e sua subdivisão em regiões.

ausência total de células germinativas; a deleção da região AZFb, à parada do desenvolvimento das células germinativas no estágio de paquíteno (meiose I); e a deleção da região AZFc, à parada do desenvolvimento das células germinativas no estágio de espermátide e à hipoespermatogênese.

A deleção da região AZFc é a mais comum, ocorrendo em 60% dos casos de microdeleção do Y. Em 16% dos casos, ocorre a deleção de AZFb e, em 5%, de AZFa. Em 14% dos casos, ocorre a combinação de regiões deletadas e, em 5%, ocorrem deleções de regiões do cromossomo Y fora das regiões AZF.

A identificação da região deletada pode auxiliar no prognóstico e na conduta terapêutica a ser tomada para cada paciente.

## Fibrose cística

Uma importante alteração gênica que coincide com a infertilidade masculina é a mutação do gene da fibrose cística, o gene *CFTR*, localizado no cromossomo 7. Esse gene é responsável pela produção de uma proteína que regula a passagem de cloro e de sódio pelas membranas celulares.

A fibrose cística é determinada pela presença de mutação nos 2 cromossomos 7. No entanto, a presença de apenas uma cópia do gene mutada também pode ser associada à infertilidade.

Mais de 95% dos homens que sofrem mutação no gene da fibrose cística apresentam infertilidade causada por azoospermia obstrutiva, já que essa mutação leva à ausência dos vasos deferentes. Entre 60 e 70% dos homens com azoospermia obstrutiva têm também mutações no gene *CFTR*, e não há outros sintomas associados.

Mais de 900 mutações nesse gene já foram descritas, e a principal delas é chamada de F508, presente em cerca de 80% dos pacientes.

## Outros genes

Muitos genes podem estar relacionados às causas da infertilidade feminina, distribuídos ao longo do genoma. Esses genes podem estar associados às diversas condições que afetam a fertilidade feminina, como alterações hormonais, endometriose, ovários micropolicísticos e outras condições. Dessa forma, não há um candidato principal para a determinação da infertilidade feminina, embora estudos recentes tenham demonstrado o importante papel dos receptores hormonais no processo de reprodução assistida.

Os estudos demonstram, por exemplo, que o gene que codifica o receptor do hormônio folículo estimulante (FSH) possui diversas alterações, duas das quais estão amplamente distribuídas na população caucasiana, a A307T e a N680S. Essas alterações, quando presentes no gene, modificam o aminoácido que deveria ser codificado, levando a uma alteração da proteína que constitui o receptor. Elas modulam a função do receptor e a resposta ovariana ao FSH, de modo que mulheres que a possuem teriam uma resposta diferente à indução de ovulação pelo FSH das que não têm, precisando de mais ampolas de FSH e de mais dias de indução. Assim, identificar essa alteração seria uma maneira de identificar precocemente as más respondedoras.

O conhecimento das alterações genéticas e de suas consequências pode facilitar o entendimento do prognóstico de um casal com desejo reprodutivo, auxiliando-o na tomada de decisão.

## *LITERATURA RECOMENDADA*

Dada R, Gupta NP, Kucheria K. Molecular screening for Yq microdeletion in men with idiopathic oligozoospermia and azoospermia. J Biosci 2003; 28(2):163-8.

Jorde LB, Carey JC, Bamshad MJ. Genética médica. 3.ed. Rio de Janeiro: Elsevier, 2004.

Pina-Neto JM, Carrara RC, Bisinella R, Mazzucatto LF, Martins MD, Sartoratto E et al. Somatic cytogenetic and azoospermia factor gene microdeletion studies in infertile men. Braz J Med Biol Res 2006; 39(4):555-61.

Yao Y, Ma CH, Tang HL, Hu YF. Influence of follicle-stimulating hormone receptor (FSHR) Ser680Asn polymorphism on ovarian function and in-vitro fertilization outcome: a meta-analysis. Mol Genet Metab 2011; 103(4):388-93.

# Aspectos psicológicos e infertilidade

Luciana Leis

## INFERTILIDADE E ASPECTOS PSICOSSOCIAIS

Em nossa cultura, é muito difundida a importância de filhos para um casal. Desse modo, existe uma expectativa social de que as pessoas procriem. Até o casal para quem não ter filhos foi uma opção, pode se sentir isolado e discriminado por isso. Há também uma forte pressão familiar para que os casais engravidem, principalmente dos pais do casal, com a vontade de se tornarem avós e, assim, perpetuarem o nome da família.

A maioria dos casais, quando se une, nunca imagina que um dos parceiros será infértil, já que conceber parece algo fácil e inerente a todo ser vivo. Assim, acreditam que, tão logo parem de utilizar o método contraceptivo, conseguirão a gravidez. Contudo, quando após meses (ou anos) a gravidez não acontece, têm de lidar com os sentimentos de frustração e de impotência que essa situação traz.

A partir do momento em que homens e mulheres se deparam com a possibilidade de não poderem ter filhos, geralmente começam a se perceber diferentes, já que a infertilidade mexe com a identidade feminina e com a masculina. Nota-se a presença de sentimentos de menos valia, tristeza, vergonha e culpa. Alguns referem se sentir "defeituosos" e diferentes dos outros, que são tidos como "normais".

Percebe-se que, mesmo a infertilidade sendo de somente um dos parceiros, ambos podem se sentir feridos e em situação de desvantagem por não conseguirem gerar um filho como os demais. Há uma busca de respostas do motivo pelo qual isso está acontecendo em suas vidas, em uma tentativa de compreensão desse acontecimento. Cada pessoa busca preencher essa falta com um recheio muito particular, na maioria das vezes resgatando situações do passado em que acredita ter errado e pelas quais estaria sendo punida. É comum aparecerem pensamentos de que não se consegue o filho por brigas anteriores com familiares, por abortos cometidos no passado, pela traição do companheiro ou da companheira ou por sentimentos hostis. Enfim, qualquer fator que possa justificar tal "castigo".

A dificuldade em lidar com esse problema faz com que muitos acabem se isolando socialmente, uma vez que as cobranças de amigos e/ou parentes costumam ser avassaladoras se somadas às já presentes cobranças pessoais. Além disso, em alguns casos, muitos colegas da mesma idade já possuem filhos, e os assuntos costumam girar em torno destes, deixando o casal infértil com a sensação de ainda mais "desconectado" dos que estão à sua volta. Nota-se que muitas pessoas que vivenciam esse tipo de problema relatam medo de sentirem-se menos amadas e valorizadas por seus companheiros e até de uma separação.

Percebe-se também que a dificuldade de aceitação do diagnóstico de infertilidade pode fazer com que os pacientes fantasiem que o filho seria possível com outro companheiro. Em alguns casos, podem acontecer aventuras amorosas como consequência dessa fantasia e da resistência em aceitar a realidade.

A dificuldade de ter filhos costuma gerar sentimentos de perda e dor em muitos casais, justamente por não terem a capacidade reprodutiva que a vida toda acreditaram possuir. A insegurança de jamais ter uma criança é algo assustador e tido como uma ameaça para a maioria deles.

## INFERTILIDADE FEMININA: REPERCUSSÕES EMOCIONAIS

Na história da humanidade, a desigualdade entre homens e mulheres sempre se deu na distinção de papéis sexuais. Desse modo, na cultura ocidental, coube aos homens trabalhar e garantir o sustento do lar e às mulheres ficaram os cuidados domésticos e com os filhos. Logo percebe-se que a mulher, com o passar do tempo, foi ficando ligada à ideia de ser mãe para se tornar plenamente mulher. A capacidade de gerar e de amamentar um filho é tida como "natural" a toda mulher, reforçando a expectativa da maternidade.

Durante a Primeira Guerra Mundial, solicitava-se às mulheres que saíssem de suas casas para cuidar de feridos em hospitais, para cultivar o campo e para ocupar os postos dos homens nas indústrias. Assim, a guerra proporcionou maior liberdade, maior responsabilidade e novas perspectivas profissionais à mulher.

Cada vez mais integrada ao sistema produtivo, ela deixou de ter a maternidade no centro de sua vida, preocupando-se mais com outros campos, como a vida profissional e a vida afetiva.

Mesmo com tantas transformações e conquistas, o desejo de maternidade continuou para a maioria das mulheres, mas de forma diferente, uma vez que todas as mudanças que ocorreram no decorrer de sua história levaram a um amadurecimento e a uma autocriação feminina. O que se sobressai, agora, é a liberdade de ser responsável por seu próprio caminho, levando em consideração que a maternidade deixou de ser o único objetivo da vida da mulher, passando a ser uma das possíveis escolhas em busca de seu desenvolvimento pessoal.

Embora hoje em dia a maternidade seja apenas um dos caminhos em que a mulher possa se realizar e se sentir produtiva, o desejo de filhos está bastante interiorizado na maioria delas, fruto de uma conquista histórica e passado de mãe para filha por meio de processos identificatórios. Assim, a infertilidade pode abrir um vazio quanto ao referencial feminino, principalmente se não houver abertura para a análise de outras possibilidades nas quais ela possa "se sentir mulher".

Além da questão sociocultural, é interessante destacar também que o desejo de ter filhos vem desde a primeira infância, em que se percebe meninas brincando com seus "bebês imaginários", antecipando um desejo para a vida adulta.

Tendo em vista todos os fatores até agora expostos, nota-se que ter filhos acaba sendo um dos importantes pilares da identidade feminina, de modo que não conseguir a maternidade, para muitas mulheres, é como não ser completamente mulher. Algumas chegam a ficar obsessivas com a ideia de engravidar, e tudo em suas vidas passa a girar em torno desse desejo. Passam a falar somente sobre esse assunto, acessam o tempo todo sites que tratem desse tema, certas mulheres até abandonam seus empregos para se dedicar exclusivamente aos tratamentos de reprodução assistida.

Percebe-se, então, que a infertilidade fragiliza a mulher, mexendo com sua autoestima e fazendo com que ela acredite que não é capaz de ser mãe, em função dos diversos "nãos" que recebe a cada menstruação. Dessa forma, a crença interna na incapacidade de gerar pode dificultar ainda mais a gravidez, uma vez que escreve no psiquismo um "não" no lugar de um "sim" para o filho. Exemplo disso são as gravidezes que ocorrem de forma espontânea depois da conquista do primeiro bebê, após várias tentativas de tratamento ou após adoção.

Além disso, a experiência da infertilidade faz com que a mulher passe a não confiar mais em seu próprio corpo, já que este a está traindo por não lhe dar um filho. Geralmente, a gravidez, quando alcançada, é vivida com muito mais inseguranças e medos que para as gestantes que não passaram pela mesma situação. O medo de não possuir um bom útero para desenvolver um bebê sadio é frequente, assim como receios de não levar a gravidez adiante, não conseguir amamentar, entre outros.

Comportamentos como conferir a calcinha para ver se há algum tipo de sangramento, esperar que o bebê se movimente dentro da barriga para se certificar de que ele está vivo e solicitar ao médico várias ultrassonografias para ter a certeza de que o bebê está sadio geralmente fazem parte do repertório de quem já passou pela dificuldade de gravidez.

Assim, um dos desafios da mulher que apresenta dificuldades para engravidar é continuar acreditando que pode ser mãe, seja pela via "natural" ou por outros caminhos que ela consiga abrir para chegar ao seu objetivo.

O trabalho interno visando a melhorar a autoestima ajuda no enfrentamento deste processo, uma vez que é preciso também olhar para as conquistas da vida em meio ao tempo de espera pelo filho; e ampliar os campos de interesse para além da gravidez, enquanto o bebê não vem.

## O HOMEM DIANTE DA DIFICULDADE DE TER FILHOS

A notícia da infertilidade nunca é bem recebida – e, muitas vezes, o homem parece até ter mais dificuldades que a mulher para aceitar esse diagnóstico.

A vivência emocional da infertilidade por um homem é extremamente angustiante, uma vez que ainda vivemos em uma cultura machista, em que sinal de "ser macho" é ser um "bom reprodutor". Assim, a incapacidade de engravidar uma mulher pode associar-se mentalmente à falta de masculinidade ou virilidade.

A grande resistência dos homens em realizar o espermograma também está relacionada à preocupação de que o resultado possa apresentar alguma anormalidade e eles tenham de lidar com o fato de não conseguirem engravidar suas esposas, temendo, ainda, serem vistos como impotentes e pouco másculos pelos outros.

Desse modo, ter o sêmen avaliado, quantificado e qualificado pode significar o mesmo que avaliar o seu desempenho sexual e atribuir-lhe uma nota. Embora fertilidade e virilidade sejam conceitos distintos, comumente são confundidos.

Além disso, a dor vivenciada pelo homem com dificuldades para ter um filho é muito pouco discutida e até pouco reconhecida pela sociedade, já que o foco, na maioria das vezes, é a mulher, que permite maior expressão de seus sentimentos e pensamentos sobre o assunto. O fato de os homens pouco falarem a respeito do que sentem não quer dizer que não sofram. Algumas mulheres, inclusive, chegam a se incomodar com o fato, acreditando que sofrem sozinhas com esse problema, já que seus maridos demonstram pouco afeto nesse sentido. Nota-se que sintomas psicossomáticos – gastrite, hipertensão, perda de pelos, etc. – podem surgir em meio a esse processo como forma de dar expressão e vazão aos sentimentos que não se permitem extravasar.

Percebe-se que os homens sofrem tanto quanto suas companheiras com a infertilidade, fazendo cálculos sobre o dia da ovulação da esposa e aguardando todo mês, ansiosamente, por um resultado diferente da menstruação no final do ciclo feminino. Além disso, também sonham com seus "bebês imaginários", o que poderiam fazer com eles ou ensinar-lhes, caso existissem. Entretanto, tudo isso é vivenciado em meio a certo silêncio masculino, já que em nossa sociedade a demonstração de fragilidade pelo sexo masculino é muitas vezes encarada como sinônimo de fraqueza.

O fato de as mulheres demonstrarem seus sentimentos e passarem por tratamentos, muitas vezes dolorosos, em busca do filho, faz com que o homem se sinta ainda mais inibido em dar vazão ao que sente, já que ele tem a necessidade de se manter forte para dar apoio à mulher. O sentimento de impotência é também bastante comum nesse público de homens, por não conseguirem engravidar suas mulheres e também por não conseguirem controlar esse acontecimento, já que a gravidez, e tudo que a envolve, não ocorre em seus corpos.

Quando o tempo de espera por um filho é longo, nota-se que há uma elevação no nível de angústia masculina, fazendo com que o homem se sinta ainda mais impotente frente ao problema, pois precisa lidar com sua própria frustração e com a frustração de sua companheira, que também continua sem filhos.

Diante de um quadro emocional tão delicado, o cultivo de um diálogo aberto entre o casal, tentando trazer para a comunicação verbal o que ainda não conseguiu ser dito, ajuda bastante. É necessário saber o que cada um está sentindo em relação ao problema que os afeta e se apropriar dessa dificuldade juntos, independentemente de quem apresente o problema orgânico.

O processo psicoterapêutico auxilia muito a encontrar a melhor forma de expressão dos sentimentos em relação à infertilidade e ao enfrentamento dessa situação.

## ASPECTOS EMOCIONAIS RELACIONADOS À INFERTILIDADE

Durante séculos, a medicina tomou como objeto de estudo o corpo físico, separando, dessa maneira, o corpo da mente. Assim, quando falamos das causas da infertilidade, ainda há uma tendência em se separar as causas orgânicas das psíquicas, atribuindo principalmente às causas psíquicas o que a medicina ainda não foi capaz de desvendar.

Essa situação só aumenta a culpabilização do casal infértil, que, se escapou de ter algum problema orgânico, há de ter algum problema psíquico. Daí as inúmeras recomendações, se não médicas, culturais: "Desencana que engravida!", "Vão viajar e verão!", "Adotem e, então, a gravidez virá!", entre outros. Como se o poder do pensamento positivo pudesse resolver o problema e lhes abrir as portas para a fertilidade; novamente denotando a dicotomia corpo-mente. Considerando o homem uma unidade integrada corpo-mente, pode-se afirmar que as alterações do corpo podem influenciar na mente, assim como a mente também pode influenciar no corpo.

É sabido que o eixo córtex cerebral-hipotálamo-hipofisário com secreção de gonadotrofinas determina o ritmo menstrual e ovulatório na mulher. Além disso, muitos outros mecanismos estão envolvidos nesse processo, modulados por neurotransmissores, enzimas específicas necessárias à esteroidogênese, proteínas transportadoras, prostaglandinas, fatores de crescimento, hormônio da tireoide, insulina, entre outros.

O eixo hipotámo-hipofisário recebe do córtex cerebral impressões captadas do próprio ambiente e do psiquismo das pessoas. Desejos insatisfeitos, conflitos mal-elaborados e emoções fortes podem interferir em todo o organismo, especialmente no sistema endócrino, extremamente sensível e suscetível.

Maldonado, em 2010, salientou que ansiedades e conflitos importantes relacionados à maternidade podem levar à infertilidade, já que podem provocar inibições da ovulação, espasmos de trompas, incompetência istmocervical, hostilidade do muco cervical e abortos de repetição. Para o autor, o desejo de gravidez, associado ao medo, pode ocasionar desde atrasos menstruais, por causa da fantasia de fecundação, até gravidezes imaginárias (pseudociese), nas quais a mulher produz um bebê imaginário e apresenta um corpo falsamente grávido, com presença de amenorreia, náuseas e aumento do volume abdominal.

A presença de transtornos mentais também está associada à infertilidade. Entre os principais, podem-se citar: depressões, transtornos de ansiedade (fobias, crises de angústia, transtorno por estresse, transtorno obsessivo-compulsivo, etc.) e transtornos alimentares (anorexia e bulimia).

Uma pesquisa realizada com macacas rhesus submetidas a 12 dias de estresse, fora de seu ambiente familiar, e a estímulos estressantes demonstrou que, quando o estresse era iniciado tanto na fase folicular quanto na fase lútea do ciclo menstrual, podia rapidamente induzir as macacas a disfunções menstruais, principalmente em razão da diminuição significativa da função luteal. Uma observação interessante desse estudo foi que, após o término dos 12 dias de estresse, as macacas continuaram a apresentar efeitos deletérios no ciclo menstrual, sugerindo uma persistência da ativação do eixo hipotálamo-hipófise-adrenal mesmo com o fim do estímulo. Assim, o estudo sugere que a secreção inadequada do corpo lúteo pode representar o primeiro estágio do prejuízo causado pelo estresse no ciclo menstrual da mulher, bem como em sua função reprodutiva.

No tratamento da infertilidade, portanto, uma visão interligada das instâncias somáticas e psíquicas, tanto no homem quanto na mulher, só tende a proporcionar resultados satisfatórios nos atendimentos e tratamentos dos pacientes.

## SEXUALIDADE E INFERTILIDADE

A vida sexual do casal que deseja engravidar geralmente é muito diferente da que eles tinham antes desse desejo. É inevitável que o sexo, antes buscado somente como fonte de prazer, dê agora lugar à expectativa de um filho – expectativa que se torna mais intensa quando a gravidez tarda a vir.

Assim, a relação sexual deixa de ocorrer de forma espontânea para acontecer nas datas previstas de ovulação. A total perda da espontaneidade nas relações sexuais – em meio à infertilidade e a seus tratamentos – e a mecanização do sexo, com dias e horários marcados, acaba interferindo negativamente na qualidade dessas relações. Nota-se, com o passar do tempo, a perda da esperança de que a atividade sexual entre o casal traga como resultado uma criança, tal como foi nas outras gerações da família. Aparecem, então, vergonha e baixa autoestima, por não conseguirem ter filhos como as outras pessoas e precisarem buscar tratamentos para isso.

Em alguns casos, podem-se encontrar também mulheres que evitam se relacionar sexualmente com seus maridos para não passarem depois pela frustração da menstruação e da confirmação de mais um "não" ao seu desejo por um filho.

A falta de libido, de satisfação no ato sexual e de orgasmo é uma queixa trazida por muitas mulheres nessa fase. Elas também relatam se sentir pouco atraentes e menos femininas, o que as acaba atrapalhando na qualidade e/ou frequência dos coitos, uma vez que não se sentem bem com o próprio corpo nem consigo mesmas. Já os homens falam de seus distúrbios ejaculatórios e de ereção, muitas vezes associados à autocobrança em concluir o coito e não frustrar suas companheiras, que aguardam ansiosamente pela concepção.

Além disso, com a busca por tratamentos de reprodução assistida, percebe-se que a sexualidade medicalizada, programada e controlada pelo médico não é nada atraente. Muitos casais relatam perceber o sexo como uma tarefa obrigatória. Nota-se também que se sentem culpados quando têm relações sexuais frequentemente, raramente ou nas horas erradas.

Soma-se a esses fatores a entrada da figura do médico na intimidade do casal, o que muda toda a dinâmica da sexualidade dos parceiros. Será o médico quem determinará quando deverão ou não acontecer as relações sexuais e que exames (muitas vezes constrangedores) deverão ser feitos, além de ele querer saber detalhadamente como é a vida sexual do casal.

Não se pode esquecer que muitas disfunções sexuais podem ser causa de infertilidade. Entre os principais problemas que não permitem a conclusão do ato sexual, ou que fazem com que os casais passem a evitá-lo, encontram-se: impotência, dificuldade em ejacular na vagina, dispareunia, vaginismo e falta de libido. Tais disfunções podem ser decorrentes de causa orgânica ou de problemas psicológicos, precisando ser devidamente diagnosticadas para a indicação da melhor forma de tratamento. É muito importante, também, que os médicos, ao fazerem a indicação da técnica de reprodução assistida a ser utilizada, possam considerar a vida sexual do casal e as possíveis disfunções nela presentes, pois, desse modo, não intensificam problemas nem angustiam ainda mais seus pacientes.

Contudo, vale lembrar que as técnicas de reprodução assistida podem encobrir problemas de ordem sexual do casal para levá-lo até o filho naturalmente. E de maneira alguma permitem resolvê-los. Esse fato deve ser explicitado aos pacientes, de modo a incentivá-los na busca por tratamentos adequados, mesmo quando a gravidez já tiver sido conquistada.

## INFERTILIDADE E REPRODUÇÃO ASSISTIDA

Os avanços da ciência na medicina reprodutiva modificaram para sempre a relação entre sexualidade e reprodução humana. Na história da humanidade, o sexo sempre esteve vinculado à procriação, mas, com as novas tecnologias de reprodução assistida, houve uma separação dessas variáveis, causando um impacto direto na vida sexual dos casais.

O ato sexual deixou de ser o elo entre as gerações, já que é possível conceber um filho pela doação de esperma e/ou óvulos, gerar um filho no útero de uma parente próxima ou até de uma desconhecida e ter filhos em um casal homossexual.

São muitas novidades a serem elaboradas e inscritas internamente, pois não se tem registro psíquico dessas novas formas de concepção. O único registro conhecido é a relação sexo/reprodução.

Para muitas pessoas, não é fácil aceitar o fato de não poder ter filhos naturalmente e, enquanto isso não for aceito, fica complicado buscar uma saída alternativa para o problema, seja por tratamentos de reprodução assistida, seja pela adoção.

Cada indivíduo tem um tempo diferente para aceitar e aprender a lidar com essa nova situação, e os tratamentos de reprodução assistida podem ser vistos como uma forma de se atingir a gravidez por caminhos diferentes.

Com os tratamentos, não só o encontro dos gametas e a formação do pré-embrião se darão de maneira diferente, como todo o processo de construção emocional da criança também se dará de outra forma. Assim, a primeira consulta médica já é para o filho, assim como cada medicação tomada, cada injeção aplicada, etc. O filho ainda não existe, mas a vivência emocional já é a da existência de um bebê, que vai sendo construído no psiquismo dos possíveis pais durante as consultas médicas.

Considerando-se esse contexto, é imprescindível que o casal possa ser bem-informado pelo médico a respeito da técnica de reprodução assistida a ser utilizada, assim como sobre a possibilidade de sucesso. Desse modo, evitam-se expectativas idealizadas, ressentimentos e mal-entendidos posteriores.

Para a maioria dos casais, são necessárias algumas tentativas até a realização do sonho, visto que, por tentativa, muitas vezes as chances de não se conseguir uma gravidez são maiores do que as chances de consegui-la. No entanto, muitas pessoas ainda iniciam o tratamento acreditando que engravidarão no primeiro ciclo de tentativas, negando a si mesmas a possibilidade do "não", por mais que tenham sido esclarecidas pelo médico.

Em geral, com resultados negativos, o tamanho da frustração costuma estar de acordo com o tamanho da idealização, e o processo é bastante dolorido até que o casal se recomponha emocionalmente. Há casais que têm dificuldades para reiniciar o tratamento ou que chegam mesmo a abandoná-lo, justamente por não desejarem passar por esse sofrimento novamente.

Outra situação bastante frequente é a troca de médico quando a tentativa não tem resultado positivo, como se o "responsável" por esse fracasso fosse ele. Para muitos, é difícil aceitar que tentar algumas vezes pode fazer parte do processo. Nota-se também que a imagem de herói construída pelo casal para a figura do médico, de um momento para o outro, se inverte para a imagem do vilão que passou a castigá-los.

É também muito comum o casal querer logo mudar de técnica, se o resultado desejado não for obtido. Em certos casos, apesar da indicação médica para continuar com o mesmo procedimento, o casal acaba insistindo em realizar algo mais avançado, em uma tentativa de controlar o incontrolável e quase atropelando o conselho médico.

Outro aspecto desse novo cenário da procriação é que o homem pode se sentir atacado, em sua masculinidade, pelo médico. É muito frustrante, para ele, perceber que precisa da ajuda de um terceiro para engravidar sua mulher, o que muitas vezes acaba gerando sentimentos de impotência e desvalorização. Soma-se a isso o fato de os tratamentos de reprodução assistida excluírem o homem quase totalmente de todo o processo. Caso a equipe médica não seja sensível o suficiente para incluí-lo nas etapas do tratamento, estará colaborando ainda mais para intensificar seus sentimentos de exclusão e desvalorização, reduzindo-o somente ao sêmen no dia da coleta para o procedimento médico.

Uma forma de facilitar a entrada e a participação do homem no tratamento é incentivá-lo, por exemplo, a participar das consultas médicas, a acompanhar as ultrassonografias e o momento de transferência embrionária, entre outros. Além disso, para que os casais possam lidar melhor com o tratamento, é importante aproximar ao máximo a reprodução assistida da reprodução natural, pois, nessa última, um filho nunca seria possível sem o real encontro de seus pais.

A cumplicidade, o companheirismo e a afetividade entre o casal durante o tratamento, dividindo suas angústias, seus medos e suas dúvidas, será um grande diferencial positivo nesse processo. O filho pode ser constituído fora do ato sexual, mas dentro de um laço afetivo de amor de seus pais.

## *LITERATURA RECOMENDADA*

Campos NAA. Amenorreia: um estudo psicológico do seu significado [Dissertação de Mestrado em Psicologia]. São Paulo: Pontifícia Universidade Católica de São Paulo, 1991.

Farinati D. As causas multideterminadas da infertilidade. In: Melamed RM, Seger L, Borger E Jr. Psicologia e reprodução humana assistida: uma abordagem multidisciplinar. São Paulo: Grupo Editorial Nacional, 2009. p.45.

Kato AMC. Um estudo sobre a relação entre feminilidade e a esterilidade primária feminina sob o enfoque da psicologia analítica [Dissertação de Mestrado em Psicologia]. São Paulo: Pontifícia Universidade Católica de São Paulo, 2002.

Leis L. Influência dos fatores emocionais na função menstrual. In: Busso NE, Pellicer A. Indução da ovulação. 2. ed. São Paulo: Silvestre Escrita Especial, 2011. p.108.

Leis L. Sexualidade. In: Dzik A, Pereira DHM, Cavagna M, Amaral WN (eds.). Tratado de reprodução assistida. São Paulo: Segmento Farma, 2010. p.479.

Maldonado MT. Psicossomática e obstetrícia. In: Mello-Filho J, Burd M. Psicossomática hoje. 2.ed. Porto Alegre: Artmed, 2010. p.288.

Melamed RMM, Quayle J (orgs.). Psicologia em reprodução assistida: experiências brasileiras. São Paulo: Casa do Psicólogo, 2006.

Ribeiro M. Infertilidade e reprodução assistida – Desejando filhos na família contemporânea. Coleção Clínica Psicanalítica. São Paulo: Casa do Psicólogo, 2004.

Ribeiro MFR. Psicanálise e infertilidade: desafios contemporâneos [Dissertação de M.estrado em Psicologia]. São Paulo: Pontifícia Universidade Católica de São Paulo, 2003.

Straube KM. Lab: o planeta que fabricava bebês. Curitiba: Expoente, 2010.

Urdampilleta L, Fernandez D. Psicologia da anovulação. In: Busso NE, Acosta AA, Remohi J. Indução da ovulação. São Paulo: Atheneu, 1999. p.69.

Xiao E, Xia-Zhang L, Ferin M. Inadequate luteal function is the initial clinical cyclic defect in a 12-day stress model that includes a psychogenic component in the Rhesus monkey. J Clin Endocrinol Metab 2002; 87(5):2232-7.

**23**

# Preservação do potencial de fertilidade

Oscar Barbosa Duarte Filho
Dani Ejzenberg
Walter Pinheiro
Elvio Tognotti

## PRESERVAÇÃO POR MOTIVOS ONCOLÓGICOS OU BAIXA RESERVA GONADAL

Os diagnósticos de câncer ou doença reumatológica, para um paciente em idade reprodutiva ou para os pais de uma criança acometida, trazem uma série de questionamentos quanto à incerteza sobre o prognóstico, ao tempo de sobrevivência frente à moléstia e ao sofrimento advindo do tratamento a ser instaurado. Felizmente, com o avanço da medicina, vem ocorrendo elevação nas taxas de cura e de sobrevida para esses pacientes, que passam a vislumbrar, além da sobrevivência, a possibilidade de preservação da fertilidade.

A ocorrência de câncer em pacientes jovens ou que não completaram sua vida reprodutiva não é rara e tem mostrado aumento gradativo ao longo dos anos. Em 2005, nos Estados Unidos, 4% das pacientes com câncer (aproximadamente 55.000) apresentavam idade inferior a 35 anos.

Em recente publicação, o Instituto Nacional do Câncer (Inca) estimou que o número de casos em mulheres no Brasil, no ano de 2012, seria de 52.680 de câncer de mama, 17.540 de câncer do colo uterino, 3.940 de leucemia e 3.060 de melanoma. Já entre os homens, a estimativa para o ano de 2012 era de 257.870 casos novos, sendo os mais comuns os de pele não melanomas (53.000), de próstata (60.180), de pulmão (17.210), de estômago (62.680) e de cólon/reto (14.180).

As neoplasias mais frequentes que acometem as mulheres, em uma população com idade inferior a 40 anos, são: câncer de mama, câncer do colo uterino, melanomas, linfomas de Hodgkin e leucemias. Deve-se destacar também o crescente aumento na incidência de tumores papilíferos de tireoide nessa faixa etária. Entre os homens, as neoplasias hematológicas (leucemias e linfomas) e as de tecido germinativo (testículos) são as mais comuns.

O tratamento dos cânceres que acometem jovens pode implicar a remoção total ou parcial dos órgãos reprodutores ou o emprego de drogas que apresentem efeitos citotóxicos graves, podendo afetar a fertilidade de forma definitiva. Essas neoplasias, apesar da diversidade histológica, apresentam tratamentos específicos cada vez mais eficazes, seja proporcionando longos intervalos livres de doença ou até mesmo a cura, o que permite aos pacientes não só a sobrevida, mas também a real possibilidade de ter filhos. O número de sobreviventes de câncer infantil e puberal que completavam 20 anos de idade na população geral passou de 1:1.000 pessoas, em 1990, para 4:1.000, em 2010.

Os efeitos adversos sobre as gônadas dos pacientes submetidos a tratamento sistêmico têm sido reduzidos pelo emprego de regimes poliquimioterápicos, que são mais benéficos do que a monoquimioterapia, muito utilizada no principio desse tipo de tratamento, porque lesam menos o tecido germinativo, baseando-se na adjuvância terapêutica que permite menores doses de cada agente por períodos mais espaçados.

A melhora, tanto na eficiência do tratamento quanto na diminuição dos efeitos colaterais, deve-se também à descoberta de novas e mais eficazes drogas, permitindo que a associação desses quimioterápicos promova uma terapêutica mais completa e duradoura, principalmente naqueles tumores que, em pacientes jovens, tinham a possibilidade somente de tratamento radioterápico, como os disgerminomas ovarianos.

Em relação às doenças reumáticas, observa-se uma prevalência muito superior no sexo feminino que no masculino (na relação de até 9:1), possivelmente por influência dos estrógenos. A ocorrência de infertilidade por falência gonadal precoce não é maior do que a observada na população geral, quando se levar em conta apenas a presença da doença. Entretanto, o uso do imunossupressor e do quimioterápico ciclofosfamida, de forma contínua e por via oral, leva à amenorreia e à falência ovariana irreversível em mais de 70% das pacientes, dentro do primeiro ano de uso. Por sua vez, o uso de pulsos endovenosos intermitentes mensais dessa medicação durante o período menstrual pode reduzir a incidência da falência ovariana para 45% em 1 ano. Outras medicações muito utilizadas, como metotrexato, azatioprina, hidroxicloroquina e clorambucil, parecem não levar a esse tipo de complicação durante o tratamento de doenças reumáticas. No entanto, ainda há pequeno número de pesquisas sobre o clorambucil.

Para que o médico-assistente possa contribuir com as decisões que o paciente ou seu responsável deve tomar, serão apresentados os mecanismos de lesão por quimio e radioterapia, as formas de avaliação da fertilidade em homens e mulheres e as diferentes estratégias de criopreservação existentes até o momento.

## Efeitos da quimioterapia sobre as gônadas

A maioria das neoplasias em homens e mulheres jovens é sensível às drogas quimioterápicas, sejam elas utilizadas como monoquimioterapia, de uso mais restrito, ou como esquema poliquimioterápico, de uso mais difundido e com melhores resultados.

As gônadas são órgãos que apresentam grande sensibilidade à terapêutica quimioterápica. Portanto, após o tratamento, frequentemente haverá comprometimento na produção hormonal e alterações, muitas vezes definitivas, sobre os gametas, podendo mudar não só a qualidade de vida dos pacientes, mas também todo o futuro reprodutivo planejado.

Os quimioterápicos têm ação mais acentuada sobre células em rápida divisão celular, característica comum às células da espermatogênese, como as espermatogônias, os espermatócitos e as espermátides. Por isso, pacientes submetidos à quimioterapia (QT) evoluem para oligospermia grave ou azoospermia, com "nadir" de concentração e motilidade seminal situado 3 meses após o fim da quimioterapia. Em média, de 15 a 30% dos pacientes sobreviventes de câncer ficam azoospérmicos em longo prazo.

As drogas quimioterápicas podem comprometer os ovários em intensidades diferentes. Em algumas pacientes, a ausência de menstruação pode ter caráter temporário, enquanto em outras pode haver amenorreia definitiva por falência gonadal irreversível. Nas pacientes que se recuperam de uma falência ovariana após quimioterapia, a tentativa de gestação deve ocorrer o mais brevemente possível, pois a reserva folicular estará diminuída, não sendo possível estimar o tempo até a perda da função ovulatória.

O intervalo entre o período livre de doença e a tentativa de gestação deve estar entre 6 e 12 meses após o fim do tratamento, para que a ação residual tóxica dos agentes empregados seja extinguida.

Sabidamente, os agentes alquilantes, como ciclofosfamida, clorambucil, melfalam e mostarda nitrogenada, causam lesão mais intensa e duradoura. A substância mais estudada quanto aos danos provocados na fertilidade feminina é a ciclofosfamida, que pode causar danos definitivos no oócito e nas células da granulosa. Por sua vez, os antibióticos antitumorais e os antimetabólicos, como mitomicina C, bleomicina, actinomicina D, adriamicina, methotrexate e fluorouracil, não provocam comprometimento de grande intensidade nas gônadas e, quando o fazem, geralmente é um dano de caráter temporário.

Muitos agentes quimioterápicos, como metais pesados e antibióticos, causam danos genéticos às células germinativas, que podem, em teoria, levar a alterações gênicas, diminuindo a fertilidade e aumentando as taxas de abortamento e as anomalias congênitas nos descendentes das pacientes que tenham sido, em algum momento de suas vidas, expostas à QT.

Não se pode esquecer que muitos dos estudos que se referem a alterações genéticas são iniciais e apresentam uma casuística muito pequena, sendo difícil a análise com significância estatística.

## Efeitos da radioterapia sobre as gônadas

Substâncias emissoras de íons são causadoras de danos tissulares, levando a mutações ou mesmo à destruição de tecidos e órgãos. A lesão pela radioterapia (RT) depende da carga utilizada, do regime empregado (única × fracionada), do campo de exposição e da distância entre a fonte radioativa e o órgão-alvo. Exemplos de lesão segundo a carga utilizada são os relatos de alteração do desenvolvimento puberal, com irradiação abdominal de até 4 Gy, e o dano permanente nos ovários, com doses acima de 6 Gy.

Nos ovários, a lesão ocorre pela destruição dos folículos primordiais em quantidades variáveis, causando diminuição da reserva folicular ou até falência ovariana. Quanto mais avançada a idade no início do tratamento, menor a reserva e maior a chance de falência ovariana. Doses inferiores a 2 Gy praticamente não causariam danos.

A irradiação pélvica também pode prejudicar a irrigação uterina, demonstrando a multiplicidade de possíveis efeitos deletérios à fecundidade produzidos pela radioterapia.

Em relação ao efeito testicular, mesmo doses baixas de radiação podem levar à alteração da espermatogênese, às vezes de forma irreversível. A radioterapia age sobre as células pré-meióticas (espermatogônias) e pós-meióticas (espermátides), preservando parte da população de espermatócitos em maturação. Isso explica por que o nadir da espermatogênese é mais tardio que o da QT e situa-se 6 meses após o final da RT, período de maior incidência de oligospermia grave e azoospermia (cerca de 30% de azoospérmicos). Doses menores que 1 Gy podem interromper a espermatogênese por 9 a 18 meses; doses de 2 a 3 Gy, por 30 meses; e doses maiores que 4 Gy, por 5 anos ou mais. Além disso, a RT pélvica no homem pode trazer problemas de ereção que comprometem a capacidade de concepção natural do casal.

## AVALIAÇÃO DA RESERVA OVARIANA E DA FUNÇÃO TESTICULAR

### Avaliação da reserva ovariana

As modalidades terapêuticas para a paciente oncológica e reumática frequentemente envolvem a diminuição pronunciada da população oocitária. Dessa forma, é fundamental a avaliação da reserva ovariana para essas pacientes previamente ao início do tratamento, tendo em vista a preservação da fertilidade.

Essa avaliação permite uma adequação do regime de tratamento quimio e radioterápico, a escolha da melhor técnica para preservação da fertilidade e uma perspectiva do risco de menopausa precoce induzida pelo tratamento.

Para as mulheres que desejam postergar a maternidade, a chamada indicação "social", e que realizarão criopreservação eletiva do seu potencial de fertilidade, a avaliação da reserva ovariana é importante para planejar o ciclo de estimulação ovariana, bem como para estimar um prognóstico em relação ao número e à qualidade dos oócitos a serem criopreservados por ciclo.

A proliferação do número de oócitos atinge o seu máximo (cerca de 7 milhões) no 5º mês de vida intrauterina, quando se inicia fisiologicamente o processo de atresia. A recém-nascida apresenta aproximadamente de 1 a 2 milhões de oócitos, chegando aos 400.000 na puberdade e aos 25.000 aos 37 anos de idade. Estima-se que existam, no ovário, cerca de 1.000 oócitos na época da menopausa. Vários aspectos estão envolvidos nessa perda oocitária no decorrer da vida da mulher, como fatores ambientais e genéticos relacionados ao cromossomo X e aos genes autossômicos.

Durante a vida reprodutiva, os folículos podem estar na fase pré-antral, antral ou pré-ovulatória. Durante o menacme, ocorrerão entre 300 e 500 ovulações, sendo o restante dos oócitos reabsorvidos sem nunca terem completado seu desenvolvimento.

O processo de atresia torna-se mais intenso a partir dos 37 anos, quando também ocorre uma diminuição na qualidade oocitária, com maior frequência de aneuploidias e abortamentos.

Os testes para avaliação da reserva ovariana podem ser bioquímicos ou biofísicos. Os testes bioquímicos podem ser basais ou estimulados.

## Testes bioquímicos basais

### Hormônio folículo estimulante

A medida do hormônio folículo estimulante (FSH) em um dos 3 primeiros dias do ciclo é um dos testes mais antigos para avaliação da reserva ovariana e está relacionada às chances de gestação.

Na maior parte dos trabalhos até hoje realizados, os valores normais se encontram abaixo de 10 mIU/mL e as chances de gestação são praticamente nulas acima de 20 mIU/mL.

Valores de estradiol acima de 80 pg/mL podem mascarar a verdadeira concentração de FSH, de modo que a avaliação deve ser conjunta.

### Inibina B

Esta substância é uma glicoproteína produzida principalmente pelas células da granulosa dos folículos antrais, com ação inibitória central sobre a produção e a secreção do FSH, que reflete diretamente a reserva ovariana. Alguns autores propuseram que a diminuição dos níveis de inibina B ocorreria antes da alteração (aumento) dos níveis de FSH, com o declínio da reserva ovariana.

A inibina B é pouco usada na rotina clínica atual, em parte pela dificuldade de se estabelecer valores de referência.

### Hormônio antimülleriano

Este hormônio também é produzido pelas células da granulosa de todos os folículos, refletindo melhor a reserva ovariana e tendo menor variabilidade intra e interciclo. Ele tem como ação a diminuição no recrutamento de folículos primordiais e a modulação da resposta dos folículos em desenvolvimento ao FSH. A partir disso, poderia auxiliar na avaliação da quantidade e da qualidade da população folicular.

Seus valores de referência deveriam, idealmente, ser baseados em curvas estabelecidas para as diversas populações nos diferentes grupos etários, informações ainda parcialmente indisponíveis. Como valor de corte para baixa reserva ovariana, utiliza-se, na maioria dos serviços, 1,20 ng/dL (1,00 a 1,50 ng/dL).

## Testes bioquímicos estimulados

### Teste do citrato de clomifeno

Envolve a utilização desta substância do 3° ao 7° dia do ciclo, na dose de 100 mg. São realizadas dosagens de FSH no 3° e no 10° dia e é considerado resultado alterado quando a somatória dos dois valores é superior a 25 UI/mL. Esse fato refletiria a incapacidade da inibina B e do estradiol produzidos pelos folículos em crescimento de inibir a produção do FSH.

### Teste de estimulação com FSH exógeno

Consiste na avaliação dos níveis de FSH, estradiol e inibina B após 24 horas de administração de 300 UI de FSH exógeno no dia 3. Um estudo randomizado coloca este teste como um dos principais entre os testes bioquímicos existentes.

## Testes biofísicos

### Contagem de folículos antrais

A avaliação envolve a contagem do número de folículos inferiores a 10 mm na fase folicular precoce, por meio de ultrassonografia transvaginal (USGTV). Quando esse número é inferior a 6, há uma resposta pobre ou ausente à estimulação ovariana.

### Volume ovariano

O volume ovariano apresenta variações, durante o menacme, de 0,7 cm$^3$, em torno dos 10 anos de idade, até 5,8 cc, em torno dos 17 anos. Ocorre uma gradativa redução a partir dos 40 anos, sendo que volumes inferiores a 3 cc estão associados à baixa reserva ovariana.

*Biópsia ovariana*

Método cirúrgico para avaliar a reserva do ovário envolvido no estudo. Existem evidências contraditórias quanto ao seu uso, pois pode ocorrer uma distribuição irregular dos folículos no córtex ovariano obtido por esse método.

## Avaliação da função testicular

A avaliação da função testicular pode ser feita usando a medida clínica ou ultrasso-nográfica do volume testicular, dosagens hormonais de FSH, hormônio luteinizante (LH), testosterona, globulina transportadora dos hormônios sexuais (SHBG) e inibina B ou pela análise seminal. Não raro pacientes com câncer, em especial o testicular, apresentam alterações seminais graves e, portanto, essa avaliação tinha grande valia prognóstica na predição da viabilidade da criopreservação seminal, quando a inseminação intrauterina (IIU) era a única alternativa de uso do sêmen criopreservado.

Com o advento da fertilização *in vitro* com a injeção intracitoplasmática de espermatozoides (FIV/ICSI), o congelamento de apenas uma amostra contendo poucos espermatozoides móveis pode ser o suficiente para realizar alguns ciclos de FIV/ICSI, permitindo constituição de prole para o paciente. Dessa forma, o uso do perfil hormonal previamente ao aconselhamento da criopreservação é mais restrito hoje em dia, com exceção dos casos de avaliação de maturidade sexual de pré-adolescentes e adolescentes.

## PRESERVAÇÃO POR MOTIVOS SOCIAIS

Além dos pacientes citados anteriormente, outro grupo tem gerado uma demanda crescente pela preservação do potencial de fertilidade: mulheres que querem postergar a maternidade.

A introdução de métodos contraceptivos hormonais a partir da década de 1960 deu às mulheres maior capacidade para fazerem seu planejamento familiar. Assim, elas puderam mudar seu papel na sociedade ao longo dessas últimas 5 décadas, migrando da posição de mães e donas de casa para uma participação ativa no ambiente acadêmico e universitário e, principalmente, no mercado de trabalho.

O revés dessa conquista foi a incapacidade, para muitas, de se tornarem mães biológicas. A exposição cada vez mais tardia à possibilidade de gravidez (geralmente após os 35 anos), muitas vezes, não resulta em nascido vivo ou, quando ocorre, o faz sob riscos materno-infantis muito maiores.

Até meados da década de 2000, as únicas opções para as mulheres que perdiam a fertilidade, fosse por ação do tempo ou pela exposição a agentes gonadotóxicos, eram o uso de oócitos doados para fertilização *in vitro* e a adoção.

Com os recentes avanços na ciência de preservação por meio do congelamento de células e tecidos, a criobiologia, a medicina reprodutiva passou a investir na manutenção da fertilidade utilizando-se dessas técnicas. O congelamento de oócitos e de tecido ovariano – este último ainda em fase experimental – tem apresentado resultados positivos na literatura, surgindo como esperança de concretizar a maternidade em época mais apropriada, seja após a cura da moléstia de base, seja quando a vida pessoal e profissional da mulher permitir.

No caso dos homens, a preservação da fertilidade pela criopreservação seminal é técnica já consagrada e difundida, embora muitas vezes esquecida pelos oncologistas antes do início da terapia para o câncer ou para a doença reumática. Ademais, estudos demonstram que a função testicular pode estar prejudicada antes mesmo do início do tratamento, como com o aumento da fragmentação de DNA em pacientes com câncer testicular e linfoma de Hodgkin. A criopreservação de fragmentos de testículo para futura repopulação testicular com células-tronco ainda é considerada experimental.

Atualmente, a preservação da fertilidade é matéria de interesse em várias especialidades médicas: oncologia, ginecologia geral, urologia, pediatria, cirurgia, endocrinologia, imunologia e reumatologia. É terreno para inúmeras pesquisas atuais e deve se tornar, em breve, uma disciplina em reprodução humana.

No entanto, mesmo em países desenvolvidos, essa abordagem nem sempre está disponível. No início da década de 2010, nos Estados Unidos, apenas 10% dos centros de tratamento de câncer pediátrico ofereciam a conservação de tecido ovariano ou de oócitos e somente 3% ofereciam essa possibilidade para meninas que não haviam completado o desenvolvimento puberal.

Mais recentemente, em pesquisa realizada na Austrália e na Nova Zelândia, 82% das instituições pesquisadas ofereciam conservação de ovário ou de oócito, e 42% apresentavam essa possibilidade para meninas pré-púberes, refletindo não só o aumento de neoplasias em pacientes jovens, mas também a utilização das novas tecnologias.

## TÉCNICAS LABORATORIAIS DE PRESERVAÇÃO DO POTENCIAL DE FERTILIDADE

### Criopreservação embrionária

Atualmente, é uma técnica já consagrada para a preservação da fertilidade. O surgimento, logo após a introdução da FIV, das técnicas de resfriamento lento, de congelamento rápido e do dimetil sulfóxido (DMSO) como crioprotetor, possibilitaram o relato do primeiro caso de sucesso em 1983. A partir de 1986, houve a substituição do DMSO pelo propanediol e pela sucrose.

Os embriões podem ser congelados no 1º dia (zigoto), no 2º dia (clivagem), no 3º dia (clivagem), no 4º dia (mórula) ou no 5º dia (blastocisto) de cultivo. A taxa de sobrevivência ao processo congelamento-descongelamento está em torno de 75%, estando a inviabilidade embrionária pós-descongelamento relacionada à perda de blastômeros nesse processo.

Esse método pode levar a atraso no início da QT entre 2 e 6 semanas e também demanda a existência de parceiro ou a utilização de banco de sêmen, em casos de pacientes solteiras. Não pode ser utilizado em pacientes que não entraram no menacme ou que precisam ser tratadas para a neoplasia imediatamente.

A taxa de gestação depende da idade da paciente e do número e da qualidade dos embriões congelados, podendo atingir 20% por embrião transferido. No entanto, gera questões de ordem ética e legal, pois, no Brasil, embriões criopreservados não podem ser descartados.

### Criopreservação oocitária

Até o ano de 2012, a criopreservação de oócitos maduros carreava o *status* de experimental. Recentemente, dadas as taxas de fertilização e gestação equivalentes às de oócitos frescos e os resultados de criossobrevivência iguais aos de embriões congelados, com a vantagem de não possuírem as mesmas restrições ético-legais desses últimos, essa técnica passou a ser considerada parte da rotina clínica. Hoje, portanto, do ponto de vista prático, o congelamento de oócitos já pode ser considerado o padrão de referência na preservação do potencial de fertilidade feminina.

Os primeiros relatos de gestação usando oócitos descongelados foram feitos em 1986, porém com baixas taxas de sobrevivência e fertilização e alto índice de poliploidias. Apesar das boas taxas de criossobrevivência (80%), a taxa de gestação por óvulo congelado era em torno de 2%. Portanto, era necessário o congelamento de grande número de óvulos (50 ou mais) para obter segurança de resultados, algo pouco viável. Essa técnica vem sendo empregada há anos e já foram obtidas mais de 80 gestações de oócitos criopreservados.

Os resultados pobres, no início, ocorriam pela maior fragilidade do citoesqueleto e pelo maior conteúdo relativo de lipídios e de água no oócito em comparação ao embrião, elevando o risco de lesão nas organelas, de diminuição nos grânulos corticais ou mesmo de ruptura da membrana plasmática por formação intracelular de cristais de gelo durante o congelamento. Além disso, o congelamento pode levar à lesão do fuso mitótico e ao enrijecimento da zona pelúcida, danos que podem ser minimizados pelo uso de protocolos diferenciados de substâncias crioprotetoras.

Entre esses novos protocolos está a técnica de vitrificação, baseada em um congelamento ultrarrápido que impede a formação de cristais de gelo intracelulares, minimizando o dano ao oócito. Estudos recentes obtiveram taxas de criossobrevivência de 80 a 90% e taxas de gravidez por ciclo de 45%. O processo de congelamento leva ao enrijecimento da zona pelúcida pelo contato com as substâncias crioprotetoras, sendo a ICSI o procedimento mais adequado de 3 a 5 horas após o descongelamento. Esses resultados mostram que a vitrificação é mais viável do que suas antecessoras em preservar a fertilidade feminina, pois reduz a necessidade de óvulos a serem criopreservados a fim de se obter gestação para cerca de 16 a 22 oócitos (e não mais de 50 a 100, como no congelamento lento).

Existem relatos de gestação obtida com a criopreservação de oócitos imaturos (em estado de vesícula germinativa), porém essas células apresentaram menores taxas de sobrevivência à criopreservação e de maturação que os controles não congelados.

Alternativa promissora é a coleta de oócitos imaturos, sua maturação *in vitro* e sua posterior vitrificação. Os primeiros estudos mostram taxas de nascidos vivos de 20% por paciente. A vantagem, em pacientes oncológicas, é a possibilidade de sua realização em ciclos não estimulados, mantendo o estradiol em níveis fisiológicos e menor atraso para o início da terapia oncológica.

## PROTOCOLOS DE ESTIMULAÇÃO OVARIANA CONTROLADA EM PACIENTES COM CÂNCER

As duas técnicas consideradas não experimentais para a preservação da fertilidade feminina, a criopreservação de embriões e a de oócitos maduros, requerem estimulação ovariana controlada (EOC) prévia, dados os resultados insatisfatórios do ciclo natural. Em pacientes com câncer, a EOC pode representar um atraso de

2 a 6 semanas no início da terapia antitumoral, a depender da fase do ciclo na qual a paciente se apresenta e do protocolo escolhido. Além disso, a elevação suprafisiológica dos níveis de estradiol da EOC pode ser prejudicial em casos de câncer hormônio-dependente. Ambas as situações podem ser evitadas com o uso de algumas das estratégias a seguir.

## Bloqueio hipofisário

Os protocolos convencionais com agonista do GnRH devem ser iniciados durante a fase lútea e requerem de 7 a 14 dias para bloquear a hipófise. Ou seja, o atraso global no início da terapia antitumoral pode ser de até 5 semanas. Além disso, resultam em pico de estradiol mais alto do que os protocolos com antagonista do GnRH. Portanto, esses últimos devem ser os escolhidos em pacientes com câncer.

## Estimulação ovariana

Estudos têm mostrado que as pacientes com câncer têm uma resposta à EOC igual ou menor do que mulheres saudáveis. Além disso, em geral, elas só têm tempo para um ciclo. Portanto, doses mais altas (≥ 150 UI/dia) são preferidas.

A associação do letrozole, um inibidor de aromatase, é recomendada a fim de estimular a ovulação e, ao mesmo tempo, reduzir os níveis de estradiol, algo desejável em tumores estrógeno-dependentes. Além disso, parece reduzir o risco tromboembólico quando comparada à EOC apenas com gonadotrofinas. As doses recomendadas iniciais são de 2,5 a 5 mg/dia, com associação de gonadotrofinas após 2 dias, ambas mantidas até o dia do disparo da ovulação. A dose pode ser aumentada para até 10 mg/dia, a fim de manter os níveis estrogênicos abaixo de 500 pg/mL. O letrozole pode ser reiniciado após a coleta dos óvulos, para manter os níveis de estradiol baixos até o início da terapia antitumoral.

A EOC pode ser iniciada em qualquer fase do ciclo, em função das várias ondas foliculares que ocorrem. Na fase folicular tardia, pode-se induzir a rotura folicular com hCG, iniciando-se a EOC imediatamente após a indução.

Na fase lútea, pode-se induzir a luteólise com antagonista do GnRH (0,25 mg/dia por 3 dias), iniciando-se então a EOC. A indução da luteólise não é consenso, e muitos protocolos atuais já não a preconizam. Dá-se preferência, nesses casos, ao uso de gonadotrofinas sem atividade LH, para evitar o resgate do corpo lúteo.

## Maturação oocitária final

Evitar a síndrome do hiperestímulo ovariano (SHO) é algo desejável para todas as pacientes, especialmente aquelas com a saúde debilitada pelo câncer.

O uso de agonistas do GnRH (triptorelina 0,2 mg ou leuprolida de 2 a 4 mg) para maturação oocitária final diminui bastante o risco de SHO em pacientes de alto risco (contagem folicular ≥ 20), sem comprometer os resultados do ciclo.

## Criopreservação de tecido ovariano

A indicação para esse método seria a mesma da preservação dos oócitos. Essa técnica apresenta a vantagem adicional da preservação da função endócrina dos ovários, quando bem-sucedida.

A criopreservação do tecido necessita de processo cirúrgico, ainda que minimamente invasivo, para retirada do órgão e exige um protocolo diferenciado de criopreservação frente aos oócitos, tendo como vantagens a possibilidade de preservação de maior número de oócitos, a maior resistência do córtex ao processo de congelamento que o oócito isolado e o predomínio de folículos primordiais, que, por não possuírem zona pelúcida, fuso intracelular ou grânulos corticais, também suportariam melhor a criopreservação. É um método aceito para pacientes pré-púberes que terão de receber RT pélvica ou QT.

O tecido a ser conservado pode ser proveniente do córtex de um ou de ambos os ovários ou de um ovário completo, quando a paciente apresenta o ovário contralateral normal. O tecido cortical obtido é fragmentado com tesoura ou bisturi em pequenos blocos de 1 a 2 mm de espessura e de 5 a 10 mm de comprimento e largura (Figura 1).

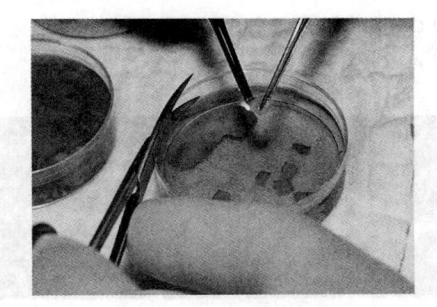

**Figura 1** Preparo do córtex ovariano para criopreservação.
Fonte: Projeto ALFA.

Quando, após o tratamento oncológico, houver retorno espontâneo da função ovariana e, portanto, ciclos menstruais regulares, as pacientes poderão engravidar naturalmente, após certo período de segurança, na maioria dos casos.

Se for constatada falência ovariana após os procedimentos terapêuticos utilizados, recorre-se ao transplante do tecido armazenado, na tentativa de estabelecer produção hormonal e formação de folículos pré-ovulatórios.

Após o descongelamento do tecido ovariano criopreservado, pode ser realizado o transplante ortotópico ou heterotópico. Na maioria dos casos, a primeira opção é a transferência ortotópica do tecido ovariano. Nesses casos, afastados outros fatores de infertilidade, poderia ocorrer inclusive uma gestação com fecundação natural *in vivo*.

Nos casos de transplantes heterotópicos, várias localizações já foram utilizadas, como a parede anterior do abdome ou a face anterior do antebraço (Figura 2). Nessas localizações, a monitoração do crescimento folicular por USG pode ser realizada de forma bem prática (Figura 3).

Como a vitalidade do enxerto é reduzida e o tempo de sua sobrevivência é incerto, na grande maioria dos casos, quando há desenvolvimento folicular espontâneo ou estimulado, a FIV/ICSI é indicada. Já há relatos de 24 nascidos vivos no mundo com essa técnica, até o início de 2013. Fatores limitantes no pós-trans-

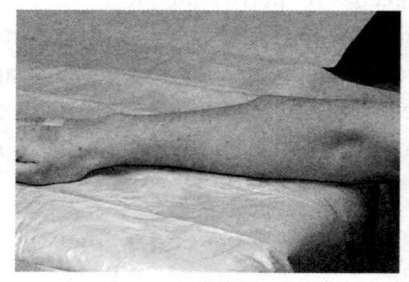

**Figura 2**  Transplante de tecido ovariano heterotópico.
Fonte: adaptada de Oktay et al., 2001.

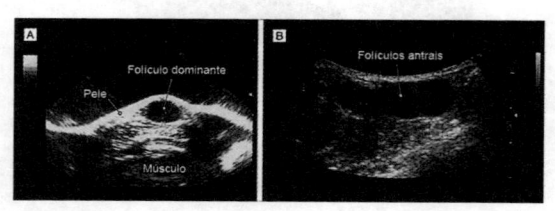

**Figura 3**  USG em transplante de tecido ovariano heterotópico.
Fonte: adaptada de Oktay et al., 2001.

plante são a isquemia de mais de 50% dos folículos logo após a reperfusão e a vida média funcional do enxerto de cerca de 3 a 4 meses, podendo chegar a 3 anos.

O tempo de isquemia e o congelamento do órgão por inteiro ou em fatias influenciam na fração de perda dos folículos primordiais. São complicações possíveis dessa técnica o reimplante de tumor primário e a transformação maligna do tecido descongelado, principalmente da linhagem germinativa.

O reimplante do tumor primário é infrequente, pois, com exceção das leucoses e dos tumores ginecológicos, os ovários não são sedes habituais de metástases. No entanto, parte do tecido a ser criopreservado deve passar por avaliação microscópica para se afastar a possibilidade de micrometástases.

Os outros dois métodos teoricamente possíveis após o descongelamento, a maturação *in vitro* e o transplante para animais imunodeficientes, não resultaram, até o momento, em gestações em humanos.

## Criopreservação de sêmen

É o padrão para criopreservação da fertilidade em homens, havendo larga experiência em diferentes técnicas em diversos bancos de sêmen e gestação ocorrida com a utilização de amostras criopreservadas por mais de 28 anos.

O momento ideal para a coleta de amostras para criopreservação é antes do início das terapias gonadotóxicas. Após o advento da FIV/ICSI, não existe uma quantidade ou qualidade mínima das amostras criopreservadas, podendo o paciente se beneficiar da coleta de apenas uma amostra, desde que não azoospérmica. Até pacientes oligospérmicos já em vigência de quimioterapia ou radioterapia podem criopreservar sêmen, não havendo evidências clínicas em relação ao aumento do risco de malformações na prole oriunda desses gametas. O diagnóstico genético pré-implantacional é uma alternativa para os embriões desses homens que coletaram sêmen em vigência de tratamento.

As formas alternativas de coleta de sêmen (eletroejaculação, aspiração epididimária e testicular e biópsia testicular) podem ser úteis em pacientes com incapacidade ou imaturidade para coleta por masturbação, como pré-adolescentes e adolescentes.

## Criopreservação de tecido testicular

Pré-púberes do sexo masculino que enfrentam tratamentos citotóxicos não têm, atualmente, alternativa clínica para preservação da fertilidade. Sendo assim, técnicas experimentais vêm sendo testadas. A criopreservação de células-tronco testiculares (espermatogônias) seria uma alternativa viável, já que tem demonstrado resultados promissores em animais, mas ainda enfrenta dilemas técnicos em humanos. Entre esses dilemas estão: qual seria a melhor técnica para criopreservação, entre o autotransplante e o xenotransplante (risco de zoonoses), se há risco de contaminação maligna das amostras e se é viável a cultura e a maturação *in vitro* sem o autotransplante para uso em ciclos de FIV/ICSI. Resolvidas as dúvidas técnicas, pairam ainda questões éticas a serem discutidas, envolvendo, principalmente, a autonomia do paciente infantil.

## LITERATURA RECOMENDADA

Bath LE, Tydeman G, Critchley HO, Anderson RA, Baird DT, Wallace WH. Spontaneous conception in a young woman who had ovarian cortical tissue cryopreserved before chemotherapy and radiotherapy for a Ewing's sarcoma of the pelvis: case report. Hum Reprod 2004; 19(11):2569-72.

Bordes A, Lornage J, Demirci B, Franck M, Courbiere B, Guerin JF et al. Normal gestations and live births after orthotopic autograft of vitrified-warmed hemi-ovaries into ewes. Hum Reprod 2005; 20(10):2745-8.

Broekmans FJ, Kwee J, Hendriks DJ, Mol BW, Lambalk CB. A systematic review of tests predicting ovarian reserve and IVF outcome. Hum Reprod Update 2006; 12(6): 685-718.

Cakmak H, Rosen MP. Ovarian stimulation in cancer patients. Fertil Steril 2013; 99(6):1476-84.

Donnez J, Dolmans MM, Pellicer A, Diaz-Garcia C, Sanchez Serrano M, Schmidt KT et al. Restoration of ovarian activity and pregnancy after transplantation of cryopreserved ovarian tissue: a review of 60 cases of reimplantation. Fertil Steril 2013; 99(6):1503-13.

Falcone T, Attaran M, Bedaiwy MA, Goldberg JM. Ovarian function preservation in the cancer patient. Fertil Steril 2004; 81(2):243-57.

Gandini L, Sgrò P, Lombardo F, Paoli D, Culasso F, Toselli L et al. Effect of chemo- or radiotherapy on sperm parameters of testicular cancer patients. Hum Reprod 2006; 21(11):2882-9.

Geens M, Goossens E, De Block G, Ning L, Van Saen D, Tournaye H. Autologous spermatogonial stem cell transplantation in man: current obstacles for a future clinical application. Hum Reprod Update 2008; 14(2):121-30.

Hirshfeld-Cytron J, Grobman WA, Milad MP. Fertility preservation for social indications: a cost-based decision analaysis. Fertil Steril 2012; 97(3):665-70.

Kamischke A, Jürgens H, Hertle L, Berdel WE, Nieschlag E. Cryopreservation of sperm from adolescents and adults with malignancies. J Androl 2004; 25(4):586-92.

Lee SJ, Schover LR, Partridge AH, Patrizio P, Wallace WH, Hagerty K et al. American Society of Clinical Oncology recommendations on fertility preservation in cancer patients. J Clin Oncol 2006; 24(18):2917-31.

Lobo RA. Potential options for preservation of fertility in women. N Engl J Med 2005; 353(1):64-73.

Lutchman Singh K, Davies M, Chatterjee R. Fertility in female cancer survivors: pathophysiology, preservation and the role of ovarian reserve testing. Hum Reprod Update 2005; 11(1):69-89.

Meirow D, Nugent D. The effects of radiotherapy and chemotherapy on female reproduction. Hum Reprod Update 2001; 7(6):535-43.

Ministério da Saúde. Estimativa da incidência e mortalidade por câncer no Brasil. Rio de Janeiro: Secretaria Nacional de Assistência à Saúde, Instituto Nacional de Câncer, 2012.

Molina JR, Barton DL, Loprinzi CL. Chemotherapy-induced ovarian failure: manifestations and management. Drug Saf 2005; 28(5):401-16.

Müller A, Keller K, Wacker J, Dittrich R, Keck G, Montag M et al. Retransplantation of cryopreserved ovarian tissue: the first live birth in Germany. Dtsch Arztebl Int 2012; 109(1-2):8-13.

O'Flaherty C, Vaisheva F, Hales BF, Chan P, Robaire B. Characterization of sperm chromatin quality in testicular cancer and Hodgkin's lymphoma patients prior to chemotherapy. Hum Reprod 2008; 23(5):1044-52.

Oktay K, Economos K, Kan M, Rucinski J, Veeck L, Rosenwaks Z. Endocrine function and oocyte retrieval after autologous transplantation of ovarian cortical strips to the forearm. JAMA 2001; 286(12):1490-3.

Oktay K, Sönmezer M. Fertility preservation in gynecologic cancers. Curr Opin Oncol 2007; 19(5):506-11.

Oktay K, Sönmezer M. Ovarian tissue banking for cancer patients: fertility preservation, not just ovarian cryopreservation. Hum Reprod 2004; 19(3):477-80.

Practice Committees of the American Society for Reproductive Medicine, Society for Assisted Reproductive Technology. Mature oocyte cryopreservation: a guideline. Fertil Steril 2013; 99(1):37-43.

Raptopoulou A, Sidiropoulos P, Boumpas D. Ovarian failure and strategies for fertility preservation in patients with systemic lupus erythematosus. Lupus 2004; 13(12):887-90.

Revel A, Schenker J. Ovarian tissue banking for cancer patients: is ovarian cortex cryopreservation presently justified? Hum Reprod 2004; 19(1):14-9.

Schmidt KL, Andersen CY, Loft A, Byskov AG, Ernst E, Andersen AN. Follow-up of ovarian function post-chemotherapy following ovarian cryopreservation and transplantation. Hum Reprod 2005; 20(12):3539-46.

Tempest HG, Ko E, Chan P, Robaire B, Rademaker A, Martin RH. Sperm aneuploidy frequencies analysed before and after chemotherapy in testicular cancer and Hodgkin's lymphoma patients. Hum Reprod 2008; 23(2):251-8.

Thomas-Teinturier C, El Fayech C, Oberlin O, Pacquement H, Haddy N, Labbé M et al. Age at menopause and its influencing factors in a cohort of survivors of childhood cancer: earlier but rarely premature. Hum Reprod 2013; 28(2):488-95.

Tulandi T, Huang JY, Tan SL. Preservation of female fertility: an essential progress. Obstet Gynecol 2008; 112(5):1160-72.

van Casteren NJ, Dohle GR, Romijn JC, de Muinck Keizer-Schrama SMPF, Weber RFA, van den Heuvel-Eibrink MM. Semen cryopreservation in pubertal boys before gonadotoxic treatment and the role of endocrinologic evaluation in predicting sperm yield. Fertil Steril 2008; 90(4):1119-25.

# 24

# Normas éticas, leis e consentimentos

Rodrigo Sabato Romano
Elvio Tognotti

## INTRODUÇÃO

As regras para a reprodução humana assistida no Brasil não estão totalmente estabelecidas e não existe lei específica sobre o assunto. Recentemente, alguns avanços importantes aconteceram, com a publicação das novas normas éticas do Conselho Federal de Medicina (CFM).

Atualmente, 3 órgãos são responsáveis pela regulamentação da reprodução assistida no Brasil: CFM, Agência Nacional de Vigilância Sanitária (Anvisa) e Constituição Federal.

## TERMOS DE CONSENTIMENTO

Independentemente do órgão de controle, é fundamental que os pacientes leiam, entendam e assinem o Termo de Consentimento Informado para realização das técnicas de reprodução assistida. O consentimento deve explicar todas as etapas do tratamento e os possíveis riscos e complicações. Um exemplo de Termo de Consentimento está no Anexo I. Para formalizar a responsabilidade financeira pelo procedimento e suas eventuais complicações e/ou a guarda do material biológico, é importante firmar um contrato de prestação de serviços, conforme o Código de Defesa do Consumidor. Um exemplo de contrato de prestação de serviços está no Anexo II.

A rigor, durante o período em que gametas e embriões ficam congelados, algum acidente ou fatos imprevisíveis podem acontecer. Assim, é importante que todos os pacientes preencham e assinem um termo específico de destinação de material biológico. Um exemplo desse termo está no Anexo III.

## CONSELHO FEDERAL DE MEDICINA, ATUALIZAÇÕES SOBRE AS NORMAS ÉTICAS

Com o objetivo de orientar os médicos nas condutas em reprodução assistida, as normas éticas foram publicadas no Código de Ética Medica do CFM em 1992. Em dezembro de 2010, a Resolução 1957 (Anexo IV) modificou o texto, limitando, por exemplo, o número de embriões transferidos por faixa etária. O Conselho agiu de forma generalista na conduta médica, mas os benefícios na redução da gravidez múltipla e o impacto nos custos da saúde neonatal são inquestionáveis.

Em 2000, nos Estados Unidos, a despesa com múltiplos nascidos de técnicas de reprodução assistida era de aproximadamente US$ 640 milhões, enquanto o custo de todos os ciclos realizados era de US$ 470 milhões. Por meio de diretrizes, os americanos conseguiram reverter esse quadro, e os últimos relatórios mostram taxas de 1,5% de gestação trigemelar ou superior. Na América Latina, a taxa de múltiplos (3 ou mais) em relatório da REDLARA de 2008 chegou a 8%.

A falta de posicionamento dos outros órgãos regulamentadores, o grande número de questionamentos dos conselhos regionais, as mudanças sociais e a constante e rápida evolução científica nessa área fizeram com que o CFM, em 9 de maio de 2013, publicasse novas normas na Resolução 2.013/2013 (Anexo V), com destaque para assuntos polêmicos, como o descarte de embriões e a doação compartilhada de oócitos. Na Tabela 1, encontram-se as principais mudanças entre as normas éticas de 1992, 2010 e 2013.

**Tabela 1** Principais mudanças nas resoluções do Conselho Federal de Medicina.

| Normas 1992 | Alterações 2010 | Alterações 2013 | Comentários |
|---|---|---|---|
| **CFM n. 1.358/1992** As técnicas de reprodução assistida (RA) têm o papel de auxiliar na resolução dos problemas de infertilidade humana, facilitando o processo de procriação quando outras terapêuticas foram ineficazes ou ineficientes para a solução da situação atual de infertilidade | **CFM n. 1.957/2010** As técnicas de RA têm o papel de auxiliar na resolução dos problemas de **reprodução humana**, facilitando o processo de procriação **quando outras terapêuticas tenham se revelado ineficazes ou consideradas inapropriadas**. As técnicas de RA podem ser utilizadas desde que exista probabilidade efetiva de sucesso e não haja risco grave de saúde para a paciente ou o possível descendente | **CFM n. 2.013/2013** As técnicas de RA têm o papel de auxiliar a resolução dos problemas de **reprodução humana**, facilitando o processo de procriação. As técnicas de RA podem ser utilizadas desde que exista probabilidade efetiva de sucesso e não se incorra em risco grave de saúde para a paciente ou o possível descendente **e a idade máxima das candidatas à gestação de RA é de 50 anos** | Ao trocar "infertilidade" por "reprodução humana", a resolução amplia a atuação da especialidade, permitindo o armazenamento de gametas em casos como câncer ou situações sociais. A técnica não está mais limitada a ser usada apenas quando outras terapias não funcionarem e ficou estabelecido um limite de idade para a gestação |
| O número ideal de oócitos e pré--embriões a serem transferidos para a receptora não deve ser superior a quatro, com o intuito de não aumentar os riscos já existentes de multiparidade | O número máximo de oócitos e embriões a serem transferidos para a receptora não pode ser superior a quatro. **Em relação ao número de embriões a serem transferidos, são feitas as seguintes determinações:** **a) mulheres com até 35 anos: até dois embriões** **b) mulheres entre 36 e 39 anos: até três embriões** **c) mulheres com 40 anos ou mais: até quatro embriões** | O número máximo de oócitos e embriões a serem transferidos para a receptora não pode ser superior a quatro. Quanto ao número de embriões a serem transferidos são feitas as seguintes recomendações: a) mulheres com até 35 anos: até 2 embriões b) mulheres entre 36 e 39 anos: até 3 embriões **c) mulheres entre 40 e 50 anos: até 4 embriões** **d) nas situações de doação de óvulos e embriões, considera-se a idade da doadora no momento da coleta dos óvulos** | No Brasil, houve queda significativa da taxa de múltiplos após a sistematização da norma, sem redução na taxa de gravidez. O congelamento deve ser realizado com 1 ou 2 embriões por palheta, para que a transferência de embriões descongelados também possa seguir a regulamentação e evitar o recongelamento. A última resolução recomenda transferir no máximo dois embriões nas receptoras de oócitos doados |

*(continua)*

**Tabela 1** Principais mudanças nas resoluções do Conselho Federal de Medicina. *(continuação)*

| Normas 1992 | Alterações 2010 | Alterações 2013 | Comentários |
|---|---|---|---|
| **CFM n. 1.358/1992** **Toda mulher**, capaz nos termos da lei, que tenha solicitado e cuja indicação não se afaste dos limites desta Resolução, pode ser receptora das técnicas de RA, desde que tenha concordado de maneira livre e consciente em documento de consentimento informado | **CFM n. 1.957/2010** **Todas as pessoas** capazes, que tenham solicitado o procedimento e cuja indicação não se afaste dos limites desta resolução, podem ser receptoras das técnicas de RA, desde que estejam de inteiro acordo e devidamente esclarecidas sobre o procedimento, conforme a legislação vigente | **CFM n. 2.013/2013** Todas as pessoas capazes, que tenham solicitado o procedimento e cuja indicação não se afaste dos limites desta resolução, podem ser receptoras das técnicas de RA, desde que os participantes estejam de inteiro acordo e devidamente esclarecidos sobre elas, conforme a legislação vigente **É permitido o uso das técnicas de RA para relacionamentos homoafetivos e pessoas solteiras, respeitado o direito da objeção de consciência do médico** | Em 2010, a expressão "toda mulher" foi substituída por "todas as pessoas" e, para não deixar nenhuma dúvida, em 2013, o CFM passou a citar solteiros e casais homoafetivos. O casal deve ser informado de que, para o registro civil do recém-nascido com o nome de ambos, ainda pode encontrar algumas dificuldades e que o caminho jurídico é a união estável, recentemente reconhecida para casais do mesmo sexo |

*(continua)*

**Tabela 1** Principais mudanças nas resoluções do Conselho Federal de Medicina. *(continuação)*

| Normas 1992 | Alterações 2010 | Alterações 2013 | Comentários |
|---|---|---|---|
| **CFM n. 1.358/1992** Clínicas, centros ou serviços de reprodução humana podem usar técnicas de RA para criar a situação identificada como gestação de substituição, desde que exista um problema médico que impeça ou contraindique a gestação na doadora genética. As doadoras temporárias do útero devem pertencer à família da doadora genética, em um parentesco até segundo grau, sendo os demais casos sujeitos à autorização do Conselho Regional de Medicina. A doação temporária do útero não poderá ter caráter lucrativo ou comercial | **CFM n. 1.957/2010** Clínicas, centros ou serviços de reprodução humana podem usar técnicas de RA para criar a situação identificada como gestação de substituição, desde que exista um problema médico que impeça ou contraindique a gestação na doadora genética. As doadoras temporárias do útero devem pertencer à família da doadora genética, num parentesco até o segundo grau, sendo os demais casos sujeitos à autorização do Conselho Regional de Medicina. A doação temporária do útero não poderá ter caráter lucrativo ou comercial | **CFM n. 2.013/2013** Clínicas, centros ou serviços de reprodução humana podem usar técnicas de RA para criar a situação identificada como gestação de substituição, desde que exista um problema médico que impeça ou contraindique a gestação na doadora genética ou em caso de **união homoafetiva**. As doadoras temporárias do útero devem pertencer à família de um dos parceiros num parentesco **consanguíneo até quarto grau** (primeiro grau – mãe; segundo grau – irmã/avó; terceiro grau – tia; quarto grau – prima), em todos os casos respeitada a idade limite de até 50 anos. A doação temporária do útero não poderá ter caráter lucrativo ou comercial. Nas clínicas de reprodução, os documentos e observações mencionados no Anexo V deverão constar no prontuário do paciente | As normas para "gestação de substituição" foram alteradas significativamente em 2013, com destaque para a utilização da técnica para homoafetivos masculinos e para a ampliação do grau de parentesco na escolha da doadora. O parentesco deve ser somente consanguíneo, e não também por afinidade, como poderia ser interpretado anteriormente |

*(continua)*

**Tabela 1** Principais mudanças nas resoluções do Conselho Federal de Medicina. *(continuação)*

| Normas 1992 | Alterações 2010 | Alterações 2013 | Comentários |
|---|---|---|---|
| **CFM n. 1.358/1992** Clínicas, centros ou serviços podem criopreservar espermatozoides, óvulos e pré--embriões. O número total de pré-embriões produzidos em laboratório será comunicado aos pacientes para que se decidam quantos pré-embriões serão transferidos a fresco, devendo o excedente ser criopreservado, não podendo ser descartado ou destruído. No momento da criopreservação, os cônjuges ou companheiros devem expressar sua vontade, por escrito, quanto ao destino que será dado aos pré-embriões criopreservados, em caso de divórcio, doenças graves ou de falecimento de um deles ou de ambos, e quando desejam doá-los | **CFM n. 1.957/2010** Clínicas, centros ou serviços podem criopreservar espermatozoides, óvulos e embriões. Do número total de embriões produzidos em laboratório, os excedentes viáveis serão criopreservados. No momento da criopreservação, os cônjuges ou companheiros devem expressar sua vontade, por escrito, quanto ao destino que será dado aos pré-embriões criopreservados em caso de divórcio, doenças graves ou falecimento de um deles ou de ambos e quando desejam doá-los | **CFM n. 2.013/2013** Clínicas, centros ou serviços podem criopreservar espermatozoides, óvulos, embriões e tecidos gonádicos. O número total de embriões produzidos em laboratório será comunicado aos pacientes, para que decidam quantos embriões serão transferidos a fresco, devendo os excedentes viáveis serem criopreservados. No momento da criopreservação, os pacientes devem expressar sua vontade, por escrito, quanto ao destino que será dado aos embriões criopreservados, em caso de divórcio, doenças graves ou falecimento de um deles ou de ambos, e quando desejam doá-los. Os embriões criopreservados com mais de 5 anos poderão ser descartados se esta for a vontade dos pacientes, e não apenas para pesquisas de células-tronco, conforme previsto na Lei de Biossegurança | A Resolução 2.013/2013 autoriza a criopreservação de tecidos e o descarte de embriões criopreservados há mais de 5 anos |

É importante lembrar que, em casos de infração ética, o médico-assistente e o diretor clínico da instituição poderão ser penalizados. Apesar de as resoluções do CFM não apresentarem força de lei, elas possuem grande influência nas decisões judiciais.

Entende-se que o descarte de embriões após 5 anos de criopreservação necessita de parecer jurídico para sua efetividade, visto que a única possibilidade de descarte de embrião prevista em lei (Lei de Biossegurança) se refere ao encaminhamento para pesquisa de células-tronco de embriões criopreservados há mais de 3 anos, tendo como limite a data da promulgação da referida lei. Portanto, não há claro amparo legal para o descarte de embriões, apesar das recentes recomendações éticas.

## Doação de gametas ou pré-embriões

Em relação à doação de gametas ou pré-embriões, o CFM também apresentou alterações fundamentais para melhor execução das técnicas. A resolução do CFM n. 1.358/1992, que dizia "na região de localização da unidade, o registro das gestações evitará que um doador tenha produzido mais que 2 (duas) gestações, de sexos diferentes, numa área de um milhão de habitantes", passou, ao virar CFM n. 1.957/2010, a dizer: "na região de localização da unidade, o registro dos nascimentos evitará que um(a) doador(a) venha a produzir mais do que uma gestação de criança de sexo diferente numa área de um milhão de habitantes".

Essa alteração ocorreu no número de nascimentos que uma doadora ou um doador pode gerar. Se gerar um menino e uma menina, não pode mais doar em cidades com até 1 milhão de habitantes. A situação inusitada de uma doadora produzir 2 gestações gemelares com sexos diferentes já não é compatível com a norma, o que mostra a necessidade de maior esclarecimento sobre o tema. Com a multiplicação das clínicas por todo o Brasil, é relativamente comum encontrar centros em pequenas cidades.

A literatura mostra que se devem transferir no máximo 2 embriões em casos de recepção de óvulos ou embriões doados, para evitar múltiplos. Com a tendência de cada vez mais aumentarem os casos de doação, o CFM destacou que os médicos devem limitar a transferência de acordo com a idade da doadora, e não da receptora.

Existem 2 tipos de doação de óvulos: compartilhada, que pode ser altruística ou não, e cruzada. A doação compartilhada ocorre quando a paciente está em tratamento de RA e parte de seus óvulos é utilizada por uma receptora. Existiam dúvidas sobre se a receptora poderia pagar parte dos custos da doadora, até que a Resolução 2.013/2013 liberou essa prática, que já apresentava pareceres favoráveis do CRM-DF, em 1992, e do CFM, em 1996:

> *É permitida a doação voluntária de gametas, bem como a situação identificada como doação compartilhada de oócitos em RA, onde doadora e receptora, participando como portadoras de problemas de reprodução compartilham tanto do material biológico quanto dos custos financeiros que envolvem o procedimento de RA. A doadora tem preferência sobre o material biológico que será produzido.*

Pacientes que não desejam congelar, em vez de descartar oócitos excedentes, podem fazer doação altruística. A literatura mostra que, quando há a partir de 8 oócitos (4 para cada paciente), a doadora não é prejudicada no ciclo a fresco. Pode ser uma opção da paciente não congelar, mas ela deve ser informada de que está perdendo a taxa de gravidez do descongelamento.

A doação cruzada ocorre quando uma receptora traz uma amiga ou parente sem problemas de fertilidade para doar seus óvulos anonimamente. Outra receptora cadastrada na clínica faz o mesmo, e a doação cruzada é realizada. Não pode haver relação financeira entre doadoras e receptoras.

## Diagnósticos genéticos

As técnicas de RA podem ser utilizadas junto à seleção de embriões submetidos ao diagnóstico de alterações genéticas causadoras de doenças. Desde 2013, as técnicas também podem ser utilizadas para tipagem do sistema HLA do embrião, com o intuito de selecionar embriões HLA-compatíveis com algum filho do casal já afetado por uma doença que tenha como modalidade de tratamento efetivo o transplante de células-tronco ou de órgãos.

## Reprodução assistida *post mortem*

Desde 2010, não constitui ilícito ético a RA *post mortem* desde que haja autorização prévia específica do(a) falecido(a) para o uso do material biológico criopreservado, de acordo com a legislação vigente.

As últimas resoluções do CFM protegem os médicos que utilizarem as técnicas de RA após a morte e cria a necessidade de as clínicas fornecerem termos de destinação do material biológico congelado (Anexo III).

# AGÊNCIA NACIONAL DE VIGILÂNCIA SANITÁRIA (ANVISA)

Os serviços de reprodução assistida estão submetidos à autoridade sanitária local para a obtenção da licença anual de funcionamento. Antes de iniciar as atividades, é necessário aprovar o projeto físico e o memorial descritivo da construção, fornecidos por um arquiteto, e um plano operacional detalhado, assinado pelo médico que será o diretor técnico da instituição.

A Anvisa apresenta papel regulador, definindo os laboratórios de RA como Bancos de Células e Tecidos Germinativos (BCTG) na Resolução da Diretoria Colegiada (RDC 33, Anexo VI), publicada em 2006. O documento estabelece regras operacionais e estruturais, complementando a RDC 50, que normatiza a infraestrutura dos estabelecimentos de saúde. Entre as normas estabelecidas, destacam-se as necessidades de anexar ao prontuário sorologias do casal com validade de 6 meses, armazenar amostra biológica dos doadores e ter sistemas de segurança para gases e energia elétrica, controles de qualidade e filtragem de ar no laboratório.

Na doação de material biológico criopreservado, a sorologia deve ser repetida após 6 meses, para a liberação da amostra. No caso da doação a fresco, a sorologia também deve ser repetida e, caso apresente alguma alteração, o médico responsável pela receptora deve ser avisado, para que tome as medidas cabíveis.

Após a publicação da Lei de Biossegurança (Anexo VII), que permite a doação de embriões para pesquisa, a Anvisa elaborou a RDC 29 (Anexo VIII), para cadastramento nacional dos BCTG, definição dos embriões disponíveis e controle dos embriões produzidos por meio do envio de doados via internet: SisEmbrio – Sistema Nacional de Produção de Embriões.

Os embriões disponíveis são os congelados até 28 de marco de 2005, depois de completados 3 anos contados a partir da data do seu congelamento.

Em maio de 2011, foi publicada a RDC 23 (Anexo IX), que mostra uma evolução no entendimento técnico da Anvisa e um grande avanço. A RDC 23 revogou a RDC 33 e redefiniu as normas de funcionamento dos Bancos de Células e Tecidos Germinativos (BCTG), estabelecendo:

- critérios técnicos e operacionais;
- transporte, armazenamento, doação e descarte de material biológico;
- normas para amostras com doenças infecciosas;
- registro de arquivos;
- normas para garantia de qualidade.

## CONSTITUIÇÃO FEDERAL

Paralelamente ao Conselho Federal de Medicina, há também as publicações das Leis da Constituição Federal, elaboradas pelo Poder Legislativo. A Constituição Federal de 1988, no Art. 199, proíbe todo tipo de comercialização de órgãos, tecidos e substâncias humanas para fins de transplante, pesquisa e tratamento. Outras demandas geradas pelo avanço da medicina reprodutiva pressionam o poder legislativo para novas regulamentações.

O Senado Federal elaborou, em 2003, o Projeto de Lei PL 1184 (Anexo X), que se encontra até a presente data no Congresso Nacional à espera de aprovação. Todavia, esse projeto ainda precisa ser mais bem discutido com especialistas em reprodução humana. Após várias tramitações, sem real oportunidade de contribuição técnica por esses especialistas, o projeto foi encaminhado, em maio de 2011, para a Comissão de Constituição e Justiça e de Cidadania.

Se o texto for aprovado na íntegra, a lei será extremamente restritiva, pois esse projeto proíbe, por exemplo, os tratamentos com útero de substituição, impedindo as pacientes impossibilitadas anatomicamente de engravidar de fazerem o tratamento. Há também a limitação do número de embriões que poderiam ser produzidos em laboratório, reduzindo a qualidade e os resultados dos tratamentos de reprodução humana no Brasil e induzindo os pacientes a fazerem o tratamento em outros países (turismo médico), levando-os à migração à procura de melhores taxas de gravidez, como acontece na Europa. As sociedades médicas devem encontrar meios para pressionar alterações nesse Projeto de Lei, evitando que ele comprometa o futuro da especialidade no Brasil.

Em março de 2005, após decisão do Supremo Tribunal Federal, foi publicado o Art. 5º da Lei 11.105 de Biossegurança, que permitiu a utilização de células-tronco obtidas de embriões humanos para fins de pesquisa e terapia. Apesar das controvérsias com religiosos, essa decisão poderá contribuir efetivamente na progressão da ciência e evitar o armazenamento "definitivo" de embriões criopreservados.

## CONCLUSÃO

Os três órgãos responsáveis pelos regulamentos da RA no Brasil (CFM, Anvisa e Constituição Federal) ainda não são totalmente claros em relação às normas publicadas, porém avanços têm sido feitos.

Torna-se fundamental a presença de equipes com especialistas em reprodução humana para discutir e contribuir com esses códigos e leis e, dessa forma, elaborar normas éticas embasadas em dados científicos relacionados à melhora das taxas de gravidez.

Vale ressaltar que o Termo de Consentimento Informado está presente em todos os documentos citados e é fundamental para formalizar a responsabilidade pelo procedimento e por suas eventuais complicações e/ou pela guarda do material biológico.

Portanto, com normas técnicas bem embasadas, todos os procedimentos se tornam mais claros e o profissional responsável estará mais bem amparado em suas condutas clínicas.

## ANEXO I: TERMO DE CONSENTIMENTO INFORMADO E DE PROPOSTA TERAPÊUTICA PARA FERTILIZAÇÃO *IN VITRO*

Pelo presente instrumento particular, celebrado entre:

PACIENTE(S) (colocar dados cadastrais do(a) paciente/casal) e MÉDICO (colocar dados do médico)

CONSIDERANDO QUE:

(i) a PACIENTE apresenta problemas de infertilidade e/ou recebeu orientação de ser tratada por técnicas de reprodução assistida para fins de obtenção de gestação;

(ii) em todo tratamento, técnica e/ou procedimento médico há diversos riscos (inclusive de insucesso) e complicações possíveis, ainda que estes ocorram apenas excepcionalmente; e

(iii) a PACIENTE tem o direito de conhecer e compreender todas as informações sobre o seu problema e, consequentemente, as possíveis propostas terapêuticas, para que, de forma voluntária, possa participar da escolha do tratamento.

As partes, como são referidos em conjunto a PACIENTE e o MÉDICO, têm entre si justos e acertados firmar o presente termo na forma que segue:

1. A PACIENTE declara que, após consulta médica completa, realização dos exames pertinentes à investigação e conclusão diagnóstica, ela e seu esposo ou companheiro foram informados: (i) da provável natureza/causa da sua infertilidade ou da inexistência de uma causa específica; (ii) das alternativas de tratamento possíveis, com as suas vantagens e desvantagens; e (iii) das respostas a eventuais dúvidas; havendo a PACIENTE optado pela realização de procedimento de reprodução assistida por fertilização *in vitro* tradicional (FIV) ou por injeção intracitoplasmática de espermatozoides (ICSI).

1.1 Antes de iniciar o tratamento, o MÉDICO irá solicitar uma série de exames obrigatórios. Entre eles, a pesquisa de várias doenças infecciosas que serão importantes para a segurança do casal, de outros pacientes e dos membros da equipe do laboratório de gametas e embriões. Estes exames são exigidos pela Agência Nacional de Vigilância Sanitária (Anvisa) e têm validade de 6 (seis) meses. Sem eles, o procedimento não poderá ser realizado.

1.2 A PACIENTE está ciente de que, na primeira etapa do procedimento, receberá medicamentos por via oral, vaginal ou injetável, para aumentar a capacidade dos ovários de produzir óvulos maduros, fato que aumenta a possibilidade de gestação. Os efeitos dessas medicações serão avaliados periodicamente por controles clínico, ultrassonográfico e/ou de laboratório, os quais orientam a equipe médica na escolha do momento oportuno para a coleta dos óvulos. Espera-se determinada reação dos ovários aos medicamentos. Quando essa reação for excessivamente alta ou excessivamente baixa, poderá ser necessário o cancelamento do procedimento.

1.3 A segunda etapa consistirá na captação dos óvulos maduros por meio da punção da vagina e dos ovários com agulhas especiais. Esse processo é orientado pela ultrassonografia. Como o procedimento provoca dor, deverá ser realizada anestesia geral endovenosa, peridural ou local, de acordo com cada caso. Haverá, neste momento, médico anestesista para assistir a PACIENTE. Com o procedimento, espera-se obter óvulos maduros para as técnicas de fertilização *in vitro*. Em raras ocasiões, nenhum óvulo será identificado e os procedimentos de laboratório estarão suspensos. Os riscos inerentes a esse procedimento de captação de óvulos já relatados na literatura médica especializada são: complicações anestésicas, infecção abdominal, sangramento abdominal, lesão de órgãos pélvicos e hematomas vaginais, todos com baixa frequência. Em casos excepcionais, poderá ser necessária uma intervenção cirúrgica para controlar possíveis complicações. Esquema de atendimento de emergência, já definido com Hospital Geral próximo ao laboratório, será instituído nesta eventualidade, desde já consentido neste documento. Nesse caso, as despesas decorrentes são de responsabilidade da PACIENTE, não estando incluídas no procedimento original.

1.4 Os espermatozoides necessários à fecundação serão obtidos por meio da (i) coleta do marido/companheiro da PACIENTE ou (ii) pela recepção de um doador anônimo.

1.5 A terceira etapa é realizada no laboratório de manuseio de gametas e embriões, em ambiente especialmente idealizado para essas técnicas. Ali se completará a maturação dos óvulos, após o que serão inseminados com espermatozoides (FIV) ou cada óvulo será injetado com um espermatozoide (ICSI). Se não houver a fecundação de nenhum óvulo, ou se os óvulos fertilizados não apresentarem divisão celular apropriada, o procedimento será suspenso e não haverá transferência de embriões para o útero.

1.6 Comprovada a fertilização, chega-se à quarta etapa, que consiste na transferência do(s) embrião(ões) para o interior do útero por meio de uma cânula especial, geralmente sem anestesia. A transferência embrionária será efetuada entre 24 (vinte e quatro) e 144 (cento e quarenta e quatro) horas a partir da captura dos óvulos. A quantidade de embriões a serem transferidos será acordada entre a PACIENTE e o MÉDICO, de acordo com os limites estabelecidos pelo Conselho Federal de Medicina, ou seja: mulheres (i) com até 35 anos, até 2 embriões; (ii) entre 36 e 39 anos, até 3 embriões; e (iii) com 40 anos ou mais, até 4 embriões. Os embriões excedentes serão criopreservados para futura transferência ou para doação.

1.7 Caso ocorra alguma intercorrência no dia da transferência e a PACIENTE não possa comparecer ao laboratório, os embriões, que não podem ser descartados, serão automaticamente criopreservados, por não existir outra alternativa.

1.8 As técnicas de fertilização assistida quase sempre aumentam a probabilidade de gestação quando comparadas aos métodos naturais e artificiais de menor complexidade. No entanto, a chance de o procedimento resultar em gestação varia intensamente de caso para caso. As probabilidades de sucesso são meras estimativas feitas a partir de dados internacionais ou de estatísticas da sua própria vivência ou do laboratório utilizado para casos semelhantes ao seu. Não ocorrendo a gravidez, o procedimento poderá ser repetido, recomeçando na primeira fase do processo, ou, se houver embriões criopreservados, estes poderão ser transferidos para o útero em momento oportuno. Cuidados especiais poderão ser necessários nos casos de abortamento, prenhez ectópica (fora do útero), gestações múltiplas, hiperestímulo ovariano descontrolado e outras complicações da própria gestação.

1.9 O MÉDICO e os demais profissionais se comprometem a realizar os serviços de laboratório de gametas e embriões do programa de fertilização assistida com prudência e diligência dentro da ética médica, oferecendo todas as alternativas admissíveis cientificamente e adequadas para cada caso em particular. Desta forma, assumem uma obrigação de meios, e não de resultados.

1.10 Não obstante, como em todo processo tecnológico novo, como é a fertilização assistida, existem riscos ainda não identificados. Conforme a experiência mundial, os riscos do desenvolvimento de um feto com alterações genéticas são semelhantes aos de qualquer gestação iniciada por concepção natural, salvo em casos específicos.

2. Portanto, a PACIENTE autoriza expressamente o MÉDICO a efetuar os procedimentos médicos cabíveis, sendo que este se compromete a executá-los com todo zelo, cuidado e experiência e com a melhor técnica médica, mas sem qualquer garantia de resultado, uma vez que a medicina não é uma ciência exata.

3. A PACIENTE está ciente de que, no curso dos procedimentos cirúrgicos, podem suceder intercorrências não previstas, que exigirão providências imediatas a critério do MÉDICO, e, consequentemente, autoriza a tomada das medidas julgadas necessárias.

4. A PACIENTE declara que, quando indagada, efetuou o relato completo do histórico da sua saúde física e mental, tendo conhecimento de que qualquer omissão poderá trazer prejuízos, como comprometimento do procedimento adotado, problemas no pós-operatório, sequelas em geral e danos à sua saúde.

5. A PACIENTE autoriza a divulgação de informações médicas a todos os profissionais envolvidos no seu atendimento. Fica também autorizada a divulgação, pelo MÉDICO e/ou pela clínica onde se executarão os procedimentos, de informações

para as seguintes finalidades: uso científico, auditorias médicas internas ou externas (obrigatórias legais), doenças de notificação compulsória ou solicitação por entidades governamentais. Salvo nas expressas hipóteses de determinação legal em sentido contrário, a divulgação das informações médicas será sempre feita sem a identificação da PACIENTE. Considerando que o MÉDICO e a clínica onde se executarão os procedimentos, conforme expressa disposição legal e administrativa do Conselho Federal de Medicina, estão obrigados a manter registro permanente de gestações, nascimentos e malformações de fetos ou recém-nascidos decorrentes da aplicação de técnicas de reprodução assistida em seu estabelecimento, a PACIENTE autoriza expressamente o acompanhamento remoto da evolução da sua gravidez, por contato telefônico, mensagem eletrônica, correspondência, etc.

6. A PACIENTE está ciente e concorde acerca dos custos e despesas decorrentes do seu tratamento e/ou de cada procedimento, que devem ser pagas ao MÉDICO e/ou à clínica onde se executarão os procedimentos.

7. Por fim, a PACIENTE se compromete a observar todas as recomendações médicas, em especial retornar para as consultas de acompanhamento de pós-operatório, para controle e obtenção de novas informações.

Assim, a PACIENTE e o MÉDICO declaram que o presente termo representa um resumo dos entendimentos pessoais mantidos entre eles e, portanto, assinam duas vias originais juntamente com duas testemunhas instrumentárias.

São Paulo/SP, _____ de _____ de _____

_____
Médico

_____ _____
Mulher                          Homem

Testemunhas:
1. _____ 2. _____
Nome:                          Nome:
RG, CPF/MF                     RG, CPF/MF

## ANEXO II: CONTRATO DE PRESTAÇÃO DE SERVIÇOS MÉDICOS, AMBULATORIAIS E LABORATORIAIS

CONSIDERANDO QUE:

(i) o CASAL apresenta problemas de infertilidade e/ou recebeu orientação de ser tratado por técnicas de reprodução assistida para fins de obtenção de gestação; e

(ii) o PROJETO ALFA é um centro especializado na assistência à saúde, voltado para a reprodução humana.

As partes, como doravante são denominadas em conjunto o PROJETO ALFA e o CASAL, têm entre si justo e contratado o quanto segue:

### 1. DO OBJETO

1.1 O objeto do presente contrato é a prestação de serviços médicos, ambulatoriais e laboratoriais especializados de fertilização assistida ("TRATAMENTO") pelo PROJETO ALFA ao CASAL, por meio da execução de uma ou mais das seguintes técnicas de reprodução assistida ("TÉCNICA"):

(i) inseminação intrauterina – IIU;

(ii) fertilização *in vitro* – FIV;

(iii) injeção intracitoplasmática de espermatozoide – ICSI;

(iv) fertilização c/ recepção de óvulo de doador;

(v) fertilização c/ recepção de sêmen de doador; e/ou

(vi) fertilização/gestação c/ recepção de embrião de doador.

1.2 A TÉCNICA indicada para o CASAL dependerá do diagnóstico a ser feito pelo médico-assistente responsável, após uma avaliação obrigatória de histórico clínico e exames físicos e laboratoriais, e poderá ser de natureza clínica, cirúrgica e/ou ambulatorial, consistindo basicamente na execução, entre outros, dos seguintes procedimentos ("PROCEDIMENTO"):

(i) coleta de gametas (óvulos e/ou sêmen);

(ii) exame, classificação e seleção de gametas;

(iii) inseminação intrauterina – IIU;

(iv) fertilização dos gametas via FIV ou ICSI;

(v) incubação (de 24 a 72 horas), avaliação e seleção de embriões;

(vi) avaliação morfológica de embriões;

(vii) cultura prolongada de embriões;

(viii) transferência e/ou congelamento de gametas e/ou embriões;

(ix) descarte, doação e/ou criopreservação de gametas;

(x) doação e/ou criopreservação de embriões;

(xi) descongelamento de gametas e/ou embriões.

1.3 Toda e qualquer TÉCNICA e/ou todo e qualquer PROCEDIMENTO só serão executados após a prévia e expressa anuência do CASAL, o que se dará por meio da formalização dos procedimentos de consentimento informado pelo médico--assistente responsável.

1.4 O CASAL está ciente de que, por razões técnicas e médicas, o TRATAMENTO pode gerar excesso de material biológico, gametas (óvulos e sêmen) e/ou embriões, cuja manutenção e cujo destino são de única e exclusiva responsabilidade do CASAL.

1.4.1 Os gametas (óvulos e sêmen), depois de congelados, poderão ser: (i) descartados a qualquer momento, (ii) armazenados até quando se desejar, (iii) descongelados para fins de transferência/gestação do CASAL e/ou (iv) doados a qualquer momento, para fins de pesquisa e estudo ou para fins de transferência/gestação de terceiros.

1.4.2 Os embriões, depois de congelados, só poderão ser (i) armazenados para sempre, (ii) descongelados para fins de transferência/gestação do CASAL ou (iii) doados a qualquer momento, para fins de fertilização/gestação de terceiros.

1.5 Finalmente, as partes registram e esclarecem que o CASAL escolheu/decidiu e o PROJETO ALFA concordou que o seu atendimento será feito por um médico-assistente, que é um profissional independente e da escolha exclusiva do CASAL, que executará todos os procedimentos médicos e acompanhará, coordenará e comandará todos os procedimentos laboratoriais referentes ao seu TRATAMENTO.

2. DO PRAZO

2.1 A presente contratação é celebrada por prazo indeterminado, ou seja, enquanto durarem o TRATAMENTO e/ou os PROCEDIMENTOS, especialmente os serviços de criopreservação do material biológico.

### 3. DO PREÇO E DA FORMA DE PAGAMENTO

3.1 O CASAL se obriga e se compromete, a título de pagamento pelos serviços prestados, a pagar ao PROJETO ALFA as despesas incorridas no seu TRATAMEN-TO, de acordo com a tabela de preços constante do Anexo I, que, vistado pelas partes, passa a fazer parte do presente instrumento.

3.1.1 Em atenção ao disposto no Código de Defesa do Consumidor, antes de cada PROCEDIMENTO será apresentado um orçamento prévio das despesas usualmente incorridas ("ORÇAMENTO"), a ser prévia e imediatamente liqui-dado.

3.1.2 Quaisquer despesas extras não previstas no ORÇAMENTO serão pagas pelo CASAL, no prazo máximo de 10 (dez) dias contados do recebimento da co-brança bancária.

3.1.3 Da mesma forma, qualquer diferença a favor do CASAL, por serviço pre-visto, mas não executado, será restituída pelo PROJETO ALFA no prazo máximo de 10 (dez) dias contados do fechamento da fatura dos serviços prestados.

3.2 Além disso, o CASAL se obriga a pagar periodicamente, conforme previs-to no Anexo I, os custos de manutenção de todo e qualquer material biológico por eles gerado e, consequentemente, por cuja criopreservação é legalmente responsável.

3.3 Todos os pagamentos serão feitos na sede do PROJETO ALFA ou por meio de boleto bancário de cobrança.

3.4 Fica desde já estipulado que os tributos incidentes sobre todos os pa-gamentos convencionados nesta cláusula serão pagos por quem a legislação determinar.

3.5 O não pagamento do preço e/ou de parcela deste na data de seu respectivo vencimento sujeitará o CASAL ao pagamento de uma multa de 10% (dez por cen-to), juros de 1% (um por cento) ao mês e correção monetária com base na variação do IGP-M/FGV, os dois últimos calculados *pro rata tempore* da data do vencimento até a data do efetivo pagamento.

4. RESCISÃO

4.1 Na hipótese de violação de qualquer das disposições contratuais aqui previstas, a parte ofendida poderá considerar rescindido o presente instrumento se, depois de transcorrido o prazo de 5 (cinco) dias da notificação da parte infratora para saneamento da infração, esta não houver sido atendida.

4.1.1 Caso a rescisão ocorra por culpa do CASAL, este se obriga a pagar o valor integral do preço pactuado na cláusula 3.1, acrescido de multa de 20%, e, caso ela ocorra por culpa do PROJETO ALFA, este deverá restituir tudo o que recebeu, acrescido de multa de 20%.

4.2 As partes poderão, ainda, rescindir imotivadamente o presente instrumento, devendo, nesse sentido, comunicar a outra, por escrito, com antecedência mínima de 15 (quinze) dias.

4.2.1 Independentemente de de quem for a iniciativa da rescisão imotivada, o PROJETO ALFA sempre fará jus ao recebimento da totalidade do preço devido pelos serviços efetivamente executados.

4.3 O CASAL está ciente de que os serviços de criopreservação de embriões, por razões éticas e legais, só serão passíveis de rescisão contratual nas hipóteses de destinação legal de todos os embriões congelados. Do contrário, o material biológico em questão deverá ser preservado indefinidamente às custas deste.

5. DAS INFORMAÇÕES MÉDICAS

5.1 O CASAL autoriza a divulgação de informações médicas a todos os profissionais envolvidos no seu tratamento.

5.2 Fica também autorizada a divulgação, pelo PROJETO ALFA, de informações para as seguintes finalidades: uso científico, auditorias médicas internas (do PROJETO ALFA) ou externas (obrigatórias legais), doenças de notificação compulsória ou solicitações de entidades governamentais.

5.2.1 Salvo nas expressas hipóteses de determinação legal em sentido contrário, a divulgação das informações médicas será sempre feita sem a identificação do CASAL.

5.3 Considerando que o PROJETO ALFA, conforme expressa disposição legal e administrativa do Conselho Federal de Medicina, está obrigado a manter registro permanente de gestações, nascimentos e malformações de fetos ou recém-nascidos decorrentes da aplicação técnicas de reprodução assistida em seu estabelecimento, o CASAL autoriza expressamente o acompanhamento remoto da evolução da sua gravidez, por contato telefônico, mensagem eletrônica, correspondência, etc.

## 6. DISPOSIÇÕES GERAIS

6.1 O CASAL, ao assinar o presente instrumento, declara e reconhece expressamente que os serviços objeto desta contratação são de meio e não de resultados, ou seja, o PROJETO ALFA se compromete a executá-los com prudência e diligência dentro dos limites das regras éticas médicas, empregando a melhor e mais adequada técnica científica disponível.

6.2 O presente instrumento é firmado em caráter irrevogável e irretratável, obrigando as partes por si, seus herdeiros e/ou sucessores e ficando assegurado que, em caso de morte do CASAL, seus herdeiros e/ou sucessores ficarão subrogados em todos os direitos e obrigações oriundos deste instrumento.

6.3 Para tudo o que estiver relacionado com a interpretação e com o cumprimento do presente contrato, as partes elegem, de comum acordo, como competente o Foro da Comarca de São Paulo/SP, renunciando a qualquer outra competência que, em razão de seus domicílios na ocasião ou por qualquer outra circunstância, pudesse lhes caber.

Por estarem justas e contratadas, as partes firmam o presente instrumento em 3 (três) vias, na presença de 2 (duas) testemunhas instrumentárias.

São Paulo/SP, _____ de _____ de _____

PROJETO ALFA

_____     _____
Assinatura Mulher                      Assinatura Companheiro
Testemunhas:
1. _____ 2. _____
Nome:                   Nome:

## ANEXO III: TERMO DE DESTINAÇÃO DE MATERIAL BIOLÓGICO

Nós, (dados cadastrais do casal), doravante denominados simplesmente CASAL, vimos pelo presente instrumento particular, perante o PROJETO ALFA – ALIANÇA DE LABORATÓRIOS DE FERTILIZAÇÃO ASSISTIDA S/A, (dados cadastrais), doravante denominada simplesmente PROJETO ALFA, informar o destino a ser dado ao nosso material biológico, na forma que segue abaixo:

1. DO MATERIAL BIOLÓGICO

1.1 O PROJETO ALFA tem em seu poder, congelado e armazenado, o MATERIAL BIOLÓGICO, gametas (óvulos e sêmen) e/ou embriões, abaixo descrito de nossa propriedade e responsabilidade:
Material biológico:
Óvulo(s)
Sêmen
Palhetas
Embrião(ões)
Quantidade:

2. DA DISPONIBILIDADE

2.1 De acordo com a legislação atual, a disponibilidade do material biológico é a seguinte:
2.1.1 Os gametas (óvulos e sêmen) podem ser: (i) descartados, (ii) armazenados indefinidamente, (iii) descongelados para fins de inseminação/gestação do CASAL, (iv) doados para fins de pesquisa e estudo e/ou (v) doados para fins de inseminação/gestação de terceiros.
2.1.2 Os embriões só poderão ser (i) armazenados para sempre, (ii) descongelados para fins de transferência/gestação do CASAL ou (iii) doados a qualquer momento, para fins de transferência/gestação de terceiros.

3. DA DESTINAÇÃO

O CASAL informa ao PROJETO ALFA as destinações nas seguintes hipóteses:

3.1 Destino dos ÓVULOS criopreservados no caso de doença grave ou morte de um ou de ambos:

( ) descartados

( ) armazenados indefinidamente

( ) doados para fins de pesquisa e estudo

( ) doados para fins de inseminação/gestação de terceiros

( ) descongelados para fins de inseminação/gestação do CASAL

3.1.1 E, no caso de divórcio ou separação judicial, os ÓVULOS devem ser:

( ) descartados

( ) armazenados indefinidamente

( ) doados para fins de pesquisa e estudo

( ) doados para fins de inseminação/gestação de terceiros

3.2 Destino do SÊMEN criopreservado no caso de doença grave ou morte de um ou de ambos:

( ) descartado

( ) armazenado indefinidamente

( ) doado para fins de pesquisa e estudo

( ) doado para fins de inseminação/gestação de terceiros

( ) descongelado para fins de inseminação/gestação do CASAL

3.2.1 E, no caso de divórcio ou separação judicial, o SÊMEN deve ser:

( ) descartado

( ) armazenado indefinidamente

( ) doado para fins de pesquisa e estudo

( ) doado para fins de inseminação/gestação de terceiros

3.3 Destino dos EMBRIÕES criopreservados no caso de doença grave ou morte de um ou de ambos:

( ) armazenados para sempre

( ) doados a qualquer momento, para fins de transferência/gestação de terceiros

( ) descongelados para fins de gestação do CASAL

3.3.1 E, no caso divórcio ou separação judicial, os EMBRIÕES devem ser:

( ) armazenados para sempre

( ) doados a qualquer momento, para fins de transferência/gestação de terceiros

4. DISPOSIÇÕES GERAIS

4.1 O presente instrumento é firmado em caráter revogável e retratável, ou seja, o CASAL, em conjunto e/ou separadamente, no que lhe compete, poderá alterá-lo a qualquer momento, desde que dê ciência formal ao PROJETO ALFA da nova destinação. Até que isso ocorra, este restará plenamente válido e em vigor, obrigando as partes por si e seus herdeiros e/ou sucessores e ficando assegurado que, em caso de morte do CASAL, seus herdeiros e/ou sucessores ficarão subrogados em todos os direitos e obrigações oriundos deste instrumento.

4.2 Para tudo que estiver relacionado com a interpretação e com o cumprimento do presente termo, o CASAL elege, de comum acordo, como competente o Foro da Comarca de São Paulo/SP, renunciando a qualquer outra competência que, em razão de seus domicílios na ocasião ou por qualquer outra circunstância, pudesse lhes caber.

Por estarem justas e contratadas, as partes firmam o presente instrumento em 2 (duas) vias, na presença de 2 (duas) testemunhas instrumentárias.

São Paulo/SP, _____ de _____ de _____.

_____     _____
CASAL – HOMEM          CASAL – MULHER

Testemunhas:
1. _____  2. _____
Nome:                       Nome:

# ANEXO IV: RESOLUÇÃO CFM N. 1.957/2010

A Resolução CFM n. 1.358/92, após 18 anos de vigência, recebeu modificações relativas à reprodução assistida, o que gerou a presente resolução, que a substitui *in totum*.

O CONSELHO FEDERAL DE MEDICINA, no uso das atribuições conferidas pela Lei n. 3.268, de 30 de setembro de 1957, alterada pela Lei n. 11.000, de 15 de dezembro de 2004, regulamentada pelo Decreto n. 44.045, de 19 de julho de 1958, e

CONSIDERANDO a importância da infertilidade humana como um problema de saúde, com implicações médicas e psicológicas, e a legitimidade do anseio de superá-la;

CONSIDERANDO que o avanço do conhecimento científico permite solucionar vários dos casos de reprodução humana;

CONSIDERANDO que as técnicas de reprodução assistida têm possibilitado a procriação em diversas circunstâncias, o que não era possível pelos procedimentos tradicionais;

CONSIDERANDO a necessidade de harmonizar o uso dessas técnicas com os princípios da ética médica;

CONSIDERANDO, finalmente, o decidido na sessão plenária do Conselho Federal de Medicina realizada em 15 de dezembro de 2010,

RESOLVE

Art. 1º - Adotar as NORMAS ÉTICAS PARA A UTILIZAÇÃO DAS TÉCNICAS DE REPRODUÇÃO ASSISTIDA, anexas à presente resolução, como dispositivo deontológico a ser seguido pelos médicos.

Art. 2º - Esta resolução entra em vigor na data de sua publicação, revogando-se a Resolução CFM n. 1.358/92, publicada no D.O.U., Seção I, de 19 de novembro de 1992, página 16053.

Brasília-DF, 15 de dezembro de 2010.

ROBERTO LUIZ D'AVILA          HENRIQUE BATISTA E SILVA
      Presidente                      Secretário-geral

## Anexo único da resolução CFM n. 1.957/10

NORMAS ÉTICAS PARA A UTILIZAÇÃO DAS TÉCNICAS DE REPRODUÇÃO ASSISTIDA

I - PRINCÍPIOS GERAIS

1 - As técnicas de reprodução assistida (RA) têm o papel de auxiliar na resolução dos problemas de reprodução humana, facilitando o processo de procriação quando outras terapêuticas tenham se revelado ineficazes ou sido consideradas inapropriadas.

2 - As técnicas de RA podem ser utilizadas desde que exista probabilidade efetiva de sucesso e não se incorra em risco grave de saúde para a paciente ou o possível descendente.

3 - O consentimento informado será obrigatório a todos os pacientes submetidos às técnicas de reprodução assistida, inclusive aos doadores. Os aspectos médicos envolvendo as circunstâncias da aplicação de uma técnica de RA serão detalhadamente expostos, assim como os resultados obtidos naquela unidade de tratamento com a técnica proposta. As informações devem também atingir dados de caráter biológico, jurídico, ético e econômico. O documento de consentimento informado será expresso em formulário especial e estará completo com a concordância, por escrito, das pessoas submetidas às técnicas de RA.

4 - As técnicas de RA não devem ser aplicadas com a intenção de selecionar o sexo (sexagem) ou qualquer outra característica biológica do futuro filho, exceto quando se trate de evitar doenças ligadas ao sexo do filho que venha a nascer.

5 - É proibida a fecundação de oócitos humanos com qualquer outra finalidade que não a procriação humana.

6 - O número máximo de oócitos e embriões a serem transferidos para a receptora não pode ser superior a 4. Em relação ao número de embriões a serem transferidos, são feitas as seguintes determinações: mulheres com até 35 anos, até 2 embriões; mulheres entre 36 e 39 anos, até 3 embriões; mulheres com 40 anos ou mais, até 4 embriões.

7 - Em caso de gravidez múltipla, decorrente do uso de técnicas de RA, é proibida a utilização de procedimentos que visem à redução embrionária.

II - PACIENTES DAS TÉCNICAS DE RA

1 - Todas as pessoas capazes, que tenham solicitado o procedimento e cuja indicação não se afaste dos limites desta resolução, podem ser receptoras das técnicas de RA desde que os participantes estejam de inteiro acordo e devidamente esclarecidos sobre o mesmo, conforme a legislação vigente.

III - REFERENTE ÀS CLÍNICAS, CENTROS OU SERVIÇOS QUE APLICAM TÉCNICAS DE RA

As clínicas, centros ou serviços que aplicam técnicas de RA são responsáveis por controle de doenças infectocontagiosas, coleta, manuseio, conservação, distribuição, transferência e descarte de material biológico humano para a paciente de técnicas de RA, devendo apresentar como requisitos mínimos:

1 - um diretor técnico responsável por todos os procedimentos médicos e laboratoriais executados, que será, obrigatoriamente, um médico registrado no Conselho Regional de Medicina de sua jurisdição;

2 - um registro permanente (obtido por meio de informações observadas ou relatadas por fonte competente) de gestações, nascimentos e malformações de fetos ou recém-nascidos, provenientes das diferentes técnicas de RA aplicadas na unidade em apreço, bem como dos procedimentos laboratoriais na manipulação de gametas e embriões; e

3 - um registro permanente das provas diagnósticas a que é submetido o material biológico humano que será transferido aos pacientes das técnicas de RA, com a finalidade precípua de evitar a transmissão de doenças.

IV - DOAÇÃO DE GAMETAS OU EMBRIÕES

1 - A doação nunca terá caráter lucrativo ou comercial.

2 - Os doadores não devem conhecer a identidade dos receptores e vice-versa.

3 - Obrigatoriamente será mantido o sigilo sobre a identidade dos doadores de gametas e embriões, bem como dos receptores. Em situações especiais, as informações sobre doadores, por motivação médica, podem ser fornecidas exclusivamente para médicos, resguardando-se a identidade civil do doador.

4 - As clínicas, centros ou serviços que empregam a doação devem manter, de forma permanente, um registro de dados clínicos de caráter geral, características fenotípicas e uma amostra de material celular dos doadores.

5 - Na região de localização da unidade, o registro dos nascimentos evitará que um(a) doador(a) venha a produzir mais do que uma gestação de criança de sexo diferente numa área de um milhão de habitantes.

6 - A escolha dos doadores é de responsabilidade da unidade. Dentro do possível deverá garantir que o doador tenha a maior semelhança fenotípica e imunológica e a máxima possibilidade de compatibilidade com a receptora.

7 - Não será permitido ao médico responsável pelas clínicas, unidades ou serviços, nem aos integrantes da equipe multidisciplinar que nelas trabalham, participar como doador nos programas de RA.

V - CRIOPRESERVAÇÃO DE GAMETAS OU EMBRIÕES

1 - As clínicas, centros ou serviços podem criopreservar espermatozoides, óvulos e embriões.

2 - Do número total de embriões produzidos em laboratório, os excedentes viáveis serão criopreservados.

3 - No momento da criopreservação, os cônjuges ou companheiros devem expressar sua vontade, por escrito, quanto ao destino que será dado aos pré-embriões criopreservados em caso de divórcio, doenças graves ou falecimento de um deles ou de ambos e quando desejam doá-los.

## VI - DIAGNÓSTICO E TRATAMENTO DE EMBRIÕES

As técnicas de RA também podem ser utilizadas na preservação e no tratamento de doenças genéticas ou hereditárias, quando perfeitamente indicadas e com suficientes garantias de diagnóstico e terapêutica.

1 - Toda intervenção sobre embriões *in vitro*, com fins diagnósticos não poderá ter outra finalidade que não a de avaliar sua viabilidade ou detectar doenças hereditárias, sendo obrigatório o consentimento informado do casal.

2 - Toda intervenção com fins terapêuticos sobre embriões *in vitro* não terá outra finalidade que não a de tratar uma doença ou impedir sua transmissão, com garantias reais de sucesso, sendo obrigatório o consentimento informado do casal.

3 - O tempo máximo de desenvolvimento de embriões *in vitro* será de 14 dias.

## VII - SOBRE A GESTAÇÃO DE SUBSTITUIÇÃO (DOAÇÃO TEMPORÁRIA DO ÚTERO)

Clínicas, centros ou serviços de reprodução humana podem usar técnicas de RA para criar a situação identificada como gestação de substituição, desde que exista um problema médico que impeça ou contraindique a gestação na doadora genética.

1 - As doadoras temporárias do útero devem pertencer à família da doadora genética, num parentesco até segundo grau, sendo os demais casos sujeitos à autorização do Conselho Regional de Medicina.

2 - A doação temporária do útero não poderá ter caráter lucrativo ou comercial.

## VIII - REPRODUÇÃO ASSISTIDA *POST MORTEM*

Não constitui ilícito ético a reprodução assistida *post mortem* desde que haja autorização prévia específica do(a) falecido(a) para o uso do material biológico criopreservado, de acordo com a legislação vigente.

## Exposição de motivos da resolução CFM n. 1.957/10

No Brasil, até a presente data, não há legislação específica a respeito da repro-dução assistida. Transitam no Congresso Nacional, há anos, diversos projetos a respeito do assunto, mas nenhum deles chegou a termo.

Considerando as dificuldades relativas ao assunto, o Conselho Federal de Me-dicina produziu uma resolução – Resolução CFM n. 1.358/92 – orientadora dos médicos quanto às condutas a serem adotadas diante dos problemas decorrentes da prática da reprodução assistida, normatizando as condutas éticas a serem obe-decidas no exercício das técnicas de reprodução assistida.

A Resolução 1.358/92 mostrou-se satisfatória e eficaz, balizando o controle dos processos de fertilização assistida. Todavia, 18 anos após, considerando os avanços técnico-científicos e as modificações de condutas éticas por parte da so-ciedade, o Conselho Federal de Medicina decidiu, junto com representantes da Sociedade Brasileira de Reprodução Assistida, da Federação Brasileira das Socie-dades de Ginecologia e Obstetrícia e da Sociedade Brasileira de Reprodução Hu-mana, sob a coordenação do conselheiro federal José Hiran da Silva Gallo, revisar a resolução em comento, adaptando-a à evolução tecnológica e às modificações de comportamento social.

## ANEXO V – RESOLUÇÃO CFM N. 2.013/2013

(Publicada no D.O.U. de 9 de maio de 2013, Seção I, página 119)

Adota as normas éticas para a utilização das técnicas de reprodução assistida, anexas à presente resolução, como dispositivo deontológico a ser seguido pelos médicos e revoga a Resolução CFM n. 1.957/10.

O CONSELHO FEDERAL DE MEDICINA, no uso das atribuições conferidas pela Lei n. 3.268, de 30 de setembro de 1957, alterada pela Lei n. 11.000, de 15 de dezembro de 2004, regulamentada pelo Decreto n. 44.045, de 19 de julho de 1958, e pelo Decreto n. 6.821, de 14 de abril de 2009, e

CONSIDERANDO a importância da infertilidade humana como um problema de saúde, com implicações médicas e psicológicas, e a legitimidade do anseio de superá-la;

CONSIDERANDO que o avanço do conhecimento científico já permite solucionar vários casos de problemas de reprodução humana;

CONSIDERANDO que o pleno do Supremo Tribunal Federal, na sessão de julgamento de 5.5.2011, reconheceu e qualificou como entidade familiar a união estável homoafetiva (ADI 4.277 e ADPF 132);

CONSIDERANDO a necessidade de harmonizar o uso dessas técnicas com os princípios da ética médica;

CONSIDERANDO, finalmente, o decidido na sessão plenária do Conselho Federal de Medicina realizada em 16 de abril de 2013,

RESOLVE:

Art. 1º – Adotar as normas éticas para a utilização das técnicas de reprodução assistida, anexas à presente resolução, como dispositivo deontológico a ser seguido pelos médicos.

Art. 2º – Revoga-se a Resolução CFM n. 1.957/10, publicada no D.O.U. de 6 de janeiro de 2011, Seção I, página 79, e demais disposições em contrário.

Art. 3º – Esta resolução entra em vigor na data de sua publicação.


Brasília, 16 de abril de 2013.


ROBERTO LUIZ D'AVILA                    HENRIQUE BATISTA E SILVA
     Presidente                                Secretário-geral

## Normas éticas para a utilização das técnicas de reprodução assistida

I - PRINCÍPIOS GERAIS

1 - As técnicas de reprodução assistida (RA) têm o papel de auxiliar a resolução dos problemas de reprodução humana, facilitando o processo de procriação.

2 - As técnicas de RA podem ser utilizadas desde que exista probabilidade efetiva de sucesso e não se incorra em risco grave de saúde para a paciente ou o possível descendente, e a idade máxima das candidatas à gestação de RA seja de 50 anos.

3 - O consentimento informado será obrigatório para todos os pacientes submetidos às técnicas de reprodução assistida. Os aspectos médicos envolvendo a totalidade das circunstâncias da aplicação de uma técnica de RA serão detalhadamente expostos, bem como os resultados obtidos naquela unidade de tratamento com a técnica proposta. As informações devem também atingir dados de caráter

biológico, jurídico, ético e econômico. O documento de consentimento informado será elaborado em formulário especial e estará completo com a concordância, por escrito, das pessoas a serem submetidas às técnicas de RA.

4 - As técnicas de RA não podem ser aplicadas com a intenção de selecionar o sexo (presença ou ausência de cromossomo Y) ou qualquer outra característica biológica do futuro filho, exceto quando se trate de evitar doenças ligadas ao sexo do filho que venha a nascer.

5 - É proibida a fecundação de oócitos humanos com qualquer outra finalidade que não a procriação humana.

6 - O número máximo de oócitos e embriões a serem transferidos para a receptora não pode ser superior a 4. Quanto ao número de embriões a serem transferidos faz-se as seguintes recomendações: mulheres com até 35 anos, até 2 embriões; mulheres entre 36 e 39 anos, até 3 embriões; mulheres entre 40 e 50 anos, até 4 embriões. Nas situações de doação de óvulos e embriões, considera-se a idade da doadora no momento da coleta dos óvulos.

7 - Em caso de gravidez múltipla, decorrente do uso de técnicas de RA, é proibida a utilização de procedimentos que visem à redução embrionária.

II - PACIENTES DAS TÉCNICAS DE RA

1 - Todas as pessoas capazes, que tenham solicitado o procedimento e cuja indicação não se afaste dos limites desta resolução, podem ser receptoras das técnicas de RA desde que os participantes estejam de inteiro acordo e devidamente esclarecidos sobre a mesma, de acordo com a legislação vigente.

2 - É permitido o uso das técnicas de RA para relacionamentos homoafetivos e pessoas solteiras, respeitado o direito da objeção de consciência do médico.

III - REFERENTE ÀS CLÍNICAS, CENTROS OU SERVIÇOS QUE APLICAM TÉCNICAS DE RA

As clínicas, centros ou serviços que aplicam técnicas de RA são responsáveis por controle de doenças infectocontagiosas, coleta, manuseio, conservação, distribuição, transferência e descarte de material biológico humano para a paciente de técnicas de RA, devendo apresentar como requisitos mínimos:

1 - um diretor técnico responsável por todos os procedimentos médicos e laboratoriais executados, que será, obrigatoriamente, um médico registrado no Conselho Regional de Medicina de sua jurisdição;

2 - um registro permanente (obtido por meio de informações observadas ou relatadas por fonte competente) de gestações, nascimentos e malformações de

fetos ou recém-nascidos, provenientes das diferentes técnicas de RA aplicadas na unidade em apreço, bem como dos procedimentos laboratoriais na manipulação de gametas e embriões;

3 - um registro permanente das provas diagnósticas a que é submetido o material biológico humano que será transferido aos pacientes das técnicas de RA, com a finalidade precípua de evitar a transmissão de doenças;

4 - os registros deverão estar disponíveis para fiscalização dos Conselhos Regionais de Medicina.

IV - DOAÇÃO DE GAMETAS OU EMBRIÕES

1 - A doação nunca terá caráter lucrativo ou comercial.

2 - Os doadores não devem conhecer a identidade dos receptores e vice-versa.

3 - A idade limite para a doação de gametas é de 35 anos para a mulher e 50 anos para o homem.

4 - Obrigatoriamente será mantido o sigilo sobre a identidade dos doadores de gametas e embriões, bem como dos receptores. Em situações especiais, as informações sobre doadores, por motivação médica, podem ser fornecidas exclusivamente para médicos, resguardando-se a identidade civil do doador.

5 - Clínicas, centros ou serviços que empregam a doação devem manter, de forma permanente, um registro de dados clínicos de caráter geral, características fenotípicas e uma amostra de material celular dos doadores, de acordo com a legislação vigente.

6 - Na região de localização da unidade, o registro dos nascimentos evitará que um(a) doador(a) tenha produzido mais que duas gestações de crianças de sexos diferentes numa área de um milhão de habitantes.

7 - A escolha dos doadores é de responsabilidade da unidade. Dentro do possível, deverá garantir que o doador tenha a maior semelhança fenotípica e imunológica e a máxima possibilidade de compatibilidade com a receptora.

8 - Não será permitido ao médico responsável pelas clínicas, unidades ou serviços, nem aos integrantes da equipe multidisciplinar que nelas prestam serviços, participar como doadores nos programas de RA.

9 - É permitida a doação voluntária de gametas, bem como a situação identificada como doação compartilhada de oócitos em RA, onde doadora e receptora, participando como portadoras de problemas de reprodução, compartilham tanto do material biológico quanto dos custos financeiros que envolvem o procedimento de RA. A doadora tem preferência sobre o material biológico que será produzido.

## V - CRIOPRESERVAÇÃO DE GAMETAS OU EMBRIÕES

1 - Clínicas, centros ou serviços podem criopreservar espermatozoides, óvulos e embriões e tecidos gonádicos.

2 - O número total de embriões produzidos em laboratório será comunicado aos pacientes, para que decidam quantos embriões serão transferidos a fresco, devendo os excedentes viáveis serem criopreservados.

3 - No momento da criopreservação, os pacientes devem expressar sua vontade, por escrito, quanto ao destino que será dado aos embriões criopreservados, seja em caso de divórcio, doenças graves ou falecimento de um deles ou de ambos, e quando desejam doá-los.

4 - Os embriões criopreservados com mais de 5 (cinco) anos poderão ser descartados se esta for a vontade dos pacientes, e não apenas para pesquisas de células-tronco, conforme previsto na Lei de Biossegurança.

## VI - DIAGNÓSTICO GENÉTICO PRÉ-IMPLANTAÇÃO DE EMBRIÕES

1 - As técnicas de RA podem ser utilizadas acopladas à seleção de embriões submetidos a diagnóstico de alterações genéticas causadoras de doenças.

2 - As técnicas de RA também podem ser utilizadas para tipagem do sistema HLA do embrião, com o intuito de seleção de embriões HLA-compatíveis com algum filho(a) do casal já afetado por doença – doença esta que tenha como modalidade de tratamento efetivo o transplante de células-tronco ou de órgãos.

3 - O tempo máximo de desenvolvimento de embriões *in vitro* será de 14 (catorze) dias.

## VII - SOBRE A GESTAÇÃO DE SUBSTITUIÇÃO (DOAÇÃO TEMPORÁRIA DO ÚTERO)

Clínicas, centros ou serviços de reprodução humana podem usar técnicas de RA para criar a situação identificada como gestação de substituição, desde que exista um problema médico que impeça ou contraindique a gestação na doadora genética ou em caso de união homoafetiva.

1 - As doadoras temporárias do útero devem pertencer à família de um dos parceiros num parentesco consanguíneo até o quarto grau (primeiro grau – mãe; segundo grau – irmã/avó; terceiro grau – tia; quarto grau – prima), em todos os casos respeitada a idade limite de até 50 anos.

2 - A doação temporária do útero não poderá ter caráter lucrativo ou comercial.

3 - Nas clínicas de reprodução os seguintes documentos e observações deverão constar no prontuário do paciente:

- termo de Consentimento Informado assinado pelos pacientes (pais genéticos) e pela doadora temporária do útero, consignado. Obs.: gestação compartilhada entre homoafetivos em que não existe infertilidade;

- relatório médico com o perfil psicológico, atestando adequação clínica e emocional da doadora temporária do útero;

- descrição pelo médico-assistente, pormenorizada e por escrito, dos aspectos médicos envolvendo todas as circunstâncias da aplicação de uma técnica de RA, com dados de caráter biológico, jurídico, ético e econômico, bem como os resultados obtidos naquela unidade de tratamento com a técnica proposta;

- contrato entre os pacientes (pais genéticos) e a doadora temporária do útero (que recebeu o embrião em seu útero e deu à luz), estabelecendo claramente a questão da filiação da criança;

- os aspectos biopsicossociais envolvidos no ciclo gravídico-puerperal;

- os riscos inerentes à maternidade;

- a impossibilidade de interrupção da gravidez após iniciado o processo gestacional, salvo em casos previstos em lei ou autorizados judicialmente;

- a garantia de tratamento e acompanhamento médico, inclusive por equipes multidisciplinares, se necessário, à mãe que doará temporariamente o útero, até o puerpério;

- a garantia do registro civil da criança pelos pacientes (pais genéticos), devendo esta documentação ser providenciada durante a gravidez;

- se a doadora temporária do útero for casada ou viver em união estável, deverá apresentar, por escrito, a aprovação do cônjuge ou companheiro.

VIII - REPRODUÇÃO ASSISTIDA *POST MORTEM*

É possível desde que haja autorização prévia específica do(a) falecido(a) para o uso do material biológico criopreservado, de acordo com a legislação vigente.

IX - DISPOSIÇÃO FINAL

Casos de exceção, não previstos nesta resolução, dependerão da autorização do Conselho Regional de Medicina.

## Exposição de motivos da resolução CFM n. 2.013/13

No Brasil, até a presente data não há legislação específica a respeito da reprodução assistida. Transitam no Congresso Nacional, há anos, diversos projetos a respeito do assunto, mas nenhum deles chegou a termo.

Considerando as dificuldades relativas ao assunto, o Conselho Federal de Medicina produziu uma resolução – Resolução CFM n. 1.957/10 – orientadora dos médicos quanto às condutas a serem adotadas diante dos problemas decorrentes da prática da reprodução assistida, normatizando as condutas éticas a serem obedecidas no exercício das técnicas de RA.

A Resolução CFM n. 1.957/10 mostrou-se satisfatória e eficaz, balizando o controle dos processos de fertilização assistida. No entanto, as mudanças sociais e a constante e rápida evolução científica nessa área tornaram necessária a sua revisão.

Uma insistente e reiterada solicitação das clínicas de fertilidade de todo o país foi a abordagem sobre o descarte de embriões congelados, alguns até com mais de 20 (vinte) anos, em abandono e entulhando os serviços. A comissão revisora observou que a Lei de Biossegurança (Lei n. 11.105/05), em seu Art. 5º, Inciso II, já autorizava o descarte de embriões congelados há 3 (três) anos, contados a partir da data do congelamento, para uso em pesquisas sobre células-tronco. A proposta é ampliar o prazo para 5 (cinco) anos, e não só para pesquisas sobre células-tronco.

Outros fatores motivadores foram a falta de limite de idade para o uso das técnicas e o excessivo número de mulheres com baixa probabilidade de gravidez devido à idade, que necessitam da recepção de óvulos doados.

Esses aspectos geraram dúvidas crescentes oriundas dos Conselhos Regionais de Medicina, provocando a necessidade de atualizações.

O somatório dos fatores acima citados foi estudado pela comissão, em conjunto com representantes da Sociedade Brasileira de Reprodução Assistida, da Federação Brasileira das Sociedades de Ginecologia e Obstetrícia e da Sociedade Brasileira de Reprodução Humana e Sociedade Brasileira de Genética Médica, sob a coordenação do conselheiro federal José Hiran da Silva Gallo.

Esta é a visão da comissão formada, que trazemos à consideração do plenário do Conselho Federal de Medicina.

Brasília-DF, 16 de abril de 2013.

JOSÉ HIRAN DA SILVA GALLO
Coordenador da Comissão de Revisão da Resolução CFM n. 1.358/92 – Reprodução Assistida

# ANEXO VI: ANVISA – RDC N. 33, DE 17 DE FEVEREIRO DE 2006

REGULAMENTO TÉCNICO PARA FUNCIONAMENTO DE BANCO DE CÉLULAS E TE-CIDOS GERMINATIVOS (BCTG)

A. NORMAS GERAIS

1. O BCTG deve atender às exigências legais para a sua instalação e o seu funcionamento.

1.1 O BCTG deve estar vinculado física, administrativa e tecnicamente a um serviço de reprodução humana assistida, exceto quando se tratar exclusivamente de banco de sêmen, em que a vinculação exigida será apenas técnica e administrativa a um estabelecimento assistencial de saúde.

1.2 O BCTG deve manter contratos com serviços de reprodução humana assistida dos quais recebe amostras e para os quais forneça materiais.

1.3 O BCTG deve apresentar licença emitida pelo Órgão de Vigilância Sanitária competente. Essa licença é válida pelo período de 01 (um) ano, a contar da data de sua emissão, podendo ser cassada, a qualquer momento, em caso de descumprimento do regulamento técnico estabelecido por esta Resolução, assegurados o contraditório e a defesa do titular da licença.

1.4 As atividades que não forem executadas diretamente pelo BCTG devem ser formalizadas por contrato com o prestador do serviço.

2. No prazo de 1 (um) ano, a contar do início do seu funcionamento, o BCTG deve implantar um sistema de garantia da qualidade.

3. De acordo com sua complexidade os Bancos de Células e Tecidos Germinativos podem ser classificados como:

a) tipo 1: aqueles que têm atividades exclusivas de banco de sêmen;

b) tipo 2: aqueles que além do sêmen, realizam atividades com oócitos, tecido testicular, ovariano e/ou pré-embriões.

B. TERMINOLOGIA E DEFINIÇÕES

4. Serão consideradas, para efeitos dessa RDC, a terminologia e as definições que se seguem:

4.1 Definições básicas:

a) alíquota: parte de uma amostra;

b) amostra: material biológico (células ou tecidos germinativos) obtido a partir de cada coleta;

c) azoospermia: ausência de espermatozoides no ejaculado;

d) banco de células e tecidos germinativos – BCTG: serviço de saúde que seleciona doadores(as), coleta, transporta, registra, processa, armazena, descarta e libera células e tecidos germinativos, para uso terapêutico de terceiros ou do(a) próprio(a) doador(a);

e) BCTG Tipo 1: BCTG com atividades exclusivas para sêmen;

f) BCTG Tipo 2: BCTG que, além do sêmen, realiza atividades relacionadas com oócitos, tecido testicular, ovariano e/ou pré-embriões;

g) controle da qualidade: técnicas e atividades operacionais usadas para cumprir pré-requisitos da qualidade;

h) garantia da qualidade: conjunto de atividades planejadas, sistematizadas e implementadas no sistema de qualidade, que venham a conferir um nível de confiança adequado aos produtos e serviços;

i) micromanipulador: equipamento, usado na técnica ICSI, contendo microagulhas e projetado para injetar um espermatozoide no citoplasma do oócito;

j) reprodução humana assistida: inclui as técnicas utilizadas para obtenção de uma gravidez sem relação sexual;

l) sistema da qualidade: estrutura organizacional, responsabilidades, procedimentos, processos e recursos para implementação da administração da qualidade;

m) uso terapêutico: utilização de células ou tecidos germinativos de um doador, para propiciar a capacidade reprodutiva e/ou endócrina própria ou capacidade reprodutiva de terceiros;

n) taxa de fertilização: número de oócitos fertilizados dividido pelo número de oócitos inseminados (FIV) ou injetados (ICSI), multiplicado por 100;

o) taxa de clivagem embrionária: número de pré-embriões que sofreram divisão celular dividido pelo número de oócitos que fertilizaram, multiplicado por 100;

4.2 Células, tecidos e pré-embrião:

a) células germinativas: gameta masculino (espermatozoide) e gameta feminino (ovócito ou oócito);

b) células reprodutivas: células germinativas;

c) gameta (ovócito ou oócito e espermatozoide): célula germinativa que, ao se unir a outra célula germinativa, origina uma célula diploide, que pode se desenvolver e resultar em um novo indivíduo;

d) pré-embrião: produto da fusão das células germinativas até 14 dias após a fertilização, *in vivo* ou *in vitro*, quando do início da formação da estrutura que dará origem ao sistema nervoso;

e) sêmen: fluido composto por células germinativas, não germinativas e secreções produzidas pela próstata, ducto deferente distal e vesículas seminais, adicionadas sequencialmente, e eliminado pela uretra durante a ejaculação;

f) tecido germinativo: tecido de origem ovariana ou testicular, contendo células germinativas.

4.3 Técnicas

a) aspiração de espermatozoides do epidídimo:

- microcirúrgica: MESA (do inglês, *microsurgical epididymal sperm aspiration*);

- percutânea: PESA (do inglês, *percutaneous epididymal sperm aspiration*);

b) aspiração testicular do espermatozoide – TESA (do inglês, *testicular sperm aspiration*): técnica de obtenção de espermatozoides do testículo por meio de aspiração percutânea com agulha;

c) criopreservação: método de congelamento para preservação de células germinativas, tecidos germinativos e pré-embriões;

d) eletroejaculação: técnica de obtenção do sêmen por meio de estímulo elétrico, com estimulador transretal, na região da próstata e vesículas seminais;

e) processamento do sêmen: conjunto de técnicas laboratoriais com fins de preparo prévio à criopreservação ou para seleção e separação dos espermatozoides em técnicas de reprodução humana assistida;

f) extração testicular de espermatozoides - TESE (do inglês, *testicular sperm extraction*): técnica de obtenção de espermatozoides por biópsia testicular;

g) fertilização *in vitro* convencional – FIV: técnica de reprodução humana assistida em que a fertilização do oócito pelo espermatozoide ocorre, de maneira espontânea, em laboratório;

h) FIV com injeção intracitoplasmática do espermatozoide – ICSI (do inglês, *intracytoplasmic sperm injection*): técnica de reprodução humana assistida em que a fertilização é obtida por meio da injeção de um único espermatozoide, no citoplasma do oócito, utilizando-se um micromanipulador;

i) micromanipulação: conjunto de técnicas de laboratório para a manipulação de espermatozoides, oócitos e pré-embriões com a utilização de microscópio óptico, micropipetas ou microagulhas e micromanipulador.

C. COMPETÊNCIAS

5. Aos bancos de células e tecidos germinativos (BCTG), são atribuídas as seguintes competências:

a) efetuar e garantir a qualidade do processo de seleção de candidatos(as) à doação de células e tecidos germinativos;

b) obter Consentimento Livre e Esclarecido, conforme modelo padronizado pelo BCTG, de acordo com a legislação vigente;

c) orientar, viabilizar e proceder à coleta, quando necessário;

d) avaliar e processar as células ou tecidos recebidos ou coletados;

e) responsabilizar-se pela realização dos exames laboratoriais necessários à identificação de possíveis contraindicações e condições especiais necessárias ao seu emprego;

f) garantir a qualidade do processo de conservação dos tecidos e células que estejam sob a sua responsabilidade;

g) liberar o material preservado para a sua utilização conforme a legislação vigente;

h) fornecer todas as informações necessárias a respeito da amostra a ser utilizada, respeitando o sigilo, cabendo ao médico do(a) paciente a responsabilidade pela sua utilização;

i) manter arquivo próprio com dados sobre: o(a) doador(a), os respectivos documentos de autorização de doação, as amostras doadas, as amostras processadas, as amostras armazenadas, as amostras descartadas e o motivo do descarte, as amostras liberadas para uso terapêutico reprodutivo, respeitada a legislação vigente, dados dos(as) receptores(as) e o resultado do procedimento;

j) enviar, preferencialmente por meio eletrônico, um relatório semestral com os dados quantitativos de produção do BCTG ao Órgão Federal de Vigilância Sanitária, informando:

j.1- número de doadores(as) triados(as);

j.2- número de amostras coletadas, por tipo de amostra;

j.3- número de amostras processadas, por tipo de amostra;

j.4- número de amostras/alíquotas descartadas, por tipo de amostra;

j.5- número de amostras/alíquotas armazenadas, por tipo, prontas para uso;

j.6- número de amostras/alíquotas, por tipo, utilizadas para fins terapêuticos;

j.7- número de amostras/alíquotas, por tipo, utilizadas para pesquisa;

j.8- número de pré-embriões produzidos e utilizados;

j.9- número de pré-embriões produzidos, não utilizados, por tempo de armazenamento;

j.10- número de pré-embriões disponibilizados para pesquisa com células--tronco embrionárias, por serviço que a realizará;

j.11- número de procedimentos de fertilização *in vitro* convencional;

j.12- número de procedimentos de fertilização *in vitro* com injeção intracitoplasmática de espermatozoide (ICSI);

j.13- Taxa de fertilização por técnica;

j.14- Taxa de clivagem por técnica.

### D. NORMAS ESPECÍFICAS

6. Regulamento interno

6.1 O BCTG deve ter um regulamento no qual constem:

a) constituição do BCTG, com indicação do responsável legal e do responsável técnico;

b) finalidade;

c) estrutura administrativa e técnico-científica claramente definida;

d) organograma;

e) qualificação e as responsabilidades do responsável técnico e dos profissionais das equipes envolvidas nos procedimentos.

7. Manual técnico operacional

7.1 O BCTG deve ter manual técnico operacional, definindo com detalhes todos os procedimentos operacionais padrão (POP) de seleção de doadores(as), coleta, transporte, processamento, armazenamento, liberação, descarte, registros e outros que se fizerem necessários.

7.2 Este manual deve ainda:

a) indicar e definir as atribuições dos profissionais em cada procedimento;

b) descrever as condutas frente às não conformidades;

c) descrever as normas de biossegurança;

d) ser revisado anualmente, assinado e datado pelo responsável técnico;

e) estar permanentemente disponível, em cada setor, para consulta.

8. Recursos humanos

8.1 A responsabilidade técnica pelo BCTG deve ficar a cargo de um médico com capacitação na área, de acordo com regulamentação profissional.

8.2 O BCTG deve contar, na área técnica, com recursos humanos com formação de nível superior na área de saúde ou ciências biológicas e capacitação comprovada para atuar na área de embriologia humana, processamento e controle da qualidade de procedimentos realizados em Bancos de Células e Tecidos Germinativos.

9. Infraestrutura física

9.1 O BCTG deve atender ao disposto no Regulamento Técnico da Resolução RDC/Anvisa n. 50, de 21 de fevereiro de 2002, que estabelece Normas para Projetos Físicos de Estabelecimentos Assistenciais de Saúde, ou o que vier a substituí-las.

9.2 A infraestrutura física do BCTG deve ser de uso e acesso exclusivo para tal finalidade, devendo ser constituída por ambientes contíguos numa disposição que permita uma circulação com fluxo adequado.

9.3 Os ambientes mínimos para a constituição do BCTG são os assinalados na Tabela 2.

**Tabela 2** Ambientes exclusivos e obrigatórios para a constituição do BCTG.

| Ambiente | BCTG tipo 1 | BCTG tipo 2 |
|---|---|---|
| Consultório de triagem do doador | X | X |
| Sala de coleta de sêmen com sanitário anexo | X | X |
| Sala administrativa | X | X |
| Vestiário de barreira | X | X |
| Salas técnicas: a) Processamento operacional padrão | X | --- |
| b) Criopreservação/Armazenamento | X | X |
| Laboratório de fertilização *in vitro* | --- | X |

9.3.1 Quando o BCTG estiver instalado em um estabelecimento assistencial de saúde, ele poderá compartilhar os ambientes técnicos e de apoio (recepção de doadores, centro cirúrgico ambulatorial, laboratório clínico, farmácia, central de material esterilizado, depósito central de armazenamento de nitrogênio líquido (ABNT/NBR 12.188), depósito de material de limpeza, depósito de materiais, sanitários, copa, sala de equipamentos, posto de enfermagem e serviços, sala de utilidades, quarto individual ou coletivo de curta duração, área para recepção de pacientes, sala de espera de acompanhantes, vestiário para funcionários, lavanderia e centrais de energia elétrica, climatização, água, esgoto, gases, telefonia e lógica).

9.4 Características dos ambientes:

9.4.1 Consultório de triagem do doador: sala destinada a entrevistas e exames de potenciais doadores. Deve garantir a privacidade do doador.

9.4.2 Sala de coleta de sêmen: essa sala deve garantir o conforto e a privacidade do doador. Deve possuir, em anexo, um sanitário com acesso exclusivo pela sala de coleta.

9.4.2.1 Este sanitário deve possuir apenas um lavatório e um mictório.

9.4.3 Sala de apoio administrativo: destinada a realizar serviços de documentação e informação em saúde.

9.4.4 Vestiário de barreira:

a) deve servir de barreira às salas técnicas e ao laboratório de fertilização *in vitro*;

b) deve possuir um lavabo cirúrgico e uma área para paramentação;

c) a porta de acesso à sala de processamento deve possuir um visor.

9.4.5 Salas técnicas: devem possuir ambientes específicos destinados às atividades técnicas propriamente ditas.

9.4.5.1 Sala de processamento: destinada ao processamento de sêmen, com acesso restrito pelo vestiário de barreira; sistema de climatização que mantenha pressão positiva em relação aos ambientes adjacentes; condições de controle da temperatura entre 21 e 24°C; umidade relativa do ar entre 40 e 60%; vazão mínima de ar total de $45(m^3/h)/m^2$; vazão mínima de ar exterior de $15(m^3/h)/m^2$ e filtragem mínima no insuflamento com filtros G3+carvão ativado+F8.

9.4.5.2 Sala de criopreservação e armazenamento: ambiente destinado à guarda de células e tecidos germinativos e de embriões em equipamentos específicos.

a) caso o armazenamento seja efetuado em congelador acionado por energia elétrica ou que faça uso de nitrogênio, com temperatura igual ou inferior a 135°C negativos, a área de armazenamento deve contar com controle de temperatura ambiental;

b) caso o armazenamento das células ou tecidos seja efetuado em tanques de nitrogênio líquido, ou haja um sistema de segurança com nitrogênio líquido para congelador com temperatura igual ou inferior a 135°C negativos, a área de armazenamento deve possuir:

b.1- visualização externa do seu interior;

b.2- sistema de climatização que mantenha a pressão negativa em relação aos ambientes adjacentes e sistema exclusivo de exaustão mecânica externa para diluição dos traços residuais de nitrogênio que mantenha uma vazão mínima de ar total de $75(m^3/h)/m^2$. Esse sistema deve prover a exaustão forçada de todo o ar da sala, com descarga para o exterior. As grelhas de exaustão devem ser instaladas próximas ao piso. O ar de reposição deve ser proveniente dos ambientes vizinhos ou suprido por insuflação de ar exterior, com filtragem mínima com filtro classe G1.

9.4.6 Laboratório de fertilização *in vitro*: ambiente destinado ao processamento de oócitos, espermatozoides de coletas alternativas, tecidos ovarianos e testiculares e pré-embriões e à execução das técnicas de fertilização *in vitro*, podendo ser utilizado para o processamento do sêmen, conforme descrito no item 9.3.

a) o acesso ao laboratório deve ser restrito pelo vestiário de barreira;

b) a sala não deve possuir janelas para o exterior, mas, sim, visores para os demais ambientes adjacentes;

c) este ambiente não deve possuir qualquer instalação hidrossanitária, como pias, ralos ou lavatórios;

d) o sistema de climatização deve manter pressão positiva em relação aos ambientes adjacentes; condições de controle da temperatura entre 21 e 24ºC; umidade relativa do ar entre 40 e 60%; vazão mínima de ar total de 45$(m^3/h)/m^2$; vazão mínima de ar exterior de 15$(m^3/h)/m^2$ e filtragem mínima no insuflamento com filtros G3+carvão ativado+F8;

e) o insuflamento de ar do sistema de climatização nesta sala deve ser efetuado de forma a não interferir no fluxo do equipamento utilizado para a manipulação de amostras;

f) a manipulação das amostras somente deve ser efetuada em uma área limpa classificada, no mínimo, como ISO Classe 5, segundo a Norma NBR/ISO 14644-1 da Associação Brasileira de Normas Técnicas (ABNT). Para a obtenção dessas condições, o BCTG deve utilizar uma das opções abaixo:

f.1- cabine de segurança biológica Classe II Tipo A;

f.2- módulo de fluxo unidirecional;

f.3- sala classificada como ISO Classe 5, no mínimo, segundo as orientações da NBR/ISO 14644-4 da ABNT. Nesse caso o BCTG deve obrigatoriamente possuir uma antecâmara de acesso à sala de processamento, além do vestiário de paramentação.

9.5 Características gerais:

a) os BCTG devem possuir sistema de energia elétrica de emergência de acordo com a Resolução RDC/Anvisa n. 50 de 2002, ou a que vier a substituí-la, e com a Norma ABNT/NBR 13.534;

b) a cabine de segurança biológica e/ou o módulo de fluxo unidirecional e o microscópio óptico invertido devem estar ligados a um sistema de energia elétrica de emergência Classe 0,5 Grupo 0, fonte capaz de assumir automaticamente o suprimento de energia em no máximo 0,5 segundos e mantê-la por no mínimo 1 hora;

c) para todos os ambientes devem ser utilizados sistemas de energia elétrica de emergência classificados como Classe > 15 Grupo 0, exceto a sala de processamento e o laboratório de fertilização *in vitro*, que devem ser classificados como Classe 15 Grupo 0;

d) todos os ambientes do BCTG devem possuir instalações prediais de água, esgoto, elétrica, gases e de climatização executadas em conformidade com a RDC/

Anvisa n. 50 de 2002, ou a que vier a substituí-la e normas complementares da ABNT;

e) os sistemas de climatização para cada ambiente devem ser dimensionados conforme as normas ABNT/NBR 6401 e ABNT/NBR 7256.

10. Equipamentos

10.1 De acordo com o Tipo, o BCTG deve contar, no mínimo, com os equipamentos descritos na Tabela 3.

**Tabela 3** Equipamentos mínimos para o funcionamento do BCTG.

| Equipamentos | Tipo 1 | Tipo 2 |
|---|---|---|
| Equipamento para contagem manual ou automatizada de células | X | X |
| Cabine de segurança biológica Classe II Tipo A | X | --- |
| Cabine de segurança biológica Classe II Tipo A ou Módulo de fluxo laminar | --- | X |
| Seladora, manual ou automática, de recipientes de armazenamento | X | X |
| Microscópio óptico comum | X | X |
| Centrífuga de bancada com controle de rotação e de tempo | X | X |
| Banho-maria ou incubadora a seco a 37°C | X | X |
| Refrigerador a 4°C ± 2°C apropriado para armazenamento de meios e reagentes | X | X |
| Congelador com temperatura de 20°C negativos, apropriado para armazenamento de meios e reagentes | X | X |
| Congelador com temperatura igual ou inferior a 135°C negativos, com registro automático da temperatura e exclusivo para o armazenamento de células e tecidos germinativos não liberados para uso, ou reservatório (contêiner) adequado para nitrogênio líquido e exclusivo para o armazenamento de células e tecidos germinativos não liberados para uso | X | X |
| Congelador com temperatura igual ou inferior a 135°C negativos, com registro automático da temperatura e exclusivo para o armazenamento de células e tecidos germinativos liberados para uso, ou reservatório (contêiner) adequado para nitrogênio líquido e exclusivo para o armazenamento de células e tecidos germinativos liberados para uso | X | X |
| Equipamento programável de criopreservação ou sistema de criopreservação manual validado pelo serviço | X | X |

*(continua)*

**Tabela 3** Equipamentos mínimos para o funcionamento do BCTG. *(continuação)*

| Equipamentos | Tipo 1 | Tipo 2 |
|---|---|---|
| Sensor para monitoramento da concentração de oxigênio ($O_2$) no ambiente, conforme item 9.4.5.2.b iii | X | X |
| Reservatório apropriado e específico, identificado, para transporte externo de material criopreservado, que garanta a manutenção da temperatura adequada, comprovado por validação pelo serviço | X | X |
| Bateria ou gerador para suporte aos equipamentos essenciais para a manutenção da qualidade das células e dos tecidos germinativos, conforme descrito no item 9.5 | X | X |
| Incubadora de $CO_2$ com controle de temperatura e do nível de $CO_2$, com alarme que indique valores fora dos limites estabelecidos em procedimento operacional padrão (POP) do BCTG | --- | X |
| Placas aquecidas para microscópios e bancadas | --- | X |
| Microscópio óptico invertido | --- | X |
| Estéreo-microscópio | --- | X |

11. As células e os tecidos germinativos não podem ser objeto de comércio. O BCTG pode, no entanto, ser ressarcido pelos procedimentos e serviços necessários para seleção, coleta, testes de triagem, processamento, armazenamento, liberação e transporte dessas amostras.

11.1 Doação

11.1.1 A doação de células, tecidos germinativos e pré-embriões deve respeitar os preceitos legais e éticos sobre o assunto.

11.1.2 Os projetos de pesquisa envolvendo o uso de células, tecidos germinativos e pré-embriões somente podem ser desenvolvidos após aprovação pelo Comitê de Ética em Pesquisa da instituição e após autorização do(s) doador(es), conforme legislação vigente.

11.1.3 A doação de células, tecidos germinativos e pré-embriões deve garantir:

a) o sigilo: toda a informação relativa a doadores(as) e receptores(as) deve ser coletada, tratada e custodiada no mais estrito sigilo. Não pode ser facilitada nem divulgada informação que permita a identificação do(a) doador(a) ou do(a) receptor(a). Na doação anônima, o(a) receptor(a) não pode conhecer a identidade do(a) doador(a) nem o(a) doador(a) a do(a) receptor(a). Fica assegurado às autoridades de vigilância sanitária o acesso aos registros para fins de inspeção e investigação. Em casos especiais, por motivo médico ou jurídico, as informações sobre o(a) doador(a) ou receptor(a) podem ser fornecidas exclusivamente para o médico que assiste o(a) receptor(a), resguardando-se a identidade civil do doador;

b) a publicidade: as campanhas publicitárias sobre a doação de células, tecidos germinativos e pré-embriões devem ter caráter geral, ressaltando os aspectos de ser um ato voluntário, altruísta e desinteressado, sendo proibida a publicidade para a doação em benefício de uma determinada pessoa física ou jurídica. Demais disposições devem observar regulamentos específicos;

c) a gratuidade: a doação não pode ser remunerada;

d) o Consentimento Livre, Esclarecido, Consciente e Desinteressado: deve ser obtido antes da coleta, por escrito, e assinado pelo(a) doador(a) e pelo médico, conforme legislação vigente.

§ 1° O Consentimento Livre e Esclarecido deve ser redigido em linguagem clara e compreensível para o leigo e deve conter, pelo menos:

a) autorização para descartar as amostras que não atenderem aos critérios para armazenamento pelo BCTG ou seu uso posterior;

b) autorização para descartar as amostras, exceto pré-embriões, segundo condições preestabelecidas pelo doador, em caso de doação para uso próprio;

c) autorização para a coleta de sangue do(a) doador(a) para a realização dos testes obrigatórios pela legislação e outros descritos pelo BCTG;

d) autorização para transferir os dados sobre a amostra e sobre o(a) doador(a), para serviços que irão utilizar a amostra, garantido o anonimato;

e) autorização para transferir, fisicamente, a amostra para o serviço que irá utilizá-la, sendo garantido o anonimato;

f) manifestar a vontade de doar ou não o material para projetos de pesquisa que tenham sido previamente aprovados por Comitê de Ética em Pesquisa.

12. Seleção do(a) doador(a)

12.1 São candidato(a)s à doação de células e tecidos germinativos, para uso terapêutico em terceiros, indivíduos que satisfaçam pelo menos as seguintes condições:

12.1.1 Gerais:

a) maioridade civil;

b) concordar em realizar uma avaliação médico-laboratorial;

c) concordar em assinar o Consentimento Livre e Esclarecido;

d) se doador de sêmen, concordar em realizar os testes para doenças infectocontagiosas, conforme item 12.1.3 durante a triagem do doador e repeti-los num prazo nunca inferior a 6 meses, após a última coleta, para a liberação da amostra;

e) se doadora de oócito, concordar em realizar os testes para doenças infectocontagiosas, conforme item 12.1.3 durante a triagem e concordar em repeti-los 6 meses após a data da coleta do oócito, inclusive nos casos de utilização imediata do oócito sem criopreservação.

12.1.2 Triagem clínica

12.1.2.1 São critérios de exclusão as seguintes condições:

a) homens com mais de 45 anos e mulheres com mais de 35 anos;

b) doenças genéticas familiares ou próprias;

c) malformações congênitas: lábio leporino, espinha bífida, hipospádia, malformação cardíaca e luxação congênita de quadril;

d) história familiar de doenças autossômicas recessivas (albinismo, hemofilia) ou dominantes (neurofibromatose, esclerose tuberosa);

e) história de herpes genital, hepatite, condiloma genital e neoplasia maligna;

f) história familiar de asma, diabete juvenil, epilepsia, psicose, artrite reumatoide, doença coronariana precoce e neoplasias malignas com característica familiar;

g) sorologia anterior reagente para as seguintes doenças transmissíveis: sífilis, HIV 1, HIV 2, hepatite B, hepatite C ou HTLV I e II.

12.1.3 Triagem sorológica

12.1.3.1 Deve ser realizada para as seguintes doenças infectocontagiosas:

a) sífilis;

b) hepatite B (HBsAg e anti-HBc);

c) hepatite C (anti-HCV);

d) HIV 1 e HIV 2;

e) HTLV I e II.

12.1.3.1.1 No caso de sêmen ou de oócito criopreservado, a liberação da amostra só ocorrerá após os testes sorológicos serem repetidos, em um prazo nunca inferior a seis meses, como descrito no item 12.1.1, letras *d* e *e*.

12.1.3.2 Caso algum resultado sorológico seja positivo, o BCTG deve comunicar imediatamente ao doador(a), e encaminhá-lo(a) a um serviço de assistência especializado, para que sejam tomadas as medidas cabíveis.

12.1.3.3 Caso o oócito tenha tido utilização imediata, e após seis meses a sorologia da doadora seja positiva, o BCTG deverá comunicar de imediato ao médico-assistente da receptora para que sejam tomadas as medidas cabíveis.

12.1.4 Triagem microbiológica

12.1.4.1 Na primeira coleta de amostra de sêmen, devem ser realizados exames para a detecção de *Chlamydia trachomatis*, *Ureaplasma urealyticum*, *Mycoplasma hominis*, *Neisseria gonorrhoeae* e bactérias aeróbias. Esses testes devem ter resultados negativos para patógenos seminais, antes da liberação da amostra.

12.1.5 Doadores de sêmen para uso terapêutico em terceiros serão excluídos dessa condição após a obtenção de 2 (duas) gestações de sexos diferentes numa área de um milhão de habitantes, de acordo com legislação vigente.

12.2 São candidato(a)s à doação de células e tecidos germinativos, para uso terapêutico próprio, indivíduos que satisfaçam pelo menos as seguintes condições:

12.2.1 Gerais:

a) indicação do procedimento;

b) assinatura do Consentimento Livre e Esclarecido do(a) candidato(a). Se o(a) candidato(a) não atingiu maioridade civil, o Consentimento deve ser assinado também pelo responsável legal.

12.2.2 Triagem clínica

12.2.2.1 É critério de exclusão do(a) doador(a) a ausência de capacidade reprodutiva.

12.2.3 Triagem sorológica e microbiológica

12.2.3.1 Serão realizados os mesmos descritos nos itens 12.1.3 e 12.1.4.

12.2.3.2 O(a) doador(a) será informado(a) dos resultados dos exames, e em caso de resultados positivos, decidirá pela criopreservação ou não.

12.3 Os testes de triagem sorológica e microbiológica podem ser feitos pelo laboratório da própria unidade de processamento ou por laboratório terceirizado e que atenda às exigências legais para o seu funcionamento.

12.4 Caso seja identificada alguma doença de notificação compulsória durante a triagem do doador, o BCTG deve comunicar imediatamente à Vigilância Epidemiológica, conforme legislação vigente.

13. Coleta

13.1 A coleta de tecido pode ser realizada em outros centros cirúrgicos ambulatoriais não contíguos ao BCTG.

13.2 Todos os materiais utilizados e que mantêm contato com as células ou tecidos germinativos devem ser estéreis, apirogênicos e descartáveis, devendo ser registrados a respectiva origem e o número de lote.

13.3 Células ou tecidos coletados e rotulados podem ser mantidos, temporariamente, até o processamento:

a) sêmen e espermatozoides: temperatura entre 25 e 37°C, no máximo por até 2 (duas) horas;

b) oócito: temperatura de 37°C ± 0,2°C, por um período determinado na avaliação da viabilidade celular, descrito em POP do BCTG;

c) tecido ovariano e tecido testicular: temperatura de 4°C ± 2°C, por um período máximo de 24 horas.

14. Identificação da amostra

14.1 Deve ser atribuída, a cada amostra coletada, uma identificação numérica ou alfanumérica. Essa identificação deve acompanhar toda a documentação do(a) doador(a) e receptor(a), quando for o caso, e o material durante os testes, processamento, criopreservação, armazenamento, descongelamento e liberação, devendo também ser atribuída às alíquotas, permitindo a identificação de cada uma delas.

14.2 A identificação deve ser feita com etiquetas resistentes a baixas temperaturas e impermeáveis.

15. Transporte do local da coleta ao BCTG

15.1 O transporte da amostra do local da coleta, quando esta não for realizada no próprio BCTG, para o laboratório de processamento do BCTG é de responsabilidade da equipe que realizou a coleta.

15.2 O transporte deve ser feito em recipiente térmico que mantenha a temperatura interior específica para cada tipo de amostra, segundo o item 13.3 desta Resolução. O transporte deve ser monitorado por um sistema validado pelo BCTG, dotado de registro de temperatura interna que indique valores fora desses limites.

15.3 No lado externo do recipiente térmico, ou na embalagem externa que venha a proteger o recipiente térmico, devem constar as seguintes informações:

a) nome e endereço completo da instituição de origem;

b) nome do responsável pelo encaminhamento;

c) identificação da empresa transportadora;

d) nome e endereço completo do BCTG de destino;

e) condições de armazenamento.

15.4 A irradiação do material é expressamente proibida. No lado externo do recipiente térmico, ou no caso de embalagem externa, deve constar o seguinte aviso:

MATERIAL BIOLÓGICO HUMANO. NÃO SUBMETER A RADIAÇÃO (RAIOS X).

15.5 O material transportado deve ser acompanhado de um termo de transporte assinado pelo responsável pelo acondicionamento e pela embalagem do material, informando o tipo de amostra transportada, a data e a hora da coleta e recomendações complementares relacionadas à sua qualidade, ao serviço de origem responsável pela coleta e ao serviço de destino.

16. Transporte do BCTG para o serviço de reprodução humana assistida

16.1 O transporte da amostra criopreservada, do BCTG para o serviço de reprodução humana assistida, deve obedecer as normas vigentes de biossegurança e ser realizado da forma mais rápida e eficiente possível.

16.1.1 A responsabilidade pelo material após a liberação pelo BCTG, até a sua chegada ao destino, é do serviço onde será realizado o procedimento.

16.2 A amostra criopreservada deve ser acondicionada em reservatórios com nitrogênio líquido ou gelo seco, que possibilite a manutenção da temperatura igual ou inferior a 80°C negativos durante todo o transporte. É aconselhado o transporte preferencialmente a seco (*dry-shipper*). O volume de nitrogênio líquido ou de gelo seco deve ser suficiente para manter a temperatura por um período mínimo de 24 horas, além do horário esperado para a chegada do material ao serviço de destino.

16.3 O transporte de amostras não congeladas, para uso imediato, deve obedecer a POP específicos que garantam a viabilidade da amostra até a sua utilização, devendo possuir sistema de controle da temperatura interna que indique valores foras dos limites.

16.4 O transporte deve ser realizado de acordo com as especificações fornecidas e validadas pelo BCTG.

16.5 O reservatório deve ser protegido por embalagem externa rígida e que contenha as seguintes informações:

a) nome e endereço completo do BCTG remetente;

b) nome do responsável pelo encaminhamento;

c) nome e endereço completo do serviço de reprodução humana assistida de destino;

d) nome do responsável pelo material no serviço de destino;

e) identificação da empresa transportadora;

f) nome e endereço completo da instituição de destino;

g) condições de armazenamento;

h) data e hora da embalagem e período máximo aceitável de permanência do material no reservatório.

16.6 A irradiação do material é expressamente proibida. Na embalagem externa deve constar o seguinte aviso:

MATERIAL BIOLÓGICO HUMANO. NÃO SUBMETER A RADIAÇÃO (RAIOS X).

16.7 O material transportado deve ser acompanhado de um termo de transporte assinado pelo responsável técnico do BCTG remetente, informando o número de identificação da amostra, o tipo de amostra transportada, a data e a hora da embalagem, a data e a hora do envio, o período máximo aceitável de permanência do material no reservatório, o peso do reservatório no momento de sua saída do BCTG e as recomendações complementares relacionadas à sua qualidade, ao BCTG remetente e à instituição de destino.

16.8 Ao receber o reservatório, o serviço de reprodução humana assistida que vai utilizar o material deve verificar:

a) o peso do reservatório;

b) se as condições de acondicionamento da amostra para transporte se mantiveram conforme as especificações do banco.

16.9 As informações descritas no item anterior devem ser enviadas ao BCTG remetente.

16.10 Todos os registros referentes ao transporte devem ser mantidos durante todo o período de armazenamento do material e por um período mínimo de 20 anos após a sua utilização terapêutica.

17. Processamento

17.1 Todos os materiais utilizados, que mantêm contato com as células ou tecidos germinativos, devem ser estéreis, apirogênicos e descartáveis, devendo ser registrados a respectiva origem e o número de lote.

17.2 Todo o processamento das células e tecidos germinativos e pré-embriões deve ocorrer exclusivamente em área classificada, conforme especificado no item 9.4.6.e.

17.3 O material correspondente a cada doação deve ser processado individualmente.

17.4 O BCTG deve registrar, em formulário padronizado, a execução do processamento de cada amostra, informando:

a) identificação da amostra;

b) data e hora do início do processamento;

c) parâmetros qualitativos iniciais;

d) método de processamento;

e) parâmetros qualitativos finais;

f) data e hora do término do processamento;

g) identificação do executor do processamento.

17.5 Deve ser mantido registro das condições da incubadora de $CO_2$ documentando a temperatura e o nível de $CO_2$.

17.6 No caso de coleta de sêmen para uso terapêutico em terceiros, somente serão preservadas as amostras de acordo com os seguintes critérios da OMS (1999):

a) volume coletado de no mínimo 2 mL;

b) concentração de espermatozoides de 20 milhões/mL ou mais;

c) motilidade maior que 50% com progressão linear ou 25% ou mais com progressão linear rápida;

d) morfologia espermática contendo no mínimo 15% de formas normais.

17.7 Testes de viabilidade da amostra

17.7.1 As amostras doadas devem ter viabilidade comprovada de acordo com os POP definidos pelo BCTG, para cada tipo de material germinativo processado.

17.7.2 As amostras de sêmen para uso terapêutico em terceiros devem ser avaliadas quanto à viabilidade em duas etapas:

a) avaliação da motilidade inicial de acordo com o item 17.5 antes da criopreservação; e

b) avaliação da motilidade da amostra no período de até uma semana após sua criopreservação. A motilidade após o descongelamento deve ser de no mínimo 50% da motilidade inicial (OMS, 1999).

18. Criopreservação

18.1 A criopreservação deve ocorrer o mais precocemente possível, respeitando-se os critérios definidos no item 13.3.

18.2 A criopreservação pode ser feita em equipamento programável de congelamento ou em sistema manual.

18.3 A criopreservação deve ser obtida submetendo a amostra ao congelamento sob variação controlada da temperatura, em processo de congelamento validado, devendo ser registrados os seguintes dados:

a) a curva de redução de temperatura, quando utilizada a técnica de congelamento lento;

b) a origem, o lote e a concentração dos meios e reagentes.

18.4 O BCTG deve manter registros da avaliação da viabilidade de cada amostra descongelada para uso.

19. Armazenamento

19.1 As amostras criopreservadas devem ser depositadas em um local fixo e pré-determinado que permita a sua localização com facilidade, rapidez e segurança, devendo haver congeladores ou reservatórios específicos e exclusivos para amostras processadas e ainda não liberadas, para amostras liberadas e para amostras contaminadas.

19.2 Deve ser mantido registro das condições dos refrigeradores, congeladores ou reservatórios de armazenamento, documentando a temperatura ou o nível de nitrogênio.

a) a verificação e o registro da temperatura devem ser realizados ao menos a cada oito horas, para os equipamentos que não dispõem de registrador automático;

b) os registros de temperatura devem ser periodicamente revisados por uma pessoa qualificada;

c) os alarmes devem ser periodicamente testados, no mínimo a cada 3 meses, e deve haver um procedimento escrito, definindo a conduta a ser tomada em relação ao armazenamento das amostras, se houver falta de energia ou defeito nos equipamentos de estocagem;

d) o volume de nitrogênio líquido nos reservatórios deve ser controlado e registrado pelo menos duas vezes por semana.

19.3 As amostras devem ser mantidas em temperatura igual ou inferior a 135°C negativos.

a) O BCTG deve dispor de um sistema de segurança, incluindo monitoramento da temperatura dos equipamentos de armazenamento, alarmes em casos de mau funcionamento ou temperaturas excedendo os limites permitidos e instruções de procedimentos corretivos de emergência, bem como plano de remoção do material em casos de sinistros.

b) As amostras provenientes de doadores para uso terapêutico próprio, com resultados positivos para infecções transmissíveis, segundo os itens 12.1.3.1 e 12.2.3.2, devem ser armazenadas em reservatórios de nitrogênio líquido específico e exclusivo para cada doador(a).

19.4 Deve ser armazenada para futuros testes genéticos no mínimo uma amostra de material genético do(a) doador(a), que somente poderá ser descartada:

a) se forem descartadas as células ou tecidos germinativos do doador; ou

b) 20 (vinte) anos após o uso de todas as células ou tecidos do doador.

20. Liberação da amostra doada:

20.1 A amostra somente poderá ser liberada se:

a) respeitados critérios de triagem clínica, sorológica e microbiológica, conforme itens 12.1.2, 12.1.3 e 12.1.4, quando usados para terceiros;

b) os resultados dos testes de viabilidade da amostra forem compatíveis com os parâmetros mínimos definidos nos itens 17.6 e 17.7;

c) para inseminação artificial, a amostra contiver um mínimo de 18 milhões de espermatozoides móveis;

d) para as técnicas de fertilização *in vitro*, a amostra contiver um mínimo de 5 (cinco) milhões de espermatozoides móveis;

e) Consentimento Livre e Esclarecido do receptor.

20.2 Por ocasião do envio da amostra para outro serviço, o BCTG deve enviar todas as informações referentes aos itens supracitados.

20.3 No caso de liberação da amostra e não utilização, o serviço de reprodução humana assistida deve encaminhar o material de volta ao BCTG, que decidirá, segundo critérios técnicos, sobre sua reintegração ao estoque ou seu descarte.

21. Descarte de material biológico

21.1 O descarte de amostras de células ou tecidos germinativos e de resíduos de laboratório do BCTG deve estar descrito no Plano de Gerenciamento de Resíduos de Serviços de Saúde (PGRSS) e deverá ser feito de acordo com as normas vigentes.

22. Registros e arquivos

22.1 O BCTG deve manter disponível, por todo o período de armazenamento das amostras e por um período mínimo de 20 anos após a sua utilização terapêutica, arquivos de documentos e registros relativos a:

a) dados do(a) doador(a);

b) dados da triagem clínica;

c) dados da coleta das células ou tecidos germinativos;

d) dados de acondicionamento e transporte;

e) processamento, criopreservação e armazenamento;

f) resultados das triagens sorológica e microbiológica e de viabilidade realizados;

g) data e motivo do descarte das amostras, quando couber;

h) o Termo de Consentimento Livre e Esclarecido assinado pelo(a) doador(a) ou seu responsável legal;

i) o Termo de Consentimento Livre e Esclarecido assinado pelo(a) receptor(a), quando couber;

j) contagem do número de espermatozoides móveis, quando couber;

l) solicitação de fornecimento das células ou tecidos germinativos, assinada pelo médico responsável pela execução do procedimento de reprodução humana assistida;

m) relatório médico da realização ou não do procedimento de reprodução humana assistida, com identificação da receptora.

22.2 Os arquivos de registros podem ser mantidos em meio eletrônico ou microfilmagem ou em livros de registro manual.

22.2.1 No caso de uso de informática ou microfilmagem, os dados devem ser armazenados em duas cópias e o banco deve comprovar que o sistema não permite fraudes ou alterações de dados.

22.2.2 No caso do uso de livros de registro manual, deve haver um livro de registro de entrada e outro de registro de liberação.

22.2.2.1 O livro de registro de entrada deve conter os seguintes dados:

a) data da coleta;

b) a identificação numérica ou alfanumérica da amostra coletada;

c) nome completo do doador;

d) tipo e quantidade de amostra e alíquotas coletadas;

e) características do doador;

f) dados da coleta;

g) resultados dos testes sorológicos e microbiológicos realizados;

h) destino dado à amostra;

i) identificação do local de armazenamento.

22.2.2.2 O livro de liberação deve conter os seguintes dados:

a) data da liberação;

b) identificação numérica ou alfanumérica da amostra;

c) identificação da alíquota liberada, quando couber;

d) motivo do descarte, quando couber;

e) localização da amostra no livro de registro de entrada;

f) nome completo do receptor;

g) nome do médico e da instituição responsável pela utilização da amostra;

h) indicação médica para a utilização da amostra;

i) resultado da gestação.

23. Garantia da qualidade

23.1 O BCTG deve manter um sistema de gestão da qualidade. Esse sistema deve estar documentado, ser de conhecimento do pessoal administrativo e técnico-científico e deve incluir:

a) elaboração e revisão periódica dos POP que constam do manual técnico-operacional;

b) treinamento periódico de pessoal;

c) auditorias internas periódicas, para verificar conformidade com as normas técnicas;

d) procedimentos para detecção, registro, correção e prevenção de erros e não conformidades;

e) cumprimento das normas de biossegurança;

f) sistema de avaliação e controle de insumos, materiais e equipamentos.

24. Análise de projeto arquitetônico e licença sanitária

24.1 Os projetos arquitetônicos devem ser avaliados e aprovados pelas vigilâncias sanitárias estaduais ou municipais previamente ao início da obra a que se referem, tanto para construções novas, quanto para reforma ou ampliação, de acordo com a legislação vigente.

24.2 A renovação da licença sanitária deverá ser solicitada ao órgão de vigilância sanitária estadual ou municipal.

25. Normas e regulamentos vigentes à época da publicação desta RDC

a) Lei n. 11.105 de 24 de março de 2005. Lei de Biossegurança. Estabelece normas de segurança e mecanismos de fiscalização de atividades que envolvam organismos geneticamente modificados (OGM) e seus derivados, cria o Conselho Nacional de Biossegurança (CNBS), reestrutura a Comissão Técnica Nacional de Biossegurança (CTNBio), dispõe sobre a Política Nacional de Biossegurança (PNB);

b) Portaria GM n. 1.943, de 18 de outubro de 2001. Define a relação de doenças de notificação compulsória para todo o território nacional;

c) Resolução RDC/Anvisa n. 50, de 21 de fevereiro de 2002. Aprova normas para projetos físicos de estabelecimentos assistenciais de saúde;

d) Resolução RDC/Anvisa n. 306, de 07 de dezembro de 2005. Dispõe sobre o Regulamento Técnico para o gerenciamento de resíduos de serviços de saúde;

e) Resolução CFM 1.358, de 11 de novembro de 1992. Dispõe sobre reprodução humana artificial e adota as normas éticas para a utilização das técnicas de reprodução assistida;

f) Resolução/CNS n. 196, de 10 de outubro de 1996. Estabelece os requisitos para realização de pesquisa clínica de produtos para saúde utilizando seres humanos;

g) ABNT/NBR 6401, de dezembro de 1980. Estabelece as instalações centrais de ar condicionado para conforto – Parâmetros básicos de projeto;

h) ABNT/NBR 13534, de novembro de 1995. Trata das instalações elétricas em estabelecimentos assistenciais de saúde;

i) ABNT/NBR 12188, de maio de 2003. Trata dos sistemas centralizados de oxigênio, ar, óxido nitroso e vácuo para uso medicinal em estabelecimentos assistenciais de saúde;

j) ABNT/NBR 7256, de março de 2005. Dispõe sobre o tratamento de ar em estabelecimentos assistenciais de saúde (EAS) e requisitos para projeto e execução das instalações;

k) NBR/ISO 14644-1 da ABNT. Dispõe sobre as salas limpas e ambientes controlados associados – Parte 1: Classificação da limpeza do ar.

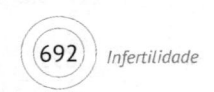 

## ANEXO VII: ANVISA - LEI N. 11.105, DE 24 DE MARÇO DE 2005 (LEI DE BIOSSEGURANÇA)

LEI N. 11.105, DE 24 DE MARÇO DE 2005.

Regulamenta os Incisos II, IV e V do § 1º do Art. 225 da Constituição Federal, estabelece normas de segurança e mecanismos de fiscalização de atividades que envolvam organismos geneticamente modificados (OGM) e seus derivados, cria o Conselho Nacional de Biossegurança (CNBS), reestrutura a Comissão Técnica Nacional de Biossegurança (CTNBio), dispõe sobre a Política Nacional de Biossegurança (PNB), revoga a Lei n. 8.974, de 5 de janeiro de 1995, e a Medida Provisória n. 2.191-9, de 23 de agosto de 2001, e os Arts. 5º, 6º, 7º, 8º, 9º, 10 e 16 da Lei n. 10.814, de 15 de dezembro de 2003, e dá outras providências.

O PRESIDENTE DA REPÚBLICA

Faço saber que o Congresso Nacional decreta e eu sanciono a seguinte Lei:

CAPÍTULO I - DISPOSIÇÕES PRELIMINARES E GERAIS

Art. 1º Esta Lei estabelece normas de segurança e mecanismos de fiscalização sobre a construção, o cultivo, a produção, a manipulação, o transporte, a transferência, a importação, a exportação, o armazenamento, a pesquisa, a comercialização, o consumo, a liberação no meio ambiente e o descarte de organismos geneticamente modificados (OGM) e seus derivados, tendo como diretrizes o estímulo ao avanço científico na área de biossegurança e biotecnologia, a proteção à vida e à saúde humana, animal e vegetal e a observância do princípio da precaução para a proteção do meio ambiente.

§ 1º Para os fins desta Lei, considera-se atividade de pesquisa a realizada em laboratório, regime de contenção ou campo, como parte do processo de obtenção de OGM e seus derivados ou de avaliação da biossegurança de OGM e seus derivados, o que engloba, no âmbito experimental, a construção, o cultivo, a manipulação, o transporte, a transferência, a importação, a exportação, o armazenamento, a liberação no meio ambiente e o descarte de OGM e seus derivados.

§ 2º Para os fins desta Lei, considera-se atividade de uso comercial de OGM e seus derivados a que não se enquadra como atividade de pesquisa e que trata do cultivo, da produção, da manipulação, do transporte, da transferência, da comercialização, da importação, da exportação, do armazenamento, do consumo, da liberação e do descarte de OGM e seus derivados para fins comerciais.

Art. 2º As atividades e projetos que envolvam OGM e seus derivados, relacionados ao ensino com manipulação de organismos vivos, à pesquisa científica, ao desenvolvimento tecnológico e à produção industrial ficam restritos ao âmbito de entidades de direito público ou privado, que serão responsáveis pela obediência aos preceitos desta Lei e de sua regulamentação, bem como pelas eventuais consequências ou efeitos advindos de seu descumprimento.

§ 1º Para os fins desta Lei, consideram-se atividades e projetos no âmbito de entidade os conduzidos em instalações próprias ou sob a responsabilidade administrativa, técnica ou científica da entidade.

§ 2º As atividades e projetos de que trata este artigo são vedados a pessoas físicas em atuação autônoma e independente, ainda que mantenham vínculo empregatício ou qualquer outro com pessoas jurídicas.

§ 3º Os interessados em realizar atividade prevista nesta Lei deverão requerer autorização à Comissão Técnica Nacional de Biossegurança (CTNBio), que se manifestará no prazo fixado em regulamento.

§ 4º As organizações públicas e privadas, nacionais, estrangeiras ou internacionais, financiadoras ou patrocinadoras de atividades ou de projetos referidos no caput deste artigo devem exigir a apresentação de Certificado de Qualidade em Biossegurança, emitido pela CTNBio, sob pena de se tornarem corresponsáveis pelos eventuais efeitos decorrentes do descumprimento desta Lei ou de sua regulamentação.

Art. 3º Para os efeitos desta Lei, considera-se:

I - organismo: toda entidade biológica capaz de reproduzir ou transferir material genético, inclusive vírus e outras classes que venham a ser conhecidas;

II - ácido desoxirribonucleico (ADN), ácido ribonucleico (ARN): material genético que contém informações determinantes dos caracteres hereditários transmissíveis à descendência;

III - moléculas de ADN/ARN recombinante: as moléculas manipuladas fora das células vivas mediante a modificação de segmentos de ADN/ARN natural ou sintético e que possam multiplicar-se em uma célula viva, ou ainda as moléculas de ADN/ARN resultantes dessa multiplicação; consideram-se também os segmentos de ADN/ARN sintéticos equivalentes aos de ADN/ARN natural;

IV - engenharia genética: atividade de produção e manipulação de moléculas de ADN/ARN recombinante;

V - organismo geneticamente modificado (OGM): organismo cujo material genético (ADN/ARN) tenha sido modificado por qualquer técnica de engenharia genética;

VI - derivado de OGM: produto obtido de OGM e que não possua capacidade autônoma de replicação ou que não contenha forma viável de OGM;

VII - célula germinal humana: célula-mãe responsável pela formação de gametas presentes nas glândulas sexuais femininas e masculinas e suas descendentes diretas em qualquer grau de ploidia;

VIII - clonagem: processo de reprodução assexuada, produzida artificialmente, baseada em um único patrimônio genético, com ou sem utilização de técnicas de engenharia genética;

IX - clonagem para fins reprodutivos: clonagem com a finalidade de obtenção de um indivíduo;

X - clonagem terapêutica: clonagem com a finalidade de produção de células--tronco embrionárias para utilização terapêutica;

XI - células-tronco embrionárias: células de embrião que apresentam a capacidade de se transformar em células de qualquer tecido de um organismo.

§ 1º Não se inclui na categoria de OGM o resultante de técnicas que impliquem a introdução direta, num organismo, de material hereditário, desde que não envolvam a utilização de moléculas de ADN/ARN recombinante ou OGM, inclusive fecundação *in vitro*, conjugação, transdução, transformação, indução poliploide e qualquer outro processo natural.

§ 2º Não se inclui na categoria de derivado de OGM a substância pura, quimicamente definida, obtida por meio de processos biológicos e que não contenha OGM, proteína heteróloga ou ADN recombinante.

Art. 4º Esta Lei não se aplica quando a modificação genética for obtida por meio das seguintes técnicas, desde que não impliquem a utilização de OGM como receptor ou doador:

I - mutagênese;

II - formação e utilização de células somáticas de hibridoma animal;

III - fusão celular, inclusive de protoplasma, de células vegetais, que possa ser produzida mediante métodos tradicionais de cultivo;

IV - autoclonagem de organismos não patogênicos que se processe de maneira natural.

Art. 5º É permitida, para fins de pesquisa e terapia, a utilização de células-tronco embrionárias obtidas de embriões humanos produzidos por fertilização *in vitro* e não utilizados no respectivo procedimento, atendidas as seguintes condições:

I - sejam embriões inviáveis; ou

II - sejam embriões congelados há 3 (três) anos ou mais, na data da publicação desta Lei, ou que, já congelados na data da publicação desta Lei, depois de completarem 3 (três) anos, contados a partir da data de congelamento.

§ 1º Em qualquer caso, é necessário o consentimento dos genitores.

§ 2º Instituições de pesquisa e serviços de saúde que realizem pesquisa ou terapia com células-tronco embrionárias humanas deverão submeter seus projetos à apreciação e à aprovação dos respectivos comitês de ética em pesquisa.

§ 3º É vedada a comercialização do material biológico a que se refere este Artigo e sua prática implica o crime tipificado no Art. 15 da Lei n. 9.434, de 4 de fevereiro de 1997.

Art. 6º Fica proibido:

I - implementação de projeto relativo a OGM sem a manutenção de registro de seu acompanhamento individual;

II - engenharia genética em organismo vivo ou o manejo *in vitro* de ADN/ARN natural ou recombinante, realizado em desacordo com as normas previstas nesta Lei;

III - engenharia genética em célula germinal humana, zigoto humano e embrião humano;

IV - clonagem humana;

V - destruição ou descarte no meio ambiente de OGM e seus derivados em desacordo com as normas estabelecidas pela CTNBio, pelos órgãos e entidades de registro e fiscalização, referidos no Art. 16 desta Lei, e as constantes desta Lei e de sua regulamentação;

VI - liberação no meio ambiente de OGM ou seus derivados, no âmbito de atividades de pesquisa, sem a decisão técnica favorável da CTNBio e, nos casos de liberação comercial, sem o parecer técnico favorável da CTNBio ou sem o licenciamento do órgão ou entidade ambiental responsável, quando a CTNBio considerar a atividade como potencialmente causadora de degradação ambiental, ou sem a aprovação do Conselho Nacional de Biossegurança (CNBS), quando o processo tenha sido por ele avocado, na forma desta Lei e de sua regulamentação;

VII - a utilização, a comercialização, o registro, o patenteamento e o licenciamento de tecnologias genéticas de restrição do uso.

Parágrafo único. Para os efeitos desta Lei, entende-se por tecnologias genéticas de restrição do uso qualquer processo de intervenção humana para geração ou multiplicação de plantas geneticamente modificadas para produzir estruturas reprodutivas estéreis, bem como qualquer forma de manipulação genética que vise à ativação ou à desativação de genes relacionados à fertilidade das plantas por indutores químicos externos.

Art. 7º São obrigatórias:

I - a investigação de acidentes ocorridos no curso de pesquisas e projetos na área de engenharia genética e o envio de relatório respectivo à autoridade competente no prazo máximo de 5 (cinco) dias a contar da data do evento;

II - a notificação imediata à CTNBio e às autoridades da saúde pública, da defesa agropecuária e do meio ambiente sobre acidente que possa provocar a disseminação de OGM e seus derivados;

III - a adoção de meios necessários para plenamente informar à CTNBio, às autoridades da saúde pública, do meio ambiente, da defesa agropecuária, à coletividade e aos demais empregados da instituição ou empresa sobre os riscos a que possam estar submetidos, bem como os procedimentos a serem tomados no caso de acidentes com OGM.

CAPÍTULO II - DO CONSELHO NACIONAL DE BIOSSEGURANÇA (CNBS)

Art. 8º Fica criado o Conselho Nacional de Biossegurança (CNBS), vinculado à Presidência da República, órgão de assessoramento superior do Presidente da República para a formulação e implementação da Política Nacional de Biossegurança (PNB).

§ 1º Compete ao CNBS:

I - fixar princípios e diretrizes para a ação administrativa dos órgãos e entidades federais com competências sobre a matéria;

II - analisar, a pedido da CTNBio, quanto aos aspectos de conveniência e oportunidade socioeconômicas e do interesse nacional, os pedidos de liberação para uso comercial de OGM e seus derivados;

III - avocar e decidir, em última e definitiva instância, com base em manifestação da CTNBio e, quando julgar necessário, dos órgãos e entidades referidos no Art. 16 desta Lei, no âmbito de suas competências, sobre os processos relativos a atividades que envolvam o uso comercial de OGM e seus derivados;

IV - (VETADO)

§ 2º (VETADO)

§ 3º Sempre que o CNBS deliberar favoravelmente à realização da atividade analisada, encaminhará sua manifestação aos órgãos e entidades de registro e fiscalização referidos no Art. 16 desta Lei.

§ 4º Sempre que o CNBS deliberar contrariamente à atividade analisada, encaminhará sua manifestação à CTNBio para informação ao requerente.

Art. 9º O CNBS é composto pelos seguintes membros:

I - Ministro de Estado Chefe da Casa Civil da Presidência da República, que o presidirá;

II - Ministro de Estado da Ciência e Tecnologia;

III - Ministro de Estado do Desenvolvimento Agrário;

IV - Ministro de Estado da Agricultura, Pecuária e Abastecimento;

V - Ministro de Estado da Justiça;

VI - Ministro de Estado da Saúde;

VII - Ministro de Estado do Meio Ambiente;

VIII - Ministro de Estado do Desenvolvimento, Indústria e Comércio Exterior;

IX - Ministro de Estado das Relações Exteriores;

X - Ministro de Estado da Defesa;

XI - Secretário Especial de Aquicultura e Pesca da Presidência da República.

§ 1º O CNBS reunir-se-á sempre que convocado pelo Ministro de Estado Chefe da Casa Civil da Presidência da República ou mediante provocação da maioria de seus membros.

§ 2º (VETADO)

§ 3º Poderão ser convidados a participar das reuniões, em caráter excepcional, representantes do setor público e de entidades da sociedade civil.

§ 4º O CNBS contará com uma Secretaria-Executiva, vinculada à Casa Civil da Presidência da República.

§ 5º A reunião do CNBS poderá ser instalada com a presença de 6 (seis) de seus membros e as decisões serão tomadas com votos favoráveis da maioria absoluta.

CAPÍTULO III - DA COMISSÃO TÉCNICA NACIONAL DE BIOSSEGURANÇA (CTNBio)

Art. 10. A CTNBio, integrante do Ministério da Ciência e Tecnologia, é instância colegiada multidisciplinar de caráter consultivo e deliberativo, para prestar apoio técnico e de assessoramento ao Governo Federal na formulação, atualização e implementação da PNB de OGM e seus derivados, bem como no estabelecimento de normas técnicas de segurança e de pareceres técnicos referentes à autorização para atividades que envolvam pesquisa e uso comercial de OGM e seus derivados, com base na avaliação de seu risco zoofitossanitário à saúde humana e ao meio ambiente.

Parágrafo único. A CTNBio deverá acompanhar o desenvolvimento e o progresso técnico e científico nas áreas de biossegurança, biotecnologia, bioética e afins, com o objetivo de aumentar sua capacitação para a proteção da saúde humana, dos animais, das plantas e do meio ambiente.

Art. 11. A CTNBio, composta de membros titulares e suplentes, designados pelo Ministro de Estado da Ciência e Tecnologia, será constituída por 27 (vinte e sete) cidadãos brasileiros de reconhecida competência técnica, de notória atuação e saber científicos, com grau acadêmico de doutor e com destacada atividade profissional nas áreas de biossegurança, biotecnologia, biologia, saúde humana e animal ou meio ambiente, sendo:

I - 12 (doze) especialistas de notório saber científico e técnico, em efetivo exercício profissional, sendo:

a) 3 (três) da área de saúde humana;

b) 3 (três) da área animal;

c) 3 (três) da área vegetal;

d) 3 (três) da área de meio ambiente;

II - um representante de cada um dos seguintes órgãos, indicados pelos respectivos titulares:

a) Ministério da Ciência e Tecnologia;

b) Ministério da Agricultura, Pecuária e Abastecimento;

c) Ministério da Saúde;

d) Ministério do Meio Ambiente;

e) Ministério do Desenvolvimento Agrário;

f) Ministério do Desenvolvimento, Indústria e Comércio Exterior;

g) Ministério da Defesa;

h) Secretaria Especial de Aquicultura e Pesca da Presidência da República;

i) Ministério das Relações Exteriores;

III - um especialista em Defesa do Consumidor, indicado pelo Ministro da Justiça;

IV - um especialista na área de saúde, indicado pelo Ministro da Saúde;

V - um especialista em meio ambiente, indicado pelo Ministro do Meio Ambiente;

VI - um especialista em biotecnologia, indicado pelo Ministro da Agricultura, Pecuária e Abastecimento;

VII - um especialista em agricultura familiar, indicado pelo Ministro do Desenvolvimento Agrário;

VIII - um especialista em saúde do trabalhador, indicado pelo Ministro do Trabalho e Emprego.

§ 1º Os especialistas de que trata o Inciso I do *caput* deste artigo serão escolhidos a partir de lista tríplice, elaborada com a participação das sociedades científicas, conforme disposto em regulamento.

§ 2º Os especialistas de que tratam os Incisos III a VIII do *caput* deste artigo serão escolhidos a partir de lista tríplice, elaborada pelas organizações da sociedade civil, conforme disposto em regulamento.

§ 3º Cada membro efetivo terá um suplente, que participará dos trabalhos na ausência do titular.

§ 4º Os membros da CTNBio terão mandato de 2 (dois) anos, renovável por até mais 2 (dois) períodos consecutivos.

§ 5º O presidente da CTNBio será designado, entre seus membros, pelo Ministro da Ciência e Tecnologia para um mandato de 2 (dois) anos, renovável por igual período.

§ 6º Os membros da CTNBio devem pautar a sua atuação pela observância estrita dos conceitos ético-profissionais, sendo vedado participar do julgamento de questões com as quais tenham algum envolvimento de ordem profissional ou pessoal, sob pena de perda de mandato, na forma do regulamento.

§ 7º A reunião da CTNBio poderá ser instalada com a presença de 14 (catorze) de seus membros, incluído pelo menos um representante de cada uma das áreas referidas no inciso I do *caput* deste artigo.

§ 8º (VETADO)

§ 8º A  As decisões da CTNBio serão tomadas com votos favoráveis da maioria absoluta de seus membros. (Incluído pela Lei n. 11.460, de 2007)

§ 9º Órgãos e entidades integrantes da administração pública federal poderão solicitar participação nas reuniões da CTNBio para tratar de assuntos de seu especial interesse, sem direito a voto.

§ 10 Poderão ser convidados a participar das reuniões, em caráter excepcional, representantes da comunidade científica e do setor público e entidades da sociedade civil, sem direito a voto.

Art. 12. O funcionamento da CTNBio será definido pelo regulamento desta Lei.

§ 1º A CTNBio contará com uma Secretaria-Executiva e cabe ao Ministério da Ciência e Tecnologia prestar-lhe o apoio técnico e administrativo.

§ 2º (VETADO)

Art. 13. A CTNBio constituirá subcomissões setoriais permanentes na área de saúde humana, na área animal, na área vegetal e na área ambiental e poderá constituir subcomissões extraordinárias para análise prévia dos temas a serem submetidos ao plenário da Comissão.

§ 1º Tanto os membros titulares quanto os suplentes participarão das subcomissões setoriais e caberá a todos a distribuição dos processos para análise.

§ 2º O funcionamento e a coordenação dos trabalhos nas subcomissões setoriais e extraordinárias serão definidos no regimento interno da CTNBio.

Art. 14. Compete à CTNBio:

I - estabelecer normas para as pesquisas com OGM e derivados de OGM;

II - estabelecer normas relativamente às atividades e aos projetos relacionados a OGM e seus derivados;

III - estabelecer, no âmbito de suas competências, critérios de avaliação e monitoramento de risco de OGM e seus derivados;

IV - proceder a análise da avaliação de risco, caso a caso, relativamente a atividades e projetos que envolvam OGM e seus derivados;

V - estabelecer os mecanismos de funcionamento das Comissões Internas de Biossegurança (CIBio) no âmbito de cada instituição que se dedique ao ensino, à pesquisa científica, ao desenvolvimento tecnológico e à produção industrial que envolva OGM ou seus derivados;

VI - estabelecer requisitos relativos à biossegurança para autorização de funcionamento de laboratório, instituição ou empresa que desenvolverá atividades relacionadas a OGM e seus derivados;

VII - relacionar-se com instituições voltadas para a biossegurança de OGM e seus derivados, em âmbito nacional e internacional;

VIII - autorizar, cadastrar e acompanhar as atividades de pesquisa com OGM ou derivado de OGM, nos termos da legislação em vigor;

IX - autorizar a importação de OGM e seus derivados para atividade de pesquisa;

X - prestar apoio técnico consultivo e de assessoramento ao CNBS na formulação da PNB de OGM e seus derivados;

XI - emitir Certificado de Qualidade em Biossegurança (CQB) para o desenvolvimento de atividades com OGM e seus derivados em laboratório, instituição ou empresa e enviar cópia do processo aos órgãos de registro e fiscalização referidos no Art. 16 desta Lei;

XII - emitir decisão técnica, caso a caso, sobre a biossegurança de OGM e seus derivados no âmbito das atividades de pesquisa e de uso comercial de OGM e seus derivados, inclusive a classificação quanto ao grau de risco e nível de biossegurança exigido, bem como medidas de segurança exigidas e restrições ao uso;

XIII - definir o nível de biossegurança a ser aplicado ao OGM e seus usos e os respectivos procedimentos e medidas de segurança quanto ao seu uso, conforme as normas estabelecidas na regulamentação desta Lei, bem como quanto aos seus derivados;

XIV - classificar os OGM segundo a classe de risco, observados os critérios estabelecidos no regulamento desta Lei;

XV - acompanhar o desenvolvimento e o progresso técnico-científico na biossegurança de OGM e seus derivados;

XVI - emitir resoluções de natureza normativa sobre as matérias de sua competência;

XVII - apoiar tecnicamente os órgãos competentes no processo de prevenção e investigação de acidentes e de enfermidades, verificados no curso dos projetos e das atividades com técnicas de ADN/ARN recombinante;

XVIII - apoiar tecnicamente os órgãos e entidades de registro e fiscalização, referidos no Art. 16 desta Lei, no exercício de suas atividades relacionadas a OGM e seus derivados;

XIX - divulgar no Diário Oficial da União, previamente à análise, os extratos dos pleitos e, posteriormente, dos pareceres dos processos que lhe forem submetidos, bem como dar ampla publicidade no Sistema de Informações em Biossegurança (SIB) a sua agenda, processos em trâmite, relatórios anuais, atas das reuniões e demais informações sobre suas atividades, excluídas as informações sigilosas, de interesse comercial, apontadas pelo proponente e assim consideradas pela CTNBio;

XX - identificar atividades e produtos decorrentes do uso de OGM e seus derivados potencialmente causadores de degradação do meio ambiente ou que possam causar riscos à saúde humana;

XXI - reavaliar suas decisões técnicas por solicitação de seus membros ou por recurso dos órgãos e entidades de registro e fiscalização, fundamentado em fatos ou conhecimentos científicos novos, que sejam relevantes quanto à biossegurança do OGM ou derivado, na forma desta Lei e seu regulamento;

XXII - propor a realização de pesquisas e estudos científicos no campo da biossegurança de OGM e seus derivados;

XXIII - apresentar proposta de regimento interno ao Ministro da Ciência e Tecnologia.

§ 1º Quanto aos aspectos de biossegurança do OGM e seus derivados, a decisão técnica da CTNBio vincula os demais órgãos e entidades da administração.

§ 2º Nos casos de uso comercial, entre outros aspectos técnicos de sua análise, os órgãos de registro e fiscalização, no exercício de suas atribuições em caso de solicitação pela CTNBio, observarão, quanto aos aspectos de biossegurança do OGM e seus derivados, a decisão técnica da CTNBio.

§ 3º Em caso de decisão técnica favorável sobre a biossegurança no âmbito da atividade de pesquisa, a CTNBio remeterá o processo respectivo aos órgãos e entidades referidos no Art. 16 desta Lei, para o exercício de suas atribuições.

§ 4º A decisão técnica da CTNBio deverá conter resumo de sua fundamentação técnica, explicitar as medidas de segurança e restrições ao uso do OGM e seus derivados e considerar as particularidades das diferentes regiões do País, com o objetivo de orientar e subsidiar os órgãos e entidades de registro e fiscalização, referidos no Art. 16 desta Lei, no exercício de suas atribuições.

§ 5º Não se submeterá a análise e emissão de parecer técnico da CTNBio o derivado cujo OGM já tenha sido por ela aprovado.

§ 6º As pessoas físicas ou jurídicas envolvidas em qualquer das fases do processo de produção agrícola, comercialização ou transporte de produto geneticamente modificado que tenham obtido a liberação para uso comercial estão dispensadas de apresentação do CQB e constituição de CIBio, salvo decisão em contrário da CTNBio.

Art. 15. A CTNBio poderá realizar audiências públicas, garantida a participação da sociedade civil, na forma do regulamento.

Parágrafo único. Em casos de liberação comercial, audiência pública poderá ser requerida por partes interessadas, incluindo-se entre estas organizações da sociedade civil que comprovem interesse relacionado à matéria, na forma do regulamento.

## CAPÍTULO IV - DOS ÓRGÃOS E ENTIDADES DE REGISTRO E FISCALIZAÇÃO

Art. 16. Caberá aos órgãos e entidades de registro e fiscalização do Ministério da Saúde, do Ministério da Agricultura, Pecuária e Abastecimento e do Ministério do Meio Ambiente e da Secretaria Especial de Aquicultura e Pesca da Presidência da República, entre outras atribuições, no campo de suas competências, observadas a decisão técnica da CTNBio, as deliberações do CNBS e os mecanismos estabelecidos nesta Lei e na sua regulamentação:

I - fiscalizar as atividades de pesquisa de OGM e seus derivados;

II - registrar e fiscalizar a liberação comercial de OGM e seus derivados;

III - emitir autorização para a importação de OGM e seus derivados para uso comercial;

IV - manter atualizado no SIB o cadastro das instituições e responsáveis técnicos que realizam atividades e projetos relacionados a OGM e seus derivados;

V - tornar públicos, inclusive no SIB, os registros e autorizações concedidas;

VI - aplicar as penalidades de que trata esta Lei;

VII - subsidiar a CTNBio na definição de quesitos de avaliação de biossegurança de OGM e seus derivados.

§ 1º Após manifestação favorável da CTNBio, ou do CNBS, em caso de avocação ou recurso, caberá, em decorrência de análise específica e decisão pertinente:

I - ao Ministério da Agricultura, Pecuária e Abastecimento emitir as autorizações e registros e fiscalizar produtos e atividades que utilizem OGM e seus derivados destinados a uso animal na agricultura, pecuária, agroindústria e áreas afins, de acordo com a legislação em vigor e segundo o regulamento desta Lei;

II - ao órgão competente do Ministério da Saúde emitir as autorizações e registros e fiscalizar produtos e atividades com OGM e seus derivados destinados a uso humano, farmacológico, domissanitário e áreas afins, de acordo com a legislação em vigor e segundo o regulamento desta Lei;

III - ao órgão competente do Ministério do Meio Ambiente emitir as autorizações e registros e fiscalizar produtos e atividades que envolvam OGM e seus derivados a serem liberados nos ecossistemas naturais, de acordo com a legislação em vigor e segundo o regulamento desta Lei, bem como o licenciamento, nos casos em que a CTNBio deliberar, na forma desta Lei, que o OGM é potencialmente causador de significativa degradação do meio ambiente;

IV - à Secretaria Especial de Aquicultura e Pesca da Presidência da República emitir as autorizações e registros de produtos e atividades com OGM e seus derivados destinados ao uso na pesca e aquicultura, de acordo com a legislação em vigor e segundo esta Lei e seu regulamento.

§ 2º Somente se aplicam as disposições dos incisos I e II do Art. 8º e do *caput* do Art. 10 da Lei n. 6.938, de 31 de agosto de 1981, nos casos em que a CTNBio deliberar que o OGM é potencialmente causador de significativa degradação do meio ambiente.

§ 3º A CTNBio delibera, em última e definitiva instância, sobre os casos em que a atividade é potencial ou efetivamente causadora de degradação ambiental, bem como sobre a necessidade do licenciamento ambiental.

§ 4º A emissão dos registros, das autorizações e do licenciamento ambiental referidos nesta Lei deverá ocorrer no prazo máximo de 120 (cento e vinte) dias.

§ 5º A contagem do prazo previsto no § 4º deste artigo será suspensa, por até 180 (cento e oitenta) dias, durante a elaboração, pelo requerente, dos estudos ou esclarecimentos necessários.

§ 6º As autorizações e os registros de que trata este artigo estarão vinculados à decisão técnica da CTNBio correspondente, sendo vedadas exigências técnicas que extrapolem as condições estabelecidas naquela decisão, nos aspectos relacionados à biossegurança.

§ 7º Em caso de divergência quanto à decisão técnica da CTNBio sobre a liberação comercial de OGM e derivados, os órgãos e entidades de registro e fiscalização, no âmbito de suas competências, poderão apresentar recurso ao CNBS, no prazo de até 30 (trinta) dias, a contar da data de publicação da decisão técnica da CTNBio.

### CAPÍTULO V - DA COMISSÃO INTERNA DE BIOSSEGURANÇA (CIBio)

Art. 17. Toda instituição que utilizar técnicas e métodos de engenharia genética ou realizar pesquisas com OGM e seus derivados deverá criar uma Comissão Interna de Biossegurança (CIBio), além de indicar um técnico principal responsável para cada projeto específico.

Art. 18. Compete à CIBio, no âmbito da instituição onde constituída:

I - manter informados os trabalhadores e demais membros da coletividade, quando suscetíveis de serem afetados pela atividade, sobre as questões relacionadas com a saúde e a segurança, bem como sobre os procedimentos em caso de acidentes;

II - estabelecer programas preventivos e de inspeção para garantir o funcionamento das instalações sob sua responsabilidade, dentro dos padrões e normas de biossegurança, definidos pela CTNBio na regulamentação desta Lei;

III - encaminhar à CTNBio os documentos cuja relação será estabelecida na regulamentação desta Lei, para efeito de análise, registro ou autorização do órgão competente, quando couber;

IV - manter registro do acompanhamento individual de cada atividade ou projeto em desenvolvimento que envolvam OGM ou seus derivados;

V - notificar à CTNBio, aos órgãos e entidades de registro e fiscalização, referidos no Art. 16 desta Lei, e às entidades de trabalhadores o resultado de avaliações de risco a que estão submetidas as pessoas expostas, bem como qualquer acidente ou incidente que possa provocar a disseminação de agente biológico;

VI - investigar a ocorrência de acidentes e as enfermidades possivelmente relacionadas a OGM e seus derivados e notificar suas conclusões e providências à CTNBio.

### CAPÍTULO VI - DO SISTEMA DE INFORMAÇÕES EM BIOSSEGURANÇA (SIB)

Art. 19. Fica criado, no âmbito do Ministério da Ciência e Tecnologia, o Sistema de Informações em Biossegurança (SIB), destinado à gestão das informações decorrentes das atividades de análise, autorização, registro, monitoramento e acompanhamento das atividades que envolvam OGM e seus derivados.

§ 1º As disposições dos atos legais, regulamentares e administrativos que alterem, complementem ou produzam efeitos sobre a legislação de biossegurança de OGM e seus derivados deverão ser divulgadas no SIB concomitantemente com a entrada em vigor destes atos.

§ 2º Os órgãos e entidades de registro e fiscalização, referidos no Art. 16 desta Lei, deverão alimentar o SIB com as informações relativas às atividades de que trata esta Lei, processadas no âmbito de sua competência.

## CAPÍTULO VII - DA RESPONSABILIDADE CIVIL E ADMINISTRATIVA

Art. 20. Sem prejuízo da aplicação das penas previstas nesta Lei, os responsáveis pelos danos ao meio ambiente e a terceiros responderão, solidariamente, por sua indenização ou reparação integral, independentemente da existência de culpa.

Art. 21. Considera-se infração administrativa toda ação ou omissão que viole as normas previstas nesta Lei e demais disposições legais pertinentes.

Parágrafo único. As infrações administrativas serão punidas na forma estabelecida no regulamento desta Lei, independentemente das medidas cautelares de apreensão de produtos, suspensão de venda de produto e embargos de atividades, com as seguintes sanções:

I - advertência;

II - multa;

III - apreensão de OGM e seus derivados;

IV - suspensão da venda de OGM e seus derivados;

V - embargo da atividade;

VI - interdição parcial ou total do estabelecimento, atividade ou empreendimento;

VII - suspensão de registro, licença ou autorização;

VIII - cancelamento de registro, licença ou autorização;

IX - perda ou restrição de incentivo e benefício fiscal concedidos pelo governo;

X - perda ou suspensão da participação em linha de financiamento em estabelecimento oficial de crédito;

XI - intervenção no estabelecimento;

XII - proibição de contratar com a administração pública, por período de até 5 (cinco) anos.

Art. 22. Compete aos órgãos e entidades de registro e fiscalização, referidos no Art. 16 desta Lei, definir critérios, valores e aplicar multas de R$ 2.000,00 (dois mil reais) a R$ 1.500.000,00 (um milhão e quinhentos mil reais), proporcionalmente à gravidade da infração.

§ 1º As multas poderão ser aplicadas cumulativamente com as demais sanções previstas neste artigo.

§ 2º No caso de reincidência, a multa será aplicada em dobro.

§ 3º No caso de infração continuada, caracterizada pela permanência da ação ou omissão inicialmente punida, será a respectiva penalidade aplicada diariamente até cessar sua causa, sem prejuízo da paralisação imediata da atividade ou da interdição do laboratório ou da instituição ou empresa responsável.

Art. 23. As multas previstas nesta Lei serão aplicadas pelos órgãos e entidades de registro e fiscalização dos Ministérios da Agricultura, Pecuária e Abastecimento, da Saúde, do Meio Ambiente e da Secretaria Especial de Aquicultura e Pesca da Presidência da República, referidos no Art. 16 desta Lei, de acordo com suas respectivas competências.

§ 1º Os recursos arrecadados com a aplicação de multas serão destinados aos órgãos e entidades de registro e fiscalização, referidos no Art. 16 desta Lei, que aplicarem a multa.

§ 2º Os órgãos e entidades fiscalizadores da administração pública federal poderão celebrar convênios com os Estados, Distrito Federal e Municípios, para a execução de serviços relacionados à atividade de fiscalização prevista nesta Lei, e poderão repassar-lhes parcela da receita obtida com a aplicação de multas.

§ 3º A autoridade fiscalizadora encaminhará cópia do auto de infração à CTNBio.

§ 4º Quando a infração constituir crime ou contravenção, ou lesão à Fazenda Pública ou ao consumidor, a autoridade fiscalizadora representará junto ao órgão competente para apuração das responsabilidades administrativa e penal.

CAPÍTULO VIII - DOS CRIMES E DAS PENAS

Art. 24. Utilizar embrião humano em desacordo com o que dispõe o Art. 5º desta Lei:

Pena - detenção de 1 (um) a 3 (três) anos e multa.

Art. 25. Praticar engenharia genética em célula germinal humana, zigoto humano ou embrião humano:

Pena - reclusão de 1 (um) a 4 (quatro) anos e multa.

Art. 26. Realizar clonagem humana:

Pena - reclusão de 2 (dois) a 5 (cinco) anos e multa.

Art. 27. Liberar ou descartar OGM no meio ambiente, em desacordo com as normas estabelecidas pela CTNBio e pelos órgãos e entidades de registro e fiscalização:

Pena - reclusão de 1 (um) a 4 (quatro) anos e multa.

§ 1º (VETADO)

§ 2º Agrava-se a pena:

I - de 1/6 (um sexto) a 1/3 (um terço), se resultar dano à propriedade alheia;

II - de 1/3 (um terço) até a metade, se resultar dano ao meio ambiente;

III - da metade até 2/3 (dois terços), se resultar lesão corporal de natureza grave em outrem;

IV - de 2/3 (dois terços) até o dobro, se resultar na morte de outrem.

Art. 28. Utilizar, comercializar, registrar, patentear e licenciar tecnologias genéticas de restrição do uso:

Pena - reclusão de 2 (dois) a 5 (cinco) anos e multa.

Art. 29. Produzir, armazenar, transportar, comercializar, importar ou exportar OGM ou seus derivados, sem autorização ou em desacordo com as normas estabelecidas pela CTNBio e pelos órgãos e entidades de registro e fiscalização:

Pena - reclusão de 1 (um) a 2 (dois) anos e multa.

CAPÍTULO IX - DISPOSIÇÕES FINAIS E TRANSITÓRIAS

Art. 30. Os OGM que tenham obtido decisão técnica da CTNBio favorável à sua liberação comercial até a entrada em vigor desta Lei poderão ser registrados e comercializados, salvo manifestação contrária do CNBS, no prazo de 60 (sessenta) dias, a contar da data da publicação desta Lei.

Art. 31. A CTNBio e os órgãos e entidades de registro e fiscalização, referidos no Art. 16 desta Lei, deverão rever suas deliberações de caráter normativo, no prazo de 120 (cento e vinte) dias, a fim de promover sua adequação às disposições desta Lei.

Art. 32. Permanecem em vigor os Certificados de Qualidade em Biossegurança, comunicados e decisões técnicas já emitidos pela CTNBio, bem como, no que não contrariarem o disposto nesta Lei, os atos normativos emitidos ao amparo da Lei n. 8.974, de 5 de janeiro de 1995.

Art. 33. As instituições que desenvolverem atividades reguladas por esta Lei na data de sua publicação deverão adequar-se às suas disposições no prazo de 120 (cento e vinte) dias, contados da publicação do decreto que a regulamentar.

Art. 34. Ficam convalidados e tornam-se permanentes os registros provisórios concedidos sob a égide da Lei n. 10.814, de 15 de dezembro de 2003.

Art. 35. Ficam autorizadas a produção e a comercialização de sementes de cultivares de soja geneticamente modificadas tolerantes a glifosato registradas no Registro Nacional de Cultivares (RNC) do Ministério da Agricultura, Pecuária e Abastecimento.

Art. 36. Fica autorizado o plantio de grãos de soja geneticamente modificada tolerante a glifosato, reservados pelos produtores rurais para uso próprio, na safra 2004/2005, sendo vedada a comercialização da produção como semente. (Vide Decreto n. 5.534, de 2005)

Parágrafo único. O Poder Executivo poderá prorrogar a autorização de que trata o *caput* deste artigo.

Art. 37. A descrição do Código 20 do Anexo VIII da Lei n. 6.938, de 31 de agosto de 1981, acrescido pela Lei n. 10.165, de 27 de dezembro de 2000, passa a vigorar com a seguinte redação:

"ANEXO VIII

| Código | Categoria | Descrição | Pp/gu |
|--------|-----------|-----------|-------|
| 20 | Uso de Recursos Naturais | Silvicultura; exploração econômica da madeira ou lenha e subprodutos florestais; importação ou exportação da fauna e flora nativas brasileiras; atividade de criação e exploração econômica de fauna exótica e de fauna silvestre; utilização do patrimônio genético natural; exploração de recursos aquáticos vivos; introdução de espécies exóticas, exceto para melhoramento genético vegetal e uso na agricultura; introdução de espécies geneticamente modificadas previamente identificadas pela CTNBio como potencialmente causadoras de significativa degradação do meio ambiente; uso da diversidade biológica pela biotecnologia em atividades previamente identificadas pela CTNBio como potencialmente causadoras de significativa degradação do meio ambiente | Médio |

Art. 38. (VETADO)

Art. 39. Não se aplica aos OGM e seus derivados o disposto na Lei n. 7.802, de 11 de julho de 1989, e suas alterações, exceto para os casos em que eles sejam desenvolvidos para servir de matéria-prima para a produção de agrotóxicos.

Art. 40. Os alimentos e ingredientes alimentares destinados ao consumo humano ou animal que contenham ou sejam produzidos a partir de OGM ou derivados deverão conter informação nesse sentido em seus rótulos, conforme regulamento.

Art. 41. Esta Lei entra em vigor na data de sua publicação.

Art. 42. Revogam-se a Lei n. 8.974, de 5 de janeiro de 1995, a Medida Provisória n. 2.191-9, de 23 de agosto de 2001, e os Arts. 5º, 6º, 7º, 8º, 9º, 10 e 16 da Lei n. 10.814, de 15 de dezembro de 2003.

Brasília, 24 de março de 2005; 184º da Independência e 117º da República.

## ANEXO VIII: ANVISA – RDC N. 29, DE 12 DE MAIO DE 2008

Aprova o Regulamento técnico para o cadastramento nacional dos Bancos de Células e Tecidos Germinativos (BCTG) e o envio da informação de produção de embriões humanos produzidos por fertilização *in vitro* e não utilizados no respectivo procedimento.

A Diretoria Colegiada da Agência Nacional de Vigilância Sanitária, no uso da atribuição que lhe confere o Inciso IV do Art. 11 do Regulamento aprovado pelo Decreto n. 3.029, de 16 de abril de 1999, e tendo em vista o disposto no Inciso II e nos §§ 1º e 3º do Art. 54 do Regimento Interno aprovado nos termos do Anexo I da Portaria n. 354 da Anvisa, de 11 de agosto de 2006, republicada no D.O.U. de 21 de agosto de 2006, em reunião realizada em 6 de maio de 2008, e

CONSIDERANDO a competência atribuída a esta Agência, a teor do Art. 8º, § 1º, VIII da Lei n. 9.782, de 26 de janeiro de 1999;

CONSIDERANDO o disposto no § 4º do Art. 199 da Constituição Federal de 1988, que veda todo o tipo de comercialização de órgãos, tecidos e substâncias humanas para fins de transplante, pesquisa e tratamento;

CONSIDERANDO o Art. 5º da Lei n. 11.105, de 24 de março de 2005, que permite, para fins de pesquisa e terapia, a utilização de células-tronco embrionárias obtidas de embriões humanos produzidos por fertilização *in vitro* e não utilizados no respectivo procedimento;

CONSIDERANDO os Artigos 63, 64 e 65 do Decreto no 5.591, de 22 de novembro de 2005, que regulamentam os dispositivos da Lei n. 11.105, de 24 de março de 2005;

CONSIDERANDO a Portaria n. 2.526, de 21 de dezembro de 2005, que dispõe sobre a informação de dados necessários à identificação de embriões humanos produzidos por fertilização *in vitro* e atribui competência à Anvisa para elaborar e manter o cadastro dos embriões produzidos por fertilização *in vitro* e não utilizados no respectivo procedimento;

CONSIDERANDO a RDC/Anvisa n. 33, de 17 de fevereiro de 2006, que aprova o regulamento técnico para o funcionamento dos bancos de células e tecidos germinativos;

CONSIDERANDO a necessidade de regulamentar o funcionamento do sistema nacional de produção dos embriões humanos disponíveis e embriões humanos; adota a seguinte Resolução da Diretoria Colegiada e eu, Diretor-Presidente, determino a sua publicação:

Art. 1º Instituir procedimentos relativos ao Cadastramento Nacional dos Bancos de Células e Tecidos Germinativos (BCTG) e Informação da Produção dos Embriões Humanos produzidos por técnicas de fertilização *in vitro* e não utilizados no respectivo procedimento.

Art. 2º Determinar que o envio de informações sobre a produção de embriões humanos produzidos por técnicas de fertilização *in vitro* deve ser realizado pelos BCTG.

Parágrafo único. O BCTG, serviço legalmente constituído e vinculado a um estabelecimento assistencial de saúde especializado em reprodução humana assistida, deve seguir este Regulamento e o descrito na RDC/Anvisa n. 33, de 17 de fevereiro de 2006, ou a que vier substituí-la.

Art. 3º Instituir o Sistema Nacional de Produção de Embriões (SisEmbrio).

Art. 4º Aprovar, na forma dos Anexos desta RDC, o Regulamento Técnico para o cadastro dos BCTG e envio de informações sobre a produção de embriões humanos produzidos por técnicas de fertilização *in vitro* e não utilizados no respectivo procedimento.

Art. 5º O não cumprimento do disposto nesta RDC configurará infração sanitária, sujeitando o infrator às penalidades previstas na Lei n. 6.437, de 20 de agosto de 1977, ou na que vier substituí-la.

Art. 6º Esta Resolução de Diretoria Colegiada e seu Anexo devem ser revistos, no mínimo, a cada três anos.

Art. 7º Esta Resolução entra em vigor na data de sua publicação.

Art. 8º Ficam revogados os itens 5.j.9 e 5.j.10 da RDC/Anvisa n. 33, de 17 de fevereiro de 2006, publicada no D.O.U. n. 36, de 20 de fevereiro de 2006, Seção 1, página 39 e em suplemento na página 1.

DIRCEU RAPOSO DE MELLO

# Anexo 1

REGULAMENTO TÉCNICO PARA CADASTRO DOS BANCOS DE CÉLULAS E TECIDOS GERMINATIVOS (BCTG) E ENVIO DE INFORMAÇÕES SOBRE A PRODUÇÃO DE EMBRIÕES HUMANOS PRODUZIDOS POR FERTILIZAÇÃO *IN VITRO* E NÃO UTILIZADOS NO RESPECTIVO PROCEDIMENTO

## A. NORMAS GERAIS

1. A identificação e o armazenamento de embriões humanos produzidos por técnicas de fertilização *in vitro* e não utilizados no respectivo procedimento é de responsabilidade do Banco de Células e Tecidos Germinativos (BCTG).

1.1 O BCTG deve atender às exigências legais para sua instalação e seu funcionamento, incluindo as descritas na RDC/Anvisa n. 33, de 17 de fevereiro de 2006, que determina Regulamento Técnico para o seu funcionamento, ou o que vier substituí-la.

2. A criação e manutenção do Sistema Nacional de Produção de Embriões (SisEmbrio) é de responsabilidade da Agência Nacional de Vigilância Sanitária (Anvisa).

3. O preenchimento e a atualização do SisEmbrio é de responsabilidade do BCTG.

4. O BCTG terá o prazo de 60 (sessenta) dias para fornecer os dados descritos no Anexo 2 à Anvisa.

## B. TERMINOLOGIA E DEFINIÇÕES

5. Serão consideradas, para efeitos dessa RDC, a terminologia e as definições que se seguem, incluindo as já adotadas pela Lei n. 11.105, de 24 de março de 2005, e pelo Decreto n. 5.591, de 22 de novembro de 2005:

a) banco de células e tecidos germinativos (BCTG): serviço destinado a selecionar doadores(as), coletar, transportar, registrar, processar, armazenar, descartar e liberar células e tecidos germinativos, para uso terapêutico de terceiros ou do(a) próprio(a) doador(a);

b) células-tronco embrionárias: células de embrião que apresentam a capacidade de se transformar em células de qualquer tecido de um organismo;

c) fertilização *in vitro*: a fusão dos gametas realizada por qualquer técnica de fecundação extracorpórea;

d) embriões congelados disponíveis: aqueles congelados até o dia 28 de março de 2005, depois de completados três anos contados a partir da data do seu congelamento;

e) embriões inviáveis: aqueles com alterações genéticas comprovadas por diagnóstico pré-implantacional, conforme normas específicas estabelecidas pelo Ministério da Saúde, que tiveram seu desenvolvimento interrompido por ausência espontânea de clivagem após período superior a 24 (vinte e quatro) horas, a partir da fertilização *in vitro* ou com alterações morfológicas que comprometam o pleno desenvolvimento do embrião;

f) SisEmbrio: Sistema Nacional de Produção de Embriões.

## C. NORMAS ESPECÍFICAS

6. Para utilização em pesquisa e terapia com células-tronco embrionárias, o embrião só poderá ser liberado desde que respeitada a legislação específica em vigor.

## D. OPERACIONALIZAÇÃO

7. Para preenchimento eletrônico dos formulários de SisEmbrio, o BCTG deverá se cadastrar no sistema de cadastro de instituições da Anvisa, disponível no sítio eletrônico da Anvisa, na área de atuação "sangue, tecidos e órgãos".

7.1 Após confirmação do cadastro, os formulários deverão ser preenchidos no programa informatizado disponibilizado no sítio eletrônico da Anvisa.

8. O SisEmbrio deve ser preenchido com as informações contidas no Anexo 2 desta RDC.

9. O BCTG, ao preencher o SisEmbrio, deve enviar os formulários de acordo com os seguintes prazos:

9.1 O BCTG terá o prazo de 60 (sessenta) dias a partir da data de publicação desta RDC, para enviar os dados referentes a todos os embriões produzidos por fertilização *in vitro* até o dia 31 de dezembro de 2007 e que não tenham sido utilizados no respectivo procedimento.

9.2 A partir de 01 de janeiro de 2008, o BCTG deve atualizar o SisEmbrio anualmente, enviando os dados referentes a todos os embriões produzidos por fertilização *in vitro* e que não tenham sido utilizados no respectivo procedimento.

9.3 O BCTG terá até o dia 31 de janeiro do ano subsequente para enviar os dados referentes a todos os embriões produzidos por fertilização *in vitro* e que não tenham sido utilizados no respectivo procedimento no ano anterior.

10. A Anvisa disponibilizará em seu sítio eletrônico os dados consolidados por Estado, em um período de até 30 (trinta) dias após o recebimento das informações dos bancos.

# Anexo 2

SISTEMA NACIONAL DE PRODUÇÃO DE EMBRIÕES

A. NORMAS GERAIS

1. Os formulários do SisEmbrio para cada BCTG deverão ser preenchidos com as seguintes informações:

1.1 Para os BCTG que congelaram embriões até o ano de 2004:

a) ano de referência, sendo considerado ano de início do congelamento de embriões: preenchimento numérico;

b) número de embriões congelados no ano: preenchimento numérico.

1.2 Para os BCTG que congelaram embriões no ano de 2005:

a) ano de referência: preenchimento numérico;

b) número de embriões que foram congelados até 28/03/2005: preenchimento numérico;

c) número de embriões NÃO classificados como inviáveis que foram congelados após 28/03/2005: preenchimento numérico;

d) total de embriões congelados no ano: preenchimento numérico;

e) número de embriões doados para pesquisa classificados como inviáveis e que foram congelados após 28/03/2005: preenchimento numérico;

f) número de embriões doados para pesquisa que completaram, em 2005, mais de 3 (três) anos de congelamento: preenchimento numérico;

g) número de embriões doados a fresco para pesquisa, que foram classificados como inviáveis após 28/03/2005: preenchimento numérico.

1.3 Para os BCTG que congelaram embriões após 2005:

a) ano de referência: preenchimento numérico;

b) número de embriões NÃO classificados como inviáveis que foram congelados no ano de referência: preenchimento numérico;

c) total de embriões congelados no ano de referência: preenchimento numérico;

d) número de embriões doados para pesquisa, classificados como inviáveis e que foram congelados: preenchimento numérico;

e) Número de embriões doados para pesquisa que completaram no ano de referência mais de 3 (três) anos de congelamento: preenchimento numérico;

f) Número de embriões doados a fresco para pesquisa que foram classificados como inviáveis: preenchimento numérico;

2. A responsabilidade pelos dados disponibilizados no formulário é do BCTG que o está preenchendo.

## ANEXO IX: ANVISA – RDC N. 23, DE 27 DE MAIO DE 2011

Dispõe sobre o regulamento técnico para o funcionamento dos Bancos de Células e Tecidos Germinativos e dá outras providências.

**A Diretoria Colegiada da Agência Nacional de Vigilância Sanitária**, no uso da atribuição que lhe confere o Inciso IV do Art. 11 do Regulamento aprovado pelo Decreto n. 3.029, de 16 de abril de 1999, e tendo em vista o disposto no Inciso II e nos §§ 1º e 3º do Art. 54 do Regimento Interno aprovado nos termos do Anexo I da Portaria n. 354 da Anvisa, de 11 de agosto de 2006, republicada no D.O.U. de 21 de agosto de 2006, em reunião realizada em 26 de maio de 2011, adota a seguinte Resolução da Diretoria Colegiada e eu, Diretor-Presidente, determino a sua publicação:

Art. 1º Fica aprovado o Regulamento Técnico que estabelece os requisitos mínimos para o funcionamento dos Bancos de Células e Tecidos Germinativos nos termos desta Resolução.

CAPÍTULO I - DAS DISPOSIÇÕES INICIAIS
Seção I - Objetivo
Art. 2º Este regulamento possui o objetivo de instituir critérios mínimos para o funcionamento dos Bancos de Células e Tecidos Germinativos (BCTG) visando à segurança e à qualidade das células, tecidos germinativos e embriões utilizados.
Seção II - Abrangência
Art. 3º Este regulamento se aplica a todos os estabelecimentos de natureza pública ou privada que realizem atividades com células, tecidos germinativos e embriões, para uso próprio ou doação.
Seção III - Definições
Art. 4º Para efeito deste regulamento técnico são adotadas as seguintes definições:
I - amostra: material biológico (células ou tecidos germinativos) obtido a partir de cada coleta;

II - ambiente: espaço fisicamente determinado e especializado para o desenvolvimento de determinada(s) atividade(s), caracterizado por dimensões e instalações diferenciadas, podendo constituir-se de uma sala ou de uma área;

III - antecâmara: área contígua à sala de processamento que garanta o acesso exclusivo de pessoas a esta;

IV - Banco de Células e Tecidos Germinativos (BCTG): serviço de saúde destinado a selecionar, coletar, transportar, registrar, processar, armazenar, descartar e liberar células, tecidos germinativos e embriões, para uso próprio ou em doação, de natureza pública ou privada;

V - células germinativas: gameta masculino (espermatozoide) e gameta feminino (ovócito ou oócito);

VI - embrião: produto da fusão das células germinativas até 14 dias após a fertilização, *in vivo* ou *in vitro*, quando do início da formação da estrutura que dará origem ao sistema nervoso;

VII - fertilização *in vitro* convencional (FIV): técnica de reprodução humana assistida em que a fertilização do oócito pelo espermatozoide ocorre, de maneira espontânea, em laboratório;

VIII - FIV com injeção intracitoplasmática do espermatozoide (ICSI): técnica de reprodução humana assistida em que a fertilização é obtida por meio da injeção de um único espermatozoide, no citoplasma do oócito, utilizando-se da técnica de micromanipulação;

IX - gameta (ovócito ou oócito e espermatozoide): célula germinativa que, ao se unir a outra célula germinativa, origina uma célula diploide, que pode se desenvolver e resultar em um novo indivíduo;

X - garantia da qualidade: conjunto de atividades planejadas, sistematizadas e implementadas no sistema de qualidade, que venham a conferir um nível de confiança adequado aos produtos e serviços;

XI - micromanipulação: conjunto de técnicas de laboratório para a manipulação de espermatozoides, oócitos e pré-embriões com a utilização de microscópio óptico, micropipetas ou microagulhas e micromanipulador;

XII - processamento do sêmen: conjunto de técnicas laboratoriais com fins de preparo prévio à criopreservação ou para seleção e separação dos espermatozoides em técnicas de reprodução humana assistida;

XIII - reprodução humana assistida: inclui as técnicas utilizadas para obtenção de uma gravidez sem relação sexual;

XIV - sêmen: fluido composto por células germinativas, não germinativas e secreções produzidas por próstata, ducto deferente distal e vesículas seminais, adicionadas sequencialmente, e eliminado pela uretra durante a ejaculação;

XV - sala de coleta: unidade destinada ao desenvolvimento de atividades relacionadas à coleta de oócitos, coleta cirúrgica de espermatozoides e coleta de tecidos germinativos;

XVI - tecido germinativo: tecido de origem ovariana ou testicular, contendo células germinativas;

XVII - treinamento: ação presencial voltada ao desenvolvimento de habilidades predominantemente motoras e ao aprendizado de atividades operacionais, sem dispensar a parte cognitiva;

XVIII - uso terapêutico: utilização de células ou tecidos germinativos de um doador, para propiciar a capacidade reprodutiva e/ou endócrina própria ou capacidade reprodutiva de terceiros.

## CAPÍTULO II - DO FUNCIONAMENTO DE BANCO DE CÉLULAS E TECIDOS GERMINATIVOS (BCTG)

Seção I - Disposições gerais

Art. 5º O BCTG deve apresentar licença de funcionamento, licença sanitária ou alvará sanitário atualizado, emitido pelo órgão de vigilância sanitária competente, observado o disposto no parágrafo único do Artigo 10 da Lei n. 6.437, de 20 de agosto de 1977, e as disposições legais estaduais ou municipais complementares.

Parágrafo único. O serviço que incluir em suas instalações um BCTG pode solicitar a inclusão da descrição desta atividade na licença sanitária do respectivo serviço, cabendo ao órgão de vigilância sanitária competente a deliberação sobre esta solicitação.

Art. 6º O BCTG é o responsável por todos os procedimentos relacionados ao preparo das células, tecidos germinativos e embriões, incluindo a coleta, o transporte, o registro, o processamento, o armazenamento, o descarte e a liberação do material.

§ 1º As atividades de registro, processamento, descarte e liberação do material são exclusivas do BCTG, sendo vedada sua terceirização.

§ 2º As atividades que não forem executadas diretamente pelo BCTG devem ser formalizadas por meio de contrato de terceirização com o prestador do serviço.

§ 3º O prestador de serviço contratado deve possuir instalações, equipamentos, conhecimento adequado, além de experiência e pessoal competente para desempenhar satisfatoriamente o serviço solicitado pelo contratante e atender aos requisitos técnicos e legais estabelecidos na legislação vigente.

§ 4º O contrato de terceirização deve definir as responsabilidades e atribuições específicas do contratante e do contratado e permanecer à disposição para apresentação às autoridades sanitárias.

§ 5º A terceirização de atividade não exime o BCTG quanto ao cumprimento dos requisitos técnicos e legais estabelecidos na legislação vigente, respondendo solidariamente com o contratado perante as autoridades sanitárias quanto aos aspectos técnicos, operacionais e legais inerentes à atividade terceirizada.

Art. 7º Em caso de terceirização, o estabelecimento contratado pelo BCTG que passará a exercer as atividades deverá possuir a atividade executada em sua licença sanitária.

Parágrafo único. Para a atividade de armazenamento de células, tecidos germinativos e embriões, o contrato formalizado entre as partes deve prever o destino do material em caso de ausência de pagamento, conforme normas vigentes sobre o assunto.

Art. 8º Caso o BCTG encerre sua atividades, o responsável legal deverá responsabilizar-se pelo destino das células, tecidos germinativos e embriões criopreservados, bem como garantir que a documentação do casal/doador seja mantida por um período mínimo de 20 (vinte) anos.

Parágrafo único. O responsável legal pelo serviço deve convocar todos os pacientes com amostras/embriões criopreservados para assinar um Termo de Consentimento Livre e Esclarecido específico, prevendo o destino do material criopreservado.

Seção II - Atribuições

Art. 9º São atribuições do BCTG:

I - efetuar e garantir a qualidade do processo de seleção do paciente e/ou doador de células e tecidos germinativos;

II - obter Termo de Consentimento Livre e Esclarecido, conforme modelo padronizado pelo BCTG, de acordo com a legislação vigente;

III - orientar, viabilizar e proceder à coleta, quando necessário;

IV - avaliar, processar, armazenar e liberar as células ou tecidos recebidos ou coletados;

V - providenciar a realização dos exames laboratoriais para identificação de possíveis contraindicações e condições especiais necessárias ao uso das amostras;

VI -fornecer todas as informações necessárias a respeito da amostra a ser utilizada, respeitando o sigilo, cabendo ao médico do paciente a responsabilidade pela sua utilização, quando couber, segundo legislação vigente;

VII - manter arquivo próprio com dados sobre coleta, processamento, armazenamento, avaliação, transporte e liberação do material;

VIII - enviar relatório anual com os dados quantitativos de produção do BCTG por meio do Sistema Nacional de Produção de Embriões (SisEmbrio) informando:

a) o número de ciclos realizados com pelo menos um oócito captado;

b) o número de oócitos produzidos;

c) o número de oócitos inseminados;

d) o número de oócitos com 2 pró-núcleos (2PN) formados;

e) o número de embriões clivados;

f) o número de embriões transferidos a fresco;

g) o número de embriões transferidos após descongelamento;

h) o número de embriões desprezados por ausência de clivagem em período superior a 48 (quarenta e oito) horas.

Seção III - Regimento Interno

Art. 10. O BCTG deve possuir um regimento interno do qual conste:

I - finalidade;

II - organograma descrevendo a estrutura administrativa e técnico-científica, com definição do responsável legal e do responsável técnico;

III - relação nominal, acompanhada da correspondente assinatura de todo o pessoal administrativo e técnico-científico, indicando a qualificação, as funções e responsabilidades do responsável técnico e dos demais profissionais do serviço.

Parágrafo único. As funções de responsável legal e responsável técnico poderão ser exercidas pelo mesmo profissional.

Seção IV - Manual Técnico Operacional

Art. 11. O BCTG deve possuir Manual Técnico Operacional, definindo com detalhes todos os procedimentos de seleção de doadores e pacientes, coleta, transporte, processamento, armazenamento, liberação, descarte, registros e outros que se fizerem necessários, sob a forma de instruções escritas.

§ 1º Este documento deve estar acessível, a qualquer momento, a todos os funcionários e permanecer disponível nas formas impressa ou eletrônica, nos respectivos setores do serviço.

§ 2º O cumprimento das disposições contidas no manual técnico operacional é obrigatório para todos os profissionais do BCTG.

§ 3º O Responsável Técnico deve assegurar que todos os procedimentos descritos no manual técnico operacional sejam compreendidos e implementados no BCTG.

§ 4º Caso o serviço utilize a forma eletrônica do manual, deve existir pelo menos uma cópia impressa no serviço.

Art. 12. O manual técnico operacional deve ainda:

I - definir as atribuições dos profissionais para cada procedimento;

II - conter as condutas frente às não conformidades;

III - conter as normas de biossegurança, tais como:

a) condutas de segurança biológica, química, física, ocupacional e ambiental;

b) instruções de uso para os equipamentos de proteção individual (EPI) e coletiva (EPC);

c) procedimentos em caso de acidentes;

d) manuseio e transporte de amostra biológica.

Parágrafo único. O manual a que se refere o *caput* deste artigo deve ser revisado anualmente ou em prazo inferior, sempre que necessário, bem como permanecer atualizado e devidamente assinado e datado pelo Responsável Técnico.

Seção V - Recursos Humanos

Art. 13. A responsabilidade técnica pelo BCTG deve ficar a cargo de profissional de nível superior com treinamento em reprodução humana assistida, legalmente habilitado e com registro no respectivo conselho de classe.

Art. 14. O BCTG deve contar, na área técnica, com recursos humanos com formação de nível superior, observada a regulamentação profissional respectiva, e treinamento comprovado para atuar na área de embriologia humana, processamento e controle da qualidade de procedimentos realizados em BCTG.

## CAPÍTULO III - DOS CRITÉRIOS TÉCNICOS E OPERACIONAIS PARA SELEÇÃO DE DOADORES E PACIENTES

Art. 15. A doação de células, tecidos germinativos e embriões deve respeitar os preceitos legais e éticos sobre o assunto, devendo garantir o sigilo, a gratuidade e a assinatura do Termo de Consentimento Livre e Esclarecido:

§ 1º Toda a informação relativa a doadores e receptores de células, tecidos germinativos e embriões deve ser coletada, tratada e custodiada no mais estrito sigilo.

§ 2º Não pode ser facilitada nem divulgada informação que permita a identificação do doador ou do receptor.

§ 3º Na doação anônima, o receptor não pode conhecer a identidade do doador nem o doador a do receptor.

§ 4º As autoridades de vigilância sanitária podem ter acesso aos registros para fins de inspeção e investigação.

§ 5º Em casos especiais, por motivo médico ou jurídico, as informações sobre o doador ou receptor podem ser fornecidas exclusivamente para o médico que assiste o receptor, resguardando-se a identidade civil do doador.

§ 6º A doação não pode ser remunerada.

Art. 16. Os projetos de pesquisa envolvendo o uso de células, tecidos germinativos e embriões somente podem ser desenvolvidos após aprovação pelo Comitê de Ética em Pesquisa da instituição (CEP) e pela Comissão Nacional de Ética em Pesquisa (CONEP).

Parágrafo único. Os projetos de pesquisa desenvolvidos só poderão ocorrer após o consentimento do doador, conforme legislação vigente.

Art. 17. O Termo de Consentimento Livre e Esclarecido deve ser obtido antes da coleta da amostra, por escrito, e assinado pelo médico e pelos pacientes ou doador.

Parágrafo único. Os procedimentos só poderão ser executados pelo BCTG após a assinatura do consentimento pelo doador e pacientes.

Art. 18. O Termo de Consentimento Livre e Esclarecido deve ser redigido em linguagem clara e compreensível e deve conter, quando couber:

I - autorização para realização dos procedimentos de reprodução humana assistida;

II - autorização para transferência de embriões;

III - autorização para criopreservação das amostras e embriões;

IV - autorização para doação de oócitos, para doação de sêmen e para doação de embriões com fins terapêuticos;

V - autorização para descartar as amostras que não atenderem aos critérios para armazenamento ou uso posterior pelo BCTG;

VI - autorização para a coleta de sangue para a realização dos testes obrigatórios pela legislação e outros descritos pelo BCTG;

VII - autorização da paciente receptora, no caso de recebimento de oócitos doados a fresco, contendo informações claras sobre o risco de contrair doenças infecciosas;

VIII - manifestação da vontade de doar ou não o material para projetos de pesquisa que tenham sido previamente aprovados por Comitê de Ética em Pesquisa (CEP) e pela Comissão Nacional de Ética em Pesquisa (CONEP).

Parágrafo único. Na hipótese do Inciso III deste Artigo, os pacientes devem ser informados da redução da viabilidade das amostras e embriões descongelados, bem como da possibilidade de contaminação cruzada entre as unidades congeladas, com risco de contrair doenças infecciosas.

Art. 19. É candidato à doação de células e tecidos germinativos e embriões indivíduo que satisfaça pelo menos as seguintes condições:

I - maioridade civil;

II - concordar em realizar uma avaliação médico-laboratorial;

III - concordar em assinar o Termo de Consentimento Livre e Esclarecido;

IV - se doador de sêmen, concordar em realizar os testes para marcadores de doenças infectocontagiosas, conforme Artigos 21 e 22;

V - se doadora de oócito, concordar em realizar os testes para marcadores de doenças infectocontagiosas, conforme Artigos 21 e 22;

VI - se doador de embriões, concordar em realizar os testes para marcadores de doenças infectocontagiosas, conforme Artigos 21 e 22.

§ 1º Os testes a que se refere o Inciso IV deste Artigo devem ser repetidos num prazo nunca inferior a 6 (seis) meses, no caso de serem realizados por sorologia.

§ 2º Doadoras de oócito a fresco não são submetidas à quarentena nem à repetição dos testes em prazo de 6 (seis) meses, devendo os resultados dos testes laboratoriais ter prazo máximo de 30 (trinta) dias antes do procedimento da coleta oocitária.

§ 3º Caso haja doação de oócitos criopreservados, os testes para marcadores de doenças infectocontagiosas, conforme Art. 21, devem ser repetidos num prazo nunca inferior a 6 (seis) meses, no caso de serem realizados por sorologia.

§ 4º Caso haja doação de embriões criopreservados para uso terapêutico, estes testes devem ser repetidos num prazo nunca inferior a 6 (seis) meses, no caso de serem realizados por sorologia.

§ 5º Caso sejam realizados testes de ácido nucleico (NAT), os prazos de que tratam os §§ 1º, 3º e 4º devem respeitar as instruções do fabricante quanto ao período mínimo necessário à detecção do agente.

Art. 20. Os doadores de sêmen, oócitos e embriões devem ser selecionados com base em sua idade e condição clínica.

§ 1º A aplicação do questionário de triagem dos doadores deve ser realizada por profissional de nível superior, treinado e qualificado.

§ 2º A entrevista do potencial doador deverá considerar condições físicas e mentais debilitantes, doenças graves, doenças genéticas e outras condições clínicas que contraindiquem a doação, conforme protocolos definidos pelo serviço.

§ 3º É critério de exclusão de doadores as seguintes condições à triagem laboratorial reagente para as seguintes infecções transmissíveis:

I - sífilis;

II - HIV 1;

III - HIV 2;

IV - hepatite B;

V - hepatite C;

VI - HTLV I e II;

VII - *Chlamydia trachomatis*;

VIII - *Ureaplasma urealyticum*;

IX - *Mycoplasma hominis*;

X - *Neisseria gonorrhoeae;*

XI - bactérias aeróbias.

Art. 21. Para a seleção de doadores e pacientes devem ser realizados testes laboratoriais para:

I - sífilis;

II - hepatite B (HBsAg e anti-HBc);

III - hepatite C (anti-HCV);

IV - HIV 1 e HIV 2;

V - HTLV I e II.

Parágrafo único. Caso algum resultado sorológico seja reagente, o BCTG deve comunicar imediatamente ao doador e encaminhá-lo a um serviço de assistência especializado, para que sejam tomadas as medidas cabíveis.

Art. 22. Devem ser realizados exames para a detecção de *Chlamydia trachomatis*, *Ureaplasma urealyticum*, *Mycoplasma hominis*, *Neisseria gonorrhoeae* e bactérias aeróbias em doadores de sêmen, oócitos e tecidos ovariano e testicular.

Art. 23. Pacientes que realizam procedimentos com células e tecidos germinativos para uso próprio devem satisfazer as seguintes condições:

I - indicação clínica do procedimento;

II - assinatura do Termo de Consentimento Livre e Esclarecido pelo paciente ou seus responsáveis legais;

III - realização da triagem laboratorial, como descrito no Art. 21.

Art. 24. O paciente será informado dos resultados dos exames e, em caso de resultados positivos, decidirá pelo processamento e/ou pela criopreservação do material.

Art. 25. Caso os pacientes optem pela doação, depois de utilizadas amostras para uso próprio, os critérios de triagem clínica, laboratorial e microbiológica devem seguir o disposto nos Arts. 19, 20, 21 e 22 deste regulamento.

Art. 26. Os testes de triagem sorológica e microbiológica podem ser feitos por laboratório próprio ou por laboratório terceirizado e que atenda às exigências legais para o seu funcionamento.

§ 1° Os testes de triagem laboratorial devem ser realizados por laboratórios qualificados pelo BCTG.

§ 2° Em caso de sêmen doado, as amostras sanguíneas para triagem laboratorial deverão ser obtidas no mesmo dia da coleta do sêmen do doador.

## CAPÍTULO IV - DA INFRAESTRUTURA E DAS CARACTERÍSTICAS DOS AMBIENTES E EQUIPAMENTOS DOS BCTG

Art. 27. O BCTG deve ser constituído por ambientes numa disposição que permita o fluxo independente dos materiais, amostras e profissionais, de acordo com a Resolução da Diretoria Colegiada Anvisa n. 50, de 21 de fevereiro de 2002, que dispõe sobre o Regulamento Técnico destinado a planejamento, programação, elaboração, avaliação e aprovação de projetos físicos de estabelecimentos assistenciais de saúde ou a que vier a substituí-la, bem como as exigências específicas contidas nesta resolução e demais legislações vigentes.

Art. 28. Quando o BCTG estiver instalado em um estabelecimento assistencial de saúde, ele poderá utilizar a infraestrutura geral deste serviço, como sanitários, central de material esterilizado, depósito de material de limpeza, entre outros.

Art. 29. O BCTG deve possuir sistema de energia elétrica de emergência de acordo com a Resolução de Diretoria Colegiada Anvisa n. 50, de 2002, ou a que vier a substituí-la.

Parágrafo único. Para todos os ambientes devem ser utilizados sistemas de energia elétrica de emergência classificados como Classe > 15, Grupo 0, exceto a sala de processamento e o laboratório de fertilização *in vitro*, que devem ser classificados como Classe 15, Grupo 0.

Art. 30. A sala de coleta de oócitos e de tecidos ovariano e testicular deve apresentar:

I - sistema de climatização com pressão positiva em relação aos ambientes adjacentes;

II - manutenção de temperatura entre 23 e 27°C;

III - umidade relativa de 40 a 70%;

IV - vazão mínima de ar exterior de 6 $(m^3/h)/m^2$;

V - vazão mínima de ar total de 18 $(m^3/h)/m^2$;

VI - filtragem mínima de insuflamento classe G4.

Parágrafo único. A sala a que se refere o *caput* deste artigo deve possuir ainda dimensões, equipamentos, instrumental, materiais e fármacos que permitam a realização dos procedimentos de coleta com segurança, bem como o atendimento em casos de situações de agravo à saúde.

Art. 31. Caso haja uso de anestésicos durante o procedimento de coleta, a sala de coleta deve, ainda, estar equipada, no mínimo, com:

I - 1 (um) posto de utilização de oxigênio medicinal;

II - 1 (um) posto de utilização de ar medicinal;

III - equipamentos, instrumental, materiais e fármacos que permitam a realização dos procedimentos de anestesia e coleta com segurança, bem como o atendimento em casos de situações de agravo à saúde.

§ 1º Os postos de utilização devem ser instalados conforme descrito na Resolução de Diretoria Colegiada Anvisa n. 50, de 2002, que estabelece Normas para Projetos Físicos de Estabelecimentos Assistenciais de Saúde, ou a que vier a substituí-la.

§ 2º O paciente anestesiado deve permanecer monitorado até o momento de sua liberação.

§ 3º A coleta de oócitos pode ser realizada em centro cirúrgico ambulatorial.

Art. 32. A sala de coleta de sêmen deve garantir o conforto e a privacidade do paciente/doador e possuir um sanitário com acesso exclusivo.

Art. 33. A sala de apoio administrativo deve ser destinada a realizar serviços de documentação e informação em saúde.

Art. 34. O BCTG deve possuir vestiário de barreira no acesso às salas técnicas e à sala de coleta oocitária, dotado de lavatório e área de paramentação.

§ 1º As salas técnicas (sala de processamento e/ou laboratório de FIV) e a sala de coleta oocitária podem compartilhar o mesmo vestiário de barreira.

§ 2º Caso o BCTG possua sala de coleta oocitária, deve haver área com lavabo cirúrgico, localizada entre o vestiário de barreira e a sala de coleta.

Art. 35. Caso a sala de processamento de sêmen seja separada do laboratório de fertilização *in vitro*, deve possuir:

I - sistema de climatização com condições de controle da temperatura entre 21 e 27ºC;

II - umidade relativa do ar entre 40 e 70%;

III - filtragem mínima no insuflamento com filtros G3.

Art. 36. Caso o armazenamento das células ou tecidos seja efetuado em tanques de nitrogênio líquido ou haja um sistema de segurança com nitrogênio líquido para congelador com temperatura igual ou inferior a 135°C negativos, a sala de criopreservação/armazenamento deve possuir:

I - visualização externa do seu interior;

II - sistema exclusivo de exaustão mecânica, para diluição dos traços residuais de nitrogênio, que possibilite a exaustão forçada de todo o ar da sala de criopreservação e armazenamento, com descarga para o ambiente externo do prédio;

III - sensor do nível de oxigênio ambiental com alarmes sonoro e visual.

§ 1º O sistema de exaustão mecânica deve manter uma vazão mínima de ar total de 75 $(m^3/h)/m^2$.

§ 2º O ar de reposição deve ser proveniente dos ambientes vizinhos ou suprido por insuflação de ar exterior, com filtragem mínima com filtro classe G1.

§ 3º As grelhas de captação do sistema de exaustão mecânica devem ser instaladas próximas ao piso.

Art. 37. Caso o armazenamento seja efetuado em congelador acionado por energia elétrica ou que faça uso de nitrogênio, com temperatura igual ou inferior a 135°C negativos, a área de armazenamento deve contar com controle de temperatura ambiental.

Art. 38. O laboratório de fertilização *in vitro* deve possuir:

I - sistema de climatização que mantenha pressão positiva em relação aos ambientes adjacentes;

II - condições de controle da temperatura entre 23 e 27°C;

III - umidade relativa do ar de 40 a 70%;

IV - vazão mínima de ar total de 45 $(m^3/h)/m^2$;

V - vazão mínima de ar exterior de 15 $(m^3/h)/m^2$;

VI - filtragem mínima no insuflamento com filtros G3+carvão ativado+F8.

§ 1º O ambiente a que se refere o *caput* deste artigo não deve possuir qualquer instalação hidrossanitária, tais como pias, ralos ou lavatórios.

§ 2º O insuflamento de ar do sistema de climatização da sala a que se refere o *caput* deste artigo deve ser efetuado de forma a não interferir no fluxo do equipamento utilizado para a manipulação de amostras.

Art. 39. A manipulação das amostras deve ser efetuada em uma área limpa classificada, no mínimo, como ISO Classe 5, segundo a Resolução de Diretoria Colegiada da Anvisa n. 50, de 2002, ou a que vier a substituí-la, e, para a obtenção dessas condições, o BCTG deve utilizar uma das seguintes opções:

I - cabine de segurança biológica Classe II Tipo A;

II - módulo de fluxo unidirecional;

III - sala classificada, como ISO Classe 5 no mínimo, segundo as orientações da Resolução de Diretoria Colegiada Anvisa n. 50, de 2002, ou a que vier a substituí-la.

Parágrafo único. No caso do inciso III deste artigo, o BCTG deve obrigatoriamente possuir uma antecâmara de acesso à sala de processamento.

Art. 40. O procedimento de transferência de embriões humanos pode ser realizado na sala de coleta oocitária, em centro cirúrgico ambulatorial ou em consultório ginecológico destinado para tal finalidade.

Parágrafo único. Caso a transferência de embriões seja realizada em pacientes sob anestesia, o procedimento deve ocorrer exclusivamente na sala de coleta oocitária ou em centro cirúrgico ambulatorial.

Art. 41. São requisitos mínimos adicionais dos ambientes e equipamentos do BCTG:

I - possuir os equipamentos e instrumentos específicos e em quantidade necessária ao atendimento de sua demanda;

II - manter instruções escritas e atualizadas, referentes ao uso dos equipamentos disponíveis aos funcionários do setor, as quais devem ser complementadas por manuais do fabricante em língua portuguesa;

III - manter e implementar um programa de manutenção preventiva e corretiva, em que conste um cronograma de intervenção;

IV - manter os equipamentos de medição calibrados mantendo os respectivos registros.

Parágrafo único. Todas as intervenções realizadas nos equipamentos devem ser registradas sistematicamente, informando o dia, o responsável pela intervenção, a descrição da intervenção e, em caso de substituição de peças, a lista das peças substituídas.

CAPÍTULO V - DA COLETA, PROCESSAMENTO, CRIOPRESERVAÇÃO, ARMAZENAMENTO, LIBERAÇÃO E TRANSPORTE DAS CÉLULAS, TECIDOS GERMINATIVOS E EMBRIÕES

Art. 42. Todos os procedimentos críticos realizados no BCTG, desde a coleta até a liberação das células, tecidos germinativos e embriões devem ser validados.

Parágrafo único. A validação deve ser realizada com base em estudos desenvolvidos pelo próprio serviço ou em informações publicadas de procedimentos já estabelecidos por estudos clínicos.

Art. 43. Todos os materiais utilizados e que mantenham contato com as células ou tecidos germinativos devem ser estéreis, apirogênicos, não citotóxicos e, quando couber, de uso único, devendo ser registrados a respectiva origem e o número de lote.

§ 1º Os materiais e reagentes que mantenham contato com as células, tecidos germinativos e embriões devem estar regularizados junto à Anvisa.

§ 2º Os materiais passíveis de processamento devem seguir o disposto em legislação específica vigente.

Art. 44. As células ou tecidos coletados e rotulados podem ser mantidos, temporariamente, até o processamento nas seguintes condições:

I - sêmen e espermatozoides: temperatura entre 25 e 37°C, no máximo por até 2 (duas) horas ou em período superior validado pelo BCTG;

II - oócito e embriões: temperatura de 37°C ± 0,2°C, em prazo validado pelo BCTG;

III - tecido ovariano e tecido testicular: temperatura de 4°C ± 2°C, por um período de 24 horas ou superior validado pelo BCTG.

Art. 45. Deve ser atribuída, a cada amostra coletada, uma identificação numérica ou alfanumérica.

§ 1º A identificação de que trata este artigo deve acompanhar toda a documentação do doador ou paciente e o material, permitindo sua identificação e rastreabilidade, desde a coleta até a disponibilização das células, tecidos germinativos e/ou embrião.

§ 2º O material usado para a identificação das amostras deve ser impermeável e resistente a baixas temperaturas.

Art. 46. Todo o processamento das células e tecidos germinativos e embriões deve ocorrer exclusivamente em área classificada como ISO Classe 5 (Classe 100), conforme especificado no Art. 39, e obedecer as práticas de manipulação asséptica.

Parágrafo único. A manipulação dos materiais, meios ou soluções de cultura/preservação de células, tecidos germinativos e embriões humanos também deve ser efetuada em área classificada como ISO Classe 5 (Classe 100).

Art. 47. Não é permitido o processamento simultâneo de amostras de mais de um paciente/doador no mesmo ambiente.

Art. 48. O BCTG deve registrar, em formulário padronizado, a execução do processamento de cada amostra, com as seguintes informações:

I - identificação da amostra;

II - data e hora do início do processamento;

III - parâmetros qualitativos iniciais;

IV - método de processamento;

V - parâmetros qualitativos finais;

VI - data e hora do término do processamento;

VII - identificação do executor do processamento.

Art. 49. A criopreservação das amostras deve ocorrer o mais precocemente possível, com descrição do procedimento em instruções escritas e validadas pelo BCTG.

§ 1º O BCTG deve ter reservatórios ou contêineres específicos para o armazenamento de sêmen, tecidos germinativos, oócitos, quando couber, e embriões.

§ 2º O BCTG deve manter registros da avaliação da viabilidade de cada amostra descongelada para uso.

§ 3º As amostras criopreservadas devem ser depositadas em um local fixo e pré-determinado que permita a sua localização com facilidade, rapidez e segurança.

§ 4º Caso o BCTG realize atividades com doadores deverá haver congeladores ou reservatórios específicos e exclusivos para amostras processadas e ainda não liberadas (em quarentena) e para amostras liberadas.

Art. 50. O BCTG deve desenvolver um sistema de gerenciamento de risco que previna contaminação cruzada das amostras não liberadas (em quarentena).

Parágrafo único. O BCTG deve possuir instruções escritas que contenham as medidas a serem adotadas com o contêiner de quarentena caso alguma amostra seja positiva para os exames da triagem laboratorial exigidos nos Artigos 21 e 22.

Art. 51. Deve ser mantido registro diário das condições dos equipamentos, refrigeradores ou congeladores, documentando a temperatura e o nível de $CO_2$ (para incubadora).

§ 1º A verificação e o registro da temperatura e do nível de $CO_2$, quando couber, devem ser realizados, a intervalos máximos de 12 (doze) horas para os equipamentos que não disponham de registrador automático ou em prazos superiores, desde que devidamente validados pelo BCTG.

§ 2º Os registros devem ser assinados e periodicamente revisados por uma pessoa qualificada;

§ 3º Os alarmes devem ser testados e deve haver um procedimento escrito definindo a conduta a ser tomada em relação ao armazenamento das amostras, em caso de falta de energia ou de defeito nos equipamentos de estocagem;

§ 4º O BCTG deve dispor de um sistema de segurança, incluindo monitoramento da temperatura dos equipamentos de armazenamento, alarmes em casos de mau funcionamento ou temperaturas excedendo os limites permitidos e instruções de procedimentos corretivos de emergência, bem como plano de remoção do material em casos de sinistros.

Art. 52. O volume de nitrogênio líquido nos reservatórios deve ser controlado e registrado duas vezes por semana ou em prazos superiores, desde que devidamente validados pelo BCTG.

Art. 53. O BCTG deve realizar controle microbiológico de ambientes e equipamentos (incubadora de $CO_2$) utilizados para o processamento das células, tecidos germinativos e embriões.

Parágrafo único. O controle microbiológico dos ambientes e da incubadora de $CO_2$ deverá ser realizado semestralmente ou a intervalos de tempo menores, de acordo com protocolos validados pelo BCTG.

Art. 54. A amostra somente poderá ser liberada se atendidas as seguintes condições:

I - observância dos critérios de triagem clínica, laboratorial e microbiológica;

II - compatibilidade com os parâmetros mínimos de viabilidade da amostra definidos pelo BCTG;

III - a assinatura do Termo de Consentimento Livre e Esclarecido do paciente ou doador.

Art. 55. O transporte das amostras deve ser validado e realizado de acordo com as especificações técnicas fornecidas pelo BCTG.

§ 1º O transporte das amostras não criopreservadas deve ser feito em recipiente térmico que mantenha a temperatura interior específica para cada tipo de amostra, segundo o Art. 44 desta Resolução.

§ 2º A amostra ou os embriões criopreservados devem ser acondicionados em reservatórios identificados e com o material refrigerante adequado para a preservação das características e funções biológicas da amostra ou do embrião.

§ 3º A irradiação do material é expressamente proibida.

§ 4º No lado externo do recipiente térmico, ou no caso de embalagem externa, deve constar o aviso "MATERIAL BIOLÓGICO HUMANO. NÃO SUBMETER À RADIAÇÃO (RAIOS X)".

§ 5º As amostras ou os embriões transportados devem ser acompanhados de termo de transporte assinado pelo responsável por acondicionamento e embalagem, informando o tipo de amostra transportada, data e hora do acondicionamento, serviço de origem e destino e recomendações complementares.

§ 6º Todos os registros referentes ao transporte devem ser mantidos durante todo o período de armazenamento do material e por um período mínimo de 5 (cinco) anos após a sua utilização terapêutica.

CAPÍTULO VI - DA COLETA, PROCESSAMENTO, CRIOPRESERVAÇÃO, ARMAZE-NAMENTO, LIBERAÇÃO E TRANSPORTE DAS CÉLULAS E DOS TECIDOS GERMINA-TIVOS COM RESULTADO REAGENTE PARA DOENÇAS INFECCIOSAS

Art. 56. Caso o BCTG trabalhe com amostras provenientes de pacientes com resultado positivo detectado na triagem laboratorial descrita nos Artigos 21 e 22, as salas/ambientes de coleta, processamento e criopreservação das amostras e/ou dos embriões poderão ser os mesmos, desde que se cumpram normas de biossegurança adequadas à manipulação de amostras contaminadas.

Parágrafo único. O BCTG deve possuir instruções escritas específicas para a realização de atividades com amostras com resultado reagente para doenças infecciosas, bem como para os processos de limpeza e desinfecção dos materiais, equipamentos e ambientes.

Art 57. Amostras para uso próprio, com resultados reagentes para infecções transmissíveis, devem ser armazenadas em reservatórios de nitrogênio líquido exclusivos para amostras contaminadas.

§ 1º Devem existir reservatórios exclusivos para cada tipo de resultado reagente, considerando, inclusive, os resultados reagentes com coinfecções.

§ 2º Se as amostras criopreservadas com resultado reagente para infecções transmissíveis forem acondicionadas no mesmo reservatório das amostras com resultados não reagentes/negativos, deve ser utilizado um sistema de embalagem externa ou equipamento que garanta a proteção das demais amostras.

CAPÍTULO VII - DOS REGISTROS E ARQUIVOS

Art. 58. O BCTG deve manter disponível, por todo o período de armazenamento das amostras e por um período mínimo de 20 (vinte) anos após a sua utilização terapêutica, arquivos de documentos e registros relativos a:

I - dados dos pacientes e do doador com identificação numérica ou alfanumérica da amostra coletada;

II - dados com a característica do doador;

III - dados da triagem clínica;

IV - dados da coleta das células ou tecidos germinativos;

V - processamento, criopreservação e armazenamento;

VI - resultados das triagens sorológica e microbiológica e de viabilidade;

VII - data e motivo do descarte das amostras, quando couber;

VIII - Termos de Consentimento Livre e Esclarecido;

IX - relatório médico da realização ou não do procedimento de reprodução humana assistida, com identificação da receptora;

X - resultado da gestação.

Art. 59. Os arquivos de registros podem ser mantidos em meio eletrônico, microfilmagem ou em livros de registro manual.

Parágrafo único. No caso de uso de informática ou microfilmagem, os dados devem ser armazenados em duas cópias e o BCTG deve comprovar que o sistema não permite fraudes ou alterações de dados.

## CAPÍTULO VIII - DA GARANTIA DA QUALIDADE

Art. 60. O BCTG deve manter um sistema de gestão da qualidade, o qual deve estar documentado, ser de conhecimento do pessoal administrativo e técnico-científico e incluir:

I - a equipe técnica e os recursos necessários para o desempenho de suas atribuições;

II - a proteção das informações confidenciais;

III - a supervisão do pessoal técnico por profissional de nível superior legalmente habilitado durante todo o período de funcionamento do serviço;

IV - treinamento periódico de pessoal;

V - os equipamentos, instrumentos e materiais, reagentes e produtos para diagnóstico de uso *in vitro* utilizados, bem como sua qualificação e verificação antes de entrarem em uso;

VI - a utilização de técnicas conforme recomendações do fabricante dos equipamentos e produtos ou conforme validação realizada pelo serviço;

VII - a realização de procedimentos, com base em protocolos definidos, e validados quando couber;

VIII - procedimentos para detecção, registro, correção e prevenção de erros e não conformidades;

IX - a rastreabilidade de todos os seus processos;

X - auditorias internas periódicas, para verificar conformidade com as normas técnicas.

Parágrafo único. Os resultados dos procedimentos descritos no Inciso VIII deste Artigo devem ser analisados e, quando estiverem fora dos critérios predefinidos, devem ser realizadas ações para corrigir o problema e evitar resultados incorretos, mantendo-se os registros das não conformidades e das medidas adotadas.

## CAPÍTULO IX - DO DESCARTE DE RESÍDUOS

Art. 61. O descarte de amostras de células ou tecidos germinativos e de resíduos de laboratório do BCTG deve estar descrito no Plano de Gerenciamento de Resíduos de Serviços de Saúde (PGRSS) e deverá ser feito de acordo com as normas vigentes.

## CAPÍTULO X - DAS DISPOSIÇÕES FINAIS

Art. 62. Os estabelecimentos abrangidos por esta Resolução terão o prazo de 120 (cento e vinte) dias contados a partir da data de sua publicação para promover as novas adequações necessárias ao Regulamento Técnico por ela aprovado.

Parágrafo único. A partir da publicação desta Resolução, os novos estabelecimentos e aqueles que pretendam reiniciar suas atividades devem atender na íntegra às exigências nela contidas, previamente ao seu funcionamento.

Art. 63. O descumprimento das disposições contidas nesta Resolução constitui infração sanitária, nos termos da Lei n. 6.437 de 20 de agosto de 1977, sem prejuízo das responsabilidades civil, administrativa e penal cabíveis.

Art. 64. Fica revogada a Resolução da Diretoria Colegiada da Anvisa – RDC n. 33, de 17 de fevereiro de 2006.

Art. 65. Esta Resolução entra em vigor na data de sua publicação, produzindo efeitos, em relação ao art. 64, em 120 (cento e vinte) dias contados da data da sua publicação.

# ANEXO X: PROJETO DE LEI N. 1.184, DE 2003

Dispõe sobre a Reprodução Assistida.

O **Congresso Nacional** decreta:

## CAPÍTULO I - DOS PRINCÍPIOS GERAIS

Art. 1º Esta Lei regulamenta o uso das técnicas de Reprodução Assistida (RA) para a implantação artificial de gametas ou embriões humanos, fertilizados *in vitro*, no organismo de mulheres receptoras.

Parágrafo único. Para os efeitos desta Lei, atribui-se a denominação de:

I - embriões humanos: ao resultado da união *in vitro* de gametas, previamente à sua implantação no organismo receptor, qualquer que seja o estágio de seu desenvolvimento;

II - beneficiários: às mulheres ou aos casais que tenham solicitado o emprego da Reprodução Assistida;

III - consentimento livre e esclarecido: ao ato pelo qual os beneficiários são esclarecidos sobre a Reprodução Assistida e manifestam, em documento, consentimento para a sua realização, conforme disposto no Capítulo II desta Lei.

Art. 2º A utilização das técnicas de Reprodução Assistida será permitida, na forma autorizada nesta Lei e em seus regulamentos, nos casos em que se verifique infertilidade e para a prevenção de doenças genéticas ligadas ao sexo e desde que:

I - exista indicação médica para o emprego da Reprodução Assistida, consideradas as demais possibilidades terapêuticas disponíveis, segundo o disposto em regulamento;

II - a receptora da técnica seja uma mulher civilmente capaz, nos termos da lei, que tenha solicitado o tratamento de maneira livre, consciente e informada, em documento de consentimento livre e esclarecido, a ser elaborado conforme o disposto no Capítulo II desta Lei;

III - a receptora da técnica seja apta, física e psicologicamente, após avaliação que leve em conta sua idade e outros critérios estabelecidos em regulamento;

IV - o doador seja considerado apto física e mentalmente, por meio de exames clínicos e complementares que se façam necessários.

Parágrafo único. Caso não se diagnostique causa definida para a situação de infertilidade, observar-se-á, antes da utilização da Reprodução Assistida, prazo mínimo de 2 (dois) anos de espera, que será estabelecido em regulamento e levará em conta a idade da mulher receptora.

Art. 3º É proibida a gestação de substituição.

## CAPÍTULO II - DO CONSENTIMENTO LIVRE E ESCLARECIDO

Art. 4º O consentimento livre e esclarecido será obrigatório para ambos os beneficiários, nos casos em que a beneficiária seja uma mulher casada ou em união estável, vedada a manifestação da vontade por procurador, e será formalizado em instrumento particular, que conterá necessariamente os seguintes esclarecimentos:

I - a indicação médica para o emprego de Reprodução Assistida, no caso específico, com manifestação expressa dos beneficiários da falta de interesse na adoção de criança ou adolescente;

II - os aspectos técnicos, as implicações médicas das diferentes fases das modalidades de Reprodução Assistida disponíveis e os custos envolvidos em cada uma delas;

III - os dados estatísticos referentes à efetividade dos resultados obtidos no serviço de saúde onde se realizará o procedimento de Reprodução Assistida;

IV - os resultados estatísticos e probabilísticos acerca da incidência e prevalência dos efeitos indesejados nas técnicas de Reprodução Assistida, em geral e no serviço de saúde onde esta será realizada;

V - as implicações jurídicas da utilização de Reprodução Assistida;

VI - os procedimentos autorizados pelos beneficiários, inclusive o número de embriões a serem produzidos, observado o limite disposto no Art. 13 desta Lei;

VII - as condições em que o doador ou depositante autoriza a utilização de seus gametas, inclusive postumamente;

VIII - demais requisitos estabelecidos em regulamento.

§ 1º O consentimento mencionado neste artigo será também exigido do doador e de seu cônjuge ou da pessoa com quem viva em união estável e será firmado conforme as normas regulamentadoras, as quais especificarão as informações mínimas que lhes serão transmitidas.

§ 2º No caso do § 1º, as informações mencionadas devem incluir todas as implicações decorrentes do ato de doar, inclusive a possibilidade de a identificação do doador vir a ser conhecida.

## CAPÍTULO III - DOS SERVIÇOS DE SAÚDE E PROFISSIONAIS

Art. 5º Os serviços de saúde que realizam a Reprodução Assistida são responsáveis:

I - pela elaboração, em cada caso, de laudo com a indicação da necessidade e oportunidade para o emprego da técnica de Reprodução Assistida;

II - pelo recebimento de doações e pelas fases de coleta, manuseio, controle de doenças infecto-contagiosas, conservação, distribuição e transferência do material biológico humano utilizado na Reprodução Assistida, vedando-se a transferência de sêmen doado a fresco;

III - pelo registro de todas as informações relativas aos doadores e aos casos em que foi utilizada a Reprodução Assistida, pelo prazo de 50 (cinquenta) anos;

IV - pela obtenção do consentimento livre e esclarecido dos beneficiários de Reprodução Assistida, doadores e respectivos cônjuges ou companheiros em união estável, na forma definida no Capítulo II desta Lei;

V - pelos procedimentos médicos e laboratoriais executados;

VI - pela obtenção do Certificado de Qualidade em Biossegurança junto ao órgão competente;

VII - pela obtenção de licença de funcionamento a ser expedida pelo órgão competente da administração, definido em regulamento.

Parágrafo único. As responsabilidades estabelecidas neste artigo não excluem outras, de caráter complementar, a serem estabelecidas em regulamento.

Art. 6º Para obter a licença de funcionamento, os serviços de saúde que realizam Reprodução Assistida devem cumprir os seguintes requisitos mínimos:

I - funcionar sob a direção de um profissional médico, devidamente capacitado para realizar a Reprodução Assistida, que se responsabilizará por todos os procedimentos médicos e laboratoriais executados;

II - dispor de equipes multiprofissionais, recursos técnicos e materiais compatíveis com o nível de complexidade exigido pelo processo de Reprodução Assistida;

III - dispor de registro de todos os casos em que tenha sido empregada a Reprodução Assistida, ocorra ou não gravidez, pelo prazo de 50 (cinquenta) anos;

IV - dispor de registro dos doadores e das provas diagnósticas realizadas, pelo prazo de 50 (cinquenta) anos após o emprego do material biológico;

V - encaminhar relatório semestral de suas atividades ao órgão competente definido em regulamento.

§ 1º A licença mencionada no caput deste artigo será válida por até 3 (três) anos, renovável ao término de cada período, desde que obtido ou mantido o Certificado de Qualidade em Biossegurança, podendo ser revogada em virtude do descumprimento de qualquer disposição desta Lei ou de seu regulamento.

§ 2º O registro citado no Inciso III deste Artigo deverá conter a identificação dos beneficiários e doadores, as técnicas utilizadas, a pré-seleção sexual, quando imprescindível, na forma do Art. 15 desta Lei, a ocorrência ou não de gravidez, o desenvolvimento das gestações, os nascimentos, as malformações de fetos ou recém-nascidos e outros dados definidos em regulamento.

§ 3º Em relação aos doadores, o registro citado no Inciso IV deste artigo deverá conter a identidade civil, os dados clínicos de caráter geral, foto acompanhada das características fenotípicas e uma amostra de material celular.

§ 4º As informações de que trata este artigo são consideradas sigilosas, salvo nos casos especificados nesta Lei.

§ 5º No caso de encerramento das atividades, os serviços de saúde transferirão os registros para o órgão competente do Poder Público, determinado no regulamento.

CAPÍTULO IV - DAS DOAÇÕES

Art. 7º Será permitida a doação de gametas, sob a responsabilidade dos serviços de saúde que praticam a Reprodução Assistida, vedadas a remuneração e a cobrança por esse material, a qualquer título.

§ 1º Não será permitida a doação quando houver risco de dano para a saúde do doador, levando-se em consideração suas condições físicas e mentais.

§ 2º O doador de gameta é obrigado a declarar:

I - não haver doado gameta anteriormente;

II - as doenças de que tem conhecimento ser portador, inclusive os antecedentes familiares, no que diz respeito a doenças genético-hereditárias e outras.

§ 3º Poderá ser estabelecida idade limite para os doadores, com base em critérios que busquem garantir a qualidade dos gametas doados, quando da regulamentação desta Lei.

§ 4º Os gametas doados e não utilizados serão mantidos congelados até que se dê o êxito da gestação, após o quê proceder-se-á ao descarte dos mesmos, de forma a garantir que o doador beneficiará apenas uma única receptora.

Art. 8º Os serviços de saúde que praticam a Reprodução Assistida estarão obrigados a zelar pelo sigilo da doação, impedindo que doadores e beneficiários venham a conhecer reciprocamente suas identidades, e pelo sigilo absoluto das informações sobre a pessoa nascida por processo de Reprodução Assistida.

Art. 9º O sigilo estabelecido no Art. 8º poderá ser quebrado nos casos autorizados nesta Lei, obrigando-se o serviço de saúde responsável pelo emprego da Reprodução Assistida a fornecer as informações solicitadas, mantido o segredo profissional e, quando possível, o anonimato.

§ 1º A pessoa nascida por processo de Reprodução Assistida terá acesso, a qualquer tempo, diretamente ou por meio de representante legal, e desde que manifeste sua vontade, livre, consciente e esclarecida, a todas as informações sobre o processo que o gerou, inclusive à identidade civil do doador, obrigando-se o serviço de saúde responsável a fornecer as informações solicitadas, mantidos os segredos profissional e de justiça.

§ 2º Quando razões médicas ou jurídicas indicarem ser necessário, para a vida ou a saúde da pessoa gerada por processo de Reprodução Assistida ou para oposição de impedimento do casamento, obter informações genéticas relativas ao doador, estas deverão ser fornecidas ao médico solicitante, que guardará o devido segredo profissional, ou ao oficial do registro civil ou a quem presidir a celebração do casamento, que notificará os nubentes e procederá na forma da legislação civil.

§ 3º No caso de motivação médica, autorizada no § 2º, resguardar-se-á a identidade civil do doador mesmo que o médico venha a entrevistá-lo para obter maiores informações sobre sua saúde.

Art. 10. A escolha dos doadores será de responsabilidade do serviço de saúde que pratica a Reprodução Assistida e deverá assegurar a compatibilidade imunológica entre doador e receptor.

Art. 11. Não poderão ser doadores os dirigentes, funcionários e membros de equipes ou seus parentes até o quarto grau de serviço de saúde no qual se realize a Reprodução Assistida.

Parágrafo único. As pessoas absolutamente incapazes não poderão ser doadoras de gametas.

Art. 12. O Titular do Cartório de Registro Civil de Pessoas Naturais fica obrigado a comunicar ao órgão competente previsto no Art. 5º, Incisos VI e VII, até o dia 10 de cada mês, o registro dos óbitos ocorridos no mês imediatamente anterior, devendo da relação constar a filiação, a data e o local de nascimento da pessoa falecida.

§ 1º No caso de não haver sido registrado nenhum óbito, deverá o Titular do Cartório de Registro Civil de Pessoas Naturais comunicar esse fato ao referido órgão no prazo estipulado no *caput* deste artigo.

§ 2º A falta de comunicação na época própria, bem como o envio de informações inexatas, sujeitará o Titular de Cartório de Registro Civil de Pessoas Naturais a multa variável de R$ 636,17 (seiscentos e trinta e seis reais e dezessete centavos) a R$ 63.617,35 (sessenta e três mil, seiscentos e dezessete reais e trinta e cinco centavos), na forma do regulamento.

§ 3º A comunicação deverá ser feita por meio de formulários para cadastramento de óbito, conforme modelo aprovado em regulamento.

§ 4º Deverão constar, além dos dados referentes à identificação do Cartório de Registro Civil de Pessoas Naturais, pelo menos uma das seguintes informações relativas à pessoa falecida:

I - número de inscrição do PIS/PASEP;

II - número de inscrição do Instituto Nacional do Seguro Social (INSS), se contribuinte individual, ou número de benefício previdenciário (NB), se a pessoa falecida for titular de qualquer benefício pago pelo INSS;

III - número do CPF;

IV - número de registro de Carteira de Identidade e respectivo órgão emissor;

V - número do título de eleitor;

VI - número do registro de nascimento ou casamento, com informação do livro, da folha e do termo;

VII - número e série da Carteira de Trabalho.

## CAPÍTULO V - DOS GAMETAS E EMBRIÕES

Art. 13. Na execução da técnica de Reprodução Assistida, poderão ser produzidos e transferidos até 2 (dois) embriões, respeitada a vontade da mulher receptora, a cada ciclo reprodutivo.

§ 1º Serão obrigatoriamente transferidos a fresco todos os embriões obtidos, obedecido o critério definido no caput deste artigo.

§ 2º Os embriões originados *in vitro*, anteriormente à sua implantação no organismo da receptora, não são dotados de personalidade civil.

§ 3º Os beneficiários são juridicamente responsáveis pela tutela do embrião e seu ulterior desenvolvimento no organismo receptor.

§ 4º São facultadas a pesquisa e experimentação com embriões transferidos e espontaneamente abortados, desde que haja autorização expressa dos beneficiários.

§ 5º O tempo máximo de desenvolvimento de embriões *in vitro* será definido em regulamento.

Art. 14. Os serviços de saúde são autorizados a preservar gametas humanos, doados ou depositados apenas para armazenamento, pelos métodos e prazos definidos em regulamento.

§ 1º Os gametas depositados apenas para armazenamento serão entregues somente à pessoa depositante, não podendo ser destruídos sem sua autorização.

§ 2º É obrigatório o descarte de gametas:

I - quando solicitado pelo depositante;

II - quando houver previsão no documento de consentimento livre e esclarecido;

III - nos casos de falecimento do depositante, salvo se houver manifestação de sua vontade, expressa em documento de consentimento livre e esclarecido ou em testamento, permitindo a utilização póstuma de seus gametas.

Art. 15. A pré-seleção sexual será permitida nas situações clínicas que apresentarem risco genético de doenças relacionadas ao sexo, conforme se dispuser em regulamento.

CAPÍTULO VI - DA FILIAÇÃO DA CRIANÇA

Art. 16. Será atribuída aos beneficiários a condição de paternidade plena da criança nascida mediante o emprego de técnica de Reprodução Assistida.

§ 1º A morte dos beneficiários não restabelece o poder parental dos pais biológicos.

§ 2º A pessoa nascida por processo de Reprodução Assistida e o doador terão acesso aos registros do serviço de saúde, a qualquer tempo, para obter informações para transplante de órgãos ou tecidos, garantido o segredo profissional e, sempre que possível, o anonimato.

§ 3º O acesso mencionado no § 2º estender-se-á até os parentes de segundo grau do doador e da pessoa nascida por processo de Reprodução Assistida.

Art. 17. O doador e seus parentes biológicos não terão qualquer espécie de direito ou vínculo, quanto à paternidade ou maternidade, em relação à pessoa nascida a partir do emprego das técnicas de Reprodução Assistida, salvo os impedimentos matrimoniais elencados na legislação civil.

Art. 18. Os serviços de saúde que realizam a Reprodução Assistida sujeitam-se, sem prejuízo das competências de órgão da administração definido em regulamento, à fiscalização do Ministério Público, com o objetivo de resguardar a saúde e a integridade física das pessoas envolvidas, aplicando-se, no que couber, as disposições da Lei n. 8.069, de 13 de julho de 1990 (Estatuto da Criança e do Adolescente).

CAPÍTULO VII - DAS INFRAÇÕES E PENALIDADES

Art. 19. Constituem crimes:

I - praticar a Reprodução Assistida sem estar habilitado para a atividade:

Pena - detenção de 1 (um) a 3 (três) anos e multa.

II - praticar a Reprodução Assistida sem obter o consentimento livre e esclarecido dos beneficiários e dos doadores na forma determinada nesta Lei ou em desacordo com os termos constantes do documento de consentimento por eles assinado:

Pena - reclusão de 1 (um) a 4 (quatro) anos e multa.

III - participar do procedimento de gestação de substituição, na condição de beneficiário, intermediário ou executor da técnica:

Pena - reclusão de 1 (um) a 3 (três) anos e multa.

IV - fornecer gametas depositados apenas para armazenamento a qualquer pessoa que não o próprio depositante ou empregar esses gametas sem sua prévia autorização:

Pena - reclusão de 1 (um) a 3 (três) anos e multa.

V - deixar de manter as informações exigidas na forma especificada, não as fornecer nas situações previstas ou divulgá-las a outrem nos casos não autorizados, consoante as determinações desta Lei:

Pena - detenção de 1 (um) a 3 (três) anos e multa.

VI - utilizar gametas de doadores ou depositantes sabidamente falecidos, salvo na hipótese em que tenha sido autorizada, em documento de consentimento livre e esclarecido, ou em testamento, a utilização póstuma de seus gametas:

Pena - reclusão de 1 (um) a 3 (três) anos e multa.

VII - implantar mais de 2 (dois) embriões na mulher receptora:

Pena - reclusão de 1 (um) a 3 (três) anos e multa.

VIII - realizar a pré-seleção sexual de gametas ou embriões, ressalvado o disposto nesta Lei:

Pena - reclusão de 1 (um) a 3 (três) anos e multa.

IX - produzir embriões além da quantidade permitida:

Pena - reclusão de 1 (um) a 3 (três) anos e multa.

X - armazenar ou ceder embriões, ressalvados os casos em que a implantação seja contraindicada:

Pena - reclusão de 1 (um) a 3 (três) anos e multa.

XI - deixar o médico de implantar na mulher receptora os embriões produzidos, exceto no caso de contraindicação médica:

Pena - reclusão de 1 (um) a 3 (três) anos e multa.

XII - descartar embrião antes da implantação no organismo receptor:

Pena - reclusão de 1 (um) a 3 (três) anos e multa.

XIII - utilizar gameta:

a) doado por dirigente, funcionário ou membro de equipe do serviço de saúde em que se realize a Reprodução Assistida, ou seus parentes até o quarto grau;

b) de pessoa incapaz;

c) de que tem ciência ser de um mesmo doador, para mais de um beneficiário;

d) sem que tenham sido os beneficiários ou doadores submetidos ao controle de doenças infectocontagiosas e a outros exames complementares:

Pena - reclusão de 1 (um) a 3 (três) anos e multa.

Parágrafo único. Ao aplicar as medidas previstas neste artigo, o juiz considerará a natureza e a gravidade do delito e a periculosidade do agente.

Art. 20. Constituem crimes:

I - intervir sobre gametas ou embriões *in vitro* com finalidade diferente das permitidas nesta Lei:

Pena - detenção de 6 (seis) meses a 2 (dois) anos e multa.

II - utilizar o médico do próprio gameta para realizar a Reprodução Assistida, exceto na qualidade de beneficiário:

Pena - detenção de 1 (um) a 2 (dois) anos e multa.

III - omitir o doador dados ou fornecimento de informação falsa ou incorreta sobre qualquer aspecto relacionado ao ato de doar:

Pena - detenção de 1 (um) a 3 (três) anos e multa.

IV - praticar o médico redução embrionária, com consentimento, após a implantação no organismo da receptora, salvo nos casos em que houver risco de vida para a mulher:

Pena - reclusão de 1 (um) a 4 (quatro) anos.

V - praticar o médico redução embrionária, sem consentimento, após a implantação no organismo da receptora, salvo nos casos em que houver risco de vida para a mulher:

Pena - reclusão de 3 (três) a 10 (dez) anos.

Parágrafo único. As penas cominadas nos Incisos IV e V deste Artigo são aumentadas de 1/3 (um terço), se, em consequência do procedimento redutor, a receptora sofre lesão corporal de natureza grave e são duplicadas, se, pela mesma causa, lhe sobrevém a morte.

Art. 21. A prática de qualquer uma das condutas arroladas neste Capítulo acarretará a perda da licença do estabelecimento de Reprodução Assistida, sem prejuízo das demais sanções legais cabíveis.

## CAPÍTULO VIII - DAS DISPOSIÇÕES FINAIS

Art. 22. Os embriões conservados até a data de entrada em vigor desta Lei poderão ser doados exclusivamente para fins reprodutivos, com o consentimento prévio dos primeiros beneficiários, respeitados os dispositivos do Capítulo IV.

Parágrafo único. Presume-se autorizada a doação se, no prazo de 60 (sessenta) dias, os primeiros beneficiários não se manifestarem em contrário.

Art. 23. O Poder Público promoverá campanhas de incentivo à utilização, por pessoas inférteis ou não, dos embriões preservados e armazenados até a data de publicação desta Lei, preferencialmente ao seu descarte.

Art. 24. O Poder Público organizará um cadastro nacional de informações sobre a prática da Reprodução Assistida em todo o território, com a finalidade de organizar estatísticas e tornar disponíveis os dados sobre o quantitativo dos procedimentos realizados, a incidência e prevalência dos efeitos indesejados e demais complicações, os serviços de saúde e os profissionais que a realizam e demais informações consideradas apropriadas, segundo se dispuser em regulamento.

Art. 25. A Lei n. 8.974, de 5 de janeiro de 1995, passa a vigorar acrescida do seguinte Art. 8º-A:

"Art. 8º-A. São vedados, na atividade com humanos, os experimentos de clonagem radical através de qualquer técnica de genetecnologia."

Art. 26. O Art. 13 da Lei n. 8.974, de 1995, passa a vigorar acrescido do seguinte inciso IV, renumerando-se os demais:

"Art. 13.

IV - realizar experimentos de clonagem humana radical através de qualquer técnica de genetecnologia; (NR)"

Art. 27. Esta Lei entra em vigor 180 (cento e oitenta) dias a partir da data de sua publicação.

# 25

# Abreviaturas e glossário

Elvio Tognotti

**Abortamento espontâneo** (*spontaneous abortion/miscarriage*): perda espontânea de gestação clínica que acontece antes de completar a 20ª semana de gestação ou, se a idade gestacional não for conhecida, quando o embrião ou feto pesar menos de 400 g.

**Abortamento induzido** (*induced abortion*): término deliberado da gestação antes da 20ª semana ou, se a idade gestacional for desconhecida, com embrião ou feto pesando menos que 400 g.

**Abortamento retido** (*missed abortion*): abortamento clínico em que o embrião ou feto não é viável e não foi expelido espontaneamente do útero.

**aGnRH** (*gonadotropin-releasing hormone agonist*): agonista do hormônio liberador das gonadotrofinas.

**AH – abortamento habitual ou abortamento espontâneo recorrente** (*recurrent spontaneous abortion/miscarriage*): perda espontânea de duas ou mais gestações clínicas.

**AIU**: aderência intrauterina.

**Anomalias congênitas** (*congenital anomalies*): todas as anomalias estruturais, funcionais e genéticas diagnosticadas no abortamento fetal, ao nascimento ou no período neonatal.

**antGnRH** (*gonadotropin-releasing hormone antagonist*): antagonista do hormônio liberador das gonadotrofinas.

**ART** (*assisted reproductive technology*) – **tecnologia de reprodução assistida (TRA)**: todos os tratamentos e procedimentos que incluem a manipulação *in vitro* de oócitos, espermatozoides ou embriões com o objetivo de conseguir uma gestação. Estes incluem, mas não se limitam a fertilização *in vitro* e transferência intrauterina de embrião, transferência intratubária de gametas, transferência intratubária de zigoto, transferência intratubária de embrião, criopreservação de gametas ou embriões, doação de oócitos e embriões e cessão temporária do útero. Não incluem inseminação com sêmen do cônjuge ou de doador.

**Baixo peso ao nascer** (*low birth weight*): peso de nascimento menor que 2.500 g.

**Blastocisto** (*blastocyst*): embrião de cinco ou seis dias após a fertilização, com uma camada interna, chamada de massa celular, circundada por uma camada externa, chamada de trofoectoderma, e preenchida por líquido denominado blastocele.

**CC:** citrato de clomifeno.

**Cessão temporária do útero ou útero de substituição** (*gestational carrier [surrogate]*): mulher, parente de até segundo grau ou não da mãe genética (sem fins lucrativos), que carrega uma gestação com o propósito de entregar o filho à mãe genética que não tem condições de levar uma gestação a termo.

**CGH** (*comparative genomic hybridization*): hibridização genômica comparativa: procedimento laboratorial que avalia os blastômeros ou outros tecidos para diagnóstico genético.

**CG**: gonadotrofina coriônica.

**Ciclo cancelado** (*cancelled cycle*): ciclo de TRA onde a estimulação ovariana ou a monitoração foi iniciada com a intenção de tratar, mas não se procedeu à aspiração folicular, ou, no caso de embrião congelado, não houve a transferência embrionária.

**Ciclo de doação de oócito** (*oocyte donation cycle*): ciclo no qual são coletados oócitos de uma doadora para aplicação clínica ou pesquisa.

**Ciclo de recepção de embrião** (*embryo recipient cycle*): ciclo de TRA no qual a mulher recebe zigoto ou embrião de doadores.

**Ciclo de recepção de espermatozoides** (*sperm recipient cycle*): ciclo de TRA no qual a mulher recebe espermatozoides de um doador qualquer que não seja o seu parceiro.

**Ciclo de recepção de oócito** (*oocyte recipient cycle*): ciclo de TRA no qual a paciente recebe oócitos de uma doadora.

**Ciclo iniciado** (*initiated cycle*): ciclo de TRA no qual a mulher recebe medicação específica para estimulação da ovulação ou monitoração, nos casos de ciclos naturais, com a intenção de tratamento, independentemente de haver ou não aspiração folicular.

**Ciclo natural de FIV** (*natural cycle IVF*): procedimento de FIV no qual um ou mais oócitos são coletados dos ovários durante ciclo menstrual espontâneo, sem o uso de qualquer medicamento.

**Ciclo natural modificado** (*modified natural cycle*): procedimento de FIV no qual um ou mais oócitos são coletados dos ovários durante ciclo menstrual espontâneo. Medicamentos são administrados com o único propósito de bloquear o pico espontâneo do LH ou a estimulação final da maturação oocitária.

**CID 10**: classificação internacional de doenças, segundo a OMS:

- N46: infertilidade masculina.
- N97: infertilidade feminina.
- N97.0: infertilidade feminina associada a anovulação.
- N97.1: infertilidade feminina de origem tubária.
- N97.2: infertilidade feminina de origem uterina.
- N97.3: infertilidade feminina de origem cervical.
- N97.4: infertilidade feminina associada a fatores do parceiro.
- N97.8: infertilidade feminina de outra origem.
- N97.9: infertilidade feminina não especificada.

**Cirurgia reprodutiva** (*reproductive surgery*): procedimento cirúrgico realizado para diagnosticar, manter ou corrigir e/ou melhorar a função reprodutiva.

**CP – corpúsculo polar**: formação originária do processo de divisão meiótica.

**$CO_2$**: dióxido de carbono.

**Criopreservação** (*cryopreservation*): congelamento ou vitrificação e armazenamento de gametas, zigotos, embriões ou tecido gonadal.

**Desaparecimento de saco gestacional ou embrião** (*vanishing sac or embryo*): desaparecimento espontâneo de um ou mais sacos gestacionais ou embriões em gestação em seguimento, documentado por US.

**DHEA**: dehidroepiandrosterona.

**dL:** decilitro.

**Doação de embrião** (*embryo donation*): transferência de embrião resultante de gametas (espermatozoide e oócitos) que não se originam da receptora nem de seu cônjuge.

**$E_1$:** estriol.

**$E_2$:** estradiol.

**$E_3$:** estrona.

**EC:** escore cervical.

**Embrião** (*embryo*): produto da divisão do zigoto até o final do estágio embrionário, 8 semanas após a fertilização. (Esta definição não inclui os gerados a partir de partenogênese nem os produtos de células somáticas com transferência de núcleo).

**EOC – estimulação ovariana controlada** (*controlled ovarian stimulation* [COS]): tratamento farmacológico da mulher no qual os ovários são estimulados para produzir mais do que um oócito. Utilizada para procedimentos de RAM ou TRA.

**Estimulação ovariana leve para FIV** (*mild ovarian stimulation for IVF*): procedimento no qual os ovários são estimulados com GNT ou outros compostos, com a intenção de limitar o número de oócitos obtidos para menos de 7.

**Extremo baixo peso ao nascer** (*very low birth weight*): peso ao nascimento menor que 1.500 g.

**FAI** (*free androgen index*): índice de androgênio livre, obtido pela divisão da testosterona total pelo SHBG X 100.

**Fertilização** (*fertilization*): penetração do oócito pelo espermatozoide e combinação de seus materiais genéticos, resultando na formação do zigoto.

**Feto** (*fetus*): produto de fertilização após completar o desenvolvimento embrionário (8ª semana após fertilização) até o abortamento ou parto.

**FIV – fertilização in vitro** (in vitro *fertilization* [IVF]): TRA que envolve fertilização extracorpórea.

**FOP – falência ovariana prematura ou precoce**: esgotamento folicular irreversível antes dos 40 anos de idade. Também conhecida como menopausa prematura ou menopausa precoce.

**FSH** (*follicle-stimulating hormone*): hormônio estimulante dos folículos.

**Gestação bioquímica** (*biochemical pregnancy*) **(abortamento espontâneo pré--clínico)**: gestação diagnosticada somente pela detecção de hCG no soro ou na urina e que não se desenvolve em gestação clínica.

**Gestação clínica com batimento cardíaco fetal** (*clinical pregnancy with fetal heartbeat*): gestação diagnosticada por ultrassonografia ou documentação clínica, com ao menos um feto com batimento cardíaco. Inclui a gestação ectópica.

**Gestação clínica** (*clinical pregnancy*): gestação diagnosticada por ultrassonografia, com visualização de um ou mais sacos gestacionais ou sinais clínicos definitivos de gestação. Nota: sacos gestacionais múltiplos são contados como uma única gestação clínica.

**Gestação múltipla ou parto múltiplo** (*multiple gestation/birth*): gestação ou parto de mais de um feto ou recém-nascido.

**Gestação pós-termo** (*post-term birth*): nascido vivo ou natimorto após completar a 42ª semana de gestação.

**Gestação pré-termo** (*preterm birth*): nascido vivo ou natimorto após completar a 20ª semana de gestação e antes de completer a 37ª semana.

**GIFT** (*gamete intrafallopian transfer*) – **transferência intratubária de gametas**: procedimento de TRA no qual ambos os gametas são transferidos para a trompa de Falópio.

**GnRH** (*gonadotropin-releasing hormone*): hormônio liberador das gonadotrofinas.

**GNT** (*gonadotropins*): gonadotrofinas.

**$H_2O_2$**: peróxido de hidrogênio.

**Hatching:** o processo pelo qual o embrião, no estágio de blastocisto, se separa da zona pelúcida.

**Hatching assistido** (*assisted* hatching): procedimento *in vitro* no qual a zona pelúcida do embrião é afinada ou perfurada por método químico, mecânico ou por *laser*, para facilitar a saída do blastocisto de sua zona pelúcida.

**hCG** (*human corionic gonadotropin*): gonadotrofina coriônica humana.

**hMG** (*human menopause gonodotropin*): gonadotrofinas da menopausa humana.

**HSG** histerossalpingografia.

**ICSI** (*intracytoplasmic sperm injection*) – **injeção intracitoplasmática de espermatozoide**: procedimento no qual um único espermatozoide é injetado no citoplasma do oócito.

**Idade gestacional** (*gestational age*): idade do embrião ou feto, calculada pela adição de 2 semanas (14 dias) ao número de semanas completas desde a fertilização. Obs.: para embriões transferidos após congelamento e descongelamento, a data estimada da fertilização é computada subtraindo-se a idade do embrião no dia do congelamento da data de transferência.

**IIU**: inseminação intrauterina com sêmen do cônjuge.

**IIU-d**: inseminação intrauterina com sêmen de doador.

**IM**: intramuscular.

**Implantação** (*implantation*): adesão e subsequente invasão do endométrio pelo blastocisto livre da zona pelúcida, que começa de 5 a 7 dias após a fertilização.

**IMSI** (*intracytoplasmic morphologically selected sperm injection*): injeção intracitoplasmática de espermatozoide selecionado morfologicamente.

**Infertilidade (definição clínica)** (*infertility*): patologia do sistema reprodutivo, definida pela falha em conseguir uma gestação clínica após 12 meses ou mais de relações sexuais sem anticoncepção.

**IO – indução da ovulação** (*ovulation induction* [OI]): tratamento farmacológico em pacientes com anovulação ou oligo-ovulação, com a intenção de induzir ciclos ovulatórios normais.

**IOP – insuficiência ovariana prematura ou precoce:** diminuição acentuada da reserva folicular antes dos 40 anos de idade. Também conhecida como envelhecimento ovariano prematuro ou precoce.

**ISCA:** infertilidade sem causa aparente.

**IV:** intravenoso.

**LH** (*luteinizing hormone*): hormônio luteinizante.

**LOD** (*laparoscopic ovarian drilling*): cauterização laparoscópica dos ovários.

**M**: molar.

**MI – metáfase I**: oócito em metáfase da primeira divisão meiótica.

**MII – metáfase II**: oócito em metáfase da segunda divisão meiótica

**MAR** (*medically assisted reproduction*) – **reprodução assistida medicamente (RAM):** reprodução conseguida por meio de indução da ovulação, estimulação ovariana controlada, desencadeamento da ovulação, inseminação intrauterina, intracervical ou intravaginal com sêmen do cônjuge ou de doador e todas as *assisted reproductive technologies* (ART).

**MESA** (*microsurgical epididymal sperm aspiration*): aspiração microcirúrgica de espermatozoides do epidídimo.

**MESE** (*microsurgical epididymal sperm extraction*): extração microcirúrgica de espermatozoides do epidídimo.

**mcg**: micrograma.

**mg**: miligrama.

**Micromanipulação** (*micromanipulation*): tecnologia que permite microprocedimentos realizados no espermatozoide, oócito, zigoto ou embrião.

**MicroTESE** (*microsurgical testicular sperm extraction*): extração microcirúrgica de espermatozoides do testículo.

**mL**: mililitro.

**mm**: milímetro.

**Mortalidade perinatal** (*perinatal mortality*): morte fetal ou neonatal ocorrida com 20 semanas de gestação ou mais ou até completar 7 dias após o nascimento.

**Morte fetal (natimorto)** – *fetal death* (*stillbirth*): morte antes de completar a expulsão ou extração fetal com 20 ou mais semanas completas de gestação. A morte é constatada quando, após a separação, o feto não respira e não demonstra nenhuma evidência de vida, como batimentos cardíacos, pulsação do cordão umbilical ou movimentos voluntários dos músculos.

**Morte neonatal precoce** (*early neonatal death*): morte de nascidos vivos até 7 dias após o parto.

**Morte neonatal** (*neonatal death*): morte de recém-nascido vivo até 28 dias após o parto.

**mUI:** miliunidades internacionais.

**Nascido vivo** (*live birth*): expulsão completa ou extração de produto de fertilização, independentemente da idade da gestação, o qual, após a separação de sua mãe, respira ou mostra qualquer outra evidência de vida, como batimentos cardíacos, pulsação do cordão umbilical ou movimentos voluntários de músculos, independentemente de o cordão umbilical ter sido seccionado ou de a placenta estar acoplada ao útero.

**$N_2$:** nitrogênio.

NF; não fertilizado: oócito exposto à fertilização (FIV ou ICSI), porém sem sucesso.

ng: nanograma

**NGF** (*non-growing follicles*) – **folículos sem crescimento:** folículos que compõem a reserva ovariana.

**$O_2$:** oxigênio.

**P – prófase:** oócito em prófase da primeira divisão meiótica.

**$P_4$:** progesterona.

**Parto a termo** (*full-term birth*): nascido vivo ou natimorto entre a 37ª semana completa e a 42ª semana.

**Parto com extremo baixo peso** (*extremely low birth weight*): peso ao nascimento menor que 1.000 g.

**Parto prematuro extremo** (*extremely preterm birth*): nascido vivo ou natimorto de gestação entre 20 e 28 semanas.

**Parto** (*delivery*): a expulsão ou extração de um ou mais fetos depois de completadas 20 semanas de gestação.

**PBC:** pesquisa básica do casal.

**PE – pré-embrião:** o mesmo que embrião.

**PE – prenhez ectópica** (*ectopic pregnancy*): gestação com implantação fora da cavidade uterina.

**PEO:** pesquisa etiológica orientada.

**Pequeno para a idade gestacional** (*small for gestational age*): peso ao nascimento menor que 2 desvios-padrão da média ou menor que o percentil 10, de acordo com as tabelas de crescimento intrauterino do local.

**Período neonatal** (*neonatal period*): intervalo de tempo que se inicia no nascimento e termina quando completados 28 dias após o parto.

**PESA** (*percutaneous epididymal sperm aspiration*): aspiração percutânea de espermatozoides do epidídimo.

pg: picograma.

**PGD** (*preimplantation genetic diagnosis*) – **diagnóstico genético pré-implantação:** análise do corpúsculo polar ou de blastômeros, ou trofoectoderma de oócitos, zigotos ou embriões para a detecção de alterações genéticas específicas, estruturais e/ou alterações cromossômicas.

**PGS** (*preimplantation genetic screening*) – **rastreamento genético pré-implantação:** análise do corpúsculo polar ou de blastômeros ou trofoectoderma de oócitos, zigotos ou embriões para detecção de aneuploidias, mutações e/ou rearranjos do DNA.

**PM:** peso molecular.

**PN – pró-núcleo:** oócito fertilizado onde se identificam um ou mais pró-núcleos.

**PRL:** prolactina.

**RA – reprodução assistida:** método de tratamento que utiliza estimulação ovariana controlada, desencadeamento da ovulação, coito programado, inseminação intrauterina com sêmen do cônjuge ou de doador e todos os tratamentos e procedimentos que incluem a manipulação *in vitro* de oócitos, espermatozoides ou embriões com o objetivo de conseguir uma gestação. Inclui, mas não se limita a fertilização *in vitro* clássica, injeção intracitoplasmática de espermatozoide, transferência intrauterina de embrião, transferência intratubária de gametas, transferência intratubária de zigoto, transferência intratubária de embrião, criopreservação de gametas ou embriões, doação de oócitos e embriões, cessão temporária do útero, entre outros.

**RA-BC – reprodução assistida de baixa complexidade:** método de tratamento que utiliza a estimulação ovariana controlada e o desencadeamento da ovulação com coito programado ou a inseminação intrauterina com sêmen do cônjuge ou de doador, com o objetivo de conseguir uma gestação.

**RA-AC – reprodução assistida de alta complexidade:** método de tratamento que utiliza todos os procedimentos que incluem a manipulação *in vitro* de oócitos, espermatozoides ou embriões, com o objetivo de conseguir uma gestação. Inclui, mas não se limita a fertilização *in vitro* clássica, injeção intracitoplasmática de espermatozoides, transferência intrauterina de embrião, transferência intratubária de gametas, transferência intratubária de zigoto, transferência intratubária de embrião, criopreservação de gametas ou embriões, doação de oócitos e embriões, cessão temporária do útero, entre outros.

**rCG:** gonadotrofina coriônica recombinante.

**Redução embrionária/fetal** (*embryo/fetus reduction*): procedimento para reduzir o número de embriões ou de fetos viáveis em uma gestação múltipla.

**rFSH** (*follicle-stimulating hormone recombinant*): hormônio estimulante dos folículos recombinante.

**rLH** (*luteinizing hormone recombinant*): hormônio luteinizante recombinante.

**RM:** ressonância nuclear magnética.

**RSS:** reação sorológica para sífilis.

**Saco gestacional** (*gestational sac*): estrutura de conteúdo líquido associada à gestação inicial. Pode estar localizada dentro ou fora da cavidade uterina.

**SC:** subcutâneo.

**SDHEA:** sulfato de dehidroepiandrosterona.

**SHBG:** globulina transportadora dos esteroides sexuais.

**SHO – síndrome de hiperestimulação ovariana** (*ovarian hyperstimulation syndrome* [OHSS]): resposta sistêmica exagerada à estimulação ovariana, caracterizada por largo espectro de manifestações clínicas e laboratoriais.

**T3** (*triiodothyronine*): triiodotironina.

**T4** (*thyroxine*): tiroxina.

**Taxa de clivagem:** número de embriões clivados dividido pelo número de oócitos fertilizados.

**Taxa de fertilização** (*fertilizaton rate*): número de oócitos fertilizados dividido pelo número de oócitos maduros expostos à fertilização.

**Taxa de gestação clínica** (*clinical pregnancy rate*): número de gestações clínicas expressadas por 100 ciclos iniciados, ciclos aspirados ou ciclos com transferência de embrião. Obs.: quando são dadas as taxas de gestação clínica, o denominador (ciclos iniciados, aspirados ou transferidos) deve ser especificado.

**Taxa de implantação** (*implantation rate*): número de sacos gestacionais observados dividido pelo número de embriões transferidos.

**Taxa de nascidos vivos** *(live birth delivery rate)*: número de nascimentos que resultaram em pelo menos um nascido vivo em relação a 100 ciclos iniciados, aspirados ou com transferência de embrião. Quando a taxa de nascidos for expressa, o denominador (ciclos iniciados, aspirados ou transferidos) deve ser especificado.

**Taxa de nascidos por tratamento de TRA por paciente** (*delivery rate after ART treatment per patient*): número de nascimentos com pelo menos um nascido vivo por paciente, depois de especificado o número de procedimentos de TRA.

**Taxa de nascidos** (*delivery rate*): número de nascimentos expressados por 100 ciclos iniciados, aspirados ou transferidos. Quando é dada a taxa de nascidos, o denominador (iniciados, aspirados ou transferidos) deve estar especificado. Isso inclui nascimentos que resultaram de parto de um ou mais nascidos vivos e/ou natimortos. Obs.: o parto de RN único, gemelar ou de múltiplos é registrado como um único nascimento.

**Taxa total de nascidos com pelo menos um nascido vivo** (*total delivery rate with at least one live birth*): estimativa do número total de nascidos, com pelo menos um nascido vivo, resultante de um ciclo iniciado ou aspirado de TRA, incluindo todos os ciclos a fresco e os congelados e descongelados. Essa taxa é usada quando todos os embriões a fresco e os congelados e descongelados foram utilizados em um único ciclo de TRA. Obs.: o nascimento oriundo de gestação única, gemelar ou múltipla, é registrado como um único nascimento.

**TE – transferência de embrião** (*embryo transfer* [ET]): procedimento no qual um ou mais embriões são transferidos para o útero ou para uma trompa de Falópio.

**TED – transferência de embrião descongelado** (*frozen/thawed embryo transfer* [FET]): procedimento de TRA no qual é realizado um ciclo monitorado com a intenção de transferir embrião ou embriões descongelados.

**TESA** (*testicular sperm aspiration*): aspiração de espermatozoides do testículo.

**TESE** (*testicular sperm extraction*): extração de espermatozoides do testículo.

**Torção de ovário** (*ovarian torsion*): rotação parcial ou completa do pedículo vascular do ovário, causando obstrução do fluxo sanguíneo, podendo acarretar necrose do tecido ovariano.

**TPC:** teste pós-coito.

Transferência eletiva de embriões; *elective embryo transfer*: transferência de um ou mais embriões selecionados de uma coorte de embriões disponíveis.

**TSH** (*thyrotropin stimulating hormone*): hormônio estimulante da tireoide.

**uFSH** (*urinary follicle-stimulating hormone*): hormônio folículo estimulante urinário.

**UI:** unidades internacionais.

**uL:** microlitro.

**USG:** ultrassonografia.

**USGTV:** ultrassonografia transvaginal.

**Vitrificação** (*vitrification*): método de criopreservação ultrarrápido que previne a formação de gelo, convertendo o produto para um estado sólido semelhante ao vidro.

**VO:** via oral.

**VV:** via vaginal.

**ZIFT** (*zygote intrafallopian transfer*) – **transferência de zigoto no interior da trompa de Falópio:** procedimento no qual um ou mais zigotos são transferidos para o interior da trompa de Falópio.

**Zigoto** (*zygote*): célula diploide resultante da fertilização de um oócito por um espermatozoide, que irá se dividir para formar um embrião.

## *LITERATURA RECOMENDADA*

Zegers-Hochschild F, Adamson GD, de Mouzon J, Ishihara O, Mansour R, Nygren K et al. The International Committee for Monitoring Assisted Reproductive Technology (ICMART) and the World Health Organization (WHO) Revised Glossary of ART Terminology. Hum Reprod 2009; 24(11):2683.

# Bulário

Paulo Almeida

Elvio Tognotti

A Tabela 1 ilustra os medicamentos utilizados com maior frequência no tratamento da infertilidade conjugal.

As medicações utilizadas na estimulação ovariana estão dispostas por classes terapêuticas. Dentro de cada classe, estão relacionadas com o nome genérico, seguidas do nome comercial e do fabricante.

As formas de apresentação disponíveis no mercado são descritas brevemente, bem como a via de administração: subcutânea (SC), intramuscular (IM), oral (VO), inalatória (IN), vaginal (VV) e transdérmica (TD).

**Tabela 1**   Medicamentos utilizados em infertilidade.

| Classe | Substância | Nome comercial | Fabricante | Apresentação | Via |
|---|---|---|---|---|---|
| Agonistas dopaminérgicos | Bromocriptina | Parlodel | Novartis | 14 e 28 cp de 2,5 e 5 mg | VO/VV |
| | Cabergolina | Dostinex | Pfizer | 2 e 8 cp de 0,5 mg | VO |
| Análogos agonistas do GnRH | Goserelina | Zoladex | AstraZeneca | 3,6 e 10,8 mg | SC |
| | Leuprolida | Lupron *kit* | Abbott | 2,8 mL = 14 mg + 14 seringas | SC |
| | Leuprolida depósito | Lupron *depot* | Abbott | 3,75, 7,5 e 11,25 mg | IM/SC |
| | Leuprorrelina depósito | Lorelin | Bergamo | 3,75 mg | IM |
| | Leuprorrelina depósito | Lectrum | Sandoz | 3,75 e 7,5 mg | IM |
| | Nafarelina | Synarel | Zodiac | *Spray* 8 mL = 2 mg/200 mcg ap. | IN |
| | Triptorrelina | Gonapeptyl *daily* | Ferring | 7 seringas de 1 mL (0,1 mg) | SC |
| | Triptorrelina depósito | Gonapeptyl | Ferring | 3,75 mg | IM |
| | Triptorrelina depósito | Neo Decapeptyl | Aché | 3,75 mg | IM |
| Análogos antagonistas do GnRH | Acetato de ganirelix | Orgalutran | MSD | Seringa 0,5 mL com 0,25 mg | SC |
| | Acetato de cetrorelix | Cetrotide | Merck Serono | Fr com 0,25 mg | SC |
| Antiestrogênicos | Citrato de clomifeno | Clomid | Medley | 10 cp de 50 mg | VO |
| | Citrato de clomifeno | Serophene | Merck Serono | 10 e 30 cp de 50 mg | VO |
| | Citrato de clomifeno | Indux | Sigma Pharma | 10 cp de 50 mg | VO |
| | Tamoxifeno | Nolvadex | AstraZeneca | 30 cp de 10 ou 20 mg | VO |

*(continua)*

**Tabela 1**  Medicamentos utilizados em infertilidade *(continuação)*.

| Classe | Substância | Nome comercial | Fabricante | Apresentação | Via |
|---|---|---|---|---|---|
| Inibidor da aromatase | Letrozol | Femara | Novartis | 28 cp de 2,5 mg | VO |
| FSH recombinante | Corifolitrofina alfa | Elonva | MSD | Seringa 0,5 mL com 100 ou 150 mcg | SC |
| | Folitrofina alfa | Gonal-F | Merck Serono | Fr 75 UI /canetas de 300, 450 e 900 UI | SC |
| | Folitrofina alfa | Gonadopin | Bergamo | Fr 1 mL com 75 e 150 UI | IM/SC |
| | Folitrofina beta | Puregon | MSD | Fr 50 e 100 UI/*carpules* 300 e 600 UI | SC |
| FSH urinário | Urofolitrofina | Bravelle | Ferring | Fr 75 UI | SC |
| | Urofolitrofina | Fostimon-M | Meizler | Fr 75 UI | SC |
| CG recombinante | rCG | Ovidrel | Merck Serono | Seringa 0,5 mL com 250 mcg | SC |
| hCG urinário | hCG | Choriomon-M | Meizler | Fr 2.000 e 5.000 UI | IM/SC |
| Gonadotrofina urinária (hMG) | Gonadotrofina menopáusica | Menogon | Ferring | 5 amp de 75 UI | IM |
| | Menotrofina purificada | Menopur | Ferring | Fr 75 UI | SC |
| | Menotrofina purificada | Merional-M | Meizler | Fr 75 e 150 UI | SC |
| LH recombinante | Alfa lutrofina | Luveris | Merck Serono | Fr 75 UI | SC |
| Progesterona natural | Progesterona | Crinone | Merck Serono | 7 e 15 aplic. de gel a 8% (90 mg) | VV |
| | Progesterona | Evocanil | Zodiac | 30 e 60 caps de 100 e 20 caps 200 mg | VO/VV |
| | Progesterona | Utrogestan | Farmoquímica | 30 caps de 100 e 14 caps de 200 mg | VO/VV |
| Sensibilizadores da insulina | Clorid. metformina | Glifage | Merck Serono | Cp 500, 850 e 1.000 mg | VO |
| | Clorid. metformina retard | Glifage XR | Merck Serono | Cp 500 e 750 mg | VO |

*(continua)*

**Tabela 1** Medicamentos utilizados em infertilidade *(continuação)*.

| Classe | Substância | Nome comercial | Fabricante | Apresentação | Via |
|---|---|---|---|---|---|
| Estrógenos transdérmicos | Estradiol | Estraderm TTS | Novartis | 6 ou 8 ades. 3 a 4 dias/25, 50 e 100 mcg/dia | TD |
| | Estradiol | Estradot | Novartis | 8 ades. 3 a 4 dias/25, 50 e 100 mcg/dia | TD |
| | Estradiol | Fem 7 | Merck Serono | Adesivo semanal/50 mg/dia | TD |
| Estrógenos orais | 17 beta-estradiol | Estrofem | Medley | Cp de 1 e 2 mg | VO |
| | Valerato de estradiol | Primogyna | Schering | Cp de 1 e 2 mg | VO |
| Anticoagulante | Enoxaparina sódica | Clexane | Sanofi | Cx 1 ou 10 seringas de 20 ou 40 mg | SC |
| | Dalteparina sódica | Fragmin | Pharmacia | Cx 10 seringas de 5.000 UI | SC |
| | Heparina sódica | Liquemine | Roche | Cx 5 fr de 5 mL (5.000 UI/mL) | SC |

ades: adesivo; amp: ampolas; caps: cápsulas; cp: comprimidos; cx: caixa; fr: frascos

# Índice remissivo